HANDBUCH DER MEDIZINISCHEN RADIOLOGIE

ENCYCLOPEDIA OF MEDICAL RADIOLOGY

HERAUSGEGEBEN VON · EDITED BY

L. DIETHELM
MAINZ

F. HEUCK
STUTTGART

O. OLSSON
LUND

K. RANNIGER
RICHMOND

F. STRNAD
FRANKFURT/M.

H. VIETEN
DÜSSELDORF

A. ZUPPINGER
BERN

BAND/VOLUME IX
TEIL/PART 4a

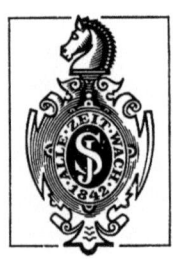

SPRINGER-VERLAG · BERLIN · HEIDELBERG · NEW YORK 1974

RÖNTGENDIAGNOSTIK DER OBEREN SPEISE- UND ATEMWEGE, DER ATEMORGANE UND DES MEDIASTINUMS
TEIL 4a

ROENTGENDIAGNOSIS OF THE UPPER ALIMENTARY TRACT AND AIR PASSAGES, THE RESPIRATORY ORGANS, AND THE MEDIASTINUM
PART 4a

GESCHWÜLSTE DER BRONCHIEN, LUNGEN UND PLEURA (a)

VON / BY

W. SCHULZE

REDIGIERT VON · EDITED BY

F. STRNAD
FRANKFURT/M.

MIT 222 ABBILDUNGEN (439 EINZELDARSTELLUNGEN)
WITH 222 FIGURES (439 SEPARATE ILLUSTRATIONS)

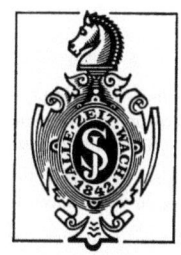

SPRINGER-VERLAG BERLIN · HEIDELBERG · NEW YORK 1974

Professor Dr. WERNER SCHULZE
Direktor des Radiologischen Zentralinstituts
am Krankenhaus Nordwest
6000 Frankfurt a. M. 91, Steinbacher Hohl 2—26

ISBN-13: 978-3-642-80792-3   e-ISBN-13: 978-3-642-80791-6
DOI: 10.1007/ 978-3-642-80791-6

Vorwort

Mit den vorliegenden Bänden IX/4a und b ist die handbuchmäßige Darstellung der Geschwülste der Bronchien, Lungen und der Pleura abgeschlossen.

Band IX/4c ist bereits 1973 erschienen. Im Vorwort zu diesem Band hat FRANZ STRNAD noch kurz vor seinem Tode ausführlich das Werk von W. SCHULZE gewürdigt und dessen Aufnahme in dieses Handbuch begründet. Auf dieses Vorwort sei hier verwiesen.

Auch bei den Bänden IX/4a und b geht die Darstellung über das, was man in einem radiologischen Handbuch als notwendig erwartet, hinaus. Wo aber findet man das gesamte Wissensgut über die Lungengeschwülste, namentlich über das Bronchialkarzinom — eine der wichtigsten Krebsformen überhaupt — mit einer solchen Akribie zusammengetragen und kritisch betrachtet, wie W. SCHULZE es in weit über 10jähriger Arbeit getan hat. Dafür müssen wir ihm danken. Eine umfassendere Bearbeitung ist kaum noch möglich.

Die beiden jetzt vorliegenden Bände befassen sich ausschließlich mit dem Bronchialkarzinom, und zwar im Teil 4a mit Statistik, Ätiologie, der pathologisch-anatomischen Morphologie sowie der klinischen Symptomatologie. Teil 4b enthält die Strahlendiagnostik bronchogener Karzinome in allen Einzelheiten, wobei die verschiedensten Untersuchungs- und Darstellungsmethoden nicht nur genau beschrieben, sondern auch hinsichtlich ihrer diagnostischen Beweiskraft kritisch betrachtet werden.

W. SCHULZE hat ein Standardwerk geschaffen, das für lange Zeit Bestand haben wird.

Düsseldorf, im November 1974   H. VIETEN

Preface

With Volume IX, Subvolume 4, parts a and b, the encyclopedic presentation of information on tumors of the lungs, bronchi, and pleura is concluded.

Vol. IX/4c was published in 1973. In the Preface to this part, which FRANZ STRNAD wrote shortly before his death, he praised the work of W. SCHULZE and explained the reasons for its inclusion in this encyclopedia. The reader is referred to this preface.

In parts a and b, as in Vol. IX/c, the presentation goes beyond what might be considered strictly necessary in an encyclodpedia of radiology. But where else would one find the complete range of information on lung cancer—and bronchial carcinoma is one of the most important of all cancers—compiled and critically interpreted as meticulously as is done here by W. SCHULZE after more than 10 years of work? We should be grateful to him. A more comprehensive study would hardly be possible.

The two parts now published are devoted exclusively to bronchial carcinoma. Part 4a covers the statistics, etiology, pathologic-anatomic morphology, and clinical symptomatology. Part 4b deals in great detail with the diagnostic radiology of bronchogenic carcinoma. The very diverse methods of examination and presentation are not only described with great precision but are also critically assessed as to their diagnostic potential.

W. SCHULZE has created a standard work that will remain current for many years.

Düsseldorf, November 1974   H. VIETEN

Inhaltsverzeichnis

Inhaltsverzeichnis zum Band IX, Teil 4 b

Inhaltsverzeichnis zum Band IX, Teil 4 c

F. Röntgendiagnostik der Atemorgane IVa

Geschwülste der Bronchien, Lungen und Pleura (a)

Erster Teil

Die bronchopulmonalen Gewächse*

I. Primäre maligne Tumoren der Bronchien und Lungen

1. Die primären Bronchialkarzinome

a) Begriffsbestimmung und klinische Bedeutung

Die erste Kunde von der Beobachtung bronchogener Krebse scheinen Autopsie-
berichte aus dem 18. Jahrhundert zu geben (VAN SWIETEN; ANTONIO DE HAES; BOER-
HAAVE; MORGAGNI; CORVISART). Ursprung und Wesensart des Geschwulstleidens blieben
jedoch lange unklar, da es von anderen chronisch destruierenden Lungenerkrankungen
nicht abgegrenzt wurde (BAYLE; HERTZ u. a.). LAËNNEC umriß den anatomischen Befund
mit dem Begriff „encéphaloïdes du poumon". K. E. HASSE sprach 1841 von „krebs-
artiger Neubildung der Lunge". HERTZ hielt 1874 das interstitielle Bindegewebe für den
Ausgangspunkt des Gewächses. Noch 1875 und später wurden kleinzellige Bronchuskarzinome und der sog. „Schneeberger Lungenkrebs" (S. 29) als „Lymphosarkome"
gedeutet (HÄRTING u. HESSE; WEIGERT; COHNHEIM; ANCKE; s. auch MAYER; BARNARD;
WEGELIN) (s. Bd. IX/4c, S. 6 u. 150/151).

Die Erkenntnis, daß es sich um epitheliale Primärgeschwülste bronchogener Herkunft
handelt, setzte sich schon vor der Jahrhundertwende durch (s. S. 88ff.). Der Name
„*Bronchuskrebs*" verdient daher den Vorzug vor der bis heute oft synonym gebrauchten
Bezeichnung „*Lungenkrebs*" (SCHMORL; ARNSTEIN; EHRICH; DOSQUET; WEGELIN; WEL-
LER; LECOEUR; JUNGHANNS; STAEHELIN; SCHINZ; HAMPERL; HENSCHEN; FROBOESE;
KAHLAU; KNORR; SCHUMANN; GROSSE; SCHULZE; TAILLENS; WITTEKIND u. STRÜDER;
RAEBURN u. SPENCER; v. ZALKA; SYREK; GOHRBANDT; BENDA, ORINSTEIN u. RUBIN;
WEBER u. NOLL; MÜLLY u.a.). Das Kaliber des krebsbefallenen Bronchus ist für die
Nomenklatur an sich belanglos, doch bietet die besondere Wuchsform der sog. „*Lungen-
adenomatose*" noch strittige Probleme hinsichtlich der Morphogenese und Eigenständig-
keit dieser Tumorkategorie, die in der begrifflichen Antithese „*Alveolarzellkarzinom*" —
„*bronchioläres Karzinom*" Ausdruck finden (s. Bd. IX/4c, S. 44/45 u. 57ff.).

Das Vorkommnis bronchogener Karzinome galt im vergangenen Jahrhundert als ausgesprochene Rarität (LANGHANS, 1871). PÄSSLERs Sammelstatistik von 1896 umfaßte
erst 96 (!) histologisch gesicherte Fälle aus der Literatur. Noch um die Jahrhundertwende
waren im Sektionsmaterial selbst großer Prosekturen Bronchuskarzinome nicht alljährlich
vertreten (KIKUTH; WEGELIN). Dieser Sachverhalt schien VIRCHOWs Ansicht zu bestätigen, daß Prädilektionsorgane metastatischer Ansiedlung, wie das Lungenfilter, nur
selten und ausnahmsweise Ursprungsort autochthoner Geschwülste werden (LUBARSCH).
Der Anstieg der Bronchialkrebsziffern innerhalb weniger Generationen, so rasch und
bedrohlich wie bei keiner sonstigen Tumorart je zuvor beobachtet, widerlegte die Irrigkeit
dieser These in der Folge auf tragische Weise. Die Ergründung der Ursachen und die
Prophylaxe der Bronchialkrebsentstehung wurden dadurch zu erstrangigen sozialhygieni-
schen Problemen, und die Früherkennung der Tumoren zu einer vordringlichen Aufgabe
unserer Ärztegeneration, seit die Lungenchirurgie Chancen einer Dauerheilung bietet.

Bis zum Ende des vorigen Jahrhunderts waren etwa 140 einschlägige Mitteilungen
erschienen, darunter zahlreiche kasuistische Beiträge und Dissertationen über einzelne

---

* Herrn Prof. Dr. G. KAHLAU zum 65. Geburtstag in freundschaftlicher Verehrung gewidmet.

1*

Tabelle 1. Sterbefallraten für Krebs und andere maligne Tumoren und für Krebs der Atmungsorgane in 14 ausgewählten Ländern (bezogen auf 100000 Lebende) [Nach H. L. DUNN, Lung cancer in the twentieth century, J. Int. College of Surgeons **23**, 326—342 (1955), Tabelle 1]

Land	Jahr	Krebs und andere maligne Tumoren			Krebs der Atmungsorgane		
		insgesamt	männlich	weiblich	insgesamt	männlich	weiblich
England und Wales	1930—1932	145,5	143,0	147,8	8,4	12,9	4,3
	1951	196,8	212,7	182,1	33,5	58,3	10,7
Schottland	1930—1932	146,9	141,4	157,1	8,0	10,6	5,6
	1951	193,1	202,0	184,9	30,5	50,9	11,9
Finnland	1936—1938	107,6	108,3	107,0	7,8	13,6	2,3
	1951	142,7	153,6	132,8	21,5	38,0	6,5
Schweiz	1929—1931	146,9	155,6	139,7	6,8	12,0	2,0
	1951	192,1	204,7	180,1	19,3	33,8	5,5
Niederlande	1929—1931	121,7	117,7	125,7	4,7	7,2	2,2
	1951	148,4	150,6	146,3	17,3	29,7	5,1
Neuseeland	1930—1932	101,9	103,3	100,5	4,9	7,1	2,5
	1951	155,5	160,7	150,3	15,6	25,3	5,8
USA	1929—1931	97,4	86,3	108,8	3,1	4,3	1,9
	1951	140,5	145,1	136,1	14,7	24,4	5,2
Dänemark	1934—1936	146,6	131,7	161,0	3,5	4,5	2,5
	1951	176,9	168,3	185,5	13,2	21,1	5,4
Südafrikanische Union	1935—1937	100,2	102,6	97,7	4,6	7,2	1,9
	1949—1951	119,6	125,1	114,1	12,4	19,3	5,5
Republik Irland	1935—1937	121,3	129,1	113,2	4,3	5,4	3,2
	1951	149,4	161,0	137,5	12,9	18,7	6,9
Australien	1932—1934	105,2	109,1	101,2	4,4	6,3	2,3
	1951	125,9	129,5	122,4	11,6	18,6	4,5
Kanada	1930—1932	95,9	87,9	98,2	3,2	4,2	2,0
	1951	127,4	131,4	123,4	11,3	18,2	4,3
Italien	1931	73,7	71,8	75,5	2,2	3,0	1,4
	1951	113,8	118,5	109,4	9,3	14,6	4,2
Norwegen	1929—1931	122,3	117,6	126,7	1,5	1,8	1,2
	1951	158,4	154,8	162,0	7,4	10,2	4,6

Erkrankungs- oder Todesfälle. Das Schrifttum der folgenden 7 Jahrzehnte enthält eine heute nicht mehr übersehbare Anzahl umfänglicher Erfahrungsberichte und Monographien zum Thema primärer Bronchuskarzinome, deren Malignitätsgrad angesichts der strukturellen Vielfalt histologischer Varianten und der Schwankungsbreite ihres biologischen Verhaltens nicht einheitlich zu bewerten ist (v. ALBERTINI; KREYBERG; UEHLINGER u.a.). Ältere Abhandlungen brachten vor allem morphologisch-formalgenetische Aspekte und die „klassischen" klinisch-röntgenologischen Spätsymptome des Leidens zur Sprache. Mit Beginn der thoraxchirurgischen Ära wandte sich die Aufmerksamkeit immer mehr der Verbesserung der Frühdiagnostik, der Aufspürung ursächlicher Faktoren und dem Erfordernis vorbeugender Maßnahmen zu, weil die statistisch ausgewerteten Ergebnisse operativer, radiologischer und zytostatischer Behandlungsmethoden hinter den anfangs gehegten Hoffnungen zurückblieben.

b) Statistik

α) Häufigkeit

Das wachsende Interesse spiegelt die Zunahme der Bronchialkrebshäufigkeit wider, die bereits um die Jahrhundertwende einsetzte (PÄSSLER). Der Anstieg der Erkrankungs-

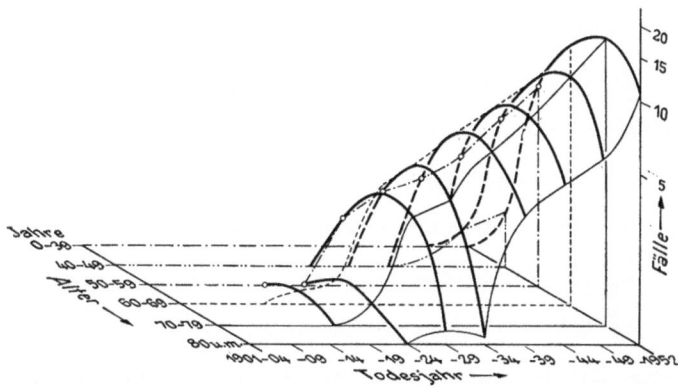

Abb. 1. *Zunahme des Bronchialkarzinoms in der Schweiz bei Männern seit der Jahrhundertwende bei Berechnung auf 10000 Lebende jeder Altersklasse.* [Nach Schinz, R.: Praxis (Bern) **43**, 32 (1954)]

und Sterbeziffern machte sich nach dem 1. Weltkrieg — in Deutschland zunächst in den sächsischen Industriestädten (Pässler; Briese; Rau; Seyfarth; Junghanns; Schmorl; Rostoski; Langbein; Lipschütz; Beyreuther; Buschbeck; Heilmann; Schlesinger; Brinkmann; Lickint; Engler; Schönherr; Dormanns; Fischer; Grosse; Richter) — in stärkerem Ausmaß bemerkbar und ist seither immer bedrohlicher geworden. Das Phänomen wurde in nahezu allen industrialisierten Staaten etwa gleichzeitig, wenn auch nicht im selben Umfang verzeichnet. Die relativ höchste Mortalitätsquote registrierte man in Großbritannien. Man ersieht dies aus der von Dunn publizierten Sammelstatistik des National Office of Vital Statistics der Vereinigten Staaten, in der die gesamten Krebs- und Bronchuskarzinom-Sterbeziffern von 14 Ländern aus den frühen 30er Jahren den 1951 ermittelten Werten für beide Geschlechter gesondert gegenübergestellt sind (Tabelle 1). Besonders anschaulich ist die unter der männlichen Bevölkerung der Schweiz von 1900 bis 1952 und die bei beiden Geschlechtern in der Bundesrepublik von 1952—1960 beobachtete Entwicklung in den Diagrammen von Schinz bzw. von K. H. Bauer u. Ott dargestellt (Abb. 1 u. 2).

Auch in der internationalen Sektionsstatistik ist der stetige prozentuale Zuwachs der Bronchuskarzinome unter den autoptisch verifizierten Krebsen und im gesamten Obduktionsmaterial unverkennbar (Tabellen 2 u. 3, Abb. 3, 7 u. 9—11). Die 100jährige Krebsstatistik des Pathologischen Instituts Dresden-Friedrichstadt läßt den kontinuierlichen Anstieg am längsten zurückverfolgen. Die von einer Reihe namhafter Pathologen (Zenker; Fiedler; Gnoll; Birch-Hirschfeld; Neelsen; Schmorl; Junghanns; Geipel; Letterer; Kalbfleisch; Scheid) stammenden Ergebnisse wurden 1953 von Grosse — unter Einbeziehung der in früheren Teilberichten (Reinhard, 1878; Wolf, 1895) als sog. „Lymphosarkome" der Lungen ausgelassenen kleinzelligen Bronchialkarzinome — tabellarisch zusammengestellt (Tabellen 2 u. 3; Abb. 9). Im Sektionsgut des Dresdener Instituts hat sich der Prozentanteil der jährlichen Bronchuskrebsrate im Laufe der Säkularperiode bei Männern um das 15fache erhöht und bei beiden Geschlechtern zusammen verzehnfacht. Die gleiche Steigerungsquote ermittelten Uehlinger und Kreis am Material des Pathologischen Instituts der Universität Zürich für den Zeitraum von 1901—1955 (Tabelle 2 u. Abb. 3).

Die Höhe der wirklichen Häufigkeitszunahme des Geschwulstleidens ist selbst innerhalb einer begrenzten Population nur schwer zu ergründen, weil die amtliche Todesursachenstatistik wegen der darin enthaltenen diagnostischen Irrtümer keinen verläßlichen Aufschluß bietet (Wells; Kahlau; Gramm u.a.). Da das Krankengut klinischer Institutionen recht unterschiedlich zusammengesetzt ist, und autoptische Kontrollen klinischer Diagnosen nur bei einem geringen Teil der Verstorbenen erfolgen (nach

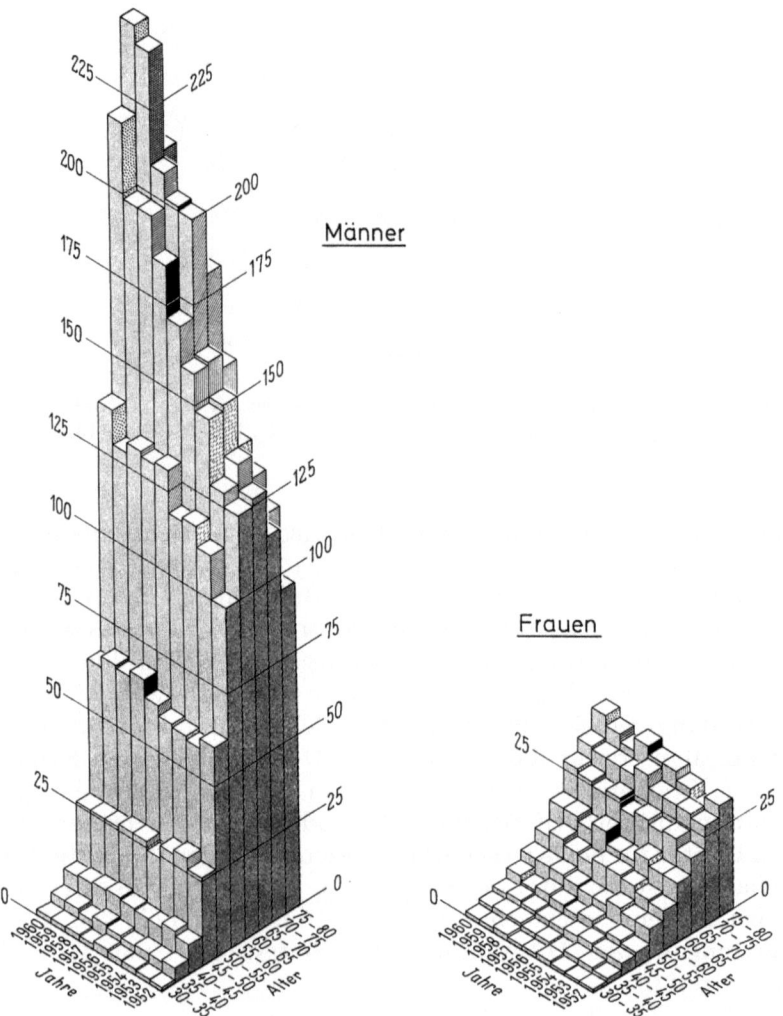

Abb. 2. *Altersabhängige Sterblichkeit an Bronchialkrebs bei Männern und Frauen in Westdeutschland 1952—1960.*
Parallelperspektive Darstellung bereinigter Sterbeziffern — bezogen auf je 100 000 Einwohner gleichen Ge-
schlechts desselben Jahres — nach Angaben des Statistischen Bundesamts. [Nach K. H. BAUER u. G. OTT,
Materia Medica Nordmark **17**, 261—312 (1965), Abb. 31 — in Ergänzung früherer Berechnungen von G. OTT,
W. KAULBACH u. G. TERSIDES, Langenbecks Arch. Dtsch. Z. Chir. **300**, 324 (1962) und der Abb. 214a u. b
in K. H. BAUER, Das Krebsproblem, 2. Aufl. Berlin-Göttingen-Heidelberg: Springer 1963]

LUBARSCH in Deutschland 1920/21 ca. 5%; nach STEINER in den U.S.A. 1940 etwa
10% im Durchschnitt), gibt auch die Sektionsstatistik nur eine annähernde Vorstellung
von der tatsächlichen Häufigkeit des Leidens in der Gesamtbevölkerung (FISCHER;
KAHLAU; GRAMM u.a.). Zur Vermeidung statistischer Fehlurteile hat man bei vergleichenden Recherchen über die Krankheitsverbreitung in mehreren Zeitabschnitten
zudem die zwischenzeitlich eingetretene Altersumschichtung, wechselnde Anteile beider
Geschlechter innerhalb der Kollektive, den Einfluß regional unterschiedlicher Faktoren
sowie diagnostisch-therapeutische Fortschritte und die zunehmende Tendenz zur Hospitali-
sierung zu berücksichtigen (WEGELIN; FRIED; FISCHER; FÜRTH; ROSAHN; STOCKS;
HAUBOLD; GERFELD; ZYLMANN; LINDNER; BRYSON u. SPENCER; UEHLINGER; BERKSON;
KREIS; GROSSE; DUNN; GRAMM; MÜLLY u.a.).

Der kontinuierliche *Anstieg der Bronchialkrebsziffern* ist *auf bestimmte histologische Ge-
schwulstvarianten* (s. S. 88 u. 111) und bisher im wesentlichen *auf das männliche Geschlecht*

Tabelle 2. Prozentuale Zunahme der Bronchuskarzinome im Sektionsmaterial bei beiden Geschlechtern bezogen auf alle autoptisch verifizierten Krebsfälle und die Gesamtzahl der Autopsien

Land (Stadt)	Autoren	Berichts-zeitraum	Prozentanteil brochogener Krebse	
			a) von allen bösartigen Geschwülsten	b) von allen Autopsien
Deutschland				
(Dresden)	GROSSE	1852—1862	5,69	0,39
		1863—1872	1,73	0,11
		1873—1882	2,50	0,19
		1883—1892	5,17	0,49
		1893—1902	6,31	0,71
		1903—1912	5,91	0,75
		1913—1922	7,75	1,03
		1923—1932	11,56	1,92
		1933—1942	14,36	2,45
		1943—1951	24,15	3,85
(Chemnitz)	BRIESE	1898—1916	4,51	
	SCHÖNHERR	1919—1927	10,79	
	RICHTER	1946—1950	19,46	
(Leipzig)	SEYFARTH	1900—1906	5,10	
		1914—1918	11,23	
		1924	15,50	
	SCHULZE	1913—1917	7,40	1,30
		1918—1922	4,90	0,72
		1923—1927	5,60	1,10
		1928—1932	7,20	1,40
		1933—1936	13,40	2,60
(Hamburg)	KIKUTH	1898	1,70	
		1923	9,50	
(Jena)	BERBLINGER	1910—1914	2,20	
		1920—1924	8,30	
	WÜSTNER	1935—1939	12,00	
	HABISCH	1949	23,00	
(Berlin)	WAHL	1917	3,50	
		1927	9,50	
(Köln)	METZMACHER	1918—1922	5,66	
		1923—1928	10,36	
(Göttingen)	SIMMROSS	1906—1912	2,59	0,54
		1923—1931	9,83	1,55
(Düsseldorf)	KOCH	1920—1923	3,61	
		1931—1940	12,38	
		1942—1945	21,86	
		1946—1948	26,83	
		1948 (allein)	35,35	
Schweiz	STAEHELIN	1900	2,10	
		1924	5,90	
	WEGELIN	1900—1904	1,2	
		1940	10,2	
		1900—1934		0,22
		1935—1940		2,02

Tabelle 2 (Fortsetzung)

Land (Stadt)	Autoren	Berichts-zeitraum	Prozentanteil bronchogener Krebse a) von allen bösartigen Geschwülsten	b) von allen Autopsien
	UEHLINGER und KREIS	1906—1910	1,13	0,11
		1911—1915	3,30	0,38
		1916—1920	6,10	0,58
		1921—1925	7,20	0,98
		1926—1930	5,20	0,87
		1931—1935	8,70	1,39
		1936—1940	8,90	1,59
		1941—1945	8,60	1,62
		1946—1950	13,60	3,08
USA	BRUNN	1872—1897		0,04
		1898—1915		0,24
		1916—1924		0,21
	OLSSON	1901—1909	3,50	
		1930—1934	12,96	
	MATZ	1927—1931	6,40	
		1932—1937	15,80	
		1937 (allein)	22,40	
	MENNE u. ANDERSON	1928—1933		0,73
		1934—1937		0,92
		1938—1940		1,68
Finnland	NISKANEN	1896—1900		0,07
		1901—1905		0,16
		1926—1930		0,47
UdSSR (Rostow)	DERISCHANOFF	1901—1905	1,49	
		1906—1910	0,69	
		1911—1915	1,66	
		1916—1920	4,70	
		1921—1925	11,79	
		1926—1929	21,30	
Polen	NOWICKI	1896—1900		0,07
		1901—1905		0,16
		1926—1930		0,47
Tschechoslowakei	JEUTHER, KOEPÉR u. PIONTEK	1894—1918		0,224
		1919—1943		1,776

beschränkt (Abb. 2; Tabelle 3), so daß die Sexualproportion eine immer stärkere Diskrepanz aufweist (Anwachsen des Sexualquotienten s. S. 13 sowie Tabellen 4 u. 26).

Nach DUNN ist der *prozentuale Zuwachs der jährlichen Mortalitätsrate bei alten Männern relativ höher* (36,2%) *als in jüngeren Altersklassen* (6,7—17%) (Durchschnittswert bei Männern aller Altersstufen: 24%), wie ein Vergleich der 1940 und 1950 in den U.S.A. registrierten Bronchuskarzinomtodesfälle erkennen läßt (mittlerer Anstieg pro 100000 Lebende bei ♂: 10,1 auf 22, bei ♀: 3,5 auf 4,9) (Abb. 4).

Der aus Tabelle 3 und Abb. 4 ersichtliche Sachverhalt sowie die autoptisch nach-gewiesene Verschiebung in der Häufigkeitsrelation bronchogener und sonstiger Organ-krebse (Abb. 7 u. 11) sind weder mit der durch verlängerte Lebensdauer und andere Faktoren bewirkten Altersumgruppierung der Bevölkerung noch mit dem diagnostisch-therapeutischen Fortschritt befriedigend zu erklären. Der Gewinn an diagnostischer

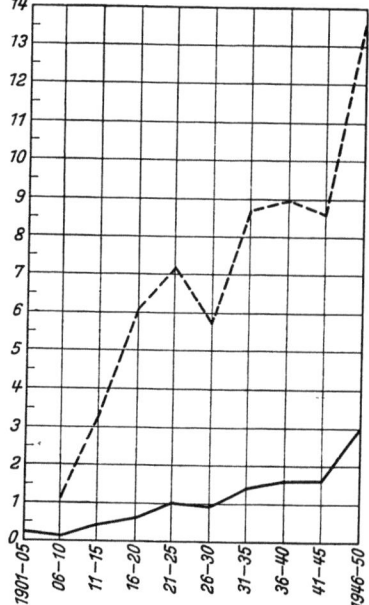

Abb. 3. *Säkulare Zunahme der Bronchialkarzinome* nach dem Material des Pathologischen Instituts der Univ. Zürich von 1901—1955. —— Bronchialkarzinome in % der Sektionen; - - - - Bronchialkarzinome in % aller Karzinome. [Nach UEHLINGER, E.: Der primäre Lungenkrebs in der Schweiz in den Jahren 1948—1952. Internat. Ges. f. geograph. Pathologie 1954 und KREIS, W.: Lungencarcinom und Tabakkonsum. Diss. Zürich (1954)]

Tabelle 3. Prozentuale Zunahme der Bronchuskarzinome bei Männern und Frauen

a) nach Sektionsstatistiken:

Autoren	Berichtszeitraum	Prozentanteil bronchogener Krebse			
		a) von allen autoptisch verifizierten Malignomen		b) von allen Autopsien	
		♂	♀	♂	♀
GROSSE	1852—1962	9,26	3,85	0,37	0,43
	1863—1872	2,50	1,35	0,09	0,14
	1873—1882	3,32	2,08	0,14	0,28
	1883—1892	9,69	2,77	0,60	0,26
	1893—1902	10,42	2,77	0,98	0,34
	1903—1912	9,92	3,35	1,01	0,47
	1913—1922	12,75	2,56	1,73	0,33
	1923—1932	20,58	2,69	3,23	0,47
	1933—1942	22,57	4,38	4,05	0,70
	1943—1951	35,47	5,25	5,66	0,85
RAU	1909—1914	9,0	1,9		
	1914—1919	13,8	4,5		
FISCHER-WASELS	1906	1,6	0,97		
	1938	12,94	2,38		

b) nach bevölkerungsstatistischen Erhebungen (Bronchialkrebssterbefälle in England — absolute Rate und Relation zu anderen bösartigen Geschwülsten) (Nach P. STOCK: Regional und local differences in cancer death rates. Studies on medical and population subjects. Her Majesty's stationary Office, London 1947):

		♂	♀
Sterblichkeit an Bronchialkrebs (standardisiert)	1910	1,1	0,7
	1938	10,6	2,5
Mortalitätsrate bronchogener Karzinome in % aller Krebse	1916	1,5	0,8
	1935	7,9	2,2

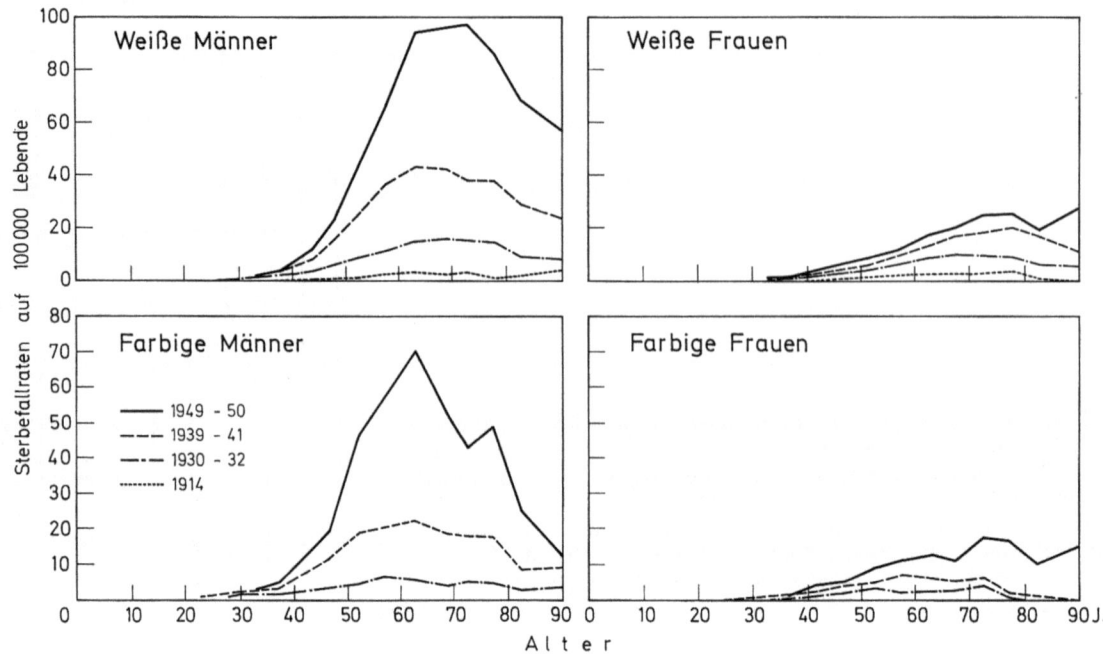

Abb. 4. *Sterbefallraten des Bronchialkarzinoms auf 100000 Lebende in den U.S.A.* in ausgewählten Jahren zwischen 1914 und 1950, geordnet nach Alter, Geschlecht und Rasse. (Nach H. L. DUNN, 1955)

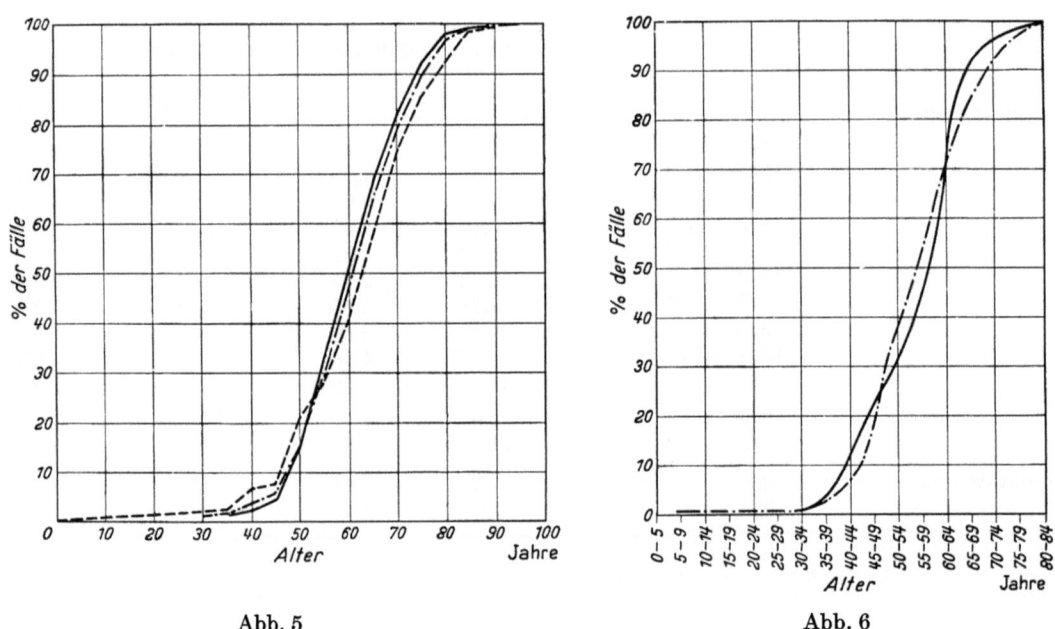

Abb. 5   Abb. 6

Abb. 5. Graphische Darstellung der *Sterbealter* bei 615 Lungenkarzinomen der Pathologischen Institute Basel (WERTHEMANN), Zürich (UEHLINGER) und St. Gallen (ZOLLINGER) in den Jahren 1948—1952 (nach UEHLINGER). [UEHLINGER, E.: Der primäre Lungenkrebs in der Schweiz in den Jahren 1948—1952. Internat. Ges. für geogr. Pathologie (1954)]

Abb. 6. *Altersverteilung der Todesfälle an Lungenkarzinom* 1933—1942 und 1943—1952 nach dem Material des Pathologischen Institutes der Universität Zürich (UEHLINGER) zeigt, daß sich die Kurven decken, also kein Unterschied besteht (nach KREIS). —— Dezennium 1933—1942; - - - - Dezennium 1943—1952. [KREIS, H.: Lungenkarzinom und Tabakkonsum. Diss. Zürich (1954)]

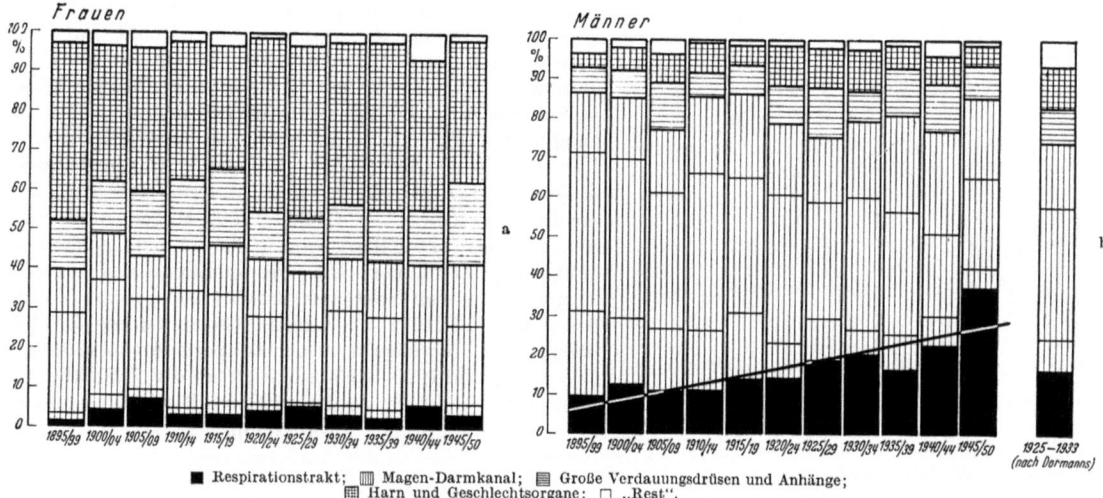

Abb. 7a u. b. *Prozentuale Verteilung der bei den Krebssektionen der Frauen (a) und der Männer (b) gefundenen Primärkarzinome.* Statistik aus dem Pathologisch-anatomischen Institut des Städt. Krhs. am Urban, Berlin, im Vergleich dazu (rechts) die entsprechenden Zahlen der Sammelstatistik von DORMANNS. [Innerhalb der Organsystemgliederung sind die Krebse des Magen-Darmkanals in solche der Speiseröhre (unten), des Magens (Mitte) und des Dickdarms (oben) unterteilt]. [Nach LESCHKE, H.: Virch. Arch. path. Anat. **321**, 105 (1952)]

Treffsicherheit und die höhere Überlebenschance, die mit dem Ausbau spezieller Untersuchungsmethoden und Behandlungsverfahren erzielt wurden, kommen beiden Geschlechtern und — im Rahmen therapeutischer Indikationsgrenzen — allen Altersstufen gleichermaßen zugute. Die zunehmende Geschlechtsdiskrepanz der Bronchialkrebssterblichkeit spricht daher für die Eigengesetzlichkeit bzw. Unabhängigkeit dieser Entwicklung von den genannten Einflüssen (K. H. BAUER; GSELL; DOLL; CLEMMESEN; DUNN; FREY u. LÜDEKE u.a.). Wenn früher von einer Scheinzunahme der Bronchialkrebshäufigkeit die Rede war, die nur von der ständig erhöhten diagnostischen Trefferquote vorgetäuscht werde, so blieb man die Antwort auf die Frage schuldig, warum die diagnostischen Bemühungen bei Männern und in höherem Lebensalter etwa 5mal häufiger zum Ziel führten als bei Frauen und jüngeren Menschen, und warum man Adenokarzinome nicht in ebenso steigender Frequenz nachweisen konnte wie andere histologische Varianten.

Ungeachtet der manchenorts — auf Grund obiger Vorbehalte oder abweichender statistischer Einzelresultate — geäußerten Skepsis (SITSEN; BRECKWOLDT; HANF; BONSEN; BOYD; JEKINSON; LINDNER; HARBITZ; GERBE; ZYLMANN; SAND; WILHELM; BRYSON u. SPENCER) besteht nach den gleichsinnigen Ergebnissen der europäischen und überseeischen Sterbefall- und Sektionsstatistiken heute kein Zweifel mehr an der *Realität der absoluten und relativen Zunahme der Bronchialkrebserkrankungen* seit der Jahrhundertwende (FISCHER; SCHINZ; ROSAHN; STOCKS; DORMANNS; JEUTHER, KOEPER u. PIONTEK; DOLL u. HILL; EMMINGER u. EINFALT; KOCH; ASK-UPMARK; MENNE u. ANDERSON; UEHLINGER; KREIS; CLEMMESEN; KAHLAU; LESCHKE; KENNAWAY u. KENNAWAY; K.H. BAUER; GROSSE; WEBER u. NOLL; OTT, KAULBACH u. TERSIDES; HUGUENIN; DUNN; K. H. BAUER u. OTT; HEYDEN; ECK, HAUPT u. ROTHE; BYRD, NOBREGA, DIVERTIE, CARR, WOOLNER u. KURLAND; GOVER u.a.).

Da eine entsprechende Erhöhung der gesamten Krebsmortalität zu vermissen ist (RÖSSLE; FISCHER; UEHLINGER; SCHINZ; KOCH; KREIS; HAUBOLD; PELLER u.a.), und die *Sterbealterkurven* beim Bronchialkarzinom ihren Verlauf während der letzten Jahrzehnte nicht prinzipiell geändert haben (UEHLINGER; KREIS; WEBER u. NOLL; ROSAHN; DUNN) (Abb. 5 u. 6), ist der im gleichen Zeitraum beobachtete *Wandel in der Häufigkeits-*

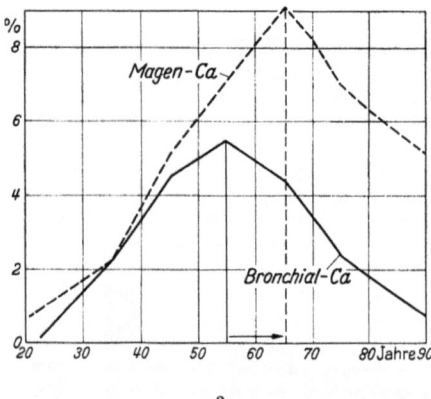

a

Abb. 8. a *Der Altersaufbau der Magenkarzinome und der Bronchialkarzinome der Männer*, ausgedrückt im prozentualen Anteil der Jahrgänge an den Gesamtsektionen dieser Jahrgänge (nach ZYLMANN). [ZYLMANN, E.: Ein statistischer Beitrag zur Krebshäufigkeit, unter besonderer Berücksichtigung der Möglichkeit einer erblichen Krebsdisposition. Z. Krebsforsch. **58**, 257 (1951)]. b *Relative Altersverteilung der Magen- und Speiseröhren- und Lungenkrebse beim Mann* (nach LESCHKE). - - - - (1920—1950) Magen- und Speiseröhrenkrebse (726 Fälle); —— (1895—1950) Lungenkrebse (450 Fälle). [LESCHKE, H.: Die Zunahme des Bronchialkarzinoms in einer Sektionsstatistik (1895—1950). Virchows Arch. **321**, 113 (1952)]. c *Relative Altersverteilung der Speiseröhren- und Magenkrebse* in der Zeitperiode von 1895—1919 (—·—·—) und 1920—1950 (- - - -) (630 bzw. 726 Fälle) (nach LESCHKE). Verschiebung des mittleren Sterbealters ungefähr 1 Jahrzehnt

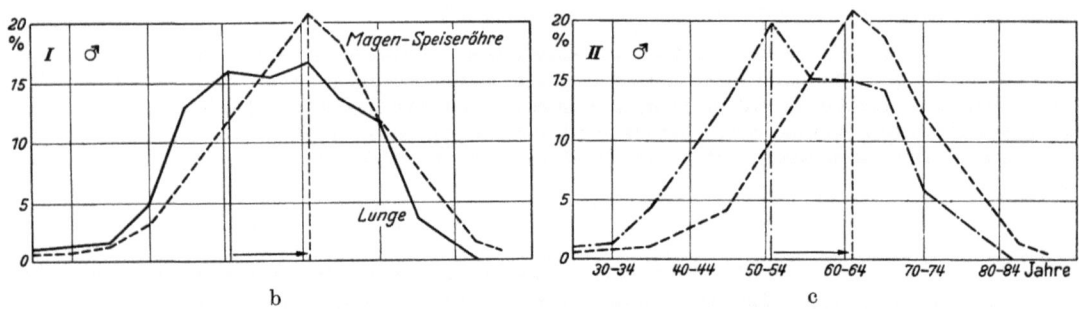

b   c

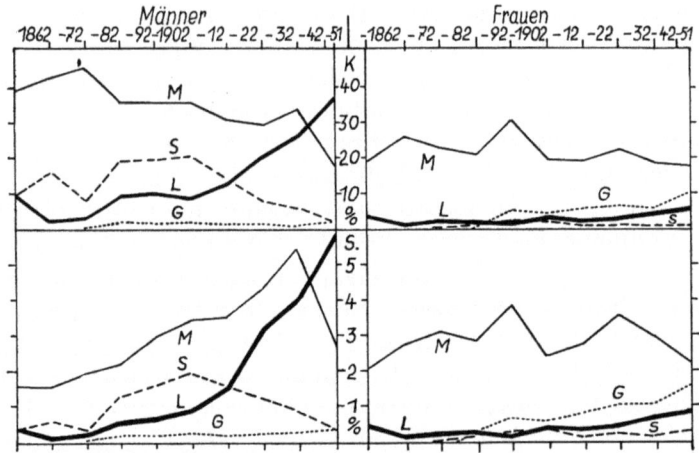

Abb. 9. *Säkulare Verschiebung der Häufigkeitsrelation primärer Krebse der Bronchien (L), des Magens (M), der Speiseröhre (S) und Gallenblase (G) bei Männern und Frauen in Prozent der Krebssektionen* (obere Ordinate) *sowie aller Obduktionen* (untere Ordinate) *nach der Sektionsstatistik des Pathologischen Instituts Dresden-Friedrichstadt. Abszisse: Jahrzehnte von 1852—1951.* [Nach H. GROSSE, Arch. Geschwulstforsch. **5**, 318—334 (1953), Abb. 2]

reihenfolge der Organkrebse als echte Relationsverschiebung aufzufassen (Abb. 7a u. b und Abb. 11a—d).

Der Altersgipfel der an Bronchialkarzinom Verstorbenen liegt etwa 5—10 Jahre vor dem Magenkrebskranker (ZYLMANN; LESCHKE; SPRINGERT u.a.) (Abb. 8a u. b), deren

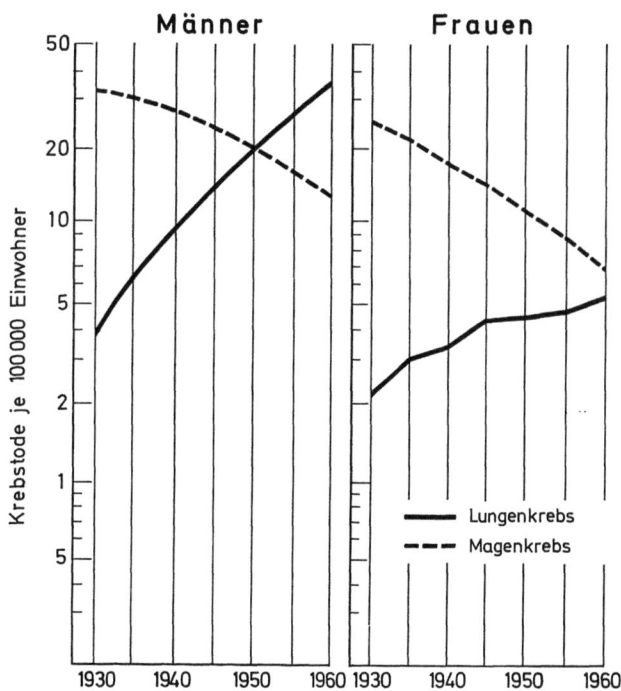

Abb. 10. *Kurvenverlauf der Bronchialkrebs-
und Magenkarzinomsterblichkeit von Männern
und Frauen in den USA von 1930—1960.*
[Terry-Report, S. 137. — Nach K. H.
Bauer u. G. Ott, Materia Medica Nordmark:
17, 261—312 (1965), Abb. 39]

Sterbealter im fraglichen Zeitraum um etwa ein Jahrzehnt heraufgerückt ist (Leschke)
(Abb. 8 c).

Die Unterschiede des Manifestationsalters bieten allein keine ausreichende Erklärung
für die gegensinnige Häufigkeitsverschiebung beider Organkrebse: mit dem Anstieg der
Bronchialkarzinome sind die Magen- und Ösophaguskrebse des Mannes nach überein-
stimmenden Resultaten standardisierter Mortalitätsberechnungen (Schinz; Paxon;
Dunn) und bereinigter Sektionsstatistiken absolut seltener geworden (Junghanns;
Müser; Jeuther, Koeper u. Piontek; Emminger u. Einfalt; Dormanns; Koch; Zyl-
man; Grosse; Kahlau; Weber u. Noll; Leschke; Heyden; Weber; Schubert;
Phillips; Werner; Haupt u. Weber; Anglesio *et al.*; Terry-Report) (Abb. 9 u. 10).
Dunn vermutet, daß auch beim weiblichen Geschlecht die Erkrankungshäufigkeit an
Magen- und Uteruskarzinom im Gegensatz zu der bronchogener Krebse im Rückgang
begriffen sei.

In zahlreichen Sektionsstatistiken wird der *Bronchuskrebs unter den tödlichen Geschwulstleiden des Mannes an 1. Stelle* (Haslhofer; Froboese; Koch; Ochsner u.
de Bakey; Watson; Leschke; Zylmann; Richter; Becker u.a.) oder unmittelbar
hinter dem Magenkarzinom aufgeführt (Fischer-Wasels; Koletsky; Halpert; Cramer; Dormanns; Arkin u. Wagner; Kraft; Peters u.a.) (Abb. 11 a—d). Beim weiblichen Geschlecht rangieren die Malignome der primären und sekundären Geschlechts-
organe, des Dickdarms, des Gallensystems und der Schilddrüse noch immer vor den
bösartigen Bronchialtumoren. Leschke nimmt an, daß geschwulstdisponierte Frauen
eher an einem Genitalkrebs sterben, bevor sich ein Bronchuskarzinom entwickeln kann.
Die in Obduktions- und Sterbefallstatistiken der letzten Jahrzehnte registrierte Häufigkeitszunahme bronchogener Karzinome bei Frauen wird nach Ansicht von Grosse durch
die Überalterung vorgetäuscht, während andere Autoren sie für echt halten (Emminger
u. Einfalt; Weber u. Noll; Werner; K. H. Bauer u. Ott; Springett; Ochsner;
Dunn; Panzner u. Lammel). Die von K. H. Bauer ausgesprochene Befürchtung, zunehmender Zigarettenkonsum und erhöhte Exposition gegenüber atmosphärischen
Karzinogenen würden künftig auch die Bronchialkrebsquote der Frau — unter rück-

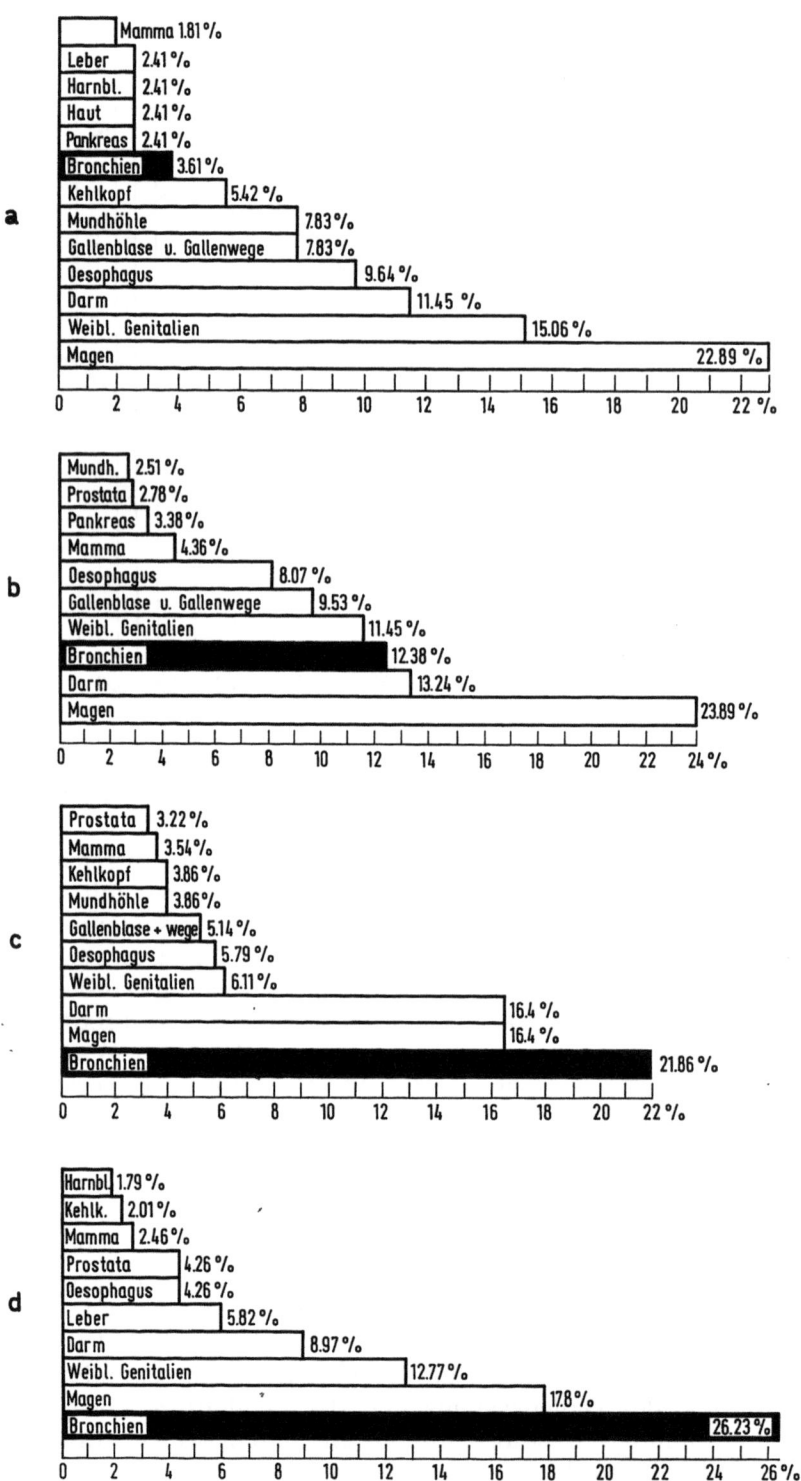

Abb. 11 a—d. *Der prozentuale Zuwachs bronchogener Karzinome unter den übrigen Organ- und Organsystem-krebsen am Pathologischen Institut der Medizinischen Akademie Düsseldorf im Berichtszeitraum von 1920—1948. a 1920—1923; b 1931—1940; c 1942—1945; d 1946—1948.* [Nach O. Koch, Der Lungenkrebs. Z. Tuberk. **94**, 23—43 (1950), Abb. 1—4]

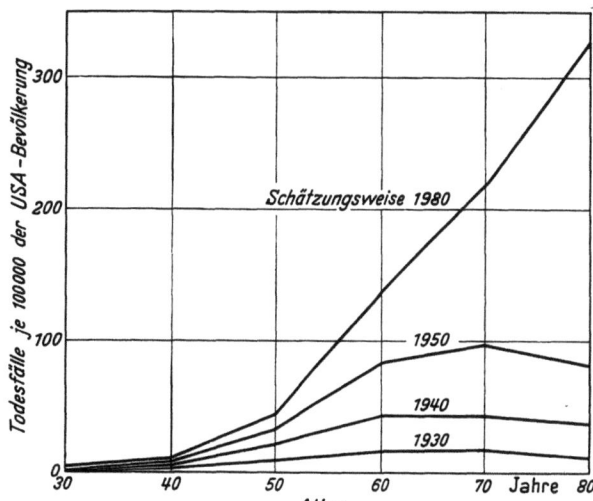

Abb. 12. *Sterblichkeit an Lungenkrebs bei Weißen.*
Vereinigte Staaten 1930, 1940, 1950 und nach
einer Schätzung 1980, entsprechend der Altersverteilung (nach DUNN). [DUNN, H. L.: Lung
cancer in the twentieth century. J. Internat.
Coll. Surg. **24**, 337 (1955)]

läufiger Verschiebung des Sexualquotienten — steiler ansteigen lassen, erscheint nach
neueren angelsächsischen Berichten begründet (DUNN; OCHSNER; SPRINGETT) (s. auch
S. 62). Die Bronchialkrebssterblichkeit des weiblichen Geschlechts hat in England und
Wales nach der 1966 publizierten Mortalitätsstatistik von SPRINGETT im Zeitraum von
1921—1963 kontinuierlich zugenommen, während die Statistik bei Männern der Geburts-
jahrgänge nach 1906 seit 1945 eine Plateauabflachung im bisherigen Kurvenanstieg der Absterberate an Bronchuskrebs verzeichnet (s. auch GILLIAM, MILMORE u. LLOYD; LANGSTON).
SPRINGETTs Beitrag erschien daher unter dem überraschend optimistisch klingenden Titel
"The beginning of the end of the increase in mortality from carcinoma of the lung".
Das aus den Todesursachenstatistiken anderer Länder ersichtliche Zahlenmaterial bietet
aber noch keinen Anlaß, die künftige Entwicklung als stagnierend einzuschätzen.

CLEMMESEN beziffert die jährliche Zuwachsrate bronchogener Karzinome bei den
männlichen Einwohnern Kopenhagens mit etwa 12 % (!). Er rechnet nach den Ergebnissen
der dänischen Bevölkerungs- und Todesursachenstatistik damit, daß sich die Bronchial-
krebs-Sterbeziffern bei Anhalten der bisherigen Entwicklung bis 1990 um das Fünffache
gegenüber 1953 erhöhen werden. Ähnlich lautet die Vorhersage von H. L. DUNN, des
Direktors des National Office of Vital Statistics der Vereinigten Staaten.

Abb. 12 gibt den von DUNN für 1980 geschätzten Kurvenverlauf der Bronchialkrebsmortalität (pro 100000 Lebende) männlicher U.S.-Staatsbürger (Weiße) des Geburts-
jahrgangs 1910 — nach dem „Kohortenprinzip" (KORTEWEG; CASE; CASE u. PEARSON;
SPRINGETT) in Altersklassen gestaffelt — im Vergleich zu den Jahrzehnte zuvor ermittelten Sterbefallkurven früherer Jahrgangskohorten wieder. DUNN bestätigt mit
dieser — seiner Ansicht nach eher zurückhaltenden — Prognose die ernste Warnung
CLEMMESENs, daß wir am „Beginn einer der größten Katastrophen in der Geschichte der
Medizin" stehen, wenn es nicht gelingt, die stetige Zunahme des Geschwulstleidens
aufzuhalten.

β) Geschlechtsverteilung

Mit dem Anstieg der Bronchialkrebsmortalität, deren durchschnittlichen Anteil an
der gesamten Krebssterblichkeit KAHLAU 1954 beim Mann mit 23,4 %, bei der Frau mit
5,4 % berechnete, verschob sich das noch drei Generationen zuvor ausgeglichene Geschlechtsverhältnis immer mehr zuungunsten der männlichen Bevölkerung (Tabellen 4,
5, 6 und 26).

Die Inkongruenz der Entwicklung wird der bislang ungleich stärkeren individuellen
Exposition der Männer gegenüber inhalierten kanzerogenen Noxen zugeschrieben

Tabelle 4. Die säkulare Verschiebung der Geschlechtsrelation beim Bronchialkarzinom (Sektions- und Sterbefallstatistiken)

Autoren	Berichts- zeitraum	♂ : ♀
GROSSE	1850—1899	1,8:1
FUCHS	1890	1,5:1
PÄSSLER	1896	2,9:1
WEST	1897	3,0:1
SEHRT	1904	2,5:1
REDLICH	1907	5,2:1
ROBERTS	1909	4,0:1
HAMPERL	1910	1,0:1
BRIESE	1917	2,9:1
SCHULZE	1917	1,0:1
GROSSE	1900—1919	3,1:1
LUBARSCH	1924	4,0:1
KIKUTH	1925	1,8:1
STAEHELIN	1925	1,9:1
FERENCZY u. MATOLCSY	1927	2,8:1
HANF	1927	3,6:1
WAHL	1927	3,7:1
BAUER	1928	1,2:1
GROSSE	1920—1929	3,8:1
DAVIDSOHN	1921—1930	2,5:1
MAXWELL u. NICHOLSON	1930	4,0:1
SYREK	1930	4,4:1
FISCHER	1931	3,5:1
DISSMANN	1931	4,8:1
HARVEY	1936	6,8:1
FLECKSEDER	1936	7,5:1
ARKIN u. WAGNER	1936	12,0:1
SIMON	1937	4,0:1
SCHULZE	1937	6,0:1
HALPERT	1940	9,0:1
STAHELIN	1942	5,2:1
BJÖRKMANN	1943	8,0:1
DAVIDSON	1940—1944	6,0:1
CLEMMESEN	1947	8,0:1
HASLHOFER	1947	8,0:1
FULTON	1944—1948	7,3:1
DURIEU, CLERQ u. VAN KESSEL	1949	16,0:1
WYNDER u. GRAHAM	1949	18,5:1
BRYSON u. SPENCER	1951	6,0:1
BLOOMER u. LINDSKOG	1951	13,0:1
ZYLMANN	1951	7,5:1
GSELL	1951	8,0:1
DOGLIOTTI u. BOBBIO	1951	11,6:1
UEHLINGER	1952	8,0:1
KREYBERG	1952	8,0:1

(s. S. 27 ff. u. 62). Die etwa achtfache Erhöhung des Sexualquotienten innerhalb weniger Jahrzehnte betrifft die Bronchuskarzinome in ihrer Gesamtheit. Betrachtet man in dieser Hinsicht die verschiedenen histologischen Bronchialkrebstypen gesondert, so ist eine noch krassere Geschlechtsdiskrepanz bei den plano- und mikrozellulären Formen — im Gegensatz zur relativen Konstanz der Verhältnisziffern bei Adenokarzinomen — festzustellen (Tabellen 5, 10, 11 u. 40—42).

Das zunehmende Mißverhältnis der Geschlechtsrelation rührt daher, daß die sog. Reizkrebse vom Typ des Plattenepithel- und Haferkornzell-Karzinoms am Gesamtzuwachs der Sterbeziffern wesentlich stärker beteiligt sind als die zylinderzelligen Ge-

Tabelle 5. Geschlechtsrelation bei den verschiedenen histologischen Bronchialkrebstypen. (Nach Sektions- und Operationsstatistiken)

Histologischer Typ	Autoren	Anzahl der Fälle	♂ : ♀
a) Adenokarzinom	SIEGENTHALER	35	1,3:1
	GROSSE	90	1,3:1
	BRYSON u. SPENCER	41	1,5:1
	ECK, HAUPT u. ROTHE	107	1,9:1
	WALTHER	24	2 :1
	OCHSNER, DE CAMP u. DE BAKEY	100	2 :1
	KREYBERG	98	2,1:1
	EHLER, STRANAHAN u. OLSON	34	2,7:1
	SAXÉN et al.	51	2,9:1
	BJÖRK	20	3 :1
	MOERSCH u. MCDONALD	137	3,4:1
b) Plattenepithelkarzinom	SIEGENTHALER	203	10 :1
	ECK, HAUPT u. ROTHE	457	11,6:1
	WALTHER	101	13 :1
	EHLER, STRANAHAN u. OLSON	172	23,5:1
	MOERSCH u. MCDONALD	395	23,5:1
	DELARUE u. PAILLAS	469	32,3:1
c) Kleinzelliges Karzinom	WALTHER	155	9 :1
	ECK, HAUPT u. ROTHE	469	9,8:1
	DELARUE u. PAILLAS	188	14,9:1
	EHLER, STRANAHAN u. OLSON	147	20 :1
	SIEGENTHALER	118	24 :1
	MOERSCH u. MCDONALD	90	29 :1

Tabelle 6. Geschlechtsrelation obduzierter Bronchialkrebskranker. (Pathologisches Institut der Univ. Heidelberg 1841—1963: 942 Fälle). (Nach BAUER, K. H., OTT, G.; Materia Medica Nordmark **17**, 261—312 (1965), Tabelle 9)

Zeitraum	Anzahl der Fälle	♂ : ♀
1841—1875	2	1 :1
1876—1900	14	2,5:1
1901—1925	48	3 :1
1926—1950	289	5 :1
1951—1963	589	8,3:1

schwulstformen (GRAHAM; GEBAUER; OCHSNER; SANTY, PALIARD, BÉRARD, GALY u. DUPREZ; MASON; LIEBOW; KREYBERG; DOLL; K. H. BAUER; DOLL, HILL u. KREYBERG; VINCENT, SATTERFIELD u. ACKERMAN; MÜLLY; ECK, HAUPT u. ROTHE u.a.), deren Anteil an der Gesamtzahl der Bronchuskrebse des Mannes weniger als 10%, bei der Frau dagegen über ein Drittel beträgt [K. H. BAUER: 36%; BERG: ♂ : ♀ = 10% (von 190 Fällen): 20% (von 315 Fällen) (zit. nach HARRIS); s. auch SANTY et al.; BERNDT; OTT u. DAUM; DIJKSTRA; BIGNALL; BOUCOT u. PERCY; JACKMAN, GOOD, CLAGETT u. WOOLNER; WACHSMUTH u. VIERECK; PANZNER u. LAMMEL; VINCENT, SATTERFIELD u. ACKERMAN; MEYER u. BERLINERBLAU; MASSEI, VACARRO, DI FILIPPO u. NATALI; LOMBARD u. HUYCK; WYNDER u. BERG; COOPER, CRANE u. BOUCOT; HARRIS u.a.] (s. Abb. 13, Tabelle 40 u. S. 61 u. 111).

γ) Altersverteilung

Das Manifestationsalter bronchogener Karzinome reicht nach Schrifttumsangaben vom 1.—99. Lebensjahr, doch ist die Neoplasie in den hohen Altersklassen ebenso selten

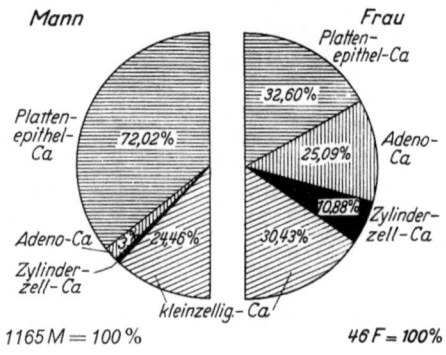

Abb. 13. *Die Geschlechtsdifferenz in der relativen Häufigkeit der histologischen Bronchuskarzinomtypen bei 1165 männlichen und 46 weiblichen Bronchialkrebskranken der Chirurg. Univ.-Klinik Heidelberg.* [Nach BAUER, K. H. u. OTT, G.: Materia Medica Nordmark 17, 261—312 (1965), Abb. 32]

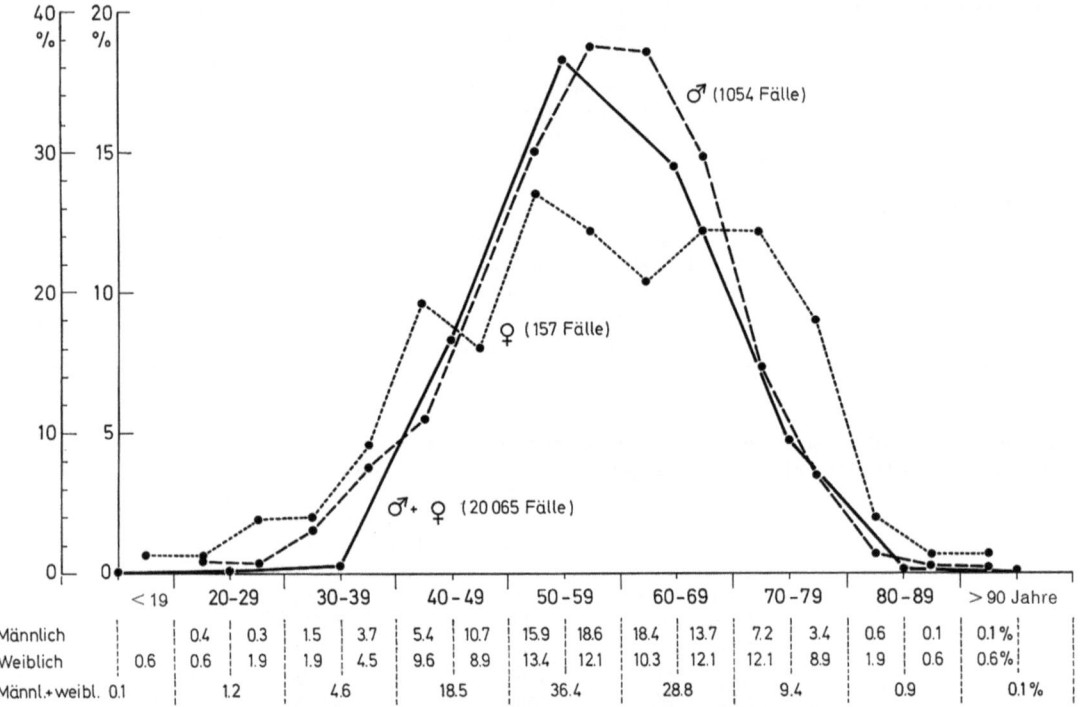

	< 19	20-29		30-39		40-49		50-59		60-69		70-79		80-89		> 90 Jahre
Männlich		0.4	0.3	1.5	3.7	5.4	10.7	15.9	18.6	18.4	13.7	7.2	3.4	0.6	0.1	0.1%
Weiblich	0.6	0.6	1.9	1.9	4.5	9.6	8.9	13.4	12.1	10.3	12.1	12.1	8.9	1.9	0.6	0.6%
Männl.+weibl.	0.1		1.2		4.6		18.5		36.4		28.8		9.4		0.9		0.1%

Abb. 14. *Altersgliederung beim Bronchialkarzinom.* Alterskurve von 20065 Patienten beiderlei Geschlechts in Prozent der auf die einzelnen Lebensjahrzehnte entfallenden Teilziffern (•—•) [Sammelstatistik nach Angaben von McDONALD, McBURNEY, CARLISLE u. PATTON (1951), BRYSON u. SPENCER (1951), OCHSNER, DE CAMP, DE BAKEY u. RYAN (1952), GROSSE (1953), EHLER, STRANAHAN u. OLSON (1954), DELARUE u. PAILLAS (1955) und KREYBERG (1961)]. Prozentuale Altersverteilung von 1054 männlichen (•— — —•) und 157 weiblichen Bronchialkrebskranken (•- - - -•) nach Jahrfünften gestaffelt. [Nach BJÖRK (1947) und BRYSON u. SPENCER (1951)]

zu finden wie bei Kindern und Jugendlichen (STILLING; BJÖRNSTEIN; STEFFEN; PHILLIPS; FISCHER; DERISCHANOFF; WILDBOLZ; SCHREINER u. WEHR; SUTER; HAUSER; SIMPSON; CROWELL; CAPSEC; BARDON; GUTMANN; VIDAL u. GUIBERT; KORTEWEG; BUFKIN; CRUCHET u. DUPIN; GAUSTAD; McALDOWIE; WASCH, LEDERER u. EPSTEIN; KILDUFFE u. SALSIN; BYSTROV; ANDERSON; HANBURY; LARGE u. MORGAN; ENDREI; FABER; CHWALIBOGOWSKI, KRAUSE u. ZAREBA; BUZESCU, CIOBANU, REININGER u. SIBILLA; BIGNALL; BERKMAN; SAWYER, SAWYER, LUBCHENKO, McKINNON u. HILL; KLIMKOVICH, PIKALEVA u. GORBULEVA; ANDERSON, BUECHNER, YAGER u. ZISKIND; CAYLEY, CAEZ u. MERSHEIMER; NEUMANN, ELLIS u. McDONALD; SHIBATA u. Mitarb.;

Tabelle 7. Primäre Bronchuskarzinome bei Kindern und Jugendlichen. (Nach einer Zusammenstellung von K. MÜLLY, 1956, ergänzt)

Autoren	Berichts-jahr	Alter (Jahre)	Geschlecht	Histologie
CRUCHET u. DUPIN	1936	1	♀	Karzinom
SCHWYTER	1928	1 4/12	♀	Adeno-Ca.
BEARDSLEY	1933	1 4/12	♀	Adeno-Ca.
HAUSER	1942	1 5/12	♀	Karzinom
POINSO, LAVAL u. LASSAVE	1942	3 10/12	♀	kleinzell. Ca.
FIELD u. QUILLIAM	1943	4 4/12	♀	Karzinom
WEGELIN	1942	5	♂	kleinzell. Ca.
LEREBOULLET, GARNIER u. COURTIAL	1935	5	♀	kleinzell. Ca.
HIRSCH u. RYERSON	1928	5	♂	Adeno-Ca.
CORNAT u. Mitarb.	1956	5	♀	kleinzell. Ca.
MCALDOWIE	1876	5 6/12	♂	Karzinom
GOLDBERG	1923	6	♂	Adeno-Ca.
SUTER	1952	6 6/12	♀	Plattenepithel-Ca.
STILLING u. NUSCHELER		7	♀	Karzinom
SOMMERS	1934	7	♀	Karzinom
CORNAT u. Mitarb.	1956	8	♂	undifferenz. Ca.
DICK u. MILLER	1946	9	♀	undifferenz. Ca.
GOULD	1934	10	♀	Karzinom
CATHOLA u. DUCAS	1935	10	♀	malignes epithel. Embryom
HALPERT u. RUSSO	1944	10	♂	kleinzell. Ca.
JONES, MCKENZIE u. BIDDLE	1943	10	♂	Adeno-Ca.
CARDELLE, PANISELLO, PEREIRAS u. SALAZAR	1936	11	♀	kleinzell. Ca.
CIPRIANI	1934	11	♀	Karzinom
WASCH, LEDERER u. EPSTEIN	1942	11	♂	kleinzell. Ca.
HANBURY	1958	12	♀	undifferenz. Ca.
CAYLEY, CAEZ u. MERSHEIMER	1951	13	♀	undifferenz. Ca.
SIMPSON	1929	13	♀	Karzinom
GAUSTAD	1951	13	♀	Adeno-Ca.
KANOF	1937	13 6/12	♂	Adeno-Ca.
KILDUFFE u. SALASIN	1933	14	♀	Karzinom
HANBURY	1958	16	♂	oat cell-Ca.
COMPTON u. KITTLE	1963	16	♂	Plattenepithel-Ca.
HORN	1907	18	♀	Adeno-Ca.
WERNER	1891	19	♀	Karzinom
ADAMSON, BOYD u. CAMERON	1936	19	♂	anaplast. Ca.
BJÖRK	1947	19	♀	kleinzell. Ca.
ALEXANDER	1937	19	♂	kleinzell. Ca.
MULLIGAN u. HARPER	1943	19	♂	anaplast. Ca.
PILOD, HAMON u. PASSA	1934	20	♂	Karzinom

DE PAREDES, PIERCE, GROFF u. WALDHAUSEN; POINSO, LAVAL u. LASSAVE; STEFFEN; LEREBOULLET et al.; HILGENBERG; ECK, HAUPT u. ROTHE; BOPP u.a.). Der Prozentsatz der vor dem 10. und jenseits des 90. Lebensjahres beobachteten Bronchuskarzinome liegt unter 0,1 %, der Anteil der im 2. und 9. Dezennium Erkrankten nur wenig — ca. 1 % — höher (FISCHER; GROSSE) (Abb. 14).

Bei den in Tabelle 7 zusammengestellten *Bronchialkrebsfällen im Kindes- und Adoleszentenalter überwiegt das weibliche Geschlecht* im Verhältnis 1,6:1! Unter 27 Tumoren histologisch definierter Bauart waren *Adenokarzinome* mit 29,6 % häufiger vertreten als ihrem Anteil bei Erwachsenen beiderlei Geschlechts entspricht (s. auch WEICKER) (S. 111).

Die Befallsquote der 30—39jährigen ist bereits beachtlich (KREIS: 2,5 %; WIKLUND: 5 %; GROSSE: 5,1 %; FRIED: 6,2 %; FISCHER: 9,6 %; DICK: 10 %; BJÖRK: 10,4 %; s. auch ANDERSON, BUECHNER, YAGER u. ZISKIND; NEUMANN, ELLIS u. MCDONALD; ECK, HAUPT u. ROTHE) (Tabellen 8 u. 9). Die prozentualen Erkrankungsziffern beider Ge-

Tabelle 8. Die Altersgliederung bei den histologischen Bronchialkrebstypen

Histologischer Typ	Anzahl der Fälle (=100%)	Lebensalter (Jahre)						Alters-mittel (Jahre)
		20—29 %	30—39 %	40—49 %	50—59 %	60—69 %	über 70 %	
a) Nach McDonald, J. R., et al.: J. thorac. Surg. 22, 62—95 (1951):								
Plattenepithelkrebs	373	—	1,6	19,3	46,9	31,4	0,8	52
Großzelliger Krebs	384	0,8	4,7	15,3	46,6	30,0	2,1	55
Kleinzelliger Krebs	90	—	7,8	22,2	47,8	20,0	2,2	46
Adenokarzinom	132	—	9,1	21,2	42,4	26,5	0,8	53,3
b) Nach Delarue, J. u. J. Paillas: J. franc. Med. Chir. thor. 9, 1 (1955):								
Plattenepithelkrebs	469	—	2,0	20,9	52,0	22,1	3,0	
Anaplast. Krebse (ges.)	188	2,1	8,6	25,0	44,0	16,0	4,3	
Großzelliger Typ		—	10,8	17,6	43,4	21,7	6,5	
Kleinzelliger Typ		4,2	6,3	32,0	44,7	10,7	2,1	

	unter 40	40—49	50—59	60—69	über 70	unbekannt
c) Nach Ehler, A., et al.: New Engl. J. Med. 251, 207—213 (1954):						
Plattenepithelkrebs	172 0,6	11,6	37,2	39,5	10,5	0,6
Anaplast. Krebse (ges.)	142 4,2	12,2	43,5	35,4	4,1	0,7
Adenokarzinom	35 8,8	14,7	47,1	23,5	5,9	—

Tabelle 9. Altersverteilung von 1420 Bronchuskarzinomen verschiedenen histologischen Typs bei beiden Geschlechtern. Altersgipfel im Kursivdruck hervorgehoben. Sektionsstatistik des Pathol. Institutes am Krhs. St. Georg Leipzig (Prosektor: Dr. med. habil. H. Eck) im Zeitraum von 1930—1939 und 1948—1963. (Nach H. Eck, R. Haupt u. G. Rothe: Die gut- und bösartigen Lungengeschwülste. In: Uehlinger, E.: Handbuch d. speziellen pathologischen Anatomie und Histologie. Bd. III/4, 1—401, Tabelle 52. Berlin-Heidelberg-New York: Springer 1969)

Alters-klassen	Gesamtfallzahl Männer und Frauen										Summe absolut
	kleinzellige Karzinome		polymorphzellige Karzinome		Plattenepithel-karzinome		Adeno-karzinome		Alveolarzell-Karzinome		
	abs.	%	abs.	%	abs.	%	abs.	%	abs.	%	
21—30	1	0,21	1	0,3	—	—	—	—	—	—	2
31—40	10	2,1	4	1,1	3	0,7	2	1,9	—	—	19
41—45	7	1,5	6	1,6	5	1,1	5	4,8	—	—	23
46—50	36	7,7	25	6,8	21	4,6	8	7,5	1	—	91
51—55	59	12,6	54	14,6	47	10,3	10	9,4	—	—	170
56—60	95	20,3	71	19,2	75	16,4	23	*21,5*	8	—	272
61—65	108	*23,0*	83	*22,5*	93	*20,4*	23	*21,5*	4	—	311
66—70	73	15,6	67	18,2	96	21,0	17	15,9	4	—	257
71—75	62	13,2	40	10,9	64	14,0	14	13,1	1	—	181
76—80	14	3,0	13	3,5	44	9,7	2	1,9	—	—	73
81—90	4	0,7	5	1,4	9	1,9	3	2,8	—	—	21
Summe	469		369		457		107		18		1420

schlechter steigen zwischen dem 40. und 49. Lebensjahr sprunghaft an (Ehler, Stranahan u. Olson: 12,5%; Grosse: 19,1%; Fischer: 23,5%; Ochsner u. de Bakey: 25,4%; Björk: 25,5%; Dick: 37%), erreichen noch im 7. Lebensjahrzehnt etwa gleiche Höhe (Ochsner u. de Bakey: 20%; Björk: 20,5%; Fischer: 22,8%; Grosse: 27,1%; Dick: 28%; Ehler, Stranahan u. Olson: 37,4%) und fallen erst jenseits dieser Periode merklich ab. Bauer u. Ott erklären den um das 65. Lebensjahr eintretenden Knick in der Alterskurve männlicher Patienten unter anderem mit der relativen Häufung koronarer

Tabelle 10. Unterteilung der einzelnen histologischen Bronchialkrebstypen nach Altersklassen für Männer (Aufteilung nach Tabelle 9). Altersgipfel im Kursivdruck hervorgehoben. (Nach ECK, H., u. Mitarb. 1969)

Alters-klassen	Männer										Summe absolut
	kleinzellige Karzinome		polymorphzellige Karzinome		Plattenepithel-karzinome		Adeno-karzinome		Alveolarzell-karzinome		
	abs.	%	abs.	%	abs.	%	abs.	%	abs.	%	
21—30	—	—	1	0,3	—	—	—	—	—	—	1
31—40	8	1,9	3	1,0	3	0,7	1	1,4	—	—	15
41—45	6	1,4	2	0,7	4	0,9	1	1,4	—	—	13
46—50	31	7,3	19	6,3	19	4,5	3	4,2	1	—	73
51—55	53	12,4	44	14,6	43	10,2	7	9,9	—	—	147
56—60	86	20,2	56	18,5	69	16,4	19	*22,8*	6	—	236
61—65	100	*23,4*	74	*24,5*	90	*21,4*	16	22,5	3	—	283
66—70	68	15,9	55	18,2	88	20,9	10	14,1	4	—	225
71—75	58	13,6	33	10,9	59	14,0	11	15,5	1	—	162
76—80	13	3,1	12	4,0	40	9,5	1,4	—	—	—	66
81—90	3	0,7	3	1,0	6	1,4	2	2,8	—	—	14
Summe	426		302		421		71		15		1 235

Tabelle 11. Unterteilung der einzelnen histologischen Bronchialkrebstypen nach Alterklassen für Frauen (Aufteilung nach Tabelle 9). Altersgipfel im Kursivdruck hervorgehoben. (Nach ECK, H., u. Mitarb. 1969)

Alters-klassen	Frauen										Summe absolut
	kleinzellige Karzinome		polymorphzellige Karzinome		Plattenepithel-karzinome		Adeno-karzinome		Alveolarzell-karzinome		
	abs.	%	abs.	%	abs.	%	abs.	%	abs.	%	
21—30	1	2,3	—	—	—	—	—	—	—	—	1
31—40	2	4,6	1	1,5	—	—	1	2,8	—	—	4
41—45	1	2,3	4	6,0	1	2,9	4	11,1	—	—	10
46—50	5	11,6	6	9,0	2	5,6	5	13,9	—	—	18
51—55	6	14,0	10	14,9	4	11,1	3	8,3	—	—	23
56—60	9	*21,0*	15	*22,4*	6	16,7	4	11,1	2	—	36
61—65	8	18,6	9	13,4	3	8,3	7	*19,4*	1	—	28
66—70	5	11,6	12	17,9	8	*22,2*	7	*19,4*	—	—	32
71—75	4	9,3	7	10,5	5	13,9	3	8,3	—	—	19
76—80	1	2,3	1	1,5	4	11,1	1	2,8	—	—	7
81—90	1	2,3	2	3,0	3	8,3	1	2,8	—	—	7
Summe	43		67		36		36		3		185

Todesfälle als zusätzlicher Schadensfolge starken Rauchens (s. auch GROSSE; BERGMANN, VAN DER LINDEN u. SÖNDERSTRÖM). (Über die in höherem Alter sinkende Metastasierungstendenz s. S. 160).

Der *Altersgipfel liegt im 6. Dezennium* (FISCHER: 32%; FRIED: 34,5%; GROSSE: 35,2%; FULTON: 35,4%; EHLER, STRANAHAN u. OLSON: 36,3%; OCHSNER, RAY u. ACREE: 37,4%; VOGLER: 38%; BJÖRK: 39,1%; DOLL u. HILL: 42%; SALZER u. Mitarb.: 42,5%; ANACKER: 44%; WIKLUND: 47,1%; ZISSLER: 51%). Bei Erkrankten beiderlei Geschlechts beträgt das *Altersmittel etwa 54—56 Jahre* (KOCH; BRUNNER; DIJKSTRA; BROOKS et al.; DELARUE u. PAILLAS; ECK, HAUPT u. ROTHE u.a.). Nach Ermittlungen mancher Autoren über das Manifestations- und Sterbealter der Patienten beginnt der Anstieg der Alterskurve *beim weiblichen Geschlecht etwa ein Jahrfünft früher* als bei Männern (FISCHER; KREIS; ECK;

Tabelle 12. Abhängigkeit der Bronchialkrebshäufigkeit vom Geburtsmonat. [Zusammenstellung aus dem Schrifttum von BERNDT, H., u. G. P. WILDNER: Krebs und Geburtsmonat. Z. Krebsforsch. **68**, 303 (1966)]

Monat	a DIJKSTRA		b VAN DE WAL		c BAAS		d DAVIES		e BAILAR		f LOXTON		Summe a—e	
	N	%	N	%	N	%	N	%	N	%	N	%	N	%
I	23	6,97	10	6,67	124	9,21	170	8,33	246	9,90	116	15,65	573	9,02
II	36	10,91	25	10,00	113	9,40	169	8,28	195	7,85			528	9,31
III	50	15,15	17	11,32	132	9,80	173	8,47	220	8,86	113	15,25	592	9,32
IV	29	8,79	9	6,00	118	8,77	173	8,47	175	7,06			504	7,93
V	19	5,76	9	6,00	87	6,46	162	7,93	200	8,05	115	15,52	477	7,51
VI	22	6,67	10	6,67	103	7,65	158	7,74	199	8,01			492	7,75
VII	21	6,36	13	8,67	106	7,88	158	7,74	209	8,41	144	19,43	507	7,98
VIII	20	6,06	18	12,00	114	8,47	189	9,26	233	9,38			574	9,04
IX	26	7,88	15	10,00	123	9,14	185	9,06	210	8,45	138	18,62	559	8,80
X	28	8,48	13	8,67	118	8,77	165	8,08	196	7,89			520	8,19
XI	29	8,79	11	7,33	106	7,88	172	8,42	203	8,17	115	15,53	521	8,20
XII	27	8,18	10	6,67	102	7,57	168	8,22	198	7,97			505	7,95
I—XII	330	100	150	100	1346	100	2042	100	2484	100	741	100	6352	100

WERNER; MÜLLY; BERNDT; ECK, HAUPT u. ROTHE u.a.; dagegen: KOCH; BROOKS et al.; BRYSON u. SPENCER; SCHULZE) (s. auch Abb. 14 u. Tabelle 11).

Vor dem 40. Lebensjahr findet man *anaplastische, insbesondere kleinzellige sowie Adenokarzinome relativ häufiger als verhornende Plattenepithelkrebse,* die bevorzugt bei Männern höherer Altersstufen auftreten (GEBAUER; BEELER u. IREY; LIEBOW; LEA; BRYSON u. SPENCER; MOERSCH u. MCDONALD; BERNDT u.a.) (Tabellen 8—11 u. 43).

ZUR HORST-MEYER u. BANKOLE vermuten einen *Einfluß der Körperlänge auf das Manifestationsalter,* da die Neoplasie nach ihren Ermittlungen bei Menschen über 174 cm Größe durchschnittlich etwa um 3 Jahre früher auftritt als bei Kleinwüchsigen. Die Beziehung ist jedoch statistisch nicht erwiesen (s. auch BLOOM) und biologisch ebenso ungeklärt wie der *Zusammenhang zwischen Bronchialkrebshäufigkeit und Geburtsmonat* der Patienten (STUR; DAVIES; DIJKSTRA; BAAS u. STRACKER; BAILAR u. GURIAN; VAN DE WAL et al.; LOXTON; ABELIN u. TEKUHATA; BERNDT u. WILDNER; ECK, HAUPT u. ROTHE) (Tabelle 12, Abb. 16 u. 17; s. auch S. 24).

Nach der Sammelstatistik von BERNDT u. WILDNER soll eine signifikante Häufung von Adenokarzinomen bei den in den Monaten Januar bis April geborenen Männern feststellbar sein, während sich hinsichtlich der jahreszeitlichen Geburtstermine für weibliche Patienten und andere Bronchialkrebsformen keine statistisch sicheren Unterschiede ergeben. Die bisherigen Erklärungsversuche der eigentümlichen Schwankungen, wie Vitamin A-Mangel in den der Geburt vorausgehenden Schwangerschaftsmonaten (DIJKSTRA) oder Restschäden früher Virusinfekte am respiratorischen Epithel (BAILAR u. GURAIN), sind bezüglich der zur späteren Krebsentwicklung prädisponierenden Rolle dieser Faktoren bislang hypothetisch geblieben (Verhütung tracheobronchialer Plattenepithelmetaplasie und Hemmung epidermoidzelliger Experimentalkrebse mit Vitamin A s. S. 255; Theorie der Virusätiologie des Geschwulstleidens s. S. 70, 71 u. 76).

δ) Rassenverteilung

Die Frage des Zusammenhangs zwischen Bronchialkrebsepidemiologie und Rassenzugehörigkeit wurde vielenorts untersucht. Die Seltenheit des Geschwulstleidens unter den Ceylonesen (COOREY u. LESLIE) hat ähnliche äußere Gründe (s. S. 62) wie frühere analoge Beobachtungen auf Island (DUNGAL) (s. S. 56). Nach manchen Berichten ist die weiße Bevölkerung der Vereinigten Staaten $1^{1}/_{2}$—2fach häufiger betroffen als die in gleichen Distrikten ansässigen Neger (PRIPOLLO u. HOLLAND; ARKIN u. WAGNER; HAL-

PERT; QUINLAND; OCHSNER, RAY u. CAREE; s. auch SCHONLAND u. BRADSHAW), während man bei den jüdischen Einwohnern der USA und Polens (SOSBY; LIPSCHITZ), in Thailand (ROSAHN; STITNIMANKARN u. ROSAHN) und in der Türkei (NISSEN) eine relativ niedrige Mortalitätsquote feststellte. Andere Autoren fanden keine unterschiedliche Befallsquote weißer und farbiger Amerikaner (JAFFE; FRIED; STEINER) und ein ausgeglichenes Verhältnis der Vergleichsziffern polnischer Juden und Christen (NOWICKI). Die Angaben aus der Sowjetunion sind schwankend (s. S. 56). Die frühere Annahme einer relativ geringeren Erkrankungshäufigkeit von Angehörigen der gelben Rasse (KUSANNA; SEGI u. Mitarb. u.a.) wird durch neuere Mitteilungen aus Japan bzw. über japanische US-Staatsbürger (ISHIKAWA; KOBAYASHI, MIYASHITA u. TAKEDA; SEGI u. KURIHARA; KUBOTA, KOYOMA, KONO, TAKEMASA, FUKUDA, SAITO, HARASHIMA u. TAGO; HAENSZEL u. KURIHARA; BUELL u. DUNN; NAGAISHI; KUSANNA; TAKEDA; STOCKS; SMITH; RINK; s. auch ECK, HAUPT u. ROTHE), aus China (HOU; HSIUNG, SZUTU, HSIEH u. LIEN; CHAO-LING, TSE-CHUN, TUNG-TS'UN u. CH'OU-NUNG; BELAMARIC; CHENG, LIU, LIN u. LI; CHIANG) und Malaya (SNELLING u. CHOOI MUN KAM) widerlegt.

Mit den Ergebnissen bisheriger Recherchen ist ein unmittelbarer genetischer Einfluß auf die Bronchialkrebsmorbidität im Sinne unterschiedlicher Rassenbeteiligung weder statistisch zu erweisen noch eindeutig auszuschließen (FRIED; CLEMMESEN u. NIELSEN; ROSAHN; STEINER; DUNN; SEGI u. Mitarb.; HAENSZEL u. KURIHARA u.a.).

c) Ätiologie

α) Endogene und allgemeine Faktoren

Gewerbehygienische Studien, epidemiologische Statistiken und tierexperimentelle Befunde erbrachten in den letzten Jahrzehnten ein umfängliches Beweismaterial für die Existenz zahlreicher exogener Noxen, deren langfristige Einwirkung — allein oder kombiniert — das Zustandekommen bronchogener Krebse begünstigt oder unmittelbar auszulösen vermag. Indessen kann bis heute keine allgemeingültige Angabe über die Ursachen des Bronchialkarzinoms schlechthin gemacht werden, und es gibt keinen Anhalt dafür, die Ätiologie des Geschwulstleidens künftig auf einen einheitlichen Nenner bringen zu können.

Trotz aller erkenntnistheoretischen Fortschritte ist eine Vielzahl fundamentaler Probleme der Karzinogenese noch ungelöst. Unter anderem steht die Frage offen, inwieweit außer definierbaren Kanzerogenen auch *unspezifische äußere Reize* (als akzidentelle Noxen bzw. dispositionsändernde Einflüsse), *erbliche Anlagen* (spezielle „Organdisposition", allgemeine „Krebs-Erkrankungsbereitschaft" oder „Resistenz") und *sonstige endogene Faktoren* (zentral-nervöse, humoral-hormonale, zirkulatorische etc.) bei der malignen Zellentartung mitwirken. Unklar ist ferner, ob die Kanzerisierung als sprunghafte Mutation von einer Einzelzelle ausgeht, oder ob es sich um einen karzinogenen Summationseffekt handelt, der primär eine Vielzahl von Zellen betrifft und sich in mehreren Phasen protrahiert vollzieht (qualitativer Effekt: irreversible Zellumwandlung in der initialen Determinationsphase — quantitativer Effekt: Proliferation der Zellen im späteren Realisationsstadium der Geschwulstentwicklung) (DRUCKREY; GRAFFI; DIETRICH; BAUER u.a.). Schließlich bleibt zu fragen, welche intra- oder extrazellulären *Mechanismen der irreversiblen mutativen Zellalteration* zugrunde liegen, die sich bei der Teilung der Geschwulstkeimzellen allen Tochterelementen vererbt (FISCHER; EAGLE et al.; GRAFFI; BAUER; GRAFFI u. BIELKA; HECKER; HARTL; ZYLMANN; LATARJET; HANHARDT; GRUNDMANN u.a.).

Das *Auftreten bronchogener Krebse bei Geschwistern und Zwillingen* (SMOKVINA u. SUČIE; DREYFUS; SCHOENBAUER; DIJKSTRA; NAGY) ist zu selten, um daraus — etwa in Analogie zur Genetik pulmonaler Spontantumoren mancher Labortierstämme (CAMPBELL; WELLS, SLYE u. HOLMES; LYNCH; BITTNER; FYZZER; ANDERVONT; FISCHER u. KÜHL; STEWART; NIELSEN u. HORAVA; SLYE, HOLMES u. WELLS; DIVERTIE, SHORTER u. TITUS u.a.) — allgemeine Schlußfolgerungen oder gar Gesetzmäßigkeiten ableiten zu können. Die Ergebnisse der Zwillingsforschung lassen jedenfalls eine hereditäre Veranlagung für bösartige Geschwülste nicht nachweisen (v. VERSCHUER u. KOBER; SRANGER u. Mitarb.; MACKLIN; WELLS). Sie gelten eher als Argument zugunsten der „überwiegenden Bedeu-

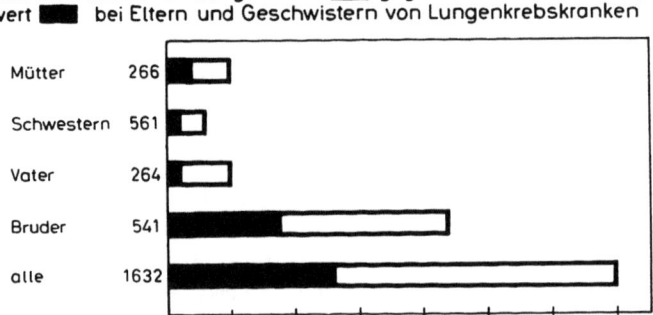

Übersterblichkeit an Lungenkrebs ☐ gegenüber dem Erwartungs-
wert ■ bei Eltern und Geschwistern von Lungenkrebskranken

Abb. 15. *Sterblichkeit an Bronchialkrebs bei Eltern und Geschwistern von Bronchuskarzinomkranken.* [Nach
TOKUHATA u. LILIENFELD, aus BERNDT, H.: Zur Epidemiologie des Lungenkrebses. Arch. Geschwulstforsch.
28, 28—42 (1966), Abb. 8]

Tabelle 13. Häufigkeit von Lungenkrebs in der Familienanamnese (FA) von Bronchialkrebskranken und
Kontrollpersonen. [Nach BERNDT, H.: Zur Epidemiologie des Lungenkrebses. Arch. Geschwulstforsch. **28**,
28—42 (1966), Tabelle 2]

	Bronchuskrebskranke	Kontrollgruppe
Anzahl	165	246
Alter (Jahre)	61,7	51,6
Krebs in der FA (%)	31,6	32,1
Anzahl der Karzinome in der FA	51	91
davon Bronchuskarzinome	5	2
in %	9,8	2,2
Statistische Sicherung	$P < 0,05$	

tung rein äußerer oder nicht-erblicher körpereigener innerer Realisationsfaktoren der Krebsentstehung beim Menschen" (K. H. BAUER).

Auch die *relative familiäre Häufung bronchogener Karzinome* (TOKUHATA u. LILIEN-FELD; HÖRNECKE u. BERNDT; HÖRNECKE; BERNDT) (Tabelle 13 u. Abb. 15) vermag die Erblichkeit der Erkrankungsdisposition nicht zu beweisen, da in den statistischen Recherchen wesentliche Parameter (Rauchgewohnheiten, Beruf, sonstige krebsbegünstigende äußere Einflüsse) unberücksichtigt blieben.

Eine *gen-abhängige Beziehung zwischen bestimmten Blutgruppenmerkmalen und erhöhter Krebserkrankungsbereitschaft*, die für den Magenkrebs mit unterschiedlichen Argumenten diskutiert wurde (VAN WAYEN; DICK, SCHNEIDER u. BROCKMÜLLER; SCHREIBER, BARTSCH u. DAUER; THOMSEN; GEISLER u. SARAF; BERNDT u.a.), ist nach korrelationsstatistischer Auswertung der Untersuchungsergebnisse von GEISLER u. SARAF für bronchogene Karzinome nicht anzunehmen (s. auch BERNDT). Gleiches gilt für den genetischen Zusammenhang zwischen familiärer Dysporie (Mukoviszidose) und Bronchuskrebs, den BERNDT, FRANZ u. WOLFF wegen gehäufter Koinzidenz beider Krankheiten mit peptischen Magenulzera prüften.

Einen weiteren Anknüpfungspunkt für die Vermutung mitwirkender endogener Einflüsse bietet die Häufung chromosomaler Anomalien bzw. die erhöhte Karzinogenempfindlichkeit bei Menschen und Tieren, die von älteren Müttern geboren werden. Von diesem Blickwinkel aus ermittelten ABELIN u. TOKUHATA bei Bronchialkrebskranken und — nach Alter, Geschlecht und Rasse vergleichbaren gesunden — Kontrollpersonen das zum Geburtszeitpunkt der Probanden durchschnittlich erreichte Lebensalter ihrer Mütter. Die Autoren verzeichneten statistisch signifikante Unterschiede der Mittelwerte beider Gruppen (insgesamt 28,6: 27,4 Jahre), die bei starken Rauchern geringer waren (27,9:27,5 Jahre) als bei den Kranken, die nicht oder nur wenig geraucht hatten (30,0:27,4 Jahre). Andere vergleichende Untersuchungen ergaben *Datenabweichungen in der Verteilung der Geburtsmonate von Bronchialkrebsträgern und gesunden Kontrollpersonen* (DIJKSTRA; BERNDT u. WILDNER u.a.) (Abb. 16 u. 17, Tabelle 12; s. auch S. 22). Die Differenzen betreffen insbesondere auch das Verhalten bronchogener Reizkrebse gegenüber Adenokarzinomen. BERNDT sieht in diesen Befunden einen

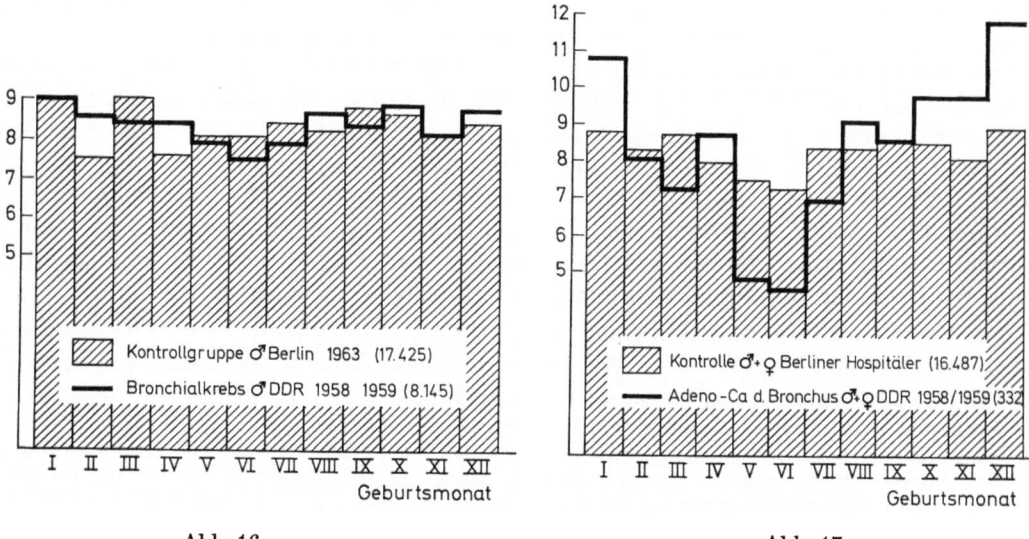

Abb. 16

Abb. 17

Abb. 16. *Monatsverteilung der Geburtsdaten Bronchialkrebskranker und gesunder männlicher Kontrollpersonen.* [Nach BERNDT, H.: Zur Epidemiologie des Lungenkrebses. Arch. Geschwulstforsch. 28, 28—42 (1966), Abb. 10]

Abb. 17. *Monatsverteilung der Geburtsdaten von Patienten mit bronchogenen Adenokarzinomen und gesunden Kontrollpersonen beiderlei Geschlechts.* [Nach BERNDT, H.: Zur Epidemiologie des Lungenkrebses. Arch. Geschwulstforsch. 28, 28—42 (1966), Abb. 9]

Hinweis darauf, daß „chromosomale Schäden an der Kanzerogenese" mitwirken, und „perinatal wirksame Einflüsse die spätere Krebsgefährdung modifizieren" können. Der Sachverhalt erscheint in seinen Zusammenhängen aber zu undurchsichtig, um aus den statistischen Resultaten allein Rückschlüsse auf die Kausalgenese ziehen zu können.

Unter Hinweis auf einschlägige Berichte über *Vererbung primär multipler Malignome* (MERCIER; GOSSELIN; BURKE; STALKER; WERTHEMANN; HEDINGER; DESAIVE; ALBRECHT; BAUER; GIBEL, BERNDT u. SCHWARZ; LYNCH, KRUSH u. LARSEN; HOLMQUIST u. NELSON; COLLINS; ROTH u. a.) schreibt DESAIVE das Vorkommnis mehrfacher Primärkrebse einer „*diathèse néoplasique*" zu, da in seinem Beobachtungsgut (140 multiple Krebserkrankungen von insgesamt 5 678 Karzinomfällen des Centre anticancéreux de Liège) eine zufällige Koinzidenz nach der Wahrscheinlichkeitsrechnung auszuschließen sei. Andere Autoren halten den Einfluß hereditär-konstitutioneller Faktoren für *unerwiesen* oder *unwahrscheinlich* (SLAUGHTER; HUMMEL; SPRINGORUM; BECKER; SIEBKE; STAEMMLER; MÜLLER; GOETZE; ACKERMANN; v. KARGER; ECK, HAUPT u. ROTHE; s. auch CASTELNOVA u. Mitarb.).

Ob das *Zusammentreffen von Bronchialkarzinomen mit anderen Organkrebsen* als Ausdruck einer besonderen endogenen Krebsdisposition gelten kann, ist ebenso umstritten (HENIUS; LUCHSINGER; RÖSCH; GIGL; PFISTER; YAMAKAWA; FISCHER; SCHMINCKE; KAHLAU; MÜLLER; BEYREUTHER; CAHAN, BUTLER, WATSON u. POOL; WARREN u. GATES; ORR; OWEN; DESAIVE; ALBRECHT; CAHAN u. MONTEMAYOR; SENN u. SCHEURER; MOERTEL; BAUER; MAUTNER; THEMEL; SHERMAN, STALEY u. SHIELDS; SCHILD; SAGI; MIDER *et al.*; KARGER; KLEINERT; BERNDT u. ROTH; MÜLLY; SPRATT u. HOAG; KOENIG; HACKL; WATSON, MOERTEL, DOCKERTY u. BAGGENSTOSS; TSUKERMAN; KÜNZLI u. SCHEIDEGGER; DAVIDSON u. BULKIN; DUSTMANN u. LINDLAR; MOERTEL; COOK; SENN u. SCHEURER; v. HODENBERG u. BAUER; ECK, HAUPT u. ROTHE; BECKER u.a.).

Die Koinzidenzhäufigkeit primär multipler Malignome wird sehr unterschiedlich beziffert. Der von WEGELIN genannte Prozentsatz (21,4 %) stimmt etwa mit dem von EGLI für Mehrfachkrebse jeglicher Organlokalisation ermittelten Wert überein (27,2 % von 966 Tumorsektionen). Beide Angaben liegen beträchtlich über denen anderer Autoren

(COCCHI: Nachweis echter Multiplizität maligner Primärgeschwülste in der Schweiz bei 1,17%, in der Weltliteratur durchschnittlich bei 0,61%; nach WARREN u. GATES bei 194 von 2829 autoptisch verifizierten Krebsfällen = 6,8%; nach CAHAN, BUTLER, WATSON u. POOL bei 25 von 1483 Bronchuskarzinomen = 1,6%). ALBRECHT berechnete nach Sektionsprotokollen des Pathologisch-anatomischen Instituts Basel aus den Jahren 1921—1950 den Anteil multipler Primärkrebse (203 Fälle) mit 0,64% aller Autopsien (31630 Fälle) bzw. 3,28% von 6188 Krebssektionen. Das männliche Geschlecht war dabei fast doppelt so häufig betroffen wie das weibliche. Die Kombination von Bronchus-karzinomen mit Primärkrebsen sonstiger Organe war nach der χ^2-Methode signifikant seltener als nach der Zufälligkeit zu erwarten stand (s. auch KAHLAU).

Auch HEYDEN u. HEGGLIN billigen der Vererbung keine wesentliche Rolle bei der Ent-stehung des Bronchuskarzinoms zu. Sie begründen diese Ansicht mit folgenden Sentenzen:

„1. Genetische Faktoren waren offensichtlich vor 50 Jahren nicht wirksam, um die Entwicklung des Lungenkarzinoms in einer größeren Anzahl von Menschen zu verursachen.

2. Die Annahme, daß die genetische Konstitution sich langsam, graduell, dabei gleichzeitig und identisch in vielen Ländern während dieses vergangenen halben Jahrhunderts verändert habe, ist unwahrscheinlich.

3. Ebenso schwer verständlich ist die Annahme, daß sich die Erbfaktoren selektiv zum Nachteil der Männer und zum Vorteil der Frauen entwickelt haben sollten, d.h. etwa seit dem Jahr 1926, dem letzten Jahr in den USA, in dem noch Männer und Frauen gleichhäufig Lungenkarzinome hatten.

4. Unerklärlich wäre vor allem die Tatsache, daß nur das Plattenepithel-, nicht aber das Adenokarzinom hereditär gekoppelt sein sollte.

5. Das Risiko für Lungenkrebs steigt und fällt mit der Gewohnheit zu rauchen bzw. mit der Eigenschaft des Nichtrauchens und kann vor allem auch quantitativ mit der Anzahl gerauchter Zigaretten assoziiert werden. Dabei sind Vererbungsfaktoren irrelevant."

6. Gegen die maßgebliche Bedeutung erblicher Faktoren führen HEYDEN u. HEGGLIN ferner die Tatsache an, daß Bronchuskarzinome bei Angehörigen bestimmter Glaubensgemeinschaften, die aus religiöser oder ethischer Überzeugung Nichtraucher sind (Adventisten, Mormonen, Methodisten u.a.), nur selten und im Geschlechtsverhältnis 1:1 auftreten (LEMON, WALDEN u. WOODS; WYNDER, LEMON u. BROSS) (s. S. 61).

Sind hereditäre Einflüsse auf die Epidemiologie bronchogener Krebse nicht zu er-kennen, so darf die mitwirkende, für das Auftreten oder Ausbleiben der Neoplasie wohl letztlich sogar ausschlaggebende *Bedeutung endogen-konstitutioneller Faktoren* doch nicht außer Betracht bleiben (FREUND u. KAMINER; SPRANGER *et al.*; FISCHER-WASELS; HAMPERL; v. MEYENBURG; WERTHEMANN; DORMANNS; KLEIN; STRONG; BERKSON; WEGELIN; FLECKSEDER; LAMPERT; MATZ; DAVIDSON u. BULKIN; SOINI; KÖRBLER; BELCHER; BALOGH; WEIGL; FICHERA; ZYLMANN; PASEY; HANHART; SLYE; WAALER; SCHINZ u. BUSCHKE; LYNCH; LENTZ; KEMP; HÖRNECKE; FISHER; BERNDT u. HÖRNECKE; STRONG; HADLEY; BERNDT u.a.). Sie ist schon deshalb kaum zu bezweifeln, weil die Morbiditätsquote bei der stetigen Zunahme krebsbegünstigender bzw. kanzerogener äußerer Schadenseinflüsse auf große Teile der Bevölkerung wohl noch höher liegen müßte, wären die exogenen Realisierungsfaktoren — wie bei einer chemischen Reaktion oder im physikalischen Experiment — die für den Gang der Entwicklung allein entscheidenden Kräfte.

Einen ersten konkreten Anhaltspunkt für den Zusammenhang äußerer Noxen und prädisponierender Erbeinflüsse scheinen neuere Vorstellungen über die Rolle des Enzyms Aryl Hydrocarbon Hydroxylase (AHH) zu liefern: Untersuchungen an Mäusen (NEBERT u. BAUSSERMANN; KOURI *et al.*) und an Lymphozytenkulturen von Bronchialkrebs-kranken (KELLERMANN u. Mitarb.) erweisen die genetische Variabilität der Induzier-barkeit des zellgebundenen Enzymkomplexes, der unter anderem von aromatischen polyzyklischen Kohlenwasserstoffen induziert wird und deren kanzerisierenden Effekt auf die Molekularstrukturen der Zelle offenbar indirekt durch Überführung der Karzinogene in chemisch reaktive Wirkformen (Epoxide u.a.) vermittelt (GELBOIN u. WIEBEL; GROVER; CANTRELL *et al.*; DALY u. Mitarb.; MILLER; NEBERT u. BAUSSERMANN; HEIDEL-BERGER; SCHMIDT). Eine Bestätigung der Experimentalbefunde würde auf eine genab-hängige Abstufung des Bronchialkrebs-Erkrankungsrisikos infolge unterschiedlicher Anfälligkeit gegen inhalierte kanzerogene Substanzen hindeuten, die mit biochemischen Nachweismethoden abzuschätzen ist (SCHMIDT).

Weitere Hinweise auf endogen-konstitutionelle Einflüsse ergeben sich aus der Feststellung einer *negativen Syntropie von Bronchuskrebs und Diabetes mellitus* als vorbestehender genuiner Krankheit (SEIFERT u. EICHLER; WERNER; s. auch WIESER, POLL, IMMICH u. MOHR; JACOBSON; GLICKSMAN; MYERS u. RAWSON; ROCKSTROH u. SCHRÖDER; GROSSE) (vgl. S. 293), einer statistisch beachtlichen *Diskordanz von Kahlköpfigkeit und Bronchialkrebserkrankung* (BROWN u. BUECHNER) und der — in gradueller Hinsicht — *negativen Korrelation zwischen Bronchuskarzinom und arteriellem Hochdruck bzw. Arteriosklerose* (ZADEK; GOHRBANDT; PLENGE; WAUER; LEIBETSEDER; WANSCHER, CLEMMESEN u. NIELSEN; LEA; ZSCHOCH; dagegen :ABD EL HAMID, HEMPEL u. LANGE).

Bei der — zum Teil multizentrischen — *Bronchialkrebsentstehung in blasigen Lungenmißbildungen* liefert die Fehlanlage zumindest die formale Voraussetzung und das zur Neoplasie prädisponierende Terrain (KLÜBER; KOROL; SCHÄFER; GOZUTTI; WOMACK u. GRAHAM; MOERSCH u. CLAGETT; BASS u. SINGER; GSELL; TALA u. LAUSTELA; LARKIN u. PHILLIPS; SCHWYTER; WEST u. VAN SCHOONHOVEN; BRÜNNER; EERLAND; PEABODY, KATZ u. DAVIS; KEPES; OUDENDAL; SKOKAN, SKAMENOVÁ u. PETROVICKÝ; AYAS; HUNTINGTON, POPPE u. GOODMAN; BROCARD, BAUMANN, LAVERGNE u. LAPLANCHE; SHIMAZAKI, KURIMOSO, SHIOZAKI u. HAMBA; McKUSICK u. FISHER; PEABODY, KATZ u. DAVIS; BAUER; HELLER, HOUSEHOLDER u. BENSHOF; REINHARDT; KURPAT; SCHULZE; zystische Nebenlungen bzw. intralobäre Sequestration als Ursprungsort: ELIAS u. AUFSES; KUROBANE). Analog den Ursachen *gehäufter Karzinommanifestation im Bereich großbullöser Emphysembezirke und kongenitaler broncho-alveolärer Zysten* (KOROL: örtliches Krebswachstum in 9% von 500 langfristig überwachten Fällen!) (Abb. 40, 347 u. 356) dürften Sekretstauung und nachfolgende Infektion als zusätzliche Kausalfaktoren (KÜHN u.a.) auch *bei angeborenen Bronchiektasen* zur malignen Entgleisung metaplastischer Epithelproliferation beitragen (LILIENTHAL: Bronchialkrebsrate von 10% bei langlebigen Bronchiektatikern!) (s. auch S. 87 u. 93). Dieser mittelbare Zusammenhang begünstigt ebenso die *Karzinogenese auf dem Boden der als „vanishing lung"* bezeichneten Emphysemform (s. Bd. IX/3, S. 90, 144 u. 150 sowie Abb. 38, 103, 104 u. 109), deren blasiger Parenchymschwund nach neuerer Erkenntnis zu *über 10% im Rahmen des α_1-Serumantitrypsin-Mangelsyndroms* zustande kommt (GLAUSER: nachweislicher Enzymdefekt bei 11,3% von 62 Emphysematikern mit entsprechendem Lungen-Röntgenbefund; ERIKSON; LAURELL u. ERIKSON; WELCH et al.; ORELL u. MAZODIER; MITTMAN; REICHERT u. Mitarb. u.a.). Nach Berichten über familiäre Häufung der Anomalie (ERIKSON; NEUBAUER; KUEPPERS) und humangenetischen Kriterien entspricht der hetero- oder homozygot auftretende α_1-Antitrypsinmangel einem *Erbleiden* (ERIKSON; KUEPPERS u. Mitarb.; LIEBERMAN), bei dem partielles bzw. vollständiges Fehlen des Serumenzyminhibitors — und vermutlich auch eines gleichsinnig wirkenden, niedermolekularen Proteasenhemmers im Bronchialsekret (REICHERT u. Mitarb.; HOCHSTRASSER u. Mitarb.) — die Inaktivierung elastolytischer Proteinasen aus Leukozyten (OHLSSON) oder Makrophagen verhindert und so dem durch Elastase und andere proteolytische Fermente (Papain etc.) verursachten, fortschreitenden panazinären Texturabbau des Lungengewebes (PUSHPAKOM, HOGG, WOOLCOCK, ANGUS, MACKLEM u. THURLBECK; KILBURN, DOWELL u. PRATT; GOLDRING, PARK, GREENBERG u. RATNER; KIMBEL, MASS, IKEDA u. WEINBAUM; LIEBERMAN; KAPLAN) mit fakultativem Hochdruck im kleinen Kreislauf Vorschub leistet (ERIKSON; NEUBAUER; GLAUSER; GREENSPAN; ANDERSEN u.a.). Entzündliche Einflüsse wirken wahrscheinlich bei der *Karzinogenese in Trachealbronchien* mit (LEMOINE, FAUVET u. ROSE; HEIDENBLUT; s. auch EPSTEIN: Bronchusadenom in einem Trachealbronchus), deren Versorgungsgebiet aus anatomisch-funktionellen Gründen (abnorme respiratorische Verformung des an der Pars membranacea tracheae mündenden Bronchialostiums) für anhaltende Folgeschäden gestörter Lüftungsmechanik und Sekretdrainage besonders anfällig ist (vgl. Bd. IX/3, S. 62 und 301). Eine indirekte Beziehung dieser Art kann auch für die von RUSCHE u. NIEDOBITEK beschriebene *örtliche Koinzidenz von Lungenteratom und Bronchuskrebs* vermutet werden (s. S. 87).

β) Spezielle (exogene) Faktoren

K. H. BAUER hat den *Bronchialkrebs* als *„ein Produkt inhalierter Karzinogene"* bezeichnet (s. auch HANNA, NETTESHEIM u. GILBERT; SAFFIOTTI). Das Spektrum äußerer

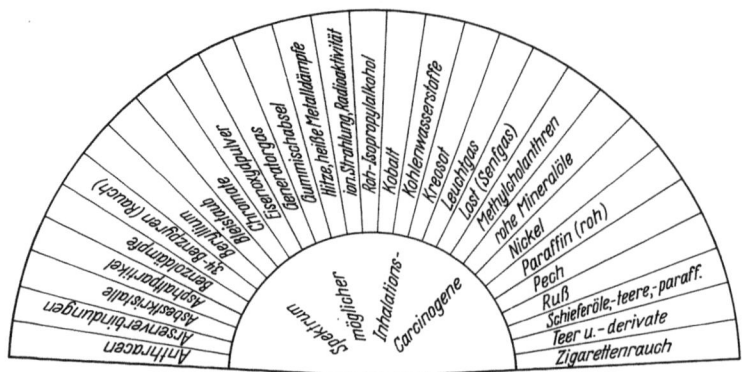

Abb. 18. *Vorläufiges Spektrum inhalierbarer chemischer und physikalischer Karzinogene.* (Nach BAUER, K. H.:
Das Krebsproblem. Berlin-Göttingen-Heidelberg: Springer 1957)

Tabelle 14. Übersicht über bronchialkrebserzeugende und möglicherweise bronchialkrebserzeugende kanzerogene Stoffe. (Zusammengestellt nach HUEPER, W.: Berufskrebse. Dresden-Leipzig: VEB Steinkopff 1964, aus: ECK, H., R. HAUPT u. G. ROTHE: Die gut- und bösartigen Lungengeschwülste. In: Handbuch der speziellen pathologischen Anatomie und Histologie. Bd. III/4, Tabelle 70, Berlin-Heidelberg-New York: Springer 1969)

Kanzerogen	Zusammenhang zwischen beruflicher Schädigung und Lungenkrebsentstehung anerkannt	Verdacht auf Zusammenhang zwischen beruflicher Schädigung und Lungenkrebsentstehung
Arsen	+	
Aromatische Amine		+
Asbest	+	
Chrom	+	
Kohlenteer und Pech	+	
Kreosot		+
Isopropylöl	+	
Mineralöle (Petroleum, Schiefer- und Braunkohlenöl, Fette und Lösungsmittel)		+
Senfgas	+	
Nickel	+	
Erdölasphalt, Bitumen, Teer, Koks, Pech, Kohle		+
Paraffin und Petroleumwachse		+
Ruß, industriell und kommerziell	+	
Ionisierende Strahlen (Röntgenstrahlen, alpha-, beta-, gamma-Strahlen	+	
Aliphatische und aromatische Epoxide		+
Beryllium		+
Carbamate		+
Chlorierte Kohlenwasserstoffe		+
Kobalt		+
Eisen		+
Oberflächenaktive Substanzen, Netzmittel		+
Thermische und Oxydationsprodukte von Ölen und Fetten pflanzlicher und tierischer Herkunft, Wachse und Schmiermittel		+
Wasserlösliche makromolekulare Polymere des Kohlenstoffes		+

Schadenseinflüsse umfaßt physikalische und chemische Noxen verschiedener Art. Sie
können als Verunreinigung der Luftatmosphäre allgemein zur Geltung kommen oder im
Zusammenhang mit individueller — freiwilliger oder beruflicher — Exposition bestimmte

Bevölkerungsteile gesondert betreffen. Das Schema von K. H. BAUER und die Zusammenstellung von HUEPER informieren über die gewerbehygienisch bedeutsamen Karzinogenquellen (Abb. 18, Tabelle 14).

αα) Bronchogene Berufskrebse

Als besonders bronchialkrebsgefährdet gelten die Angehörigen folgender Berufsgruppen (BAUER):

Arsenverarbeiter
Asbestarbeiter
Asphaltarbeiter
Baumwollspinner
Bohrer — Ölbau
Brikettarbeiter
Chemiearbeiter
Chromatarbeiter
Druckereiarbeiter
Eisenminenarbeiter
Gasstocher
Gaststättenberufe
Generatorgasarbeiter
Heizer, Lokführer
Kraftfahrer

Kranarbeiter
Kupferschmiede
Metallarbeiter
Metallbergleute (Kupfer, Blei, Zink)
Maler, Lackierer
Nickelraffinerie-Arbeiter
Paraffinarbeiter
Pecharbeiter
Schweißer, Schmiede
Tankstellenangestellte
Teerarbeiter
Uranbergleute
Verkehrsschutzleute
Werftarbeiter
Winzer

Ein eindeutiger Zusammenhang mit definierten Noxen, die schon in geringer Konzentration bei langfristiger Einwirkung Krebs erzeugen können, ist arbeitsmedizinisch und tierexperimentell nur für einen kleinen Bruchteil aller Erkrankungsfälle, nämlich für die *als entschädigungspflichtige Berufskrankheit anerkannten Bronchuskarzinome* gesichert (HUEPER; BAADER; ALWENS; LÖWY; TELEKY; BRESLOW; WYNDER u. GRAHAM; DOLL; HILL; KOELSCH; HOLSTEIN; LEVIN; SYMANSKI; MOSINGER; TRUHAUT; KENNAWAY u. KENNAWAY; BROCKBANK; BRIDGE u. HENRY; BAUER; BAUER u. FREY; WACHSMUTH u. VIERECK; TRAUTMANN; KOETZING u. LINTHE; HUMPERDINCK; HAIN; BERNDT; MORRISON; LIEBESKIND; OETTEL; DONTENWILL; THIESS, OETTEL u. UHL; PIERQUIN, PERNOT u. KESSLER; OLTRAMARE; BIDSTRUP; RAVEN u. ROE; HARRIS; GAFFURI; WOITOWITZ u. a.).

Modellbeispiel und ältester bekannter Berufskrebs dieser Lokalisation ist das seit Jahrhunderten bei den Bergleuten der Erzgebirgsgruben von Schneeberg und St. Joachimsthal endemisch vorkommende Leiden, der sog. „*Schneeberger Lungenkrebs*" (PARACELSUS, 1531; AGRICOLA „De re metallica" 1597; MARTIN PANSA um 1600).

Der Geschwulstcharakter der „Bergsucht" wurde in den 70er Jahren des vorigen Jahrhunderts entdeckt, allerdings zunächst im Sinne eines „Rundzellsarkoms" gedeutet (HÄRTING u. HESSE; WEIGERT; COHNHEIM; ANCKE u. a.). Erst vor wenigen Jahrzehnten erkannte man, daß es sich um Tumoren epithelialen Ursprungs — Plattenepithelkarzinome, anaplastische oder kleinzellige Krebse — handelt (SCHMORL; ARNSTEIN; ROSTOSKI, SAUPE u. SCHMORL; HUECK; LÖWY; RIESEL u. SCHMORL; BEUTEL u. WOLDRICH; ŠIKL; PIRCHAN u. ŠIKL; UHLIG; BRANDT; LANGE; BĚHOUNEK u. FOŘT; LORENZ; RODÉ; KAISER u. a.). Im Zeitraum von 1878—1939 wurden in Schneeberg etwa 400, zwischen 1926 und 1943 in St. Joachimsthal 225 Erkrankungen dieser Art beobachtet (HUEPER).

Ätiologisch wurde zunächst der Fremdkörperreiz inhalierter spitzer Gesteinstaubpartikel angeschuldigt, dann der *karzinogene chemische Effekt bestimmter Erzbeimengungen* verantwortlich gemacht, der *insbesondere Kobalt und Arsen* zukommt, das im Gesteinbohrmehl bis zu 0,45 % enthalten ist und durch Schimmelfäulnis feuchter Holzstreben im Stollen in flüchtiges Diäthylarsin umgewandelt wird (BAADER) (s. S. 35). Schließlich erkannte man den *hohen Radon-Gehalt der Grubenluft* (bis zu 50 Mache-Einheiten/Liter) und Grubengewässer (bis zu 70 Mache-Einheiten/Liter) als *entscheidenden Faktor*.

Die Indizien hierfür lieferten systematische Radioaktivitätsmessungen im Revier (Luft, Staub und Gewässer der Gruben, exhalierte Atemluft der Bergleute, Leichenorgane) (RAJEWSKY u. SCHRAUB; BĚHOUNEK u. FOŘT; STOKLASA) im Verein mit den Ergebnissen experimenteller Tumorerzeugung bei Versuchstieren (krebsfreie Mäusestämme) nach langem Aufenthalt in radioaktivem Klima (Grubenluft, Käfige mit verschieden hoher Konzentration von Ra- und Thorium-Emanation) (RAJEWSKY, SCHRAUB u. KAHLAU; HUECK; KAHLAU u. SCHRAUB; BRANDT; DÖHNERT; UNNEWEHR). Die Tierversuche erwiesen die *grundsätzliche Bedeutung langer Wirkungszeiten von kleinen Strahlendosen:* unter anhaltender Inhalation von Ra-Emanation geringer Konzentration ($3 \cdot 10^3$ bis $1 \cdot 10^4$ Mache-Einh./Liter) bildeten sich innerhalb von 4—8 Monaten gutartige Gewächse (HUECK: 15,51%; RAJEWSKY u. UNNEWEHR: 10,3%), die nach etwa 12monatiger Versuchsdauer zum Teil maligne entarteten (HUECK: 5,16%; RAJEWSKY u. UNNEWEHR: 5,18%). KAHLAU fand in Übereinstimmung mit HUECK neben Atypien des Bronchialepithels und benignen adenomatösen Tumoren bösartige Adenome von trabekulär-papillärem Bau und echte Plattenepithelkarzinome.

Es steht demnach außer Zweifel, daß auch beim Menschen *langfristige Inhalation emanationshaltiger Luft per se zur Bronchialkrebsbildung führen kann* (WAGONER, ARCHER, LUNDIN, HOLODAY u. LLOYD; HUEPER; WAGNER u.a.). Die Höhe der *endobronchialen Strahlenbelastung durch Radongas* wird *bei den Uranbergleuten* auf *etwa 1500 rad/Jahr* geschätzt, würde sich also *nach 20jähriger Tätigkeit vor Ort* auf insgesamt *30 000 rad* belaufen (FUCHS).

Nach neueren Untersuchungsergebnissen von ŠULA u. KLUSÁK kann die *Einatmung radioaktiv kontaminierter Schimmelpilzsporen,* fraglich auch die intrapulmonale Resorption — von Pilzkolonien der Species Aspergillus flavus und ihrer in der Radonatmosphäre entstehenden Mutanten produzierter — sog. *Aflatoxine* eine mitwirkende Rolle in der Bronchialkrebspathogenese der Urangrubenarbeiter spielen. Die tschechischen Autoren fanden in den Urangrubenstollen von Jáchymov und in Larynxabstrichen von 185 dort tätigen Bergleuten reichlich Schimmelpilze obiger Gattung, deren Myzel auf die Konidien übergehende Radioaktivität aus der Grubenluft speichert. Vergleichbar den kumulativen Schäden inhalierter heißer Partikel des Fallout militärischer Atomwaffenversuche (s. S. 50), bilden die in die Lungen gelangten Aspergillussporen, deren Radon-Dispersion im umgebenden Parenchym autoradiographisch faßbar ist, bleibende Emissionszentren ionisierender Strahlung. Die auf fluoreszenzspektrographische Messungen an Myzel- und Konidienproben aus den Uranschächten basierende Annahme zusätzlicher Aflatoxin-Effekte ist noch hypothetisch, obgleich die biologische Wirksamkeit dieser „natürlich vorkommenden Karzinogene" nicht fraglich ist.

Die krebsbefallenen Joachimsthaler Bergleute waren nach Ermittlungen von PIRCHAN u. ŠIKL bis zur Geschwulstentstehung 13—23 Jahre (durchschnittlich 17 Jahre) in den radioaktiven Gruben tätig gewesen. Das Sterbealter der an Bronchialkarzinom erkrankten Uranbergleute des Schneeberger Reviers lag zwischen 37 und 69 Jahren (Mittel 55 Jahre) (ROSTOSKI, SAUPE u. SCHMORL; LORENZ).

Auf berufliche Exposition gegenüber Radon-222 und seinen gasförmigen Spaltprodukten ist auch die später bekannt gewordene *Häufung von Bronchialkrebstodesfällen bei den Grubenarbeitern des Flußspat-Abbaugebiets St. Lawrence/Süd-Neufundland* zurückzuführen (PARSONS, DE VILLIERS, BARTLETT u. BECKLAKE zit. nach DE VILLIERS u. WINDISH). Die Gewinnung des Minerals CaF_2 wurde dort bereits 1933 zunächst im Tagebau begonnen und später unter Tage fortgesetzt. Arbeitsmedizinische Studien in den Untertagebetrieben ergaben nunmehr, daß die Radioaktivität der Grubenluft (durchschnittlich 100 pc/Liter) den von HOLLADAY u. Mitarb. als zulässiges Maximum der wöchentlichen Exposition bezeichneten Grenzwert ($1,3 \cdot 10^5$ MeV) um das 2,5—10fache überschreitet (Tabelle 15). Sie rührt von starker Radon-Konzentration im Grubenwasser her (bis zu 12 850 pc/Liter), das während des Stollendurchflusses strahlende Energie in Höhe von ca. 6000 pc/Liter an die Grubenluft abgibt.

Tabelle 15. Vergleich der atmosphärischen Radonkonzentration in den Flußspatgruben von St. Lawrence (Neufundland), in den Urangruben von St. Joachimsthal und Schneeberg sowie in den Uranrevieren des Colorado-Plateaus und Südafrikas. [Nach Meßergebnissen verschiedener Autoren zusammengestellt von DE VILLIERS, A. J., u. J. P. WINDISH: Lung cancer in a fluorspar mining community. I. Radiation, dust, and mortality experience. Brit. J. Industr. Med. **21**, 94—109 (1964), Tabelle 11]

	Fluorspar mines		Uranium mines			
	St. LAWRENCE		JÁCHYMOV and SCHNEEBERG		Colorado Plateau working mines	South Africa working mines
	dead-end areas	ventilated areas	abandoned mine	working mine		
Radon (pc per litre)						
Average				2900[aa]		
Range	270—25000[a]	<5—1510	?—54000[c]	360—18000[ab] 7—7000[c]	70—59000[bc]	25—500[cb]
Radon daughters (multiples of $1 \cdot 3 \times 10^5$ MeV per litre)						
Average		2·5—10[b]				
Range	0·4—193	0—12				
Gamma radiation (mr/hr)	0.03—0.50					
Incidence of lung cancer	33 (1933—61)		43 (1875—1939)[ac]		11.4[ca]	3.5[cb]
as % of miner deaths	45 (1952—61)		52 (1921—39)[ac]			
Duration of underground exposure (years)						
Average and range	12.5 (5.5—21.3)		17 (13—23) [ba]		7, 8, 9, 10, 12	17.3 (3.30)[cc]
Induction period (years)						
Average and range	19.1 (11.5—25.0)		25 (15—43)[ba]			
Age at death (years)						
Average and range	46.8 (33—56)		50 (40—67)[ba] 55 (37—69)[bb]			58.2 (45—73)[cb]

[a] Estimated, on basis of highest radon daughter concentration found.
[b] Estimated.
[c] RAJEWSKY (1939), quoted by LORENZ (1944); measurements made between 1936 and 1939.
[aa] EVANS and GOODMAN (1940).
[ab] LUDEWIG and LORENSER (1924) quoted by LORENZ (1944).
[ac] After LORENZ (1944).
[ba] Nine cases — PIRCHAN and ŠIKL (1932).
[bb] THIRTEEN cases—ROSTOSKI and others (1926) quoted by LORENZ (1944).
[bc] HOLADAY et al. (1957); data collected in 1952.
[ca] Miners with three or more years underground experience—five cases—ARCHER et al. (1962).
[cb] OOSTHUIZEN et al. (1958).
[cc] Based on 14 of 23 cases reported by OOSTHUIZEN et al. (1958).

Unter 51 Todesfällen, die von 1951—1962 bei den dort beschäftigten Grubenarbeitern mit einer Mindestexpositionszeit von 2 Jahren registriert wurden, waren 23 (= 45%!) durch bronchogene Karzinome bedingt. Die Tumoren traten nach Expositionsfristen von 15—43 Jahren (durchschnittlich 25 Jahren) in Erscheinung. Das Sterbealter der betroffenen Grubenarbeiter lag zwischen 40 und 67 Jahren (Mittel: 50 Jahre). Die Bronchialkrebsmortalität in der Gemeinde St. Lawrence liegt 29fach höher als im Durchschnitt der Bevölkerung der Provinz Neufundland.

Als Analoga kann man *strahleninduzierte Lungentumoren im Gefolge früherer Kontrastdarstellung mit Thorotrast* (ABRAHAMSON, O'CONNOR u. ABRAHAMSON; NIELSEN u. KRACHT; VOEGTLIN u. MINDER; ROTH; HACKENTHAL; TULLIS; ZOLLINGER; OBIDITSCH-MAYER; ABBATT, DA MOTTA u. RORIZ; DA SILVA HORTA; WEISER; SCHUBERT u. HÖHNE; ZAHNERT; dagegen: KAHLAU; weitere einschlägige Lit. s. BAUER, K. H., Das Krebsproblem. 2. Aufl., Tabelle 77, S. 463. Springer 1963), *nach 250 kV Röntgen-Ganzkörperbestrahlung bei Para-*

bionten (Ratten) (GOLDENBERG, CHUTE u. WARREN; s. auch GROSS, PFITZNER, WATSON, DE TREVILLE, KATSCHAK, TOLKER u. BABYAK; LISCO; LINDOP u. ROTBLAT; GATES u. WARREN; FUCHS) und *nach experimenteller Inkorporation langlebiger Radionuklide* anführen (Inhalation von ^{144}Ce, Injektion von ^{90}Sr, ^{106}Ru und anderer Radioisotope) (CEMBER u. WATSON; CEMBER; CEMBER, WATSON u. SPRITZER; BURCH; LISCO u. FINKEL; LASKIN, KUSCHNER, NELSON, ALTSHULER, HARLEY u. DANIELS; BURCH; FUCHS; UEHLINGER; K. H. BAUER ibid., S. 453ff.; IAEA; ALTMANN u. Mitarb.; KOTSCHIETKOWA u. AWRUNINA; ECK, HAUPT u. ROTHE u.a.) (s. S. 50, 68 u. 94).

Bei der hohen Krebsmorbidität im Schneeberger Revier ist es auffallend, daß die *in Radium-Aufbereitungs- und Verarbeitungsstätten durch chronische Radongas-Inhalation* Gefährdeten (Chemiker, Laboranten, Leuchtzifferblatt-Malerinnen der Uhrenindustrien) wohl gelegentlich an Knochensarkom erkranken (letztgenannter Berufszweig: MARTLAND u. HUMPHRIES), aber *nur selten Bronchialkrebse* aufweisen (JANITZKY, KREBS u. RAJEWSKY; MARTLAND, BRODKINS u. MARTLAND; DREYFUS; HUEPER; BAADER; KAHLAU). Als typischen Folgeschaden findet man eine schwere *Strahlenfibrose der Lungen* (GEBAUER u. HEINECKER; ZUPPINGER; DOENECKE u. BELT; TÖNGES u. KALBFLEISCH; KAHLAU; BELT; MUTH u. ROTH; ZOLLINGER; ROTH; SCHUBERT u. HÖHNE), die wiederum nicht zum anatomischen Bild der Bergmannskrankheit gehört (KAHLAU), und metaplastische Epithelveränderungen der Bronchialschleimhaut (DOENECKE u. BELT; TÖNGES u. KALBFLEISCH; MUTH u. ROTH; SCHAIRER u. KROMBACH; MUTH u. SCHRAUB; SCHMIDT; MARTLAND u. HUMPHRIES; KAHLAU). Diese Diskrepanz könnte für die *Synkarzinogenese des Schneeberger Lungenkrebses* sprechen, wobei an das *Zusammentreffen aktinischer und chemischer Wirkungen verschiedener Erzbestandteile* (Uranpechblende, Arsen, vielleicht auch Kobalt, Chrom und Nickel) zu denken ist (FISCHER-WASELS; BAUER; BAADER; HUNTER; SCHINZ; CAROZZI; OCHSNER, HESTON u. DE CAMP; KAHLAU; SYMANSKI; SACCOMANNO u. Mitarb.; KLUSÁK u.a.).

Die Begründung dieser Annahme mit dem Argument, das Ausbleiben der Bronchialkrebshäufung in den Urangebieten Kanadas, Kolorados und des Kongo sei dem Fehlen von Arsenverunreinigungen zuzuschreiben, ist nicht unbedingt stichhaltig. SYMANSKI weist darauf hin, daß die Ursache auch in vergleichsweise besserer Stollenventilation oder rascherem Wechsel der Grubenbelegschaften liegen kann. (Die Prämisse trifft übrigens nach neuesten Berichten von WAGONER, ARCHER, LUNDIN, HOLADAY u. LLOYD für die Urangrubenmineure des Kolorado-Plateaus nicht zu, denn die Bronchuskarzinomrate von 3415 eingehend untersuchten Bergleuten dieses Reviers war gegenüber der ansässigen Bevölkerung im Verhältnis von 116:3/10000 beträchtlich erhöht).

Wesentlicher erscheint in diesem Zusammenhang die Tatsache, daß das Vorkommnis experimenteller und *gewerblicher Metallkrebse der Bronchien* als Pendant strahleninduzierter Karzinome gesichert ist (SCHINZ u. UEHLINGER; HUEPER; HUEPER u. PAYNE; BAADER; KRACMAR u.a.).

Der *Chromatkrebs* gehört zu den entschädigungspflichtigen Berufskrankheiten. ALWENS gebührt das Verdienst, mit JONAS u. BAUKE den statistischen Beweis für den ursächlichen Zusammenhang erbracht zu haben (s. auch PFEIL; TELEKY; GROSSE; GROSSE u. KOELSCH; HUEPER; BAADER; HOLSTEIN; WORTH u. SCHILLER; TRUHAU; TRAUTMANN; HÖFFKEN; LETTERER; WOLF; LETTERER, NEIDHARDT u. KLETT u.a.). Nach NORDMANN handelt es sich in den von ihm untersuchten Fällen zu 79% um epidermoide Plattenepithelkrebse und zu 21% um Adenokarzinome. SPANNAGEL fand dagegen gewöhnlich undifferenzierte klein- oder polymorphzellige Gewächse.

Arbeiter der Chromatverarbeitungsstätten (Chromatherstellungsbetriebe, Chromfarbenindustrie u.a.) sterben 10—40mal so häufig an Bronchialkrebs wie der Durchschnitt der gleichalterigen männlichen Bevölkerung (ALWENS u. Mitarb.; GROSSE u. KOELSCH; HUEPER; BAADER; BIDSTRUP; MACHLE u. GREGORIUS; BAETJER; KAHLAU). Nach MANCUSO und HUEPER ist die allgemeine Krebssterblichkeit der Chromatarbeiter 2,7fach, der Anteil respiratorischer Karzinome (66,7%) 6fach höher als bei männlichen Kontrollpersonen des gleichen Wohngebiets (11,4%). Bis 1952 wurden etwa 125 Fälle von Chromatkrebs der Atemorgane mitgeteilt (HUEPER; SPANNAGEL), darunter auch

Karzinome der Nasennebenhöhlen (NEWMAN; GOLDBLATT u. WAGSTAFF; KAHLAU) und der Epiglottis (KAHLAU). Das Manifestationsalter ist niedriger als bei bronchogenen Krebsen unbekannter Ätiologie (Altersmittel von 122 Patienten des 29.—72. Lebensjahrs: 42 Jahre (BAETJER); nach HUEPER in 15,4% von 102 Fällen unter 40 Jahren, in 42,1% vor dem 50. Lebensjahr). Die berufliche Expositionsdauer wird von GROSSE und BAETJER übereinstimmend mit minimal 4, maximal 42 (47) Jahren angegeben. Sie beträgt bis zur Krebserkennung 15,5—35,5 Jahre (ALWENS), im Durchschnitt etwa 11—20 Jahre in der Chromatproduktion, während für die Krebsgefährdeten der Chromfarbenbetriebe eine kürzere Expositionszeit als Mittelwert (12 Jahre) genannt wird (HUEPER; KAHLAU).

Außer den eigentlichen Chromatarbeitern (109 von 122 Erkrankungsfällen nach BAETJER) und den seltener befallenen Arbeitern der Chromfarbenindustrie (11 der von BAETJER gesammelten 122 Beobachtungen) waren auch Betriebsangehörige, deren Tätigkeit nur mittelbar und in losem Zusammenhang mit der Chromatproduktion stand, sowie Arbeiter benachbarter Betriebe durch Luftkontamination mit Chromatverbindungen indirekt in Mitleidenschaft gezogen (HUEPER; BAADER; BAETJER; KAHLAU). In der Chromerzgrube ist keine Krebshäufung festzustellen (GROSSE).

Welcher der im Aufbereitungsprozeß anfallenden Substanzen die karzinogene Eigenschaft zukommt, ist seit langem strittig. Chrommetall und industriell verwertete Chromverbindungen werden aus zermahlenem, etwa 40—50% chromsalzhaltigem Chromeisenerz (Chromit) gewonnen. Aus Chromitpulver entstehen bei hoher Temperatur (1 200°C) und Alkalizusatz oxydative Zwischenstufen, darunter Monochromate, die man auswäscht und durch Behandlung mit Schwefelsäure in wasserlösliche kristallisierende Bichromate überführt.

Wasserlösliche Mono- und Bichromate wirken — wie freie Chromsäure — stark korrosiv und verursachen die den pulmonalen Prozessen oft koordinierten Ulzerationen (Nasenscheidewanddefekte, Haut- und Magen-Darmgeschwüre) (ALWENS; LETTERER, NEIDHARDT u. KLETT; MANCUSO; HUEPER; KAHLAU u.a.). Soweit es trotz der Oberflächenätzwirkung zur Resorption kommt, werden sie dank guter Löslichkeit rasch ausgeschieden (MANCUSO; SPANNAGEL). Chromitstaub und frühe oxydative Konversionsprodukte, die als dreiwertige Verbindungen nicht oder wenig wasserlöslich sind, werden dagegen im Lungenparenchym abgelagert, führen in einem Teil der Fälle zu disseminierter knötchenbildender *Chrompneumokoniose* („Chromitosis") (ANDRIEVSKAYA u. MISLAVSKAYA; LUKANIN; LETTERER, NEIDHARDT u. KLETT; HUEPER; KAHLAU) und sind noch im Leichenorgan chemisch nachzuweisen (HUEPER; KAHLAU). Die inhalierten Depots verhalten sich auch späterhin nicht inert, da Teile der Fraktion allmählich im Gewebe gelöst werden, stetig in den Blutstrom übertreten und im Urin erscheinen (MANCUSO u. URONE; SPANNAGEL; HUEPER). Nach SPANNAGEL gilt der Anstieg des Chrom-Blutspiegels über 20γ — zumal bei abfallender Chromausscheidung im Harn — bei vormals beruflich Exponierten als Verdachtsmoment und dringlicher Anlaß zur Fahndung nach einem Bronchialkarzinom.

Wenn man heute nicht mehr die wasserlöslichen Monochromate (MACHLE u. GREGORIUS), Bichromate, Zinkchromate oder Chromsäure (ALWENS; BAUER u.a.) als die *eigentlichen krebserzeugenden Substanzen* ansieht, sondern *schwer lösliche und darum langfristig im Körper verbleibende Chromverbindungen* anschuldigt (Chromit, dreiwertige Chromoxyde, in der Farbenindustrie auch Bleichromat) (MANCUSO u. HUEPER; KAHLAU), so deshalb, weil es — *wie beim radiogenen Krebs* — offensichtlich *langer Wirkungszeiten zur Realisierung des kanzerogenen chemischen Effekts bedarf.*

Das zwischen Abschluß der Exposition und dem Zeitpunkt der Karzinommanifestation verstreichende Intervall kann sehr ausgedehnt sein (in Einzelfällen nach GROSSE 12, 18, 27 und 31 Jahre, nach BAETJER 15 und 22 Jahre). HUEPER schätzt die expositionsfreie Latenzzeit auf durchschnittlich 10,6 Jahre. KAHLAU betont mit Recht, daß man *die zur Krebsentstehung erforderliche Chromeinwirkungszeit* nicht aus dem expositionsfreien

Intervall allein (bei den Frankfurter Chromatkrebsfällen 6 Monate bis 23 Jahre, im Mittel 8,8 Jahre), sondern nur aus seiner Addition mit der vorherigen beruflichen Expositionsdauer ergründen könne. WOLF berechnete die Summe beider Fristen für Arbeiter mit expositionsfreien Intervallen unter 5 Jahren (Gruppe A) und darüber (5—21 Jahre = Gruppe B) fast übereinstimmend mit *36,5 bzw. 38 Jahren*. Ob die Chrompneumokoniose essentielle Bedeutung für die Krebsentstehung hat oder eine davon unabhängige Begleiterscheinung darstellt, ist noch ungewiß (HUEPER).

Die karzinogene Wirksamkeit schwer oder nicht löslicher Chromsubstanzen ist experimentell bestätigt (HUEPER u. PAYNE u. a.). Unter mehrmonatiger Inhalation vernebelter Chromatlösungen wurden in Tierversuchen akute chemische Pneumonitiden mit anschließender Gerüstfibrose, aber keine Geschwulstbildung beobachtet (GROSSE u. KOELSCH; CAMPBELL; LUKANIN). HUEPER konnte dagegen bei Labortieren verschiedener Species, die er über 18 Monate hin Chromitstaub (155 γ/Liter Luft) in bestimmtem Rhythmus (täglich 5—6 Std 4mal pro Woche) einatmen ließ, multizentrische Epithelproliferationen der Bronchialschleimhaut nach Art der Mikrokarzinome von SPAIN u. PARSONNET und in 50% makroskopische Tumoren erzeugen, darunter Plattenepithelkarzinome der Nasennebenhöhlen und sarkomatöse Lungengewächse, die auf Lymphknoten und Mediastinalstrukturen übergriffen. SCHINZ und UEHLINGER sowie VOLLMANN riefen bei Kaninchen mit intrafemoral eingebrachtem Chrommetallpulver am Applikationsort und intrapulmonal lokalisierte Karzinome hervor, die sich erst mehrere Jahre nach Inkorporation der Metalldepots entwickelten. SCHINZ führt die Krebsentstehung auf langsam und stetig in Lösung gebrachte Metallspuren zurück. Auch KAHLAU sieht metallisches Chrom als unmittelbar wirksames Karzinogen an, während HUEPER einen indirekten Effekt vermutet, der erst durch Chromeinfluß auf biologische Substanzen im Körper zustande kommt.

Experimentelle Krebse erzielten SCHINZ u. UEHLINGER bei gleicher Versuchsanordnung auch mit metallischen Kobalt- und Arsendepots, andere Autoren nach Injektion verschiedener Kobaltsalze (HEATH; THOMAS u. THIERY) sowie nach Einspritzung, Pinselung und Verfütterung von Arsen und arsenhaltigen Verbindungen (ASKANAZY; FISCHER-WASELS; LEITCH u. KENNAWAY; HUEPER).

Das Vorkommnis von *Berufskrebsen durch Kobalteinwirkung*, die als zusätzlicher ätiologischer Faktor des Schneeberger Lungenkrebses erörtert wurde (CAROZZI; SCHINZ; OCHSNER u. a.), ist *nicht gesichert* (HUEPER). BEYREUTHER konnte bei einem an diesem Leiden verstorbenen Bergmann kein Kobalt in der Lunge nachweisen. Von den Arbeitern deutscher Kobaltfarbenfabriken ist eine Häufung bronchogener Karzinome unbekannt (HUEPER).

Arsen besitzt dagegen eindeutig krebserzeugende Eigenschaften. K. H. BAUER bezeichnet den seit 1820 bekannten *Arsenberufskrebs* als Musterbeispiel für die krebsauslösende Wirkung chemischer Stoffe. Der Arsenkrebs tritt gewöhnlich im Rahmen chronischer Arsenvergiftung, oft in Verbindung mit Leberzirrhose sowie mit Perforation des Nasenseptums auf, die auch bei Inhalation anderer Noxen (Chromat-, Nickel-, Kupfer- und Zementarbeiter) beobachtet wird (HUEPER). Am häufigsten handelt es sich um Hautkarzinome, die aus präkanzerösen Veränderungen einer Arsendermatose hervorgehen, ferner um bösartige Geschwülste der Leber, des Magen-Darmtrakts und der Harnblase sowie um bronchiale Plattenepithelkarzinome.

Die zur Krebsbildung führende chronische Intoxikation kann per inhalationem (arsenhaltiger Staub, Dampf oder Sprühnebel), durch äußeren Kontakt oder enterale Resorption (Aufnahme von arsenverseuchtem Trinkwasser, sog. „Haustrunk" der Winzer, Medikationsfolge) zustande kommen. Eine berufliche Gefährdung besteht bei der Verhüttung arsenverunreinigter Erze (Kupfer, Nickel, Eisen, Silber, Kobalt, Antimon, Zinn, Blei, Zink), in Arsenschmelzen und metallurgischen Betrieben, bei der Herstellung und Anwendung arsenhaltiger Farben und Sprühmittel zur Schädlingsbekämpfung in der Land- und Forstwirtschaft (insbesondere im Wein-, Obst- und Gartenbau) und vielen anderen Berufs- und Industriezweigen (Pharmazie, Glashütten und keramische Industrie, Gerbereien, Konservierung von Tierbälgen und -fellen, Sulfitlaugenproduktion, Fabrikation und Anwendung von Waschmitteln für Schafe, Holzimprägnation u.a.).

Arseninduzierte Bronchialkarzinome wurden nach HUEPER in Einzelfällen bei Arsenschmelzern (SCHMORL; TELEKY), Heizern in Arsenfabriken (HENRY), Farmern (HOPKINS u. VAN STUDDIFORD), bei 2 von 143 Patienten mit medikationsbedingtem Hautkrebs (RUSSELL u. KLABER; ferner: ROBSON u. JENIFFE; ULLMANN; MONTGOMERY u. WAISMAN; SEMON), bei einem Tierbalgpräparator (FROMMEL) und in größerer Zahl bei Schafwäschern mitgeteilt (MEREWETHER; PERRY, BOWLER, BUCKELL, DRUETT u. SCHILLING; HENRY u.a.). Unter den Sterbefällen, die zwischen 1910 und 1943 bei Angehörigen einer englischen Schafwäscherei registriert wurden, verzeichneten HILL u. FANING 22mal (75%!) bösartige Tumoren als Todesursache, davon 7 (= 31,8%) Krebse der Atemorgane und 3 (= 13,6%) Hautkarzinome. Ähnlich hoch war der von HILL u. LEWIS ermittelte Anteil der Krebstodesfälle (29%) bei Arbeitern einer Fabrikationsstätte von anorganischem Arsen im Vergleich zu dem bei Angehörigen anderer Industriezweige gefundenen Durchschnittswert (13%).

Die Winzer des Moselgebiets sind mit 37,5% weit überdurchschnittlich an den Bronchialkrebsfällen der ansässigen Bevölkerung beteiligt (ROTH; HESS; BAUER; KOELSCH; s. auch v. PEIN). Ihre Exposition ist zweifach, da sie das Gift bei der Verstäubung von Reblausvertilgungsmitteln einatmen und zudem gewohnheitsmäßig mit dem sog. „Haustrunk", einem aus Treberrückstand gewonnenen Most, aufnehmen. ROTH sah bei 30 von 47 Sektionen an Arsenvergiftung verstorbener Winzer 75 maligne Tumoren, darunter 18 (2 doppelseitige) Bronchuskarzinome nach Latenzperioden von 13—25 Jahren. Ähnlich lautet der Bericht von HESS und BAUER (8 Winzer mit Bronchialkrebsmanifestation nach beruflichen Expositionsfristen von 17—24 Jahren). Einschlägige Beobachtungen liegen aus dem Weinbaugebiet des Beaujolais vor (GALY, TOURAINE, BRUNE, ROUDIER u. GALLOIS). Die Forderung von ROTH und K. H. BAUER, den Arsenkrebs der Winzer nachträglich als entschädigungspflichtige Berufskrankheit anzuerkennen, fand kein Gehör. Das 1942 erlassene Verbot arsenhaltiger Insektizide sollte derartigen Gesundheitsschäden vorbeugen, wurde jedoch in der Nachkriegszeit nicht konsequent eingehalten (ROTH). BAADER äußerte 1951 die Ansicht, sichere Berufslungenkrebse durch Arsen seien nur in angelsächsischen Ländern, nicht aber in Deutschland bekannt geworden.

Nach Untersuchungen des National Cancer Research Institute der USA lag die Quote der Bronchialkrebs-Todesfälle 1947/48 in einigen Industriebezirken des Staates Montana, in denen arsenverunreinigtes Kupfer und Zink im Erzbergbau gewonnen und verhüttet wird, wesentlich (22,6—30,8: 10000 bei Männern, 1,5:10000 bei Frauen) über dem Durchschnitt der männlichen Einwohner Nordamerikas (10,9:10000). Ob die regionale Häufung von der nachweislichen Luftbeimengung von Arsen aus dem Abrauch der Kupfer- und Zinkhütten herrührt, ist nicht gewiß (LULL u. WALLACH; HUEPER). SNEGIREFF u. LOMBARD ermittelten 6 Bronchuskarzinome und 6 Krebse anderer Lokalisation unter den Todesursachen von 109 Arbeitern verschiedener metallurgischer Betriebe und sehen das als Bestandteil industrieller Abgase inhalierte Arsentrioxyd als krebsauslösende Noxe an. Nach kritischer Prüfung hält HUEPER auch hier den ursächlichen Zusammenhang für unerwiesen, ohne die Möglichkeit des kanzerogenen Effekts im Prinzip abzulehnen.

Es besteht zumindest Verdacht, daß die *Inhalation von Arsenstaub und verschiedener Arsenverbindungen* (Diäthylarsin, Arsentrioxyd) in der Pathogenese des Schneeberger Lungenkrebses (FISCHER-WASELS; BAADER; HUEPER, KAHLAU; HUNTER u.a.) (s. S. 29) und darüber hinaus für die Bronchialkrebsentstehung allgemein akzidentelle Bedeutung haben kann. Man trifft Arsentrioxyd im Rauch vieler Tabaksorten (DAFF u. KENNAWAY; GOULDEN, KENNAWAY u. URQUHART) sowie im Staub der Großstadtluft in jahreszeitlich schwankender Konzentration an (Durchschnitt von 8 englischen Städten während des Winterquartals 0,104 µg/m³, in den restlichen 9 Monaten 0,055 µg/m³) (GOULDEN, KENNAWAY u. URQUHART). ŠULA u. ZELENKOVÁ fanden *in broncho-pulmonalen Lymphknoten* je nach Ausprägung der Anthrakose die *doppelte bis mehrfache Menge an Arsen als in allen anderen Organproben*. Ähnlich verhält es sich mit dem 3,4-Benzpyrengehalt, den ŠULA im Lymphknotengewebe nachweisen konnte. Die tschechischen Autoren erblickten darin ein Indiz für die Annahme, daß die Atemorgane die Eintrittspforte der wichtigsten äußeren Karzinogene sind.

Die Einatmung von *Nickelstaub und Nickelcarbonyl-Dämpfen* scheint eine weitere *Quelle gewerblicher Bronchialkrebsgefährdung* zu sein. Als erster beschrieb BAADER 1924 Karzinome der Nase und Nasennebenhöhlen bei Nickelraffineriearbeitern. Von 1923—1948 wurden dann in den Raffinerien der International Nickel Company von Clydach/Südwales, wo man aus Kupfer-Nickelerz unter Schwefelsäurezusatz (Mond-Nickelcarbonyl-Verfahren) Reinmetalle gewinnt, insgesamt 47 Krebse dieser Lokalisation sowie 82 Bronchuskarzinome epidermoiden, polymorph- und kleinzelligen Typs beobachtet (GRENFELL; STEPHENS; BRIDGE; AMOR; COOPER; CAROZZI; MEREWETHER; MORGAN; DOLL; HUEPER). Von den 129 erkrankten Arbeitern, die bis auf 2 Bronchialkrebskranke sämtlich die Arbeit in der Raffinerie vor 1924 aufgenommen hatten, waren 1948 nur noch 3 am Leben. Die *Expositionsdauer* betrug bei den Bronchuskrebsfällen 1—33 Jahre (Mittel *25 Jahre*), bei den Patienten mit Nasenkarzinomen 3—26 Jahre (Durchschnitt 23 Jahre). Weitere 3 Bronchialkrebserkrankungen sah LØKEN bei Arbeitern einer norwegischen Nickelraffinerie.

Da weder in Nickelbergwerken noch in den Raffinerien Deutschlands (Ludwigshafen) und Canadas (Sudbury) entsprechende Befunde zu erheben waren (GOLDBLATT u. WAGSTAFF; HUEPER), suchte man nach zusätzlichen Noxen als Ursache der örtlichen Krebshäufung in den beiden Waliser Betrieben. Das verarbeitete Kupfer-Nickelerz erwies sich als frei von radioaktiven Beimengungen. Die im Aufbereitungsprozeß verwendete Schwefelsäure war jedoch mit Arsen verunreinigt. AMOR glaubte daher, dampfförmig inhalierte Arsenverbindungen seien das eigentliche karzinogene Agens. Dieser Annahme widerspricht das Fehlen jeglicher Anzeichen einer chronischen Arsenintoxikation bei den Waliser Nickelraffineriearbeitern, die beim arseninduzierten Bronchuskrebs sonst kaum zu vermissen sind (HUEPER).

CAMPBELL fand bei Mäusen nach Nickelstaubinhalation signifikant häufiger maligne Lungentumoren als bei Kontrolltieren. Das gleiche Resultat hatten Inhalationsversuche mit Nickelcarbonyl (SUNDERMAN u. DONELLY). HUEPER erzeugte mittels Inkorporation von metallischem Nickelstaub in die Femurspongiosa und Pleurahöhle bei Ratten Sarkome und Plattenepithelkarzinome am Applikationsort, die sich bei 40% der überlebenden Tiere nach 6—24monatiger Latenz entwickelten. HUEPER hält diese Indizien noch nicht für ausreichend und weitere Studien für erforderlich, um die Annahme eines krebserzeugenden Effekts von Nickelmetall und Nickelcarbonyl im menschlichen Organismus stichhaltig zu erweisen.

Das gehäufte Vorkommnis von Bronchuskarzinomen bei Metallarbeitern (KENNAWAY u. KENNAWAY; WYNDER u. GRAHAM; TURNER u. GRACE; CAMPBELL; BRESLOW u.a.) läßt daran denken, daß die Einatmung von Staub oder Dämpfen auch anderer Metalle auf die Dauer karzinogen wirkt. Von Bleiglasarbeitern und -bläsern (BOYD; GUTZEIT; KLOTZ), Installateuren, Bleifarbenanstreichern sowie Angehörigen sonstiger, mit anhaltender *Bleistaubexposition* verbundener Berufe (KENNAWAY u. KENNAWAY; ROSEDALE u. McKAY; MÜLLER; LICKINT; BLOCK) wurden einzelne Erkrankungsfälle bekannt. Überdurchschnittlich hoch ist die Bronchialkrebsmorbidität bei Schriftsetzern und Druckereiarbeitern (ASK-UPMARK; MÜLLER; BLACK; SEYFARTH), wie die von ASK-UPMARK ermittelten Erkrankungsziffern der Stockholmer Typographen bezeugen (6,4% von 125 Erkrankungsfällen über 40 Jahre alter männlicher Stadtbewohner bei einem Prozentanteil dieser Berufskategorie von 1,14% an der männlichen Gesamtpopulation entsprechender Altersklassen). Während BLACK als Krebsursache eigener Beobachtungsfälle ständige Bleidampfinhalation anschuldigte und — angesichts der begleitenden Lungenfibrose — eine Mitwirkung radioaktiver Beimengungen (Radium D) zum handelsüblichen Metall erwog, suchte ASK-UPMARK das karzinogene Agens im Hinblick auf frühere Tierversuche von STEINBRÜCK unter den organischen Bestandteilen der Druckerschwärze. Welche der beiden Ansichten zutrifft, ist bislang unentschieden (HUEPER), ebenso die Frage, inwieweit die zunehmende *Bleiverunreinigung der Großstadtluft* (etwa 1—5 γ/m^3) aus dem Bleitetra-äthyl-Zusatz zum Autobenzin am Anstieg der Bronchialkrebsziffern mitbeteiligt ist (PORTHEINE; JECKLIN; BAUER).

Bösartige Bronchial- und Knochengeschwülste wurden verschiedentlich auch im Verlauf von Inhalationsversuchen mit Hämatit- bzw. Eisenoxydstaub (Fe_3O_4, Fe_2O_3, FeO) (CAMPBELL; TURNER u. GRACE; MÜLLER u. EHRHARDT; SIMONS; FAULDS u. STEWART; HARRIS) sowie mit unlöslichen und löslichen Berylliumverbindungen festgestellt (BARNES, DENZ u. SISSONS; HOAGLAND, GRIER u. HOOD; NASH; VORWALD; HOAGLAND u. HOOD; DUTRA, LARGENT u. ROTH; BARNES; BARNES u. DENZ). Das gemeinsame Auftreten von *Bronchuskarzinom und Lungensiderose* (DREYFUS; STEWART u. FAULDS; VORWALD u. KARR; SIMONS; BIRKNER u. BRANDT; FAULDS; MOTTURA; ferner: ROUSSEL, PERNOT, SCHOUMACHER u. PERNOT: Bronchialkrebs und Pneumokoniose bei Eisen-Mineuren) (s. auch *Narbenkrebs in „Rostgranulomen" der Lunge* in Umgebung pulmonaler Granatstecksplitter: KANDT u. SCHOEFER; ECK, HAUPT u. ROTHE; S. 87 u. Abb. 39) und die Entstehung von *Spätkarzinomen bei Berylliosis pulmonum* (KAHLAU; HARDY; NIEMÖLLER; HUEPER; RIEMANN u. JUNGBLUTH; ECK, HAUPT u. ROTHE; s. auch SCHEPERS, DURKAN, DELAHANT u. CREEDON) sind allerdings selten, obgleich ein unmittelbarer Kausalnexus zwischen Metallstaubschädigung der Lunge und Karzinogenese wahrscheinlich ist. K. H. BAUER bejahte in einem Gutachten den ätiologischen Zusammenhang zwischen langjähriger *Exposition gegenüber Cadmiumdämpfen und Bronchialkrebserkrankung*. Von anderen Metallen sind gewerbehygienische Beziehungen dieser Art unbekannt. Das gilt auch für Zink, Kupfer und Aluminium, deren Inkorporation unter bestimmten Versuchsbedingungen maligne Tumoren am Ort der Einwirkung hervorzubringen vermag (FALIN u. GROZEMA; ANISSIMOWA; FALIN; BAGG; BERTRAND u. VLADESCO; FALIN u. ANISSIMOWA; LYVRAGA; MICHALOWSKY; ODIER; KAHLAU; THOMAS u. THIERY; CARLETON *et al.*; BISCHOF u. Mitarb.; DRINKER; KRACMAR).

Der kausale Zusammenhang zwischen *Bronchialkarzinom und Asbeststaubpneumokoniose* wurde in Deutschland mit der 3. Zusatzverordnung über die Ausweitung der Unfallversicherung auf Berufskrankheiten versicherungsrechtlich anerkannt. Der Asbestkrebs spielt zahlenmäßig nur eine geringe Rolle. Zwei Jahrzehnte nach den ersten kasuistischen Berichten (LYNCH u. SMITH; GLOYNE; EGBERT u. GEIGER; NORDMANN; HOLLEB u. ANGRIST) stellte HUEPER aus dem Schrifttum 114 autoptisch gesicherte Fälle dieser Krankheitskombination fest (= 15,5 % von 730 Asbestose-Sektionen). PORTIGLIATTI-BARBOS führte 1955 123 einschlägige Mitteilungen auf, denen man weitere Beobachtungen hinzufügen kann [HORNING (1); HARRISON (3); BAADER (1); DOMENICI (2); KENNAWAY u. KENNAWAY (8); KAHLAU (3); JACOB u. BOHLIG (2); s. auch CORDOWA, TESLUK u. KNUDTSON; FREUNDLICH u. REENING; DEMY u. ADLER; SELIKOFF, CHURG u. HAMMOND; WHIPPLE; SELIKOFF, BADER, BADER, CHURG u. HAMMOND; MEREWETHER; WEGELIS; STOLL, BASS u. ANGRIST; SROKA; LANZA; GROSS; BRASSOW; HAIN; WERBER; Memorandum of her Majesty's stationary office 1967; ZANARDI u. FONTANA; ferner Editorial South Afric. med. J. 42, 325 (1968); DUTRA u. CARNEY; KNOX u. Mitarb.; HARRIS u. a.), ohne damit die kasuistische Literatur vollständig wiederzugeben. Außer bronchogenen Krebsen und vereinzelten Lungensarkomen (DYSON u. TRENTALANCE) wurde eine ganze Reihe primärer Serosatumoren in Verbindung mit Asbestose beschrieben (Pleuramesotheliome: ALWENS; FISCHER-WASELS; TEUTSCHLÄNDER; WEDLER; BÖHME; NEWHOUSE u. THOMPSON; DALQUEN, DABBERT u. HINZ; HAIN; WEISS; DOLL; DEMY u. ADLER; FROMMHOLD, LAGEMANN u. LINDLAR; WAGNER u. BERRY; Peritonealgeschwülste: LEICHER; NEWHOUSE u. THOMPSON; KEAL) (s. Bd. IX/4c, Abb. 265).

Für 52 an Asbestosekrebs Verstorbene bezifferte HUEPER die Geschlechtsrelation ♂ : ♀ mit 2,5 : 1. Der Quotient weicht von der üblichen Proportion bronchogener Reizkrebse unbekannter Ätiologie merklich ab, da der Anteil weiblicher Patienten den sonst geläufigen um mindestens das Doppelte übertrifft. Ob er dem prozentualen Geschlechtsverhältnis der beruflich Exponierten entspricht, ist aus den verfügbaren Unterlagen nicht

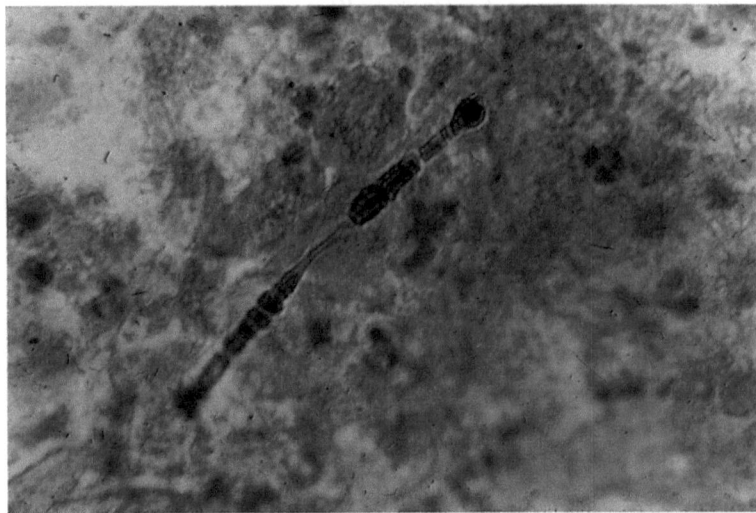

Abb. 19. *Asbestkörperchen mit Tumorzellen eines Asbestose-Bronchuskarzinoms*. (Nach HAIN, E.: Berufsbedingte
Ursachen des Krebses im Bronchialbaum. 76. Tagg. Nordwestdtsch. Ges. f. inn. Medizin, Hamburg 28.—30. 1.
1971. Lübeck: Hansisches Verlagskontor 1971)

ersichtlich. DOLL und MEREWETHER veranschlagen das Risiko, an einem Bronchuskarzinom zu erkranken, für den gefährdeten Personenkreis nach 20jähriger Asbeststaubexposition 10fach höher als für die übrige Bevölkerung.

Obgleich die Asbestose-Morbidität mit zunehmender Expositionsdauer prozentual allmählich und dann steil ansteigt (HUEPER: nach 3 Jahren 5%, nach 3—5 Jahren 18%,
nach 5—10 Jahren 56%, nach 10 Jahren 79%), erscheint die Erkrankungsziffer — und
damit auch die Bronchialkrebshäufigkeit — doch relativ gering, gemessen an der Zahl
beruflich Gefährdeter, die HUEPER allein für die asbestverarbeitende Industrie der USA
mit 35000 angibt (Asbestspinner, Asbestmattenleger, Rohrisolierer, Angehörige von Herstellungsbetrieben asbesthaltiger Baustoffe, Isolierplatten, Fußbodenbeläge, Fahrzeugbremsen und -kupplungen etc.).

Der Sachverhalt scheint auf qualitativen Unterschieden in der Zusammensetzung und
Wirkungsweise der Asbeststaubpartikel zu beruhen. Der asbestotische Lungengerüstprozeß wird offenbar nur von inhalierten Faserbruchstücken bestimmter Mindestlänge
(bis zu 120 μ) ausgelöst, die in den terminalen Bronchioli hängenbleiben und dort eine
das Peribronchium einbeziehende chronisch proliferative Entzündungsreaktion mit Bildung sog. „Asbestosekörperchen" (Asbestnadeln in einer eisenhaltigen Proteinhülle)
verursachen (Abb. 19). Feinere, nicht mehr fibrillär strukturierte Schwebeteilchen des
Asbeststaubs sollen sich dagegen im Lungengewebe inert verhalten (GARDNER; WYERS;
VORWALD, DURKAN u. PRATT; HUEPER).

Der industriell verwertete Asbest unterscheidet sich nicht nur von den Riesenmolekülen sonstiger Silikatkristalle in der Struktur seiner ketten- oder bandartig angeordneten Siliciumoxyd-Tetraeder. Je nach Herkunftsort hat man auch chemisch und strukturell verschiedenartige Asbestsorten auseinanderzuhalten. Das
in Südafrika, Australien und Italien gewonnene Mineral entspricht einer polymeren Verbindung von Calcium-
Magnesium-Silikat oder Natrium-Eisenoxyd-Silikat (bis zu 40% Eisenoxyd). Andernorts (Canada, Rußland,
Frankreich, Deutschland) handelt es sich um hydriertes Magnesium-Silikat mit geringem Eisenoxydgehalt.
Die Variabilität der chemisch-physikalischen Eigenschaften, vor allem der Faserlänge bedingt die unterschiedliche Eignung zur industriellen Verarbeitung und ist offensichtlich auch für die Pathogenität der verschiedenen Asbestarten belangvoll.

Das durchschnittliche *Manifestationsalter der Asbest-Staublungenaffektion* berechnete
MEREWETHER mit 44,2 Jahren (128 Fälle). Da die Asbestose die Lebensdauer merklich
verkürzt, dürfte ein Teil der Erkrankten dem Leiden erliegen, noch ehe es durch ein
Bronchialkarzinom kompliziert wird (LINZBACH u. WEDLER). Andernfalls wäre die *Bron-*

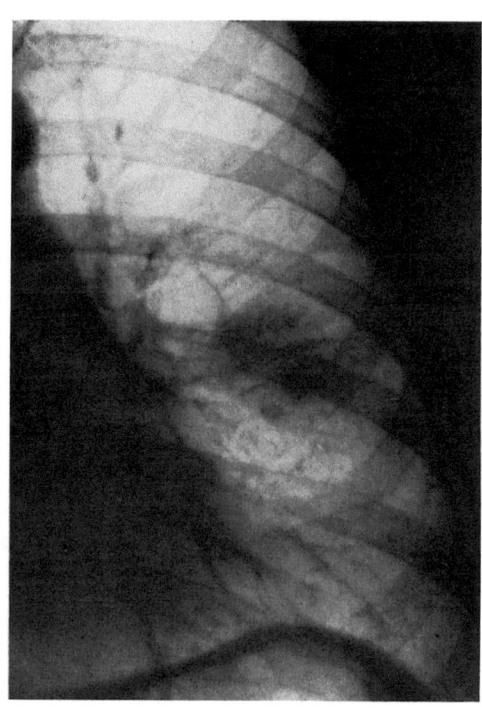

Abb. 20. *Peripheres Bronchialkarzinom im oberen Lingulasegment bei Asbestosis pulmonum.* 1929/30 und 1934—1944 über 10jährige berufliche Exposition als Asbestweberin. 1963 erste Feststellung koniotischer Lungengerüstveränderungen. Während stationärer Beobachtung wegen eines linksseitigen „Lungeninfiltrats" im LVA-Beobachtungskrankenhaus „Haus an der Sonne", Königstein/Ts. (Chefarzt: Dr. G. REUSCH) (Ausschnitt der dort angefertigten Thoraxübersichtsaufnahme vom 3. 12. 1963) mehrfacher Nachweis von Asbestkörperchen im Auswurf, überdies positiver Tumorzellbefund im Sputum (Prof. KAHLAU, Direktor d. Patholog. Instituts d. Krhs. Nordwest Frankfurt/M.). Histologische Bestätigung des Bronchialkarzinomverdachts und der Lungenasbestose bei Operation im Tuberkulose-Beobachtungskrankenhaus Heidelberg-Rohrbach. F. S., 50jähr. ♀. Krbl.-Nr. 03842/63, Haus an der Sonne, Königstein/Ts.

chialkrebsquote bei Asbestose vermutlich höher als der von HUEPER summarisch genannte Durchschnittswert von 13—15 %. Von 51 krebsbefallenen Patienten verstarben 26 % vor Ablauf des 44. Lebensjahres (HUEPER). Auch die von PORTIGLIATTI-BARBOS angegebenen Ziffern (durchschnittliches Sterbealter von 44 Patienten: 52,1 Jahre, davon 36 Männer: 53 Jahre und 8 Frauen: 48 Jahre) deuten an, daß die Kombination Asbestose-Bronchialkarzinom etwas früher zum Tode führt als es bei der Krebserkrankung allein sonst üblich ist.

Wie bei allen Berufskrebsen kann die Geschwulstevolution in der Asbeststaublunge nach langem expositionsfreien Intervall zutage treten (Abb. 20). Die Schrifttumsangaben über die *Expositionszeiten* (Schwankungsbreite nach HUEPER: 1—25 Jahre; Mindestzeit nach NORDMANN sowie GLOYNE: 19 Monate; Durchschnitt nach HUEPER: 15 Jahre, nach PORTIGLIATTI-BARBOS: 18,6 Jahre) und die Dauer des staubfreien Intervalls (HOMBURGER: 4 Monate bis 15 Jahre; HARRIS: 7,4—24,4 Jahre; Durchschnitt nach HUEPER: 10—12 Jahre) sind für sich allein noch nicht schlüssig. Für die Ermittlung der zur Krebsentstehung erforderlichen Einwirkungszeit intrapulmonaler Asbeststaubdepots maßgeblich ist auch hier erst die Summe von Expositionsfrist und staubfreiem Intervall bis zum Tode, die KAHLAU mit 16—25 Jahren berechnete (s. auch DEMY u. ADLER).

Vorherrschender histologischer Typ ist der verhornende oder anepidermoide *Plattenepithelkrebs.* HUEPER fand ihn in 39 Fällen autoptisch verifizierter Asbestose 22mal verzeichnet (= 56,4 %). Der Rest verteilte sich auf die übrigen Spielarten (7 oat cell-Karzinome, 6 Adenokarzinome und 4 anaplastische Krebse) (ZANARDI u. FONTANA: bronchioloalveoläres Karzinom). Abweichend von der sonstigen Bevorzugung der Oberlappen sind beim Asbestosekrebs *ganz überwiegend die Unterlappen betroffen* (nach PORTIGLIATTI-BARBOS in 20 von 29 Fällen mit näherer Lokalisationsangabe; s. auch JACOB u. BOHLIG; KAHLAU), in denen sich erfahrungsgemäß auch die Asbestose am stärksten ausprägt: die — nicht selten multilokulär entstehende — Neoplasie geht von koniotisch veränderten Lungenbezirken aus und umschließt oft typische Asbestosekörperchen (NORDMANN; LINZBACH u. WEDLER; BOEMKE; HUEPER; KAHLAU; ZANARDI u. FONTANA u.a.).

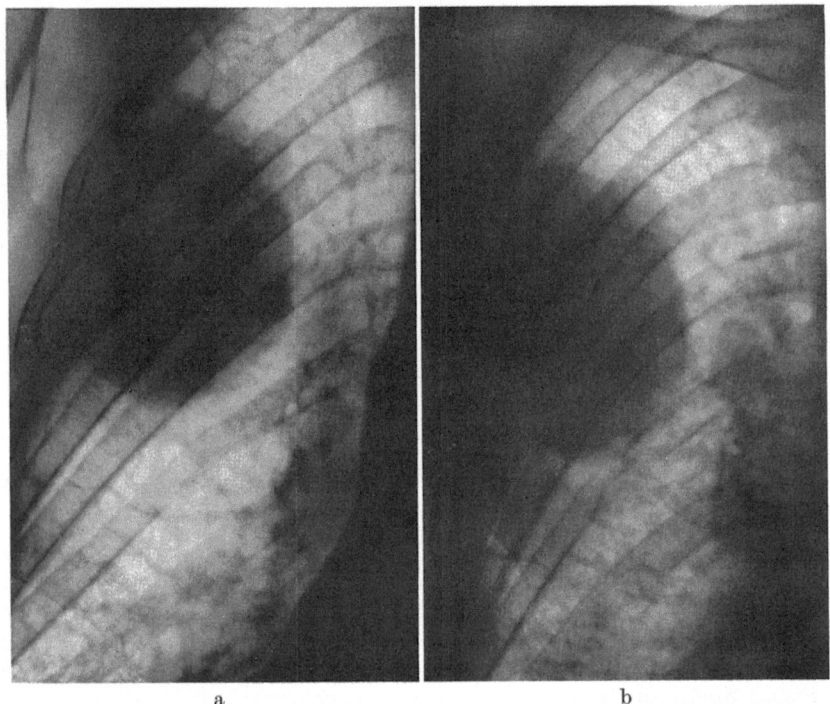

a   b

Abb. 21 a u. b. *Peripheres Bronchuskarzinom bei Silicosis pulmonum.* Nach sputumzytologischen Befunden wahrscheinlich undifferenziertes Plattenepithelkarzinom (E.-Nr. 2999, 3020, 3079 u. 3097/64 Patholog. Inst. d. Krhs. Nordwest, Direktor: Prof. KAHLAU) (vgl. Abb. 550). R. A., 53jähr. ♂. Arch.-Nr. 1106 11001, Radiolog. Zentralinst. d. Krhs. Nordwest Frankfurt/M.

Angesichts der Ortsidentität und gewisser Gesetzmäßigkeiten in der Beziehung zwischen Expositions- bzw. Latenzzeit und Karzinogenese wird der Kausalzusammenhang von den meisten Autoren bejaht (s. HUEPER; PORTIGLIATTI-BARBOS; DOLL; MEREWETHER; KAHLAU; CORDOVA, TESLUK u. KNUDTSON; BOHLIG u. JACOB; O'DONNELL, MANN u. GROSH; FREUNDLICH u. GREENING; BOHLIG, JACOB u. MÜLLER; BOHLIG; FROMMHOLD, LAGEMANN u. LINDLAR; WRIGHT u.a.). Nur wenige Zweifler berufen sich auf die negativen tierexperimentellen Ergebnisse von VORWALD u. KARR. Die Skepsis erscheint angesichts der von NORDMANN u. SORGE vorgewiesenen Befunde kaum gerechtfertigt. Die Autoren sahen bei 2 von 100 anhaltender Chrysolith-Asbestbestäubung ausgesetzten Mäusen nach 240 Versuchstagen typische verhornende Plattenepithelkarzinome im Bronchialbaum. Da überhaupt nur 10 Tiere bis zu diesem Versuchsstadium überlebten, ist die Tumorausbeute nicht so geringfügig, wie es im Hinblick auf die Ausgangszahl den Anschein hat. Überdies wurden in hohem Prozentsatz multizentrische Wucherungen atypischen metaplastischen Plattenepithels innerhalb koniotischer Gerüstprozesse gefunden, die den feingeweblichen Veränderungen bei menschlicher Asbestose glichen und als Präkanzerose zu deuten waren.

Ferner beobachtete SCHMÄHL, der 38 Ratten kurze Asbestfasern und mineralischen Asbest subkutan und intraperitoneal einverleibte, bei 11 von 30 überlebenden Tieren nach 15—31monatiger Latenz örtliche Sarkombildungen.

Die Asbest-Pneumokoniose ist essentielle Voraussetzung für die spätere Krebsentstehung (KAHLAU; HUEPER). Es ist unwahrscheinlich, daß die Inhalation von Asbeststaub bzw. spitzen Asbestnadeln durch chemische (BEGER) oder mechanische Einwirkung auf das menschliche Bronchialepithel (SUNDIUS u. BYGDÉN) direkt zur Krebsbildung führt (LINZBACH u. WEDLER; KAHLAU; BRAUN u. TRUAN; WEGELIUS; HUEPER). KAHLAU hält den Asbestosekrebs für ein Fehlregenerat im Sinne von FISCHER-WASELS, das als indirekte Folge der Staubschädigung durch neoplastische Entgleisung chronisch entzündlicher Epithelproliferation zustande kommt.

HUEPER bezifferte die im Schrifttum bis 1952 mitgeteilten Beobachtungen von *Bronchialkarzinomen bei Silikose* (Abb. 21, 496 u. 550) mit etwa 75 Erkrankungsfällen. Nach jetzigem Berichtsstand ist die Zahl weit höher zu schätzen (SCHMORL; BERBLINGER; ALLEN; MAXWELL; CRAMER; SAUPE; PANCOAST u. PENDERGRASS; DIBBLE; FINE u. JASO; FRIED; FROMMEL; KLOTZ u. SIMPSON; SCHULTE; DI BIASI; MEREWETHER; GLOYNE; MIDDLETON; OLSON; CHARR; SHADDEN; HARRIS; FAIL; SWEANY, PORSCHE u. DOUGLAS; WÄTJEN; KOLLMEIER; SCHMIDT; BERGERHOFF; LEICHER; VORWALD u. KARR; SPÖRLEIN; WESTERMANN; BRINKMANN; MITTMANN; GROSSE; KAHLAU; SCHOCH; GSELL; FRUHLING u. OPPERMANN; BAADER; KOELSCH; HOLSTEIN; SCHULZ; WALTZ; JÖTTEN; WORTH u. SCHILLER; FRICK; SMITH; MEIKLEJOHN; STRIECK; GOLDING; EHRHARDT; KENNAWAY u. KENNAWAY; HOMBURGER; JAMES; WEISSMAN; LOVELOCK; ROUESSEL, PERNOT, SCHOUMACHER u. PERNOT; AHLENDORF; DOGLIONI; RÜTTNER; OTTO u. BREINING; MARENGHI u. SAITA; ZAPPATA; ADAMO; GABUS; ECK, HAUPT u. ROTHE; NICOD; RÜTTNER u. HEER; WYDLER; PIAZZA; HAIN; MOKRONOSOVA u. Mitarb. u.a.).

Die Ansichten über den Kausalzusammenhang zwischen Krebsbildung und Siliko-Pneumokoniose sind geteilt (Lit. s. KAHLAU; GROSSE; VIDAL u. MICHEL; NICOD; GIESE; ECK, HAUPT u. ROTHE; RÜTTNER u. HEER; WYDLER). Manche Autoren messen dem Staublungenschaden krebsfördernden Einfluß bei (SCHMORL; FINE u. JASO; DIBBLE; CHARR; KLOTZ; ANDERSON u. DIBBLE; KLOTZ u. SIMPSON; GROSSE; KAHLAU u.a.), weil seine Entstehungsweise alle theoretischen Vorbedingungen zur Geschwulstentwicklung auf dem Boden chronischer Reize erfüllt, oder der Kieselsäure unmittelbar karzinogene Wirkung zugeschrieben wird (s. A. BAUER).

Einige Sektionstatistiken enthalten zudem überdurchschnittlich hohe Prozentzahlen für die Kombination beider Erkrankungen [KLOTZ: 8% (4 von 50 Silikosesektionen) gegenüber 1,2% (53 Krebsfälle) bei 4500 Autopsien nicht-silikotischer Individuen; TREFFTZ: 6,9% von 101 Silikoseautopsien am Stadtkrankenhaus Dresden-Friedrichstadt statt des durchschnittlichen Erwartungswertes von 4,2%; GLOYNE: 6,9% bei staubgeschädigten Arbeitern verschiedener Berufsgruppen (insgesamt 55 Karzinome unter 796 Obduktionen), und zwar 5,6% bei Töpfereiarbeitern (19 Krebsfälle von 340 autoptischen Untersuchungen), 6,5% bei Kohlebergleuten (19 Karzinome unter 293 Sektionen) und 8,9% bei Gesteinsarbeitern (8 von 90 Autopsien)]. Auch der von MITTMANN nach 5951 Sektionsprotokollen silikotischer Patienten ermittelte Prozentsatz (7,4% = 440 Bronchuskrebse) liegt über dem des Vergleichskollektivs ohne Silikosebefund (2347 Obduktionen mit 127 bronchogenen Karzinomen = 5,4%).

Andere, teils weit umfänglichere Statistiken über Silikosesektionen weisen eine wesentlich niedrigere Bronchialkarzinomrate auf (GOLDING: 2 von 440 Autopsien = 0,7%; VORWALD u. KARR: 30 von 3739 Obduktionen = 0,8%; SPÖRLEIN: 1 Fall unter 81 Autopsien = 1,2%; MEREWETHER: 91 von 6884 Sektionen = 1,3%; WESTERMANN: 200 von 13904 autoptischen Untersuchungen = 1,4%). Die Mehrzahl der Autoren hält den zur Silikose hinzutretenden Bronchuskrebs für eine zufällige, ursächlich ganz unabhängige Komplikation, da Staublungenkranke erfahrungsgemäß nicht häufiger, sondern eher seltener betroffen sind als der Durchschnitt der gleichalterigen männlichen Bevölkerung (MITTMANN; WESTERMANN; SCHOCH; SPÖRLEIN; MEIKLEJOHN; BAUER; BERGERHOFF; EHRHARDT; BAADER; KOELSCH; HOLSTEIN; FISCHER; STAEMMLER; WILLIS; LOBRY; GOLDING; MAYERS; KOLLMEIER; SCHMIDT; LEICHER; VORWALD u. KARR; AHLENDORF; FRICK; BÖHME; STRIECK; FRUHLING u. OPPERMANN; OTTO u. BREINING; RÜTTNER u. HEER; JOST u.a.).

DI BIASI fand bei 4217 Obduktionen an Silikose verstorbener Bergleute ebenso häufig Bronchialkarzinome (87 Fälle = 2,05%) wie bei 2513 sonstigen Sektionen (51 Fälle = 2,03%). Der von ihm ermittelte Anteil liegt aber etwas unter dem Prozentsatz der Reichskarzinomstatistik, den BEINTKER mit 2,3% aller Obduzierten angibt. Auch nach dem 1939 in Johannesburg erschienenen amtlichen Bericht des Miners Phthisis Medical Bureau war im Sektionsmaterial eines Jahrzehnts die auf Bergleute mit Silikose entfallende Bronchialkrebsquote (0,37⁰/₀₀ von 1083 Sektionen) niedriger als bei silikosefreien Stollenarbeitern der südafrikanischen Gruben (0,54⁰/₀₀ von 1109 Obduktionen) und nicht im Bergbau tätigen Männern gleicher Altersstufe (0,58⁰/₀₀ von 1023 Autopsien).

Besonders triftig scheint das zugunsten der Unabhängigkeit beider Affektionen vorgebrachte Argument, daß die relative Häufigkeit bronchogener Karzinome mit zunehmendem Schweregrad der Silikose absinkt (SPÖRLEIN; LEICHER; WESTERMANN; BAUER; MELKLEJOHN; MITTMANN; BÖHME; STRIECK; OTTO u. BREINING; OTTO u. HINÜBER). Nach der Statistik von MITTMANN (Bochumer Material) sind Bronchuskarzinome bei schwerer Silikose seltener (40 von 1187 Sektionsfällen = 3,4%) als bei Patienten mit minimalen Staublungenveränderungen (165 Krebse auf 1515 Sektionen = 10,9%), mit leichter Silikose (154 von 1769 Sektionen = 8,7%) und Pneumokoniosen mittleren Grades (81 von 1480 Autopsien = 5,5%) oder bei 2347 Sektionsfällen ohne nachweisbaren silikotischen Prozeß (127 von 2347 Obduktionen = 5,4%). Von 58 Bronchuskrebsen der Sektionsstatistik WESTERMANNs waren 32 mit geringfügiger, 15 mit mittelgradiger und nur 4 mit fortgeschrittener Silikose verbunden. SPÖRLEIN stellte bei Durchsicht von 24571 Sektionsprotokollen der Erlanger und Würzburger Pathologischen Institute in 7 von 383 Silikosefällen Bronchialkrebse fest, davon 5 bei Silikosen I. und 2 bei Silikosen II. Grades, während bei schwerer Staublungenveränderung keine entsprechenden Befunde vermerkt waren. Der Sachverhalt führte zur Hypothese, inhalierte Kieselsäure schütze vor Bronchialkrebs, die SPÖRLEIN im Einklang mit anderen Autoren (BAUER; MEIKLEJOHN; s. auch VIDAL u. MICHEL) vertrat.

Die aus den statistischen Unterlagen abgeleiteten negativen Schlußfolgerungen bezüglich der Zusammenhangsfrage sind nach Ansicht erfahrener Sachkenner mit Vorbehalt zu betrachten (K. H. BAUER; DI BIASI; KAHLAU; GROSSE; WAITZ; VIDAL u. MICHEL u. a.). Sie sind für die Begutachtung nicht unbedingt verbindlich, weil man biologische Beziehungen letztlich nur individuell und nicht nach massenstatistischer Erkenntnis beurteilen kann. Ihre Allgemeingültigkeit wird durch Einzelbeobachtungen in Frage gestellt, bei denen die Ortsidentität von Krebs und Silikose neben anderen histologischen Besonderheiten („Narbenkarzinome") die Annahme ursächlicher Verknüpfung sehr nahe legt. Das gilt zumindest für einige, pathologisch-anatomisch eingehend beschriebene repräsentative Fälle, in denen das Karzinom in der Wand einer silikotischen Kaverne, in einem Ableitungsbronchus oder innerhalb bzw. in unmittelbarer Nachbarschaft anthrakosilikotischer Schwielen entstanden war (DI BIASI; KAHLAU).

Im Gesamturteil ist ferner die vom Staublungenprozeß bewirkte Lebensverkürzung — im Durchschnitt etwa 8 Jahre (TURNER u. MARTIN; SCHMIDT) — zu bedenken, derentwegen „viele der vorzeitig an Silikose Sterbenden ‚ihren' Lungenkrebs, den die länger lebenden ‚Durchschnittsbürger' noch bekommen, eben nicht mehr erleben" (K. H. BAUER). Dieser Gesichtspunkt blieb bei den bisher üblichen Vergleichen von Sektionsreihen übereinstimmender Altersgruppierung in der Regel außer acht (GROSSE; WALTZ), unter anderem auch in der großen Sammelstatistik von MITTMANN, aus deren Zahlen der Autor auf eine negative Korrelation und damit auf die Unabhängigkeit von Bronchuskarzinom und Silikose geschlossen hatte.

GROSSE bemerkt hierzu kritisch, dieses Urteil sei nicht stichhaltig begründet, denn die unterschiedliche Absterbegeschwindigkeit von Silikosekranken und Nichtsilikotikern lassen die Korrelationsberechnung der jeweiligen Krebshäufigkeit nach den Syntropieformeln von PFAUNDLER und v. SEHT unexakt werden. Statt dessen schlägt GROSSE eine Methode zur Kalkulation der Häufigkeit von Kombinationsfällen zweier verschiedener Erkrankungen vor, die die aktuellen Letalitätsfaktoren berücksichtigt. Er kommt zu dem Ergebnis, die Behauptung eines krebsverhütenden Schutzeffekts der Kieselsäure sei voreilig und unberechtigt, weil die vermutete negative Syntropie zwischen Bronchialkrebs und Silikose nur durch die erhöhte Absterberate der Pneumokoniosekranken vorgetäuscht werde. Man müsse tatsächlich eher eine — in der Bilanz lediglich verschleierte — positive Syntropie annehmen.

An Hand der Vergleichszahlen der MITTMANNschen Statistik deutet GROSSE auch die scheinbare Abnahme der Bronchuskrebsquote bei steigendem Schweregrad des Staublungenprozesses als rechnerischen Trugschluß, welcher der Nichtbeachtung der Übersterblichkeit in fortgeschrittenen Stadien des Leidens zuzuschreiben sei. Ebenso plausibel erscheint die von KAHLAU gegebene Erklärung dieses Phänomens, wenn man von der

Prämisse eines karzinogenen Kieselsäureeffekts ausgeht: das krebserzeugende Agens kann aus zahllosen kleinfleckig disseminierten Staubgranulomen wegen der günstigeren Oberflächen-Volumenrelation leichter in das umgebende Gewebe hinüberdiffundieren und dort zur Wirkung kommen als von umfänglichen, aber weniger zahlreichen Ballungsherden aus.

Die Krebsauslösung durch Kieselsäure erscheint im Licht tierexperimenteller Ergebnisse entgegen der statistischen Lehrmeinung durchaus nicht hypothetisch. Bei verschiedenen Labortierarten unternommene Versuche, durch Quarz- und Silikatstaubinhalation Bronchialkarzinome zu erzeugen, schlugen zwar fehl (VORWALD u. KARR; CAMPBELL). WILLIS u. BRUTSAEHRT beobachteten aber nach 18—31monatiger Silikoncarbid-Exposition von Meerschweinchen multifokale Wucherungen des Bronchiolusepithels mit Invasion anliegender Alveolarstrukturen, ähnlich der Proliferation metaplastischen Epithels, die KAHLAU bei Kaninchen an der Bindegewebskapsel intrapulmonal gesetzter Quarzdepots nach jahrelanger Latenz antraf. Die von KAHLAU mitgeteilten Befunde können wegen der zu geringen Versuchstierzahl nicht als stichhaltige Indizien gelten. Es ist immerhin bemerkenswert und ungewöhnlich, daß 4 von 5 überlebenden Kaninchen 5—6 Jahre nach der Quarzeinverleibung im Implantationsorgan metastasierende Geschwülste aufwiesen (3 Adenokarzinome der Lungen und 1 fibroplastisches Pleurasarkom), darunter 3 von histologisch gleichartigem Baustil und 1 in unmittelbarer topographischer Beziehung zum makroskopisch noch sichtbaren SiO$_2$-Depot. Silikotische Lungenveränderungen waren erwartungsgemäß zu vermissen. KAHLAU diskutierte deshalb nicht die Karzinomentstehung auf dem Umweg über den Staublungenprozeß, sondern eine direkte kanzerogene Wirkung der Kieselsäure.

Für diese Annahme und gegen eine Krebshemmung durch Kieselsäure sprechen auch die Versuchsergebnisse von DRUCKREY u. SCHMÄHL (Sarkomerzeugung bei Ratten mittels Quarzimplantation). KAHLAU betont mit Recht, man könne diese überraschenden Befunde selbst bei sehr zurückhaltender Bewertung nicht als bloßes Spiel des Zufalls abtun. Sie erscheinen vielmehr „geeignet, die vermutete Kausalbeziehung zwischen Silikose und Bronchialkarzinom zu bekräftigen" (KAHLAU), und sollten zu weiteren Studien der — wider landläufige Meinung — letztlich noch offenstehenden Zusammenhangsfrage anregen.

In die Betrachtung sind auch *Mischstaubpneumokoniosen* verschiedener Art einzubeziehen, etwa die beim Umschlag von Getreide, Saat- und Futtermitteln durch Exposition gegenüber mineralischem Erdstaub entstehenden Lungenschäden (TRENSE) sowie *von Pflanzenstaubinhalation herrührende Lungenfibrosen*. Eine besondere Bronchialkrebsgefährdung scheint zwar weder bei der *Bagassosis*, einer bei Zuckerrohrspaltern auftretenden Lungengerüsterkrankung vermutlich fungösen Ursprungs (MANAS; SODEMAN u. PULLEN; LEMONE, SCOTT, MOORE u. KOVEN; JAMISON u. HOPKINS; HUNTER u. PERRY; GILLESON u. TAYLOR; GERSTL, TRÄGER u. SZCZEPANIAK; JAMISON, BRYAN u. DAY; CASTLEDEN u. HAMILTON-PATERSON; HOPKINS, BENHAM u. KESTEN; HUEPER), noch bei der durch Baumwollfasern verursachten *Byssinose* vorzuliegen (BOLEN; THIRY; CAMINITA, BAUM, NEAL u. SCHNEITER; LANZA; FAWCITT; HUEPER; PRAUSNITZ; SCHNEITER, NEAL u. CAMINITA; FORSCHBACH; GIESE). Manche Autoren vermuten jedoch ein erhöhtes Risiko dieser Art in Verbindung mit der *Tabacosis*, da der Umgang mit getrocknetem Rohtabak bzw. geschnittenen Tabakblättern in der Zigarettenmanufaktur auch karzinogene Milieufaktoren zur Einwirkung kommen läßt, wie Ruß vom Trocknungsprozeß und Reste arsenhaltiger Insektizide (ENGER; LICKINT; BENDA; ROTTMANN; SEYFARTH; BRINKMANN; KOUWENAAR; KOELSCH; BOEMKE; HUEPER).

Unter den potentiellen ätiologischen Faktoren sind zahlreiche, chemisch zum Teil noch nicht genau definierte *organische Verbindungen* von tierexperimentell gesicherter karzinogener Wirksamkeit zu nennen, die am Arbeitsplatz, aber auch im Wohnmilieu oder auf Grund freiwilliger Exposition mit der Atemluft aufgenommen werden.

Hauptquelle der *atmosphärischen Verunreinigung* innerhalb industrieller Betriebe, durch Fabrikabgase, aus Hausbrandschornsteinen und Auspuffrohren von Getriebemotoren sind die *Verbrennungs-, Destillations- und Hydrierungsprodukte der Kohle und unverseifbarer Mineralöle* (Teer, Pech, Asphalt, Ruß, Kreosot-, Anthrazen- und Teeröl, Petroleumderivate, Schieferöl, ferner Paraffin, Schmier-, Schneid- und schwere Heizöle, Dieselöl, Benzin, Benzol und andere nach dem Bergiusschen Hochdruck-Hydrierverfahren oder nach dem Crack-Verfahren gewonnene Treibstoffe). Ihre kanzerogenen Eigenschaften sind an das Vorhandensein *aromatischer Kohlenwasserstoffe,* insbesondere *polyzyklischer Verbindungen mit hohem Siedepunkt* gebunden, die aus den genannten Substanzen isoliert werden konnten (BERENBLUM u. SCHOENTHAL; FISCHER; WALLER; PRIESTLEY, EBY, WANLESS u. REHNER; FALK, STEINER, GOLDFEIN, BRESLOW u. HYKES; REHNER; TWORT u. JEEG; GOULDEN u. TIPLER; TWORT u. FULTON; BONNET; SHABAD u. PYLEV; HARRIS; BOYLAND u. GREEN u.a.) (s. auch S. 26 u. 63).

Die krebsauslösende Wirkung auf die Atemorgane ist durch Tierversuche verschiedenster Anordnung vielfach bestätigt (Entstehung atypischer, örtlich teils aggressiver Bronchialepithelwucherungen nach Hautpinselung, intratrachealer oder intrapulmonaler Applikation von Teer: MÖLLER; MURPHY u. STURM; GARSCHIN u. SHIMKIN; SCHABAD; GARSCHIN u. PIGALEW; SIMONS u. CURTIS; KIMURA; Erhöhung der Lungentumorrate bei Mäusen nach Inhalation von Straßenteerstaub: CAMPBELL; Erzeugung typischer Bronchialkrebse und adenomatöser oder sarkomatöser Lungengewächse durch intratracheale, intrapulmonale, intraperitoneale, subkutane und intramuskuläre Einverleibung von Methylcholanthren, 1,2,5,6-Dibenzanthrazen und 3,4-Benzpyren: SHIMKIN; KLAARENBEEK; JAFFÉ; SCHABAD; ANDERVONT; GRADY u. STEWART; NISKANEN; KAHLAU; ROSENBOHM; THORNTON u. ADAMS; Beobachtung bronchogener Plattenepithel- und Adenokarzinome nach Implantation mit Methylcholanthren oder Dibenzanthrazen getränkter Lungengewebsstreifen bzw. zerkleinerter embryonaler Lungengewebspartikel in die Haut oder Muskulatur: HORNING; SMITH; STANTON u. BLACKWELL; Anstieg der Bronchialkrebsrate bei Mäusen auf 56,5% nach Hautpinselung mit Leichtöl aus Ofenteer: SAMSSONOW; Auslösung krebsiger Bronchialgeschwülste durch Inhalation von Petroleum-Verbrennungsgasen: ROFFO; Induzierung pulmonaler Gewächse bei Mäusen nach Exposition in einer gasolinhaltigen Atmosphäre: KOTIN u. Mitarb.; Tumorerzeugung mit Schieferöl-Extrakten: BERENBLUM u. SCHOENTHAL). Es ist allerdings fraglich, inwieweit man die tierexperimentellen Ergebnisse auf die Entstehungsbedingungen des menschlichen Bronchialkarzinoms übertragen darf (KAHLAU; FISCHER; BAADER; HUEPER).

Die durch Ruß, Paraffin, Teer, Anthrazen, Pech und ähnliche Stoffe verursachten Hautkrebse fallen unter Nr. 13 der Liste in Deutschland entschädigungspflichtiger Berufskrankheiten. Für bronchogene Karzinome wird der Kausalnexus bei entsprechender Exposition nur in ausgewählten Fällen, aber nicht generell für alle in Betracht kommenden Berufszweige versicherungsrechtlich anerkannt. Als Beispiel sind die in der WDB-Liste der USA aufgeführten Bronchuskrebse ehemaliger U-Boot-Besatzungsmitglieder zu nennen, die als Folge des Daueraufenthaltes in stark ölnebelhaltiger Bootsluft aufgefaßt werden.

Der berufliche Kontakt mit *Schneid- und Schmierölen, Paraffin und Steinkohlenteer* kann nicht nur Hautkrebse (MASTROMATTEO; GILMAN u. VESSELINOVITCH; IRVINE; JÖTTEN u. REPLOH; BANG; RICHTER; DÜTSCHKE; BARNEWITZ; BRENNER; RÖSCH; ausführliche Lit. s. HENRY; K. H. BAUER; BAADER; HUEPER; KOELSCH; HOLSTEIN), sondern vermutlich auch Bronchialkarzinome hervorbringen.

HUGUENIN, FAUVET u. BOURDIN stellten bei 18% von 120 bronchuskrebskranken Metallarbeitern eine langjährige Exposition gegenüber Schneid- und Schmierölnebel fest. Ähnlich lauten die Befunde von TOURAINE u. BOUR sowie TURNER u. GRACE, die in metallurgischen Betrieben eine überdurchschnittlich hohe Bronchialkrebsrate der mineralischen Öldämpfen ausgesetzten Arbeiter konstatierten. Der auffallend häufige Befall von Baumwollspinnern wird gleichfalls auf den Einfluß vernebelter Mineralöle zurückgeführt, mit denen man die rasch rotierenden Garnspindeln zu benetzen pflegt (IRVINE; HUEPER u.a.). RÖSCH zählt unter 3 Paraffinkrebsen 1 bronchogenes Karzinom auf. Bei Öl-

Aspirationspneumonien (diffuse Lungensteatose bzw. umschriebene pulmonale Paraffinombildung) nach langfristigem Gebrauch mineralölhaltiger Nasentropfen sind lokale Tumorkomplikationen selten (HUEPER; s. auch S. 72 u. 75/76), doch ist in den von SANTE sowie TWORT u. LYTH beschriebenen Fällen ein kausaler Zusammenhang nicht ohne weiteres von der Hand zu weisen. Das gilt auch für das im Gefolge exogener Lipoidpneumonitis berichtete Vorkommnis disseminierter Lungenadenomatose (BERG u. BURFORD; WOOD; CARPINIAN, DIACONITA, ESKENASY u. SCUREI) (s. auch Bd. IX/4c, S. 50).

Während die Inhalation von Kohlen- und Graphitstaub allem Anschein nach kein erhöhtes Krebsrisiko birgt (KENNAWAY u. KENNAWAY; SCHULTE; ALLEN; GERBE; HARDING u. OLIVER; DUNNER u. BAGNALL; JAFFE; MACMAHON; RAY, KING u. HARRISON; HUEPER), sind die aus *unvollständiger Verbrennung von Kohle, Mineralöl und ihrer Destillationsprodukte* hervorgehenden gasförmigen Substanzen als potentiell karzinogen anzusehen. Als besonders gefährdet gelten Gasstocher, Gasheizer und Heizer von Patentöfen, deren Bronchialkrebsquote nach Mitteilungen aus Canada um das 9fache über dem Durchschnitt liegt (CRUICKSHANK; KENNAWAY u. KENNAWAY; IRMEN; HUEPER; KAWAI et al.; DOLL u. Mitarb.; HAIN). Nach Angaben von KURODA u. KAWAHATA erkrankten 12 von 15 Generatorgasarbeitern einer Stahlhütte innerhalb einer 6jährigen Kontrollperiode an Bronchuskarzinomen. Sie waren unmittelbar an den Öfen beschäftigt, in denen Steinkohle zur Gasgewinnung verheizt wird, und hatten über 9—23 Jahre hin (durchschnittlich 16,6 Jahre), das heiße, 0,7% teerhaltige Gas eingeatmet. In 30% der Fälle machte sich das Leiden schon vor dem 40. Lebensjahr bemerkbar, während es innerhalb dieser Altersstufen sonst nur zu etwa 18% aufzutreten pflegt (HUEPER). Angehörige vergleichbarer Berufsgruppen desselben und anderer Betriebe (Heizer von Koks- und Hochöfen, Teerarbeiter, Stahlgießer) waren in merklich geringerem Prozentsatz betroffen.

Über die Bronchialkrebssterblichkeit in ähnlich exponierten Berufen orientiert die umfassende Statistik von KENNAWAY u. KENNAWAY, in der die Mortalitätsziffern von jeweils 1 000 Kontrollpersonen verschiedener Berufsgruppen aus 2 Berichtszeiträumen (1921—1932 und 1933—1938) in Prozent des Mittelwerts (= 100) miteinander verglichen wurden. Nach den Relationszahlen der letzten Kontrollperiode besteht eine erhöhte Krebsgefährdung für Gasheizer (284%), Gasproduzenten (202%), Metallschleifer (176%), Gaswerkaufseher (174%) und Gaseinrichter (167%), ferner für Straßenkehrer (169%), Asphaltarbeiter (164%), Kraftfahrer (149%) und Schornsteinfeger (119%). Die Ziffern für Lokomotivführer (74%) und Teerdestillateure (52%) liegen dagegen unter dem Durchschnitt. Nach Ermittlungen einer amerikanischen Eisenbahngesellschaft waren Heizer viermal so häufig von Bronchuskarzinomen befallen als Lokomotivführer (K. H. BAUER). Im Schrifttum sind entsprechende kasuistische Mitteilungen nur spärlich enthalten (Lokomotivführer: MÜLLER; KHAU; DELLWEG; Teerarbeiter: MÜLLSCHITZKY; KOELSCH; Brikettfabrikarbeiter: RODENACKER; Grobschmiede: KOELSCH).

Aus der Reihe *aliphatischer Kohlenwasserstoffe* kommen nach bisheriger Kenntnis außer *Chlormethyl-Methyläther* (CMM), einem Zwischenprodukt von Ionenaustauscherharzen, nur *Isopropylöl und verwandte Polypropylenverbindungen* als potentielle Karzinogene in Betracht, wenn sie bei der Herstellung von Isopropylalkohol vernebelt und eingeatmet werden. Den ersten Hinweis gab die Beobachtung von Nasennebenhöhlentumoren sowie Larynx- und Bronchuskrebsen, die bei 7 von 71 Arbeitern (= 8,4%) einer Isopropan-Manufaktur nach 5jähriger Exposition in Dämpfen von Isopropylöl und sonstiger Propylen-Polymere aufgetreten waren (WEIL, SMYTH u. NALE). Anschließende Recherchen in weiteren Betrieben dieser Art und entsprechende Inhalationsversuche bei Labortieren lieferten zusätzliche Verdachtsmomente (KENNAWAY u. KENNAWAY; HUEPER; KENNAWAY). DRUCKREY vermutet, daß die neoplastische Entgleisung auf Bildung abnormer Eiweißkörper infolge Einbau oder Bindung ungesättigter Propylen-Polymere an die Zellstrukturen beruht. Dieser Deutung ist die molekular-physikalische Betrachtungsweise der Krebserzeugung durch ionisierende Strahlen und aromatische Kohlenwasserstoffe an die Seite zu stellen (TIMOFEEFF-RESSOVSKY u. ZIMMER; DESSAUER; RAJEWSKY;

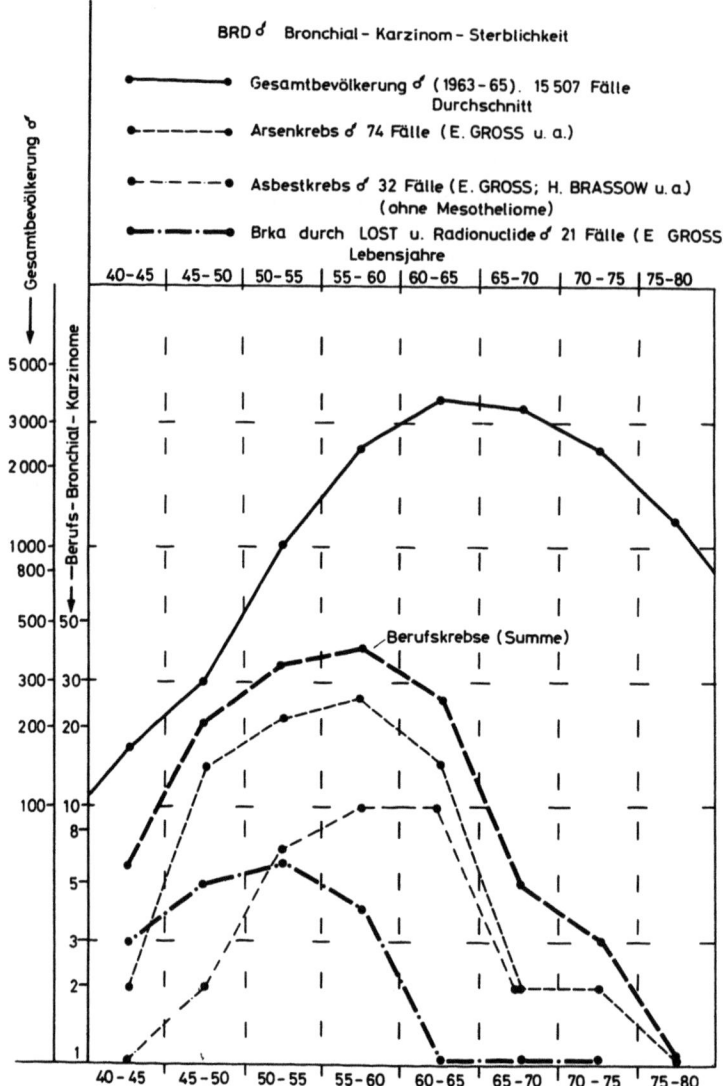

Abb. 22. *Anteil und Altersverteilung berufsbedingter Bronchialkarzinome im Rahmen der Bronchialkrebsmorbidität der männlichen Bevölkerung der Bundesrepublik Deutschland 1963—1965.* [Nach HAIN, E.: Berufsbedingte Krebse der Atemorgane. Epidemiologie und Klinik. Fortbildung in Thoraxkrankheiten **5**, 101—113 (1971), Abb. 4]

MUTH; SCHMIDT; JORDAN; SCHRÖDINGER; EICHLER; COULSON; WOERNLEY; PULLMAN u. PULLMAN; BIRKE).

Die von DELLWIG vertretene Ansicht, auch Dämpfe von *Acrolein*, das als ungesättigtes Aldehyd aus der Glyzerinkomponente über 250°C erhitzter Fette hervorgeht und zu den Bestandteilen des Zigarettenrauchs gehört, seien — neben manchen Lipidsubstanzen — potentielle Auslösungsfaktoren bronchogener Karzinome, ist nach arbeitsmedizinischer und experimenteller Erfahrung nicht zu bestätigen (HUEPER).

Nach dem 1. Weltkrieg wurde wiederholt über Bronchuskarzinome bei Kriegsteil-nehmern berichtet, die bronchopulmonale Schäden durch *Reizgase* bzw. *Dämpfe flüssiger Kampfstoffe* (Phosgen, Chlorpikrin, Dichlordiäthylsulfid, Methyldichlorarsin, Diglykol-chlorid etc.) erlitten hatten. MACKLIN konnte 1940 bei 5% von 164 bronchialkrebskranken Männern katamnestisch Kampfgasvergiftungen feststellen gegenüber 2% einer nicht von gleichartigen Kriegseinflüssen betroffenen Kontrollgruppe ehemaliger Frontkämpfer gleichen Alters. Nach HARRIS handelte es sich meist um Plattenepithelkrebse. Da die

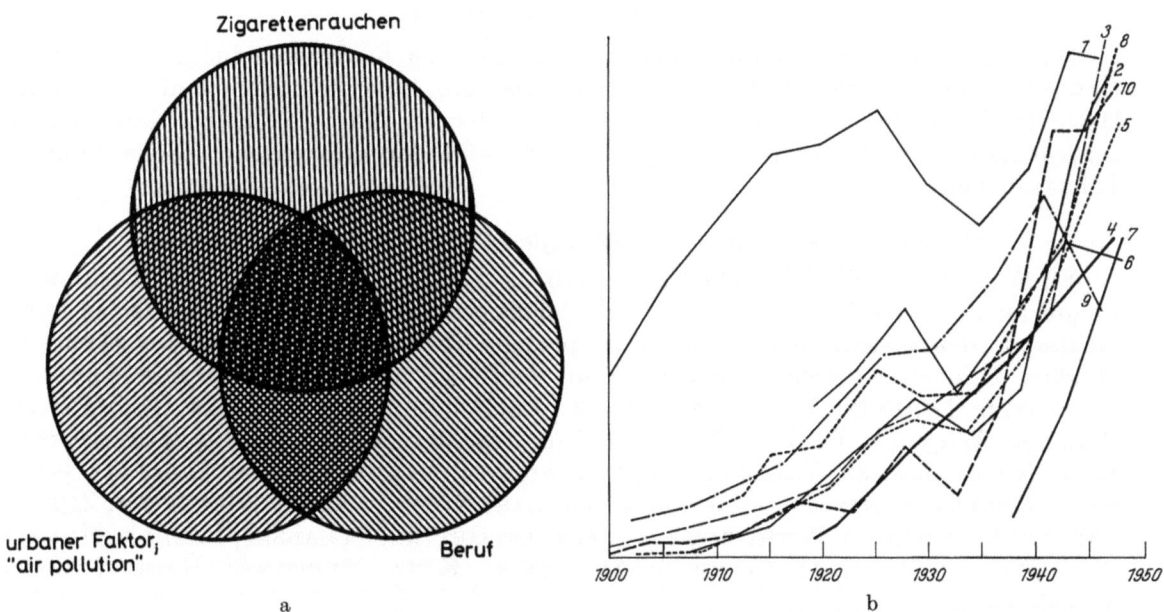

Abb. 23. a *Synergismen exogener Karzinogene in der Pathogenese des Bronchialkarzinoms.* [Nach HAIN, E.: Berufsbedingte Krebse der Atemorgane. Epidemiologie und Klinik. Fortbildung in Thoraxkrankheiten 5, 101—113 (1971), Abb. 1]. b *Zunahme in der Produktion krebserzeugender bzw. krebsbegünstigender Chemikalien in den USA von 1900—1960.* (Nach ECK, H., R. HAUPT u. G. ROTHE: Die gut- und bösartigen Lungengeschwülste. In: Handbuch der speziellen pathologischen Anatomie und Histologie, Bd. III/4, Abb. 150). *1* Steinkohle (Millionen t), *2* Briketts (1000 t), *3* Braunkohle (Millionen engl. Pfund), *4* Petroleum (Rohlöl/ Millionen Barrels), *5* Asphalt (1000 t), *6* Kohlenteer (1000 Gallonen), *7* Isopropanol (1000 engl. Pfund), *8* Asbest (1000 t), *9* Arsen (1000 t), *10* Chrom (1000 t)

Einwirkung von Kampfgas zur Metaplasie des Bronchialepithels führt (KRAUS; BRANDT; FISCHER u. GOLDSCHMIDT; GROLL), und Senfgas (AUERBACH, ROBSON u. CARR) wie verwandte N-Lostverbindungen tierexperimentell terato- und karzinogene Wirksamkeit zeigen (HESTON; BOYLAND u. HORNING; HARM; DANFORT u. CENTER; Lit. s. K. H. BAUER; KAHLAU), wurde bei derartigen Erkrankungsfällen verschiedentlich eine Kausalbeziehung im Sinne der Wehrdienstbeschädigung bejaht (KIKUTH; SPAMER; BROCKBANK; MACKLIN; HÜHNERMANN; REICHE; TILLEY; MILLER; KATZ; DENKER; MUNTSCH; ADELHEIM; BEEBE; CASE u. LEA; DONTENWILL; KOELSCH; WADA, MIYANISHI, NISHIMOTO, KAMBE u. MILLER; HARRIS). Andere Autoren halten den Zusammenhang für fraglich oder äußern sich ablehnend (BERBLINGER; PROBST; SIMONS; PENINGTON; GSELL; RENNIE; HUEPER).

Die bronchogenen Berufskrebse können als Modellbeispiel für den exogenen Ursprung des Leidens gelten, das die Vielfalt zur Geschwulstrealisierung führender Faktoren und zugleich die grundsätzliche Bedeutung ihrer langen Einwirkungsdauer bezeugt. Die gewerbehygienischen Erkenntnisse bieten keine Erklärung für den allgemeinen Anstieg der Bronchialkrebsmorbidität innerhalb weniger Jahrzehnte (LECOEUR u.a.), da der *Anteil berufsbedingter Neoplasien höchstens 1% aller Bronchuskarzinome* beträgt (HAIN u.a.) (Abb. 22). Es gibt indessen triftige Gründe, die Ursache dieser Entwicklung gleichfalls im Einfluß per inhalationem einverleibter exogener Noxen zu suchen, die im Wohnmilieu oder auf Grund freiwilliger Exposition zur Geltung kommen (Abb. 23). Im Verein mit individueller Zusatzgefährdung am Arbeitsplatz können sie die Latenzzeit kumulativ verkürzen, so daß das Erkrankungsalter der von Berufskrebsen Betroffenen um 5 bis 10 Jahre vorrückt (Abb. 22).

ββ) Andere exogene Faktoren

Die Versuche, die Entstehungsursachen bronchogener Karzinome durch systematische Untersuchung der Umweltfaktoren mit analytischen, experimentellen und statistischen Methoden zu ergründen, konzentrieren sich seit langem auf die beiden Kernprobleme zunehmender Verschmutzung der Atmosphäre und der ätiologischen Bedeutung des Tabakrauchens.

1. Die Luftverunreinigung über großen Städten und Industriegebieten

Es besteht kein Zweifel mehr daran, daß die Luftatmosphäre seit der Jahrhundertwende im Zuge der fortschreitenden Industrialisierung, durch den Ausbau eines immer dichteren Asphaltstraßennetzes und das sprunghafte Anwachsen des Autoverkehrs zumindest regional in zunehmendem Maße mit karzinogenen Substanzen angereichert wird (CAMPBELL; LORENTZ; HEILMANN; KRAUT; LEITER, SHIMKIN u. SHEAR; HAGEN-SMIT; WALLER; WILKENS; COOPER; NELSON; GOULDEN, KENNAWAY u. URQUHART; GRAND-JEAN; KOTIN; ZIMMER; TABOR u. STERN; SAWICKI, ELBERT u. HAUSER; LUDWIG; GREEN-BERG; BEAVER; KOTIN, FALK, MADER u. THOMAS; KOTIN u. FALK; PORTHEINE; ZIMMER; FÄRBER, HOFFMANN u. SCHMITZ; REES; JECKLIN; OETTEL; SYMANSKI; BAADER; HUEPER; K. H. BAUER; SCHMIDT; FERRIS u. ANDERSON; KATZ; SEEMANN; HAIN) (Abb. 23, Tabelle 16 u. 17).

Tabelle 16. Geschätzte Emissionsmenge der Verunreinigungen aus Brennstoffen, Verbrennungsmotoren und Brennkammern. (Nach STANFORD, Research Institute, 1950; LARSEN, FISCHER u. HAMMING, 1953; MAGILL u. BENOLIE, 1952)

Verunreinigung	Kilogramm Verunreinigung pro Tonne verbrauchten Brennstoffes						
	Kohle	Öl	Gas	Motoren		Heizungsanlagen	
				Benzin	Diesel	häusl.	komm.
Feststoffe (Kohlenstoff/Staub)	75	—	—	0,05	17	23,2[a]	12
Schwefeloxyde (z.B. SO_2)	40	30	—	2,8	5	1	1
Stickstoffoxyde (z.B. NO_2)	4	13,5	6,9	12,3	24,5	5,3	1
Ammoniak	—	—	—	0,3	—	1,0	0,2
Säuren (Z. B. CH_3COOH)	15	13,5	1,3	0,3	5	13,7	0,3
Aldehyde (z.B. HCHO)	—	1,3	1,0	2,8	2,5	2,6	0,7
Andere organische Stoffe (einschl. Kohlenwasserstoffe)	‚10	4,6	1,4	70,5	unbek.	137	0,6

[a] In Äther lösliche und unlösliche Aerosole. Zit. nach M. KATZ: Die physikalische und chemische Natur der Luftverunreinigung. In: Die Verunreinigung der Luft. Verlag Chemie GmbH, Weinheim/Bergstr. 1964.

Aus Fabrikanlagen, insbesondere aus Kohlekraftwerken, Ölraffinerien, Kokereien, Zechen und Verhüttungsbetrieben, ferner aus Hausbrandöfen, Lokomotiven und Autoauspuffrohren wird in dicht besiedelten Industriegebieten täglich eine Unmenge organischer und anorganischer Verbindungen in die Luft abgeblasen. Man findet ein breites *Spektrum toxikologisch bedeutsamer Beimengungen* (Rauch- und Rußteilchen, Flugasche, ölhaltige Schwebstoffnebel, Abgase aus unvollständiger Verbrennung von Kohle, Mineralöl und flüchtigen Treibstoffen, Kohlenmonoxyd, Stickstoffoxyd, Schwefeldioxyd, Wasserstoffsulfid, Arsentrioxyd, Bleihalogene, Fluoride, Eisenoxyd und staubförmige Partikel sonstiger Metalle und Metallsalze, wie Zink, Mangan und Cadmium, sowie Dämpfe von Säuren, Laugen, Aldehyden und anderer Chemikalien) (NELSON; KEHOE; KOTIN u. Mitarb.; FÄRBER *et al.*; HUSTED u. BILLMANN; HEILMANN; OETTEL; SYMANSKI; BAADER; HUEPER; K. H. BAUER). Messungen in englischen und nordamerikanischen Großstädten deuten darauf hin, daß sich die chemische Verseuchung am stärksten während der nebeligen Wintermonate auswirkt, in denen die schwankende Luftkonzentration von *Arsentrioxyd* (0,0%—0,12 μg/m³ Luft) (GOULDEN, KENNAWAY u. URQUHART), von

Tabelle 17. Analysen kondensierbarer Verunreinigungen nach Untersuchungen der "Interstate Sanitation Commission of New Jersey" 1958. (Zit. nach M. KATZ: Die physikalische und chemische Natur der Luftverunreinigung. In: Die Verunreinigung der Luft. Verlag Chemie GmbH Weinheim/Bergstr., 1964)

Schmutzstoff	Staten Island (Mol.-%)		Bayonne (Mol.-%)	
	gesamt	einzeln	gesamt	einzeln
Aromatische Kohlenwasserstoffe	6,88		3,18	
Benzol		2,20		0,71
Toluol		0,86		0,81
Xylol		0,69		0,66
Trimethylbenzol		0,83		—
Diäthylbenzol		0,56		—
1-Methyl-3-butylbenzol		0,39		—
1,2-Diphenyläthan		1,35		—
Chlorierte Kohlenwasserstoffe	5,45		0,18	
Chlormethan		3,91		—
Dichloräthylen		0,97		0,15
Trichloräthylen		0,57		—
Tetrachlorkohlenstoff		—		0,03
Andere	15,15		1,82	
Methylamin		9,39		—
Diäthylamin		2,73		—
Essigsäure		3,03		—
2-Butanol		—		0,40
Schwefeldioxid		—		0,12
2,3-Dimethylthiophen		—		0,82
3-Methylthiophen		—		0,48
Paraffine	48,91		67,54	
n-Butan		—		7,82
2,2-Dimethylbutan		3,60		13,71
n-Pentan		—		9,16
Propan		27,97		—
2-Methylpropan		8,78		—
2,2-Dimethylpropan		—		19,66
n-Hexan		—		8,44
3,3-Dimethylhexan		—		1,42
n-Heptan		—		2,88
3-Äthylheptan		—		0,34
n-Octan		—		1,04
2,4-Dimethylpentan		8,56		—
2,4-Dimethyl-3-äthylpentan		—		3,07
Cycloparaffine	—		8,50	
1,1-Dimethylcyclopentan		—		8,19
1,1,3-Trimethylcyclohexan		—		0,31
Olefine	11,37		16,07	
1-Buten		—		9,34
2-Methylpropen		—		2,96
3-Methyl-I-buten		—		1,50
2,3,3-Trimethyl-I-buten		0,50		—
1-Octen		8,37		1,31
1-Nonen		—		0,96
Dodecen		2,50		—
Alkine	12,22		2,73	
Acetylen		9,84		2,03
1-Octin		—		0,70
3-Hexin		1,42		—
1-Heptin		0,96		—

3,4-Benzpyren (2—18 µg/100 m³ Luft) (WALLER) *und anderer karzinogener Kohlenwasserstoffe* ihren Jahresgipfel erreicht (COOPER; KOTIN, FALK, MADER u. THOMAS).

Noch stärkerer Schwankung unterliegt die *Luftkontamination mit radioaktiven Spaltprodukten* aus dem Fallout militärischer Atomtests, die binnen kurzer Frist über die Erdatmosphäre verschleppt werden, allmählich in tiefere Luftschichten gelangen und mit dem Niederschlag oder als feine Staubpartikel zu Boden sinken (KLEMENT; PREINING, SEDLACK, ERNST, RESCH u. SCHEDLICH; COMAR; GLASSTONE; CALDECOTT u. SNYDER; EISENBUD, WASSERMAN *et al.*; LENGEMAN u. COLMAR; DAWSON; HAXEL u. SCHUMANN; LAURENCE; GUSTAFSON u. BRAR; AKIMOTO *et al.*; MARTIN; FOX; KATZ; World Health Organisation, 1964 u.a.). Die Einstellung der Kernwaffenversuche ist nicht zuletzt aus krebsprophylaktischen Gründen zu fordern. Die von inhalierten heißen Teilchen mancher Radionuklide in den tiefen Luftwegen freigesetzte Strahlendosis kann 40 000 bis 50 000 rem erreichen (SOMMERMEYER; CEMBER), also in der Dimension liegen, die für die Strahlenbelastung des Bronchialepithels radonexponierter Uranbergleute nach 20jähriger Tätigkeit unter Tage geschätzt wird (FUCHS) (s. S. 30 u. 94).

In diesem Zusammenhang sind die Experimentalergebnisse von CEMBER, WATSON u. SPRITZER sowie CEMBER zu erwähnen, die *durch intratracheale Instillation radioaktiver Ceriumpartikel bei Ratten typische Bronchialkarzinome aller histologischen Typen hervorrufen* konnten (s. auch LISCO u. FINKEL: histologische Studien nach Inhalation von Radio-Cerium; ferner KOTSCHIETKOWA u. AWRUNINA: Lungenveränderungen nach endotrachealer Instillation verschiedener Radionuklide; ALTMANN u. Mitarb.: Erzeugung strahleninduzierter Lungentumoren durch Inkorporation von ^{90}Sr). Die Neoplasie entwickelte sich bei insgesamt 32 von 161 Versuchsratten, denen das Radionuklid (^{144}Ce F$_3$, in früheren Versuchen ^{144}CeO$_2$ und ^{144}CeCl$_3$) in verschiedener Dosiskonzentration (von 0,5—4 µCi gestaffelt) verabfolgt wurde. Innerhalb der strahlenexponierten Vergleichsgruppen stieg die Tumorrate mit der Dosiskonzentration von 19,5 % auf 33,3 %, während in einer mit nicht-radioaktivem CeF$_3$ behandelten Kontrollgruppe keine bronchogenen Neubildungen auftraten. Als kürzeste Überlebensfrist krebsbefallener Ratten wurden für die niedrigste kanzerogene Absorptionsdosis von 600 rad 528 Tage angegeben. Nach Applikation von 4400 rad betrug der Vergleichswert nur noch 381 Tage. Die Befunde sind um so bemerkenswerter, als Laborratten nach bisheriger Kenntnis — mit Ausnahme einer von HORN u. STEWART mitgeteilten Beobachtung — nicht spontan an Bronchialkrebs zu erkranken pflegen. Vergleichbare Experimentalkrebse erzielten CEMBER u. WATSON mit Strontium-90-Implantation in das Lungenparenchym, und LASKIN, KUSCHNER, NELSON, ALTSHULER, HARLEY u. DANIELS mit endobronchialen Ruthenium-106-Einlagen. Ein Rückschluß vom Tierexperiment auf die Humanpathologie ist zwar nicht statthaft, doch muß nach Ansicht von CEMBER damit gerechnet werden, daß der toxische Strahleneffekt von atmosphärischem ^{144}Ce (β-Emission 0,275 MeV) und seines Zerfallsprodukts ^{144}Pr (β-Emission 3 MeV) vielleicht größer ist als derzeit vermutet wird. Inwieweit sich die um die Jahrhundertmitte begonnenen Atomwaffenversuche mit gesundheitlichen Spätschäden (WANEBO *et al.*; AKIMOTO u. Mitarb.; NAKATA, MATSUURA u. RUSSELL u.a.) allgemein auswirken, wird erst die Zukunft lehren (s. auch S. 68).

Die ätiologische Bedeutung von Industrieabrauch, Straßenteerdämpfen und Motorabgasen erscheint nach bisherigen statistisch-experimentellen Studien fraglich, weil die Ergebnisse keinen einheitlichen Eindruck vermitteln und mit bestimmten epidemiologischen Eigentümlichkeiten des Bronchialkrebses kaum vereinbar sind.

So gelang zwar der fluoreszenzspektrographische Nachweis von 3,4-Benzpyren in Benzinmotorabgasen (KURATSUNE; KOTIN, FALK u. THOMAS; ROFFO) und im Ofenruß (GOULDEN u. TIPLER), doch schlugen die Versuche fehl, durch Inhalation dieser Gase (CAMPBELL; SCHMIDTMANN) oder mit Einreibung von Heizungsrußextrakten in Salbenform Krebse bei Labortieren hervorzurufen (MIESCHER u. SCHWARZ). Andererseits wird trotz experimenteller Geschwulsterzeugung mit Asphaltstraßenstaub (CAMPBELL), Extrakten aus teerstaubhaltiger Großstadtluft (LEITER, SHIMKIN u. SHEAR), Petroleum-Verbrennungsgasen (ROFFO), gasolinhaltiger Luft (KOTIN u. Mitarb.), schwerem Dieselöl und im Gebrauch gealtertem Autoschmieröl (TWORT u. TWORT) eine *kausale Beziehung zur Straßenasphaltierung und zunehmenden Autoverkehrsdichte* von den meisten Autoren *verneint* (HUGOUNENQ; ROUSSY u. OBERLING; HUSTED u. BILLMANN; SYREK; FISCHER; CLEMMESEN; FISCHER-WASELS; GRAHAM; LEHMANN; KONRAD u. FRANKE; JEUTHER, KOEPER u. PIONTEK; LICKINT; SAGLAN; SYMANSKI; DONTENWILL; BRUNNER; BOYD; HUEPER u. a.).

LICKINT hält die davon herrührende geringe Karzinogenkonzentration in der Atemluft (KRAUT; LEHMANN) für unterschwellig. Sie scheint auch gewerbehygienisch unerheblich zu sein, denn bei mit entsprechender Exposition verbundenen Berufen (Garagenarbeiter, Autoschlosser, Berufsfahrer, Tankstellenwarte, Verkehrspolizisten, Straßenkehrer etc.) ist eine Erhöhung der Bronchialkrebsrate zu vermissen (LEHMANN u. KONRAD; CLEMMESEN; GRAHAM; STAEHELIN; GSELL; LICKINT) oder nur geringfügig und überdies mit dem zusätzlichen Einfluß starken Zigarettenkonsums erklärbar (KENNAWAY u. KENNAWAY; RANDIG). Außerdem fehlen zeitliche Parallelen zum Anstieg der Bronchialkrebsziffern, der in den meisten Industriestaaten schon vor der Zunahme des Automobilismus auf entsprechend hergerichteten Straßen einsetzte (PROBST; SYREK; LICKINT), in straßen- bzw. automobilarmen Ländern, wie in Rußland und der Türkei keineswegs ausblieb (SAGLAM; KONRAD u. FRANKE; PERFILEW; DAVIDOVSKIJ; ABRIKOSSOW; USPENSKY zit. nach LICKINT), in Island dagegen dem Beginn des Asphaltstraßenbaues um mehr als 2 Jahrzehnte nachhinkte (DUNGAL; LICKINT).

Tabelle 18. Bronchialkrebssterblichkeit in 25 US-Bundesstaaten unterschiedlicher Wirtschaftsstruktur (Angabe der rohen Sterbeziffern von 1946 und 1948 auf je 100000 Einwohner). [Nach HUEPER, W. C.: Air pollution and cancer of the lung, Rhode Island Med. J. **36**, 24—36 (1953), Tabelle 2, S. 26)]

		1946	1948
Industriestaaten	Connecticut	8,5	11,1
	Illinois	8,1	8,2
	Maryland	6,5	8,4
	Massachusetts	10,4	10,2
	Michigan	5,7	7,1
	New Hampshire	7,4	10,1
	New Jersey	9,7	9,7
	New York	10,2	11,9
	Ohio	6,0	7,3
	Pennsylvania	6,7	8,4
	Rhode Island	8,7	7,4
Regional industrialisierte Staaten	Florida	6,8	7,4
	Louisiana	6,5	8,5
	Missouri	7,3	9,4
	Montana	10,0	8,8
	Nebraska	5,7	8,0
Agrarstaaten	Alabama	4,0	5,1
	Arkansas	3,6	5,4
	New Mexico	2,6	3,0
	North Carolina	3,1	4,0
	North Dacota	5,6	4,1
	Oregon	4,1	4,4
	South Carolina	3,6	3,7
	Washington	5,1	4,2
	Wyoming	4,9	3,9

Die *geographischen Unterschiede der Bronchialkrebshäufigkeit* lenkten seit langem die Aufmerksamkeit auf *zivilisationsbedingte Umweltschäden aus der industriellen Sphäre.* Besonders hoch waren die Sterblichkeitsziffern in den sächsischen Industriestädten (SCHMORL; ROSTOSKI; JUNGHANNS; SAUPE; SEYFARTH; BEYREUTHER; LIPSCHÜTZ; SCHÖNHERR; BUSCHBECK; BRINKMANN; SCHLESINGER; ENGLER; RICHTER; GROSSE; HOMANN;

DORMANNS; BAADER; K. H. BAUER; SHABAD). Sie übertrafen 1931 mit 11,3% in der Todesursachenstatistik der Krebsfälle den durchschnittlichen Anteil des übrigen Reichsgebiets (6,6%) um fast das Doppelte (FISCHER). HUEPER ermittelte aus den Mortalitätsziffern von 1937 und 1947 beträchtliche Differenzen der Zuwachsrate bronchogener Karzinome in 8 amerikanischen Städten. Noch bemerkenswerter erscheint die prozentuale Staffelung der unbereinigten Bronchialkrebstodesziffern von 1946 und 1948, die HUEPER für 25 US-Bundesstaaten heterogener Wirtschaftsstruktur angibt (Tabelle 18).

Ähnliche Unterschiede der Bronchuskarzinommortalität zwischen Wohngebieten von hoher und geringer Siedlungsdichte bzw. industriellen und ländlichen Charakters wurden auch andernorts festgestellt (HAMMOND u. HORN; KENNAWAY u. KENNAWAY; STOCKS; FULTON; CLEMMESEN; KREYBERG; FIRKET; TUYNS; SYMANSKI; FRENZEL u. SCHULZ; BAADER; K. H. BAUER). Andere Autoren fanden dagegen bei entsprechender Prüfung keine statistisch verwertbaren Abweichungen, die auf gesetzmäßige Beziehungen zwischen industrieller Verunreinigung der Atemluft und Vorkommnis bronchogener Karzinome schließen lassen könnten (NOWICKI; DOLL u. HILL; McCONNELL, GORDON u. JONES; BLÜMLEIN; MEYER-LAACK).

Besonderes Interesse verdient die Studie von McCONNELL, GORDON u. JONES, welche die Milieu- und Berufsverhältnisse sowie die Rauchergewohnheiten von 100 Bronchuskarzinomkranken und 200 gesunden Kontrollpersonen eines gemeinsamen Wohngebiets (Liverpool) miteinander verglichen. Beide Kollektive wiesen übereinstimmende Alters- und Geschlechtsgliederung auf. Sie wohnten zu etwa gleichen Anteilen (60% bzw. 54%) in den „smog"-gefährdeten Industrievierteln der Stadt, und zwar jeweils zu 16% bzw. 17% in unmittelbarer Nachbarschaft von Gaswerken oder Fabriken mit starkem Giftstoffausstoß in die Atmosphäre. Für 47% der Krebskranken und 43% der Kontrollen hatte eine nennenswerte Exposition gegenüber Industrieabrauch, chemischen Dämpfen und Staub verschiedener Art bestanden. Eine wesentliche Differenz fanden die Autoren nur im Prozentsatz starker Raucher, der in der Gruppe der Krebskranken (33%) beträchtlich höher lag als bei den Kontrollen (18%). Sie folgern daraus, daß wohl dem Zigarettenrauchen, nicht aber den atmosphärischen Faktoren maßgeblicher Einfluß auf die Häufigkeit der Krebserkrankung zukommen dürfte.

Ähnlich lautet der Bericht von STOCKS u. CAMPBELL, die bei 54—74jährigen Kettenrauchern der am stärksten luftverseuchten britischen Stadt Liverpool eine nur um 9% höhere Bronchialkrebsquote (394 auf 100000) als bei gleichalterigen Kettenrauchern der englischen Landbevölkerung (363 auf 100000) feststellten.

Auch DOLL und HILL konstatierten 1952 beim Milieuvergleich von 1465 Bronchialkrebspatienten und einer gleich großen Kontrollgruppe Gesunder keine signifikanten Unterschiede der häuslichen Heizungsart und der jeweiligen Wohnlage in bezug auf die Nähe von Industrie- und Gaswerken. Unter den Kranken war der Anteil starker Raucher (> 25 Zigaretten täglich) doppelt so hoch, desgleichen der Prozentsatz der Nichtraucher unter den seltener betroffenen Bewohnern ländlicher Distrikte im Vergleich zu den Großstädten.

Nach WYNDER, FERRARI u. FORTI ist das Vorkommnis von Bronchuskarzinomen in Venedig nicht seltener als in den oberitalienischen Industriestädten Mailand und Turin, obgleich die Atmosphäre der Küstenstadt weder durch Fabrikabrauch noch durch Abgase von Benzinmotoren — abgesehen von damals wenigen Motorbooten — verunreinigt wird. Auch das Ergebnis dieses Vergleichs dürfte hauptsächlich von den analogen Rauchergewohnheiten unter den Einwohnern der genannten Städte bestimmt sein.

Im Rahmen der Synkarzinogenese bronchogener Krebse mag die „industrielle Anreicherung der Atemluft mit chemischen und physikalischen Noxen" (K. H. BAUER) eine akzidentelle Rolle spielen. Sie bietet allein aber keine plausible Erklärung für die Epidemiologie des Leidens. Wäre die allgemeine Verunreinigung der Großstadtatmosphäre für die Entwicklung ausschlaggebend, so müßte sich das im Umweltfaktor Luft enthaltene Karzinogengemisch gleichermaßen auf Männer und Frauen auswirken. Statt dessen ver-

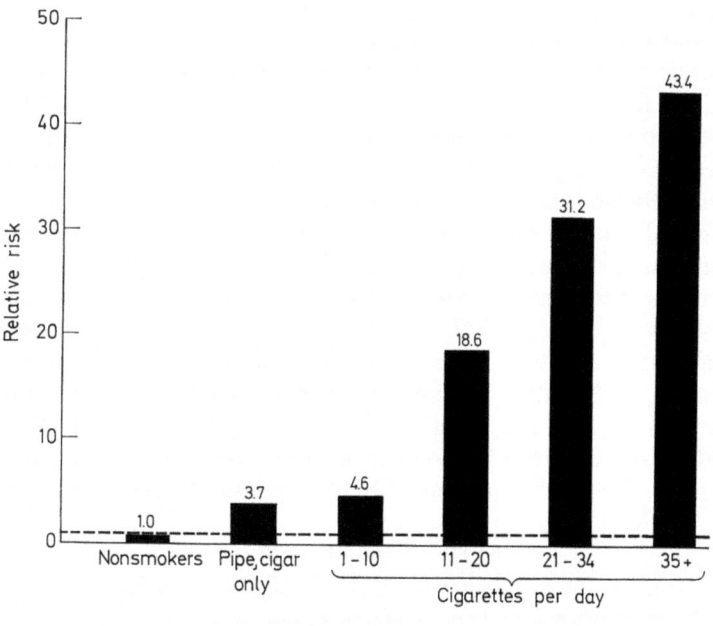

Abb. 24. a *Das Risiko der Bronchialkrebserkrankung in Abhängigkeit von Rauchgewohnheiten und Zigarettenverbrauch.* [Nach WYNDER, E. L.: The epidemiology of cancer of the bronchus: facts and suppositions. Ann. Otol., Rhinol. & Laryngol. **76**, 228 (1967); Fig. 6]. b—c *Tabakteer-Verteilung in den Luftwegen* (Plastikmodell) nach Rauchen einer Zigarette (b) *und vorherrschende Lokalisation der Krebse im Respirationstrakt* (c). [Nach ERMALA, P., u. HOLSTI, L. R.: Distribution and absorption of tobacco tar in the organs of the respiratory tract. Cancer (Philad.) **8**, 673—678 (1955), Fig. 2 und 3]

zeichnet man eine seit den 30er Jahren immer deutlicher hervorgetretene Bevorzugung des männlichen Geschlechts (Tabellen 6 u. 26). Die zunehmende Verschiebung der Sexualproportion bildet den bisher unwiderlegten Einwand gegen die überragende Bedeutung der „air pollution". Sie spiegelt allem Anschein nach den entscheidenden Einfluß des zweiten, heute in den Brennpunkt des Interesses gerückten Faktors wider, nämlich die

2. Ätiologische Bedeutung des Zigarettenrauchens

Die Möglichkeit eines Kausalnexus zwischen Tabakrauchinhalation und Bronchialkrebsentstehung wurde erstmals von BOUSSON 1859 (zit. nach RAUBITSCHEK) und später von ADLER (1912) erwogen. Seit 1924 verficht LICKINT diese Annahme ebenso konsequent wie temperamentvoll. Der von ihm geprägte Begriff der „oberen" und *„unteren Rauch-straße"* soll die spezielle karzinogene Einwirkung des Zigarettenrauchens unterstreichen: während die alkalische Reaktion von Zigarren- und Pfeifenrauch Hustenreiz auslöst und so das tiefere Eindringen des Rauchkondensats mit Imprägnation des Bronchialepithels verhindert (WENUSCH; LICKINT), kann der wegen seiner geringeren Wasserstoffionen-konzentration reizlosere Zigarettenrauch bis in die distalen Atemwege inhaliert werden, wo sich die an Rauchteilchen angelagerten kanzerogenen Kohlenwasserstoffe und Polonium^{210}-Partikel vor allem an den bronchialen Teilungsspornen — den Prädilektions-stellen der Bronchuskarzinombildung — niederschlagen (vgl. die in Rauchversuchen an Plastikmodellen des Atemtrakts von ERMALA u. HOLSTI nachgewiesene Verteilung des Tabakteers (Abb. 24b u. c); s. auch LITTLE *et al.*). LICKINTs Recherchen und andere bis Kriegsende erschienene Publikationen zum gleichen Thema blieben zunächst unbeachtet (STAHR; TYLECOTE; McNALLY; SYREK; MERTENS; FERRARI; MÜLLER; GRACE). Erst in den 50er Jahren setzte sich die Ansicht durch, daß dem Zigarettenrauchen wesentliche ätiologische Bedeutung zukommt. Sie gründet sich in erster Linie auf statistische Daten, aber auch auf anatomische, experimentelle und chemisch-analytische Befunde.

a) Statistische Ergebnisse

Resultate umfangreicher *Statistiken über den Zusammenhang zwischen Bronchialkrebs-häufigkeit und Zigarettenumsatz bzw. individuellen Rauchergewohnheiten* liegen in großer Zahl vor (LICKINT; DOLL u. HILL; LEVIN, GOLDSTEIN u. GERHARDT; WYNDER u. GRAHAM; BRESLOW; SCHREK, BAKER, BALLARD u. DOLGOFF; DUNGAL; CLEMMESEN; MILLS u. MILLS-POTER; DAFF u. KENNAWAY; BRUNNER; BLANCHON u. BASSET; GSELL; DAFF, DOLL u. KENNAWAY; McCONNELL, GORDON u. JONES; SMITH; STUTZ; ANON; SADOWSKY, GILLIAM u. CORNFIELD; WYNDER u. CORNFIELD; GSELL u. JUNG; HAMMOND; HAMMOND u. GARFINKEL; HAMMOND u. HORN; DORN; KAHN; KENNAWAY u. KENNAWAY; LOMBARD; GROSSE; HAENSZEL, SHIMKIN u. MANTEL; CUTLER u. LOVELAND; DUNN; ARKIN; MUYL-DER; WATSON u. CONTE; CUTLER; BERARD u. DELORE; RANDIG; STOCKS u. CAMPBELL; KREIS; RINGERTZ; WATSON; SCHINZ u. WELLAUER; MAXWELL; SCHAIRER u. SCHÖNIGER; DUNN, LINDEN u. BRESLOW; DÉNOIX, SCHWARTZ u. ANGUERRA; CORNFIELD, HAENSZEL, HAMMOND, LILIENFELD, SHIMKIN u. WYNDER; PIKE u. DOLL; WYNDER; DOLL, HILL, GRAY u. PARR; ROSENTHAL; RAUBITSCHEK; BERKSON; HILLEBOE; WYNDER, FERRARI u. FORTI; FRENZEL u. SCHULZ; KOLLER; PLAIR u. WILENS; HAENSZEL, LOVELAND u. SIRKEN; HAENSZEL u. TAEUBER; SANGHVI, RAO u. KHANOLKAR; Bericht des Medical Research Council und des Royal College of Physicians of London; Terry-Report; POCHE, MITT-MANN u. KNELLER; MITTMANN; SEIDMAN; SCHMIDT; OETTEL; SAIGER; HEIN; CARDIS; ABELIN; BERNDT; WACHSMUTH u. VIERECK; JAMES u. ROSENTHAL; AUERBACH u. Mitarb.; BERG; COOPER, CRANE u. BOUCOT; WYNDER u. BERG; HARRIS u.a.). Die in verschie-denen Ländern durchgeführten retro- und prospektiven Vergleichsstudien erbrachten keine völlige Übereinstimmung hinsichtlich der Verhältniszahlen von Tabakverbrauch und Bronchialkrebssterblichkeit. Die von Land zu Land beobachteten graduellen Ab-weichungen können durchaus auf zusätzliche, noch nicht ergründete Einflußfaktoren hinweisen (DEAN; EASTCOTT; DORMANNS u.a.). Andererseits ist eine rein zufällige Deutung der nachstehend aufgeführten Beobachtungen und Berechnungsergebnisse kaum vertretbar.

1. Der lawinenartige *Anstieg der Bronchialkrebsmortalität erfolgte ca. 20 Jahre nach dem Anwachsen des allgemeinen Zigarettenkonsums* (LICKINT; DOLL u. HILL; DAFF, DOLL u. KENNAWAY; WYNDER u. GRAHAM; GSELL; KREIS; HEYDEN u. HEGGLIN; SCHAIRER u. SCHÖNIGER; DÉNOIX *et al.*; DUNN u. Mitarb. u.v.a.) (Abb. 25a). Dieses Intervall entspricht etwa der Latenzperiode, die man bei bronchogenen Berufskrebsen als Einwirkungsdauer der verschiedenen auslösenden Noxen veranschlagt.

In *Europa* und in den *USA* wurde man auf die rapide Zunahme des Leidens nach dem 1. Weltkrieg aufmerksam. Die Kurve der Erkrankungsziffern stieg im weiteren Verlauf

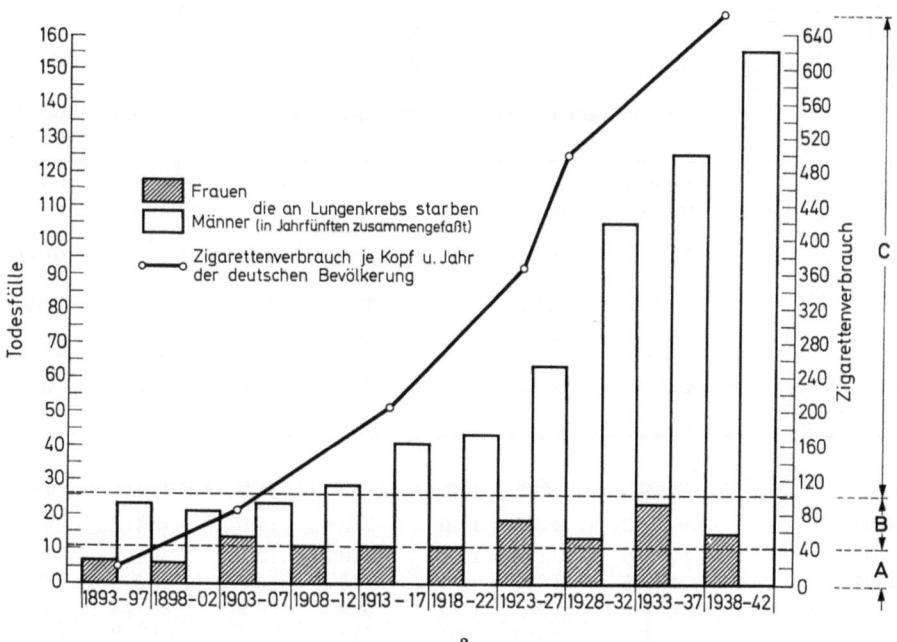

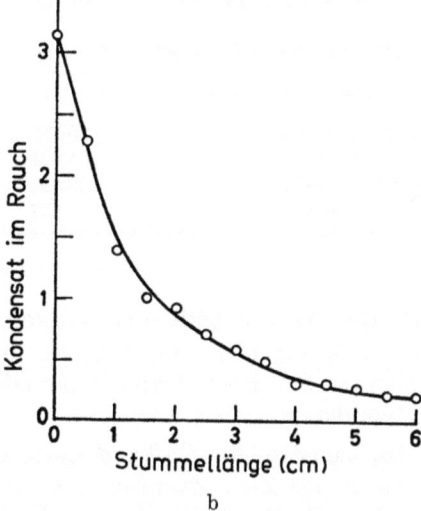

Abb. 25. a *Vergleichende Darstellung des Zigarettenverbrauchs der deutschen Bevölkerung und der Bronchialkrebshäufigkeit im Sektionsmaterial des Stadtkrankenhauses Dresden-Friedrichstadt in den Jahren 1893—1943* (nach F. LICKINT, Ätiologie und Prophylaxe des Lungenkrebses, Dresden und Leipzig: Th. Steinkopff 1953, Abb. 2, S. 3). b *Zigarettenstummellänge und Kondensatgehalt des Tabakrauchs.* [Nach LINDSAY, A. J.: The composition of cigarette smoke: Studies on stubs and tips. Brit. J. Cancer **13**, 195—199 (1959); nach BERNDT, H.: Zur Epidemiologie des Lungenkrebses. Arch. Geschwulstforsch. **28**, 28—42 (1966), Abb. 1]

steiler als die des Tabakumsatzes. Eine strenge *zeitliche Parallelität*, wie im Diagramm von LICKINT (Abb. 25a) dargestellt, besteht demnach nicht (DOLL u. HILL). Die Steigerung des Zigarettenverbrauchs im Deutschen Reich und in der Bundesrepublik ist durch folgende Zahlenreihe gekennzeichnet (FRENZEL u. SCHULZ; PORTHEINE):

1936	571 Zigaretten pro Kopf und Jahr	(Ausgaben in Millionen DM/Jahr)
1955	871 Zigaretten pro Kopf und Jahr	4045
1959	1201 Zigaretten pro Kopf und Jahr	5668
1963	1464 Zigaretten pro Kopf und Jahr	7171
1969	1847 Zigaretten pro Kopf und Jahr	9047

Laut Todesursachenstatistik hat sich in der Bundesrepublik die Zahl der *Bronchialkrebstodesfälle allein innerhalb des Jahrzehnts von 1952—1961 nahezu verdoppelt* (1952: 7652, 1961: 14562) und nicht nur die Tuberkulose-Sterberate (1961: 7703 Fälle), sondern

Tabelle 19. Statistische Ergebnisse der zwei größten prospektiven Untersuchungsreihen über den Zusammenhang zwischen Rauchen und Bronchialkrebsentstehung. [Nach einer Zusammenstellung von S. KOLLER, Zigarettenrauch — Luftverschmutzung. Monatsk. f. ärztl. Fortbildg. **17**, 180—185 (1967), Tabelle 2]

Rauchergruppe	US-Veteranen 1954—1962 (DORN; KAHN)					Befragte Männer in 25 US-Staaten		
	Beobach-tungs-jahre	Gesamtsterblich-keit		Lungenkrebs		Beobach-tungs-jahre	Lungenkrebs	
		Anzahl der Todes-fälle	Quote	Anzahl der Todes-fälle	Quote		Anzahl der Todes-fälle	Quote
Nichtraucher oder nur gelegentlich geraucht	443857	6932	1,00	78	1,0	358254	49	1,0
Raucher								
stets nur Pfeife	49545	895	1,07	17	1,8	49758	49	1,0
stets nur Zigarren	82912	1532	1,10	25	1,6	78312	23	1,9
stets nur Zigaretten	440935	10127	1,84	749	12,1	739193	719	7,4
bis 9 täglich	48225	1057	1,45	45	5,5	46592	26	4,6
10 bis 20 täglich	217776	4926	1,80	303	9,9	98143	82	7,5
21 bis 39 täglich	141785	3313	2,05	315	17,4	328018	381	13,1
40 und mehr	24106	699	2,32	82	23,9	70110	82	16,6
z. Z. Zigaretten insgesamt	701768	15644	1,71	1116	10,9			
Zigarettenraucher nach Alter	Alter 55—64 Jahre					Alter 35—84 Jahre		
Bei Beginn des Rauchens								
unter 15 Jahren	25569	665	2,19	70	25,1	65342	101	15,1
15 bis 19 Jahre	154204	3442	1,87	293	16,8	287139	315	12,8
20 bis 24 Jahre	102910	1964	1,56	133	9,9	125924	110	9,7
25 und mehr Jahre	49537	814	1,30	30	5,3	47614	20	3,2

auch die Anzahl tödlicher Verkehrsunfälle überflügelt (1961: 13824) (KOLLER). Nach dem 1965 erschienenen Bericht der Weltgesundheitsorganisation entspricht diese Zuwachsrate der Bronchialkarzinomsterblichkeit im Zeitraum von 1952—1962 allgemeiner Beobachtung.

Im zaristischen *Rußland* hatte der Aufschwung der Zigarettenindustrie und die Verbreitung des Zigarettenrauchens früher begonnen als in Mittel- und Westeuropa. Verschiedene Mitteilungen lassen darauf schließen, daß auch die Häufigkeitszunahme der Bronchuskarzinome dort bereits um die Jahrhundertwende — etwa 20 Jahre eher als in den westlichen Ländern — einsetzte, und die Erkrankungszahlen schon nach 2 Jahrzehnten um fast das Zehnfache gestiegen waren (HAMPELN; PERFILEW; WILINSKI; KUTSCHERENKO u. SOLOVIEW; DAVIDOV; DERISCHANOW; ABRIKOSSOW zit. nach LICKINT). Damit erklären sich wohl spätere Angaben, in der Sowjetunion sei „keine besondere Zunahme" des Leidens beobachtet worden (GIETZELT u. WELCKER; ANFILOGOW zit. nach LICKINT).

Auf *Island* verlief die Entwicklung dagegen verzögert. Der Zigarettenkonsum pro Kopf betrug dort 1913 und 1932 nur etwa ein Zehntel der in England und Deutschland jeweils ermittelten Verbrauchsziffern und erreichte 1945 erst den 1920 in Großbritannien erzielten Umsatz (DUNGAL; LICKINT; DAFF, DOLL u. KENNAWAY; PETERSEN). Im Berichtszeitraum von 1932—1948 wurden am Pathologischen Institut Reykjavik (insgesamt 1939 Sektionen mit 417 Krebsen jeglicher Lokalisation) Magenkarzinome noch 10mal häufiger verzeichnet als bronchogene Krebse (im ganzen nur 22 Fälle = 0,6% des gesamten

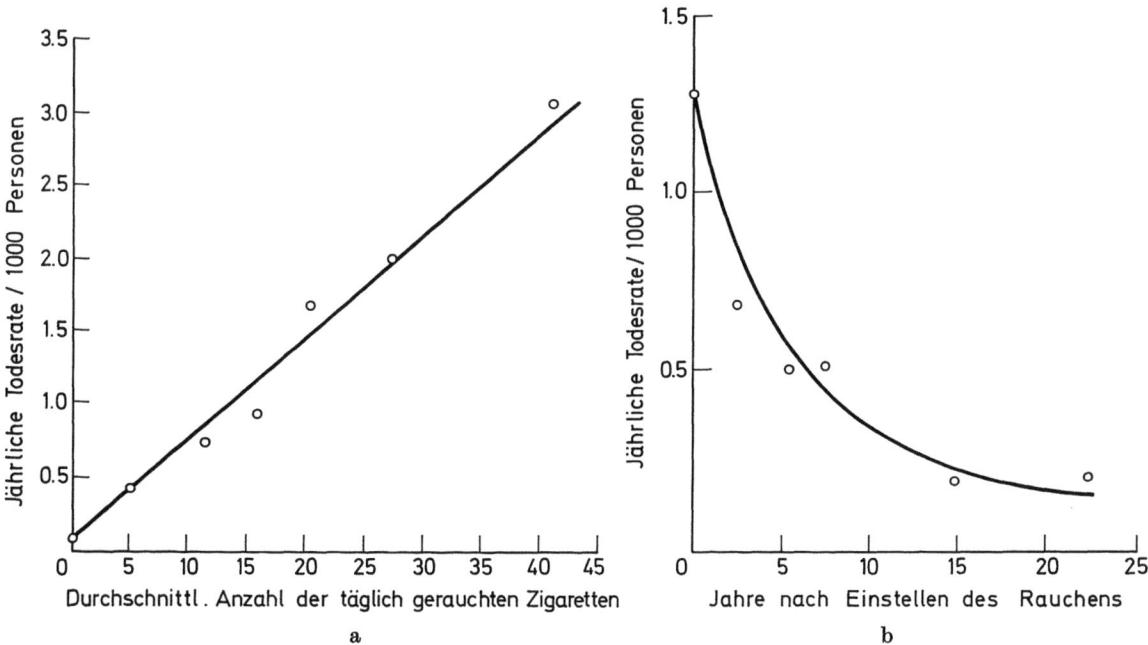

Abb. 26a u. b. *Bronchialkrebstodesrate, altersstandardisiert bei Männern mit unterschiedlichem täglichen Zigarettenkonsum zu Beginn der Umfrage (a) und nach Alter und Rauchstärke standardisierte Vergleichsziffern bei Männern, die kontinuierlich rauchten und anderen, die zu unterschiedlicher Zeit das Rauchen aufgaben. Entsprechende Todesrate bei Nichtrauchern 0,07 pro 1000.* [Nach DOLL, R., u. A. B. HILL: Brit. med. J. Nr. 5396, 1399 u. 1460 (1964)]

Obduktionsmaterials bzw. 2,9% aller autoptisch verifizierten Krebsfälle) (DUNGAL). Erst nach Errichtung amerikanischer Stützpunkte stieg der Zigarettenkonsum und in der Folge nunmehr auch die Bronchuskrebsmortalität der Inselbewohner an.

2. Aus großen Untersuchungsreihen ergibt sich eine *enge Korrelation zwischen der Bronchialkrebssterblichkeit und der Höhe des individuellen Zigarettenverbrauchs sowie der Dauer des Tabakgenusses* (LICKINT; DOLL u. HILL; WYNDER u. GRAHAM; SCHREK et al.; LEVIN u. Mitarb.; WATSON u. CONTE; GSELL; HAMMOND u. HORN; DAFF, DOLL u. KENNAWAY; ARKIN; DORN; CUTLER u. LOVELAND; WACHSMUTH u. VIERECK u.a.) (Abb. 24a u. 26a sowie Tabelle 19).

HAMMOND u. HORN teilten als Ergebnis mitgehender Recherchen, die sie über 46 Monate hin bei 187783 Männern im Alter von 50—69 Jahren anstellten, folgende Relationszahlen des Zigarettenkonsums zur Bronchuskarzinom-Sterberate mit:

Nichtraucher	3,4:100000
unter 10 Zigaretten täglich	51,4:100000
10—20 Zigaretten täglich	59,3:100000
20—40 Zigaretten täglich	143,9:100000
über 40 Zigaretten täglich	217,3:100000

DOLL u. HILL gaben nach umfänglichen retrospektiven Erhebungen ähnlich gestaffelte Schätzwerte an (Tabelle 21).

Die *Wahrscheinlichkeit der Bronchuskrebserkrankung ist* statistisch *für den mittelstarken Zigarettenraucher 10mal, für den Kettenraucher sogar 20—30fach höher als beim lebenslangen Nichtraucher* (DOLL u. HILL; HAMMOND u. HORN; Terry-Report). Diese Korrelation gilt auch für regelmäßige Raucher kleiner Zigarettenmengen, und es gibt keine Hinweise auf einen Schwellenwert, unterhalb dessen etwa negative Auswirkungen des Rauchens statistisch vermißt würden (DOLL u. HILL).

Tabelle 20. Übersterblichkeit an Lungenkrebs bei Zigarettenrauchern nach Rauchgewohnheiten (Männer im Alter von 35—84 Jahren, standardisierte Ziffern). [Nach HAMMOND in Anlehnung an S. KOLLER, Zigarettenrauch — Luftverschmutzung. Monatsk. f. ärztl. Fortbildg. **17**, 180—185 (1967), Tabelle 3]

Rauchgewohnheiten der Zigarettenraucher (Grad des Inhalierens)	Beobachtungs- jahre	Lungenkrebs	
		Anzahl der Todesfälle	Quote
nicht oder wenig	107 212	120	8,4
mäßig	302 108	311	11,5
tief	132 844	141	14,3

Tabelle 21. Jährliche Bronchialkrebs-Sterberate auf 100 000 männliche Einwohner von Groß-London in Beziehung zur Altersstufe und zum durchschnittlichen Zigaretten-Tageskonsum im vorausgehenden Lebensjahrzent (Schätzwerte auf Grund statistischer Ermittlungen über 1465 Bronchialkrebskranke und eine gleichgroße Anzahl krebsfreier Kontrollpersonen). (Nach R. DOLL und A. B. HILL, Brit., med. J. **1952**, 1271—1286, Tabelle 12)

Alters- stufe	Nicht- raucher	Täglicher Zigarettenkonsum					Anzahl der Fälle
		bis 5	bis 15	bis 25	bis 50	50 und mehr	
>25 Jahre	0,0	0,3	1,3	1,2	1,7	5,2	61
>45 Jahre	1,4	5,9	13,5	16,7	29,5	45,4	539
65—74 Jahre	0,0	23,8	26,6	38,8	69,5	102,4	130

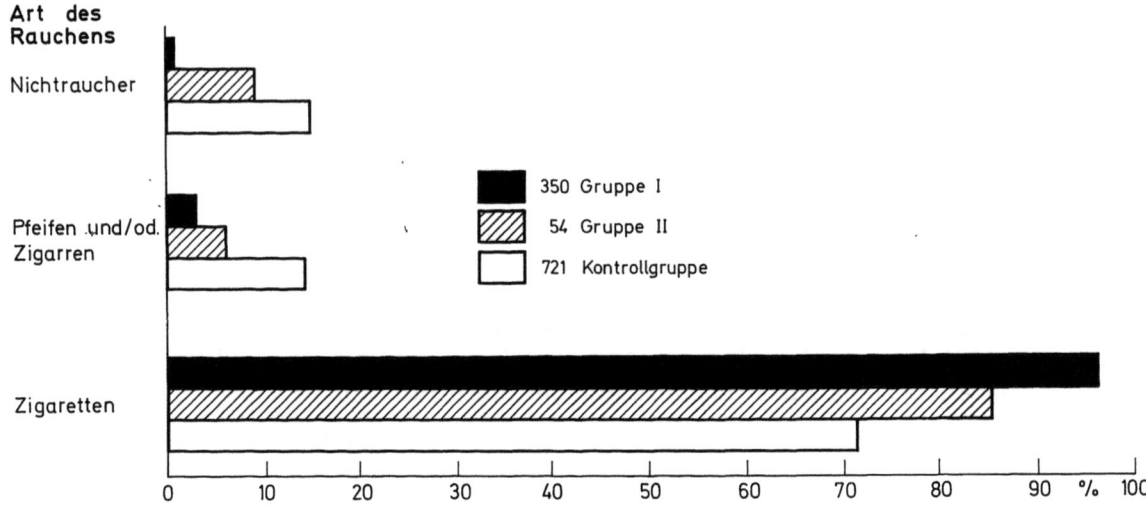

Abb. 27. *Unterschiede der relativen Häufigkeit bronchogener Plattenepithel- und Adenokarzinome bei Nichtrauchern, Pfeifen- bzw. Zigarrenrauchern und Zigarettenrauchern.* [Statistik über 350 Plattenepithelkrebse (■), 54 Adenokarzinome (▨) und 721 Kontrollfälle (☐) des Memorial Hospital, New York]. [Nach WYNDER, E. L.: The epidemiology of cancer of the bronchus: facts and suppositions. Ann. Otol., Rhinol. & Laryngol. **76**, 228 (1967), Fig. 4]

Zweifellos spielt dabei nicht nur die Menge, sondern auch die *Art des Rauchens* eine Rolle (Inhalation oder „Paffen" der Zigarette, Verwendung von Filtern und Zigarettenspitzen etc.) (DOLL, HILL, GRAY u. PARR; DOLL u. HILL; BRESSLOW, HOAGLIN, RASMUSSEN u. BRAMS; SCHWARTZ u. DÉNOIX; HAMMOND; BROSS u. GIBSON; SALBER u.

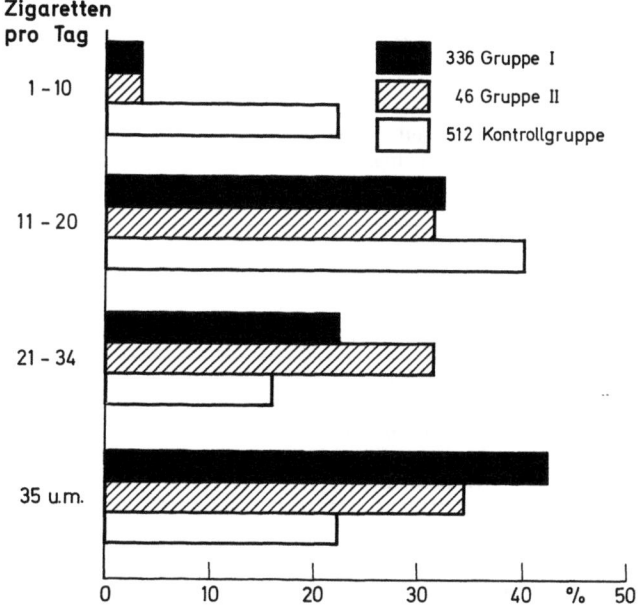

Abb. 28. *Relative Höhe langfristigen Zigarettenkonsums bei Patienten mit bronchogenem Plattenepithelkrebs* (Gruppe I) *bzw. Adenokarzinom* (Gruppe II) *im Vergleich zur krebsfreien Kontrollgruppe* (III). [Nach WYNDER, E. L.: The epidemiology of cancer of the bronchus: facts and suppositions. Ann. Otol., Rhinol. & Laryngol. **76**, 228 (1967), Fig. 5]

WORCESTER; LINDSAY; SCHMIDT u.a.) (Tabelle 20 u. Abb. 24a, 25b, 27 u. 28). Dieser Einfluß ist allerdings nach Ansicht angelsächsischer Autoren bisher nicht in statistisch signifikanten Ziffern auszudrücken (DOLL u. HILL u.a.). Die Recherchen von WACHSMUTH u. VIERECK ergaben, daß die *Erkrankungshäufigkeit an Bronchialkrebs bei gewohnheitsmäßiger Zigarettenrauch-Inhalation fast neunmal so hoch* ist *wie bei „einfachem Rauchen"*. Nach Tierversuchen soll die Kombination von Anionen- und Kationenaustauschern im Zigarettenfilter dessen Schutzeffekt erhöhen (SCHÖNHOFER u. SCHREUS). SCHMÄHL, CONSBRUCH u. DRUCKREY fanden jedoch bei fluoreszenzspektrographischer Prüfung verschiedener Filtersorten, daß sich die *Filterwirkung* nur auf hydrophile, nicht-kanzerogene Bestandteile des Zigarettenrauchs erstreckt, während die nicht hydro-, sondern lipophilen Fraktionen des Kondensats, zu denen die karzinogenen Substanzen gehören, praktisch durchgelassen werden. Neuere Filterarten, insbesondere moderne Papierfilter wurden hinsichtlich der Verringerung des Kondensat- und Nikotingehalts im Rauch für wirksamer befunden, ohne jedoch die im Rauch meßbare Konzentration von Benzpyren als eines der potentiellen Karzinogene herabzusetzen (WYNDER u. HOFFMANN).

3. Die *Bronchialkrebsmortalität gewohnheitsmäßiger Zigarren- und Pfeifenraucher ist erheblich geringer als die regelmäßiger Zigarettenraucher* (DOLL u. HILL; ABELIN u. GSELL) (Abb. 27). Von 167 an Bronchuskarzinom Verstorbenen, die HAMMOND u. HORN unter 844 Krebstodesfällen bei ihren prospektiven Untersuchungen an 187766 Männern von 1952—1954 ausfindig machten, waren nur 3 reine Pfeifen- bzw. Zigarrenraucher und 4 Nichtraucher.

4. Das *Aufgeben des Rauchens hat eine* — mit der Karenzdauer progressive — *signifikante Abnahme der Bronchialkrebssterblichkeit zur Folge* (DOLL u. HILL; WYNDER; BIGNALL, MARTIN u. SMITHERS; HEYDEN u.a.) (Abb. 26b u. 29), wie die Enquête bei britischen Ärzten erwiesen hat, die ihren früheren Rauchkonsum völlig einstellten: während die Bronchuskarzinom-Mortalität der männlichen Bevölkerung Großbritanniens von 1954—1964 um etwa 25 % anstieg, *sanken die Sterbeziffern der englischen Ärzteschaft im Gefolge des Rauchverzichts* während des gleichen Zeitraums *um 30 %* (DOLL u. HILL) (s. Abb. 26b u. 29 u. Tabelle 22—24). Manche Autoren erklären diesen auch tierexperimentell bestätigten Zusammenhang mit der Rückbildung durch Zigarettenrauch ausgelöster Epithelmetaplasien in der Bronchialschleimhaut (ROCKEY, SPEER, THOMPSON, AHN u. HIROSE; LEUCHTENBERGER, LEUCHTENBERGER, ZEBRUN u. SHAFFER).

Tabelle 22. Sterblichkeit an Bronchialkrebs bei ehemaligen Rauchern, die mindestens 20 Zigaretten täglich geraucht haben, nach der Zeit seit Aufgabe des Rauchens (Männer im Alter von 50—69 Jahren, standardisierte Ziffern). [Nach HAMMOND in Anlehnung an S. KOLLER, Zigarettenrauch — Luftverschmutzung. Monatsk. f. ärztl. Fortbildg. 17, 180—185 (1967), Tabelle 4]

Jahre seit Aufgabe des Rauchens	Beobachtungs-jahre	Lungenkrebs	
		Anzahl der Todesfälle	Quote
bis 1 Jahr	8186	33	29
1 bis 4 Jahre	19996	33	12
5 bis 9 Jahre	21597	22	7
10 und mehr Jahre	30360	5	1,1
zusammen	80139	93	7,9
Vergleichszahlen: derzeitige Zigarettenraucher	210473	351	13,7
Nichtraucher	209483	32	1,0

Tabelle 23. Sterblichkeit an Bronchialkrebs bei früheren Zigarettenrauchern, die das Rauchen aufgegeben haben, jedoch nicht auf ärztliche Anordnung (US-Veteranen 1954—1962). [Nach KAHN in Anlehnung an S. KOLLER, Zigarettenrauch — Luftverschmutzung. Monatsk. f. ärztl. Fortbildg. 17, 180—185 (1967), Tabelle 5]

Frühere Zigarettenzahl (täglich)	Beobachtungs-jahre	Gesamtsterblichkeit		Lungenkrebs	
		Anzahl der Todesfälle	Quote	Anzahl der Todesfälle	Quote
bis 9	53003	967	1,08	14	1,4
10 bis 20	134985	2465	1,21	80	3,5
21 bis 39	70087	1440	1,47	92	8,3
40 und mehr	23780	559	1,58	40	10,1

Tabelle 24. Entwicklung der Bronchialkarzinom-Sterblichkeit unter den englischen Ärzten im Vergleich zu allen Nicht-Ärzten. [Nach DOLL aus HEYDEN, S.: Dtsch. med. J. 20, 3—9 (1969), Tabelle 7]

	Todesrate per 100. 35—84 Jahre (altersspezifisch)		
Mortalität an Bronchialkrebs:	1954—1957	1958—1961	1962—1964
Alle Männer (England und Wales)	1,49	1,71	1,86
Britische Ärzte ($\male$)	1,09	0,83	0,76

5. Die relativ *seltenen Bronchuskrebse der Nichtraucher* (etwa 1 % bis maximal 10 % aller Tumorfälle), unter denen man *prozentual weit häufiger Adenokarzinome* vertreten findet als bei Raucherkrebsen (nach DOLL u. HILL 7 von 34 histologisch verifizierten Bronchuskarzinomen bei Nichtrauchern = 20,6 % gegenüber 34 von 990 klassifizierten Krebsen bei Rauchern = 3,6 %; Häufigkeit bronchogener Adenokarzinome nach BERG: 57 bzw. 54 % der Bronchialkrebsfälle bei Nichtrauchern männlichen (51 Patienten) und weiblichen Geschlechts (274 Patientinnen) gegenüber dem sonstigen Anteil des Geschwulsttyps von 10 bzw. 20 % im Vergleichskollektiv von 1903 männlichen und 315 weiblichen Bronchuskarzinomkranken), sind annähernd gleichmäßig auf Männer und Frauen verteilt (DOLL u. HILL; LEMON, WALDEN u. WOODS; WYNDER, LEMON u. BROSS; BERNDT; WACHSMUTH u. VIERECK; HEYDEN; WYNDER u. BERG; COOPER, CRANE u. BOUCOT;

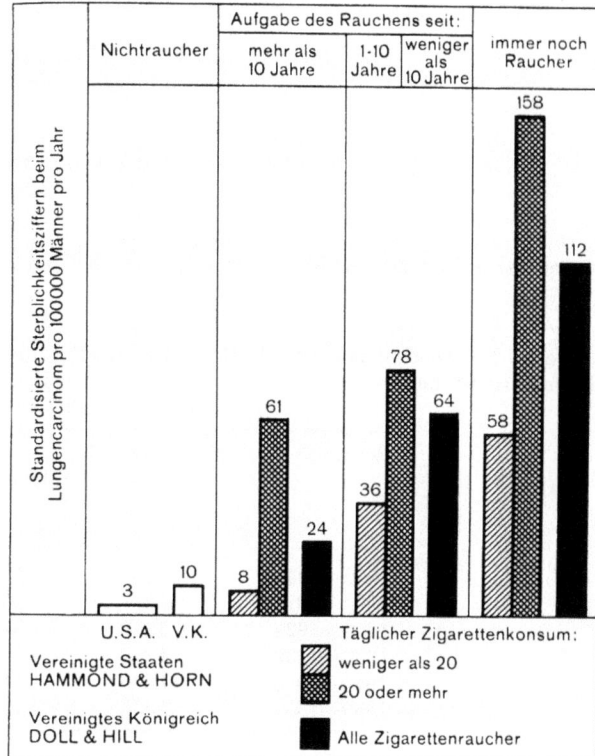

Abb. 29. *Die Beeinflussung der Bronchial-krebsmortalitätsziffern durch das Aufgeben des Rauchens.* («Weniger als 10 Jahre» bezieht sich auf die vierte Säule von rechts). [Aus DROGENDIJK, A. C.: Rauchen und Lungen-carcinom. Triangel (Sandoz) **7**, 166—169 (1966), Abb. 1, nach HAMMOND, E. C., u. D. HORN: J. Amer. med. Assoc. **166**, 1159, 1294 (1964) und DOLL, R., u. A. B. HILL: Brit. med. J. **1964** I, 1399 u. 1460]

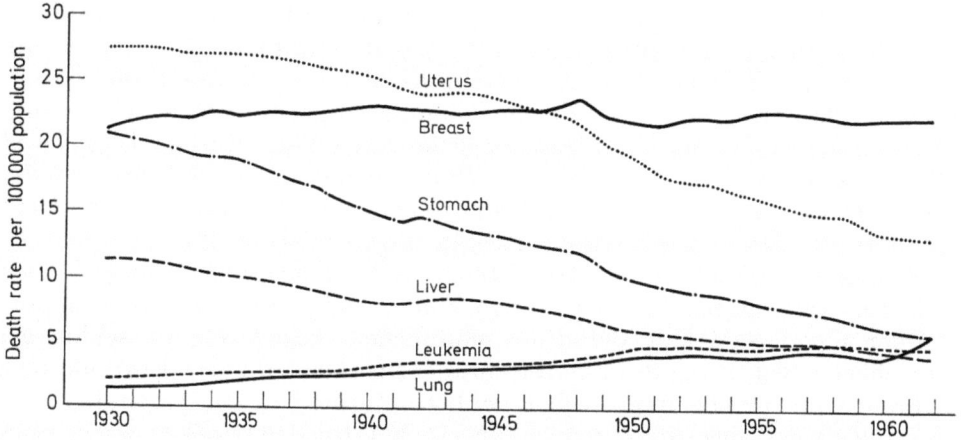

Abb. 30. *Unter Berücksichtigung der Altersumschichtung bereinigte weibliche Krebstodesstatistik der Vereinigten Staaten von Amerika 1930—1962.* [Nach WYNDER, E. L.: The epidemiology of cancer of the bronchus: facts and suppositions. Ann. Otol., Rhinol. & Laryngol. **76**, 228 (1967). Fig. 3]

HARRIS). (Bezüglich der auch sonst ausgeglichenen Geschlechtsproportion bei broncho-genen Adenokarzinomen, die sich in dieser Hinsicht von den übrigen histologischen Formen des Geschwulstleidens unterscheiden und an dessen Zunahme nicht in gleichem Maße beteiligt sind, s. S. 17 u. 111).

Dieser Sachverhalt trifft unter anderem für die *Angehörigen religiöser Glaubensgemein-schaften* zu, die das Rauchen aus Überzeugung ablehnen (Methodisten, Mormonen, Adven-tisten) (WYNDER u. GRAHAM; LEMON, WALDEN u. WOODS). Ähnlich verhält es sich mit

Tabelle 25. Todesfälle an bösartigen Neubildungen der Atmungsorgane in der Bundesrepublik Deutschland. [Nach S. KOLLER, Zigarettenrauch — Luftverschmutzung. Monatsk. f. ärztl. Fortbildg. 17, 180—185 (1967), Tabelle 6]

Jahr	Männer	Frauen	Insgesamt
1952	7134	1616	8750
1964	16903	3040	19943
1975[a]	25800	4200	30000
1990[a]	38000	6400	44400

[a] Geschätzt auf Grund der Entwicklung der Sterblichkeit nach Geburtsjahrgruppen und Altersklassen.

Tabelle 26. Die zunehmende Verschiebung der Geschlechtsproportion in der hundertjährigen Bronchialkrebs-Sektionsstatistik des Pathologischen Instituts Dresden-Friedrichstadt. [Nach GROSSE, H.: Arch. Geschwulst-forsch. 5, 318—334 (1953), Tabelle 2]

Zeitraum	Anzahl der Bronchialkrebssektionen		Geschlechts-relation
	♂	♀	♂: ♀
1850—1899	259	141	1,8:1
1900—1919	1678	538	3,1:1
1920—1929	3142	817	3,8:1
1930—1939	4238	1108	3,8:1
1940—1949	11676	2141	5,4:1
1950—1952	5555	709	7,8:1

den Eingeborenen auf *Ceylon*, die das Betelkauen dem auf dem indischen Subkontinent verbreiteten Rauchen sog. „Bidis" (= aus getrockneten Tabakblättern selbstgedrehte Zigaretten) (KHANOLKAR; DAVIDSON; SAGHVI, RAO u. KHANOLKAR) vorziehen und nach bisheriger Kenntnis auffallend selten an Bronchuskarzinom erkranken (COORAY u. LESLIE: 1952—1956 nur 22 Fälle = 0,2% (!) der in Colombo vorgenommenen Sektionen).

6. *Im Gegensatz zu den* bei *Nichtrauchern* ermittelten Verhältnissen ist *sonst eine fast elektive Zunahme der anderen histologischen Bronchialkrebstypen und* eine *ständige Vergrößerung des Geschlechtsquotienten* ♂: ♀ festzustellen, wie die von GROSSE mitgeteilten Relationsziffern der Dresdener Sektionsstatistik zeigen (Tabelle 26).

K. H. BAUER bezeichnet diese Entwicklung als Ergebnis eines „Massenexperiments mit inhalierten Karzinogenen". Da es lange Zeit vorwiegend von Männern praktiziert wurde, sei der ungleich stärkere Befall des männlichen Geschlechts ein schlüssiges Indiz für die ursächliche Bedeutung des Zigarettenrauchens. Die geringere Erkrankungshäufigkeit der Frauen entspreche ihrer bisher geübten Zurückhaltung gegenüber derartigen Noxen und bilde somit das experimentum crucis. Künftige Statistiken werden ein kaum noch anzweifelbares Urteil erlauben, wenn sich die Geschlechtsrelation erwartungsgemäß in dem Maße wieder ausgleicht, in dem auch die Frauen in der zurückliegenden Latenzperiode von 20 Jahren mit dem Zigarettenrauchen begonnen haben. Schon jetzt zeichnet sich der Beginn einer solchen Verschiebung der Sexualproportion in manchen Statistiken ab (OCHSNER; HAENSZEL, SHIMKIN u. MANTEL; WYNDER; KOLLER; JACKMAN, GOOD, CLAGETT u. WOOLNER; VINCENT u. SATTERFIELD).

b) Experimentelle Ergebnisse

Im Schrifttum wurde wiederholt über *experimentelle Krebserzeugung durch Hautpinselung mit erhitztem Tabakteer* (ROFFO; LAMB u. SANDNERS; SUGIURA; FLORY; WYNDER, GRAHAM u. CRONINGER; LUE-FU-HUA; GUÉRIN u. CUZIN; PAOLO u. MOORE) sowie mit Teerextrakten aus unverbranntem Rohtabak berichtet (BROCK, MOORE u. CROUGH). Die

Versuche, mittels Tabakrauchinhalation auch bronchogene Karzinome zu induzieren, schlugen — mit Ausnahme der neuerdings von KOURILSKY u. HAPPERT mitgeteilten Befunde — bisher fehl (ZEBROWSKI; SCHMIEDEL; MERTENS; OTTO u.a.). Die meisten Autoren fanden lediglich eine chronische Bronchitis mit metaplastisch-proliferativen Epithelveränderungen (LORENZ, STEWART, DANIEL u. NELSON; ROCKEY, SPEER, THOMP-SON, AHN u. HIROSE; LEUCHTENBERGER, LEUCHTENBERGER, ZEBRUN u. SHAFFER). Nach anderen Berichten hatte der Inhalationsreiz eine im Gesamtresultat nicht überzeugende Erhöhung der Tumorrate zur Folge (SMITH; CAMPBELL; ESSENBERG; CHANG; WYNDER u. HOFFMANN; SCHICKER; GUÉRIN; BLACKLOCK u. Mitarb.). Der negative Ausfall bietet für die Diskussion der Zusammenhangsfrage kein stichhaltiges Gegenargument (ANON), weil keine Versuchsanordnung die beim Menschen übliche Art des Zigarettenrauchens zu imitieren vermochte. Die einer Tabakrauchatmosphäre ausgesetzten Tiere sind allenfalls mit „passiven Rauchern" in rauchigen Lokalen oder Zugabteilen vergleichbar (GSELL; SCHMIDT). Andererseits ist auf die erfolgreichen Versuche von TIMOFEEW u. SCHWETSCHKO hinzuweisen, durch Pinselung mit Extrakten aus menschlichem Lungengewebe (starke Raucher) Hautkrebs hervorzurufen. Diese Befunde sind um so bemerkenswerter, als die Lungen und ihre Abflußlymphknoten offenbar Benzpyren und andere kanzerogene Kohlenwasserstoffe speichern können (ŠULA; LASIONOW zit. nach LICKINT; STEINER, STANGER u. BOLYARD) (s. S. 44 u. 94). SCHMÄHL, CONSBRUCH u. DRUCKREY stellten fest, daß die Lunge bis zu 98 % der fluoreszierenden karzinogenen Bestandteile eingeatmeten Zigarettenrauchs zurückhält (s. auch WYNDER u. HOFFMANN). ERMALA u. HOLSTI fanden bei Affen und Meerschweinchen nach halbstündigem Einblasen von Zigarettenrauch in Mund- und Nasenöffnungen bereits im Schleimhaut- und Drüsenepithel absorbierte Tabakteerablagerungen, die sich dank ihrer Fluoreszenz im ultravioletten Licht histologisch deutlich markierten (Abb. 24). Neuerdings wurde auch eine Speicherung von radioaktiven Bestandteilen des Zigarettenrauchs (^{210}Po) im Lungenparenchym und in der Bronchialwand nachgewiesen (S. 67). Schließlich ist der Befund von *Chromosomen-Veränderungen* pulmonaler Zellen zu erwähnen, die in der Gewebekultur unter Einwirkung von Rauchkondensat gestanden hatten (HOU u. WILLIS; DI PAOLO; NAKANISHI u. Mitarb.).

c) Histologische und toxikologische Ergebnisse

Bei Mensch und Tier hinterläßt der chronische Reiz inhalierten Zigarettenrauchs histologisch, elektronenmikroskopisch (FRASCA u. Mitarb.) und toxikologisch nachweisbare Spuren. Viele Untersucher heben das gehäufte Vorkommnis *atypischer Basalzellwucherungen und Plattenepithelmetaplasie* hervor und beschreiben weitere Veränderungen des respiratorischen Epithels und der tieferen Wandschichten, wie Schwellung der Basalmembran, Faservermehrung sowie neutrophile und mononukleäre Infiltration der Submukosa mit Wandverdickung der Bronchien und Bronchiolen, Zilienverlust bzw. Verkürzung der Flimmerhaare des Bronchialepithels, Schwund, Ruptur und umschriebene Fibrose der Alveolarsepten und schließlich stenosierende Wandprozesse kleiner Lungenarterien und -arteriolen (AUERBACH, STOUT, HAMMOND u. GARFINKEL; SCHABAD; NISKANEN; AUER-BACH, GERE, PAWLOWSKY, MUEHSAM, SMOLIN u. STOUT; CHARRERA u. COSTILOW; RAYN, MCDONALD u. DEVINE; WELLER; VALENTINE; AUERBACH, GERE, FORMAN, PETRICK, SMO-LIN, MUEHSAM, KASSOUNY u. STOUT; HAYASHI, COWDRY u. SUNTZEFF; CARROLL; IDE, SUNTZEFF u. COWDRY; SANDERUD; LORENZ, STEWART, DANIEL u. NELSON; ESSENBERG; LEUCHTENBERGER, LEUCHTENBERGER, ZEBRUN u. SHAFFER; CHANG; KNUDTSON; ROCKEY, SPEER, THOMPSON, AHN u. HIROSE; AUERBACH, HAMMOND, GARFINKEL u. KIRMAN; REID u.a.). Nur WITTEKIND u. STRÜDER vermißten eindeutige Beziehungen zwischen Tabakverbrauch und Anzeichen chronischer Bronchitis sowie Häufigkeit, Art und Ausmaß der Epithelumbauvorgänge.

Nach den 1967 mitgeteilten Resultaten systematischer katamnestisch-feingeweblicher Studien von AUERBACH, HAMMOND, GARFINKEL u. KIRMAN ist der Zusammenhang

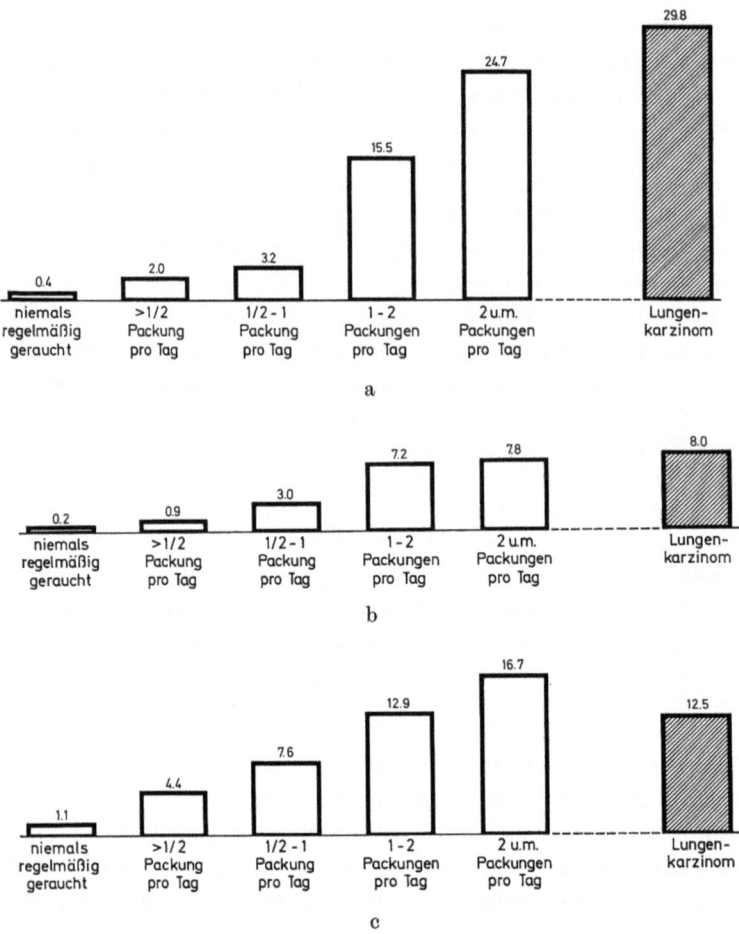

Abb. 31 a—f. Ergebnisse katanamnestisch-autoptischer Untersuchungen über den Zusammenhang zwischen Zigarettenrauchen und Bronchialepithelveränderungen bei 63 an Bronchialkrebs und 339 aus anderer Ursache Verstorbenen. a Prozentsatz der Präparate mit Basalzellenhyperplasie (5 und mehr Zellreihen). b Prozentsatz der Präparate mit Epithelschichtung. c Prozentsatz der Präparate mit Plattenepithelmetaplasie. d Prozentsatz der Präparate mit atypischen Zellen. e Prozentsatz der Präparate mit pathologischen Veränderungen, die 60% und mehr atypische Zellen aufweisen. f Prozentsatz der Präparate mit Karzinom in situ. [Nach O. AUERBACH, E. C. HAMMOND, L. GARFINKEL u. D. KIRMAN, Lungenveränderungen bei Rauchern. Monatsk. f. ärztl. Fortbildg. 17, 82—86 (1967), Tabelle 2—7]

von Zigarettenkonsum und bestimmten Veränderungen des Bronchialepithels kaum zweifelhaft. Die Recherchen erstreckten sich auf 63 an Bronchialkrebs verstorbene Männer (davon: 55 regelmäßige Zigarettenraucher, 1 Kettenraucher, 1 Zigarren- und Pfeifenraucher, 5 Patienten, die das Zigarettenrauchen aufgegeben hatten, sowie 1 Gelegenheitsraucher mit langjähriger beruflicher Asbeststaubexposition) und eine Vergleichsgruppe von 339 aus anderer Todesursache Verstorbenen (55 Nichtraucher, 10 Gelegenheitsraucher und 274 gewohnheitsmäßige Zigarettenraucher, von denen 36 $^1/_2$ Zigarettenpackung/Tag, 59 täglich $^1/_2$—1 Packung, 143 1—2 Packungen und 36 mehr als 2 Packungen pro Tag geraucht hatten). In allen 402 Fällen wurden bei der Sektion an jeweils 55 definierten Stellen des Bronchialbaums Gewebsproben zur mikroskopischen Untersuchung entnommen. Das Ergebnis der umfänglichen Analysen ist in Abb. 31 diagraphisch dargestellt. Demnach *nimmt mit steigendem Zigarettenkonsum die Häufigkeit* pathologisch-histologischer Befunde im Sinne *einer Vermehrung der Zellschichten (,,Basalzellhyperplasie''), veränderter Schichtfolge mit Zilienverlust des respiratorischen Epithels, insel-*

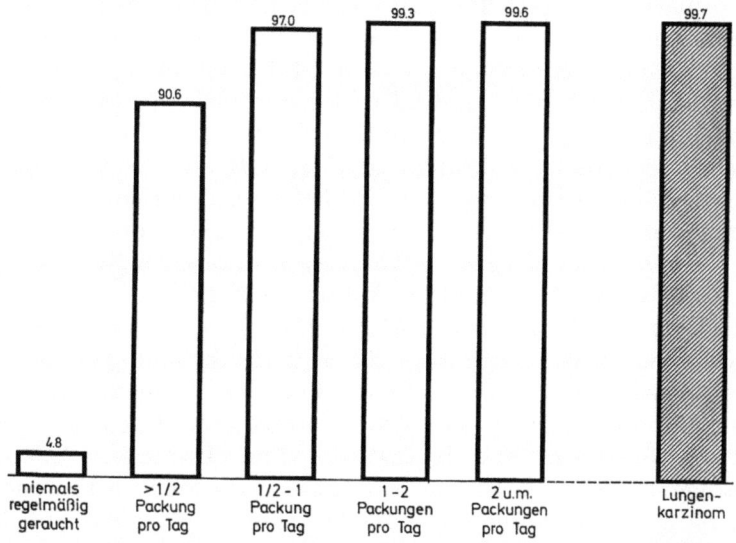

Abb. 31d

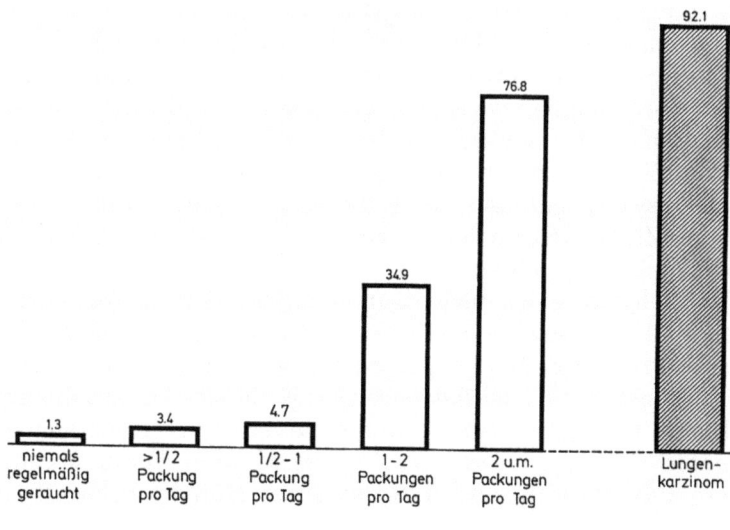

Abb. 31e

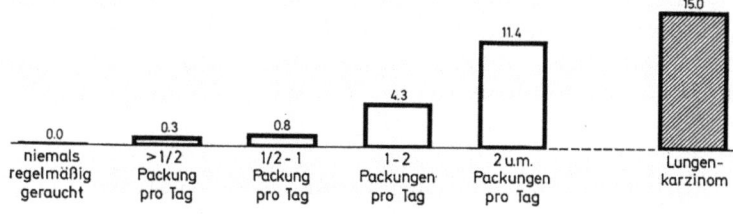

Abb. 31f

förmiger Plattenepithelmetaplasie und neoplasieartiger Epithelatypie zu. Histomorphologische Befunde mit „ausschließlich atypischem Zellenmaterial", nach Art des *Carcinoma in situ waren nur bei Rauchern zu finden* (Bronchialkrebskranke: 15 %; starke Raucher ohne manifestes Karzinom: 11,4 %; mittelstarke bis schwache Raucher: 4,3—0,3 %), *bei Nichtrauchern dagegen zu vermissen* (Abb. 31).

Obgleich der metaplastische Epithelumbau und die Basalzellhyperplasie als Regenerationsvorgänge aufzufassen sind und kein obligates Vorstadium bronchogener Krebse bilden (KAHLAU; AUERBACH u. Mitarb. u.a.) (s. S. 91ff.), ist doch bemerkenswert, daß diese Veränderungen auch unter dem Einfluß anderer krebsbegünstigender Noxen (Einwirkung von Radongas und Teer, Asbeststaubinhalation u.a.) (S. 94) sowie in den tumorfernen Luftröhrenästen Bronchialkrebskranker gehäuft auftreten (S. 94). Die mit dem Zigarettenverbrauch zunehmende Häufung von Epithelatypien spricht dafür, daß die chronischen Proliferationsvorgänge — in Analogie zu den hyperkeratotischen Vorläufern des Arsen-Hautkrebses — bereits *fakultative Präkanzerosen* darstellen (BLACK u. ACKERMAN; RYAN, McDONALD u. DEVINE; AUERBACH u. Mitarb.; GSELL u.a.).

Die *toxische Wirkung der Zigarettenrauchinhalation* äußert sich unter anderem als *Lähmung des respiratorischen Zilienapparats durch Nikotin* und weitere, synergistisch wirkende Rauchbestandteile, wie Aldehyde vom Typ des Acrolein, Ameisensäure und andere aliphatische Säuren (HILDING; WYNDER u. HOFFMANN; FALK, TREMER u. KOTIN; HOFFMANN u. WYNDER; SCHIEVELBEIN; BALLANGER *et al.*; DALHAMM) (s. auch Bd. IX/3, S. 20/21). Der schädigende Einfluß ist am Nachlassen des ziliären Flimmerschlags von Muschelkiemen prüfbar. Das Aufhören der Zilienbewegung bringt das auf den Flimmerhaaren des Bronchialepithels rollende Fließband des sero-mukösen Schleimteppichs zum Stillstand, so daß eingedrungene Tabakrauchteilchen nicht entfernt werden, und die ihnen anhaftenden karzinogenen Stoffe das Bronchialepithel nachhaltiger imprägnieren können. Die *ziliare Bronchoplegie* bildet somit eine für die Folgeschäden nicht unerhebliche Begleiterscheinung des Zigarettenrauchens, weil sie den innigen *Kontakt zwischen Bronchialschleimhaut und inhalierten Noxen begünstigt.* In diesem Zusammenhang betonen HEYDEN u. HEGGLIN, die Krebsgefährdung durch industrielle Abgase und sonstige atmosphärische Verunreinigungen scheine wegen des Fehlens zilientoxischer Effekte und auch deshalb vergleichsweise geringer, weil die eingeatmete Luft — anders als beim oralen Einsaugen des Zigarettenrauchs — gewöhnlich erst das Schutzfilter der Nase passieren müsse, ehe sie in die Lungen gelange.

Als weiterer, pathophysiologisch bedeutsamer Effekt der Zigarettenrauch-Inhalation ist die tierexperimentell nachgewiesene *Senkung der alveolären Oberflächenspannung* zu nennen (MILLER u. BONDURANT; MILLER, BONDURANT, BRATTON u. McILROY; THOMAS). Die Nebenwirkung *begünstigt die Atelektaseentstehung*, da sie den stabilisierenden Einfluß des lipoproteidhaltigen Flüssigkeitsfilms an den alveolären Grenzflächen *(„Anti-Atelektasefaktor")* schmälert (Lit. s. v. NEERGARD; v. NEERGARD u. WIRZ; MACKLIN; v. HAYEK; PATTLE; CLEMENTS; PATTLE u. BURGESS; CLEMENTS, BROWN u. JOHNSON; CLEMENTS, HUSTEAD, JOHNSON u. GRIBETZ; AVERY u. MEAD; YOSHIDA; MEAD; MENDENHALL; BUCKINGHAM; TOOLEY; FINLEY; TIERNEY u. JOHNSON; GLADSTONE u. ZINN; BÜCHERL u. KLOOS; ZINN; FINLEY, TOOLEY, SWENSON, GARDNER u. CLEMENTS; TOOLEY, GARDNER, THUNG u. FINLEY; BROWN; GARDNER, FINLEY u. TOOLEY; KLAUS, CLEMENTS u. TRAHAM; SUTNICK u. SOLOFF; SCHALFER, AVERY u. BENSCH; COLLIER, BOLANDE u. KLAUS; GRONIOWSKI u. BICZYSKOWA; GRUENWALD; THOMAS; KLUGE; GIESE u.a.; s. auch Bd. IX/3, S. 178/179).

d) Ergebnisse chemisch-physikalischer Analysen

Nach chemischen und fluoreszenzspektrographischen Analysen sind im Zigarettenrauch und in angerauchten Zigarettenresten verschiedene als *Co-karzinogene* in Betracht kommende Faktoren *enthalten* (WENUSCH; KOSAK; DRUCKREY; LICKINT; WYNDER; NEUMANN; GELLHORN; DUUREN, SIVAK, ORRIS u. LANGSETH u.a.).

In erster Linie sind *aromatische polyzyklische Kohlenwasserstoffe*, wie 3,4-Benzpyren, 1,2-Benzanthrazen und verwandte Verbindungen, zu nennen (COOPER u. LINDSEY; COOPER, LINDSEY u. WALLER u.a.) (s. auch S. 26). Der von ROFFO angegebene Benzpyrennachweis im trockenen Tabakdestillat wurde von Nachuntersuchern nicht bestätigt (WALLER; SCHÜRCH u. WINTERSTEIN; COOPER, LAM, SANDERS u. HIRST). Offenbar entstehen die an ihrem

Tabelle 27. Isolierte karzinogene Kohlenwasserstoffe aus Zigarettenrauch. [Nach WYNDER, E. L., u. D. HOFF-MANN: Ein experimenteller Beitrag zur Tabakrauchkanzerogenese, Dtsch. med. Wschr. 88, 623 (1963)] (Aus ECK, H., R. HAUPT u. G. ROTHE: Die gut- und bösartigen Lungengeschwülste. In: Handbuch der speziellen pathologischen Anatomie und Histologie. Bd. III/4, Tab. 60. Berlin-Heidelberg-New York: Springer 1969)

Kohlenwasserstoff	Relative karzinogene Aktivität[a]	Isoliert aus dem Rauch von 100 Zigaretten (mcg)
Benzo(a)pyren	+++	2,5 (3,9 ± 0,3)[b]
Dibenz(a,h)anthracen	+++	0,4
Benzo(b)fluoranthen	++	0,3
Benzo(j)fluoranthen	++	0,6
Dibenzo(a,l)pyren	++	Spuren
Benz(a)anthracen	+	0,3
Chrysen	+	6,0
Benzo(e)pyren	+	0,3
Indeno(1,2,3-cd)-pyren	+	0,4
Dibenz(a,j)acridin	+	1,0

[a] Relative kanzerogene Aktivität an Mäusehaut: +++ sehr aktiv, ++ aktiv, + schwach aktiv (nach eigenen Versuchen).
[b] Absolute Menge bestimmt durch ^{14}C-Isotopenverdünnung.

Tabelle 28. Phenole im Zigarettenrauch. [Nach WYNDER, E. L., u. D. HOFFMANN: Ein experimenteller Beitrag zur Tabakrauchkanzerogenese. Dtsch. med. Wschr. 88, 623 (1963)]. (Aus ECK, H., R. HAUPT u. G. ROTHE: Die gut- und bösartigen Lungengeschwülste. In: Handbuch der speziellen pathologischen Anatomie und Histologie. Bd. III/4, Tabelle 61. Berlin-Heidelberg-New York: Springer 1969)

Phenol	Relative kokanzerogene Aktivität[a]	mcg im Rauch einer Zigarette
Phenol	++	100
o-Kresol	++	22
m-Kresol	++	50
p-Kresol	++	50
2,4-Dimethylphenol	++	20
3,4-Dimethylphenol	++	Spuren
m-Äthylphenol	?	23
p-Äthylphenol	?	23
o-Äthylphenol	+	Spuren
2,3,5-Trimethylphenol	—	Spuren
Guajakol	?	nicht bestimmt
Salicylaldehyd	?	Spuren

[a] Relative kokanzerogene Aktivität an Mäusehaut nach BOUTWELL u. BOSCH (1959): ++ aktiv, + schwach aktiv, — nicht aktiv, ? nicht geprüft.

charakteristischen Fluoreszenzspektrum kenntlichen Substanzen erst unter den Bedingungen des Rauchprozesses bei Glimmzonentemperaturen von etwa 700°C aus Zellulose und Hemizellulose des Tabakblattes. Ungesättigte poly- und heterozyklische Kohlenwasserstoffe würden im Kondensat des Zigarettenrauchs (FISHEL u. HASKINS; COOPER u. LINDSEY; COMMINS, COOPER u. LINDSEY; COOPER, LINDSEY u. WALLER; VAN DUUREN, BILBAO u. JOSEPH; WYNDER u. HOFFMANN; DUUREN et al.) (Tabellen 27 u. 28), in der Asche (KURATSUNE) und in Resten angerauchter Zigaretten nachgewiesen (LETTRÉ u. HAHN; s. auch DRUCKREY; LICKINT; LICKINT, BÜCHNER, PIETSCH u. BREHMER). COOPER u. Mitarb. fanden im Rauch von 100 Zigaretten 1 γ 3,4-Benzpyren. LETTRÉ u. HAHN gewannen aus 100 Zigarettenstummeln insgesamt ca. 300 γ aromatische Kohlenwasser-

5*

stoffe verschiedener Konstitution. Nach neueren Angaben von WYNDER (1967) wurden tierexperimentell 12 karzinogen wirksame Faktoren aus Neutralfraktionen spezieller Tabaksubstanzen isoliert.

Von der Tabakvorbehandlung mit Insektiziden herrührenden *Arsen-Beimengungen* (BOWERY u. Mitarb.) scheint entgegen früherer Ansicht keine wesentliche ätiologische Bedeutung zuzukommen, da eine Korrelation zwischen der beträchtlichen Schwankung des Arsengehalts von Tabaksorten verschiedener Provenienz und der Bronchialkrebs-mortalität in den jeweiligen Anbauländern fehlt (DAFF u. KENNAWAY; DAFF, DOLL u. KENNAWAY; KENNAWAY u. KENNAWAY; ALEKSANDROW, HILL u. FANING).

SUNDERMANN u. SUNDERMANN halten im Zigarettenrauch feindispers verteilte *Nickel-Salze* [Nickel (II)-Azetat u.a.] für eine potentiell kanzerogene Noxe. KINGDON denkt an analoge biologische Effekte *elektrisch geladener Rauchteilchen*, die der Zigarettenraucher in höherer Konzentration (ca. $2 \cdot 105/cm^3$) inhaliert.

Schließlich wird neuerdings die krebserzeugende Wirkung von *radioaktivem Polonium* (^{210}Po = Radium F) erörtert, das die Tabakpflanze als Zerfallsprodukt von Radongas aus der Atmosphäre aufnimmt oder nach Umwandlung des aus der Erde aufgesogenen Bleiisotops ^{210}Pb über ^{210}Bi speichert (RADFORD u. HUNT). Da sich die Substanz in der Glimmzone der Zigarette verflüchtigt, gelangen die „heißen" Teilchen des α-Strahlers (Halb-wertzeit 138d) mit dem eingeatmeten Rauch in die tiefen Luftwege. LITTLE, RADFORD, McCOMBS u. HUNT sowie SÖREMARK u. HUNT konnten *bei Zigarettenrauchern* bzw. tierexperi-mentell eine *Speicherung von ^{210}Po im Lungengewebe, in den peribronchialen Lymphknoten und in der Bronchialwand* nachweisen. Im Einklang mit den Inhalations-Modellversuchen von ERMALA u. HOLSTI (Abb. 24) und dem bevorzugten Ursprungssitz bronchogener Karzi-nome (S. 54, 93 u. 113) wurde die *höchste ^{210}Po-Konzentration im Bronchialepithel der Segment-teilungsstellen* gemessen. Durch die Polonium-Einwirkung soll nach RADFORD u. HUNT das Bronchialepithel innerhalb von 25 Jahren — bei einem durchschnittlichen Konsum von 2 Zigarettenpäckchen täglich — einer örtlichen Strahlendosis von bis zu 1 000 rem ausgesetzt sein. STRABL, HUGHEY u. ALEXANDER halten die Dosis für niedriger. Sie er-scheint relativ gering, wenn man die Schätzungswerte für die endobronchiale Strahlen-belastung von Uranbergleuten durch Radongas (1 500 rad/Jahr = 30 000 rad während 20jähriger Berufstätigkeit unter Tage) in Betracht zieht (FUCHS). Andererseits haben die intratrachealen Instillationsversuche von CEMBER u. Mitarb. mit Radio-Cerium (^{144}CeCl$_3$ und ^{144}CeF$_3$) gezeigt, daß man schon mit verhältnismäßig kleinen Absorptionsdosen (600—4 400 rad) des β-Strahlers (physikalische HWZ 290d, biologische HWZ 120d) selbst bei relativ krebsresistenten Versuchstieren (Ratten) in bemerkenswert hohem Pro-zentsatz typische Bronchuskarzinome hervorbringen kann (s. S. 32 u. 50). Die α-Strahlung des Poloniums könnte demnach sehr wohl als Co-Karzinogen zu dem seit langem ver-muteten krebsauslösenden Effekt aromatischer Kohlenwasserstoffe des Zigarettenrauch-kondensats beitragen (RADFORD u. HUNT; LITTLE, RADFORD, McCOMBS u. HUNT; Terry-Report; FUCHS; NEUMANN; FERRI u. BARATTA; LORANT). (Bezüglich tierexperimenteller Untersuchungen über biologische Effekte sowie Organverteilung und Ausscheidung von oral, intravenös oder intratracheal appliziertem ^{210}Polonium s. STANNARD; MORROW, SMITH, DELLA ROSA, CASARETT u. STANNARD; MORROW u. DELLA ROSA; BERKE u. DI PASQUA; CASARETT u. MORROW; CASARETT; THOMAS u. STANNARD; SPROUL, BAXTER u. TUTTLE; FELDMAN u. SAUNOR).

Letzte Gewißheit über das eigentliche kanzerogene Agens, das die Bronchialkrebs-häufung bei Zigarettenrauchern verursacht, konnte bislang nicht gewonnen werden. KOLLER zieht daraus die praktische Schlußfolgerung, man müsse sich eben mit pro-phylaktischen Maßnahmen „zunächst an die Zigarette als Ganzes halten".

K. H. BAUER hält den *Indizienbeweis für die Tabakrauchätiologie des Bronchus-karzinoms* für lückenlos. Diese Ansicht wird heute von den meisten, aber nicht von allen Sachkennern geteilt. Manche Autoren stellen demgegenüber konstitutionelle Momente in den Vordergrund. So schreibt ZYLMANN die geringere Erkrankungshäufigkeit des weiblichen Geschlechts nicht dem fehlenden bzw. schwächeren Einfluß des Rauchens, sondern dem vorzeitigen Absterben der krebsdisponierten Frauen infolge von Mamma- und Genitalkarzinomen zu. Diese Deutung ist ebenso fragwürdig wie die These, die Neigung, Zigaretten zu rauchen, sei gleichermaßen konstitutionell geprägt wie die Krebsdisposition selbst, und das gehäufte Zusammentreffen daher nicht Ausdruck ursächlicher Abhängigkeit (PARNELL). Unbeschadet der grundsätzlichen Bedeutung endogen-konstitutioneller Faktoren für die Krebsrealisierung (FISCHER-WASELS; HAMPERL; WAALER; WERTHEMANN; SCHINZ u. BUSCHKE; KLEIN; SYLE; STRONG; RAUBITSCHEK; OETTGEN u.a.) gibt es weder einen Anhalt für die Existenz einer solchen Erbanlage noch für einen generellen Konstitutionswandel dieser Art, der in den vergangenen Jahrzehnten vielenorts gleichzeitig erfolgt sein müßte, um den allgemeinen Anstieg der Bronchialkrebsziffern zu erklären (HEYDEN u. HEGGLIN; KOLLER u.a.).

Es überrascht nicht, daß die Zigarettenindustrie abweichende Meinungen als Kronzeugnis anführte und in ihrer Werbung Gegenargumente beisteuerte. So reagierten amerikanische Firmen 1953 auf den zeitweiligen Rückgang des Zigarettenumsatzes mit einem in hoher Auflage verbreiteten Flugblatt, dessen glossierender Text die Koinzidenz der Bronchialkrebszunahme mit dem steigenden Coca Cola-Konsum unterstrich und so die Annahme der Tabakätiologie ad absurdum führen sollte (RAUBITSCHEK). Hinter dem Karikaturversuch steht die banale Erkenntnis, daß die zeitliche Assoziation zweier Vorgänge noch nicht ihren ursächlichen Zusammenhang beweist (DORMANNS u.a.). Der Einwand vermag allerdings die Bedeutung des individuellen Zigarettenverbrauchs in seiner quantitativen Korrelation zur Erkrankungshäufigkeit nicht zu entkräften (KOLLER).

Unter den Gegenstimmen sind die erfahrener Medizinalstatistiker, Kliniker und Pathologen beachtenswert, welche den Kausalnexus zwischen Zigarettenrauchen und Bronchialkarzinom auf Grund abweichender eigener Resultate in Frage stellen oder die Schlüssigkeit fremder Untersuchungsergebnisse unter Hinweis auf methodische Mängel oder wesentliche Lücken der Beweiskette bezweifeln. Die Einwände betreffen die Unverläßlichkeit katamnestischer Erhebungen über die Rauchergewohnheiten, Irrtümer infolge Auslese, zu kleiner Zahlen oder inadäquater Anwendung des Begriffs „Mortalität", Unwert monoanalytischer Statistiken infolge Vernachlässigung anderer in Betracht kommender Faktoren, Mangel an repräsentativen Daten für die gesamte Population, Fehlen tierexperimenteller Beweise für die Tabakrauchätiologie sowie histologisch faßbarer präkanzeröser Effekte des Zigarettenrauchens (BERKSON; DORMANNS; MITTMANN; GARCIA; POCHE, MITTMANN u. KNELLER; s. auch FRIED; HAINTZ; DEAN; VOGLER; ZYLMANN; PASSEY; PARNELL; DOGLIOTTI u. BOBBIO; FISHER; COHEN u. HEIMANN; FICARI).

Gewiß sind die Ergebnisse katamnestischer Befragung wegen unkontrollierbarer subjektiver Fehlerquellen nicht unbedingt stichhaltig (BERKSON; KOLLER; HEYDEN u. HEGGLIN u.a.). *Prospektive Untersuchungsreihen an Gesunden*, in denen man den Einfluß bestimmter Faktoren, wie z.B. des Zigarettenrauchens, auf das spätere Krankheitsschicksal bzw. die Todesursache jedes einzelnen Probanden langfristig zu ermitteln versucht, liefern verläßlichere Resultate. Gegenüber den im vergangenen Jahrzehnt von anglo-amerikanischen Autoren durchgeführten mitgehenden Vergleichsstudien an einer großen Zahl von Kontrollpersonen (HAMMOND u. HORN: 44monatige Verlaufsbeobachtung bei ca. 188 000 Männern; Terry-Report: einjährige Beobachtung von ca. 4 Millionen vorwiegend männlicher Probanden im Mindestalter von 35 Jahren; WEIR u. DUNN: prospektive Kontrolle von 68 153 Männern im Alter von 35—64 Jahren über durchschnittlich etwa 6 Jahre mit Analyse von 4 706 Todesfällen) scheint eine prinzipielle Skepsis unberechtigt (Abb. 32).

Der Einwand trifft vielmehr gerade den kürzlich von POCHE, MITTMANN u. KNELLER veröffentlichten Sammelbericht aus mehreren Prosekturen, der sich ausschließlich auf posthume Nachforschungen stützt. Die Schlußfolgerung der Autoren, es sei kein Einfluß des Zigarettenrauchens auf die Bronchialkrebsziffern erkennbar, und die relative Häufung des Leidens bei bestimmten Berufsgruppen vermutlich durch atmosphärische Noxen bedingt, erregte wegen des scheinbaren Widerspruchs zum Ergebnis obiger prospektiver Untersuchungen auch in der Tagespresse Aufsehen. In einer späteren Replik auf sachliche

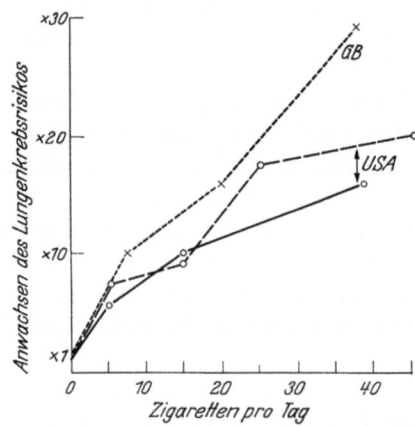

Abb. 32. *Beziehung zwischen der Zahl der pro Tag gerauchten Zigaretten und der Todesrate an Lungenkrebs in drei prospektiven Untersuchungen.* (Nach Smoking and Health, London 1962.) ×---× Untersuchungen von DOLL und HILL bei britischen Ärzten über 35 Jahre; ○——○ Untersuchungen von HAMMOND und HORN bei amerikanischen Männern im Alter von 50—60 Jahren; — Untersuchungen von DORN an amerikanischen Reservisten im Alter von 30 Jahren und darüber. (Aus ECK, H., R. HAUPT u. G. ROTHE: Die gut- und bösartigen Lungengeschwülste. In: Handbuch der speziellen pathologischen Anatomie und Histologie, Bd. III/4, Abb. 147. Springer-Verlag Berlin-Heidelberg-New York 1969)

Einwendungen kritisierte MITTMANN die beim Terry-Report angewandten statistischen Methoden als unzureichend für die Begründung des Hauptresultats. Die Bedenken gegen die methodische Grundlage seiner eigenen, ablehnenden Stellungnahme wiegen indessen nicht leichter (FREUDENBERG; KOLLER; HEYDEN u. HEGGLIN).

Tatsächlich kann die Düsseldorfer Statistik schon deshalb keinen Aufschluß über die Zusammenhangsfrage zwischen Zigarettenrauchen und Bronchialkarzinom geben, weil man nur die Rauchergewohnheiten von 1200 an Bronchuskrebs Verstorbenen im Hinblick auf die histologischen Geschwulstformen miteinander verglich, ohne ein Vergleichskollektiv Gesunder in die Prüfung einzubeziehen. Auch die im „Poche-Bericht" vorgetragene „Ausgleichshypothese", mit der eine den Häufigkeitszuwachs eines Organkrebses — z.B. des Bronchuskarzinoms — ausgleichende Abnahme krebsiger Organgeschwülste anderer Lokalisation — etwa der Magenkarzinome — behauptet wird, stieß auf Einspruch (HEYDEN u. HEGGLIN). Es gibt zumindest keinen statistischen Anhalt dafür, daß irgend eine Organkrebsart bei Rauchern seltener vorkommt (KOLLER). Nach bisheriger Kenntnis ist vielmehr die Krebsmortalität insgesamt wie auch die Magenkrebssterblichkeit bei Rauchern prozentual höher als die der Nichtraucher (DOLL u. HILL; LEVIN, GOLDSTEIN u. GERHARDT; DORN; HAMMOND u. HORN; KOLLER). Das gilt auch für Blasenkrebs (KERR, BARKIN, LEVERS, WOO u. MENCZYK) und bösartige Nierengeschwülste, die bei starken Rauchern dreifach so häufig auftreten als bei Nichtrauchern (HEYDEN). Unabhängig von der berufsbedingten Ätiologie liegt die Mortalität dieser Krebsformen in den Ländern am höchsten, in denen die Bronchialkrebssterblichkeit an der Spitze steht (HEYDEN).

3. Chronische Entzündung, Infektion und Trauma

Die hyperplasiogene Krebsentstehung auf dem Boden chronisch-entzündlicher Epithelwucherung ist seit Jahrzehnten Gegenstand lebhafter Diskussion. Plattenepithelmetaplasie und atypische Basalzellproliferation der Bronchialschleimhaut haben zweifellos eine enge Formalbeziehung zur Karzinogenese; ihre Bedeutung als Präkanzerose ist allerdings umstritten, da sie kein obligates Vorstadium neoplastischer Entgleisung bilden (s. S. 94/95 u. Bd. IX/3, S. 354). Was die maligne Fehldifferenzierung des Epithelregenerats letztlich auslöst, ist bisher unbekannt.

Inselförmige *Metaplasien und atypische Proliferation des Bronchialepithels* findet man bei entzündlich-infektiösen Erkrankungen verschiedener Ursache, unter anderem *bei Grippe* (ASKANAZY; TEUTSCHLÄNDER; SCHMIDTMANN; WINTERNITZ; WEGELIN; MEYER; OPIE; SIEGMUND; OBERNDORFER; MITTASCH; PETERS; LOOSLI; STRAUB; BAUER; SMITH; WOLBACH u. FROTHINGHAM u.a.), *Masern* (SIEGMUND; SCHRIDDE; FEYRTER), *Diphtherie* (GOLDZIEHER), bronchiektatischen Folgezuständen entzündlicher Prozesse (s. S. 93) und chronisch pneumonischer Parenchymanschoppung bzw. -induration (HART; FRIED-LÄNDER; LINDBERG; NISKANEN; SIEGMUND; FISCHER; KAHLAU; VAJL; HEINE; ESIPOWA; RAEBURN u. SPENCER; BLACK u. ACKERMAN u.a.). Dabei ist es oft schwer, feingeweblich die Grenze zwischen regenerativer Wucherung und initialem Krebsstadium zu ziehen (FISCHER-WASELS; LINDBERG; NISKANEN; FISCHER; BELL; GEEVER u. Mitarb.; DELARUE u. CHOMETTE; COOPER u. TOTTEN; WILLIAMS; SPAIN; SPENCER u. RAEBURN; JECKELN; RYAN, MCDONALS u. CLAGETT; WELLER; BLACK u. ACKERMAN; SANDERUD; BERKHEISER; KING; MEYER u. LIEBOW; ROSENBLATT u. YILDIZ; AUERBACH u. Mitarb.; RICHTER). Auf die Berichte über das Vorkommnis — teils multifokaler — *Mikrokarzinome bei chronischer Bronchitis, Bronchiektasie und chronischer Pneumonie* und auf die Meinungsdivergenzen bezüglich des Kausalnexus mit anhaltendem Entzündungsreiz wird an anderer Stelle näher eingegangen (s. S. 93). Die Bedeutung pulmonaler Vorkrankheiten und Rest-schäden früherer Läsionen wird in einer neueren Arbeit von DAMON u. MCCLUNG ge-würdigt.

Dieser Sachverhalt liegt der Hypothese einer *Virusätiologie des Geschwulstleidens* zugrunde, die vor allem durch den auffallenden Anstieg der Bronchialkrebsziffern nach der Grippeepidemie 1918/1919 genährt wurde (ASKANAZY; BARRON; BERBLINGER; MEYER; MITTASCH; KATZ; LÄSCHKE; BAUER; POPPER; BUSCHBECK; LANGBEIN; BEEBE; PETERS; NEMES-BALOGH; STEINER u. LOOSLI; WOLBACH u. FROTHINGHAM; LATARJET u.a.). DORMANNS vertrat die Theorie auch späterhin und zog eine qualitative Popu-lationsänderung infolge der Virusdurchseuchung als potentiellen Kausalfaktor in Be-tracht. Gegen die Annahme eines ursächlichen Zusammenhangs sprechen jedoch ver-schiedene gewichtige Gründe. Bei dem annähernd gleichmäßigen Grippebefall beider Ge-schlechter läßt die These das beträchtliche Überwiegen männlicher Bronchialkrebs-erkrankungen unerklärt. Überdies wurde die zeitliche Aufeinanderfolge von Grippe- und Bronchialkrebshäufung bei früheren Epidemien — wie in den Jahren 1889—1892 (FISCHER; WEGELIN; KOCH u.a.) — und manchenorts auch nach dem 1. Weltkrieg vermißt.

So war die isländische Bevölkerung von der fraglichen Infektionswelle besonders schwer betroffen, wies aber noch 1945 eine außerordentlich niedrige Bronchialkarzinom-sterblichkeit auf (DUNGAL; HEYDEN u. HEGGLIN u.a.). HILBOE konnte bei einer retro-spektiven Enquête keine ungewöhnliche Häufung von Bronchuskrebstodesfällen unter den 40 Jahre zuvor von der Influenzaepidemie erfaßten Einwohnern New Yorks fest-stellen.

Für die Erörterung der Zusammenhangsfrage ist ferner bemerkenswert, daß der von Virusinfekten bewirkte Epithelumbau im Bronchialbaum innerhalb weniger Wochen reversibel ist: desquamativ veränderte Schleimhautbezirke können den ursprünglichen Epithelbelag rasch regenerieren, wobei metaplastische Epithelinseln in der Regel wieder von Flimmerepithel ersetzt werden (SCHRIDDE; BRANDT; WELLER; RICHTER u.a.).

Alle Versuche der tierexperimentellen Erzeugung von Bronchuskarzinomen durch alleinige Inhalation von Influenzaviren schlugen fehl (STEINER u. LOOSLI; GLANZ u. FRITSCHE; GUÉRIN u. OBERLING; GROSS u.a.). Spekulationen über die ätiologische Be-deutung des Tabakmosaikvirus erwiesen sich als haltlos (SCHMÄHL). LEUCHTENBERGER u. LEUCHTENBERGER fanden nach künstlicher Influenzavirus-Infektion und zusätzlicher Zigarettenrauch-Inhalation bei Mäusen lediglich eine Häufung atypischer Epithelmeta-plasien im Bronchialsystem. KOTIN u. WISELY konnten mit einer ähnlichen Kombination aerogener Noxen (Aerosol von aromatischen Kohlenwasserstoffen und Influenzavirus) bei Mäusen bronchogene Karzinome hervorrufen. Nur RABSON, BRANIGAN u. LE GALLAIS gelang es, mit ausschließlicher Virus-Inokulation (intratracheale Instillation von Polyoma-Viren bei syrischen Goldhamstern) bösartige Lungentumoren zu induzieren. Welche Bedeutung dem in diesem Zusammenhang von SHAPIRO u. Mitarb. diskutierten Be-fund *virusartiger Zellkerneinschlüsse* zukommt, die RHODES u. MOHR *in bronchiolo-alveolären Narbenkrebsen* nachweisen und mit zellfreien Filtraten aus menschlichen

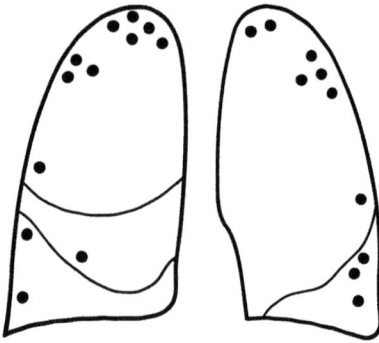

Abb. 33. *Verteilungsschema der Lungenkrebse auf dem Boden tuber-*
kulöser Narben. [Nach K. G. THEMEL u. C. J. LÜDERS, Dtsch. med.
Wschr. 80, 1360—1363 (1955), Abb. 4]

Alveolarzellkarzinomen in Gewebekulturen reproduzieren konnten, läßt sich noch nicht
absehen (S. 76).

Nach pathologisch-anatomischer Erfahrung besteht kein Zweifel, „daß nicht die
Spezifität der Entzündung für die Krebsbildung entscheidend ist, sondern allein ihre
Verlaufsform und ihr Narbenzustand" (KAHLAU). Demgemäß gehen die formal schon
länger bekannten (PÄSSLER; LUBARSCH; SCHWALBE; FLECKSEDER; PEPEX; SCHWYTER
u.a.), in ihrer speziellen Terrainbeziehung jedoch erst von RÖSSLE und seinen Schülern
gewürdigten *bronchogenen Narbenkrebse der Lungenperipherie* aus ursächlich verschiedenartigen Krankheitsrelikten hervor (FRIEDRICH; RÖSSLE; LÜDERS u. THEMEL; BÜRGEL
u. THEMEL; THEMEL u. LÜDERS; LINDBERG; NISKANEN; BEITZKE; WÄTJEN; v. ALBER-
TINI; HAMPERL; KOCH; KAHLAU; GIESE; ECK; KARTAGENER; FROBOESE; HUGUENIN;
HEINE; PRIOR; GRAY u. CORDONNIER; FRIED; VAJL'; KARSNER u. SAPHIR; LÜDEKE;
ESIPOWA; POHL; THEMEL; RAEBURN; SPAIN u. PARSONNET; PRIOR u. JONES; STEWART
u. ALLISON; RAEBURN u. SPENCER; VOLUTER u. KARPANCI; WITTEKIND u. STRÜDER;
WERNER; WHITWELL; GROSSE; KNORR; PETERSEN, HUNTER u. SNEEDEN; CARLISLE,
MCDONALD u. HARRINGTON; ATTINGER; SCHINZ; BLACK u. ACKERMAN; UMIKER u.
STOREY; WOODRUFF u. NAHAS; AUFSES u. NEUHOF; KORNWALER u. REINGOLD; MUNTEAN
u. AMON; MANGELSDORFF; MARX; CREMER u. KAUFMANN; CARRIÈRE, VANDENDORP,
VERHAEGHE u. PARIS; GELZER; PLAZY; MÜLLY; HOLLÓS, SZÁM u. GERÖ; BALÓ; YESNER,
GERSTL u. AUERBACH; SHAPIRO, WILSON, YESNER u. SHUMAN; LIEBOW; HEWLETT u.
Mitarb.; STOLOFF; MUNNELL, LAWSON u. KELLER; BOURRET u. FRAISSE; GOURION u.
GERMIN; KÜHN; GILLESPIE; ROSPIDE; ITALO; BUSCH; FASSKE u. v. WINDHEIM; FARKAS,
KOPPENSTEIN u. PRINKEL; HAENSELT; ROUJEAU *et al.*; RIPSTEIN, SPAIN u. BLUTH;
HASCHE; HAUPT u. KÜHN; HONIGMANN; YOKOO u. SUCKOW; SOLOVAY u. SOLOVAY;
HEINECKE; BAJTAI, PINTÉR, BESZNYÁK u. JUHÁSZ; NOESKE; CARROLL; ECK, HAUPT
u. ROTHE u.a.).

Sie *entstehen vornehmlich in schieferigen Indurationsfeldern apiko-dorsaler Oberlappen-*
tuberkulose (Abb. 33, 157, 230, 356, 358, 426, 427, 514 u. 516). Als prädisponierendes Ur-
sprungsterrain kommen ferner *narbige Lungeninfarktreste* (FRIEDRICH; RÖSSLE; LÜDERS
u. THEMEL; KAHLAU; RAEBURN u. SPENCER; BALÓ, JUHÁSZ u. TEMES; CASTLEMAN;
BERKHEISER; PANSA u. MOLLÓ; SHERWIN u. LAFORET; ECK, HAUPT u. ROTHE u.a.)
(s. Abb. 273), *xanthös-pneumonisch karnifizierte Parenchymsektoren* (FISCHER; KAHLAU;
RAEBURN u. SPENCER; ESIPOWA; SPAIN; WILLIAMS; FINKE; VAJL'; HEINE; BEAVER u.
SHAPIRO; GEEVER u. Mitarb.; MEYER u. LIEBOW u.a.) und *syphilitische Lungennarben*
in Betracht (ZIEMSSEN; SACHS; MARTEN u. COLRAT; FLECKSEDER; BEITZKE; FRIEDRICH;
CARRIÈRE *et al.*; WERNER; SEMPÉ; GELZER u.a.) (s. S. 85). Als Vorkrankheit spielt die
sklerodermale Lungenfibrose eine beachtenswerte Rolle (WEAVER; BATSAKIS u. JOHNSON;
COLLINS, DARKE u. DODGE; WEAVER, DIVERTIE u. TITUS; JONSSON u. HOUSER; RICHARDS
u. MILNE; HOLLÓSI u. SZÁM; MEYER u. LIEBOW; MONTGOMERY, STIRLING u. HAMER;
MELLO u. MELLO) (s. S. 320 u. Bd. IX/4c, Abb. 20). Darüber hinaus wurden bronchogene

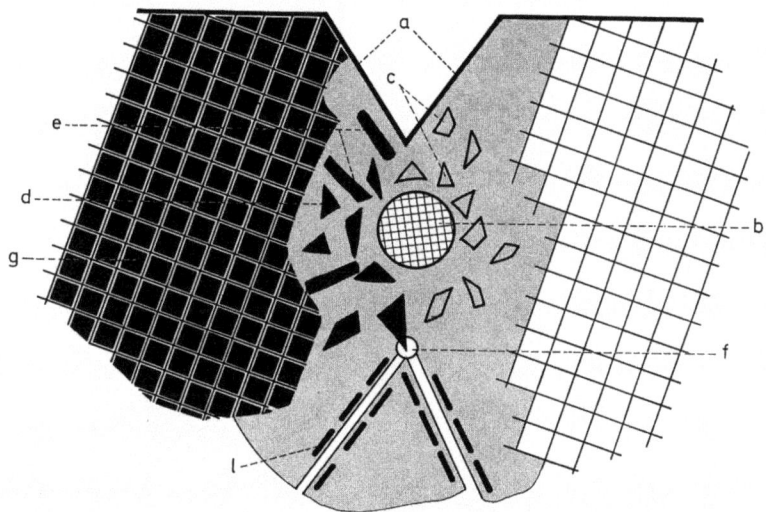

Abb. 34. *Schematische Skizze zur Histopathogenese des Narbenkrebses.* Narbe (grau) mit Pleuraeinziehung (*a*)' zentralem tuberkulösem Kalkherd (*b*) und deformierten Restalveolen (*c*). Krebs (kompakt schwarz): in den Restalveolen (*d*), lymphangisch wachsend (*e*), mit Bronchialeinbruch (*f*) und pneumonisch im Randemphysem ausgebreitet (*g*). (Der Krebs ist aus didaktischen Gründen nur auf einer Seite der Narbe eingezeichnet). [Nach THEMEL, K. G., u. C. J. LÜDERS, Dtsch. med. Wschr. 80, 1360—1363 (1955), Abb. 5]

Tabelle 29. Histologische Typen bei narbenfreiem Lungenkrebs im Vergleich zum Narbenkrebs. (Nach ECK, H., R. HAUPT u. G. ROTHE: Die gut- und bösartigen Lungengeschwülste. In: Handbuch der speziellen pathologischen Anatomie und Histologie. Bd. III/4, Tabelle 15. Berlin-Heidelberg-New York: Springer 1969)

Histologischer Typ	Primär narbenfreier Lungenkrebs			Narbenkrebs		
	KAHLAU	FISCHER	HAMPERL	LÜDERS	GELZER	RÖSSLE u. FRIEDRICH
Plattenepithel-Karzinome	36,3	34,4	13,0	21,4	44,5	28,0
Adeno-Karzinome	6,8	12,2	15,0	53,6	38,8	48,0
Undifferenzierte Karzinome	59,9	53,4	55,0	25,0	8,3	24,0

Narbenkarzinome in unmittelbarer Nachbarschaft *anthrako-silikotischer Schwielen* (DI BIASI; KAHLAU) und *herdförmiger Lungensarkoid-Granulome* (ANDERSON; GERHARDT; SYMMERS; PRIOR; JEFFERSON, SMITH, TAYLOR u. VALTERIS; GOODBODY u. TAYLOR) (s. Abb. 580), vereinzelt auch bei *pulmonaler Coccidioidomykose* (HOOD) und bei *kardialer Stauungsinduration der Lungen* beobachtet (SPENCER u. RAEBURN). Das Spektrum prädisponierender Gerüsterkrankungen umfaßt *zirrhotische Foci unbekannter Ätiologie* (PRIOR u. JONES; SPENCER u. RAEBURN; FOX u. RISDON; HADDAD u. MASSARO; SPAIN; WILLIAMS; HAUPT u.a.), das *Hamman-Rich-Syndrom* (SCHORN u. DE KOCK), die *familiäre fibrozystische Lungendysplasie* (KOCH; s. auch DONOHUE, LASKI, UCHIDA u. MUNN) sowie die interstitielle Sklerose bei *pulmonaler Berylliosis* (THEMEL u. LÜDERS; KAHLAU; RIEMANN u. JUNGBLUTH) (s. S. 37). (Die gehäufte Krebsentstehung im Bereich großblasiger Emphysembezirke vom Typ der „vanishing lung" (Abb. 40, 347 u. 356), deren Texturabbau durch Ventilstenosen obliterativer Bronchiolitis (s. Bd. IX/3, S. 90, 144 u. 150) oder im Rahmen des α_1-Antitrypsin-Mangelsyndroms zustandekommt (s. S. 27), gehört morphogenetisch nicht zum Formenkreis bronchogener Narbenkarzinome.)

THEMEL u. LÜDERS schätzen die *Latenzzeit* metatuberkulöser Narbenkrebse auf *25 Jahre.* Der Umfang der in der Kasuistik beschriebenen Tumoren reicht von mikroskopischer Dimension bis über Apfelgröße. Typisch ist die *subpleurale Lage* unter einer

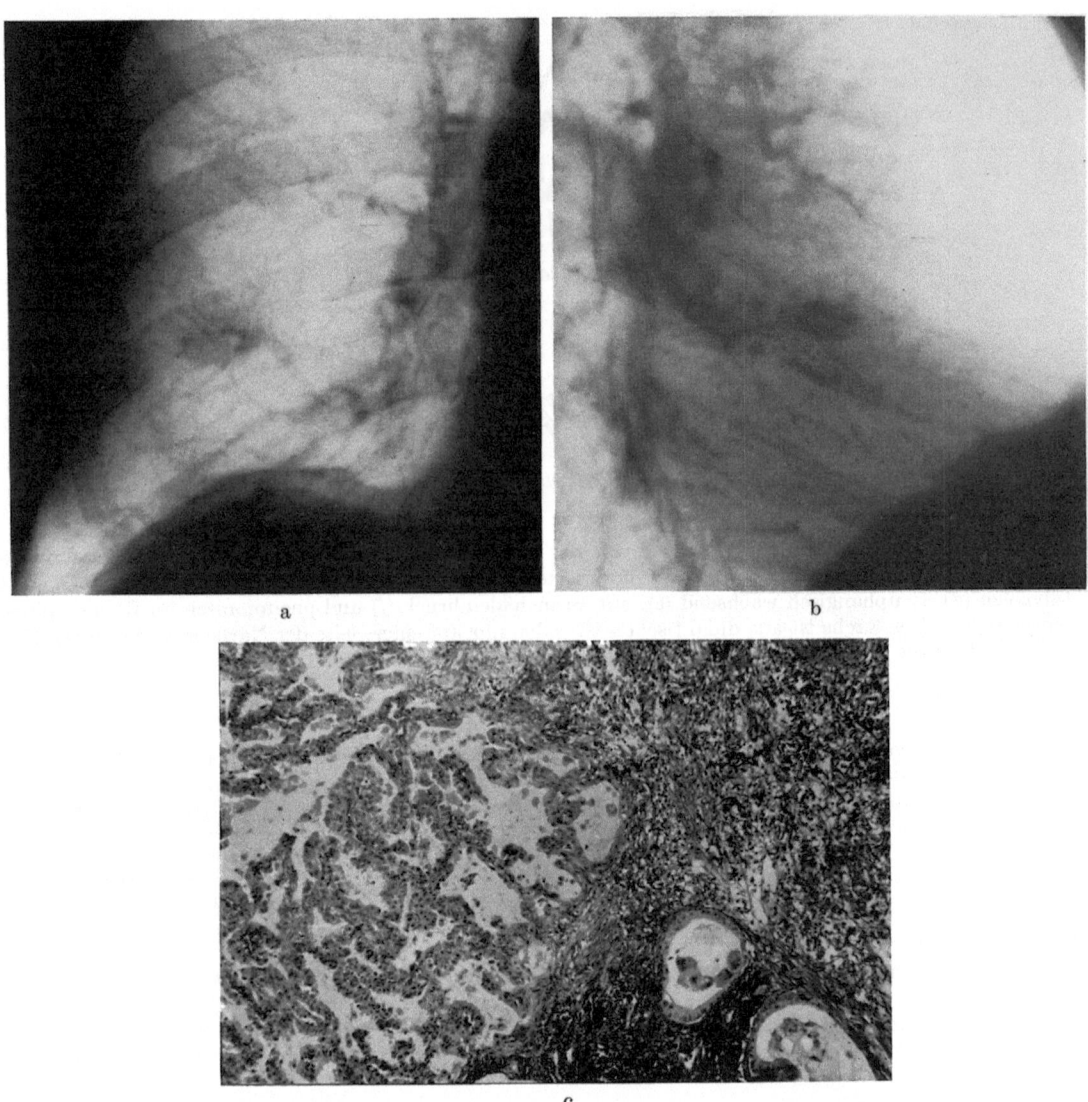

Abb. 35a—c. *Zylinderzelliges Narbenkarzinom im rechten Mittellappen.* Der klinisch stumme mandelgroße Tumorherd im lateralen Mittellappensegment (a und b Ausschnitte der Summationsaufnahmen in 2 Ebenen) wurde bei einer Thoraxröntgenuntersuchung zufällig entdeckt und durch Lobektomie entfernt. Anatomischer Befund: 2×2×1 cm großer grauer fester Knoten dicht unter der Pleura, deren Oberfläche in diesem Bereich etwas eingezogen ist. Histologie: Narbenkarzinom vom Feinbau einer herdförmigen, stellenweise pseudopapillär wachsenden Lungenadenomatose (c histologischer Ausschnitt an der Grenze von Narbe und Tumorgewebe, H.E.-Färbung, Vergr. 25fach) (E.-Nr. 3304/73 Patholog. Inst. d. Krhs. Nordwest, Direktor: Prof. KAHLAU). L. C. 68jähr. ♂. Arch.-Nr. 0205 04111 Radiolog. Zentralinst. d. Krhs. Nordwest Frankfurt/M.

Pleuraschwarte, die zur Geschwulst hin eingezogen ist (,,*Krebsnabel*'') (ROTHE u. KURPAT u.a.) und nach HACKL deren Ausbreitungsrichtung beeinflußt. Das Zentrum enthält krebsfreies, zum Teil hyalin umgewandeltes Narbengewebe von schwärzlicher Farbe, mitunter auch alte Käse- und Kreideherde und indurierte Granulome mit kristallinen Cholesterin-Matrizen sowie Reste luftleerer deformierter Alveolen und Bronchioli (FRIEDRICH; RÖSSLE; LÜDERS u. THEMEL; BÜRGEL u. THEMEL; KAHLAU; RAEBURN u. SPENCER; ROTHE u. KURPAT; ECK, HAUPT u. ROTHE u.a.) (Abb. 34 u. 36).

Die Karzinombildung geht von kleinen Bronchien aus. In der Mehrzahl der Fälle handelt es sich um *Adenokarzinome und Plattenepithelkrebse* unterschiedlichen Differen-

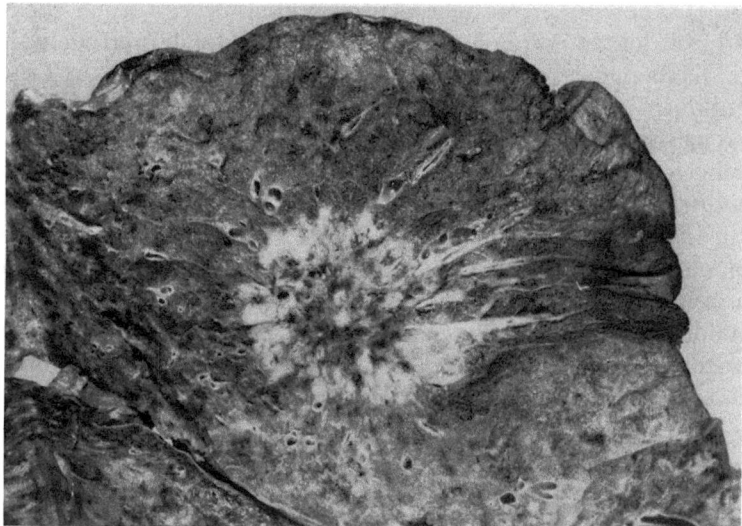

Abb. 36. *Typischer makroanatomischer Aspekt eines Narbenkarzinoms mit schiefergrau verfärbtem tuberkulösen Indurationsfeld im Zentrum* (vgl. Abb. 408)

zierungsgrades, doch sind auch andere histologische Varianten vertreten (Tabelle 29). Die Neoplasie kann sich an mehreren Stellen zugleich entwickeln (VOLUTER u. KAPANCI; VIDAL u. GUIBERT; HORRELL u. HOWE; HERMANN u. HEIM; SHAPIRO, WILSON, YESNER u. SHUMAN u. a.) und dem histologischen Aspekt eines *Alveolar- bzw. Bronchiolarzell-Karzinoms* („Lungenadenomatose") entsprechen (KAHLAU; HABERLAND; HAENSELT; HAUPT u. KÜHN; KURPAT, ROTHE u. BAUDREXL; BALÓ; RIGLER; LIEBOW; YESNER, GERSTL u. AUERBACH; HEWLETT, GOMEZ, ARONSTAM u. STEER; MUNNELL, LAWSON u. KELLER; WATSON u. FARPOUR; STOLOFF; ECK, HAUPT u. ROTHE; SEIGNON u. Mitarb. u. a.) (Abb. 35; s. auch Bd. IX/4c, Abb. 19).

Der formalgenetische Zusammenhang ist heute unbestritten. Abgesehen davon, „daß die bekannten histologischen Typen des Bronchialkarzinoms keine Neigung zur Vernarbung zeigen" (KAHLAU; s. auch HAUPT u. KÜHN), weisen die zentrale Lage und anthrakotische Pigmentierung der vom Tumor umsäumten Lungenschwiele, der Einschluß strukturell erhaltener Alveolarreste und die lokale Pleurahyalinose auf die nachträgliche Krebsentstehung in einer präexistenten Narbe hin (FRIEDRICH; RÖSSLE; KAHLAU u. a.). Der *makroskopisch kennzeichnende Aufbau* ergibt sich aus der schichtartigen Gliederung in eine grau-schwärzliche Narbenkernzone mit hellerem Tumormantel, der auf der Schnittfläche oft von radiär-streifigen Ausläufern des Narbenfeldes durchsetzt bzw. von lymphangischer Ausbreitung („Krebsfüßchen") oder reaktiver Verdickung interlobulärer Septen (s. S. 135 u. 757) in die Umgebung aufgefasert erscheint (Abb. 36).

Im Hinblick auf die Experimentalbefunde von KIEGER sowie von TWORT u. LYTH liegt die Annahme eines *krebserzeugenden Effekts der zentralen Cholesterindepots* nahe (RÖSSLE; FRIEDRICH; KAHLAU; RAEBURN u. SPENCER; BURROWS, HIEGER u. KENNAWAY; BUSCH; SANTE u. a.). Es ist denkbar, daß die Fettsubstanz durch Aromatisierung (Dehydrierung und Ringschluß der Seitenkette im Kohlenstoffskelet des Cyclopentenophenanthren-Moleküls) im Organismus in einen kanzerogenen Stoff umgewandelt wird (BUTENANDT; BÜRGER). In die gleiche Richtung könnte das *gemeinsame Auftreten* multifokaler Lungenadenomatose (WOOD; BERG u. BURFORD; CARPINISAN, DIACONITA, ESKENASY u. SCUREI) (s. S. 45 u. Bd. IX/4c, S. 50) und *bronchogener Karzinome mit exogener Lipoidpneumonitis* deuten (OBERNDORFER; EFFERT; FISCHER; WILLIAMS; BERG u. BURFORD; COWDRY u. MARSH; SANTE; DRYMALSKI, THOMPSON u. SWEANEY; SWENSON u. LEAMING; TWORT u. LYTH; BONNE; SHIMKIN; THEILER; DESPIERRES, BONNET, PHELIP u. PFANTE;

DE NAVASQUEZ u. HASLEWOOD). Manche Autoren diskutieren auch die Möglichkeit der Krebsauslösung durch lokale Anreicherung inhalierter oder hämatogen eingeschwemmter Karzinogene im Narbengewebe (FRIEDRICH; KIEGER; LÜDERS u. THEMEL; KAHLAU; RAEBURN u. SPENCER). Im Hinblick auf die in bronchiolo-alveolären Narbenkrebsen nachgewiesenen virusartigen Zellkerneinschlüsse und deren Übertragung auf Gewebskulturen mit zellfreien Tumorextrakt-Filtraten (RHODES u. MOHR) sprechen SHAPIRO, WILSON, YESNER u. SHUMAN peripheren Lungennarben die generelle Bedeutung von „Krebsfallen" zu, in denen sich nicht allein kanzerogene Bestandteile der Atemluft ablagern, sondern auch örtlich krebsdisponierende Viruseffekte zur Geltung kommen (s. auch STANTON u. BLACKWELL). Wie bei postinfektiösen Folgeschäden kann die mit atypischer Metaplasie verbundene *bronchiolo-alveoläre Epithelproliferation in Lungeninfarktnarben* als hyperregeneratorische Terrainveränderung die Bedeutung einer Präkanzerose haben (BERKHEISER; BALÓ; PANSA u. MOLLO; STANTON u. BLACKWELL; s. auch LUTON u. MORY).

Nach THEMEL u. LÜDERS beeinflußt die derbe Narbenschwiele die Formalentwicklung des Tumors insofern, als sie seine lokale Ausbreitung hemmt, ohne die Fernabsiedlung zu unterbinden. Andererseits bildet die anliegende Pleuraschwarte eine Brücke, über die das Neoplasma parietalwärts fortschreiten kann. Die Autoren unterscheiden je nach der Wachstumsrichtung drei *Evolutionsformen des Narbenkrebses:*

1. die *hilopetale Form,*
2. die *pleuropetale Form* und
3. die *isolierte Form.*

Der erste Typ ist der häufigste und — ähnlich dem tuberkulösen Startkomplex (REDEKER; WURM u.a.) — durch die Bipolarität von peripherem Primärtumor und hilären Lymphknotenmetastasen charakterisiert. Der lymphogene Tumoreinbruch in weitlumige Bronchien kann dabei den peripheren Ursprungsort der Neoplasie verschleiern und ein zentrales Bronchuskarzinom vortäuschen (RAEBURN u. SPENCER; BAJTAI, PINTÉR, BESZNYÁK u. JUHÁSZ; ECK, HAUPT u. ROTHE) (s. S. 96, 119, 813 u. 818, Abb. 58, 82 u. Bd. IX/4c, Abb. 186). Bei der zweiten Wuchsform dringt das Geschwulstgewebe in den kortikalen Lymphbahnen zentrifugal vor, überschreitet die äußere Lungengrenze auf der Leitschiene der bedeckenden Pleuraschwiele und breitet sich teils flächenhaft über der Lungenkonvexität, teils breit in die Brustwandschichten einbrechend aus.

Da die Ursprungsnarben vorwiegend tuberkulöser Herkunft und bevorzugt in den apiko-dorsalen Oberlappensegmenten lokalisiert sind (BRAEUNING; HUEBSCHMANN; MALMROSS u. HEDVALL; HAEFLIGER u. MARK u.a.) (Tabelle 32), tritt die pleuropetale und im weiteren Verlauf transthorakale Evolution zumeist an der hinteren Brustkorbkuppel in Erscheinung (RÖSSLE; FRIEDRICH; FLECKSEDER; FISCHER; LÜDERS u. THEMEL; KAHLAU; GROSSE; ESCHBACH; ECK; ESCHBACH u. FINSTERBUSCH; BIRKNER u. BRANDT; SOLOVAY u. SOLOVAY; BALÓ; BAJTAI, PINTÉR, BESZNYÁK u. JUHÁSZ; ECK, HAUPT u. ROTHE u.a.). Die gleiche Entwicklung kann auch von tuberkulösen Altprozessen anderer Lage, in seltenen Fällen von Ghonschen Herden der Unterlappenrinde ausgehen (THEMEL u. LÜDERS; GROSSE u.a.) (s. S. 148, 273 u. Abb. 516).

Während PRIOR u. JONES bei Mikrokarzinomen in peripheren Narben eine Prävalenz des weiblichen Geschlechts feststellten (s. S. 96), fanden THEMEL u. LÜDERS bei metatuberkulösen Narbenkarzinomen eine dem üblichen Verhalten bronchogener Reizkrebse entsprechende *Geschlechtsverteilung* $\male : \female = 10:1$ (Vergleichswerte von BAJTAI, PINTÉR, BESZNYÁK u. JUHÁSZ 3,55:1; WENZL 6,5:1; ROTHE u. BECKER 8:1; PATZELT 16:1; BARZEL u. KERN 26:1) (Tabelle 30). Das *Durchschnittsalter* an Narbenkrebs Verstorbener betrug in ihrem autoptischen Untersuchungsmaterial 62,7 Jahre. Als Bezugswerte werden 67,1 Jahre für krebsfreie Träger apiko-dorsaler Tuberkulosenarben (298 Fälle) bzw. 57,3 Jahre für die Kontrollfälle mit noch floriden tuberkulösen Prozessen genannt. Nach Ermittlungen von ROTHE u. BECKER an der Medizinischen Universitätsklinik Leipzig (1934—1954) ist hinsichtlich des Lebensalters zum Zeitpunkt der Diagnosestellung kein

Tabelle 30. Schrifttumsangaben über die Häufigkeit des bronchogenen Narbenkrebses mit Berücksichtigung des Geschlechterverhältnisses und des Durchschnittsalters. [Nach HAUPT, R., u. H. KÜHN: Narben und Vernarbungen in Bronchialkarzinomen. Z. Krebsforsch. 71, 301—307 (1968), Tabelle 2]

Autoren	Zahl der Narbenkrebse	Bronchialkarzinome %	Geschlechterverhältnis ♂ : ♀	Durchschnittsalter (Jahre)
MUNTEAN und AMON (1950)	4	4,65	4,0:1	62,5
LÜDERS und THEMEL (1954)	21	28,4	9,5:1	52,2
KAHLAU (1954)	19	5,3	—	—
GELZER (1956)	36	6,68	5,0:1	65,0
BUSCH (1956)	12	6,3	—	—
FREY und LÜDEKE (1958)	22	5,6	—	—
BALÓ (1959)	16	8,0	—	—
LÜDERS (1959)	57	32,76	5,7:1	64,3
YOKOO und SUCKOW (1961)	7	17,7	7,0:1	61,3
HEINICKE (1966)	132	13,7	5,3:1	64,6
HONIGMANN (1966)	25	8,5	1,8:1	67,5
LÜDERS (1966)	167	25—30 (Sektionsgut)	—	—
		20—25 (Resektionsgut)	—	—
HAENSELT (1967)	45	ca. 40 (Resektionsgut)	—	-

Tabelle 31. Prozentuale Häufigkeit der Narbenkrebse unter den Bronchialkarzinomen nach Schrifttumsangaben

Autoren	Periphere Karzinome		Bronchuskarzinome insgesamt	
	Gesamtzahl	davon Narbenkrebse %	Gesamtzahl	davon Narbenkrebse %
RAEBURN u. SPENCER (1953)				25,0
LÜDERS u. THEMEL (1954)				28,4
WALTER u. PRYCE (1955)		55,0		
LÜDERS (1959)			174	32,8
BALÓ (1959)			200	8,0
HEINICKE (1966)			964	13,7
HAENSELT (1967)	117	40,0		
BAJTAI, PINTÉR, BESZNYÁK u.	74	43,7		
JUHÁSZ (1969)	davon 39	55,7 Resektionsfälle		
	35	35,3 Autopsiematerial		

Tabelle 32. Lokalisation der Narbenkrebse in den einzelnen Lungenlappen. [Nach BAJTAI, A., E. PINTÉR, BESZNYÁK u. J. JUHÁSZ: Über unsere Beobachtungen bei Narbenkarzinomen der Lunge. Prax. Pneumol. 23, 118—129 (1969), Tabelle 3]

	Rechte Lunge	Linke Lunge
Oberlappen	32	20
Mittellappen	2	—
Unterlappen	11	9
Insgesamt	45	29

Unterschied zwischen den ausschließlich an Bronchialkrebsen Erkrankten (773 Patienten, Altersmittel 59 Jahre) und denen zu finden, die außer dem Geschwulstleiden eine inaktive oder noch floride Lungentuberkulose aufwiesen (108 Patienten, Altersmittel 59,7 Jahre) (vgl. Tabelle 33).

Tabelle 33. Altersverteilung von 74 Narbenkrebsen und 270 sonstigen Bronchuskarzinomen. [Nach BAJTAI, A.,
E. PINTÉR, I. BESZNYÁK u. J. JUHÁSZ: Prax. Pneumol. **23**, 118—129 (1969), Tabelle 4]

Altersgruppe	Narbenkarzinome	Sonstige Bronchuskrebse
31—40 Jahre	1	2
41—50 Jahre	12	27
51—60 Jahre	26	92
61—70 Jahre	24	97
71—80 Jahre	8	42
81—90 Jahre	3	8
über 90 Jahre	—	2
Insgesamt	74	270

THEMEL u. LÜDERS neigen zu der Ansicht, daß periphere Bronchuskarzinome fast
ausschließlich Narbenkrebse seien. Von den 87 bronchogenen Karzinomen ihres Sektionsmaterials (2500 Fälle) lagen 30 im Lungenmantel. Davon waren 5 infolge ihrer geringen
Dimension nicht sicher als Narbenkrebse zu bezeichnen, 3 im Bereich alter Lungeninfarktresiduen, der Rest in tuberkulösen Narben entstanden (Anteil der letzteren Gruppe an
der Gesamtzahl autoptisch verifizierter Bronchuskarzinome = 25,28 % $\pm$ 4,42 %). Weitere
Schrifttumsangaben über den *Prozentanteil der Narbenkrebse unter den Bronchuskarzinomen*
peripherer und sonstiger Lage sind in Tabelle 31 zusammengestellt.

GELZER fand bei histologischen Studien über die Ätiologie der bronchogenen Narbenkrebsen zugrunde liegenden Altprozesse gleichfalls ein Überwiegen tuberkulöser Indura-
tionsherde (69 %) gegenüber Infarktschwielen (13,9 %) und Parenchymläsionen unbekannter (11,1 %) oder fraglich luetischer Herkunft (5,5 %). Zu einem ähnlichen Ergebnis
kam BUSCH nach systematischer Untersuchung von 190 Lungennarben, in denen er
12 Karzinome entdecken konnte. Die zur Vernarbung und späteren Krebsbildung führenden Lungenaffektionen erwiesen sich, in der Reihenfolge ihrer Häufigkeit genannt, als
1. Tuberkulose, 2. chronisch indurative Pneumonie, 3. Infarktkeile und 4. Lues.

Die frühere These eines speziellen Antagonismus oder gegenseitigen Ausschlußverhält-
nisses von *Lungentuberkulose und Bronchialkarzinom* (PÉNARD; WALSHE; ROKITANSKY;
BENEKE; CHERRI; BURDEL; LUBARSCH; PEARL; RABUCHIN; PETTINARI u.a.) ist nach
heutiger Erkenntnis hinfällig. Sie erscheint nur verständlich im Hinblick auf die relative
Seltenheit des Geschwulstleidens vor der Jahrhundertwende und mag auch von der
damaligen Frühsterblichkeit Lungentuberkulöser herrühren, die seinerzeit eine negative
Syntropie vortäuschte (GROSSE). Andererseits dürfte die gegenteilige Vermutung EWINGs,
daß die Tuberkulose der „ätiologische Hauptfaktor" für die Bronchialkrebsauslösung sei,
ebensowenig zutreffen.

Die mit dem Zusammentreffen tuberkulöser und karzinomatöser Lungenveränderungen verknüpfte Frage,
ob die im gleichen Organ auftretenden ätiologisch differenten Krankheiten einander hemmen oder sich den Weg
bereiten, wurde in zahlreichen Arbeiten des Schrifttums behandelt (SCHWALBE; LUBARSCH; SCHMORL; FRIED-
LÄNDER; BRECKWOLDT; GRÄFF; NAEGELI; FISCHER; PROBST; LE GROUPIN; SIEGMUND; FISCHER-WASELS;
KIKUTH; DERISCHANOFF; LICKINT; FEUCHTINGER; FRIEDRICH; RÖSSLE; KALBFLEISCH; SEYFARTH; SERGENT;
PALASSE u. DESPEIGNES; CREMER u. KAUFMANN; GÜTHERT; NACHTIGALL; FRIED; UEHLINGER u. BLANGEY;
BROCKSCHMID; BERKHAN; LUNGEVICH; SCHWARTZ; VOEGTLI; HAUPT u. KÜHN; ATTINGER; SUTER; DÖMENYI;
PERRONE; STRUNZ; CENTANNI u. RECESSI; HUTCHINSON; BASCH; PEARL; CARLSON u. BELL; VERGA u. BOT-
TERI; COOPER; PETERS; FROMMEL; SUZUKI; VERSTRAETEN; JEDLIČKA; RENNER; BEHREND; APPELMANS;
LOIZAGE u. VIVOLI; SERGENT, RACINE u. FOURESTIER; NAVILLE; BANCALARI u. LATIENDA; BERGMANN;
CONFORTO; DRYMALSKI u. SWEANEY; ROTHE u. BECKER; McKORKLE, KOERTH u. DONALDSON; MARANO,
CARDEZA u. MATERA; DE LA FUENTE u. PALACIOS; MARTIN u. BEAUCHET; THOMSEN u. CHROM; PILLSBURY
u. WASSERSUG; FULTON u. ROLLSTON; GERSTL, WARRING u. HOWLETT; BRYSON u. SPENCER; GOLDBERG,
FIGUERES u. BARSHAY; MARX; HUGUENIN, FAUVET u. BOURDIN; BERGMAN, SHATZ u. FLANCE; ROBBINS u.
SILVERMAN; MUNTEAN u. AMON; CHIPPS *et al.*; SHEFTS u. HENTEL; HEIDBERG, GRAHAM u. WIERMAN; FARBER,
McGRATH, BENIOFF u. ESPEN; ZYLMAN; WOODRUFF u. NAHAHS; ROTHERMUND; HELM u. MOON; HOLLMANN

Tabelle 34. Zusammentreffen von Bronchialkarzinom und Lungentuberkulose

Autoren	Anzahl der Fälle		davon Kombination von	Kombinations-häufigkeit in % bezogen auf	
	Br.-Ca.	Tbc.	Br.-Ca. mit Tbc.	Br.-Ca.	Tbc.
ZAHN (1902)	—	2058	76	—	3,69
ADLER (1912)	374	—	15	4,01	—
SEYFARTH (1924)	—	—	—	(11,40)	—
KIKUTH (1925)	246	—	22	8,94	—
BRECKWOLDT (1926)	47	—	4	8,51	—
PROBST (1927)	76	—	4	5,26	—
WAHL (1927)	81	—	8	9,87	—
FRIED (1935)	319	—	—	10,60	—
BERKHAN (1939)	165	—	29	17,50	—
LUNGEVICH (1947)	270	—	38	14,00	—
BLASI (1950)	1143	—	147	12,00	—
ATTINGER (1950)	89	758	12	14,00	2,04
MUNTEAN u. AMON (1950)	86	—	11	12,78	—
DRYMALSKI u. SWEANEY (1951)	57	—	15	26,30	—
WOODRUFF (1951)	(64)	—	—	(60—80)	—
ROTHERMUND (1951)	350	—	22	6,28	—
SEYFARTH (1951)	25	—	7	28,00	—
WENZL (1951)	130	—	15	11,50	—
RICHTER (1952)	137	—	7	5,11	—
CREMER u. KAUFMANN (1953)	350	360	55	15,15	13,35
			(aktive: 18	5,14	4,54)
			(inaktive: 35	10,00	11,25)
NUESSLE (1953)	1335	—	85	6,40	—
CHAUVET (1953)	—	—	—	(18,00)	—
BARZEL u. KERN (1954)	298	—	25	8,33	—
			(davon inaktiv:	7,80)	
PATZELT (1954)	181	—	16	9,99	—
ROTHE u. BECKER (1954)	681	4465	108	15,88	2,41
ZADEK u. LOOCK (1957)	500	—	44	8,80	—
			(aktive Tbc.:	2,00)	—
			(inaktive Tbc.:	6,80)	—
MEYER (1958)	208	1032	26	12,50	—
GEISSLER (1963)	1200	—	112	9,33	—
Insgesamt	8348	—	827	9,91	—

u. SCHNEIDER; RICHTER; FARBER, McGRATH u. TOBIAS; HAMBLY; WOODRUFF, SEN-GUPTA, WALLACE, CHAPMAN u. MARTINEAU; FRUHLING u. MARCOUX; KESZTELE; NUESSLE; LONGARATO; PATZELT; DELARUE, DEPIERRE, PAILLAS u. POINTILLART; LIEBKNECHT; PATERSON u. BORRIE; GROSSE; SAKULA; BENDA u. ORINSTEIN; BARZEL u. KERN; CARDIS, GEISSENBERGER u. DUPASQUIER; ANZALONE, DOMENICI u. MARTUZZI; PARINI, RAGAI u. SPROVIERI; GIL TURNER, BUSTOS u. SASTRE; WEISSMAN; ZADEK u. LOOCK; DNEPROWOLSCHSKI; DELARUE; CAREY u. GREER; HACKL; WESTERGREEN; BAUER; HARTWIG u. STEINMETZ; BALDAMUS; CAMPBELL; MOBACHAN; SPOHN, DAUM u. BENZ; WURM; ROSENBLATT u. YILDIZ; BARIÉTY u. RULLIÈRE; RAUCH; RABUCHIN; BAUSSAB, ROUSSEL u. ABELOOS; MEYER; RABINOVICH; ALIPERTA u. DONATO DI PAOLA; FRANCHINI, SERAFINI, MATTIOLO u. DOMIZIO; MEYER, SCATLIFF u. LINDSKOG; SHAH-MIRANY, REIMANN u. ADAMS; ŠIMEČEK u. ŠIMEČKOVÁ; BODENSTAB u. QUARZ; HAUSER u. GLAZER; BABO u. VIERECK; RIEMENSCHNEIDER; ROSENBLATT; ENDREI; GEBEL, EPSTEIN u. FULKERSON; GEISSLER; HAMMER; BOHNDORF u. RATHENOW; SZUNGYI; GOLUBTSOV; MANNÈS u. AROUETE; WOOLFORD, WEBB u. STRAUSS; WHITE, BECK u. PECORA; GEBEL; EPSTEIN, FULKERSON u. SPARGER; GREENBERG, JENKINS, BAHAR, SCHWEPPE u. BLOCK; MAYO; RINK; SIGHART u. OPEL; KURPAT, ROTHE u. BAUDREXL; PERELLI; SANGUIGNO; KEMPTER; BENDER; JACKSON, GARBER u. POST; WAYL; BERKHEISER; CLIFFTON u. IRANI; BÁRÁSZ u. Mitarb.; BARTH; DOBREV; SHAFRAN u. KAVEE; CHRÉTIEN, DELAPIERRE, BARBIER u. MARTIGNON; ECK, HAUPT u. ROTHE; McQUARRIE, NICOLOFF u. VAN NORDSTRAND; GUTOWSKI; SKLENÁŘ; WILKESMANN u. BLAHA u.a.).

Tabelle 35. Aufgliederung von 72 bronchogenen Narbenkarzinomen nach dem histologischen Krebstyp und der Art des mikroskopischen Narbenbefundes. [Nach HAUPT, R., u. H. KÜHN: Narben und Vernarbungen in Bronchialkarzinomen. Z. Krebsforsch. **71**, 301—307 (1968), Tabelle 1]

| | Histologische Typen | | | | | | | | | | | |
| | alle Fälle | | undiff. kleinzell. Krebse | | undiff. polymorph- zell. Ca. | | Platten- epithel-Ca. verhorn. | | Platten- epithel-Ca. nicht verhorn | | Adeno- karzinom | |
	abs.	%	abs.	%	abs.	%	abs.	%	abs.	%	abs.	%
Anzahl der Bronchialkarzinome	225		95		32		36		51		15	
Krebse ohne Narben	153	68,0	65	71,4	24	75,0	23	63,9	35	68,6	6	40,0
Krebse mit Narben	72	32,0	26	28,6	8	25,0	13	36,1	16	31,4	9	60,0
davon												
a) „alte Narben"	49	21,8	15	16,3	6	18,8	10	27,8	11	21,6	7	46,7
davon mit spez. Merkmalen	19	8,4	9	9,9	2	6,3	3	8,3	4	7,8	1	6,7
unspezifisch	30	13,3	6	6,6	4	12,5	7	19,5	7	13,8	6	40,0
b) „Vernarbung"	23	10,2[a]	11	12,3	2	6,3	3	8,3	5	9,8	2	13,3
Narbe peribronchial	26	11,6	10	10,5	1	3,1	5	13,9	9	17,6	1	6,7
Vernarbter Lymphknoten	13	5,8	3	3,3	2	6,3	4	11,1	3	5,9	1	6,7
Ausgedehnte Nekrosen	68	30,2	13	13,7	13	40,0	13	36,1	20	39,2	9	60,0

[a] 23 Fälle mit Vernarbung ohne alte Narben; bei 39 Fällen (17,3%) lagen alte Narben und Vernarbungen vor, bei 4,5% „nur" alte Narben.

Nach den vorliegenden Berichten sind beide Affektionen ungleich häufiger voneinander räumlich getrennt — kontralateral oder in verschiedenen Lungenabschnitten — als in inniger Nachbarschaft äquisektoral oder gar in örtlicher Koinzidenz (MAYO; RIEMENSCHNEIDER) anzutreffen. Die bösartige Neubildung ist in der Mehrzahl der Fälle mit inaktiven Prozessen verbunden. Durch Schwächung der immunbiologischen Abwehrvorgänge (s. S. 366) kann sie schlummernde Tuberkuloseherde wieder aufflackern lassen (LE GROUPIN; LUBARSCH; NAEGELI; CREMER u. KAUFMANN; LICKINT; GIESE; BARZEL u. KERN; GIEGLER; ROTHE u. BECKER; KESZTELE; ZADEK u. LOOCK; PARINI, RAGAI u. SPROVIERI; ECK, HAUPT u. ROTHE u.a.) und bestimmt zumeist den weiteren Krankheitsverlauf wie auch die Todesursache.

Wenn die Kombination nach manchen Statistiken gegenüber früheren Jahrzehnten häufiger geworden ist (GÜTHERT; GUTOWSKI u.a.) (Tabelle 34), so kann daraus nicht ohne weiteres auf die wachsende Bedeutung der Tuberkulose als zum Bronchialkrebs disponierender Vorkrankheit geschlossen werden. Dieser vor allem von SCHWARTZ vertretenen Annahme ist entgegenzuhalten, daß die Koinzidenzhäufung mit der stetigen Zunahme der absoluten und relativen Bronchialkrebsmorbidität sowie mit dem Anstieg der mittleren Lebenserwartung Lungentuberkulöser seit Einführung der Chemotherapie plausibel zu erklären ist (Erhöhung des durchschnittlichen Tuberkulose-Sterbealters laut Sektionsstatistik von CREMER u. KAUFMANN zwischen 1947 und 1951 von 43,7 auf 53,5 Jahre). Der auf Grund klinischer Einzelbeobachtungen und experimenteller Befunde neuerdings ausgesprochene Verdacht, das zur Tuberkulosebehandlung seit langem gebräuchliche Isonikotinsäurehydrazid (INH) könne die Entstehung von Narbenkrebsen in spezifischen Altherden der Lungen und die Metastasierungsbereitschaft begünstigen (BERENCSI et al.; TIBOLDI u. Mitarb.; JONES et al.; BÁRÁSZ u. Mitarb.), ist nach Ansicht anderer Autoren bislang nicht stichhaltig begründet (GUTOWSKI; WILKESMANN u. BLAHA), doch bedarf die Frage weiterer Klärung.

Erfahrungsgemäß dürften Bronchialkarzinome eher auf dem Boden der Lungentuberkulose entstehen als Exazerbationsphthisen im Gefolge des konsumierenden Geschwulstleidens (CAUSSADE, MILHIT u. ISIDOR). Obwohl der ursächliche Zusammenhang beim bronchogenen Narbenkrebs ebenso gewiß ist wie beim Lupuskarzinom der Haut, gibt es keinen begründeten Anhalt, der Tuberkulose eine besondere Rolle als Schrittmacher der Karzinogenese einzuräumen (FLECKSEDER; KIKUTH; RENNER; FISCHER; VERGA u. BOTTERI; FISCHER-WASELS; KAHLAU; BROCKSCHMIDT; CLAUS; CREMER u. KAUFMANN; BERKHAN; ROTHE u. BECKER; HUGUENIN, FAUVET u. BOURDIN; ZADEK; STUART; GÜTHERT; WILKESMANN u. BLAHA u.a.). Das gilt mutatis mutandis auch für das seltene Auftreten bronchopulmonaler *Adenome und Sarkome in tuberkulös geschädigten Lungensektoren* (SCHNICK; V. D. OHE; LILIENTHAL; TROISIER, BROUET, DELARUE, ORTHOLAN u. LACORNE; THEMEL). Die Tuberkulose disponiert das Gewebe nicht mehr und nicht weniger zu sekundärer Geschwulstbildung als jeder andere mit anhaltender Epithelregeneration verknüpfte chronische Entzündungs- bzw. Indurationsprozeß (BROCKSCHMIDT; KAHLAU; ROSENBLATT u. YILDIZ; McCLUNG).

Die speziellen Terrainbedingungen zu metatuberkulöser Krebsentstehung sind fraglos gegeben bei

1. *peripheren Narbenkrebsen* in subpleuralen Indurationsbezirken als Residuen postprimärer Streuung, seltener alter Primärherde und bei

2. *von der Wand tuberkulöser Kavernen oder ihren Drainagebronchien ausgehenden Karzinomen* (FRIEDLÄNDER; WOLF; SCHWALBE; GIEGLER; DÖMENYI; SUTER; PERRONE; SIEGMUND; SEYFARTH; STURZ; BASCH; WEING; VERSTRAETEN; PETERS; JEDLIČKA; FROMMEL; BEHREND; RENNER; BROCKSCHMIDT; FRIED; THOMSEN u. CHROM; GRÄFF; NACHTIGALL; GÜTHERT; ATTINGER; SHEFTS u. HENTEL; PATZELT; ROTHE u. BECKER; BAUSSAN, ROUSSEL u. ABELOOS; ALIPERTA u. DONATO DI PAOLA; SEBÖK, RISKÓ u. TATÁR; LOGINOV; KURPAT, ROTHE u. BAUDREXL; SITNIKOVA; VERG; WEIL; FISCHER u.a.).

Strittig ist dagegen die ätiologische Bedeutung der fortschwelenden Entzündung bei

3. *zentralen Karzinomen im Bereich von Pigmentnarben der Bronchialwand nach alter Lymphknotenperforation.*

Für einen ursächlichen Zusammenhang plädierte vor allem SCHWARTZ, der unter 527 Lungentuberkulose-Sektionen 270 lymphadenogene Durchbruchsnarben im Bronchialbaum mit 12 — teils relativ kleinen — Bronchuskarzinomen an derartigen Einbruchstellen nachweisen konnte. Die gleiche Auffassung vertraten ältere Pathologen im Hinblick auf anthrakochalikotische und silikotische Lymphknotenprozesse (SCHMORL; FLECKSEDER; ARNSTEIN; GEY), die an der Spätperforation der granulierenden Bronchiallymphknotentuberkulose maßgeblich beteiligt sind (GIESE). Auch KAHLAU fand bei 5 von 11 Kombinationsfällen von Silikose und Bronchuskarzinom eine innige Lagebeziehung zwischen Geschwulst und koniotischen Schwielen im Peribronchium (s. S. 42), welche die Krebsbildung am Reaktionsort des chronischen Entzündungsreizes nicht als zufällig erscheinen ließ (s. auch GROSSE). Ebenso wiesen WOODRUFF u. Mitarb. sowie HEAD u. HUDSON auf die ursächliche Bedeutung indurierter oder granulierender lymphonodulärer wie pulmonaler Tuberkuloseherde für die Entstehung bronchogener Krebse hin. Eine hyperplasiogene Narbenkrebsentwicklung auf dem Boden chronischer Parenchymainduration, die man als Folge alttuberkulöser Lymphknoteneinbrüche beim metatuberkulösen Mittellappensyndrom und analogen Segmentveränderungen anderer Lokalisation findet, ist bei dem in Abb. 37 wiedergegebenen Beispiel anzunehmen (vgl. Bd. IX/3, S. 354). BEITZKE äußerte sich zur Zusammenhangsfrage sehr zurückhaltend. VOEGTLI verneint sie nicht prinzipiell, hält aber die ätiologische Rolle lymphadenogener Bronchialwandnarben für belanglos. Sie sind nach seinen autoptischen Befunden bei Frauen mehr als doppelt so häufig als bei Männern (Verhältnis ♂ : ♀ = 20:45) und bei Bronchialkrebspatienten — stets in einer gewissen Distanz vom Tumorsitz — in ungleich geringerem Prozentsatz zu beobachten (4 von 88 Krebsfällen = 4,5%) als in krebsfreien Lungen (65 von 300 Kontrollfällen = 21,6%). KÜHN kam nach systematischen Stufenschnitt-Untersuchungen zu einem ähnlichen Resultat: lymphonoduläre Durchbruchnarben mit und ohne Epithelmetaplasie fanden sich in 79 von 2000 krebsfreien Lungen (76 alte und

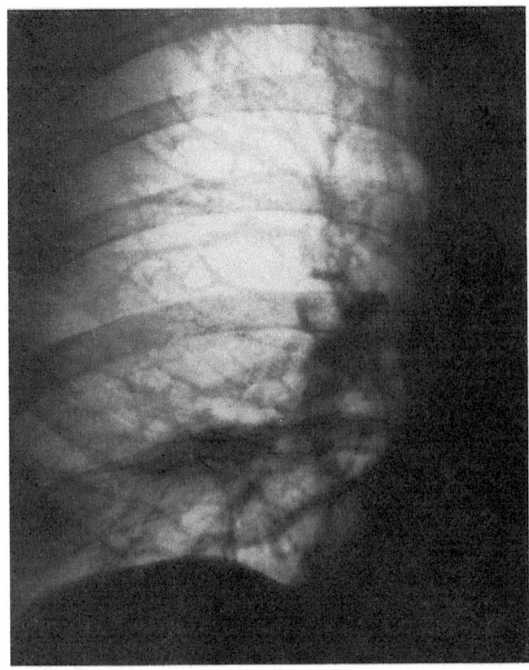
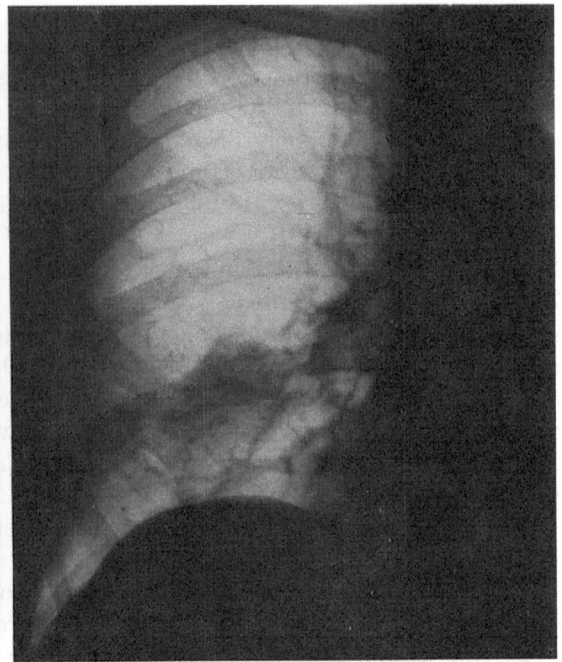

a

b

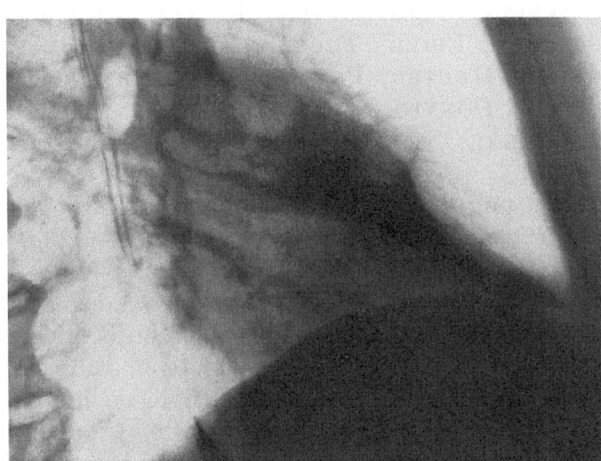

c

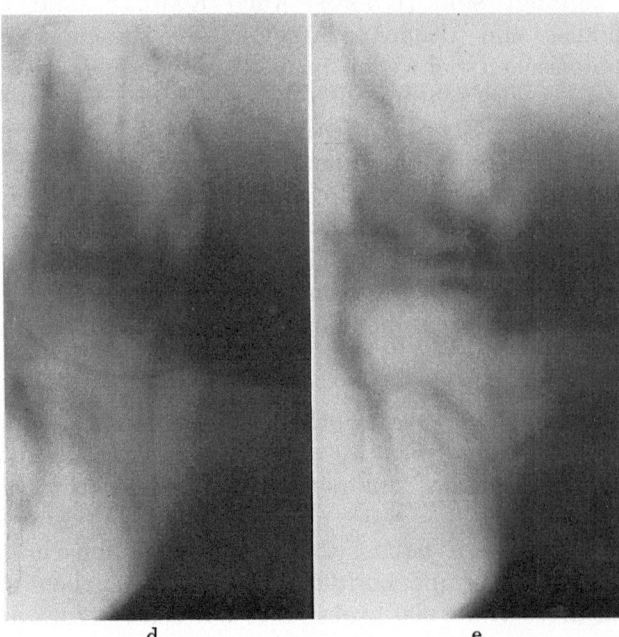

d   e

Abb. 37a—h. *Narbenkarzinom auf dem Boden eines metatuberkulösen Mittellappensyndroms*. Nach postoperativer rechtsseitiger Lungenembolie 1959 persistierender Spindelschatten im Mittellappen, bei alljährlichen Nachuntersuchungen formal zunächst unverändert und als Infarktrelikt gedeutet (a Nativbild vom 7. 12. 65, Arch.-Nr. 7049 Röntgenabtlg. d. Städt. Krhs. Saarlouis, Ärztl. Direktor: Prof. SCHÄFER). Wegen fraglicher Ausdehnung des Schattens nach Thoraxprellung im Sommer 1969 Überweisung zum Tumorausschluß. Thoraxröntgenkontrolle vor Klinikaufnahme: Im Vergleich zur Voraufnahme etwas umfänglichere Verdichtung des lateralen Mittellappensegments, am unteren Hauptspalt scharf konkavbogig begrenzt, zum Lappenkern hin konturunscharf vorragend ohne neoplasie- bzw. lymphomverdächtige Auftreibung der Lappenwurzel (b und c Nativaufnahmen in 2 Ebenen vom 9.7.69). Tomographie: Verkreideter peribronchialer Lymphknoten an der durch Parenchymschrumpfung verengten Segmentgabel, lateraler Segmentast verschlossen, Wurzelstück des Mittellappenbronchus bis zur Teilung normalkalibrig, ohne flankierende Lymphome (d und e Schichtbilder 10 und 11 cm sin.-dextr. vom gleichen Tage). Diagnose: Länger vorbestehendes metatuberkulöses Mittellappensyndrom mit partieller Lobärinduration, sekundäres Narbenkarzinom im chronisch verdichteten Parenchym als Ursache des zwischenzeitlichen Größenwachstums aber nicht auszuschließen. Es wurde ein thoraxchirurgischer Eingriff empfohlen, zumal wegen irreversibler Schädigung des geschrumpften Areals ohnehin eine „Indikation zur Lobektomie auch bei fehlendem Nachweis von Tumorzellen im Auswurf gegeben" war. Broncho-

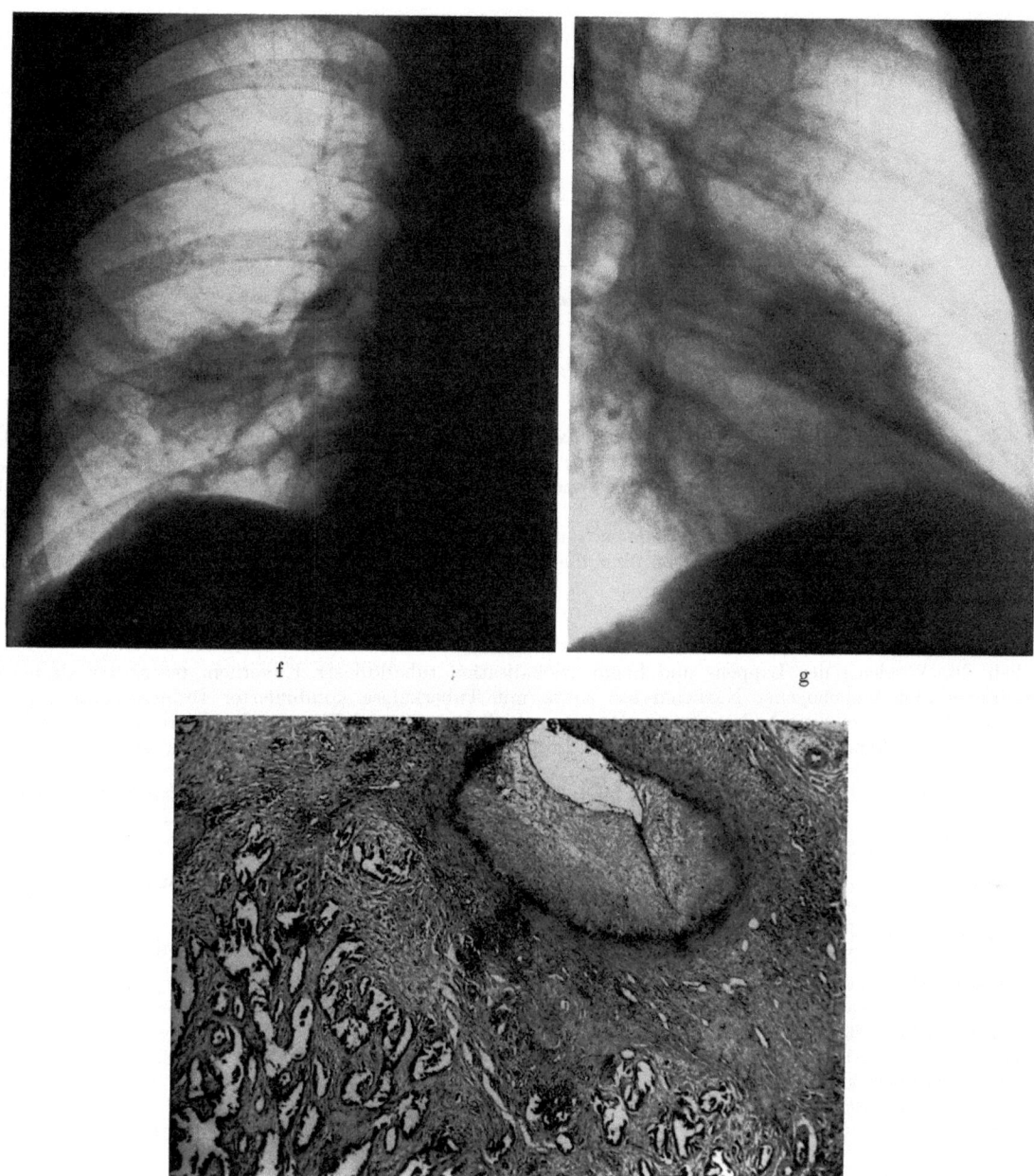

f

g

h

skopie am 15. 7. 69: Unauffälliger Befund. Zytologische Fahndung nach Tumorzellen im Sputum negativ (E.-Nr. 9666, 9775, 9849 u. 9855-69 Patholog. Inst. d. Krhs. Nordwest, Direktor: Prof. KAHLAU). Die Probethorakotomie wurde daher aufgeschoben, um den Effekt intensiver antibiotischer Therapie abzuwarten. Bei Kontrolle am 2. 2. 1970 keine Rückbildungstendenz, sondern weitere Ausdehnung des nunmehr breitovalen Schattens zum anterioren Oberlappensegment hin (f und g Nativaufnahmen in 2 Ebenen vom 2. 2. 70). Da der im Mittellappenkern gelegene Tumor den Interlobärnebenspalt überschritten hatte, war zur radikalen Entfernung eine Bilobektomie erforderlich (Op. am 4. 2. 70: Prof. UNGEHEUER). Anatomischer Befund des Resektionspräparats: 4 × 2,5 cm großes Narbenkarzinom innerhalb chronisch entzündlich indurierten Lungenparenchyms. Der histologisch als papilläres Adenokarzinom identifizierte Tumor hatte die Bronchialwand und das in Umgebung der Segmentgabel gelegene Narbengewebe infiltrierend durchsetzt (h Histologischer Gewebsschnitt: tubulär-papilläre Geschwulstformationen in der Nachbarschaft eines von Narbengewebe umsäumten, durch Endangiitis obliterans weitgehend verschlossenen Arterienlumens), in den exstirpierten Lymphknoten aber noch keine Metastasen gebildet (E.-Nr. 1764/70).

R. D., 55jähr. ♂. Arch.-Nr. 1610 13131 Radiolog. Zentralinst. d. Krhs. Nordwest Frankfurt/M.

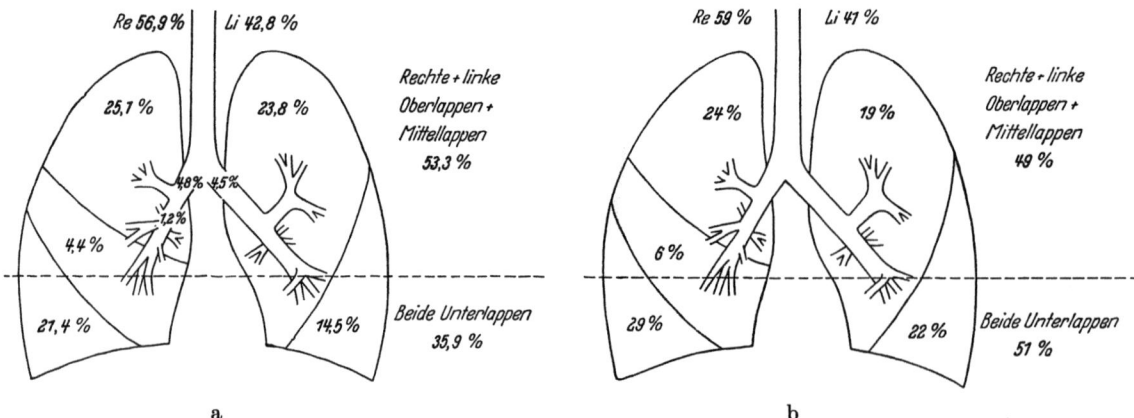

Abb. 38. a *Lappenlokalisation primärer Bronchialkarzinome* auf Grund einer Sammelstatistik von MÜLLY über 2434 Fälle nach Angaben von BJÖRK; BRUNNER; SALZER; SIMON; THEISS; und WIKLUND (nach K. MÜLLY: Die Geschwülste der Lunge, Pleura und Brustwand. In: Handb. d. inn. Medizin, 4. Aufl., Bd. IV/4, Abb. 23a. Berlin-Göttingen-Heidelberg: Springer 1956). b *Lappenlokalisation verkalkter tuberkulöser Primärkomplexe* auf Grund von Obduktionen des Pathologisch-anatomischen Instituts Zürich [nach E. UEHLINGER u. R. BLANGEY: Anatomische Untersuchungen über die Häufigkeit der Tuberkulose. Beitr. Klin. Tuberk. **90**, 339 (1937)]

Tabelle 36. Vergleich der Lappen- und Segmentlokalisation tuberkulöser Kavernen, resezierter Bronchialkarzinome und bronchogener Narbenkrebse sowie mit Tuberkulose kombinierter Bronchuskrebse. [Nach KURPAT, D., G. ROTHE u. A. BAUDREXL: Das Bronchialkarzinom und Lungentuberkulose. Zschr. f. Erkrankungen d. Atmungsorg. mit Fol. broncholog. **132**, 127—139 (1970), Tabelle 2]

	Lappenlokalisation		Segmentlokalisation I, II, VI
	OL, ML, bzw. Lingula	UL	
Lungentuberkulose nach einer Sammelstatistik von HAEFLIGER und MARK (160 tuberkulöse Kavernen)	75,7%	24,3%	82,0%
Resezierte Bronchialkarzinome Chirurg. Klinik St. Georg (434 Fälle)	62,2%	37,8%	52,7%
Resezierte Narbenkarzinome Chirurg. Klinik St. Georg (36 Fälle)	72,0%	28,0%	68,1%
Resezierte Bronchialkarzinome mit Tuberkulose kombiniert Chirurg. Klinik St. Georg (65 Fälle)	61,5%	38,5%	63,0%

3 frische Lymphknotenperforationen) und in 6,5% von 200 Bronchialkarzinom-Lungen, ganz überwiegend in den Haupt- und Lappenbronchien, bevorzugt bei Frauen (63,1%) und der Häufigkeit nach mit dem Lebensalter zunehmend, doch war in keinem Fall eine karzinomatöse Entartung der Bronchialwandnarben festzustellen, und keines der 200 Bronchialkarzinome im unmittelbaren Narbenterrain entstanden. In Fortsetzung der Studien berichteten HAUPT u. KÜHN später auf Grund eines Obduktionsgutes von 225 Bronchuskrebsen über einen einzigen Fall, in dem das Neoplasma mit großer Wahrscheinlichkeit von einem alten Lymphknoteneinbruch in die Bronchialwand ausgegangen war. Die Autoren verzeichneten allerdings häufig peribronchiale Narben (26 Fälle = 11,6%) und vernarbende peribronchiale Lymphknoten im Bereich der Narbenkarzinome (13 Fälle = 5,8%) (s. Tabelle 35).

Die Ähnlichkeit der Lappenverteilung verkalkter tuberkulöser Startkomplexe (UEHLINGER u. BLANGEY) und bronchogener Karzinome in der Sammelstatistik von MÜLLY ist in diesem Zusammenhang bemerkenswert (Abb. 38a und b), läßt aber keine Rückschlüsse auf kausalgenetische Beziehungen zu, zumal auch eine Identität der Segmentlokalisation nicht nachzuweisen ist (LISA, TRINIDAD u. ROSENBLATT; ROTHE zit. nach HAUPT u. KÜHN). Eher ähnelt der Prädilektionssitz peripherer Narbenkrebse in den apiko-dorsalen Oberlappensegmenten und in der Unterlappenspitze (s. Abb. 55, S. 114) dem Verteilungsmodus tuberkulöser Zerfallsherde, während die übrigen Bronchuskarzinome — auch bei Kombination mit pulmonaler Tuberkulose — keine so ausgeprägte topographische Affinität zu bestimmten Segmenten zeigen (KURPAT, ROTHE u. BAUDREXL) (Tabelle 36).

Welche Bedeutung pigmentierten Lymphknotenperforationsnarben in der Bronchialwand als „terrain cancereux" für die Entstehung zentraler Bronchuskrebse zukommt, ist nach den ad hoc mitgeteilten Befunden nicht quantitativ abzuschätzen. Ein verläßliches Urteil kann man allenfalls im Frühstadium der Krebsentwicklung treffen (SCHMORL; GEY; SCHWARTZ u. a.). Beim Gros der einschlägigen Beobachtungen war die Geschwulst unter Zerstörung des umgebenden Gewebes so weit fortgeschritten, daß man weder ihren Ausgangspunkt exakt lokalisieren, noch mit Gewißheit entscheiden konnte, ob das Tumorbett zuvor strukturell intakt oder narbig verändert war.

Die im älteren Schrifttum vor allem von französischen Autoren diskutierte Beziehung zwischen *Bronchialkrebs und Syphilis* des broncho-pulmonalen Systems (ZIEMSSEN; FLECKSEDER; DYNKIN; LETULLE; MARTEN u. COLRAT; LETULLE u. DALSACE; MATERNA; ROUSLACROIX u. HUGUENIN; PALASSE u. DESPEIGNES; SACHS; BENDA; SERGENT; LETULLE; PILOT u. ROGER; POPPER; SEMPÉ; FRIEDRICH; CARRIÈRE, VANDENDORP, VERHAEGHE u. PARIS; LAITINEN; BERNDT u. ROTH; WERNER) ist heute inaktuell. Ein ursächlicher Zusammenhang kommt nur für die innerhalb luetischer Lungenprozesse entstehenden Narbenkrebse in Betracht, deren Evolution nach gleichen Gesetzen erfolgt wie die metatuberkulöser Narbenkarzinome. Unter den von GELZER beschriebenen Narbenkrebsen waren 5,5% wahrscheinlich luetischen Ursprungs, doch dürfte diese Ätiologie in praxi noch eine geringere Rolle spielen.

Das gilt auch für die *in Lungenabszessen oder deren Ableitungsbronchien beobachteten Bronchuskrebse* (KALBFLEISCH; SSIPOWSKY; ASCHER; KAUFFMANN; HARBITZ; LANDE; MEYER; MANGELSDORFF; BYKOWA; WEISS u. KRUSEN; DELARUE, ABELANET, DEPIERRE, HOUDARD, POINTILLART u. CAPITAINE), soweit der chronisch entzündliche Einschmelzungsprozeß in diesen Fällen tatsächlich das primäre Leiden und nicht erst die Folge der neoplastischen Bronchostenose darstellte.

Der Kausalnexus zwischen *Bronchialkarzinom und Trauma* ist sehr zurückhaltend zu beurteilen (v. HANSEMANN; FISCHER-WASELS; KNOX; SCHAD; ISELIN; EWING; DÜRK; LÖWENTHAL; ASKANAZY; SAUERBRUCH; LUBARSCH; BALTHAZARD; FRANGENHEIM; DOWNING; PICK; FISCHER u. FENSTER; COLEY; DIETRICH; WASER; GÜTTNER; BRELET; v. ALBERTINI; KOCH; KOTIN; KAHLAU; BAUER u. FREY; AUFRECHT; COLEY u. HIGIN; BOTHAM; SCHEID; FRITSCHE; STEFFENS; STAEMMLER; SCHMIDT; KUNZE; GRUBER; BÜNGELER u. KLOOS; FRITZSCHE; GOMEZ u.a.). Die Möglichkeit der Entwicklung bösartiger Gewächse als Spätfolge von Schußverletzungen (DIETRICH; HELLNER; SCHMITT; PICK; FREY u. KNAUER u.a.) (Abb. 39) und Verbrennungen (STAUFER; TREVES u. PACK; ARNDT; BLACK; LAWRENCE; s. auch K. H. BAUER) ist anatomisch, klinisch und experimentell erwiesen (NOTHDURFT; MOHR u. NOTHDURFT; BANG). Die statistische Wahrscheinlichkeit des Vorkommnisses ist allerdings gering, wie sich aus den Erfahrungen beider Weltkriege (höchstens 8 metatraumatische Tumoren auf 1 Million Kriegsverletzter: SCHEID; DIETRICH; OSTERTAG u. BUSCHMANN zit. nach STAEMMLER) und nach der Schweizer Unfallversicherungsstatistik ergibt (2 verletzungsbedingte Malignome auf 1 Million Unfälle: FRITZSCHE). Eine Kausalität kann daher im Einzelfall entgegen der statistischen Erwartung nur unter bestimmten Voraussetzungen angenommen werden. Nach FISCHER-WASELS, EWING u.a. erfordert die Anerkennung ursächlicher Beziehungen

1. Authentizität und genügendes Ausmaß der traumatischen Gewebsschädigung,

2. Nachweis der früheren Integrität der Verletzungsstelle sowie posttraumatisch länger anhaltender Regenerationsvorgänge am Einwirkungsort,

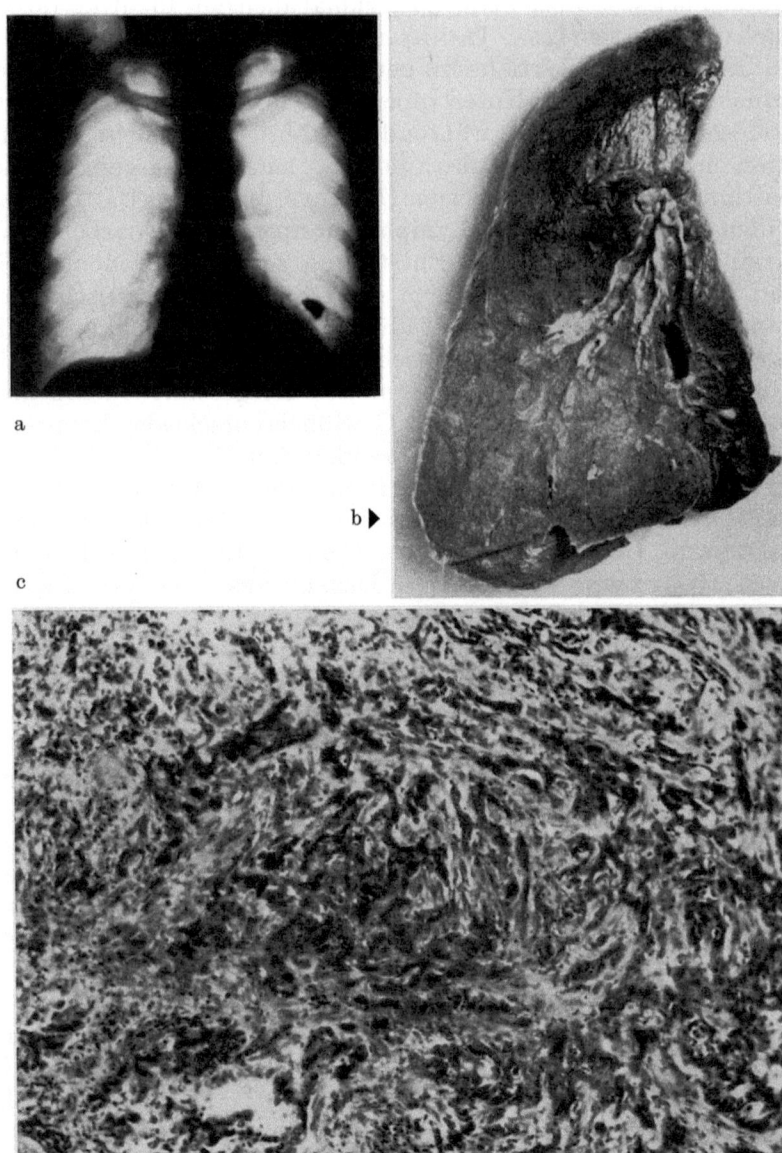

Abb. 39a—c. *Narbenkarzinom in Granatsplitterlungennarbe.* a Röntgenkatasteraufnahme vom 6. 5. 1965.
Granatsplitter im linken Unterlappen ohne Umgebungsreaktion. b Aufgeschnittenes Unterlappenresektat:
Stecksplitter in situ (längliches schwärzliches Gebilde in der Verlängerung eines Segmentbronchus medial).
c Ausschnitt aus der Wand des Splitterlagers mit nicht verhornendem Pflasterzellkarzinom, das netzig in
unregelmäßigen Strängen angeordnet ist. Dazwischen rundzellig infiltriertes Stroma. Van Gieson-Färbung,
Vergr. 130:1 (6513/65). (Nach Eck, H., R. Haupt u. G. Rothe: Die gut- und bösartigen Lungengeschwülste.
In: Handbuch der speziellen pathologischen Anatomie und Histologie, Bd. III/4, Abb. 90. Springer-Verlag
Berlin-Heidelberg-New York 1969)

    3. Ortsidentität von Trauma und Traumafolge,

    4. adäquates Zeitverhältnis zwischen Trauma und Traumafolge, wobei die Wahr-
scheinlichkeit eines ursächlichen Zusammenhangs mit der Dauer der Latenzzeit zunimmt,
und

    5. Berücksichtigung des histologischen Geschwulsttyps, anamnestischer Hinweise auf
etwaige angeborene Disposition und der Möglichkeit einer im Krankheitsverlauf erworbenen Disposition zur Krebsentstehung.

Diese Prämissen sind bei einigen kasuistischen Mitteilungen über *Bronchuskarzinome nach Schußverletzung der Lunge* erfüllt (KALBFLEISCH; BERGERET, HIRSCHBERG u. MILLOT; HUGUENIN, FAUVET u. BOURDIN; CORNIL, CASANOVA u. SPITALIE; LUCKOW; AUFRECHT; HASLHOFER; MARX; DAHLMANN; KÖNIG; RAEBURN u. SPENCER; SIDDONS u. MCARTHUR; DONTENWILL; HEDINGER; LEICHER; SCHÜTZ u. STEIN; SCHÜTZ; PETER; BÜNGELER u. KLOOS; ECK, HAUPT u. ROTHE; SCHÜLKE) (Abb. 39). Neben den geweblichen Terrainbedingungen in den traumatisch entstandenen „Unruheherden, in denen Zerfallsprozesse, Regenerationen, Granulationswucherungen („*Rostgranulome*" *der Lunge* in Umgebung von Stecksplittern: KANDT u. SCHOEFER) und narbige Umwandlungen nebeneinander herlaufen" (STAEMMLER), wirkt vielleicht auch der spezielle kanzerogene Effekt intrapulmonal eingesprengter Metallsplitter mit (SCHINZ u. UEHLINGER; STAEMMLER), um am Geschoßbett oder im Schußkanal nach langjähriger Latenz ein Neoplasma hervorzubringen (s. S. 32). Das Zusammenwirken beider Faktoren mag gelegentlich auch bronchogene Krebse *nach Inhalation metallischer Fremdkörper* auslösen (WEISS u. KRUSEN: Krawattennadel; BLAKE: Kruzifix). In anderen Fällen (PERUTZ; LÄMMERHIRT; SCHÖPPLER; HEDINGER; AUFRECHT; COLEY; FISCHER; EWING; VONEND; BRECKWOLDT; LUCKOW; GOMEZ; SCHOEN u. NAUMANN; SCHULZE; CRAMER, DÜRK), insbesondere nach Einwirkung stumpfer Gewalt auf den Brustkorb (WELIS u. CANNON; FISCHER-WASELS; PILGERSDORFER; ROSPIDE; FRANK) erscheint der Kausalzusammenhang zumindest fraglich, zumal in manchen Berichten relativ kurze Latenzfristen bis zur Tumorfeststellung genannt werden.

4. Exogene Faktoren der Karzinogenese in bronchopulmonalen Mißbildungen

Das Auftreten von *Bronchialkrebsen in zystischen Mißbildungen* (solitäre Bronchusbzw. Lungenzysten, intralobäre Sequestration bzw. Nebenlungen, kongenitale Wabenlungen, familiäre fibrozystische Lungendysplasie, angeborene Bronchiektasen u. a. komplexe Fehlbildungen) wurde bereits oben erwähnt. KOROL beziffert die Häufigkeit des Zusammentreffens nach einer Sammelstatistik mit 9% (45 von 500 Fällen) (s. auch WOMACK u. GRAHAM; SCHWYTER; GOZZUTI; SCHÄFER; BASS u. SINGER; RODGERS; TALA; LARKIN u. PHILLIPS; TALA u. LAUSTELA; BRÜNNER; KLÜBER; WEST u. VAN SCHOONHOVEN; LILIENTHAL; KARTAGENER; MOERSCH u. CLAGETT; PEABODY, KATZ u. DAVIS; GSELL; AYAS; MURPHY u. PISER; V. BRAMANN, PLENGE u. ZADEK; BROCARD, BAUMANN, LAVERGUE u. LAPLANCHE; CAPPIO; PERÄSALO u. TURUNEN; CHIAROLANZA; HARRINGTON; BECKER; OUDENDAL; EERLAND; BLACK u. ACKERMANN; DAVIDSON u. STEIN; BLEYER u. MARK; METYŠ; KOCH; HUNTINGTON, POPPE u. GOODMAN; KURPAT). Für die teils multizentrischen Epithelwucherungen (GOZZUTI; SCHÄFER), die man in mediastinalen Bronchuszysten (TALA u. LAUSTELA; BECKER; PERASALO u. TURUNEN; HARRINGTON) und in blanden Alveolarzysten antrifft (WOMACK u. GRAHAM; GSELL; AYA; TALA u. LAUSTELA), ist ein unmittelbarer Kausalzusammenhang mit der Mißbildung nicht erwiesen. Das gilt auch für die formale Karzinogenese in Nebenlungen bzw. sequestrierten intralobären Zysten (ELIAS u. AUFSES; KUROBANE), für die Entstehung von Bronchialadenomen in broncho-pulmonalen Zysten (GREENFIELD u. HOWE) und für die von KEPES beschriebene Karzinosarkombildung in angeborenen zystischen Bronchiektasen.

Unter den genannten Bedingungen dürften erst retentions- oder infektionsbedingte chronische Entzündungsvorgänge mit überschießender metaplastischer Epithelproliferation zur Geschwulstbildung führen. Die in präformierten Hohlräumen entstehenden Sekundärgewächse sind *von dünnwandigen Tumorkavernen und zystenähnlichen poststenotischen Blähungszonen im Versorgungsgebiet krebsbefallener Bronchien zu unterscheiden* (s. S. 786 u. 794ff.).

Die von RUSCHE u. NIEDOBITEK beobachtete örtliche *Koinzidenz von adultem Lungenteratom und solidem Bronchialkrebs* szirrhöser Bauart ist nach eingehend diskutierter Ansicht der Autoren nicht im Sinne eines direkten formalgenetischen Zusammenhangs (Karzinomentwicklung aus epithelialen Teratomkomponenten oder „tumor in tumore")

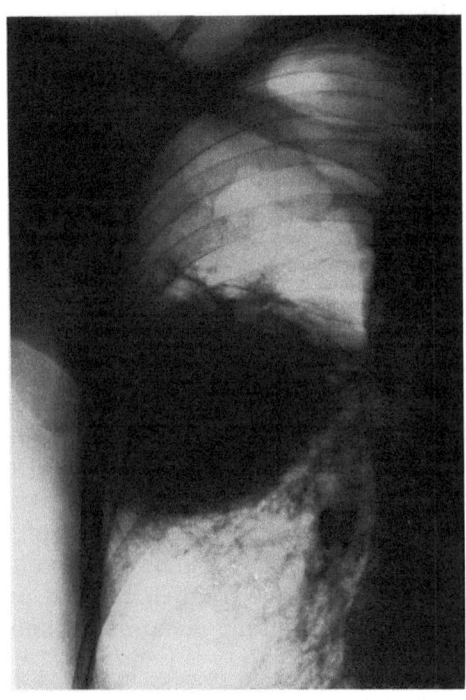

Abb. 40. *Geschlossen wachsendes Plattenepithelkarzinom im linken Oberlappen bei großblasigem Lungenemphysem* (Bild der „vanishing lung" im krebsbefallenen Lappen). W. P., 59jähr. ♂. Arch.-Nr. 070608611 Radiolog. Zentralinst. d. Krhs. Nordwest Frankfurt/M.

zu deuten. Es wird vielmehr vermutet, daß die über 20 Jahre bestehende geschwulstartige Mißbildung dem später hinzugetretenen Narbenkrebs mit Bronchialobstruktion und chronisch entzündlicher Infiltration der Randzone mittelbar den Weg bereitete (s. auch KÜHN).

Der hyperplasiogene Ursprung stellt die in broncho-pulmonalen Mißbildungen entstehenden Bronchialkrebse in eine Reihe mit den *Mikrokarzinomen,* die — teils plurifokal — *auf dem Boden eines vorbestehenden blasigen Obstruktionsemphysems* (KOROL; CRENSHAW; HEINE; HARTUNG u.a.) (Abb. 40, 347 u. 356), in chronisch entzündlich veränderten Bronchien, erworbenen Bronchiektasen und pneumonisch karnifizierten Parenchymbezirken angetroffen werden (s. S. 93).

d) Pathologisch-anatomische Morphologie

α) Histogenese

Seit langem steht außer Zweifel, daß der primäre „*Lungenkrebs*" *dem Schleimhautepithel klein-, mittel- oder großkalibriger Bronchien entstammt* und somit *richtiger als* „*Bronchialkrebs*" *zu bezeichnen* ist.

Nur für die sog. *Lungenadenomatose* bleibt die Frage strittig, ob die Neoplasie von Alveolardeckzellen *(„Alveolarzellkarzinom")* oder vom Bronchiolusepithel ausgeht *(„bronchioläres Karzinom")*, und ob sie als eigenständige Tumorkategorie aufzufassen oder unter die gewöhnlichen Bronchuskarzinome einzuordnen ist (s. Bd. IX/4c, S. 45 u. 57ff.).

In Analogie zur Lungenadenomatose unterscheiden sich die *bronchogenen Adenokarzinome* insofern von den übrigen histologischen Varianten, als sie ein ausgeglichenes Geschlechtsverhältnis aufweisen (s. Tabelle 5) und an der Zunahme des Geschwulstleidens nicht in gleichem Maße beteiligt sind (S. 16 u. 111). Den zylinderzelligen Bronchuskarzinomen, die ursächlich nicht zu den Raucher- bzw. Reizkrebsen zählen (DOLL u. HILL; WYNDER u. GRAHAM; OCHSNER, DE CAMP u. DE BAKEY; KREYBERG; DOLL, HILL u. KREYBERG; WACHSMUTH u. VIERECK; BERNDT u.a.) (S. 61 u. 111), wurde manchenorts

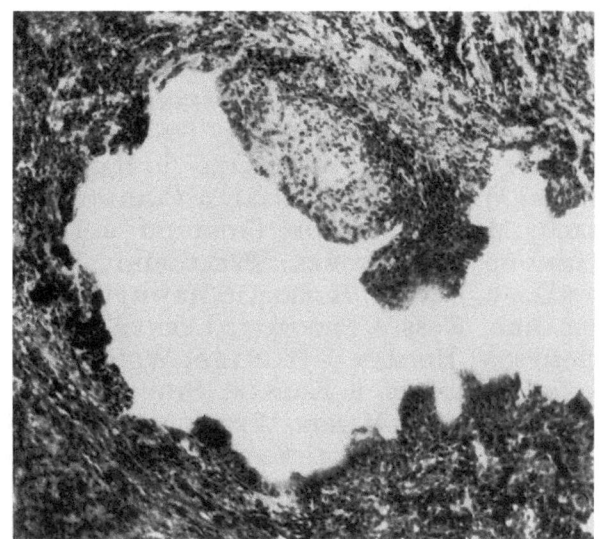

Abb. 41. *Mikrokarzinom.* Plattenepithelinsel in einem Bronchus, die als Primärtumor angesprochen wird. Van Gieson-Färbung, Vergr. 80:1 (8772/63). (Nach Eck, H., R. Haupt u. G. Rothe: Die gut- und bösartigen Lungengeschwülste. In: Handbuch der speziellen pathologischen Anatomie und Histologie, Bd. III/4, Abb. 91. Springer-Verlag Berlin-Heidelberg-New York 1969)

auch histogenetisch eine Sonderstellung zugesprochen. Grahams Vermutung, ihr *Ursprung* sei vielleicht *in embryonal versprengten Gewebskeimen* zu suchen, blieb unbestätigt. Andere Autoren nehmen an, es handele sich um *epitheliale Gewächse der sero-mukösen Bronchialschleimdrüsen* (Langhans; Gutzeit; Crafoord u. Lindgren; Björk; Huguenin u. Delarue; Payne, Schier u. Wooler; Wada, Matsuda, Sugiyama u. Hattori u.a.). Diese Ansicht konnte bisher nicht mit überzeugenden Befunden früher Evolutionsstadien belegt werden (Fischer; Fried; Santy, Paliard, Bérard, Galy u. Duprez; Kahlau). Die bevorzugte Entstehung der Adenokarzinome in der Lungenperipherie (Kahlau; Santy et al.; Gebauer; Patton, McDonald u. Moersch; Björk; Raeburn u. Spencer; Liebow; Walter u. Pryce; Hueper; Ochsner; Bogardus, Adams u. Phillips; Lehar, Carr, Miller, Payne u. Woolner; Zutz u. Reusch; Hukill u. Stern) (s. Tabelle 45, 46 u. S. 125) und die wiederholte Beobachtung winziger subpleuraler Narbenkrebse gleichen Typs (Prior u. Jones; Stewart u. Allison; Raeburn u. Spencer; Kahlau; Themel u. Lüders; Haenselt; Eck, Haupt u. Rothe u.a.) (Abb. 35) sprechen eher gegen diese Ursprungstheorie: die *peripheren Tumoren sind aus dem Flimmerepithel distaler Bronchialäste abzuleiten, in denen man Schleimdrüsen vermißt.* Der tubulär-drüsige Aufbau und die Fähigkeit bronchogener Adenokarzinome zur Schleimbildung sind nach Fried keineswegs beweisend für ihre glanduläre Herkunft, zumal manche sonstigen Organkrebse gleiche Charakteristika aufweisen, deren Matrix weder Drüsenstruktur noch muzipare Eigenschaften besitzt. Epithelmetaplasien treten im Bereich größerer Bronchien zwar gehäuft an den Mündungen und Ausführungsgängen der gemischten Schleimdrüsen auf (Raeburn u. Spencer u.a.). Neuere Befunde bei initialen Plattenepithelkrebsen haben jedoch gezeigt, daß das Carcinoma in situ von der Schleimhautoberfläche her kontinuierlich in das Gangepithel der submukösen Bronchialschleimdrüsen vordringen kann, ohne die Basalmembran zu überschreiten (Black u. Ackerman; Wierman, McDonald u. Clagett; s. auch Fischer; Fried).

Die Bronchuskarzinome sind in der Regel örtlich bereits zu ausgedehnt, um den Ausgangspunkt am Resektionspräparat oder gar autoptisch sicher bestimmen zu können. Nur das Studium anfänglicher Geschwulststadien vermochte Aufschluß über die Histogenese bronchogener Krebse zu geben. Die an *Mikrokarzinomen des Bronchialsystems* (Abb. 41) gewonnenen Erkenntnisse sind zumeist Zufallsbefunden, zum Teil auch systematischer histologischer Fahndung und experimentellen Untersuchungen zu verdanken (Gray u. Cordonnier; Schmorl; Gey; Fischer-Wasels; Fleckseder; Pirchan u. Šikl; Arnstein; Rostoski, Saupe u. Schmorl; Lichtheim; Siegmund; Hamperl;

LINDBERG; NISKANEN; FEYRTER; RÖSSLE; FRIEDRICH; KARSNER u. SAPHIR; WHITWELL;
WOMACK u. GRAHAM; RAEBURN u. SPENCER; PRIOR u. JONES; STEWART u. ALLISON;
CURETON u. HILL; PETERSEN, HUNTER u. SNEEDEN; KAHLAU; AUFSES u. NEUHOF;
WILLIS; ECK; WERNER; WITTEKIND u. STRÜDER; VOLUTER u. KARPANCI; AUERBACH,
GERE, PAWLOWSKI, MUEHSAM, SMOLIN u. STOUT; SPENCER u. RAEBURN; UMIKER u.
STOREY; CARLISLE, McDONALD u. HARRINGTON; WILLIAMS; BLACK u. ACKERMAN;
HEINE; WIERMAN, McDONALD u. CLAGETT; LANGER u. GUSMANO; RYAN u. McDONALD;
ITALO; MOLINA, DELAGE, CHEMINAT u. PETIT; McMAHON et al.; AUERBACH, STOUT,
HAMMOND u. GARFINKEL; PELLEGRINI; WARREN u. GATES; BERKHEISER; RYAN, Mc
DONALD u. DEVINE; HORREL u. HOWE; CREMER u. KAUFMANN; KRÜCKEMEYER; HILGER;
MELAMED, KOSS u. CLIFFTON; LERNER, ROSBACH, FRANK u. FLEISCHNER; PEARSON u.
THOMPSON; HOLMAN u. OKINAKA; WOOLNER, ANDERSEN u. BERNATZ; AUERBACH, HAM-
MOND, GARFINKEL u. KRIMAN; STOUT; SPAIN; DELARUE, PAILLAS, DAUMET, GARNIER
u. BARZILAY; MacMAHON, WERCH u. SORGER; KITAGAWA u. OTA; HAUMAN u. WEIMANN;
ECK, HAUPT u. ROTHE; KAHLAU; SCHULZE u.a.). BERKHEISER fand bei Autopsien von
3180 Männern und Frauen im Alter von 58—86 Jahren 13 präinvasive Bronchialkarzinome (= 0,4% aller Sektionen), darunter 4 Tumorknospen vom Plattenepitheltyp,
6 oat cell- und 3 zylinderzellige Mikrokarzinome.

Die heute allgemein anerkannte *unitarische Auffassung der Bronchialkrebsentstehung*
ist durchaus vereinbar mit der strukturellen Vielfalt und zellulären Heterotypie der Gewächse, die auch im Gewebsbild der Einzelgeschwulst oft zutage tritt. HALPERT u.
PEARSON sahen als *Matrix* aller histologischen Bronchuskrebsformen die sog. „*reserve cells*"
(= germinative Basalzellen) an. FEYRTER vermutete den gemeinsamen Ausgangspunkt
im inselartig über den Bronchialbaum verteilten *basilaren Helle-Zellen System*, dem er in
Analogie zum insulären Gangorgan des Pankreas besondere Entwicklungspotenz und die
Fähigkeit zuschrieb, zugleich plattenepitheliale und kleinzellige Krebsformationen hervorzubringen.

Nach vorherrschender Ansicht *geht die Krebsbildung von den Basalzellen der Bronchial-
schleimhaut aus* (FRIED; KAHLAU; McDONALD u. Mitarb.; STOUT; TUTTLE u. WOMACK;
KOLETSKY; AUERBACH et al.; BLACK u. ACKERMAN; ECK, HAUPT u. ROTHE u.a.). Den
undifferenzierten und daher pluripotenten Zellen, die sich — stellenweise in diskontinuier-
licher Lage (KROMPECHER) — entlang der Basalmembran anordnen, obliegt die germinative
Funktion der Mukosa als Keimschicht dieses „natürlichen Wechselgewebes" (KAHLAU).
Da die Zellen der basalen Wachstumszone hinsichtlich Größe, Gestalt und niedrigem
Reifegrad große Ähnlichkeit mit den *kleinzelligen Formen des Bronchuskrebses* (rund- und
spindelzellige bzw. „oat cell"-Varianten) besitzen und im Rahmen der Epithelmauserung
Flimmerepithelzellen liefern, deren Aspekt dem *zylindrozellulärer Tumorelemente von
höher differenzierten Adenokarzinomen* weitgehend gleicht, ist die morphogenetische Beziehung beider Bronchialkrebstypen zum proliferativen Muttergewebe der Basalzellen
einleuchtend. Die *Plattenepithel- und polymorphzelligen anaplastischen Bronchialkarzinome*
gelten gleichfalls als Abkömmlinge undifferenzierter Basalzellen, obgleich es für diese
Zerrbilder kein vergleichbares Zellmuster unter den normalen Konstituenten der Bronchus-
mukosa gibt.

Die einheitliche Ursprungstheorie beruht nicht zuletzt auf der Erfahrungstatsache,
daß man oft *Formbestandteile verschiedener Bronchialkrebstypen in einem Primärtumor
und seinen Metastasen vereint* findet (ROSTOSKI, SAUPE u. SCHMORL; FEYRTER; HAMPERL;
FISCHER; v. ALBERTINI; HUGUENIN; LINDBERG; KAHLAU; McDONALD u. Mitarb.; KREY-
BERG; UEHLINGER; KAHLAU; BJÖRK; HOESSLY; v. MEYENBURG; ECK; FROBOESE; WEL-
LER; PFISTER; PHILLIPS u. ADAMS; SALZER; STOBBE; SIEGTHALER; LANGER u. GUSMANO;
LÜDEKE; KOLETSKY; WIKLUND; OLCOTT; ASHLEY u. DAVIES; ECK, HAUPT u. ROTHE
u.a.). Das örtliche Zusammentreffen und die beobachteten *Differenzierungsschwan-
kungen* begründen die Ansicht von HOESSLY, das oat cell-Karzinom sei ein ganz un-
reifer Krebs mit der prospektiven Potenz zur Bildung von Pflasterepithel- sowie von

Drüsenstrukturen. Demnach stellen die Typen der klein-, mittel- und großzelligen anaplastischen Gewächse, die Plattenepithel- und Adenokarzinome Abwandlungen einer den
Basalzellen entstammenden Tumorkategorie dar, die sich lediglich nach Differenzierungsgrad und -richtung unterscheiden.

Nach KAHLAU liegt das eigentliche histogenetische Problem der Bronchuskarzinome
„nicht mehr in der Auffindung des Muttergewebes an sich, sondern vielmehr in der
Beantwortung der Frage, *auf welche Weise und warum so häufig Plattenepithelkarzinome
entstehen*" (s. auch ERNST). Diese Frage berührt den seit langem diskutierten *Zusammenhang zwischen Epithelmetaplasie und Krebsbildung.*

Unter dem anhaltenden Einfluß mannigfacher Reize wird die Flimmerepitheldecke
des Bronchialbaums oft an verschiedenen Stellen durch ortsungehöriges Plattenepithel
ersetzt, das inselartig oder über zusammenhängende Strecken verteilt sein kann (VIR-
CHOW; OBERNDORFER; KROMPECHER; SCHMORL; ASKANAZY; WELLER; ARNSTEIN;
SCHRIDDE; WOLF; OPIE; FISCHER-WASELS; LAUCHE; TEUTSCHLÄNDER; FLECKSEDER;
LINDBERG; NISKANEN; KAHLAU; WITTEKIND u. STRÜDER; HACKENSELLNER; FRIED;
LYNCH u. STRÜDER; RYAN, MCDONALD u. CLAGETT; BRANDT; PAGEL; GOLDZIEHER;
WOMACK u. GRAHAM; WHITWELL; DELARUE, DEPIERRE u. HOUDARD; AUERBACH u. Mitarb.;
CONDON; KAWAMURA; VALENTINE; GREENBERG u. WILMS; SPAIN; MONTANINI; CARROLL;
WITKOWSKI; MEYER; ECK, HAUPT u. ROTHE u.a.) (s. S. 94). Woher die Tendenz des
Bronchialepithels rührt, sich — zeitweilig oder unter anhaltendem Reiz bleibend — eher
in Pflasterepithel umzuwandeln als in Gestalt ortsüblichen Flimmerepithels zu erneuern,
ist ungeklärt. Anscheinend handelt es sich nicht um einen Rückschritt zu ontogenetisch
geläufigen Vorstufen des Vorderdarmepithels im Sinne der Heteroplasie embryonaler
Zellen (SCHRIDDE). Vielmehr ist die *Epithelmetaplasie ein regeneratorischer Vorgang*
(SCHRIDDE; KROMPECHER: „regeneratorische Dysplasie"; LAUCHE: „regeneratorische
Heterotopie"), *ausgehend von den undifferenzierten Basalzellen und mit* phasenhaft ab-
laufenden *Entzündungsreaktionen submuköser Gewebsschichten verknüpft* (Hyperämie, Zell-
infiltration, Neubildung von Kapillaren, Granulations- und schließlich Narbengewebe)
(FRIEDLÄNDER; TEUTSCHLÄNDER; LINDBERG; NISKANEN; WITTEKIND u. STRÜDER; COR-
RELL u. BEATTIE u.a.). Die Epithelumwandlung wird schon im Kindesalter beobachtet
(GOLDZIEHER; BRANDT; ASKANAZY; JECKELN; MCKENZIE u.a.) und ist bei akuten Virus-
oder bakteriellen Infekten (Grippe, Masern, Keuchhusten, Pneumonien anderer Genese)
(ASKANAZY; GOLDZIEHER; MEYER; OPIE; BAUER; SCHMIDTMANN; KOOPMANN; FEYRTER;
JECKELN; MCKENZIE; WITTEKIND u. STRÜDER; GREENBERG u. WILMS; SPAIN u.a.)
sowie unter verschiedenen Experimentalbedingungen beim Versuchstier reversibel (GAR-
SCHIN u. SCHABAD; CONDON; CORRELL u. BEATTIE u.a.). In narbig geschrumpften,
ventilatorisch stillgelegten Indurationsbezirken metapneumonischer Obliterationsprozesse
(HART; LINDBERG; NISKANEN; CROSS; FINKE u.a.) und in Lungeninfarktresiduen (BERK-
HEISER; BALÓ; PANSA u. MOLLO; STANTON u. BLACKWELL) pflegt die — stellenweise mit
Alveolarzellproliferation und atypisch-papillärer Bronchialepithelwucherung verbundene —
Metaplasie fortzubestehen (DELARUE *et al.*; GÁLY, BAUD u. DUPREZ; RIFFAT; WATTS u.
MCDONALD; SPENCER u. RAEBURN; WILLIAMS u.a.) (s. Bd. IX/4c, S. 49).

Im Bereich persistierender Epithelumbauzonen sind alle Schichten der Bronchialwand verdickt, und stets schwelende Entzündung oder deren narbige Spuren in der
Tunica propria nachweisbar (LINDBERG; NISKANEN; WITTEKIND u. STRÜDER). Das Gewebsbild der mehrreihigen Übergangs- bzw. Plattenepithellage zeigt fließende Übergänge
von klar gegliederten gleichförmigen Formationen zu verwaschen wirkender, unregel-
mäßiger Struktur mit wechselhaftem zytologischen Aspekt (WITTEKIND u. STRÜDER;
BLACK u. ACKERMAN; AUERBACH u. Mitarb.). Ausgesprochene Polymorphie von Zellen,
Kernen und Nucleoli, verbunden mit Hyperchromasie, gehäuften Mitosen auch oberflächennaher Zellen und stellenweise hervortretender Tendenz zur Papillenbildung deuten
bereits eine gewisse Atypie des Regenerationsvorgangs an. Daraus leitet sich der seit
langem geäußerte Verdacht ab, die „Zellunruhe" sei Ausdruck eines präkanzerösen

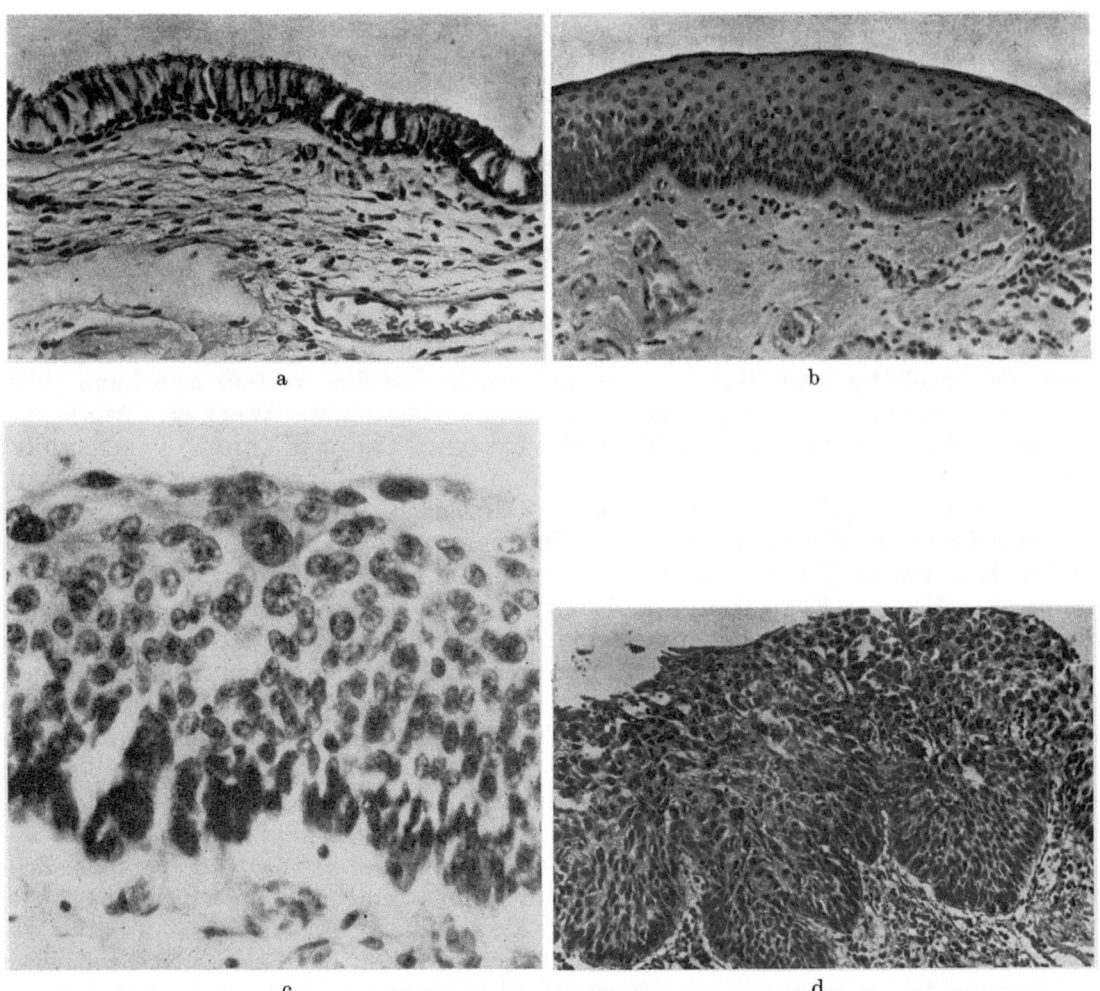

a   b

c   d

Abb. 42a—d. *Histologische Veränderungen des Oberflächenepithels der Bronchialschleimhaut bei chronischer Raucherbronchitis.* a Normales Bronchialepithel mit kleinen dunkelgefärbten basalen Kernen (×115). b Ersatz des einzeiligen Flimmerepithels durch mehrreihiges Pflasterepithel mit gleichförmigen Zellen in der äußeren Schicht bei Plattenepithelmetaplasie (×300). c Auftreten von Riesenzellen, Zilienverlust, Basalzellhyperplasie und Kernatypien bei Carcinoma in situ (×800). d Zapfenartige Proliferation atypischen Epithels der basalen Schicht mit Kern- und Zellpolymorphie bei Carcinoma in situ (×100). [Nach AUERBACH, O., HAMMOND, E. C., GARFINKEL, L., KIRMAN, D.: Lungenveränderungen bei Rauchern. Monatskurse f. ärztl. Fortbildg. **17**, 82—86 (1967), Abb. 3, 5b, 7a u. 7b]

Stadiums, das bei „anhaltendem Zwang zur Regenerationsleistung" (FISCHER-WASELS) offen in eine bösartige Entwicklung umschlagen könne (WOLF; ORTH; WEGELIN; FLECKSEDER; FISCHER-WASELS; KALBFLEISCH; FISCHER; FRIED; WELLER; STAEHELIN; ERNST; BRANDT; BRACK; LINDBERG; NISKANEN; ASKANAZY; BERBLINGER; KAHLAU; BAUER; LÜDEKE; BÜCHNER; BLACK u. ACKERMAN; CARLISLE, MCDONALD u. HARRINGTON; VERSCHUEREN; BRACKERTZ; FRITSCHE; SPAIN; GREENBERG u. WILMS; GEEVER et al.; WIEMAN, MCDONALD u. CLAGETT; WITKOWSKI; DELARUE u. CHOMETTE; COOPER u. TOTTEN; WILLIAMS; BERKHEISER; SANDERUD; KING; MEYER u. LIEBOW u.a.).

Für die Diskussion der Zusammenhangsfrage zwischen Epithelmetaplasie und *bronchogenen Reizkrebsen* und für deren Deutung als „*malignes Fehlregenerat*" (BÜCHNER) auf dem Boden chronischer Entzündung oder narbiger Restzustände sind folgende Erfahrungstatsachen zu berücksichtigen:

1. Der *regenerative Epithelumbau* tritt *vornehmlich an den bronchialen Teilungsspornen* auf (LINDBERG; NISKANEN), die — nach Modellversuchen von ERMALA u. HOLSTI (s. Abb. 24 u. S. 54) — aus strömungsmechanischen Gründen *bevorzugte Ablagerungsstätte inhalierter Tabakteer-Karzinogene* und *Prädilektionssitz des Bronchialkrebsursprungs* sind (SALZER, WENZL, JENNY u. STANGL; ANACKER; WÄTJEN; KOCH; POHL).

2. Die *Epithelmetaplasie* ist als Folge mehr oder weniger diffuser Entzündungs- bzw. Indurationsprozesse *gewöhnlich multifokal* nachweisbar (LINDBERG; NISKANEN; SCHRIDDE; WITTEKIND u. STRÜDER; WELLER; RYAN, McDONALD u. CLAGETT; RICHTER u.a.). *Unter gleichen Terrainbedingungen* kommt es nach pathologisch-anatomischer Beobachtung nicht selten zu *multizentrischer Bronchialkrebsbildung* (SCHMORL; PIRCHAN u. ŠIKL; ARNSTEIN; BEYREUTHER; SCHMINCKE; FISCHER; DELARUE u. GRAHAM; HAMPERL; KAHLAU; SPAIN u. PARSONNET; BAUER; ECK; WERNER; STOBBE; CHAUVET u. FEUARDENT; McGRATH, GALL u. KESSLER; TULLIS; CAHAN, BUTLER, WATSON u. POOL; WARREN u. GATES; DELARUE, DEPIERRE, PAILLAS u. POINTILLART; UMIKER u. STOREY; BLACK u. ACKERMAN; WIERMAN, McDONALD u. CLAGETT; HUGHES u. BLADES; ROBINSON u. JACKSON; WILLIAMS; AUERBACH, GERE, PAWLOWSKI, MUEHSAM, SMOLIN u. STOUT; PAPILLON, GALY u. PINET; SCHÄFER; AUERBACH, STOUT, HAMMOND u. GARFINKEL; YAKAMAWA; HORREL u. HOWE; DRASH u. DE NIORD; ZORN; HOWARD u. WILLIAMS; WITTEKIND; FRIEDRICH; LEIDEL; NEWMAN u. ADKINS; LE GAL u. BAUER; OCHSNER, DIXON u. DE BAKEY; DIMITROV; JUNGHANNS; STEWART; MÜLLER; KAINBERGER; GURKAN; MANDEL u. THOMAS; REINGOLD, OTTOMAN u. KORNWALER; GILLIAR; LAUDENZI u. GARZIA; WALLACE; COLLINS; BRECKWOLDT; LANGSTON u. SHERRICK; SPERLING; VALENTINE; LEHMAN u. GROSS; KARZEMI u. CASTLEMAN; LEAFSTED, SWEETMAN, CHESTER u. THORPE; FRIED; WATSON, CAMERON u. PERCEY; ONUIGBO; PAYNE, CLAGETT u. HARRISON; CLIFFTON, DAS GUPTA u. POOL; GLENNIE, HARVEY u. SALAMA; SHIELDS, BRAKE u. SHERRICK; BOUCOT, WEISS u. COOPER; KNUDSON, HATCH, OCHSNER u. LEJEUNE; OUDET, BOHNER u. WEITZENBLUM; WALTHER; WATSON; HERMANN u. HEIM; LAUDENZI u. GARZIA; ECK, HAUPT u. ROTHE u.a.).

3. Bei den multiplen Geschwülsten handelt es sich nach der Kasuistik vielfach um *Mikrokarzinome*, die noch keine obstruktiven Folgeschäden verursachten und erst histologisch entdeckt wurden. Ihr Nachweis gelang *in der Wand von Bronchiektasen* (SPAIN u. PARSONNET; LICHTHEIM; HEIDENHAYN; SIEGMUND; GRAY u. CORDONNIER; FLECKSEDER; LICHTWITZ; BRACK; FRIED; PRIOR u. JONES; CURETON u. HILL; KARSNER u. SAPHIR; STEWART u. ALLISON; PETERSEN, HUNTER u. SNEEDEN; RAEBURN u. SPENCER; KAHLAU; HEINE; VOLUTER u. KARPANCI; VAJL'; ECK; WELLER; MARX; PAGEL; KARTAGENER; LILIENTHAL; KORNWALER u. REINGOLD; SPENCER u. RAEBURN; WOODRUFF u. NAHAS; WHITWELL; JAMES u. PAGEL; REINGOLD u. WALER; COGLIOLO u. GUSMANO; PORTA; WITTEKIND u. STRÜDER; BLACK u. ACKERMAN; KEPES; CUNNINGHAM, NASSAU u. WALTER; BERKHEISER; PANSA u. GNAVI u.a.) und *in chronisch entzündlich veränderten Bronchien* (GRAY u. PARSONNET; CHIRAY, ALBOT u. JAME; SPAIN; AUFSES u. NEUHOF; PAPANICOLAOU u. KOPROWSKA; STOCKS; BRACK; KAHLAU; KALBFLEISCH; SPAIN u. PARSONNET; STEWART u. ALLISON; PRIOR u. JONES; KARSNER u. SAPHIR; RAEBURN; ECK; KITAGAWA u. OOTA; ECK, HAUPT u. ROTHE; HEINE; KRÜCKENMEYER), *im Bereich chronischer Pneumonien* (LINDBERG; NISKANEN; FISCHER; KAHLAU; HEINE; VAJL'; ESIPOWA; RAEBURN u. SPENCER; MEYER u. LIEBOW u.a.), *in tuberkulösen Schwielen, Lungeninfarktnarben und pulmonalen Indurationsbezirken* anderer Ätiologie (RÖSSLE; FRIEDRICH; LÜDERS u. THEMEL; PRIOR u. JONES; PETERSEN, HUNTER u. SNEEDEN; RAEBURN u. SPENCER; POHL; VOLUTER u. KARPANCI; THEMEL u. LÜDERS; BALÓ, JUHÁSZ u. TEMES; BERKHEISER; HAUPT u. KÜHN; KURPAT, ROTHE u. BAUDREXL; ITALO; HOLLÓSI, SZÁM u. GERÖ u.a.) (S. 72ff.), bei *Stauungsinduration* der Lungen (PRIOR u. JONES; RAEBURN u. SPENCER u.a.) und *in blasig mißgestalteten Lungenabschnitten* (broncho-alveoläre Zysten, Wabenlunge etc.) (s. S. 27 u. 87).

4. Man findet *metaplastische Basalzellwucherungen gehäuft in tumorfernen Bronchial-provinzen Bronchuskarzinomkranker*, vor allem bei kleinzelligen und epidermoiden Krebsen, seltener bei Adenokarzinomen (SCHMORL; FEYRTER; LINDBERG; NISKANEN; HACKEN-SELLNER; WEGELIN; STRUWE; WITTEKIND u. STRÜDER; BLACK u. ACKERMAN; RYAN, MCDONALD u. CLAGETT; AUERBACH, STOUT, HAMMOND u. GARFINKEL; VALENTINE; STRUPPLER u. a.).

5. *Bei der Koinzidenz mit makroskopischem Bronchialkrebs zeigen die Metaplasieherde häufiger Zell- und Kernatypien als in krebsfreien, entzündlich vorgeschädigten Lungen* (LIND-BERG; NISKANEN; WITTEKIND u. STRÜDER; RYAN, MCDONALD u. CLAGETT; MEYER u. LIEBOW; WELLER). Stellenweise trifft man ausgesprochene „*intraepitheliale Anaplasie*" (YOUNGE) mit *Übergang zum carcinoma in situ* in der Tumorrandzone oder in tumorfernen Lungensektoren an (LINDBERG; NISKANEN; WITTEKIND u. STRÜDER; RYAN, MCDONALD u. CLAGETT; BLACK u. ACKERMAN; CARLISLE, MCDONALD u. HARRINGTON; UMIKER u. STOREY; AUERBACH, GERE, PAWLOWSKI, MUEHSAM, SMOLIN u. STOUT; WIERMAN, MCDONALD u. CLAGETT; PELLEGRINI; WILLIAMS; MOLINA; WOOLNER, ANDERSEN u. BERNATZ; BERKHEISER; ITALO; MOLINA, DELAGE, CHEMINAT u. PETIT; STODDARD; COOPER u. TOTTEN u. a.).

6. Bestimmte *äußere Schadenseinflüsse erzeugen* — beim Versuchstier wie in der mensch-lichen Lunge — *gehäufte atypische Epithelwucherungen*, die im Tierexperiment zu *echter Geschwulstbildung* führen können (adenomatöse Tumoren, Plattenepithel- oder kleinzellige Krebse) (KOTIN u. WISELY; CORRELL u. BEATTIE; NETTESHEIM, HANNA u. DEATHERAGE; BERG u. a.). Entsprechende Befunde ergaben sich in beachtlicher Häufigkeit *als Folge anhaltenden Tabakrauchens* (KOURILSKY u. HAPPERT; RYAN, MCDONALD u. CLAGETT; AUER-BACH, STOUT, HAMMOND u. GARFINKEL; WITTEKIND u. STRÜDER; WELLER; LEUCHTEN-BERGER, LEUCHTENBERGER, ZEBRUN u. SHAFFER; RYAN, MCDONALD u. DEVINE; CHANG; AUERBACH, HAMMOND, GARFINKEL u. KIRMAN; OCHSNER; STOCKS; HAMILTON, SEPP, BROWN u. MACDONALD; HAYASHI, COWDRY u. SUNTZEFF; ROCKEY u. a.; s. auch FRASCA u. Mitarb.) (Abb. 31 u. 42), in höherem Prozentsatz *nach Inhalation von Asbeststaub* (NORD-MANN u. SORGE; LINZBACH u. WEDLER; LYNCH u. SMITH), nach längerem *Aufenthalt in Radongas-haltiger Atmosphäre* (RAJEWSKY, SCHRAUB u. KAHLAU; HUECK; KAHLAU; DÖHNERT; DOENECKE u. BELT; BRANDT; JANITZKY, KREBS u. RAJEWSKY; UNNEWEHR; TÖNGES u. KALBFLEISCH u. a.), auf Grund *intrapulmonaler Inkorporation radioaktiver Sub-stanzen* (Radio-Cerium, ^{90}Strontium, ^{106}Ruthenium) oder *äußerer Anwendung ionisierender Strahlen* (CEMBER u. Mitarb.; LASKIN *et al.*; LISCO u. FINKEL; ALTMANN u. Mitarb.; GOL-DENBERG, CHUTE u. WARREN u. a.) (s. S. 32, 50 u. 68) sowie *nach Hautpinselung mit Teer* (MÖLLER; MURPHY u. STURM) oder *Einwirkung von Steinkohlenteer und karzinogenen Teer-produkten* (Methylcholanthren, 1:2:5:6-Dibenzanthrazen, 9:10-Dimethyl-1:2-Benzanthra-zen, 2-Azethylamino-fluoren´ etc.) unter verschiedenen Applikationsbedingungen (sub-kutane, intrapleurale bzw. intraperitoneale Injektion, intratracheale Instillation oder Einpflanzung mit Karzinogenen imprägnierter Gewebsteile) (SCHABAD; SHINKIN u. KLAARENBEEK; ANDERVONT; ORR u. BIELSCHOWSKY; KIMURA; LIPSCHÜTZ; KOŠIR; SCHINZ u. STEINMANN; JAFFÉ; NISKANEN; GARSCHIN u. PIGALEW; GRADY u. STEWART; SMITH; HORNING; DELLA PORTA, KOLB u. SHUBNIK; BEATTIE, STAUB, CORRELL u. HASS; STAUB, EISENSTEIN, HASS u. BEATTIE; RIGDON u. CORSEN u. a.).

7. Im Gegensatz zum üblichen Verhalten bronchogener Reizkrebse wird in der Human-pathologie endobronchialer *Epithelmetaplasie keine Geschlechtsdifferenz festgestellt* (LIND-BERG; NISKANEN; RYAN, MCDONALD u. CLAGETT; WITTEKIND u. STRÜDER), und *bei multiplen adenomatösen Mikrokarzinomen der Lungenrinde* sogar ein Überwiegen des weiblichen Geschlechts hervorgehoben (PRIOR u. JONES; RAEBURN u. SPENCER; VOLUTER u. KARPANCI).

Angesichts dieses Sachverhalts neigt man heute zu der Ansicht, daß die *Epithel-metaplasie der Bronchialschleimhaut* ihrem Wesen nach *nicht unbedingt eine fakultative Präkanzerose* und „*keine notwendige Voraussetzung*" *für die Entstehung bronchogener*

Plattenepithelkrebse darstellt (KAHLAU; WITTEKIND u. STRÜDER; STRUPPLER). Sie ist aber häufiger Begleiter und kann in einem Teil der Fälle auch Vorläufer der neoplastischen Entgleisung sein. Der Prozeß, der in *kontinuierlichem Übergang von atypischer Basalzell-wucherung über das Carcinoma in situ zum invasiven Krebs* führt (BLACK u. ACKERMAN; LINDBERG; NISKANEN; CURETON u. HILL; WINTERNITZ; MÖLLER; NORDMANN u. SORGE; MEYER u. LIEBOW; AUERBACH u. Mitarb.), *erfordert offenbar die Mitwirkung zusätzlicher Faktoren zur „Kanzerisierung des Bronchialepithels"* (FRIED; KAHLAU; GRAFFI), die nur unter Experimentalbedingungen zu definieren sind.

Es bleibt demnach unklar, was in der Humanpathologie letztlich den Ausschlag zur *hyperplasiogenen Krebsentstehung* auf dem Boden entzündlich-reaktiver Epithelproliferation gibt, und aus welcher Gesetzmäßigkeit ein so *langfristiges Intervall in der primären Latenzphase vom Zeitpunkt des „Carcinoma in situ" bis zum invasiven Krebsstadium* verstreicht (FRIED; WITTEKIND u. STRÜDER; WIERMAN, McDONALD u. CLAGETT; BLACK u. ACKERMAN u. a.).

Ein *Kausalnexus mit chronischer Entzündung*, der für die regeneratorische Epithel-metaplasie außer Frage steht, scheint nach Ansicht erfahrener Pathologen auch für die Karzinogenese kaum zweifelhaft (LICHTHEIM; FISCHER; RÖSSLE; FLECKSEDER; DOGLIONI; FISCHER-WASELS; ORTH; LINDBERG; NISKANEN; BERBLINGER; WINTERNITZ; KAHLAU; MANGELSDORFF; RAEBURN u. SPENCER; SIEGMUND; KALBFLEISCH; FRIED; BOHNEN-KAMP; GYURECH-VÁGÓ u. SCHERRER; STOCKS; MEYER u. LIEBOW; ROSENBLATT u. YILDIZ; CAMPBELL u. LEE; KOTIN, COURINGTON u. FALK; ECK, HAUPT u. ROTHE; KITAGAWA u. OOTA u. a.).

MACKLIN u. MACKLIN lehnten den ursächlichen *Zusammenhang zwischen chronischer Bronchitis und Bronchialkrebs* mit dem Einwand ab, die Bronchitis sei vielfach erst Folge der Tumorstenose. Sie müsse im Falle ätiologischer Beziehungen anamnestisch häufiger sein, als nach eigenen Recherchen zu vermuten sei (ca. 50%), und andererseits der diffusen Ausbreitung des Entzündungsprozesses entsprechend auch diffuse oder zumindest multi-lokuläre Geschwülste hervorbringen. Diesem Argument entgegnet KAHLAU, es sei eine für das Bronchuskarzinom bekannter Ätiologie und in der Tumorpathologie allgemein gültige Erfahrungstatsache, „daß nach Einwirkung eines sicheren kanzerogenen Agens auf ein ganzes Organ oder auf ein größeres Gewebsgebiet der Tumor dennoch nur an einer Stelle oder an wenigen Stellen entsteht". Der wiederholt geführte Nachweis von Miniaturkrebsen in entzündlich veränderten Schleimhautbezirken des Bronchialbaums schließt überdies eine Umkehr der Priorität im obigen Sinne aus, da eine krebsbedingte Obstruktion als primum movens der Entzündung dann nicht in Betracht kommt (s. auch GYURECH-VÁGÓ u. SCHERRER; BOHNENKAMP). Abweichend von MACKLIN u. MACKLIN stellten andere Autoren eine *statistisch signifikant erhöhte Koinzidenzrate von chronischer Bronchitis und Bronchuskarzinom* fest (NEEF u. KÖHLER; s. auch ROSENBLATT u. YILDIZ; McCLUNG; KITAGAWA u. OOTA; DAMON u. McCLUNG; CAMPBELL u. LEE; KOTIN, COU-RINGTON u. FALK; NEEF u. KÖHLER).

Das Vorkommnis *multifokaler Mikrokarzinome des Bronchialsystems* ist im übrigen häufiger als nach früherer Lehrmeinung angenommen wurde (RIBBERT u. a.). SCHMORL verzeichnete derartige Veränderungen bzw. mehrerenorts auftretende präinvasive „Tumor-knospen" *in 28% seines Sektionsmaterials von „Schneeberger Lungenkrebs"* (6 von 21 Fällen) (s. auch ŠIKL u. PIRCHAN; ARNSTEIN; BEYREUTHER). Im Stadium der sog. *„tumorlets"* (WHITWELL; DELARUE, PAILLAS, DAUMET, GARNIER u. BARZILAY; MACMAHON, WERCH u. SORGER u. a.) können bereits lymphogene Absiedlungen in den regionären Filter-stationen vorliegen (s. S. 96), doch entwickeln sich multizentrisch entstehende Bronchial-krebskeime nicht notwendigerweise zu Geschwülsten makroskopischen Umfanges fort (BLACK u. ACKERMAN; BERKHEISER u. a.). Die Gründe für die unterschiedliche Evolutionstendenz der einzelnen Geschwulstherde sind bislang unbekannt.

Gemessen an den von SCHMORL erhobenen Befunden ist das *simultane oder metachrone Auftreten von Doppel- und Mehrfachkarzinomen makroskopischen Umfangs in einer oder beiden Lungen* jedenfalls selten (FISCHER; WALLACE; WATSON; WARREN u. GATES; ROBINSON u. JACKSON; DELARUE u. GRAHAM; HOWARD u. WILLIAMS; ONUIGBO; DRASH u. DE NIORD; ROBSON u. JENIFFE; MANDEL u. THOMAS; CHAUVET u. FEAUARDENT; HARTSOCK u. FISHER; NEWMAN u. ADKINS; LANGSTON u. SHERRICK; McGRATH, GALL u. KESSLER; WIKLUND; SHIELDS, DRAKE u. SHERRICK; SHERMAN, STALEY u. SHIELDS; LEIDEL; STOBBE; PAYNE, CLAGETT u. HARRISON; ZORN; BIRKNER u. BRANDT; NICOD u. GARDIOL; MULLER; GLENNIE, HARVEY u. SALAMA; NEPTUNE, WOODS u. OVERHOLT; WATSON, CAMERON u. PERCY; WALTHER; BOUCOT, WEISS u. COOPER; KAINBERGER; FUCHS; HANBURY; BRITT *et al.*; HUGHES u. BLADES; KÜNZLI u. SCHEIDEGGER; GURKAN; LE GAL u. BAUER; O'COLLINS; LEHMAN u. GROSS; LEAFSTEDT, SWEETMAN, CHESTER u. THORPE; ACKERMAN; MOERTEL; SPERLING; PAPILLON, GALY u. PINET; OUDET, BOHNER u. WEITZENBLUM; GILLIAR; PETERSON, PERAGOV u. SMULEVICH; DRAGONI *et al.*; OTT u. TITSCHER; PETŘÍKOVÁ, POLÁK u. STOLTZ; ECK, HAUPT u. ROTHE u.a.). FISCHER schätzt die Häufigkeit bestätigter primär multipler Bronchialkrebse auf 1,6%. Die Vergleichsziffer von ECK, HAUPT u. ROTHE beträgt 0,35% (5 von 1411 Fällen). LEHMAN u. GROSS geben 0,5% an und beziffern das Zeitintervall zwischen Manifestation und Erkennung nacheinander entstehender Tumoren mit 30 Tagen bis 7 Jahren. PAYNE, CLAGETT u. HARRISON konstatierten im Resektionsmaterial plurifokaler Lungenrundherde der Mayo-Klinik 12% Doppelkarzinome des bronchopulmonalen Systems. Das eigene Beobachtungsgut von 1963—1968 enthält unter 366 histologisch verifizierten Bronchialkrebsen 3 Fälle mit singulären Zweitherden, die röntgenmorphologisch nicht den Eindruck von Solitärmetastasen, sondern Verdacht auf Duplizität von Primärgeschwülsten erweckten (Abb. 538 u. 539, S. 925ff.).

Angesichts der Differenzierungsschwankung bronchogener Karzinome und ihrer Neigung zu intrapulmonaler knotiger Absiedlung (s. S. 156, 164 u. 295, Abb. 541 u. 544 sowie Bd. IX/4c, Abb. 222 u. 236) ist selbst die pathologisch-anatomische Diagnose primär multipler Krebsentstehung nur mit Vorbehalt zu stellen (FISCHER; WILLIS; DUSTMANN u. LINDLAR; SENN u. SCHEURER; COOK; STOBBE; MOERTEL; HODENBERG u. BAUER; ECK, HAUPT u. ROTHE u.a.). Außer der Möglichkeit hämatogener Tochterherde ist zu bedenken, daß makroskopische *Karzinome großer Bronchien durch Hiluslymphknoten-Metastasierung* mit kontinuierlichem Übergreifen bzw. Besiedlung peribronchial-muraler Lymphbahnen *sekundär aus kleinen Krebsherden des Lungenmantels hervorgehen* können (RAEBURN u. SPENCER; ECK, HAUPT u. ROTHE u.a.) (s. Abb. 58, 440, 452 u. 544; vgl. Abb. 82 u. Bd. IX/4c, Abb. 186; s. auch S. 76, 119, 813 u. 818).

Die unter Punkt 7 genannte Abweichung der Sexualproportion (s. S. 94) gab Anlaß zu Zweifeln, ob die von PRIOR u. JONES und anderen Autoren vornehmlich in subpleuralen Narben und Bronchiektasen nachgewiesenen Epithelwucherungen überhaupt malignen Charakter besitzen (WIERMAN, McDONALD u. CLAGETT; RAEBURN u. SPENCER). PRIOR u. JONES klassifizierten sie selbst zum Teil als Karzinoide. Die Zellproliferationen wiesen allerdings zu einem hohen Prozentanteil adenomatöse Form auf, so daß der relativ häufige Befall des weiblichen Geschlechts nicht ungewöhnlich erscheint. Bei den fraglichen Mikro- und Miniaturgeschwülsten wurden überdies mehrfach Ableger in den Hiluslymphknoten (PRIOR u. JONES; RAEBURN u. SPENCER; PETERSEN, HUNTER u. SNEEDEN; SPAIN u. PARSONNET; KAHLAU; ECK; WERNER; HAUSMAN u. WEIMAN u.a.), nach Beobachtung von TURNER u. WILLIS auch Fernmetastasen als Ursache einer Paraplegie gefunden. Das Vorkommnis plurifokaler Bronchialkrebsbildung steht daher ungeachtet aller Skepsis außer Frage.

Vereinzelt wurden umschriebene Plattenepithelmetaplasien und *kleine Plattenepithelkarzinome im Schleimhautbezug meso- bzw. ektodermaler Bronchusgewächse* beschrieben. Einzelne kasuistische Beiträge stammen von GESCHICKTER (Leiomyom), ROSENBERG, MEDLAR u. DOUGLAS (Leiomyosarkom) und CARSWELL u. KRAEFT (Fibrosarkom). In der Mehrzahl handelte es sich um granularzellige „Myoblastome" bzw. um *granuläre Neurome* (BENSON: 21 von 26 Fällen; MURPHY, DOCKERTY u. BRODERS; COLBERG u. HUBAY;

GALLIVAN, DOLAN, STAM, EGGERTSEN u. TOVEY; POPE; WARD u. OSHIRO; TESSMAN u. KOCHAN; TAMAYO u. ROJAS) (s. Bd. IX/4c, Abb. 101). Es ist fraglich, ob die mesenchymale Neubildung als örtlicher Reiz zum Epithelumbau führt und ob sie die Entstehung eines Karzinoms am gleichen Ort induzieren kann (SCHEIDEGGER), wie TESSMAN u. KOCHAN vermuten. Das gilt auch für den formalgenetischen Zusammenhang der von UMIKER u. STOREY, von LESCHKE sowie von GEEVER, WILLIAMS u. MCWILLIAMS mitgeteilten *Entwicklung eines Adenokarzinoms in einem peripheren Bronchusadenom*. (Bezüglich der morphogenetischen Problematik *broncho-pulmonaler Karzino-Sarkome* wird auf Bd. IX/4c, S. 15ff. verwiesen.)

β) Histologische Klassifizierung und mikroskopischer Befund

Die einheitliche Gruppierung der Bronchialkrebse nach ihren feingeweblichen Merkmalen wurde zur dringlichen Aufgabe, seit man in der thoraxchirurgischen Ära die prognostische Wertigkeit von Zelltyp und Strukturart erkannt hatte (v. ALBERTINI; KAHLAU; MCDONALD u. Mitarb.; KREYBERG; SALZER u. Mitarb.; UEHLINGER; HALPERT u. PEARSON; OBIDITSCH-MAYER; YESNER, GERSTL u. AUERBACH; KARRER u. WURNIG; WILLIS; HACKL; BASSET; PEDERSEN; ZANNINI u. AGRESTI; MASSHOFF; WILDNER; HAUPT u. FUCHS; REID u. CARR; ROSENBLATT, LISA u. COLLIER; WEISS, BOUCOT u. COOPER; YOSHIMURA; HARRIS u.a.). Wie auf dem 5. internationalen Krebskongreß 1950 in Paris scheiterten

Tabelle 37. Synonyma der histologischen Bronchialkrebstypen. [Zuordnung in das Einteilungsschema von HACKL, K., Zbl. allg. Path. path. Anat. **113**, 343—355 (1970), Tabelle 4]

Undifferenzierte Karzinome	A. Kleinzellige Ca indifferente kleinzellige, kleinzellige mit ovaler Struktur; kleinzellige mit polygonaler Struktur; kleinstzellige; kleinzellige undifferenzierte solide; lymphoides Mikrozytom; überwiegend kleinzellig
	B. Großzellige Ca anaplastisches; atypisches, globozelluläres; globozellulär-großzelliges; großzellig-anaplastisches; großzelliges zum Plattenepithel- (bzw. Adeno-) Ca differenzierendes; polymorphes; überwiegend undifferenziertes mit geringen Anteilen eines Plattenepithel- (bzw. Adeno-) Ca; undifferenziertes; undifferenziert-ovalzelliges (?); undifferenziert teilweise adenomatöses; unreifes eiförmigzelliges (?)
Differenzierte Karzinome	C. Plattenepithel-Ca vorwiegend nicht verhornend: anepidermoidales; Basaliom; Basalzell-Ca; malignes Papillom; Microzytoepitheliom; Reservezell-Ca; Stachelzell-Ca; teilweise (wenig, mäßig) differenziertes Epitheliom; zylinderzelliges Plattenepithel-Ca vorwiegend verhornend: Ca keratoides; Ca parakeratoides; hochdifferenziertes Epidermoid-Ca; Kankroid; teils (überwiegend) verhornendes Plattenepithel-Ca
	D. Adeno-Ca azinöses Adeno-Ca; Ca muciparum; drüsiges Adeno-Ca; Gallert-Ca; gelatinöses Ca; malignes Adenom; papilläres Adeno-Ca; schleimerzeugendes Prismenzell-Ca; Schleimdrüsen-Ca; überwiegend Adeno-Ca; zylinderzelliges Adeno-Ca
	E. Alveolarzell-Ca alveoläres Adeno-Ca; Becherzell-Alveolarzell-Ca; Bronchiolar-alveolarzelliges Ca; kubisches Ca (?); solides Alveolarzell-Ca; verschleimendes Alveolarzell-Ca
	F. Sonstige differenzierte Ca dazu kann man folgende Formen einreihen: Ca simplex; Ca zylindrocellulare solidum; Prismenzell-Ca; Psammo-Ca; solides Zylinderzell-Ca; Zylinderzell-Ca und folgende Mischformen: Adenokanthom; Adenokankroid: Adenomatös-solide Zylinderzell-Ca; Alveolarzell-Plattenepithel-Ca; solides Zylinderzell-Ca mit Differenzierung zum Adeno-(Plattenepithel-)Ca.

indessen die Bemühungen um einen verbindlichen Einteilungsstandard an der ausgeprägten Individualität und Polymorphie der Geschwülste (v. ALBERTINI). Die Wechselhaftigkeit des Baustils innerhalb des Primärtumors und seiner Metastasen ist einer allgemeinen Übereinkunft über die Klassifizierung ebenso hinderlich wie der Zuordnung
des Befundes im Einzelfall.

Die *Einteilung* kann nur *nach dem jeweils vorherrschenden Zell- und Strukturtyp* erfolgen, wobei in dubio „a-typische" Bilder unklassifizierbar bleiben (KAHLAU).

LINDBERGs Vorschlag
1. Krebse mit ganz oder vorwiegend undifferenzierten Zellen
2. Krebse mit ganz oder vorwiegend differenzierten Zellen
   a) Differenzierung mehr oder weniger weit auf der Linie des Plattenepithels
   b) Differenzierung mehr oder weniger weit auf der Linie des Zylinderepithels (Adeno-
      karzinome)
   c) Adenokankroide
stellt das *Kriterium der Zellreife* in den Vordergrund, während man bei FISCHERs Unterteilung
1. vorwiegend kleinzellige Krebse
2. polymorphzellige Krebse
3. Krebse mit stärkerer Differenzierung
   a) mehr drüsige Formen
   b) Plattenepithelkrebse mit mehr oder weniger deutlicher Verhornung
den *zytomorphologischen Aspekt* stärker betont findet. Die Grundtypen des Schemas von
FISCHER werden von manchen Autoren anders benannt, stärker untergliedert oder in
abweichender Kombination aufgeführt.

BRYSON u. SPENCER verzeichnen „polygonalzellige" Krebse an Stelle polymorphzelliger. v. ALBERTINI stellt differenzierte Karzinome vom adenomatösen und Pflaster-
epitheltyp den völlig entdifferenzierten klein- und haferkornzelligen Krebsen gegenüber
(Tabelle 64). Zu den *epidermoiden und anepidermoiden Typen des Plattenepithelkarzinoms*
(Synonyma „squamous cell" bzw. „squamoid"-carcinoma nach angelsächsischer Termino-
logie) zählt er eine weitere undifferenzierte *Variante groß- bis mittelzelligen Typs* hinzu.
Unter die drüsig differenzierten Gewächse reiht er neben bronchogenen Adenokarzinomen
sensu strictiori (papilläre, schleimbildende bzw. Zylinderzellkrebse) die sog. Lungenadenomatose ein. MCDONALD u. Mitarb. sondern die großzelligen Formen als eigene undifferenzierte Gruppe ab. WEGELIN teilt die anaplastischen Krebse in kleinzellige (a),
großzellige (b) und Mischformen (c). WALTHER faßt im Einklang mit GRAHAM und anderen
Autoren die klein- und pflasterzelligen Typen als mikrozelluläre, epidermoide und anepidermoide Untergruppen der planozellulären Karzinome zusammen, die er mit der
zylinderzelligen bzw. adenomatösen Kategorie vom uni- oder multilokulären Typ konfrontiert.

BJÖRK gliedert nach *histogenetischen Gesichtspunkten* in zwei Hauptgruppen:
1. den Zylinderzellen des Bronchialepithels oder der Bronchialschleimdrüsen entstammende
   Tumoren:
   a) gut differenzierte: Adenokarzinome
   b) undifferenzierte: oat cell-Karzinome
2. aus Epithelmetaplasie der Bronchialschleimhaut hervorgehende Tumoren: Plattenepithelkarzinome
Nicht einzuordnende pleomorphe Formen erscheinen bei BJÖRK unter dem Begriff
„undifferenziert", der sonst als Kennzeichen aller, auch der klassifizierbaren anaplastischen Krebse gilt. Besser scheint für diese Kategorie die Wahl unmißverständlicher Aus-
drücke wie „atypisch" (KAHLAU; WÜSTNER u.a.) oder „unklassifizierbar" (WIKLUND
u.a.).

BJÖRK fand die *Typenkombination* zylinder- und kleinzelliger Krebse bei 50% der
Adenokarzinome. Seiner Ansicht, beide Erscheinungsformen seien nur verschieden diffe-

renzierte Varianten der gleichen Zellgattung, neigen auch andere Autoren zu (RIENHOFF; FROBOESE; GRAHAM; O'KEEFE; s. auch HOESSLY). Andererseits kommen Übergänge von Plattenepithelkrebsen zu kleinzelligen Karzinomen vor (KAHLAU; STOBBE; ECK, HAUPT u. ROTHE u. a.), so daß die Grenzen auch hier fließend sind, und die von BJÖRKs Schema abweichende Gliederung WALTHERs ebenso gerechtfertigt erscheint. Schließlich beobachtet man in einem Teil der Fälle Mischformen von Plattenepithel- und Adenokarzinomen (BJÖRK: ca. 1%; BURFORD, FERGUSON u. SPJUT: 1,5%; KREYBERG u. SAXÉN: 3 von 624 Fällen; ECK, HAUPT u. ROTHE: 8 von 15 Fällen; s. auch MANDEL u. THOMAS; ASHLEY u. DAVIES; MIDDLETON, POHLE u. RITCHIE). PHILLIPS u. ADAMS betonen ausdrücklich, Adenokarzinome nie in rein drüsiger Form, sondern stets im Verein mit Differenzierung in Richtung Pflasterepithel gesehen zu haben.

McBURNEY, McDONALD u. CLAGETT betrachten in Übereinstimmung mit KAHLAU *klein-rundzellige und klein-spindelzellige bzw. oat cell-Krebse als morphologische Spielarten derselben Tumorkategorie.* Sie halten die Geschwülste dieser Gruppe im Gegensatz zu BJÖRK nicht für einen Untertyp der Adenokarzinome, da sie keine echten azinären oder alveolären Strukturen, nur pseudoglanduläre Formationen hervorbringen könnten. In diesem Zusammenhang ist auch der beträchtliche Unterschied der Sexualproportion beider Krebszell-Typen hervorzuheben (s. Tabelle 5).

Das 1967 von KREYBERG veröffentlichte Klassifizierungsschema der Weltgesundheits-Organisation sieht folgende Gliederung vor:

I. Epidermoidzellige Karzinome

II. Kleinzellige anaplastische Karzinome
    1. spindelzellig
    2. polygonal
    3. lymphozytenähnlich
    4. sonstige

III. Adenokarzinome
    1. bronchogen
      a) azinär
      b) papillär
    2. bronchiolo-alveolär

IV. Großzellige Karzinome
    1. schleimbildende solide Tumoren
    2. solide Tumoren ohne Schleimbildung
    3. riesenzellige Tumoren
    4. „clear cell"-Tumoren

Der Einteilungsvorschlag der WHO wurde zur klareren Verständigung über die Nomenklatur vom International Reference Center for Lung Cancer in Oslo unter Beteiligung namhafter Pathologen (DELARUE, HAMPERL, KREYBERG, LIEBOW, SCARFF und UEHLINGER) nachträglich ergänzt und hinsichtlich der malignen Bronchustumoren epithelialen Ursprungs wie folgt abgewandelt:

1. Epidermoide Karzinome
  a) hochdifferenziert
  b) mäßig differenziert
  c) schwach differenziert

2. Kleinzellige anaplastische Karzinome
  a) mit ovaler Zellstruktur (oat cell-Karzinome)
  b) mit polygonaler Zellstruktur

3. Adenokarzinome
  a) azinär ⎫
  b) papillär ⎭ mit oder ohne Schleimbildung

7*

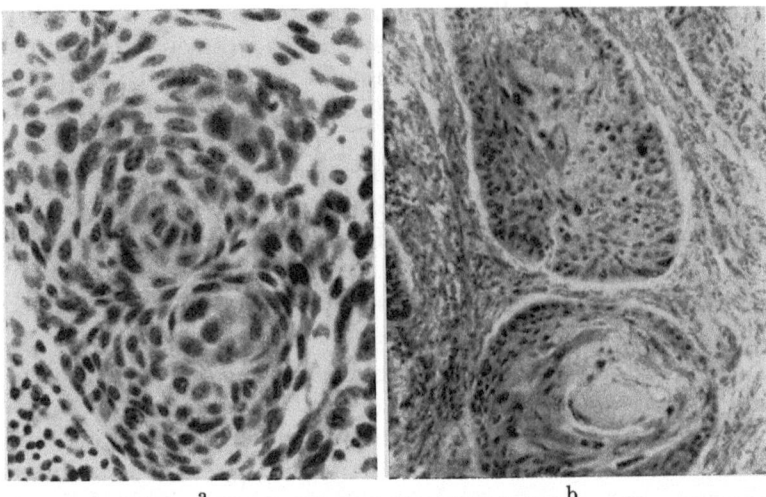

a   b

Abb. 43a u. b. *Plattenepithelkarzinom des Bronchus.* a Anepidermoider Typ. Vergr. 400fach (Kr. 405/53).
b Epidermoider Typ. Vergr. 100fach (Kr. 4107/52). (Nach GIESE, W.: Die Atemorgane. In: KAUFMANN-
STAEMMLER: Lehrbuch der speziellen pathologischen Anatomie, 11. u. 12. Aufl., Bd. II/3, S. 1417—1984,
Abb. 966 u. 967. Berlin: W. de Gruyter 1960)

    c) Tumoren mit vorherrschend „großen Zellen", die zum Teil glanduläre Formationen
       bilden und/oder Schleimbildung zeigen
4. Großzellige undifferenzierte Karzinome
5. Kombination von epidermoidzelligen und Adenokarzinomen
6. Bronchiolo-alveoläre Karzinome
    a) nicht lokalisiert
    b) lokalisiert
    Die letzte Modifikation stammt von der Veterans' Administration Lung Cancer
Chemotherapy Group (YESNER, 1973):
1. Pflasterepithelzell-Karzinome
    a) mit starker Keratinbildung
    b) mit Interzellularbrücken: epidermoid
    c) ohne Keratin oder Brücken: squamös
2. Kleinzellige undifferenzierte Karzinome
    a) mit oat cell-Struktur
    b) mit polygonaler Zellstruktur
3. Adenokarzinome
    a) azinär
    b) papillär
    c) kaum differenziert
4. Großzellige undifferenzierte Karzinome
5. Kombinierte Karzinomformen
    Die Problematik der feingeweblichen Einteilung ist noch immer Gegenstand der
Diskussion unter Pathologen und Klinikern (WILLIS; REID u. CARR; KREYBERG; HAUPT
u. FUCHS; UEHLINGER; WILDNER; KARRER u. WURNIG; SALZER; HACKL; ECK, HAUPT
u. ROTHE u. a.). Die Gegenüberstellung synonymer Bezeichnungen von HACKL (Tabelle 37)
bezeugt die Schwierigkeiten der Sprachregelung. Ungeachtet der „observer variability"
(YESNER; FEINSTEIN, GELFMAN u. YESNER; YESNER, GERSTL u. AUERBACH), die vor
allem bei der Auswertung bioptischer Gewebsproben zu berücksichtigen ist, und trotz
mancher Abweichungen des Gliederungsprinzips, der Nomenklatur, Zahl und Einordnung
der verschiedenen histologischen Krebstypen stimmen die Klassifizierungsvorschläge bezüglich der Charakteristik der Hauptgruppen im wesentlichen überein.

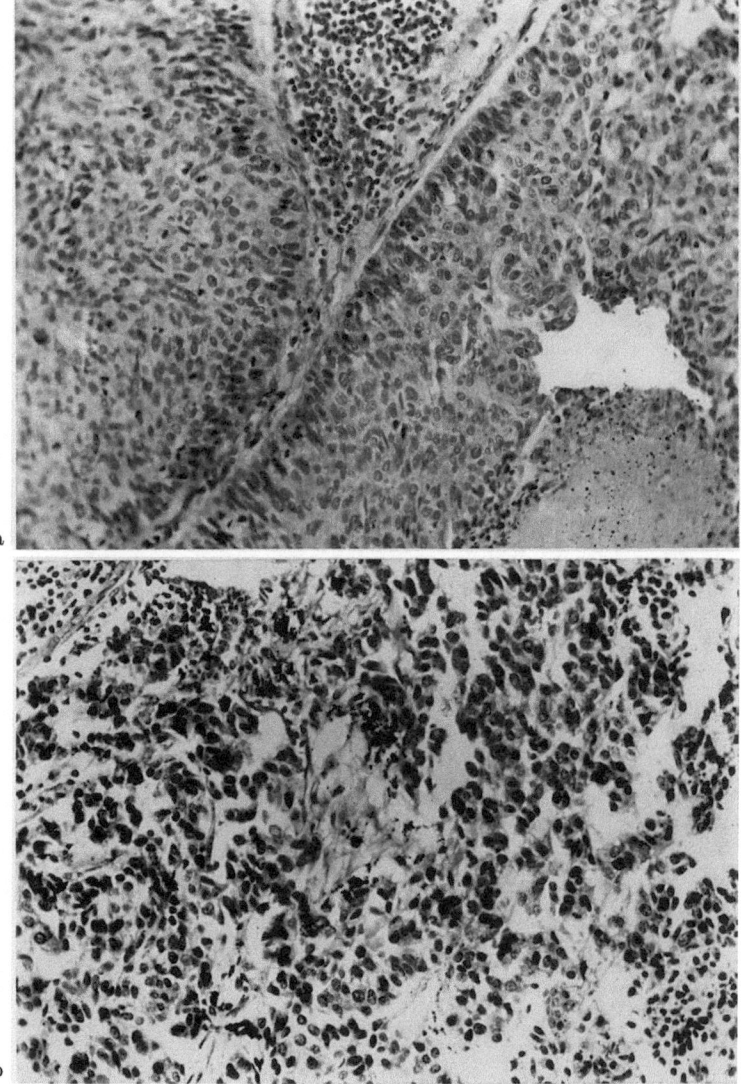

Abb. 44a u. b. *Pflasterzellkarzinom eines Bronchus.* a Differenzierter Abschnitt. Van Gieson-Färbung, Vergr. 200:1. b Undifferenzierter Abschnitt. Van Gieson-Färbung, Vergr. 200:1 (SN 340/64, Path. Inst. Halle). (Nach Eck, H., R. Haupt u. G. Rothe: Die gut- und bösartigen Lungengeschwülste. In: Handbuch der speziellen pathologischen Anatomie und Histologie, Bd. III/4, Abb. 56a u. b. Berlin-Heidelberg-New York: Springer 1969)

Der Formenreichtum im *feingeweblichen Bild* bronchogener Karzinome betrifft die Gestaltmerkmale der Krebszellindividuen und deren Komposition ebenso wie die Menge und Beschaffenheit der Stromabestandteile. Im allgemeinen gilt die Erfahrung, daß völliges Fehlen oder geringe Bindegewebsreife des Stroma für schnelles Wachstumstempo sprechen; vice versa pflegt das Stroma um so reichlicher ausgebildet, zellreich und oft hyalin verändert zu sein, je langsamer die Geschwulst heranwächst (v. Albertini).

Neue Aufschlüsse über die Eigenart *ultrastruktureller Veränderungen der Geschwulstzellen* bei den verschiedenen histologischen Bronchialkrebsvarianten vermitteln *elektronen-mikroskopische Studien,* deren Ergebnisse im Schrifttum der letzten Jahre publiziert wurden (Stoebner, Cussak, Porte u. Le Gal; Obiditsch-Mayer u. Breitfellner; Greene, Brown u. Divertie; Razzuk *et al.*; Harris, Sporn, Kaufman u. Mitarb.; Lukeman; Lupulescu u. Boyd).

Reife *Plattenepithelkarzinome* besitzen ein relativ stark entwickeltes Bindegewebsstroma, das herdförmige Hyalinose, in der Nachbarschaft nekrotischer Bezirke auch erhebliche eosinophile Infiltration aufweisen kann (Langer u. Gusmano). Es umschließt die zur Tiefe vordringenden wurzelstockähnlich verzweigten Tumorgewebszapfen. Die mehrschichtigen Zellstränge bestehen aus polyedrisch-kubischen Zellen, die in pflastersteinartigen Schalen angeordnet und nach der inneren Schicht hin immer mehr abgeplattet

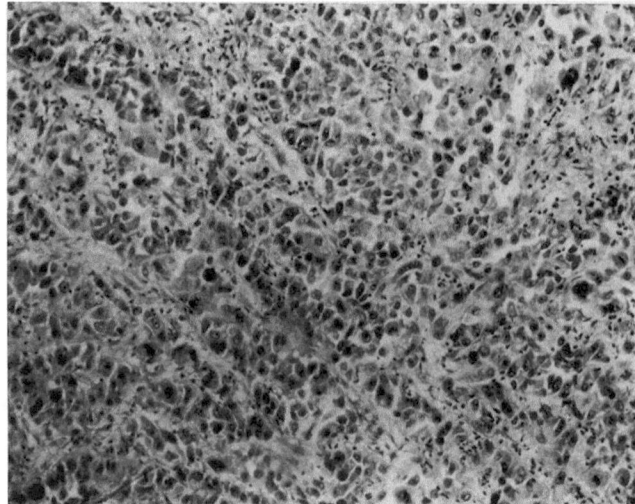

Abb. 45. *Polymorphzelliges Bronchial-karzinom* (large cell carcinoma). Van Gieson-Färbung, Vergr. 130:1 (SN 2682/64). (Nach ECK, H., R. HAUPT u. G. ROTHE: Die gut- und bösartigen Lungengeschwülste. In: Handbuch der speziellen pathologischen Anatomie und Histologie, Bd. III/4, Abb. 59. Berlin-Heidelberg-New York: Springer 1969)

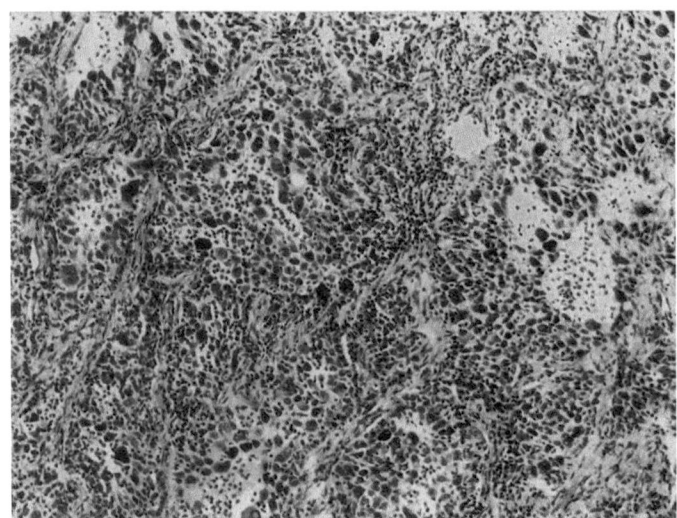

Abb. 46. *Polymorphzelliges Bronchialkarzinom mit reichlich vielkernigen Riesenzellen.* Van Gieson-Färbung, Vergr. 90:1 (6660/64). (Nach ECK, H., R. HAUPT u. G. ROTHE: Die gut- und bösartigen Lungengeschwülste. In: Handbuch der speziellen pathologischen Anatomie und Histologie, Bd. III/4, Abb. 60. Berlin-Heidelberg-New York: Springer 1969)

sind. Interzellularbrücken („Stachelzellen"), Desquamation keratinhaltiger Zellen und zentrale Abscheidung konzentrisch geschichteter Hornperlen (Abb. 43) sind als Charakteristika *epidermoider Karzinome* nur in ausdifferenzierten Tumorpartien nachweisbar. Beim *anepidermoiden Typ* fehlen diese Kriterien relativer Gewebsreife oder treten nur stellenweise hervor. In 30—50% zeigen die Gewächse Anaplasie wechselnden Grades. Baustil und Zellformen erscheinen dann insgesamt regelloser. Es werden übermäßig große und sehr kleine Zellen gebildet, und neben medullärem Wachstum findet man szirrhöse Veränderungen (LÜDEKE). Manche Bezirke wirken in ihrem Zellreichtum und zytomorphologisch sarkomähnlich, wenn der Gestaltwandel vorwiegend in Richtung kleinzelliger Entdifferenzierung erfolgt.

Andererseits gibt es fließende Übergänge im histologischen Bild unreifer Plattenepithelkarzinome zum Aspekt *polymorph- und großzelliger Krebse* (CARLISLE, McDONALD u. STUART; KAHLAU; UEHLINGER u.a.), die v. ALBERTINI und andere Pathologen als Untergruppe der Pflasterepithelkarzinome betrachten. Es handelt sich um undifferenzierte zellreiche Geschwülste, die in soliden Strängen oder Nestern infiltrierend wachsen. Sie bilden weder Keratinsubstanzen noch echte glanduläre Strukturen und zeigen allenfalls pseudoalveoläre Gruppierung, die entfernt an undifferenzierte Adenokarzinome erinnert

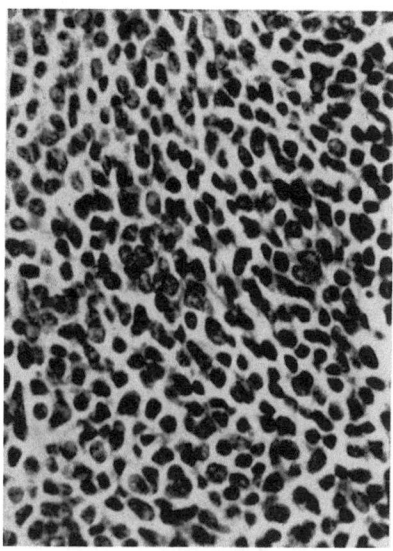

Abb. 47. *Kleinzelliges Bronchialkarzinom.* Vergr. 350fach (Kr. 2998/53). (Nach GIESE, W.: Die Atemorgane. In: KAUFMANN-STAEMMLER: Lehrbuch der speziellen pathologischen Anatomie, 11. u. 12. Aufl., Bd. II/3, S. 1417—1984, Abb. 964. Berlin: W. de Gruyter)

(CARLISLE *et al.*). Die Zellen sind polygonal, oval oder rundlich und von ganz unterschiedlicher Größe (Abb. 45). Neben vorherrschend großzelligen Varianten mit einzelnen Riesenzellen (CARLISLE *et al.*; NASH u. STOUT; NAIB; JONES, KERN, CHAPMAN, MEYER u. LINDESMITH; UEHLINGER; GUILLAN u. ZELMAN; DALL'OGLIO, CATTINI u. BENATTI; BENDEL u. ISHAK; DE ANGELIS, ZARROW u. SOCHAN; HELLSTROM u. FISHER; FLANAGAN u. ROECKEL; FRIEDBERG; KELEMEN u. SZABÓ; CHOMETTE, AURIOL, PINADEAU, BROCHERIOU u. DEPIERRE; ECK, HAUPT u. ROTHE u.a.) (Abb. 46), die von den mehrkernigen histiogenen Riesenzellen im peritumoralen Entzündungshof zu unterscheiden sind (LÜDEKE; LANGER u. GUSMANO), beobachtet man *ausschließlich aus Riesenzellen bestehende Bronchuskarzinome* (NASH u. STOUT; NAIB; VINCENT, SATTERFIELD u. ACKERMAN; UEHLINGER; CHOMETTE *et al.*; HELLSTROM u. FISHER; BENDEL u. ISHAK; FLANAGAN u. ROECKEL; FRIEDBERG; OZELLO u. STOUT; THOMAS; KIEFER; GAJARAJ, JOHNSON u. FEIST; KELEMEN u. SZABÓ u.a.). Nach GAJARAJ u. Mitarb. soll der „*giant cell*"-*Typ* 3,4% aller primären bronchogenen Krebse repräsentieren, doch erscheint die Angabe wegen der relativ kleinen Zahl der nach eigener Beobachtung (12) und aus Literaturberichten zusammengestellten Fälle (51) fraglich. Die angeführte Kasuistik betrifft überwiegend peripher gelegene Tumoren, die vor allem bei Männern (85%) und Rauchern (76,2%) angetroffen wurden.

Im Klassifizierungsvorschlag der Weltgesundheits-Organisation von 1967 sind als weitere Untergruppe der großzelligen Formen sog. „*clear cell-Karzinome*" aufgeführt (S. 99). Ihre überwiegend großen rundlichen Zellen sind in Nestern, soliden Strängen oder pseudoalveolär angeordnet (KREYBERG; MILLARD; YESNER; MATTHEWS u.a.). Sie zeichnen sich durch reichliches, färberisch auffallend helles Plasma aus, das histochemisch nachweisbares Glykogen enthält und oft mit Muzinfarbstoffen reagiert (MILLARD; MATTHEWS). Obgleich Anzeichen epidermoider Differenzierung und glandulärer Formation fehlen (MATTHEWS), ähneln manche dieser Tumoren nach Zellbild und Bauart Plattenepithelkrebsen mit hydropischem Zytoplasma (MILLARD) oder unreifen Adenokarzinomen (MORGAN u. MACKENZIE). Wie bei gutartigen „clear cell-Tumoren" bietet der pflanzenzellähnliche Aspekt Verwechselungsmöglichkeiten mit Metastasen hypernephroider Karzinome (MILLARD), deren Stroma allerdings in der Regel wesentlich gefäßreicher ist.

Zellumfang und Plasmagehalt sind bei den pleomorphzelligen Formen durchschnittlich größer als beim nacktkernigen lymphosarkomähnlichen „Schneeberger" Typ der kleinzelligen Krebse. Auch die Kerne und Nucleoli sind verhältnismäßig groß, locker gegliedert und färberisch meist gut abzugrenzen, in ihrem Verhalten gegenüber Farbstoffen allerdings nicht einheitlich. Umschriebene Nekroseherde mit kleinen Hämorrhagien

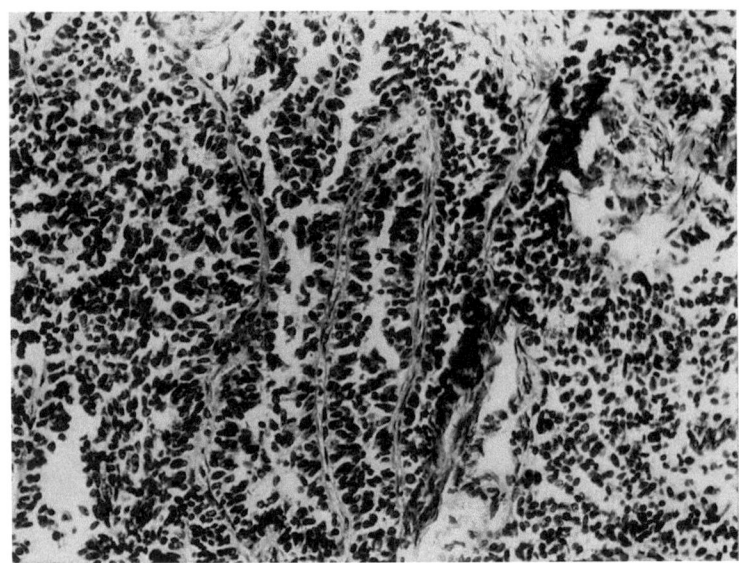

Abb. 48. *Kleinzelliges Bronchialkarzinom*. Tendenz zu Palisadenstellung der randständigen Tumorzellen. Van GiesonFärbung, Vergr. 190:1 (SN 2383/64). (Nach ECK, H., R. HAUPT u. G. ROTHE: Die gut- und bösartigen Lungengeschwülste. In: Handbuch der speziellen pathologischen Anatomie und Histologie, Bd. III/4, Abb. 55. Berlin-Heidelberg-New York: Springer 1969)

und örtlicher Leukozyteninfiltration sind übliche Befunde, wenn auch makroskopisch sichtbarer Zerfall nicht so häufig und ausgedehnt ist wie beim reifen Plattenepithelkrebs.

Das gemeinsame Merkmal *kleinzelliger Karzinome* ist die geringe Zelldimension (Abb. 47—49). Die Kernabmessung schwankt nach Untersuchungen von MCBURNEY, MCDONALD u. CLAGETT zwischen 3—20 μ, liegt jedoch meist in der Größenordnung von 6—8 μ. Der als Durchschnittswert ermittelte Zelldurchmesser von 8,7 μ (Kerndurchmesser: 7,3 μ) überschreitet das Vergleichsmaß polynukleärer Leukozyten (6 μ) und Lymphozyten (4 μ) deutlich. Die „Kleinzelligkeit" ist demnach relativ und besteht nur hinsichtlich der anderen Krebszellvarianten. Da der Kern etwa 90% des Zelleibs einnimmt, und die Zellmembran sich gewöhnlich schlecht abhebt, erwecken die Tumorelemente mit ihrer hohen Kern-Plasma-Relation den Eindruck nacktkerniger Geschwulstzellen. Infolge Hyperchromasie und pyknotischer Chromatinverklumpung wirkt das Kerngerüst meist ziemlich kompakt und dicht. Es enthält nicht selten mehrere, schwächer anfärbbare, aber nicht markant hervortretende Nucleoli mit feinkörnigen Chromatinpartikeln. Die Mitoserate ist erhöht, Nekrose von Tumorzellen nicht ungewöhnlich. Während die Kerne beim lymphosarkomähnlichen „Schneeberger Typ" ziemlich einförmig rund erscheinen (Abb. 47), sind sie in anderen Fällen teils oval oder vorherrschend spindelförmig („Haferkorn"- bzw. „oat cell"-Typ) (Abb. 48), vielfach aber ganz unregelmäßig gestaltet. Die Polymorphie des Zellbildes entspricht der Wechselhaftigkeit des Baustils. Die kleinzelligen Bronchuskarzinome scheinen demnach nicht eine einheitliche Tumorkategorie, sondern eine Sammelgruppe zu repräsentieren (UEHLINGER; ŠIMEČEK u. MUSIL). Sie wachsen in regelloser Anordnung als mehr oder weniger dicht stehende, von kollagenfaserigen Stromazügen durchsetzte Infiltrate, ohne organoide Strukturen zu bilden (SCHMORL; FISCHER; KREYBERG; KAHLAU; LIEBOW; UEHLINGER; KARSNER u. SAPHIR; WATSON u. BERG; OBIDITSCH-MAYER; ECK, HAUPT u. ROTHE u.a.) Gelegentlich sieht man fischzug- oder girlandenartige Anordnung, seltener Palisadenstellung (Abb. 48) und rosettenförmige oder pseudoglanduläre Formationen bei perithelialer Gruppierung (MCBURNEY, MCDONALD u. CLAGETT). Innerhalb der undifferenzierten Tumoren können Inseln von Plattenepithelstrukturen eingelagert sein, welche die gemeinsame Abkunft beider Grundtypen bezeugen (Abb. 49). Morphologische Besonderheiten hormonal aktiver haferkornzelliger Karzinome werden anderenorts erwähnt (s. S. 303).

Die histologische Diagnose *Adenokarzinom* beruht auf mikroskopisch sichtbaren Anzeichen drüsiger Zellformation und -funktion. Auch hier kommt die Differenzierungs-

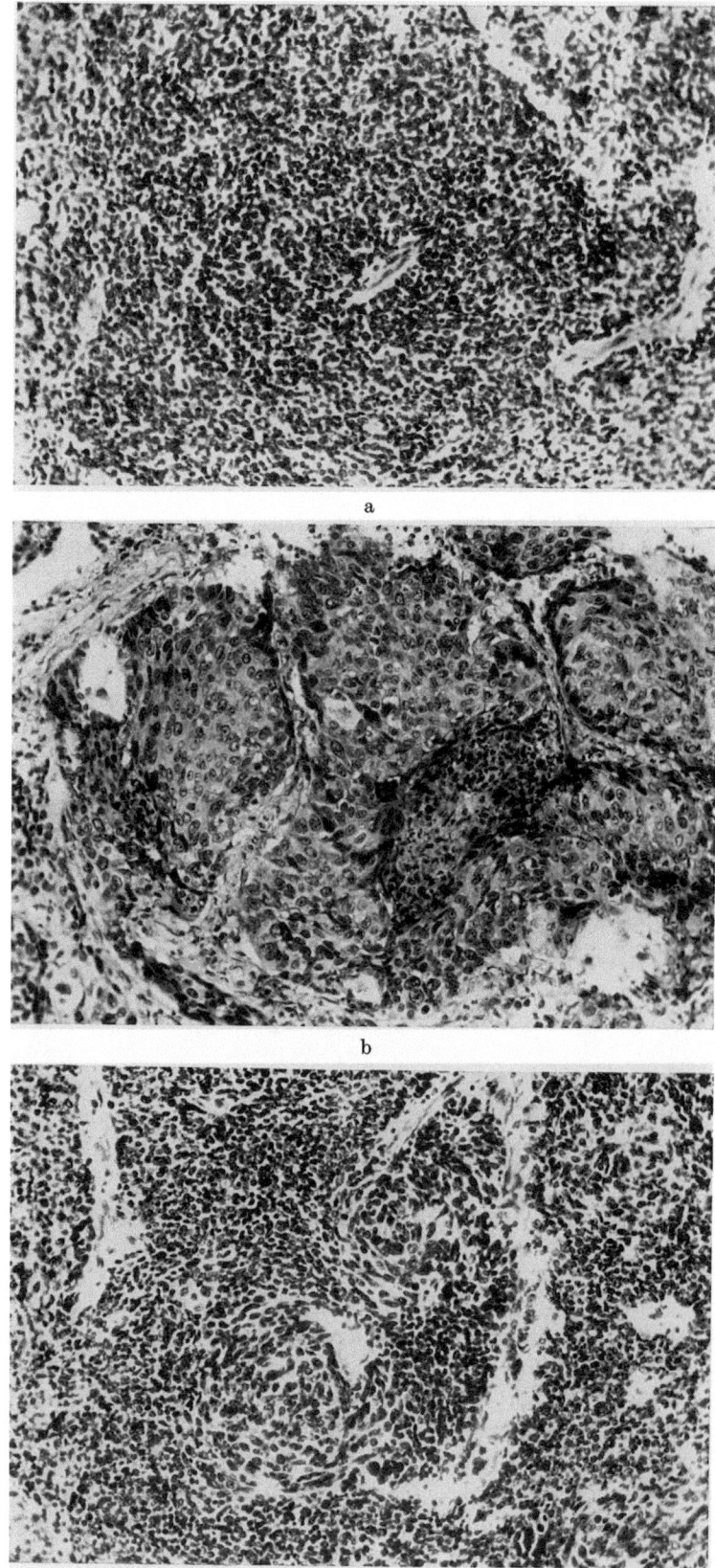

Abb. 49a—c. *Kleinzelliges Bronchialkarzinom mit örtlich verschiedenen Ausdifferenzierungen.* a Undifferenzierter kleinzelliger Abschnitt, Vergr. 180:1. b Hochgradig im Sinne des mehrschichtigen Pflasterepithels ausdifferenzierter Abschnitt, Vergr. 150:1. c Zwischenform. Vergr. 180:1, van Gieson-Färbungen (SN 2290/64). (Nach ECK, H., R. HAUPT u. G. ROTHE: Die gut- und bösartigen Lungengeschwülste. In: Handbuch der speziellen pathologischen Anatomie und Histologie, Bd. III/4, Abb. 54a bis c. Berlin-Heidelberg-New York: Springer 1969)

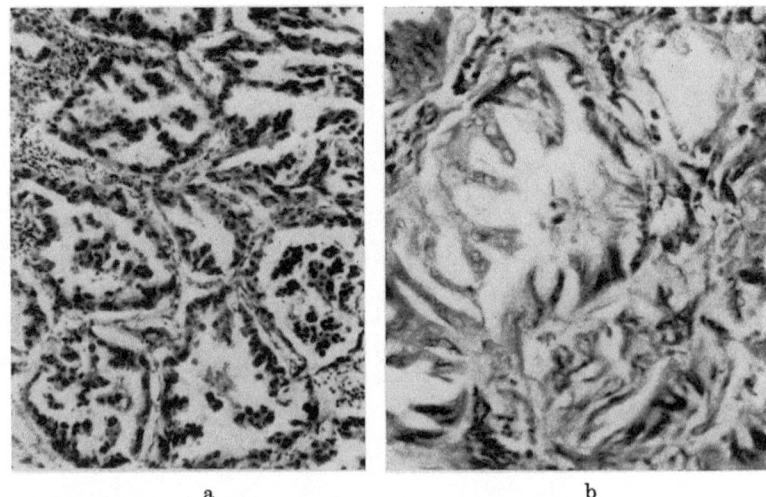

a   b

Abb. 50a u. b. *Zylinderzelliges Bronchuskarzinom.* a Adenocarcinoma cylindrocellulare. Die Alveolarwände bilden das Geschwulststroma. Vergr. 100fach (Kr. 4550/52). b Adenocarcinoma papillare. Destruktion des Alveolargerüsts. Vergr. 260fach (Kr. 1313/52). (Nach Giese, W.: Die Atemorgane. In: Kaufmann-Staemmler: Lehrbuch der speziellen pathologischen Anatomie, 11. u. 12. Aufl., Bd. II/3, S. 1417—1984, Abb. 968 u. 969. Berlin: W. de Gruyter 1960)

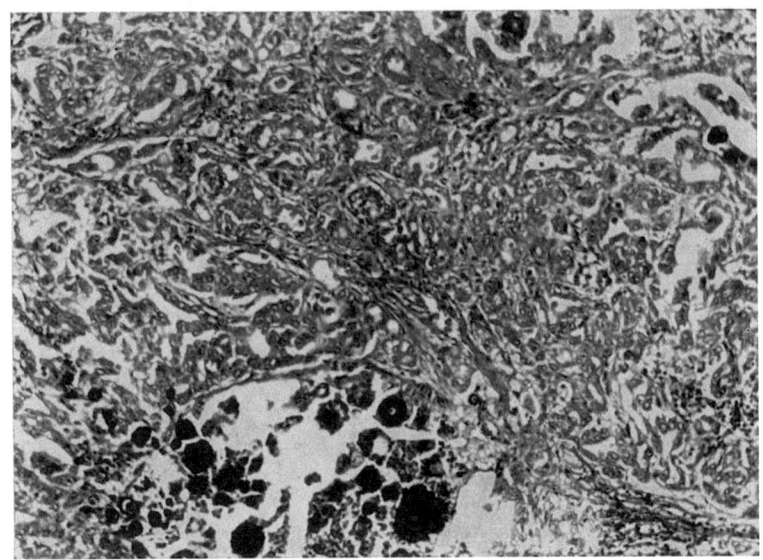

Abb. 51. *Bronchiales Adeno-karzinom mit klein- und grob-körniger Verkalkung (sog. Psammokarzinom).* H.-E.-Fär-bung. Vergr. 150:1 (Sekt.-Nr. 205/65). (Nach Eck, H., R. Haupt u. G. Rothe: Die gut- und bösartigen Lungenge-schwülste. In: Handbuch der speziellen pathologischen Ana-tomie und Histologie, Bd. III/4, Abb. 65. Berlin-Heidelberg-New York: Springer 1969)

schwankung in örtlicher Strukturvielfalt und Zellpolymorphie zum Ausdruck. (Bezüglich der Kombination zylinderzelliger und andersartig gebauter Geschwulstbestandteile s. S. 90/91 u. 98/99.) Die meist mehrzeilig gelagerten Tumorzellen können sich innerhalb des Stromabindegewebes schlauchartig tubulär, azinär oder alveolär anordnen, papilläre Wucherungen und stellenweise auch einfache solide Zellsprossen hervorbringen (Abb. 50). Sie erscheinen zylindrisch bis kubisch geformt, sind relativ reich an Zytoplasma und mit basal gelegenen oder mittelständigen fein granulierten Kernen, selten mit einem Flimmer-haarbesatz ausgestattet. In der Mehrzahl der Fälle sind mit Spezialfärbung intra- und extrazelluläre Schleimablagerungen zu erkennen. Schleimbildende adenoide Bronchus-krebse können in Analogie zu Bronchialadenomen vom Typ mukoepidermoider Mischgeschwülste (s. Bd. IX/4c, Abb. 43 u. S. 90) zystische Formationen enthalten (PAYNE, SCHIER u. WOOLNER u.a.).

Die *muzipare Eigenschaft* ist vom Differenzierungsgrad abhängig (EISMAYER; HUGUENIN u. DELARUE; FAIR, McDONALD u. CLAGETT; SANTY, PALIARD, BÉRARD, GALY u. DUPREZ; REY u. RUBINSTEIN; HUEPER u.a.). Sie kann im Bereich eines Tumorareals sehr unterschiedlich ausgeprägt sein und ganz fehlen. Nach LIEBOW sind Tumorzellmitosen nur in geringer Zahl nachweisbar, aber in fast 50% der Fälle herdförmige Verkalkungen vorhanden (Abb. 51). Es handelt sich um rundliche, lamellär geschichtete *Psammomkörperchen* (ψάμμος = Sandkorn), die ihren Namen der sandartigen Beschaffenheit *regressiver Kalkeinlagerungen* in hyalin umgewandelten Stromazellen oder zugrunde gegangenen Geschwulstelementen verdanken (BORST; HAMPERL; CILENTO u.a.) (Über *pulmonale Psammokarzinome* s. auch PEKELIS; FISCHER; NAKANO; HAMAGUCHI; STOBBE; ECK, HAUPT u. ROTHE) (s. S. 782).

Die durch örtlichen Anstieg der Phosphataseaktivität in autolytischen Zellen und in Nekrosebezirken extrazellulär entstehenden Trikalziumphosphat-Präzipitate (STOBBE) bleiben in der Regel röntgenologisch unsichtbar (LIEBOW). Wenn überhaupt, sind ihre feinfleckigen Kalkstippchen treffsicherer auf weich exponierten Feinstrukturaufnahmen von Resektionspräparaten nachzuweisen (O'KEEFE; SCHULZE) als auf dem präoperativen Thoraxbild (LONDON u. WINTER) (vgl. Bd. IX/4c, Abb. 210a—e). *Röntgenoptisch faßbare grobkörnige Kalkeinschlüsse in Psammokarzinomen* (s. Abb. 428) und *in Weichteilmetastasen schleimbildender bronchogener Adenokarzinome* (SEYSS) sind ein ebenso ungewöhnlicher Ausnahmebefund wie die in Bd. IX/4c, Abb. 41 wiedergegebene Verkalkung disseminierter Lungenadenomatoseherde, während man kalzifizierte Absiedlungen zylinderzelliger Malignome anderen Organursprungs (z. B. papilläre Ovarialkystome) nicht allzu selten antrifft (s. Bd. IX/4c, S. 124, 217 u. 438).

Die biologischen Eigentümlichkeiten der verschiedenen Bronchialkrebstypen kommen im mikroskopischen Befund in mancher Hinsicht zur Geltung.

LANGER u. GUSMANO bringen z.B. die geringere lympho-hämatogene Metastasierungstendenz der Plattenepithelkarzinome damit in Zusammenhang, daß sie eine stärkere *humoral-zellige Entzündungsreaktion in näherer und weiterer Umgebung des Tumors* hervorzurufen pflegen als anaplastische Krebse. Der durch poststenotische Sekretretention und nachfolgende Infektion ausgelöste Prozeß führt über Bildung von Schleimgranulomen und Lymphkörperchen, vorwiegend lymphozytäre Gerüstinfiltration der Lunge mit Einbeziehung der Bronchial-, Lymph- und Blutgefäßwände sowie durch Schaumzellpneumonie mit intraalveolärer und intraseptaler Lipoidablagerung zu weitgehender Sklerose der bindegewebig verbreiterten Alveolarsepten und fortschreitender Verödung von Luftwegen und Saftstrombahnen (McDONALD, HARRINGTON u. CLAGETT; LÜDEKE; SPAIN; LANGER u. GUSMANO). LANGER u. GUSMANO nehmen an, daß die entzündlich-obliterative Barriere die Propagation epidermoider Karzinome in stärkerem Maße erschwert, während ihr Fehlen die lympho-hämatogene Absiedelung anaplastischer Krebse begünstigt (s. auch MEESSEN).

Wenn kleinzellige Karzinome besonders rasch in „*offenem Wuchstyp*" über Alveolen, Gewebsspalten und Lymphbahnen vordringen, so pflegen sie dabei Knorpel, Knochengewebe und größere Gefäße zu umgehen und bei örtlicher Infiltration eine relativ schwache oder gar keine Intimareaktion auszulösen (STOBBE; KNORR; LANGER u. GUSMANO). Beim Plattenepithelkrebs besteht dagegen ausgesprochene Neigung, in den verdickten Alveolärsepten fortzukriechen, in „*geschlossener*" *Wuchsform* und breiter Front einzubrechen und alle im Wege stehenden Gewebsschichten radikal zu zerstören (STOBBE; ECK; FROBOESE; KNORR; LANGER u. GUSMANO; HAUPT u. STOLPER; ECK, HAUPT u. ROTHE) (Abb. 73 u. S. 135).

Im gleichen Zusammenhang ist noch die vornehmlich zylinderzelligen Karzinomen zukommende Eigenart des intraalveolären *Oberflächenwachstums* unter Benutzung vorgebildeter Lungenstrukturen als Stroma zu erwähnen, die besonders sinnfällig, aber nicht

Tabelle 38. Relative Häufigkeit der 3 Haupttypen des Bronchuskarzinoms
(nach Operations- und Sektionsstatistiken)

Autoren	Gesamt-Zahl	Platten-epithel-Ca.		Undifferen-ziertes Ca. (klein-mittel-großzellig bzw. polymorph)		Adeno-Ca.		Misch-formen		Nicht klassi-fiziert	
		ges.	%	ges.	%	ges.	%	ges.	%	ges.	%
a) Klinische Statistiken											
BJÖRKMANN (1944)	168	74	44,0	79	47,0	13	8,0			2	1,0
RIENHOFF (1944)	181	90	50,0	40	22,0	51	28,0				
TENZEL (1944)	192	106	55,0	36	19,0	50	26,0				
CRAVER (1944)	178	87	49,0	73	41,0	18	10,0				
BRINDLEY (1944)	90	52	58,0			36	40,0			2	2,0
BJÖRK (1947)	234	109	46,5	86	36,7	20	8,5	2	1,0	17	7,2
ADAMS (1947)	157	84	53,5	25	15,8	20	12,7			28	17,8
FRIED (1948)	319	233	73,0	48	15,0	38	12,0				
MASON (1949)	1000	352	35,2	361	36,1	73	7,3			214	21,4
HOLINGER (1950)	273	175	64,0	52	19,0	46	17,0				
OCHSNER, DE CAMP, DE BAKEY u. RYAN (1952)	331	164	49,5	101	30,5	66	20,0				
BORRIE (1952)	1000	680	68,0	275	27,5	45	4,5				
SALZER, WENZL, JENNY u. STANGL (1952)	235	75	31,9	149	63,4	11	4,7				
MOERSCH u. MC DONALD (1953)	1000	395	39,5	468	46,8	137	13,7				
SCHWAIGER (1953)	110	71	65,0	34	30,5	5	4,5				
LÜDEKE (1953)	125	88	70,4	26	20,8	8	6,3				
EHLER, STRANAHAN u. OLSON (1954)	513	172	33,6	147	28,7	34	6,6			160	31,7
LANGER u. GUSMANO (1955)	189	143	75,7	38	20,1	8	4,2				
WALTER u. PRYCE (1955)	161	95	59,0	39	24,2	27	16,8				
SØRENSEN u. THERKEL-SEN (1955)	116	90	77,5	11	9,6	13	11,2			2	1,7
SIEGTHALER (1955)	356	203	57,3	118	32,9	35	9,8				
BURFORD, FERGUSON u. SPJUT (1958)	995	572	58,0	302	30,0	107	10,5	14	1,5		
Insgesamt:	**8690**									**428**	**4,9**
Davon klassifiziert:	**8262**	4368 =	52,9	2920 =	35,3	958 =	11,6	16	0,2		
b) Sektionsstatistiken											
WÄTJEN (1940)			37,0		58,0		5,0				
WÜSTNER (1940)	166	30	18,0	116	70,0	20	12,0				
HAHN (1943)	163	41	25,1	105	64,4	17	10,5				
WALTHER (1948)	280	101	36,0	155	55,4	24	8,6				
FISCHER (1949)	2352	809	34,4	1256	53,4	287	12,2				
BRYSON u. SPENCER (1951)	866	157	18,1	660	76,4	42	4,9			7	0,8
JOST (1951)	96	33	34,0	57	60,0	6	6,0				
STOBBE (1952)	159	52	32,7	79	49,6	26	16,3	2	1,2		
LEA (1952)	341	71	20,9	239	70,0	31	9,1				
GROSSE (1953)	1206	347	28,8	783	64,9	76	6,3				
KAHLAU (1954)	190	69	36,3	108	56,9	13	6,8				
Sammelstatistik nach KAHLAU (1954)	2611	1044	40,0	1128	43,2	350	13,4			89	3,4
V. ALBERTINI (1955)			35,0		54,3		10,0				
KREYBERG u. SAXEN (1961)	620	335	54,0	157	25,3	51	8,2	3	0,5	74	12,0
Insgesamt:	**9060**									**170**	**1,9**
Davon klassifiziert:	**8880**	3089 =	34,8	4843 =	54,5	943 =	10,6	5	<0,1		

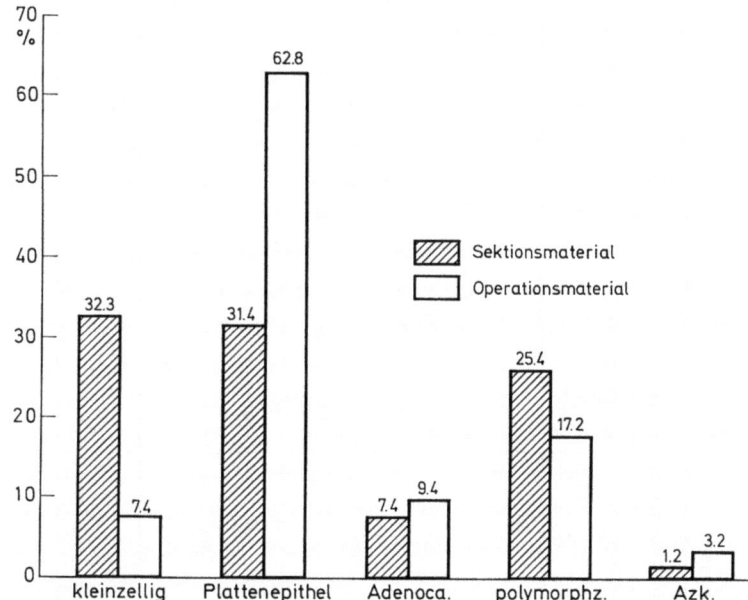

Abb. 52. *Prozentanteil der histologischen Bronchialkrebstypen im Obduktions- und Resektionsmaterial einer großen Prosektur* (1452 Sektionsfälle und 593 Operationsfälle, jeweils = 100%) (Azk = Alveolarzellkarzinom). Aus dem Pathologisch-Bakteriologischen Institut am Krhs. St. Georg Leipzig (Prosektor: Dr. med. habil. H. ECK). [Nach HAUPT, R. u. H. STOLPER: Lokalisation und Wuchsform des Bronchialkarzinoms. Zbl. allg. Path. path. Anat. **111**, 192—201 (1968), Abb. 7]

Tabelle 39. Relative Häufigkeit der vorherrschenden Zelltypen undifferenzierter Bronchuskarzinome

Autoren	Bronchialkarzinome			Vorherrschender Zelltyp der undifferenzierten Formen			
	ins-gesamt	davon undif-feren-ziert	%	klein-zellig (rund-spindel-zellig)	groß-zellig	poly-morph-zellig	„atypisch"
WÜSTNER (1940)	166	116	70,0	81	8	7	20
HAHN (1943)	163	105	64,4	99	5	1	
BJÖRK (1947)	234	86	36,7	52		34	
BRYSON u. SPENCER (1951)	866	660	76,4	312		348	
JOST (1951)	96	57	60,0	48		9	
SALZER, WENZL, JENNY u. STANGL (1952)	235	149	63,4	37		112	
STOBBE (1952)	159	79	49,6	59		20	
GROSSE (1953)	1206	783	64,9	597		186	
MOERSCH u. MC DONALD (1953)	1000	468	46,8	90	378		
KAHLAU (1954)	190	108	56,9	88		14	6
KIRKLIN u. Mitarb. (1954)	767	412		121	291		
CAPPELEN u. POPPE (1956)	235	74		61		13	
BURFORD, FERGUSON u. SPJUT (1958)	995	302	30,0	15		287	
Zusammen	6312	3399	53,8	1660 =48,8%	682 =20,1%	1031 =30,3%	26 =0,8%

ausschließlich bei der sog. Lungenadenomatose zu finden ist (ECK; LÜDEKE u.a.) (s. Bd. IX/4c, Abb. 23). Eine weitere Besonderheit liegt in der Tendenz schleimbildender Gallertkarzinome, an den Pleuragrenzflächen breite panzerartige Tumorschwarten zu bilden (s. Abb. 81, 506 u. S. 882).

Tabelle 40. Verteilung der histologischen Bronchialkrebstypen nach dem Geschlecht

| Autoren | Klassifizierte Karzinome mit Geschlechtsangabe | | | 1. Plattenepithel-Karzinome | | | 2. Undifferenzierte Karzinome | | | | | | | | | 3. Adenokarzinome | | |
| | | | | | | | a) kleinzellig | | | b) großzellig | | | c) polymorphzellig | | | | | |
	gesamt	♂	♀	gesamt	♂	♀	gesamt	♂	♀	gesamt	♂	♀	gesamt	♂	♀	gesamt	♂	♀
Björkmann (1944)	74	72	2	74	72	2												
Björk (1947)	109	99	10	109	99	10												
Walther (1948)	280	249	31	101	94	7	155	139	16							24	16	8
Mason (1949)	786	722	64	352	341	11							361	321	40	73	60	13
Ochsner, deCamp, deBakey u. Ryan (1952)	331	288	43	164	156	8							101	88	13	66	44	22
Moersch u. McDonald (1953)	1000	895	105	395	380	15	90	87	3	378	322	56	147	140	7	137	106	31
Ehler, Stranahan u. Olson (1954)	353	330	23	172	165	7										34	25	9
Siegthaler (1955)	356	317	39	203	187	16	112	106	6				6	4	2	35	20	15
Kreyberg u. Saxén (1961)	563	542	21	335	333	2	157	152	5				20	19	1	51	38	13
Insgesamt:	3852	3514	338	1905	1827	78	514	484	30	378	322	56	635	572	63	420	309	111
										2. a—c zusammen: 1527 (1378 ♂ u. 149 ♀)								
Geschlechtsverhältnis ♂:♀	10,4:1			24,4:1			16,1:1			5,7:1			10,0:1			2,7:1		
										2. a—c zusammen: 9,2:1								

Tabelle 41. Prozentuale Häufigkeit der histologischen Bronchialkrebstypen beim männlichen und weiblichen Geschlecht (3852 Fälle nach Literaturangaben laut Tabelle 40)

Histologischer Typ	♂		♀		Beide Geschlechter	
	gesamt	%	gesamt	%	gesamt	%
Plattenepithelkarzinom	1827	52,0	78	23,1	1905	49,4
Undifferenziertes Karzinom	1378	39,2	149	44,1	1527	39,7
Adenokarzinom	309	8,8	111	32,8	420	10,9
Zusammen	3514	100,0	338	100,0	3852	100,0

Die *relative Häufigkeit der verschiedenen histologischen Typen* wird von Thoraxchirurgen und Pathologen unterschiedlich beziffert, wie die Gegenüberstellung klinischer Statistiken und Sektionsberichte über insgesamt 17750 Fälle erweist (Tabelle 38). Bei fast gleichen Prozentangaben für Adenokarzinome (11,6 % bzw. 10,6 %) überwiegen im Operationsgut die Plattenepithelkarzinome gegenüber anaplastischen Krebsen im Verhältnis 52,9:35,3 % (Mittelwert von 7288 histologisch klassifizierten Fällen), während nach Autopsiebefunden die Relation mit 34,8:54,4 % (Mittelwert von 7932 Sektionsfällen) genau umgekehrt ist. *In Obduktionsstatistiken übertreffen die unreifen Krebse die Gesamtzahl differenzierter Formen* (Plattenepithel- und Adenokarzinome zusammen) noch mit 54,5:45,4 % (Mittelwert von 8880 Autopsiefällen) (weitere Vergleichswerte nach pathologisch-anatomischen Statistiken: FISCHER: 51:49 %; STOBBE: 53:47 %; WEGELIN: 61:39 %; KOCH: 63,3:36,7 %; BRYSON u. SPENCER: 76,4:23 %) (Abb. 52). Die Diskrepanz ergibt sich aus der *Auslese des chirurgischen Materials*, in dem die *Plattenepithelkarzinome gewöhnlich stärker vertreten* sind, weil ihr biologisches Verhalten eher eine Resektionschance bietet (LÜDEKE; BRUNNER; LÜTHI-MICHAUD; LANGER u. GUSMANO; KIRKLIN, MCDONALD, CLAGETT, MOERSCH u. GAGE; FREY u. LÜDEKE; UNGEHEUER u. HARTEL; SCHWAIGER; HAUPT u. STOLPER; ECK, HAUPT u. ROTHE u.a.) (Tabelle 74 sowie Abb. 96 u. 97).

Bei *prozentualer Aufgliederung der undifferenzierten Bronchialkrebse nach dem Zelltyp* stehen die kleinzelligen Formen einschließlich der oat cell-Karzinome mit fast 50 % an erster Stelle (Tabelle 39). Der Anteil polymorphzelliger Geschwülste beträgt innerhalb dieser Kategorie knapp ein Drittel. Der überwiegend großzellige Typ repräsentiert etwa ein Fünftel der Fälle.

Die zwischen *histologischem Typ und Geschlecht* erkennbaren Beziehungen (Tabellen 5, 40—42) hängen offenbar mit ätiologischen Faktoren zusammen. Die als „*Reizkrebse*" geltenden Formen (Plattenepithelkarzinome epidermoiden und anepidermoiden Typs, klein-, polymorph- und großzellige Formen bzw. Riesenzellkarzinome) treten ganz *überwiegend bei Männern* auf. Sie sind am Anstieg der Bronchialkrebsziffern ungleich stärker beteiligt als die Adenokarzinome mit ihrer relativ ausgeglichenen Sexualproportion (GRAHAM; DOLL; GEBAUER; OCHSNER; KAHLAU; KREYBERG; SANTY, PALIARD, BÉRARD, GALY u. DUPREZ; LIEBOW; MASON; BAUER; DIJKSTRA; ECK, HAUPT u. ROTHE; HACKL u.a.) (s. Tabelle 5 u. S. 17). Während unter den bronchogenen Krebsen des männlichen Geschlechts der Plattenepithel-Typ absolut vorherrscht, und der Anteil der *Adenokarzinome* unter 10 % liegt, bilden letztere — nächst den anaplastischen Formen — mit einem Drittel der Fälle die *zweithäufigste Gruppe der bei Frauen auftretenden Bronchuskarzinome* (GEBAUER; SANTY et al.; BAUER u. OTT; MEYER u. BERLINERBLAU; OTT u. DAUM; DIJKSTRA; BERNDT u.a.) (Tabelle 41, Abb. 13 u. S. 17 u. 61).

Über das *Manifestationsalter der histologischen Varianten* besteht nach dem vorliegenden Schrifttum keine Einigkeit. Im allgemeinen lautet jedoch die Erfahrung, daß anaplastische, insbesondere kleinzellige Krebse schon im mittleren Reifealter (unter

Tabelle 42. Prozentuale Geschlechtsverteilung der histologischen Bronchialkrebstypen (3852 Fälle nach Tabelle 40). Vergleichsangaben von DELARUE u. PAILLAS (1956: 670 Fälle) in Klammern

	♂	♀
Bronchuskarzinome insgesamt	91,2 (91)	8,8 (9,0)
Plattenepithelkarzinome	95,9 (97)	4,1 (3,0)
Undifferenzierte Karzinome zusammen	90,2	9,8
davon kleinzellige	94,2 (93,7)	5,8 (6,3)
großzellige	85,2 (74)	14,8 (26,0)
polymorphzellige	90,0 (88)	10,0 (12,0)
Adenokarzinome	73,6	26,4

Tabelle 43. Prozentuale Altersgliederung der histologischen Bronchialkrebstypen. [Insgesamt 2967 klassifizierte Bronchuskarzinome nach Angaben von BJÖRK (1947:215 Fälle), MC DONALD. MCBURNEY, CARLISLE u. PATTON (1951: 979 Fälle), WIKLUND (1951: 240 Fälle), EHLER, STRANAHAN u. OLSON (1954: 351 Fälle), DELARUE u. PAILLAS (1955: 657 Fälle) u. KREYBERG (1961: 525 Fälle)]

Altersstufe (Lebensjahre)	Plattenepithelkarzinome		Undifferenzierte Karzinome						Adenokarzinome	
			Gesamtzahl	%	kleinzellige		großzellige			
	Anzahl	%			Anzahl	%	Anzahl	%	Anzahl	%
bis 19			1	0,1	1	0,4				
20—29	1	0,1	11	1,0	4	1,6	3	0,8	3	1,0
30—39	32	2,0	66	6,2	19	7,7	18	4,7	27	8,8
40—49	313	19,6	195	18,4	49	19,7	59	15,3	58	19,0
50—59	746	46,7	487	45,7	113	45,6	179	46,6	121	39,5
60—69	446	28,0	274	25,7	56	22,6	117	30,5	84	27,4
70—79	58	3,6	30	2,8	6	2,4	8	2,1	13	4,3
>80			1	0,1						
Zusammen	1596	100,0	1065	100,0	248	100,0	384	100,0	306	100,0

45 Jahren) gehäuft auftreten, während reife Epidermoidkarzinome eher Menschen höherer Lebensdekaden befallen (GEBAUER; LEA; BRYSON u. SPENCER; LIEBOW; MÜLLY u.a.) (Tabellen 8—11 u. 43). MOERSCH u. McDONALD ermittelten an Hand von 1000 Beobachtungsfällen der Mayo-Klinik das durchschnittliche Manifestationsalter bei kleinzelligen Krebsen mit 46 Jahren, beim Plattenepithelkarzinom mit 52 Jahren. Die Vergleichsziffern für großzellige und Adenokarzinome sind 55 bzw. 53 Jahre. Andere Autoren fanden den Altersgipfel der Adenokarzinome um 5—7 Jahre früher als bei planozellulären Krebsen (BEELER u. IREY; MÜLLY) (s. auch Bd. IX/4c, Abb. 17 u. 18). BRYSON u. SPENCER geben das *mittlere Sterbealter* in 866 Sektionsfällen wie folgt an: epidermoide Karzinome 64,3 Jahre, undifferenzierte Plattenepithelkarzinome 60 Jahre, oat cell-Formen 57,2 Jahre, polymorphzellige Tumoren 60,3 Jahre und Adenokarzinome 63,3 Jahre.

Auf die Höhe der *zytodiagnostischen Trefferquote bei den verschiedenen Bronchialkrebstypen* wird später eingegangen (s. S. 446, Abb. 211 u. Tabelle 140).

γ) Makroskopischer Befund

αα) Lokalisation

Seit langem ist bekannt, daß die *rechte Lunge häufiger Ursprungsort* primärer Bronchuskarzinome ist als die linke Seite. Die von FISCHER in 3737 Fällen ermittelte *Seitenrelation* von 116:100 (1973 rechtsseitige, 1699 linksseitige und 63 bilaterale Tumoren) deckt sich mit den Verhältnisziffern von 8050 Bronchialkrebsen des späteren Schrifttums (4350 rechts:3552 links = 122,4:100 bzw. 55:45%) (Abb. 53). Die topographische Verteilung

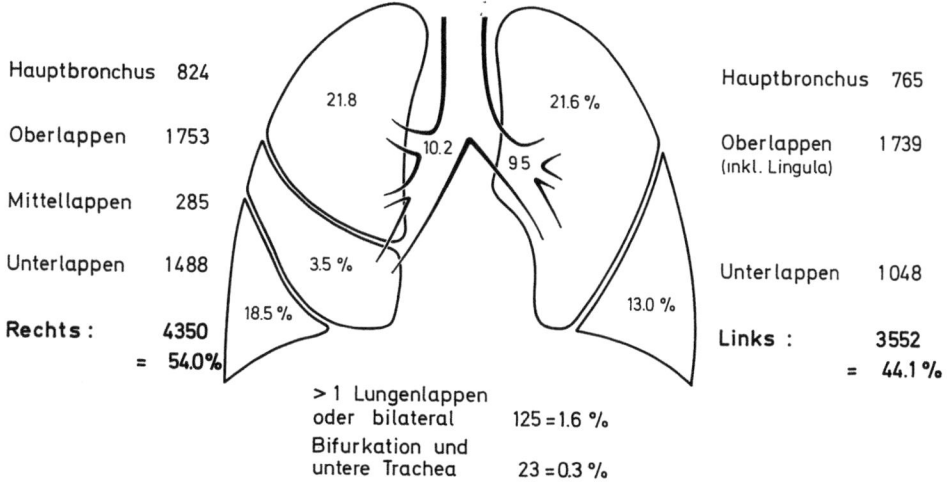

Hauptbronchus	824		Hauptbronchus	765
Oberlappen	1753		Oberlappen (inkl. Lingula)	1739
Mittellappen	285			
Unterlappen	1488		Unterlappen	1048
Rechts:	**4350** = **54.0%**		**Links:**	**3552** = **44.1%**

> 1 Lungenlappen
oder bilateral   125 = 1.6 %
Bifurkation und
untere Trachea   23 = 0.3 %

Abb. 53. *Topographische Verteilung von 8050 Bronchialkarzinomen.* [Nach Angaben von Björk (1947), Bogardus, Adams u. Phillips (1950), Wiklund (1951), McDonald, McBurney, Carlisle u. Patton (1951), Theiss (1951), Ochsner, de Camp, de Bakey u. Ryan (1952), Grosse (1953), Adler u. Fuller (1953), Ehler, Stranahan u. Olson (1954), Delarue u. Paillas (1955), Frey u. Lüdeke (1958) und Burford, Ferguson u. Spjut (1958)]

Tabelle 44. Topographische Verteilung von 1255 Bronchialkarzinomen verschiedenen histologischen Typs nach Seitenlage und Lappensitz. [Nach Angaben von McDonald u. Mitarb. (1951), Ehler, Stranahan u. Olson (1954) und Delarue u. Paillas (1955)]

Lokalisation		Plattenepithel-Karzinome		Undifferenzierte Karzinome		Adeno-karzinome	
		gesamt	%	gesamt	%	gesamt	%
Rechts	Hauptbronchus (einschließlich Zwischenbronchus)	26	3,5	26	5,9	2	2,8
	Oberlappen	160	21,6	101	22,9	18	23,35
	Mittellappen	22	3,0	14	3,2	2	2,8
	Unterlappen	181	24,3	113	25,6	18	23,35
Links	Hauptbronchus	31	4,2	27	6,1	2	2,8
	Oberlappen (einschließlich Lingula)	213	28,6	96	21,8	18	23,35
	Unterlappen	110	14,8	64	14,5	11	15,5
Zusammen		743		441		71	
Re.: Li. Seite = Bd. OL.: bd. UL.=		52,4 : 47,6% 50,2 : 39,1%		57,6 : 42,4% 44,7 : 40,1%		56,3 : 43,7% 50,7 : 40,8%	

entspricht etwa der Gewichts- und Volumenproportion beider Lungenflügel (11:10 nach Braus; 116—125:100 nach Fischer) und ihrem funktionellen Anteil an der gesamten Atemleistung (nach Lüdeke 54% rechts, 46% links). Es bedarf deshalb keiner Hilfs-hypothesen, um das Überwiegen des rechtsseitigen Tumorsitzes zu erklären. Die Dimen-sion hat im übrigen als Parameter keine formale Bedeutung für den Lokalisationstyp, wie die Inkongruenz zwischen der Häufigkeitsrelation des Tumorbefalls der einzelnen Lungenlappen und deren Größenverhältnis (durchschnittliche Volumen-Prozentanteile von Ober-, Mittel- und Unterlappen nach Aeby: ♂ 38,4:14,9:46,7; ♀ 38,3:15,9:45,7) erweist. Auf das gleichzeitige bzw. metachrone Auftreten *primär multipler Bronchus-karzinome in einer oder beiden Lungen* wird andernorts hingewiesen (s. S. 95, 96 u. 925ff.).

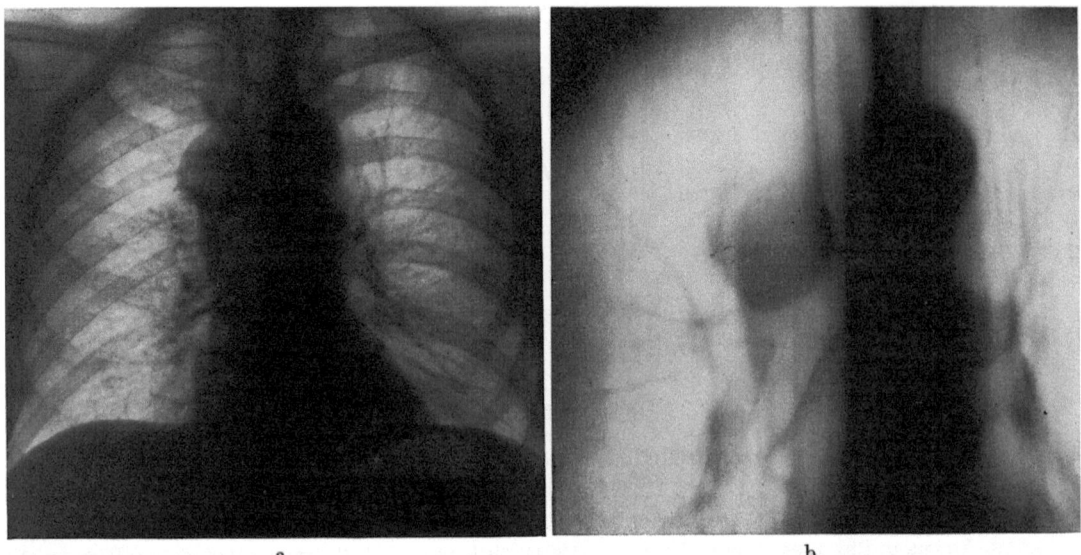

a   b

Abb. 54a u. b. *Am oberen Tracheobronchialwinkel in die Luftröhre eingewachsenes hilusnahes Bronchuskarzinom peripheren Typs.* Übersichtsaufnahme p.-a. (a) und Schichtbild 12 cm a.-p. (b). Autopsie: Auf der Schnitt-fläche 1—6 cm breites, 10 cm langes peripheres Bronchialkarzinom des paramediastinalen Lungenoberlappen-Vorderrandes mit Infiltration der Trachea und des Herzbeutels. Histologie: verhorntes Plattenepithelkarzinom (Sekt.-Nr. 86/71 Patholog. Inst. d. Krhs. Nordwest, Direktor: Prof. KAHLAU) (vgl. Abb. 193). E. S., 58jähr. ♂, Arch.-Nr. 0410 12831 Radiolog. Zentralinst. d. Krhs. Nordwest Frankfurt/M.

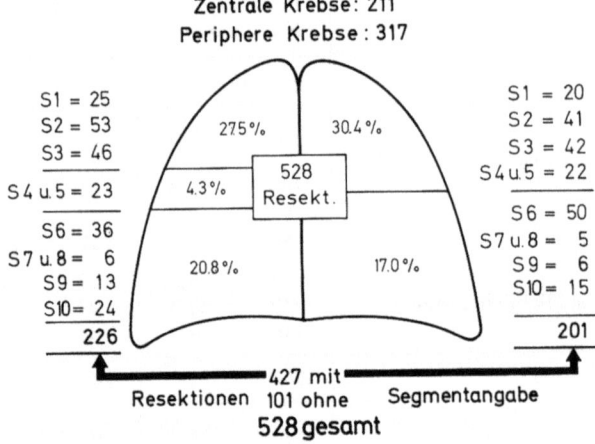

Abb. 55. *Lappen- und Segmentlokalisation bei 528 resezierten Bronchialkarzinomen* (Resektionsstatistik bis 1964 nach dem Untersuchungsgut des Pathol.-Bakt. Inst. d. Krhs. St. Georg Leipzig, Prosektor: Dr. med. habil. H. ECK). (Nach ECK, H., R. HAUPT u. G. ROTHE: Die gut- und bösartigen Lungengeschwülste. In: Handbuch der speziellen pathologischen Anatomie und Histologie, Bd. III/4, S. 1—401, Abb. 107. Berlin-Heidelberg-New York: Springer 1969)

In der Reihenfolge der *prozentualen Lobärverteilung* steht der rechte Oberlappen an erster Stelle, dicht gefolgt von seinem linksseitigen Pendant und dem rechten Unter-lappen (Abb. 53). Der linke Unterlappen ist — aus unbekannten Gründen — merklich seltener befallen als der rechte. Die *Bevorzugung der Oberlappen* — in etwa 40—50% Ausgangspunkt der Neoplasie (Tabelle 44) — ist der relativen Häufung aus apiko-dorsalen Indurationsfeldern hervorgehender Narbenkrebse zuzuschreiben (CARROLL u.a.). Sie ist

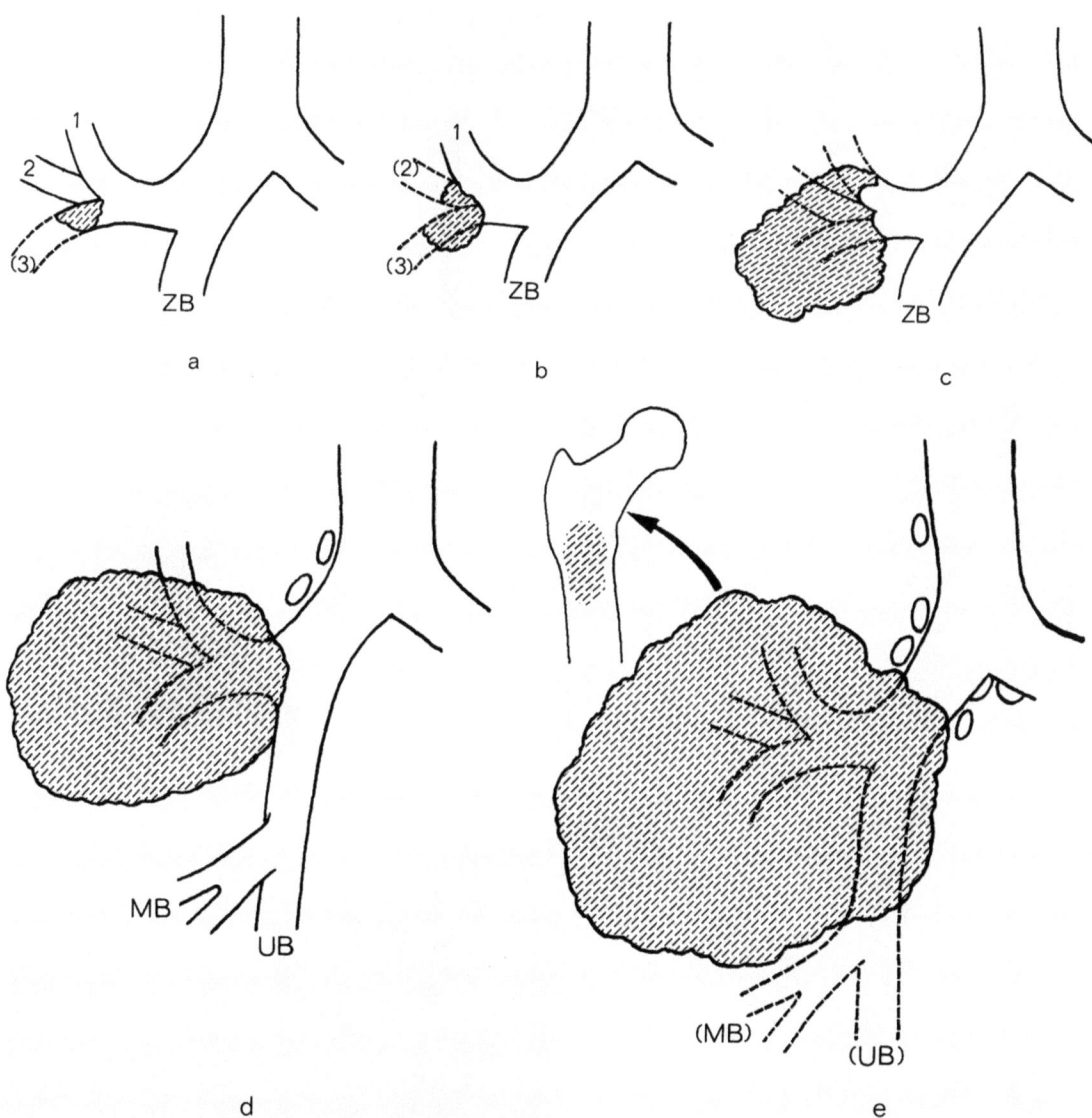

Abb. 56 a—e. *Schema der hilopetalen Bronchialkrebsentwicklung.* a Tumor auf einen Segmentbronchus (B 3) beschränkt. Keine Lymphknotenvergrößerung. b Übergreifen des Tumors in B 3 auf den benachbarten Segmentbronchus B 2. c Primärtumor in das peribronchiale Lungenparenchym eingedrungen. Sämtliche Segmentbronchien verschlossen. Beginnender Befall des Lappenbronchus. d Lappenbronchus vollständig verschlossen. Beginnender Befall des Hauptbronchus. Regionäre Lymphknotenmetastasen. e Der Primärtumor hat den Hauptbronchus vollständig verschlossen und ist breit in das Mediastinum bzw. in die benachbarten Brustwandabschnitte eingebrochen. Regionäre Lymphknotenmetastasen. Fernmetastasen. [Nach ANACKER, H.: Die Entwicklungsstadien des Bronchialcarcinoms. Radiologe 1, 52—69 (1961), Abb. 2, 4, 5, 7 und 10]

insofern mittelbare Folge nicht näher definierbarer biologischer Reaktionsunterschiede, die für die pulmonale Manifestation der postprimären Tuberkulose (und koniotischer Ballungsprozesse im Lungengerüst) maßgeblich sind (BRAEUNING; HUEBSCHMANN; MALMROSS u. HEDVALL; KAHLAU; HAEFLIGER u. MARK u.a.). Entgegen der Ansicht von BROCK ist der Mittellappen der rechten Lunge mit einem Anteil von 3—4% keineswegs ungewöhnlich seltener Entstehungsort der Primärgeschwulst (s. Bd. IX/3, Tabellen 6 u. 7, S. 351—355). Die Segmentlokalisation von 427 resezierten Bronchuskarzinomen ist aus der statistischen Aufgliederung des Operationsmaterials des Krankenhauses St. Georg, Leipzig, ersichtlich (Abb. 55).

8*

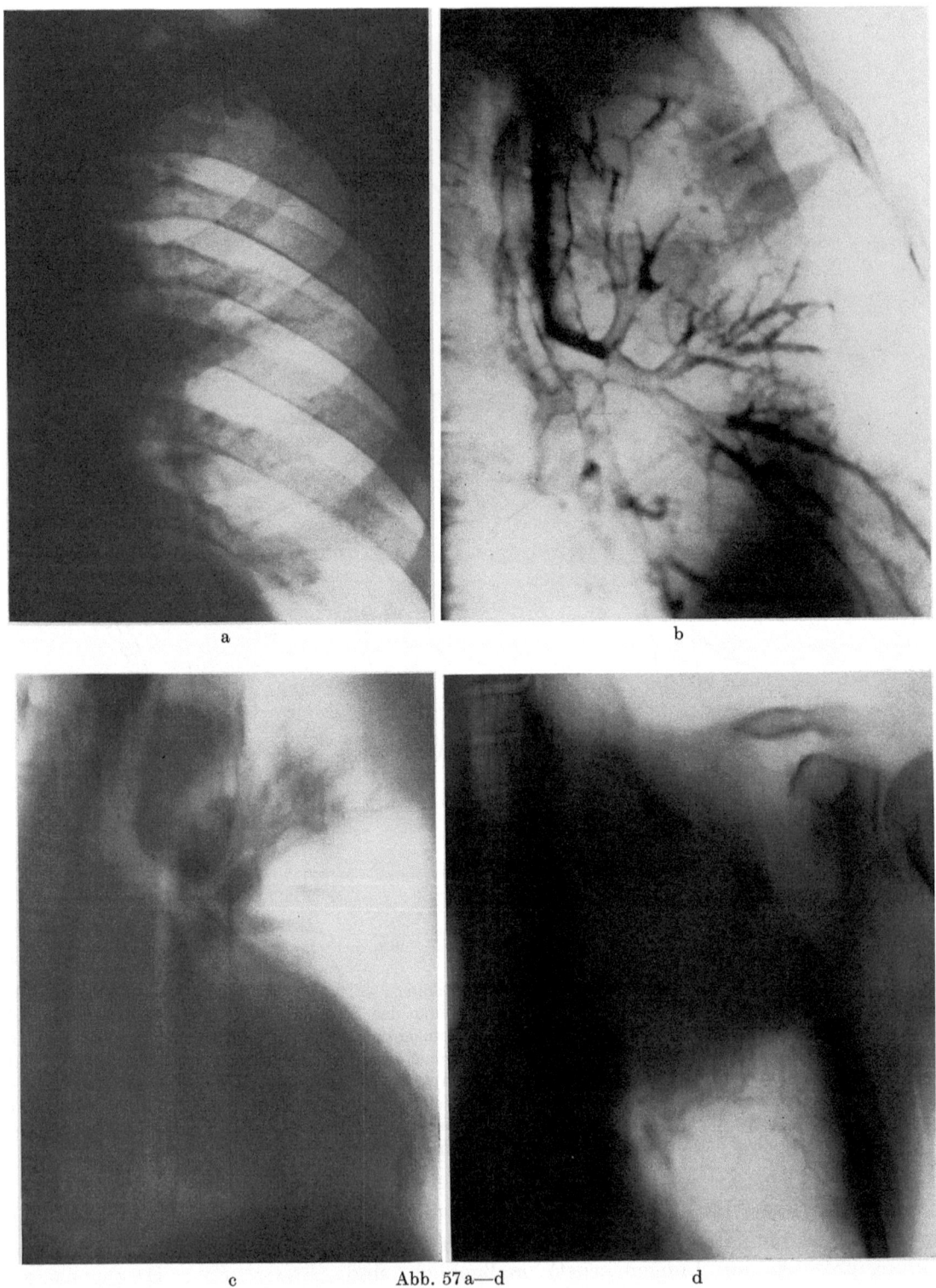

a   b

c   Abb. 57 a—d   d

Nach dem *Sitz im Bronchialbaum* kann man *drei Lokalisationstypen* unterscheiden (BJÖRK; WALTER u. PRYCE; HACKL; LODWICK, KEATS u. DORST u.a.):
a) *zentral* (Haupt- und Lappenbronchien),

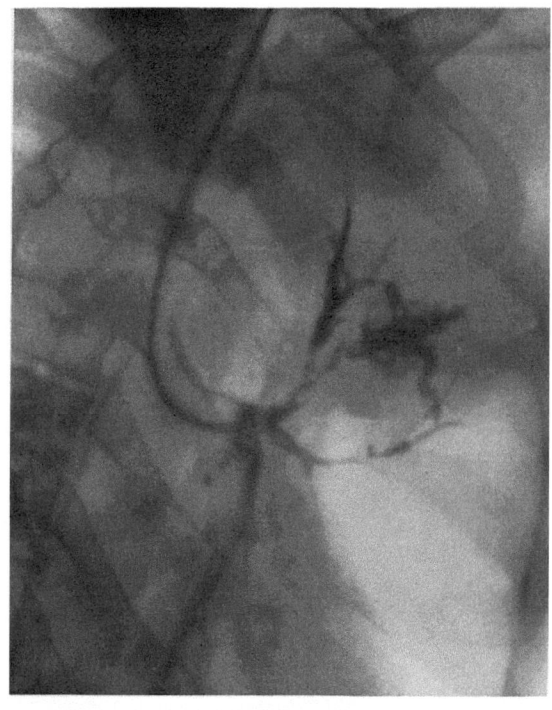

e

Abb. 57a—e. *Ausbreitung der Obstruktionspneumonie vom Subsegment zum Lappenareal bei hilopetaler Krebsentwicklung im linken Oberlappen (Operationsverweigerung).* Nativbild vom 1. 7. 53: Subsegmentaler Keilschatten im fissurnahen Teil der vorderen Oberlappenbasis (a). Bronchographische Darstellung des lanzettförmigen Subsegmentbronchus-Verschlusses in 1. Schrägprojektion (b 20. 7. 53). Tomographie vom 4. 9. 53: Verschluß des anterioren Segmentbronchus (c Schichtbild 12 cm im umgekehrten 1. Schrägdurchmesser). Schichtbild 10 cm a.-p. vom 21. 9. 54: Abbruch des linken Oberlappenbronchus nahe dem Ostium mit kompletter Lappenverdichtung (d). Bronchographie vom 23. 9. 54: Subtotaler trunkulärer Verschluß des linken Oberlappenbronchus mit poststenotischer Bronchiektasie (e). W. W., 63jähr. ♂, Arch.-Nr. 6412/53 Röntgeninst. d. Med. Univ.-Klinik Leipzig (damaliger Direktor: Prof. M. BÜRGER)

b) *intermediär* (Segment- und Subsegmentbronchien) und

c) *peripher* (Bronchien 5. und höherer Ordnungszahl).

Viele Autoren verzichten auf die lokalisatorische Dreiteilung und stellen den zentralen Karzinomen der Haupt- und Lappenbronchien die periphere Kategorie der in Segmentästen und weiter distal gelegenen Tumoren gegenüber.

Der Begriff „*Hiluskarzinom*" ist sprachlich inkorrekt, verwaschen und daher obsolet. Die als Hilus bezeichneten Strukturen umfassen auch andere Gewebsbestandteile als die Matrix bronchogener Geschwülste. Der hilusnahe Tumorsitz ist im übrigen nicht gleichbedeutend mit dem Ursprung in großkalibrigen Bronchien. Eine topographische Identität mit dem Entstehungsort kann nur bei beginnenden Gewächsen dieser Lage angenommen werden (OVERHOLT u. CADY; DE LA FLOR VALLE; PAPANICOLAOU u. KOPROWSKA; AUFSES u. NEUHOF; UMIKER u. STOREY; WIERMAN, McDONALD u. CLAGETT; PEARSON u. THOMPSON; ADELBERGER u. BLAHA; MELAMED, KOSS u. CLIFFTON; LERNER, ROSBACH, FRANK u. FLEISCHNER; WOOLNER, ANDERSEN u. BERNATZ; PEARSON, THOMPSON u. DELARUE; HOLMAN u. OKINAKA; HILGER u.a.) (s. Abb. 331 u. 456). Die von Segment- und kleineren Bronchien ausgehende *Krebsbildung in unmittelbarer Nachbarschaft der Lungenwurzel* kann durch die paramediastinale Lage im Röntgenbild ein „zentrales" Karzinom eines Stammbronchus vortäuschen, obgleich die Neoplasmen formalgenetisch *zum intermediären oder peripheren Typ gehören* (SALZER u. Mitarb.; ANACKER; BJÖRK; POHL; AUFSES u. NEUHOF; WÄTJEN; DIJKSTRA; WALTER u. PRYCE; BYRD, MILLER, CARR, PAYNE u. WOOLNER; SCHULZE u.a.) (s. Abb. 54 u. 193). SALZER u. Mitarb. nennen diese Ortsvariante, die als „*Rundtumor*" *im Hilusbereich* imponiert (ANACKER), „*zentrales Karzinom vom peripheren Typ*" (LECOEUR: „carcinome bronchique juxta-hilaire") (Abb. 41, 327, 389, 390 u. 457; s. auch S. 734).

Eine exakte Angabe des Ausgangspunktes ist nur in anfänglichen Geschwulststadien möglich. Im Laufe der weiteren Entwicklung *können sich die Karzinome hilopetal und/oder hilofugal ausdehnen* (WESTERMARK; POHL; SALZER u. Mitarb.; ANACKER; RIGLER; WÄTJEN; WURNIG; JENNY u. BUCHBERGER; RIGLER, O'LOUGHLIN u. TUUCKER; GARLAND, BEIER, COULSON, HEALD u. STEIN; BOUCOT, COOPER, WEISS u. CARNAHAN; BOREK u.

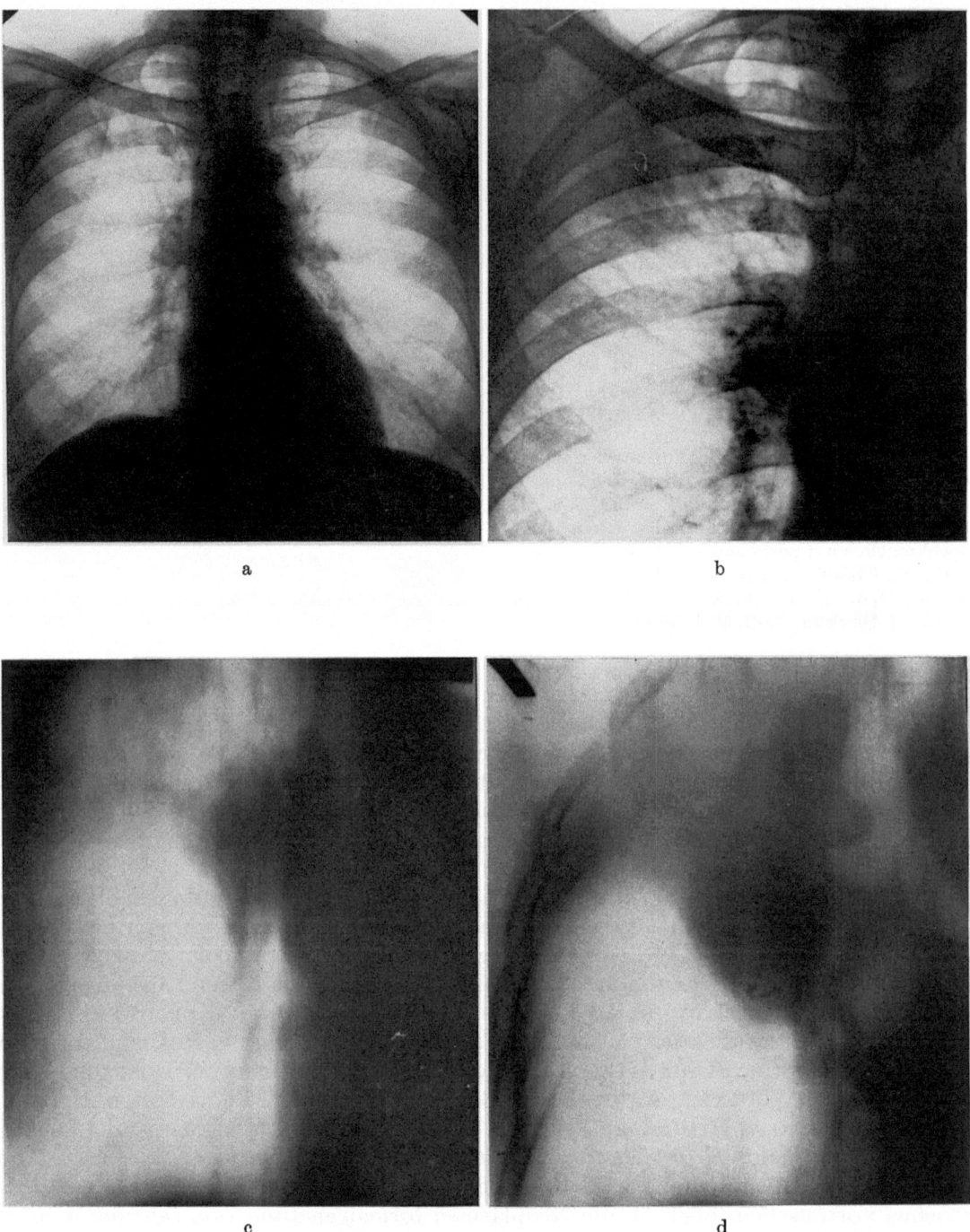

a   b

c   d

Abb. 58a—d. *Sekundäre Lobäratelektase durch Einbruch von Lymphknotenmetastasen eines infiltrierend wach-senden peripheren Karzinoms in die Lappenwurzel.* Autoptisch bestätigter Befund. Histologie: Kleinzelliges Bronchuskarzinom. Übersichtsaufnahme p.-a. vom 8. 1. 52: Beginnende Tumorinfiltration im dorsalen Oberlappensegment rechts (a). Ausbreitung des verwaschenen neoplastischen Infiltrats und rasch zuneh-mende Schwellung der bronchopulmonalen Lymphknoten im rechten Hilus mit ersten Anzeichen kompres-sionsbedingter Stenose des Oberlappenbronchus (b u. c Nativbild p.-a. vom 7. 2. 52 und Schichtbild 9 cm a.-p. vom 13. 3. 52). Komplette Verschattung des geschrumpften rechten Oberlappens bei postorifiziellem Verschluß des Lappenbronchus durch massive, bis zum Birfurkationswinkel ausgedehnte Lymphome (d Schichtbild 8,5 cm a.-p. vom 4. 6. 52). E. R., 51jähr. ♀. Arch.-Nr. M 10141/52 Röntgeninst. d. Med. Univ.-Klinik Leipzig (damaliger Direktor: Prof. M. Bürger)

MACHOLDA; BAUDREXL u. ROTHE; BOREK, MACHOLDA u. LHOTKA; ECK, HAUPT u.
ROTHE; SCHULZE u. a.). Da die Wachstumsrichtung ex posteriori nicht zu beurteilen ist,
bleibt der ursprüngliche Sitz fortgeschrittener Krebse auch autoptisch ungewiß: von
tertiären Bronchien entspringende Karzinome des intermediären Typs wird man nach
Einbeziehung des Lappenstiels oder des Hauptbronchus als zentrale Tumoren einordnen
(Abb. 56), bei vornehmlich peripherwärts zielender Ausbreitung aber zu den Lungenmantelkrebsen zählen. Das epikritische Urteil über den Tumorursprung wird nicht allein
dadurch erschwert, daß sich mit zunehmendem Wachstum des Primärherdes die Grenzen
zwischen den ursprünglichen Lokalisationstypen verwischen (Abb. 57, 59, 60, 62 u. S. 731
u. 813ff.). Hinzu kommt, daß *periphere Karzinome* nach ausgedehnter Lymphknotenabsiedlung nicht selten *durch ,,sekundären Einbruch der lymphonodulären Tochtergeschwülste in
die Stammbronchien mit nachfolgender Vereinigung von Primärtumor und Metastase"* in
tabula den Eindruck zentral entstandener Neoplasmen erwecken (HAUPT u. STOLPER; RAE-
BURN u. SPENCER; BAJTAI, PINTÉR, BESZNYAK u. JUHÁSZ; MONACO, CANITANO u. CASA-
LENA; ECK, HAUPT u. ROTHE) (s. Abb. 58, 440, 452 u. 544 sowie S. 76, 96, 570, 813 u.
818; vgl. Abb. 82 u. Bd. IX/4c, Abb. 186). Die nach obiger Klassifizierung der Geschwulsttopographie angegebenen Anteilquoten (Tabelle 46) sind daher für die Ermittlung des tatsächlichen Ursprungsortes der Gewächse letztlich nicht schlüssig.

Nach neueren, anatomisch verifizierten Röntgenstudien des Entwicklungsverlaufs
*entstehen die Bronchuskarzinome überwiegend in Bronchien der Lungenmantel- und Inter-
mediärzone* (SALZER u. Mitarb.; ANACKER; POHL; WÄTJEN; DIJKSTRA; TORETTI u.
FARINET; MACHOLDA u. BOREK; GARLAND; SCHWARZ, WOLFF u. BERNDT; LINDIG;
HAUPT u. STOLPER; HAENSELT; RABUCHIN; MAASSEN; HÖST; SAWITZKY; BOREK,
MACHOLDA u. LHOTKA; SCHULZE u. a), und zwar *bevorzugt an den Teilungsspornen der
bronchialen Segmentgabeln* (ANACKER), die auch strömungsmechanisch besonders exponierte Ablagerungsstätten inhalierter Karzinogene sind (ERMALA u. HOLSTI) (Abb. 24,
S. 54 u. 68).

Diese Erkenntnis steht im *Widerspruch zur Lehre von der Prävalenz zentraler Bronchial-
krebsformen* (BÜCHNER u.a.), die das diagnostische Leitbild des Geschwulstleidens über
Jahrzehnte bis in unsere Tage prägte. In Sektionsstatistiken und älteren klinisch-
röntgenologischen Berichten wird die Bronchialkrebslokalisation in den Stamm- und
Lappenbronchien mehr als doppelt so hoch angegeben als der mit 10—30% bezifferte
Sitz in der Lungenperipherie (Abb. 61).

Die Verbesserung der Frühdiagnostik hat die Proportion nahezu umgekehrt: faßt
man die von Segmentästen und kleineren Zweigen ausgehenden Tumoren in einer Gruppe
zusammen, so ist in neueren Statistiken der *Anteil peripherer und intermediärer Karzinome
größer als der proximal gelegener* (s. Abb. 226, Tabellen 144 u. 145, S. 457 u. 493). SCHWARZ,
WOLFF u. BERNDT verzeichneten bei 568 mittels Röntgen-Reihenuntersuchung entdeckten asymptomatischen Geschwülsten eine Verhältniszahl von 77,5:22,2%, während
die Relation bei 1762 Bronchialkrebsen mit klinischen Krankheitserscheinungen, also
Tumoren späterer Evolutionsstadien 48,4:50,2% betrug. Ähnlich lauten die von LINDIG
mitgeteilten Verhältnisziffern peripherer und zentraler Bronchuskarzinome (225 Schirm-
bildfälle = 78:22%; 103 klinische Fälle = 55:45%) (s. auch ZUTZ u. REUSCH). Die auch
von BOREK, MACHOLDA u. LHOTKA betonte *Relationsverschiebung zwischen segmentalem
und proximalem Lokalisationstyp* (Prozentverhältnis 1960—1965 = 49,8:33,8 gegenüber
15:75 15 Jahre zuvor) ist nicht Ausdruck einer Pathomorphose durch verändertes tumor-
biologisches Verhalten, sondern als Erfolg methodischer Fortschritte und forcierter Bemühungen um die Früherkennung zu werten (s. Abb. 226). Umgekehrt spiegeln die abweichenden Ergebnisse älterer klinisch-anatomischer Statistiken die Unvollkommenheit
nachhinkender Diagnostik wider, welche die von Segmentästen hiluswärts wachsenden
Karzinome erst im Spätstadium nach Einbeziehung der Lappen- oder Hauptbronchien
erfaßte. An diesem Sachverhalt läßt die vergleichende Analyse der Tumorevolution bei
periodischen Röntgenkontrollen unbehandelter Patienten keinen Zweifel (ANACKER;

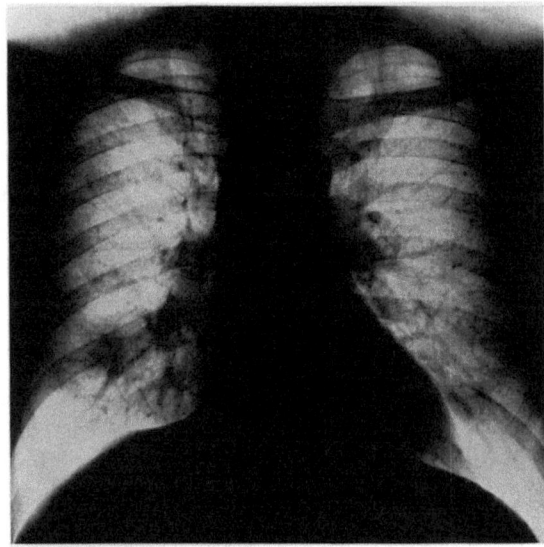

a

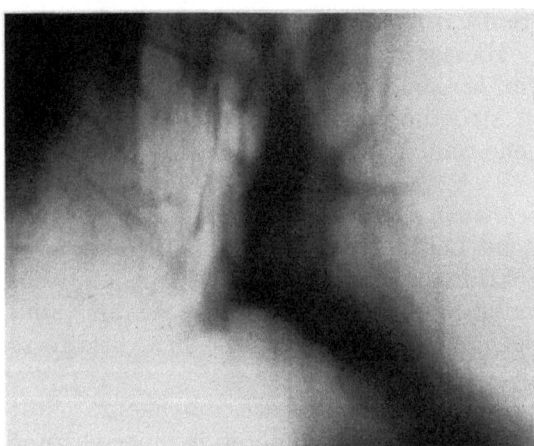

b

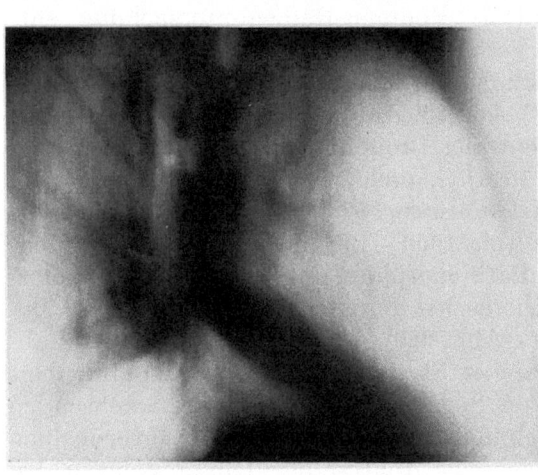

c

Abb. 59a—c. *Übergreifen eines vom Mittellappen-bronchus ausgehenden anaplastischen Karzinoms auf den Unterlappen- und Zwischenbronchus.* Zwei Wochen vor Klinikeinweisung Brustwandschmerzen rechts und quälender Reizhusten. Röntgenbefund vom 10. 6. 69: In Vorderansicht diskrete Trübung des geschrumpften Mittellappens (a Übersichtsaufnahme p.-a.) bei lanzettförmigem Verschluß des Mittellappenbronchus vor der Segmentgabel und regionaler Lymphknotenschwellung im Teilungswinkel zum Unterlappenbronchus (b Schichtbild 13 cm sin.-dextr.). Blutsenkungsgeschwindigkeit normal (5/8 mm n.W.!). Kein Fieber. Im Sputum und Bronchialsekret kein Tumorzellnachweis (E.-Nr. 8160—8162, 8714 u. 8948/69 Patholog. Inst. d. Krhs. Nordwest Frankfurt/M., Direktor: Prof. KAHLAU). Bronchoskopisch entzündlich-ödematöse Schleimhautschwellung im Stenosebereich, kein sichtbarer Tumor. Mediastinoskopisch nur kleine anthrakotisch veränderte Lymphknoten ohne Geschwulstgewebe (E.-Nr. 8947/69). Trotz des negativen Fahndungsergebnisses war röntgenologisch ein Bronchuskarzinom anzunehmen. Der Patient wies die dringliche Operationsempfehlung zurück und erklärte sich erst 8 Monate später nach zwischenzeitlicher Verstärkung der Beschwerden (Belastungsdyspnoe, Hämoptysen, Heiserkeit) mit dem Eingriff einverstanden. Röntgenkontrolle vor Wiederaufnahme am 9. 2. 70: Persistierende Mittellappenschrumpfung, deutliche Progredienz des neoplastischen Prozesses mit metastatischen Lymphomen im Bifurkationswinkel und rechts paratracheal, ipsilateraler Phrenikusparalyse (vgl. Abbildung 375) und Ausdehnung der stenosierenden Krebsinfiltration auf den rechten Unterlappen- und Zwischenbronchus (c Schichtbild 12 cm sin.-dextr. vom gleichen Tage). Nach röntgenologischem Aspekt bestand kein Zweifel an der Inoperabilität. Blutsenkungsgeschwindigkeit noch immer normal (8/14 mm n.W.!). Im Sputum jetzt wiederholter Befund von Tumorzellen (E.-Nr. 1603, 2136, 2364 u. 2521/70), desgleichen im Bronchialsekret (E.-Nr. 2547/70). Bronchoskopie: Ostien des Mittel- und Unterlappenbronchus völlig verschwollen, Tumorgewebe selbst nicht einsehbar, bei blinder Probeexzision jedoch histologischer Nachweis eines die Mukosa infiltrierenden polymorphzelligen undifferenzierten Karzinoms (E.-Nr. 2546/70). Die Probethorakotomie am 19. 2. 70 bestätigte die Inoperabilität der gut walnußgroßen Geschwulst, die mit ausgedehnten Lymphknotenmetastasen den N. phrenicus einbezogen, die Azygosvene und Pulmonalarterie ummauert und auf den Herzbeutel übergegriffen hatte (Op.: O.A. Dr. MÄRZ). E. C., 48jähr. ♂, Arch.-Nr. 0912 20111 Radiolog. Zentralinst. d. Krhs. Nordwest Frankfurt/M.

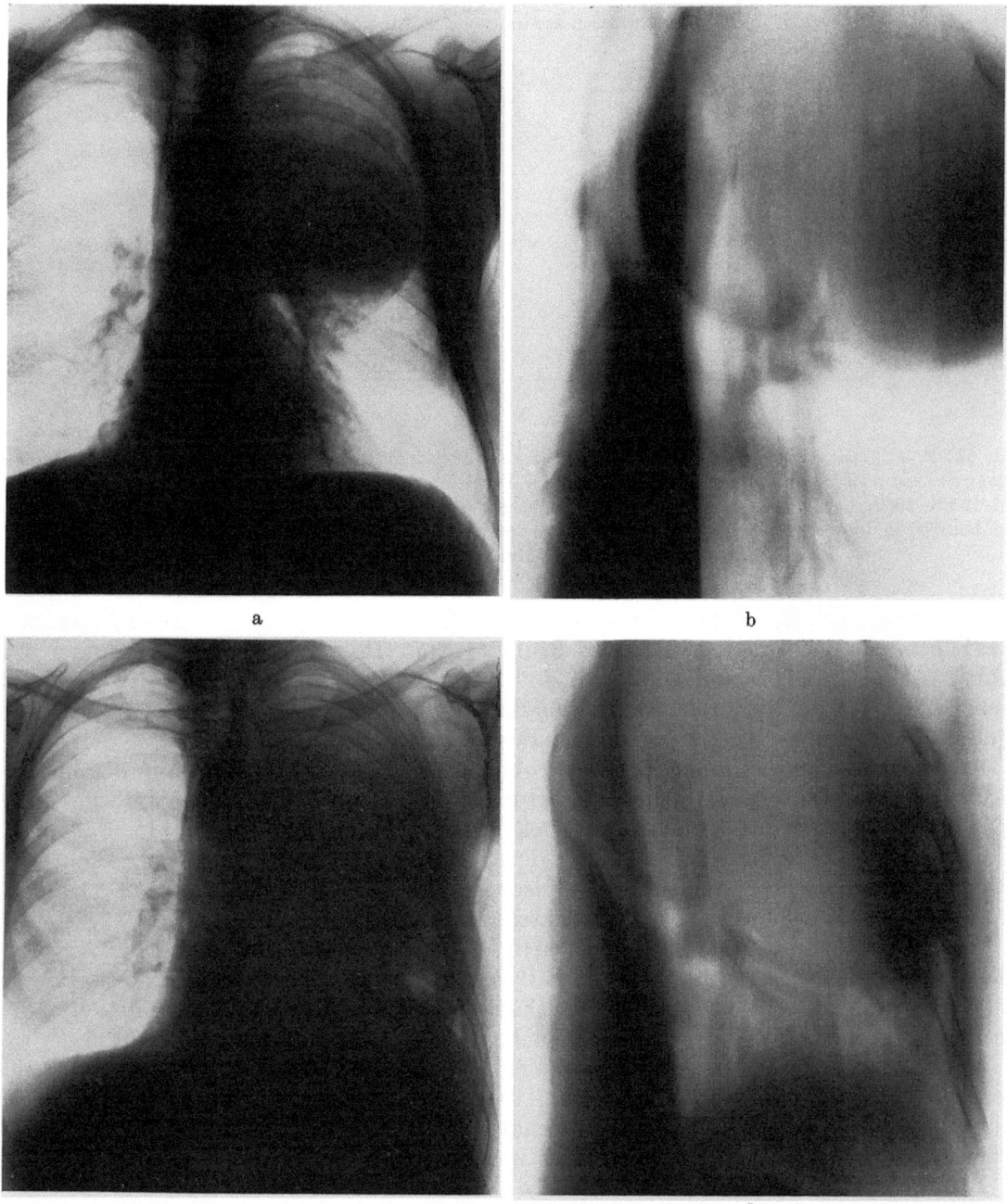

a   b

c   d

Abb. 60a—d. *Endstadien eines hilopetal expansiv-infiltrativ wachsenden Plattenepithelkarzinomknotens.* Nach Ablauf der klinischen Latenz war der Tumor zum Zeitpunkt der Entdeckung bereits zu einem kindskopf-großen, den Rumpfteil des linken Oberlappens unter bogiger Vorwölbung der dorsalen Lappengrenze füllenden Gebilde herangewachsen (a Übersichtsaufnahme p.-a. vom 25. 9. 65). Der tomographische Aspekt entsprach einem expansiven neoplastischen Prozeß, der — offenbar jenseits der lanzettförmig verschlossenen apiko-dorsa-len Segmentgabel entstanden — die Lappenwurzel noch nicht einbezog und die Bronchialzweige der Lingula aussparte (b Schichtbild a.-p. 12 cm vom gleichen Tage). 3 Monate später bei Aufnahme in der Chirurgischen Klinik d. Krhs. Nordwest Frankfurt/M. (Direktor: Prof. UNGEHEUER) hatte sich die Geschwulst weiter zum Hilus hin ausgedehnt. Röntgenbefund vom 21. 12. 65: subtotale Verschattung des linken Lungenflügels (c Übersichtsaufnahme p.-a.) bis auf einen kleinen lufthaltigen, aber schon retentionspneumonisch verdichteten Parenchymrest der Unterlappenbasis mit linksseitiger Phrenikusparese. Tomographische Kontrolle vom gleichen Tage: bis zur Oberlappen- und Lingulawurzel vorgedrungenes expansiv-infiltrierend gewachsenes Karzinom mit Verdrängung des unteren Trachealabschnitts (d Schichtbild 11 cm a.-p.). Der nach mediastino-skopischem Aspekt inoperable Tumor erwies sich als undifferenziertes Plattenepithelkarzinom (E.-Nr. 10265, 10286, 10297 u. 10308/65 Patholog. Inst. d. Krhs. Nordwest Frankfurt/M., Direktor: Prof. KAHLAU). Abb. 60a u. b stammen aus der Röntgenabtlg. (Chefarzt: Dr. KUTTING) des Katharinen-Krhs. Frankfurt/M.

B. B., 61jähr. ♂. Arch.-Nr. 0208 04061 Radiolog. Zentralinst. d. Krhs. Nordwest Frankfurt/M.

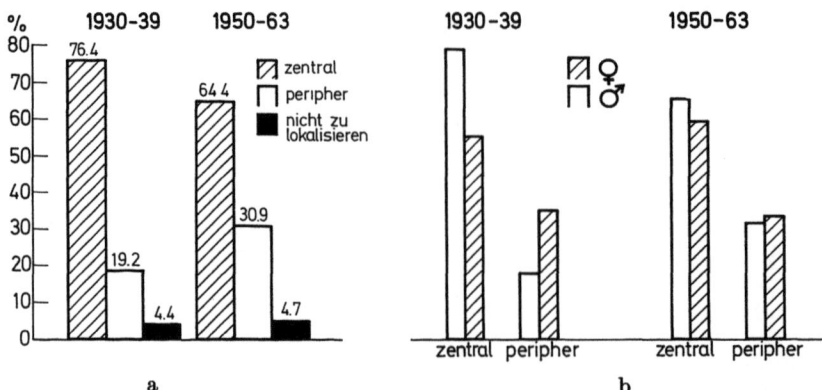

Abb. 61a u. b. *Verteilung von 1264 Lungenkarzinomen des Sektionsgutes des Path. Inst. des St.Georg-Kranken-hauses Leipzig nach zentralem und peripherem Sitz.* a Vergleich der Untersuchungszeiträume von 1930—1939 und 1950—1963; b wie a, getrennt nach Geschlechtern. (Nach ECK, H., R. HAUPT u. G. ROTHE: Die gut- und bösartigen Lungengeschwülste. In: Handbuch der speziellen pathologischen Anatomie und Histologie, Bd. III/4, Abb. 94a u. b. Berlin-Heidelberg-New York: Springer 1969)

WESTERMARK; BAUDREXL u. ROTHE; RIGLER; ECK, HAUPT u. ROTHE; SCHULZE u.a.) (Abb. 57, 59, 60 u. 62; s. auch Abb. 444, 450, 451 u. 455 sowie S. 731 u. 813ff.). In gleiche Richtung deutet das reziproke Verhältnis der in Obduktions- und Resektionsstatistiken erfaßten zentralen und peripheren Bronchuskarzinome (Abb. 63).

Auch die bronchoskopische Verlaufsbeobachtung erweist die Bedeutung der im Zeit-faktor bzw. im räumlichen Tumorwachstum begründeten Fehlerquelle für die lokali-satorische Statistik des Tumorursprunges: SALZER u. Mitarb. fanden in Fällen mit 0—6monatiger Beschwerdedauer 46,7% der Tumoren in bronchoskopischer Sichtweite, während nach einjährigem Bestehen klinischer Krankheitssymptome bereits 86,1% der Bronchuskrebse im endoskopischen Blickfeld nachweisbar waren.

Der Gesichtspunkt der endoskopischen Erkennbarkeit ist in dem Einteilungsvor-schlag berücksichtigt, der 1952 auf dem Symposion in Löwen von der Internationalen Organisation der Medizinischen Wissenschaft (C.I.O.M.S.) und vom Komitee für geo-graphische Pathologie der Internationalen Krebsliga (I.C.R.C.) vorgelegt wurde.

Nach der 1952 revidierten internationalen Klassifikation der Krankheiten und Todes-ursachen von 1948 erhalten die malignen Tumoren der tiefen Atemwege (Trachea, Bron-chien, Lunge) die Kennziffer 162, das primäre Bronchuskarzinom die Zusatzziffer 1. Zur näheren Angabe des anatomischen Sitzes wird folgende Unterteilung empfohlen:
Bronchuskarzinom (162,1):
a) Tumor im Bronchus, nahe der Bifurkation,
b) Tumor im Bronchus, jedoch direkt oder indirekt endoskopisch nachweisbar,
c) Tumor der Bronchien oder der Lunge, endoskopisch nicht sichtbar,
d) Tumor in den Alveolen.
Nach v. ALBERTINIs Ansicht bestehen *Beziehungen zwischen histologischem Typ und Lokalisation* in dem Sinne, daß der feingewebliche Reifegrad um so höher zu sein scheint, je näher der Ursprungsort der Gewächse zur trachealen Bifurkation hin liegt (s. auch ASHLEY u. DAVIES). Andere Autoren halten formale Zusammenhänge dieser Art für unerwiesen (BJÖRK; KAHLAU; LÖHR; THEISS u.a.). Aus den Beobachtungen mancher Sachkenner ergeben sich sogar insofern gegensätzliche Schlüsse, als sie *undifferenzierte kleinzellige Karzinome nur sehr selten in der Lungenperipherie,* vielmehr ganz überwiegend im Bereich der Stammbronchien fanden (GEBAUER; McBURNEY, McDONALD u. CLAGETT; LIEBOW; DAVIS, KATZ u. PEABODY) und andererseits feststellten, daß die *periphere Lokalisation von Plattenepithelkrebsen* im Verhältnis zur proximalen *relativ häufiger* ist (1:1,9) als beim oat cell-Karzinom (1:27,7) (McBURNEY, McDONALD u. CLAGETT). Nach

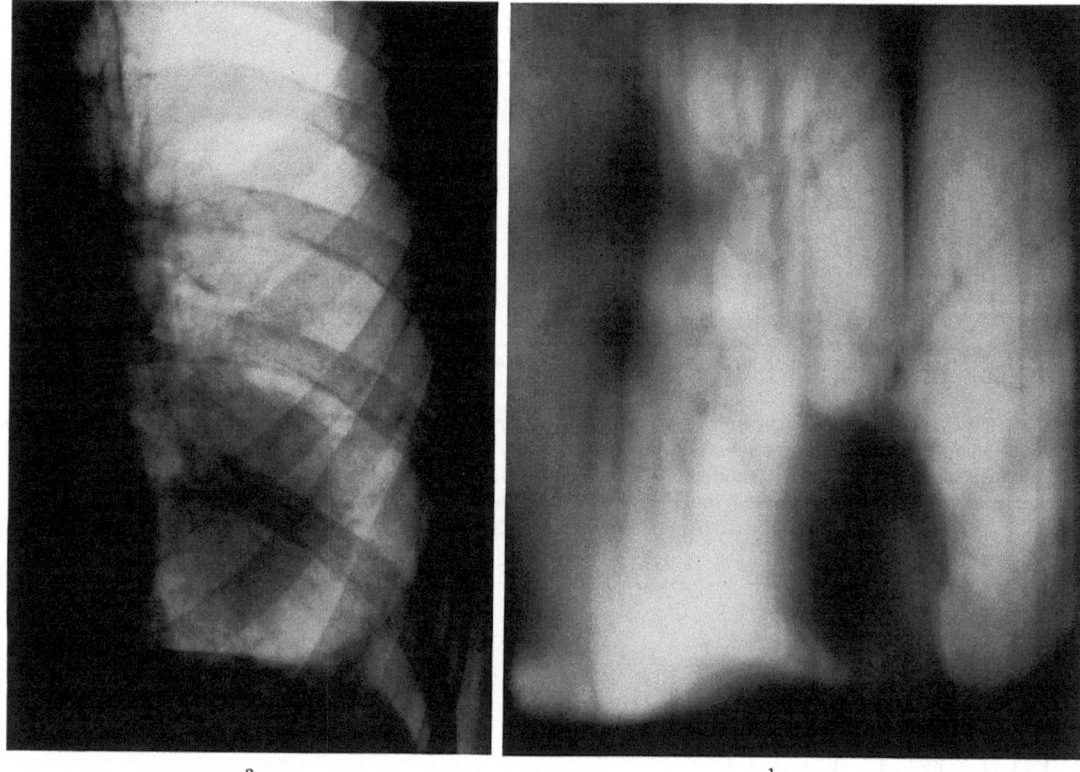

a   b

Abb. 62a—c. *Hilopetale Bronchuskrebsentwick-
lung vom umschriebenen Parenchymknoten zur
Halbseitenatelektase.* Nach langjähriger Bronchitis seit Januar 1959 anhaltend gelblicher
Auswurf mit gelegentlicher Blutbeimengung.
Erst nach Jahresfrist röntgenologische Entdeckung eines Bronchuskarzinoms. Bei Klinikaufnahme im Januar 1960 imponierte der Tumor als apfelgroßer Knoten im linken Unterlappen, der sich von der basalen Segmentgabel
bis zur diaphragmalen Lappengrenze erstreckte
(a Zielaufnahme p.-a., leicht zum 2. Schrägdurchmesser gedreht; b Schichtbild 12 cm
dextro-sinistral), den Lappenbronchus aber
noch nicht einbezog. Da im gleichseitigen
Pleurawinkelerguß Tumorzellen gefunden wurden, bestanden keine Resektionschancen mehr.
Wegen des schlechten Allgemeinzustandes nur
palliative Strahlentherapie ohne nennenswerte
Geschwulstverkleinerung. Nach weiterem 11-
monatigem Wachstum hatte sich das Karzinom
zur linken Lungenwurzel ausgedehnt, den
Hauptbronchus vor der Trifurkation verschlossen und eine schrumpfende Halbseitenverschattung vom Aspekt einer massiven Obstruktionsatelektase erzeugt (c Kontrollaufnahme p.-a. vom 29. 11. 60). L. B., 63jähr. ♂,
Arch.-Nr. 635, 942 u. 9442/60 Röntgenabtlg. d.
Med. Univ.-Klinik u. Poliklinik Münster/W.
     (Direktor: Prof. W. H. HAUSS)

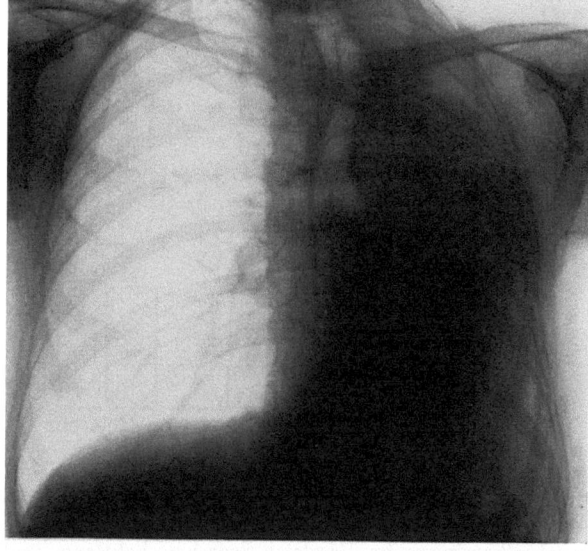

c

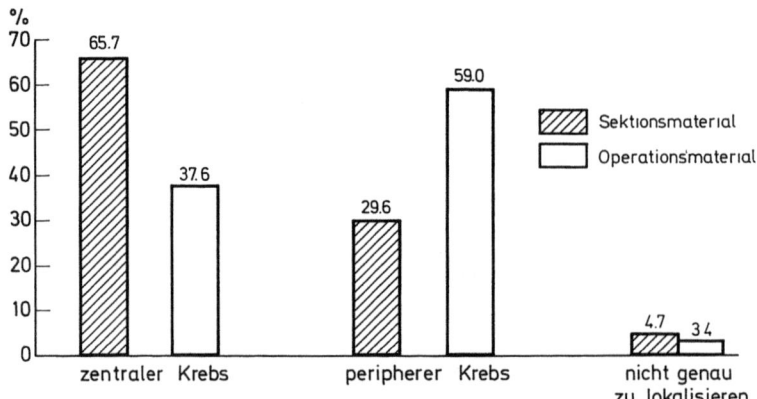

Abb. 63. *Prozentualer Anteil zentraler und peripherer Bronchuskarzinome im Sektions- und Operationsgu* (1452 Sektionsfälle und 593 Operationsfälle jeweils = 100%). Statistik des Patholog.-Bakt. Instituts am Krhs. St. Georg Leipzig (Prosektor: Dr. med. habil. H. Eck). [Nach Haupt, R., u. H. Stolper: Lokalisation und Wuchsform des Bronchialkarzinoms im Vergleich zwischen Sektions- und Operationsgut. Zbl. allg. Path. path. Anat. 111, 202—213 (1968), Abb. 5]

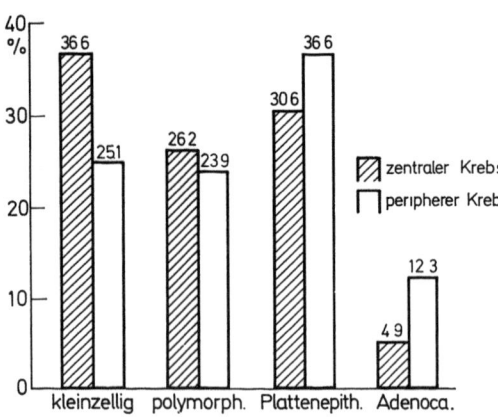

Abb. 64. *Verteilung von 955 zentralen und 431 peripheren Bronchialkarzinomen* (jeweils 100%) *nach histologischen Typen.* Sektionsgut des Path. Inst. am Krhs. St. Georg Leipzig 1930—1939 und 1950—1963. [Aus Eck, H., R. Haupt u. G. Rothe: Die gut- und bösartigen Lungengeschwülste. In: Handbuch der speziellen pathologischen Anatomie und Histologie, Bd. III/4, Abb. 96. Berlin-Heidelberg-New York: Springer 1969]

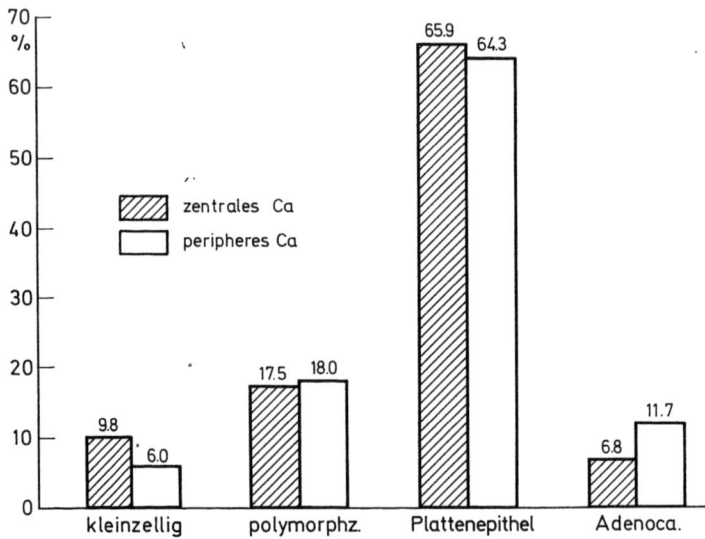

Abb. 65. *Verteilung von 573 resezierten Bronchialkarzinomen nach histologischem Typ und Lokalisation* (223 zentrale und 350 Krebse jeweils = 100%). Operationsmaterial des Pathol.-Bakt. Inst. d. Krhs. St. Georg Leipzig (Prosektor: Dr. med. habil. H. Eck). [Nach Haupt, R., u. H. Stolper: Lokalisation und Wuchsform des Bronchialkarzinoms im Vergleich zwischen Sektions- und Operationsgut. Zbl. allg. Path. path. Anat. 111, 202—213 (1968), Abb. 4]

Tabelle 45. Prozentuale Aufgliederung der verschiedenen histologischen Bronchialkrebsformen nach dem Lokalisationstyp. [Nach WALTER, J. B., u. D. M. PRYCE: The histology of lung cancer. Thorax (Lond.) 10, 107 (1955)]

	Zentral (%)	Intermediär (%)	Peripher (%)	Total (%)
Plattenepithelkarzinom	34,2	3,1	21,7	59,0
Adenokarzinome	0,0	0,0	16,8	16,8
Kleinzellige Karzinome	8,1	1,2	14,9	24,2
Summe	42,3	4,3	53,4	100,0

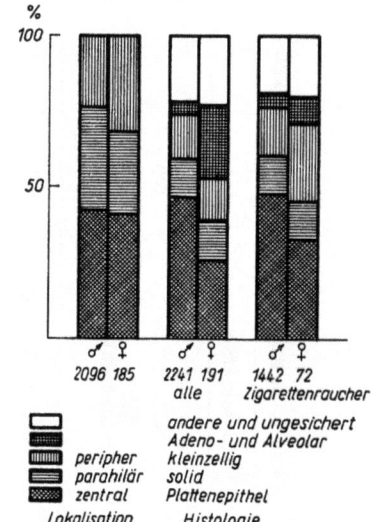

Abb. 66. *Tumorsitz und histologischer Krebstyp bei 2241 männlichen und 191 weiblichen Bronchuskarzinompatienten des Instituts für Krebsforschung der Deutschen Akademie der Wissenschaften zu Berlin (Robert Rössle-Klinik).* [Nach BERNDT, H.: Das Bronchialkarzinom der Frau. Dtsch. med. Wschr. 90, 594—601 (1965), Abb. 6]

übereinstimmender Erfahrung ist der *periphere Sitz bei den Adenokarzinomen absolut vorherrschend* (1:0,5 im Verhältnis zur zentralen Lage) (MCBURNEY, MCDONALD u. CLAGETT) und prozentual häufiger als bei allen übrigen histologischen Bronchialkrebsformen (PATTON, MCDONALD u. MOERSCH; WALTER u. PRYCE; KAHLAU; LIEBOW; OCHSNER *et al.*; RAEBURN u. SPENCER; BOGARDUS, ADAMS u. PHILLIPS; BJÖRK; SANTY, PALIARD, BÉRARD, GALY u. DUPREZ; DAVIS, KATZ u. PEABODY; LEHAR, CARR, MILLER, PAYNE u. WOOLNER; GEBAUER; HUKILL u. STERN; ASHLEY u. DAVIES; ZUTZ u. REUSCH; DI PAOLA u. STIPA u.a.) (Tabellen 46, 179 u. 180). Die von BERNDT beschriebenen *Geschlechtsunterschiede des Tumorsitzes* könnten durch ungleichmäßige Verteilung zylinderzelliger Krebsformen bedingt sein, die bei nicht rauchenden Frauen ungleich stärker vertreten sind als bei Männern und bei Raucherinnen (Abb. 66).

In lokalisatorischer Hinsicht wäre den Plattenepithelkarzinomen demnach eine Mittelstellung zwischen oat cell- und Adenokarzinomen zuzusprechen (GEBAUER). LÖHR u. WAGNER fanden dagegen in 435 Fällen die epidermoiden Formen häufiger zentral gelegen als kleinzellige. Andere Zusammenstellungen erweisen keine prinzipiellen Unterschiede der topographischen Verteilung von Plattenepithelkrebsen, großzelligen Karzinomen und undifferenzierten Geschwülsten insgesamt (Tabelle 46, Abb. 64—66). Die diesbezüglichen Angaben mancher Berichte weichen schon mangels einheitlicher Nomenklatur der Ortsklassifizierung voneinander ab. Während z.B. MCDONALD u. Mitarb. die Grenze zwischen zentralem und peripheren Typ am Übergang von Lappen- zu Segmentbronchien ziehen, faßt MÜLLY die aus Lappen- und Segmentbronchien entspringenden Tumoren der Statistik von DELARUE u. PAILLAS unter dem Begriff „peripher in den Lungen" zusammen und konfrontiert diese Gruppe mit den oralwärts (Trachea, Hauptbronchien) lokalisierten Geschwülsten. Seine differenzierende Häufigkeitsangabe für den „peripheren" Typ

Tabelle 46. Beziehungen zwischen histologischem Typ und Lokalisation der Bronchialkarzinome

Histologischer Typ	Autoren	Gesamtzahl	Lokalisation			unbestimmt	Verhältnis a):b)+c)
			a) zentral (Haupt- u. Lappenbronchien) %	b) intermediär (Segmentbronchien) %	c) peripher %		
1. *Plattenepithelkarzinome*	GEBAUER (1940)	6	85,0 (15,0+70,0)		15,0		5,6:1
	BOGARDUS, ADAMS u. PHILLIPS (1950)	163	66,6		16,6	1	4,0:1
	WIKLUND (1951)	121	91,0		9,0		10,0:1
	CARLISLE, McDONALD u. HARRINGTON (1951)	165	61,5	31,4	3,3		1,9:1
	OCHSNER, DE CAMP, DE BAKEY u. RYAN (1952)		70,0 (4,0+66,0)		30,0		2,3:1
	JENNY u. BUCHBERGER (1961)	387	74,7		25,3		3,0:1
2. *Undifferenzierte Karzinome* a) kleinzellige	JENNY u. BUCHBERGER (1961)	474	55,1		44,9		1,2:1
	GEBAUER (1940)		100,0		sehr selten		
	McBURNEY, McDONALD u. CLAGETT (1951)	90	ganz überwiegend in Haupt- u. Lappenbronchien		nur 0,1		27,7:1
b) großzellige	JENNY u. BUCHBERGER (1961)	113	73,5		26,5		2,8:1
	PATTON, McDONALD u. MOERSCH (1951)	87	57,5		42,5		1,4:1
c) ohne Angabe des Zelltyps	BOGARDUS *et al.* (1950)	14	50,0		42,9	1	1,4:1
	WIKLUND (1951)	65	86,0		14,0		6,1:1
	OCHSNER *et al.* (1952)	95	57,0 (3,0+54,0)		43,0		1,3:1
3. *Adenokarzinome*	GEBAUER (1940)	15	80 (10,0+70,0)		20,0		4,0:1
	BOGARDUS *et al.* (1950)	12	26,7		60,0	2	0,4:1
	WIKLUND (1951)	40	42,0		58,0		0,7:1
	PATTON *et al.* (1951)		35,2		65,0		0,5:1
	OCHSNER *et al.* (1952)	64	49,0 (5,0+44,0)		51,0		0,9:1
	JENNY u. BUCHBERGER (1961)	53	41,5		58,5		0,7:1

Tabelle 47. Beziehungen zwischen umschriebener „Rundherd"-Form, histologischer Bauart und Lokalisation der Bronchuskrebse. [Nach V. O. Björk: Bronchogenic carcinoma. Acta chir. scand. **95**, (Suppl. 123), 1—113 (1947)]

	Rundherde		Gesamtes Material	
	Anzahl	%	Anzahl	%
1. *Histologischer Typ:*				
a) Plattenepithelkarzinome	24	58,0	109	50,2
b) oat cell-Karzinome	4	10,0	52	24,0
c) übrige undifferenzierte Krebse	9	22,0	34	15,7
d) Adenokarzinome	4	10,0	20	9,2
e) Mischformen von a) und d)	—	—	2	0,9
nicht klassifiziert	41	100,0	217	100,0
	(3)	—	(17)	—
2. *Lokalisationstyp:*				
a) periphere Tumoren	28	66,6	—	—
b) intermediäre Tumoren	13	31,0	—	—
c) zentrale Tumoren	1	2,4	—	—
nicht lokalisiert	42	100,0	—	—
	(2)	—	—	—

(Plattenepithelkrebse 92,3 %; undifferenzierte Karzinome 77,6 %) und die entsprechenden Relationsziffern der „zentralen" Gruppe (7,5 bzw. 22,4 %) können sich daher mit den nach unterschiedlichen Einteilungsprinzipien ermittelten Ergebnissen anderer Untersucher nicht decken.

Björk analysierte in seinem Beobachtungsmaterial von 234 Bronchialkarzinomen die *Beziehungen von „Rundherd"-Form und histologischer Struktur.* Er sah derartige Erscheinungsbilder in 100 % der peripheren Karzinome, bei intermediär gelegenen Tumoren in 25 %, bei zentralen in 0,7 %. Die weitere Aufschlüsselung von 44 einschlägigen Fällen hatte das in Tabelle 47 aufgeführte Ergebnis.

Die topographische *Abgrenzung bifurkationsnaher Bronchuskarzinome von primären Krebsen der Trachea* ist in fortgeschrittenen Entwicklungsstadien unmöglich. Grilliat, Pierson, Simon u. Meyer fanden unter 1 000 broncho-pulmonalen Primärkrebsen 51 (= 5 %) von tracheo-bronchialer Lokalisation. Die Autoren lassen als eigentliche Trachealkrebse nur die Geschwülste des oberen Luftröhrenabschnitts gelten, an die sich proximalwie distalwärts eine makroskopisch intakte Trachealwandstrecke anschließt. Die solchermaßen eingeschränkte Bezeichnung traf nur auf 8 Tumoren (7 Plattenepithelkarzinome, 1 Zylindrom) zu. Diese Anzahl entspricht 0,8 % der broncho-pulmonalen und 16 % der tracheo-bronchialen Gewächse. Im Moskauer Sektionsmaterial von Gusman waren *primäre Trachealkarzinome* gleichfalls mit *1 % aller Malignome der tiefen Atemwege* vertreten.

Ihr Anteil an der Gesamtheit trachealer Primärgeschwülste ist nur aus zusammenfassenden Arbeiten des vornehmlich kasuistischen Schrifttums zu ersehen (Langhans; Oppikofer; v. Bruns; Krompecher; v. Meyenburg; Simmel; Jaffé, Leicher u. Pfeiffer; Wiethe; Berens; Borries; Reiche; Broman; Davis; Chiari; Jackson; Holinger; Tinney, Moersch u. McDonald; Hackensellner; Holinger, Novak u. Johnston; Fischer; Joshida; Schmiegelow; Saltykow; Engler; Polayes; Cann; Ferreira; Onodi; Olsen; Leroux-Robert; Heymann; Harris u. Forbes; Fruhling u. Spehler; Gusman; Ellman u. Whittaker; Clagett, Moersch u. Grindley; Biocca; Fabrikant; Cotton u. Penido; de Domenicis; Pensado Iglesias; D'Aunoy u. Zoeller; Kergin; Gatti Manacini; Struppler; Link u. Strnad; Hackensellner; Reid; Gilbert, Kaufmann u. Mazzarella; Šálek, Tichý u. Luttenberg; Kostelecký u. Malinský; Bukman u. Seletskaya; Gernez-Rieux, Voisin, Macquet, Spy u. Dormetra; Fleming, Medina u. Seaman; Sánchez Cortés; Schmidt; Gilbert, Mazzarella u. Feit; Laval, Bonneau, Payan, Colonna D'Istria, Lieutaud u. Kleisbaur; Leonardelli u. Pizzetti; Huzly; Bolstad; Calvanese, Marinelli u. Ricci; Janower, Grillo, MacMillan u. James; Hajdu u. Koss; de Sequeira u. Marcos-Martins; Moigneteau et al.; Zarowitz u. Hoffman; Masenti u. Orlandi; Henschel u.a.). Ellman u. Whittaker beziffern das Verhältnis von gutartigen zu malignen Neoplasmen der Luftröhre nach der bis 1945

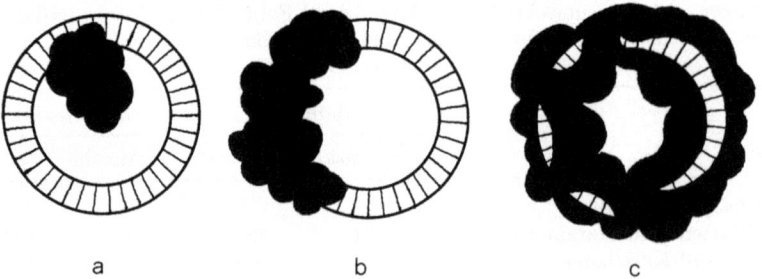

Abb. 67a—c. Das Verhalten des Karzinoms gegenüber dem Bronchus nach ALBERTINI und KOCH. a Polypös
— endobronchial — stenosierend; b intramural — extrabronchial — nicht stenosierend (destruktiv-ulcerierend);
c endo- und extrabronchial. [ALBERTINI, A. v.: Pathologisch-anatomisches Kurzreferat zum Thema Lungenkrebs. Schweiz. med. Wschr. 81, 659 (1951). — KOCH, O.: Pathologische Anatomie des Lungenkrebses. Dtsch.
Kongr. für Innere Med., Wiesbaden 1951, S. 294]

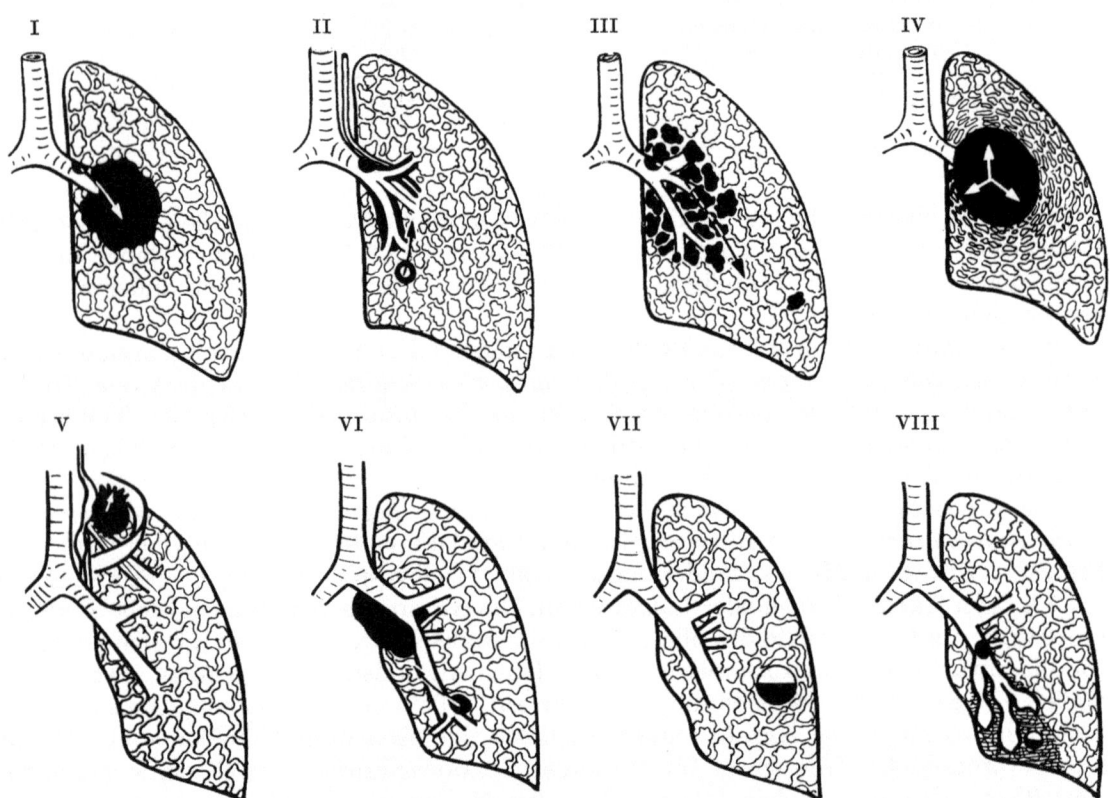

Abb. 68. *Formen und Ausbreitungstypen der Bronchuskarzinome nach dem Schema von* KOCH *ergänzt von* MÜLLY.
[KOCH, O.: Pathologische Anatomie des Lungenkrebses, Dtsch. Kongr. Inn. Med. **57**, 285 (1951); MÜLLY, K.:
Die Geschwülste der Lunge, Pleura und Brustwand, Abb. 34, S. 61. In: Handb. Inn. Med., Bd. IV/4, 4. Aufl.
Berlin-Göttingen-Heidelberg: Springer 1956]

vorliegenden Kasuistik mit 1,08:1 (253:225). Nach der Sammelstatistik von BIOCCA entfallen von 659 Tracheal-
tumoren (Schrifttum bis 1955) 284 auf Karzinome jeglichen histologischen Typs. Der Rest verteilt sich auf
Adenome, Zylindrome und andere im Baustil und biologischen Verhalten sehr heterogene Geschwülste ekto-
und mesodermalen Ursprungs. Die Zusammenstellung 29 eigener Beobachtungsfälle von FRUHLING u. SPEHLER
deutet darauf hin, daß die *autochthonen Trachealgewächse wesentlich seltener sind als sekundäre Luftröhrenkrebse*,
die sich per continuitatem von primär befallenen Nachbarorganen oder aus paratrachealen Lymphknotenmetastasen entwickeln. Bezüglich des Geschlechtsverhältnisses besteht kein Unterschied zwischen primären
Tracheal- und Bronchuskarzinomen (GUSMAN).

ββ) Erscheinungsformen, Wuchsart und Komplikationen

Man kann die Bronchialkarzinome nach makroanatomischem Aspekt von verschiedenen Blickwinkeln her gliedern:

a) nach den *äußeren Gestaltmerkmalen* der Geschwulst,

b) nach ihrer *örtlichen Ausbreitungsweise*, insbesondere nach dem *Verhalten des Tumors zu den Strukturen*

α) *der Bronchialwand*

β) *des Lungenparenchyms*

γ) *des Mediastinums und der übrigen Nachbargewebe*

Die rein deskriptive Morphologie entspricht einer statischen Betrachtung von Zustandsbildern verschiedener Tumorstadien. Die Dynamik des Wachstums und die Ausbreitungsrichtung ist, da der eigentliche Ausgangspunkt meist unklar bleibt, aus dem anatomischen Befund nicht ersichtlich und allenfalls im Vergleich mit röntgenologischen Verlaufsserien zu rekonstruieren. KAHLAU hält daher alle „Einteilungen, in denen Wachstumsrichtung und Ursprungsort des Tumors zur Grundlage dienen, für unvorteilhaft" und spricht einer makroanatomischen Klassifizierung dieser Art lediglich didaktischen und diskussionstechnischen Wert zu. Für den klinischen Röntgenologen, der sich bei der Substratdeutung des Schattenbildes auf vergleichende Erfahrungen mit den vielfältigen anatomischen Erscheinungsformen stützen muß, besitzt die grobmorphologische und die formalgenetische Gliederung nach dem jeweiligen Entwicklungsgang besondere Dignität.

Das Fehlen einer international einheitlichen Gruppierung und die Vielzahl der Klassifizierungsversuche erweist die Schwierigkeit, die in Betracht kommenden Gesichtspunkte, vor allem auch die verschiedenen Entwicklungsmöglichkeiten in einem allgemeingültigen Schema zu vereinen, ohne den komplizierten Sachverhalt unzulässig zu vereinfachen oder mit übermäßiger Unterteilung unübersichtlich werden zu lassen.

Von den zahlreichen Einteilungsversuchen (KAUFMANN; HUGUENIN; BOYD; LETULLE; WEGELIN; FRIED; WELLER; JAFFÉ; LOEWY-LENZ; VERGA u. BOTTERI; LENK; MAXWELL u. NICHOLSON; BARIÉTY, DELARUE u. PAILLAS; ACHARD u. LOEPER; FRISSELL u. KNOX; ARKIN u. WAGNER; REINGOLD, OTTOMAN u. KORNWALER; BUSINCO; v. BALOGH; MENNE u. ANDERSON u.a.) seien folgende Vorschläge genannt:

zu a)

FISCHER:
1. *knotige, massive* Form, vorzugsweise der Hilusgegend
2. *diffus infiltrierende, mehr pneumonieartige* Form
3. *medullär-miliare* Form

HOLINGER:
I. *Lokalisation:*
1. *zentral*
2. *peripher*

II. *Morphologie:*
1. *großknotige* Tumoren (meist zentral)
2. *kleine* Tumoren (meist peripher, asymptomatisch)
3. *Kragenknopf*tumoren (intrabronchial klein — extrabronchial groß)
4. *submuköse* Tumoren
(Lymphangiosis carcinomatosa — peribronchiale Carcinomatosis)

zu b)

v. ALBERTINI:
1. *polypös — endobronchial — stenosierend*
2. *intramural — extrabronchial — nicht stenosierend*
3. Kombination von 1. und 2. = *endo- und extrabronchial*

KOCH:
I. *Verhalten zur Bronchialwand:*
1. *polypös* — lichtungseinengend
2. *intramural — infiltrierend*
3. *ulzerös — destruierend*

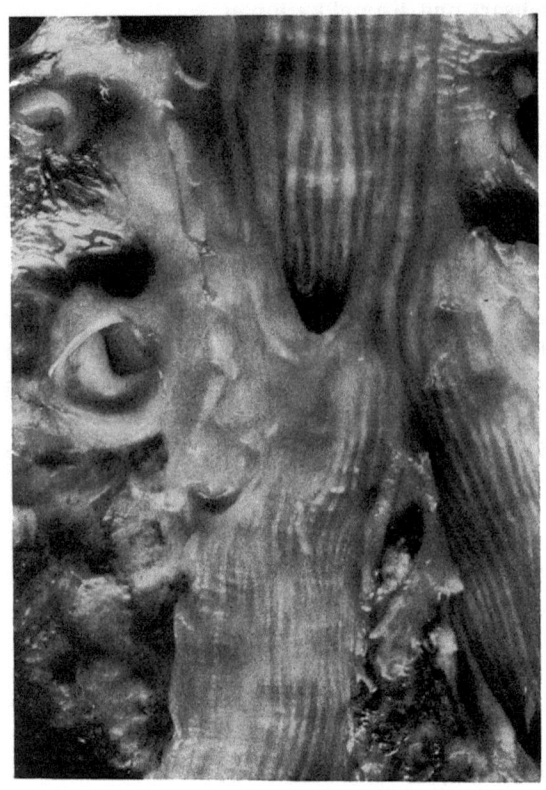

Abb. 69. *Umschriebene Reliefveränderung und Verfärbung der Bronchialschleimhaut bei beginnender neoplastischer Infiltration.* Submukös weiterkriechendes
Miniaturkarzinom am Teilungssporn eines Segmentostiums. (S.-Nr. 707/55 Patholog. Inst. Univ. Leipzig, ehem. Direktor: Prof. H. BREDT)

II. *Verhalten zum Lungengewebe:*
 1. vorwiegend *destruktiv* wachsend (massive Tumoren destruktiver
    Wuchsform)
 2. vorwiegend *infiltrierend* wachsend
    a) *infiltrativ-lymphangiotische Ausbreitung* über peribronchiale und
       perivaskuläre Lymphbahnen (fingerförmig-besenreiserartig-
       knötchenförmig-miliar)
    b) *infiltrativ-intraalveolär pneumonisch* wachsend
 3. vorwiegend *expansiv* wachsend

MÜLLY   1. *Destruierend wachsender zentraler* hilärer Krebs
(in Anlehnung   2. *infiltrativ-lymphangiotische hilopetale* Ausbreitung
an KOCH):   3. *infiltrativ-intraalveolär-pneumonische* Ausbreitung
               4. *vorwiegend expansiv* wachsender Krebs
               5. *destruierend wachsender peripherer* Krebs mit *hilofugaler* Ausbreitung
                  („Ausbrecherkrebs" oder Pancoasttumor)
               6. *bipolare Form* mit sehr kleinem, eher peripheren Primärtumor und
                  starker hilärer, lymphogener Metastasierung
               7. *solitäre Rundherde* mit oder ohne *Einschmelzung*
               8. *vorwiegend endobronchiale, stenosierende* Ausbreitung

Die 3 letztgenannten Empfehlungen scheinen dem klinischen Bedürfnis am ehesten
gerecht zu werden, wenn man berücksichtigt, daß jeder Einteilungsversuch Einwände
zuläßt, weil bei starrer Gliederung Übergangsformen schwer einzuordnen sind. Das gilt
z.B. für destruierend wachsende periphere Krebse, die sich nicht hilofugal, sondern vornehmlich zur Lungenwurzel hin entwickeln und im Spätstadium dem „zentralen Typ"
(Typ I nach MÜLLY) gleichen (POHL; ANACKER; ECK, HAUPT u. ROTHE u.a.) (Abb. 56,
57, 59, 62, 444, 450, 451 u. 455).

Entsprechend den Bemühungen, die nachhinkende Diagnostik an Hand „klassischer Lehrbuchsymptome" mit systematischen Katamnesen durch das Leitbild erster klinischer Krankheitsäußerungen zu ersetzen (Björk; Knipping u. Mitarb.; Mason; Feiks; Kutschera; Langer u.a.), verdient der *morphologische Aspekt initialer Krebsstadien* besondere Aufmerksamkeit des Bronchologen.

Die Erkenntnisgrenzen werden einerseits von der Dimension bestimmt. Nicht nur das intraepitheliale Wachstum des „*carcinoma in situ*" (s. S. 95), auch das invasive *Mikrokarzinom* bleibt dem unbewaffneten Auge verborgen, selbst wenn man das Bronchialsystem am isolierten Organ bis zu den peripheren Zweigen hin lückenlos eröffnet und aus konkretem Verdacht sorgfältig durchmustert (Eck; Werner).

Andererseits erschwert das Versteckspiel beginnender Krebse im weitverästelten Bronchialbaum ihre Entdeckung gleichermaßen am anatomischen Präparat wie im endoskopischen Blickfeld. Eben wahrnehmbare *Miniaturkarzinome*, deren Diagnose allein histologisch zu sichern ist, fallen am ehesten bei zentraler Lage auf. In mittel- bis kleinkalibrigen Bronchien sind die winzigen Krebsherde nur zufällig oder dank besonders geduldiger, peinlicher Untersuchungstechnik aufzuspüren (Eck; Werner; Pellegrini u.a.). Wie geringfügig die sichtbaren *Initialveränderungen der Schleimhautoberfläche* auch sein mögen, ihre Kenntnis schärft den Blick des Bronchologen für verdächtige Stellen und kann entscheidend zur Frühdiagnose durch gezielte Gewebsentnahme verhelfen: ähnlich den hellgrau-weißgelblichen Inseln metaplastischer Epithelbezirke und oft in deren unmittelbarer Nachbarschaft gelegen, ist die umschriebene Infiltration eines Kleinstkarzinoms an leichter *Verfärbung der Bronchialwand* kenntlich und durch *Verstreichen der zarten longitudinalen Schleimhautfalten*, als feinhöckerige *flache Erhabenheit* oder auch als *seichtes, leicht blutendes Geschwür* wahrzunehmen, ehe sich ein eigentlicher Tumorknoten bildet (Eck; Werner; Wierman, McDonald u. Clagett; Salzer, Wenzl, Jenny u. Stangl; Koch; Eck, Haupt u. Rothe u. a.) (Abb. 69).

Die *örtliche Fortentwicklung* in der Bronchialwand und ihrer Nachbarschaft kann in Form *destruktiven, infiltrierenden oder expansiven Wachstums* vonstatten gehen. Die weitere Ausdehnung über die Stützgewebe, interstitiellen Lymphspalten und Alveolarräume erfolgt strahlenförmig nach allen Richtungen, dem Lymphstrom entsprechend vorwiegend zum Mediastinum hin, aber auch retrograd und nach den übrigen Grenzflächen zu.

Die *Wachstumsgeschwindigkeit* ist nur röntgenologisch und lediglich bei allseits gut abgrenzbaren Geschwülsten des Lungenmantels zu ermitteln (s. S. 180 u. 746 u. Bd. IX/4c, S. 93, 175 u. 387). Die im Verlauf der Krebsevolution auf Thoraxübersichtsbildern vergleichbarer strahlengeometrischer Aufnahmebedingungen *röntgenologisch meßbare Verdoppelungszeit der projektorischen Flächenausdehnung des Tumorschattens* liegt in der Streubreite von 30—300 Tagen (Collins; Nathan, Collins u. Adams; Garland, Coulson u. Wollin; Schwartz; McTaggart; Collins, Loeffler u. Tivey; Wolff; Spratt, Ter-Pogossian u. Long; Spratt, Spjut u. Roper; Rigler; Wolff, Schwarz u. Bohn; Berndt; Steel u. Lamerton; Tazaki u. Tominga; Krokowski; Gerstenberg; Oeser, Krokowski u. Gerstenberg; Oeser u. Ernst; Brenner, Holsti u. Perttala; Boucot, Cooper u. Weiss; Laird; Brennan, Prychodko u. Horeland; Schwarz u. Wolff; Weiss, Boucot u. Cooper; Kawashima, Kato, Tobe, Koike, Yatomi, Suzuki u. Kato; Keller u. Kallert; Steele u. Lamerton; Chahinian; Nakanishi u.a.). Die *Volumen-Verdoppelungszeit* beträgt bei der Mehrzahl der Bronchialkarzinome 30—90 Tage (Quinn u. Whitley; Gerstenberg; Krokowski; Oeser u. Ernst). Der Mittelwert variiert bei den verschiedenen Typen je nach Bauart und Lebensalter (Tabelle 48). Er ist bei undifferenzierten Krebsen verkürzt (Spratt, Spjut u. Roper; dagegen: Wolff, Schwarz u. Bohn) und bei Patienten im Alter von 65—70 Jahren durchschnittlich größer als bei 56—65jährigen Kranken (224 gegenüber 127 Tagen) (Wolff, Schwarz u. Bohn). Der Tumorzerfall ist in Abhängigkeit vom Ausmaß der Nekrobiose mit mehr oder weniger starker Beschleunigung der Wachstumsgeschwindigkeit verknüpft (Spratt, Spjut u.

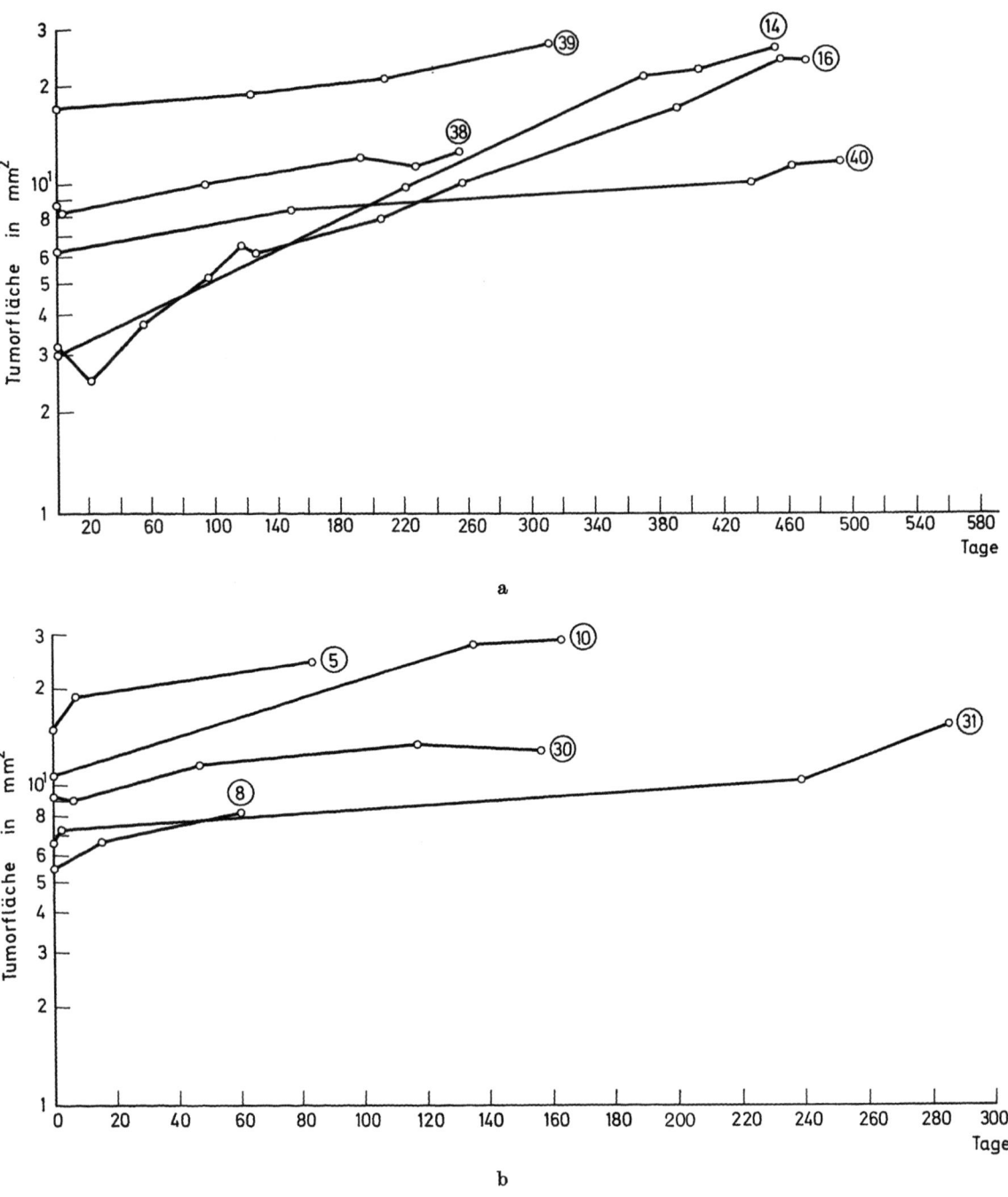

Abb. 70a—c. *Graphische Darstellung röntgenologischer Meßergebnisse des Größenwachstums von 18 Bronchialkarzinomen*. a Bei nahezu linearem Kurvenverlauf (5 Fälle), b bei etwas stärkerer Abweichung der Meßgrößen
von der Geraden (5 Fälle) und c bei Inkonstanz des Wachstums mit Perioden langfristigen Stillstands und
unvermittelter Größenzunahme. [Nach WOLFF, G., H. SCHWARZ u. K. J. BOHN: Dtsch. Gesundh.-Wes. **19**,
2129—2136 (1964), Abb. 2a, 3 u. 4]

ROPER; WOLFF, SCHWARZ u. BOHN). Die im Kurvenzug röntgenologischer Meßergebnisse
sichtbaren Schwankungen des Neigungswinkels deuten auf *Ungleichmäßigkeit der Wachstumsintensität* mit wechselnden Perioden relativer Größenkonstanz und stärkerer Proliferationstendenz hin (Abb. 70). Unbeschadet mancher Zweifel in die Verläßlichkeit der
Tumorgrößenmessung (GURLAND u. JOHNSON) und einer methodischen Fehlerbreite von

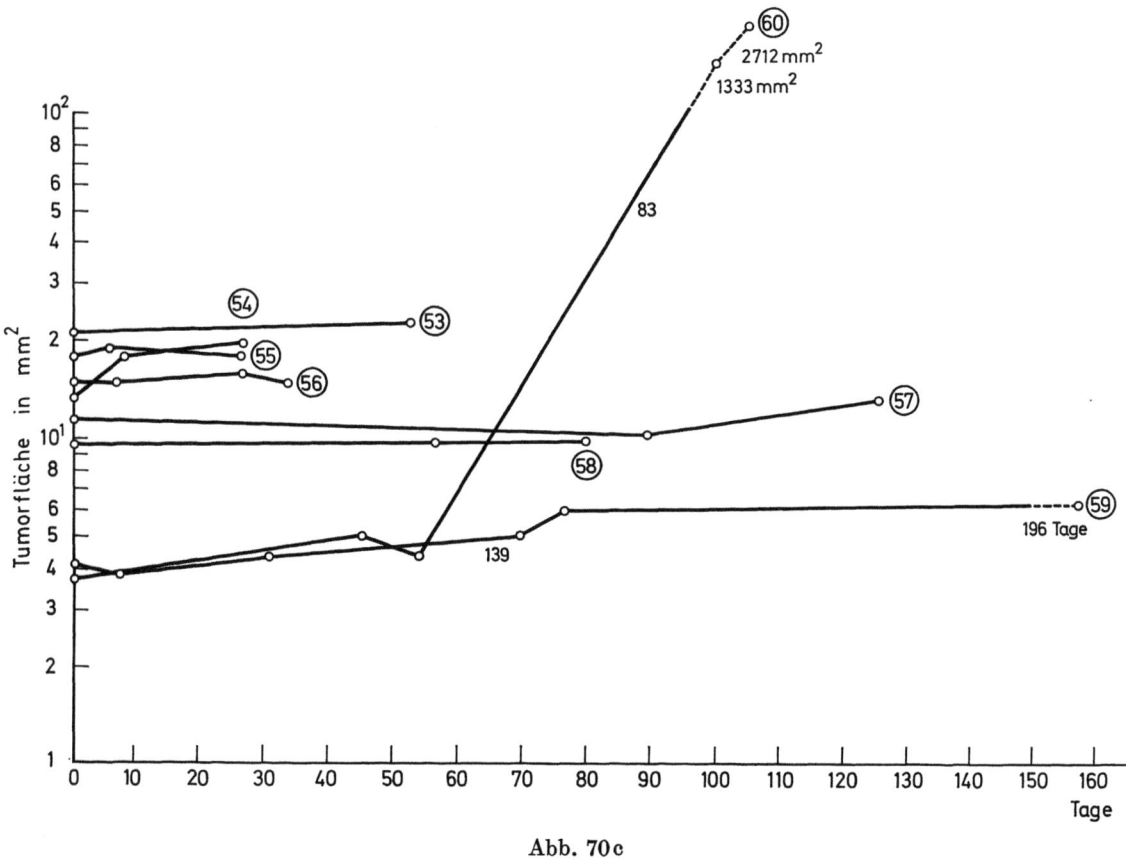

Abb. 70 c

Tabelle 48. Die unterschiedliche Wachstumsintensität diverser histologischer Typen broncho-pulmonaler Geschwülste, ausgedrückt in der Variation der durchschnittlichen Verdoppelungszeiten nach Ergebnissen röntgenologischer Größenwachstumsmessungen. [Nach WOLFF, G., H. SCHWARZ, u. K. J. BOHN: Dtsch. Gesundh.-Wes., 19, 2129—2136 (1964), Tabelle 3]

Autor	Histologischer Typ											
	Plattenepithel-Ca		undifferenz. Ca		Adeno-Ca		nicht klassifiz. Ca		maligne Adenomatose		Adenom	
	An-zahl	durch-schnittl. Verdoppe-lungszeit in Tagen	An-zahl	durch-schnittl. Verdoppe-lungszeit in Tagen	An-zahl	durch-schnittl. Verdoppe-lungszeit in Tagen	An-zahl	durch-schnittl. Verdoppe-lungszeit in Tagen	An-zahl	durch-schnittl. Verdoppe-lungszeit in Tagen	An-zahl	durch-schnittl. Verdoppe-lungszeit in Tagen
GARLAND	22	126	9	123	7	219	3	138				
SCHWARTZ	11	75			2	72						
SPRATT	6	93	9	90	7	269						
NATHAN											1	1825
Eigene Beobachtung	23	161	20	124	3	119			3	221	1	130
Zusammen	62	127	38	116	19	206						
Summe der un-differenzierten und Platten-epithel-Ca	100	123										

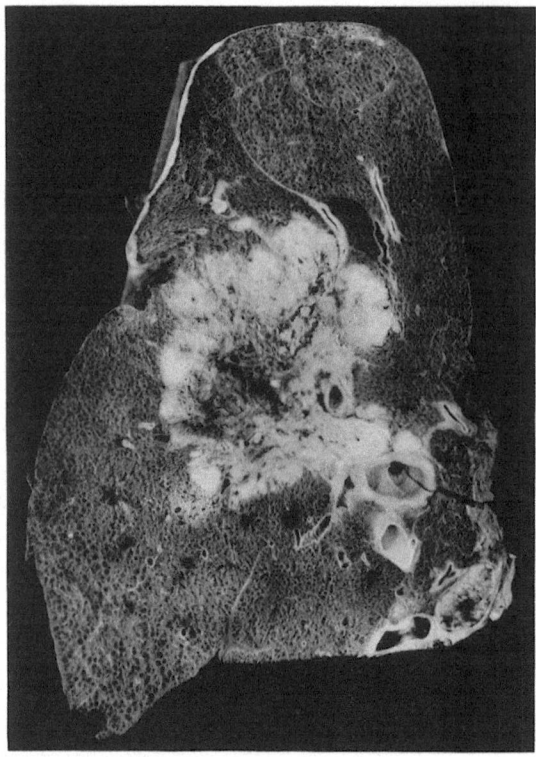 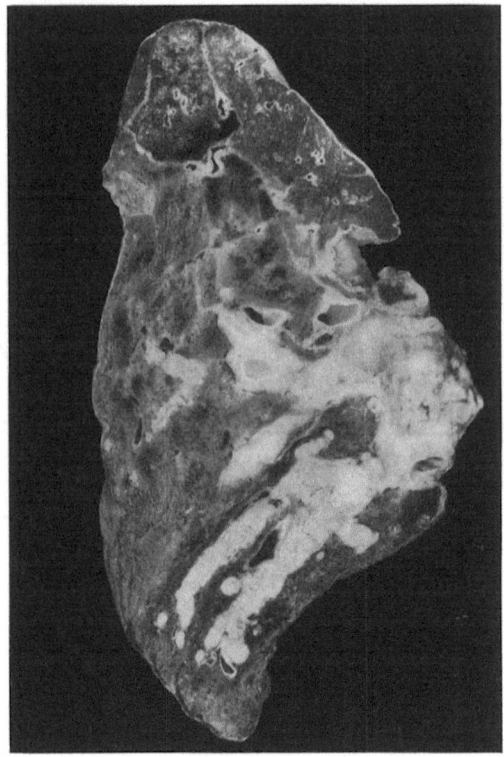

Abb. 71   Abb. 72

Abb. 71. *Knotiges Wachstum eines Karzinoms des rechten Oberlappenbronchus.* 63jähr. ♂. Resektionspräparat
Kr.-Nr. 4550/52 Patholog. Inst. d. Univ. Münster/W. (Direktor: Prof. W. GIESE). (Nach GIESE, W.: Die Atemorgane. In: KAUFMANN, E., u. M. STAEMMLER: Lehrbuch der speziellen pathologischen Anatomie, 11. u.
12. Auflage, Bd. II/3, 1417—1984, Abb. 959. Berlin: W. de Gruyter 1960)

Abb. 72. *Plattenepithelkarzinom des rechten Oberlappenbronchus mit intrakanalikulär-hilofugalem Wachstum in
den Ästen des Ramus anterior.* 54jähr. ♂. Kr.-Nr. 1982/53 Patholog. Inst. d. Univ. Münster/W. (Direktor:
Prof. W. GIESE). (Nach GIESE, W.: Die Atemorgane. In: KAUFMANN, E., u. M. STAEMMLER: Lehrbuch der
speziellen pathologischen Anatomie, 11. u. 12. Auflage, Bd. II/3, 1417—1984, Abb. 958. Berlin: W. de Gruyter
1960)

ca. $\pm 10\%$ (KELLER u. KALLERT) steht der Sachverhalt periodischer Wachstumsschwan-
kungen außer Frage (ROHDENBURG u.a.). Diese Erkenntnis kann für die röntgenologische
Differentialdiagnose pulmonaler Rundherde bedeutungsvoll sein (s. S. 370, 471, 487, 701ff.,
751ff., 956, 965ff., 974, 989, 992 u. 1012 sowie Bd. IX/4c, S. 93, 175, 286ff. u. 387).

Die Methode röntgenologischer Größenmessung hat nicht nur theoretischen, sondern
bei retrospektiver Anwendung auch praktischen Wert, weil man bei Erhebung eines
suspekten Schattenbefundes an Hand früherer Vergleichsaufnahmen die bisherige Ent-
wicklungstendenz beurteilen und differentialdiagnostische Anhaltspunkte gewinnen kann.
Die diagnostisch-therapeutische Entscheidung über karzinomverdächtige Rundherde
darf aber keinesfalls vom Nachweis weiteren Wachstums abhängig gemacht werden:
die aus allzu konservativer Einstellung heraus vielgeübte oder auf Überschätzung klinischer Erkenntnismöglichkeiten gegründete „Verlaufsbeobachtung" bedeutet unnötigen
Zeitverlust und birgt das Risiko, die Chance radikaler Tumorentfernung zu verfehlen
(s. S. 426, 471ff. u. 494).

Die *Eigenart der Ausbreitungsweise* (Abb. 73, Tabellen 182 u. 183) bronchogener
Karzinome wird wohl in erster Linie vom biologischen Charakter der Geschwulst geprägt
(KNORR; STOBBE; HAUPT u. STOLPER; ECK, HAUPT u. ROTHE u.a.). Die Lokalisation
hat gleichfalls formalgenetische Bedeutung (FISCHER), denn die Lunge bietet dem Tumor

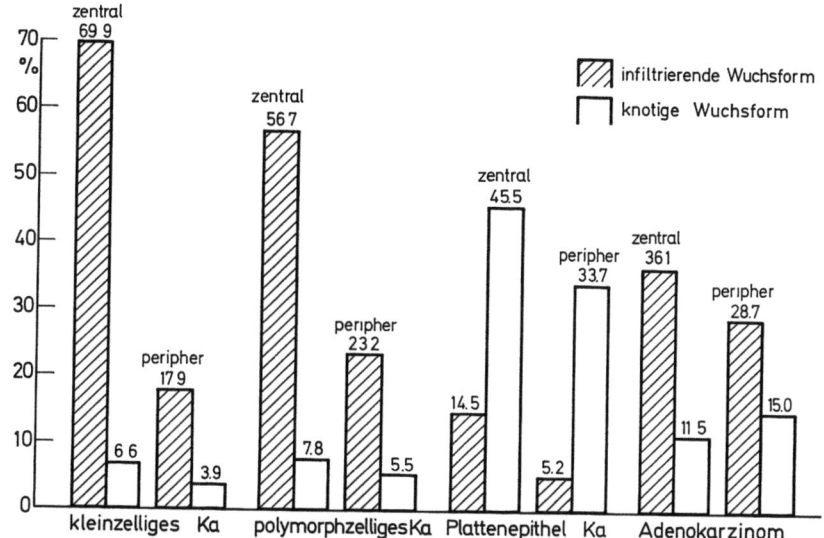

Abb. 73. *Wuchsform von 989 obduzierten Bronchialkarzinomen des St.Georg-Krankenhauses Leipzig in Abhängigkeit vom zentralen und peripheren Sitz sowie vom histologischen Typ* (jeder histologische Typ = 100%). (Nach ECK, H., R. HAUPT u. G. ROTHE: Die gut- und bösartigen Lungengeschwülste. In: Handbuch der speziellen pathologischen Anatomie und Histologie, Bd. III/4, Abb. 101. Berlin-Heidelberg-New York: Springer 1969)

besonders günstige Entfaltungsmöglichkeiten. Obgleich seinem Vordringen letztlich keine Barriere standhält, mag der — im Verhältnis zu den umgebenden Strukturen des Mediastinums, Brustkorbs und Zwerchfells — geringere mechanische Widerstand des Lungengewebes eine gewisse Rolle spielen (WIKLUND), da er eine vorwiegend expansive Tendenz begünstigt. Auch die Parenchymbeschaffenheit scheint Einfluß zu haben: ein in atelektatischen bzw. obstruktionspneumonisch verdichteten Lungenbezirken rein lymphangisch fortkriechendes Karzinom kann in den lufthaltigen Nachbarsegmenten ausschließlich intraalveolär nach Art eines Oberflächenkrebses wachsen (ECK).

In der Mehrzahl der Fälle bildet sich ein mehr oder weniger großer *Geschwulstknoten*, gleich, ob der Ausgangspunkt *peripher oder an der Lungenwurzel* liegt (Abb. 71 u. 80). Der Tumor wirkt um so schärfer abgesetzt, je mehr der verdrängende „geschlossene" *Wuchstyp* vorherrscht. Die *Begrenzung* wird dagegen verwischt, wenn das Gewächs die Bronchuswand infiltrierend überschreitet und *fingerförmige Krebsausläufer* zum Lungen- und Mediastinalgewebe entsendet. Die aus der Randzone grobnodulärer Bronchialkarzinome des Lungenmantels in das angrenzende Parenchym einstrahlenden radiärstreifigen Fortsätze (Abb. 36) sind nach histologischen Befunden nur zum Teil als echte „Krebsfüßchen" im Sinne *perifokal fortschreitender lymphangischer Karzinose* zu bezeichnen. Zur Entstehung des „Strahlenkranzes" („sunburst-Phänomen" s. S. 713 u. 757, Abb. 246, 357, 405, 408, 427 u. 430 sowie Bd. IX/4c, Abb. 156) trägt vielfach die *bindegewebige Verdickung interlobulärer Septen* und Gefäßscheiden bei, die als „*desmoplastische Abwehrreaktion*" des Organismus auf die Tumorinfiltration gedeutet wird (SHAPIRO, WILSON, YESNER u. SHUMAN) und der epitheloidzelligen, oft hyalinisierenden Lymphknotenreaktion im Abflußgebiet neoplastischer Herde (HERXHEIMER; KAHLAU; LENNERT u.a.) (s. S. 378) vergleichbar ist. Gleichartig sternförmige interstitielle Kollagenfaserzüge bilden sich auch in Umgebung entzündlicher Granulome (Tuberkulome) (BRYK u.a.) und chronisch karnifizierter Herdpneumonien (WHITE, MADDING u. HERSHBERGER u.a.) (s. S. 757 u. 953, Abb. 169, 406, 407, 559, 561, 562 u. 564 sowie Bd. IX/4c, Abb. 155).

Bei *manschettenartiger intramural-extrabronchialer Ausbreitung* (sog. „Makkaroni-Typ") (KOCH) (Abb. 68/II u. 419) kann der Tumor *submukös und interstitiell in den peribronchialen bzw. perivaskulären Lymphbahnen* hilus- wie mantelwärts fortwuchern, *ohne einen gröberen Knoten* zu erzeugen und ohne sogleich einen großen Bronchialast zu verlegen.

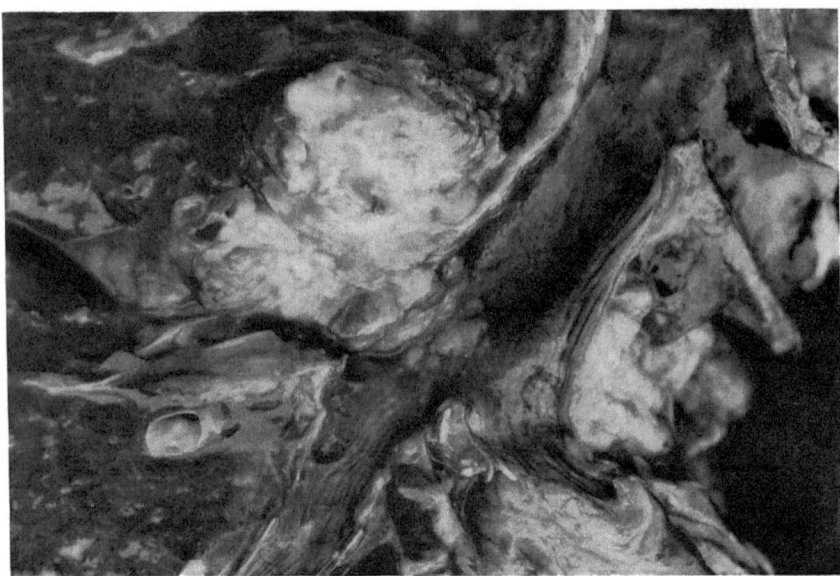

Abb. 74. *Bronchialkarzinom an der Wurzel des linken Oberlappens mit lymphogener knötchenförmig-streifiger Schleimhautkarzinose proximal des Tumoreinbruchs in die Hauptbronchuswand.* Sekt.-Nr. 846/67 Patholog. Inst. d. Univ. Münster/W. (Direktor: Prof. W. GIESE)

Die Kenntnis dieser Ausbreitungsform ist für den Radiologen wesentlich, da die neoplastische Bronchialeinscheidung zunächst lediglich besenreiserartige radiäre Schattenstreifen hervorruft, und die Symptome des Bronchusverschlusses erst spät zur Geltung kommen (Abb. 420).

Unabhängig von der jeweiligen Entwicklungsart können zentrale Bronchuskarzinome *in den Lymphspalten der Submukosa proximal der makroskopischen Tumorgrenze weiterkriechen* (GRIESS, MCDONALD u. CLAGETT; KOCH; GIESE; LANGE-CORDES; KNY u. LANGE-CORDES; FREY u. LÜDEKE; MAASSEN; PELLICER-ERASO; MEYER-SIEM; BARTHEL; DUFOUR u. FELETTI; ECK, HAUPT u. ROTHE; MANZOCCHI u. VAGO; BUCHBERGER u. a.) (Abbildung 74). Die Krebsausläufer bleiben endoskopisch unsichtbar oder verursachen nur geringfügige Veränderungen des Oberflächenreliefs (HUZLY). Zur bronchoskopischen Operabilitätsbeurteilung empfiehlt sich daher die Gewebsentnahme auch aus scheinbar unverdächtigen Schleimhautbezirken oberhalb des Geschwulstrandes (MAASSEN) (s. S. 387 u. 679).

Die hilofugale intrakanalikuläre Ausdehnung (Abb. 72) geht oft in *vorwiegend intraalveoläres Krebswachstum* über (nach GROSSE ca. 3% der Fälle). Die *Krebspneumonie* entspricht einem *diffusen Infiltrationsprozeß*, der gegenüber dem intakten Parenchym von vornherein verschwommen begrenzt ist (Abb. 421—423). Als umschriebenes Infiltrat in Umgebung des — meist peripheren — Ausgangsherdes beginnend (Abb. 413), greift er später über die Lappengrenzen hinaus und schneidet nur zeitweilig als lappenfüllende pneumonieartige Verdichtung am Interlobium scharfrandig ab (EISMAYER; WATANABE; HUGUENIN u. DELARUE; HUEPER; LENK; POHL; SILVERMAN u. ANGRIST; REY; LUNA u. BRACCO; REY u. RUBINSTEIN u. a.). Eine analoge intraalveoläre Proliferationstendenz findet man mitunter beim *miliar-nodulär disseminierten Ausbreitungstyp*, der gewöhnlich einer lympho-hämatogenen Metastasierung entspricht (GALLUZI u. PAYNE; POTTS u. DAVIDSON; ECK; WERNER; SVIRČEVIĆ u. POPOVIĆ; FAUST u. a.) (Abb. 545 u. 546; s. auch Bd. IX/4c, Abb. 226 u. 230), aber auch von diskontinuierlicher aerogener Tumorzellverschleppung herrühren kann und von ECK im Zusammenhang mit der Lungenadenomatose herausgestellt wird (s. Bd. IX/4c, S. 45 u. 61).

Im Anschnitt weist das Tumorgewebe unterschiedliche Beschaffenheit auf. Schon die *Farbe* wechselt von hellem Weiß, das durch hämorrhagische Bezirke rötlich gesprenkelt

Tabelle 49. Häufigkeit endothorakaler Komplikationen der Bronchialkrebsentwicklung. [Nach Sektionsbefunden von WALTHER (1948), KOCH (1950) und GROSSE (1953)]

	Autoren		
	GROSSE (1953), 1 206 Fälle %	KOCH (1950), 185 Fälle %	WALTHER (1948), 280 Fälle %
Ohne pleuro-pulmonale Komplikationen	—	7,03	—
Bronchusstenose bis zu völligem Verschluß	26,0	34,06	—
Chronische Bronchitis	30,0	—	—
Bronchiektasen	16,0	—	—
Emphysem oder „Lungenblähung"	33,3	—	—
Atelektasen	20,5	24,86	—
Lobuläre oder kruppöse Lobärpneumonie	3,5	32,97	—
Chronische Pneumonie	57,0	—	—
Karnifikation	14,3	34,59	—
Lungenabszesse	14,3	—	—
Lungengangrän	2,5	—	—
Sequesterbildung	1,0	—	—
Lungenödem	31,0	—	—
Lungenembolien	1,3	—	—
Trockene Pleuritis	2,5	28,1 Pleuritis	—
Pleuraerguß	39,5	12,43 Transsudat	—
Pleuraempyem	8,0	5,94	—
Pleurakarzinose	18,5	3,78	27,9
Einbruch in			
Trachea	4,3	—	0,4
homo- oder kontralateralen Hauptbronchus	3,0	—	—
Ösophagus	8,0	3,24	2,5
Herzbeutel	20,0	17,01	15,7
Hohlvenen	10,7	⎰Ummauerung	2,1
Lungenschlagader	8,0	12,7 ⎨großer Gefäße	—
Lungenvenen	4,2	⎱insgesamt	—
Aorta	3,0		—
Bronchialarterien	—	2,7	—
Tödliche Arrosionsblutung	3,8	—	—
Krebsinfiltration des N. vagus oder des N. recurrens	0,7	—	—
Kontinuierlicher Einbruch in Brustwand oder Wirbelsäule	8,7	5,94	—
Durchwanderung des Zwerchfells	0,7	—	—
Tumorzerfall bis zur Kavernenbildung	27,5	—	—
Kombination mit			
Lungentuberkulose	11,0	—	—
davon aktive Formen	2,5	—	—
Silikose	4,0	—	—
Lues	6,3	—	—

werden kann, über braun-gelbliche Töne nekrotischer Bezirke und grau-rosa Färbung pneumonisch infiltrierter Geschwulstareale bis zu stumpfem schiefergrauen Kolorit, das man — neben auffällig radiärer Strukturgliederung — vor allem im Zentrum peripherer Narbenkrebse als makroskopisches Kennzeichen dieser ätio-pathogenetischen Sondergruppe beobachtet (s. Abb. 36). Die *Konsistenz* des Primärtumors, der von ihm befallenen Lymphknoten und abgelegener Metastasen erscheint bei zellreichen Gewächsen oft markig, beim nekrotisch zerfallenden Plattenepithelkrebs bröckelig weich, sonst meist recht

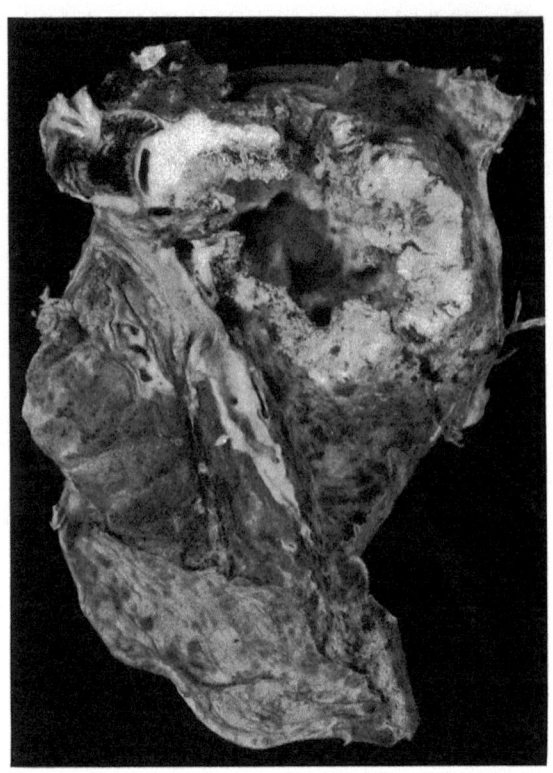

Abb. 75. *Kavernös zerfallendes, verhornendes Plattenepithelkarzinom im apikalen Unterlappensegment.*
64jähr. ♂. Resektionspräparat. Kr.-Nr. 2187/53,
Patholog. Inst. d. Univ. Münster/W. (Direktor:
Prof. W. GIESE). (Nach GIESE, W.: Die Atemorgane. In: KAUFMANN, E., u. M. STAEMMLER:
Lehrbuch der speziellen pathologischen Anatomie,
11. u. 12. Auflage, Bd. II/3, 1417—1984, Abb. 972.
Berlin: W. de Gruyter 1960)

Tabelle 50. Relative Häufigkeit der Massenblutung bei bronchogenen Karzinomen. [Nach HAUPT, R.: Tödliche
Massenblutung durch Bronchialkarzinom. Frankf. Z. Path. 75, 412—418 (1966), Tabelle 3]

Autor	Zahl der Br.-Krebse	Br.-Krebse mit Blutung	%
SEYFARTH (1924)	307	4	1,30
JUNGHANS (1928)	339	4	1,18
KRAUS (1931)	107	3	2,80
LINDBERG (1935)	40	3	7,50
KOCH (1950)	185	5	2,70
STOBBE (1953)	300	6	2,00
BÜRGER (1954)	240	2	0,83
LESCHKE (1957)	469	13	2,77
HATZENBERGER (1965)	1112	24	2,16
Eigene Untersuchungen	1259	48	3,81

derb, beim schleimbildenden Adenokarzinom („Gallertkrebs") weniger fest (EISMAYER;
HUEPER; HUGUENIN u. DELARUE; SANTY *et al.*; REY u. RUBINSTEIN; LUNA u. BRACCO
u. a.).

Das Karzinom kann den Ursprungsbronchus, größere Nachbaräste und das angrenzende *Lungengewebe massiv durchwachsen.* Bei hilopetaler Entwicklung pflegt die
Neoplasie *lymphogen oder in breiter Front kontinuierlich in die Mediastinalorgane einzu-
wuchern* (Trachea, Ösophagus, Herzbeutel, Myokard, Herzhöhlen, Venenstämme), nachdem das Tumorgewebe im Verein mit *Lymphknotenmetastasen* den *Hilus mit seinen großen
arteriellen und venösen Gefäßen ummauert* und das abhängige Lungengebiet blockiert hat.
Seltener kommt es statt dessen von der Lungenrinde her zu hilofugaler *Invasion der
Thoraxwand oder des Zwerchfells.*

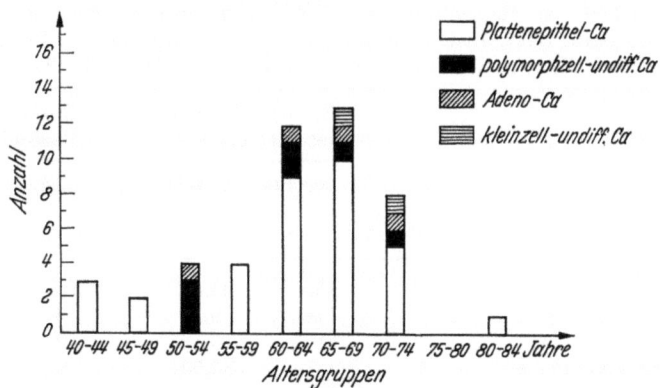

Abb. 76. *Altersgliederung und histologischer Tumorbau bei 47 Bronchialkarzinomen mit Massenblutung.* [Nach HAUPT, R.: Frankf. Z. Path. **75**, 412—418 (1966), Abb. 1]

Als intratumorale Komplikation findet man *in ca. 20—30% der Fälle makroskopische Zerfallsvorgänge* (FISCHER: ca. 25%; BJÖRK: 23%; MASON: 10%; GROSSE: 27,5%; FISHBERG u. RUBIN: 30%; ISAAC u. OTTOMAN: 12—50%; LIEBOW: ca. 20%; MAXWELL u. NICHOLSON: 20%; STRANG u. SIMPSON: 12—29%; BROCK: 13,8%; CARR, SKINNER, ROBBIN u. KESSLER: 15%; SCHUBERT, RENSCHLER u. SCHAUB: 20%; DANIELLO, ANASTASATU, LUCACIU u. COMAN: ca. 21%; ALLOISIO u. BENEDETTI: 12—29%). Vorherrschend sind *breit umsäumte Geschwulstkavernen* mit höckerigem Innenrelief, die durch Kolliquationsnekrose solider Tumorknoten entstehen (Abb. 75). Nach Entleerung des verflüssigten Inhalts bleiben oft flottierende Sequester in der Höhle zurück (Abb. 276, 280, 435—437, 439). Die abgebröckelten Tumorpartikel können en bloc abgehustet werden, sobald ein größerer Bronchus in den Zerstörungsprozeß einbezogen ist. Die fortschreitende Sequestrierung verschmälert den neoplastischen Randsaum und hinterläßt mitunter zystenähnliche, sehr *dünnwandige Hohlräume*, die sich infolge exspiratorischer Ventilmechanismen der drainierenden Bronchien zeitweilig stark aufblähen können (PEABODY, RUPNIK u. HANNER; ANDERSON u. PIERCE; TALA u. LAUSTELA; BARBU u. LAKATOS; LAMBERT; GROSSMANN; BOTTOS; KRAUS u.a.) (Abb. 276, 439, 441, 443, 445). Wenn die Höhlenwand auch eine zusammenhängende Auskleidung von Tumorzellen behält (LIEBOW), ist dann makroskopisch doch vielfach kein Krebsgewebe mehr erkennbar (STOBBE; ZADEK; PEABODY, RUPNIK u. HANNER; ANDERSON u. PIERCE; GROSSMANN). Das Hinzutreten aerogener Infektion wandelt die Tumorkaverne häufig in eine *karzinomatöse Abszeß- oder Gangränhöhle* um (HUGUENIN u. ALBOT; FISHBERG u. RUBIN; ATKINS; FISCER; STRANG u. SIMPSON; BROCK; SERGENT, KOURILSKY, TURIAF u. PAUCHARD; KIRKLIN u. PATTON; FARRELL; ROUBLER u. MILHAUD; LÖHR; KRAMPF; BALLON; SCHUBERT, RENSCHLER u. SCHAUB; PRUVOST, PIERRE, LIVIERATOS, DELORT u. LEBLANC; AMENVILLE; CARR, SKINNER, ROBBINS u. KESSLER; OPENSHAW u.a.) (Abb. 497). Die entzündliche Überformung erschwert selbst den histologischen Nachweis des neoplastischen Ursprungs (STOBBE).

Im weiteren Verlauf kann die krebsige oder eitrig-putride Zerstörung auf benachbarte Gefäßwände übergreifen, Arrosionsaneurysmen hervorbringen (KRAUS; STOBBE) und — *in ca. 1—3% der Fälle* — eine *tödliche Massenblutung* auslösen (ASKANAZY; ATKINS; KRAUS; LINDBERG; FISCHER; STOBBE; JUNGHANNS; BÜRGER; SCHMIDTMANN; SEYFARTH; KOCH; GATTNER; HOLLMANN u. SCHNEIDER; HAUPT; GRUBER; DAUBRESSE u. VAN CAUTER; CRUCIANI u. MARANO; ECK, HAUPT u. ROTHE u.a.) (Tabelle 50—52, Abb. 76).

Das grobmorphologische Bild pneumonisch wachsender und nodulärer Krebsformen des Lungenmantels wird im wesentlichen nur vom Primärtumor und seinen regionären Lymphknotenmetastasen geprägt, sofern Zerfallsvorgänge mit anschließender Infektion

Tabelle 51. Relative Häufigkeit der Massenblutung bei den verschiedenen histologischen Bronchialkrebs-typen. Sektionsstatistik des Path.-Bakt. Inst. d. Krhs. St. Georg Leipzig (Leiter: Prosektor Dr. med. habil. H. ECK). [Nach HAUPT, R.: Frankf. Z. Path. **75**, 412—418 (1966), Tabelle 1]

	Bronchialkarzinome gesamt: 1259		Bronchialkarzinome mit Massenblutung: 48 = 3,81%		
	absolut	% aller Br.-Krebse	absolut	%	% des histol. Typs
Plattenepithelkarzinome gesamt	435	34,55	35	72,9	8,05
verhornend	118	9,37	16	33,3	13,56
nicht verhornend	317	25,18	19	39,6	5,99
kleinzellige undifferenzierte Karzinome	447	35,50	2	4,2	0,45
polymorph- und großzellige undifferenzierte Karzinome	259	20,57	7	14,6	2,70
Adenokarzinome	100	7,94	4	8,3	4,00
Alveolarzellkarzinome	11	0,87	—	—	—
ohne histologische Diagnose	7	0,56	—	—	—

Tabelle 52. Relative Häufigkeit des makroskopischen Tumorzerfalls bei der Massenblutung durch bronchogene Karzinome. [Nach HAUPT, R.: Frankf. Z. Path. **75**, 412—418 (1966), Tabelle 2]

	Bronchialkarzinome mit Massenblutung		
	gesamt	mit Zerfall	Zerfallshöhle
Plattenepithelkarzinome gesamt	35	28	19
verhornend	16	11	7
nicht verhornend	19	17	12
kleinzellige undifferenzierte Krebse	2	—	—
polymorph- und großzellige undifferenzierte Ca.	7	4	1
Adenokarzinome	4	2	3

bzw. *hämorrhagischer Durchtränkung des Lungenparenchyms* ausbleiben. In seltenen Fällen kann sich nach rezidivierenden Hämoptysen eine *aspirationsbedingte feinnodulär disseminierte Hämosiderose der Lungen* entwickeln (GREEN; SCHULZE) (s. Abb. 547, 548). Beim zentralen Lokalisationstyp treten die *komplizierenden Folgeerscheinungen der Bronchus-obstruktion* früher oder später in den Vordergrund.

Art und Umfang des durch *Ventilationsbehinderung* verursachten Strukturwandels im abhängigen Lungengewebe werden in erster Linie vom Sitz der Geschwulst und ihrem jeweiligen aerodynamischen Stenosemechanismus, ferner von zunehmender *Sekretstauung und sekundärer Infektion* bestimmt (s. Bd. IX/3, S. 170ff. u. 209).

Anfänglich kann der exspiratorische Ventileffekt der inkompletten Tumorstenose bei erhaltener Atembeweglichkeit der Bronchialwand ein *funktionelles Obstruktionsemphysem* erzeugen (Abb. 470), dessen Ausdehnung sich auf das Versorgungsgebiet des befallenen Bronchus beschränkt. Das Zusammenwirken von Ventilblähung und Gewebsdestruktion führt gelegentlich zum *Spontanpneumothorax* (HEIMLICH u. RUBIN; BARIÉTY, POULET, MONOD u. PAILLAS u.a.) (Abb. 453—455).

Die regionale Entlüftungsstörung ist ein röntgendiagnostisch wertvolles indirektes Hinweissymptom, das kleine oder versteckt liegende Tumoren in einem relativ frühen Stadium aufzuspüren erlaubt (s. S. 837ff.). Das anatomische Schrifttum enthält verständlicherweise nur spärliche Mitteilungen über poststenotische Lungenblähung beim Bronchuskarzinom. Der Zustand ist dem Pathologen wenig geläufig, da er nur vorübergehend besteht und mit zunehmender Belüftungssperre gewöhnlich von obstruktiver Anschoppungsatelektase abgelöst wird.

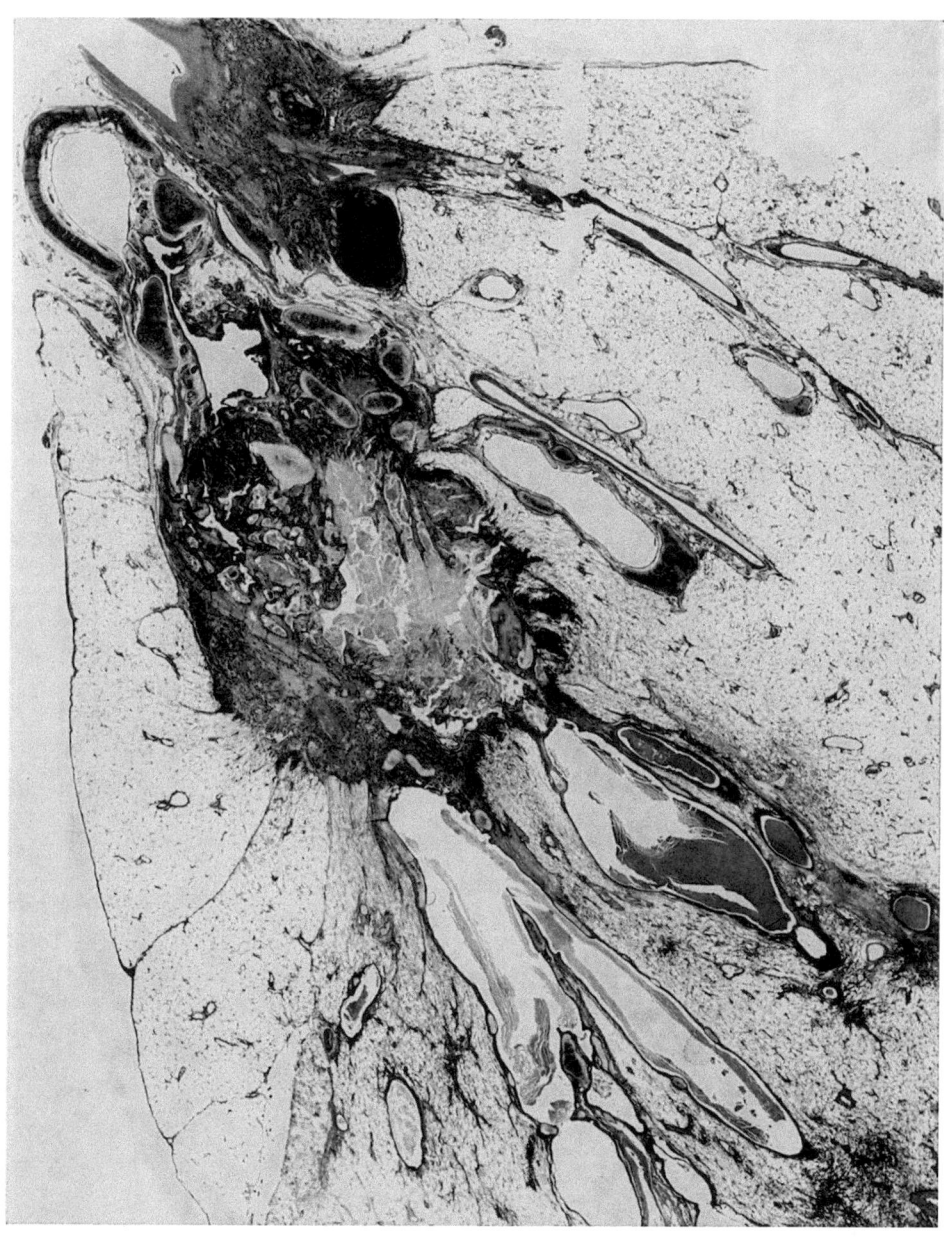

Abb. 77. *Hilusnahes verhornendes Plattenepithelkarzinom des linken Unterlappenbronchus mit zylindrischer Bronchiektasie jenseits der Stenose des röhren- bzw. fingerförmig in den Unterlappen auswachsenden Tumors.* Vergr. 3:1. A. I., 53jähr. ♂. (M. B. 109/65, Patholog. Inst. d. Univ. Zürich; Direktor: Prof. E. UEHLINGER). (Aus ECK, H., R. HAUPT u. G. ROTHE: Die gut- und bösartigen Lungengeschwülste. In: Handbuch der speziellen pathologischen Anatomie und Histologie, Bd. III/4, Abb. 98. Berlin-Heidelberg-New York: Springer 1969)

Der blockierte Lungensektor wird luftleer, bietet allerdings nicht den Aspekt des einfachen Alveolarkollapses: da sich das Bronchialsekret in die tiefen Atemwege zurückstaut und einen Fremdkörperreiz ausübt, entsteht jenseits der Tumorstenose kaum eine reine *Obstruktionsatelektase*, vielmehr eine zunächst blande *Obstruktionspneumonitis* (McDONALD, HARRINGTON u. CLAGETT; LÜDEKE; SPAIN; SUTNICK u. SOLOFF u. a.). Die retentionsbedingte Entzündung beginnt histologisch als Endobronchitis, Bronchiolitis und Peribronchiolitis, greift infiltrierend auf die Alveolarsepten über und führt zur Exsudation

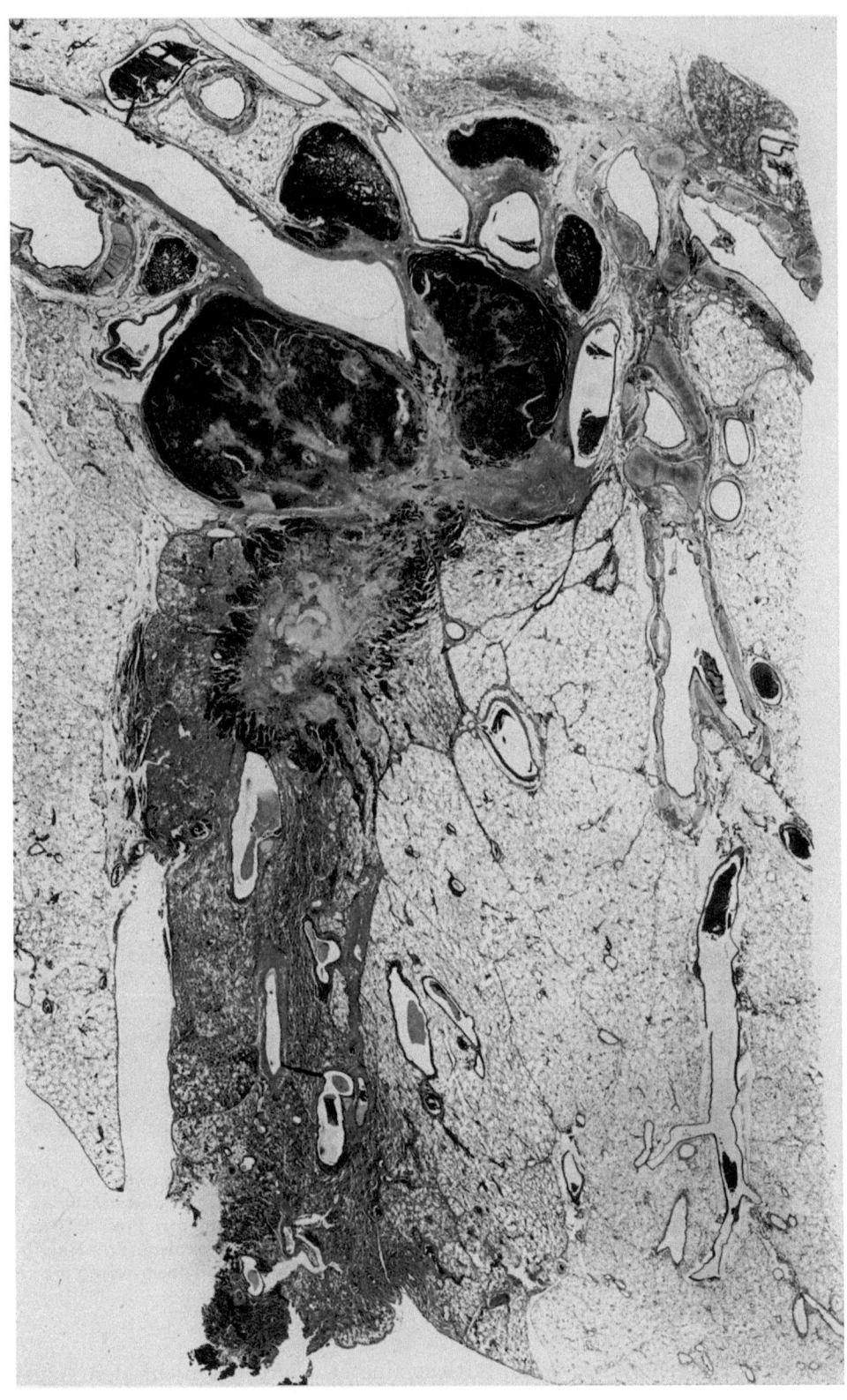

Abb. 78. *Anaplastisches Plattenepithelkarzinom des rechten Mittellappenbronchus mit atelektatischer Mittellappenschrumpfung und poststenotischer Bronchiektasie.* Vergr. 3:1. F. D., 51jähr. ♂ (M. B. 3312/64, Pathol. Inst. d. Univ. Zürich; Direktor: Prof. E. Uehlinger). (Aus Eck, H., R. Haupt u. G. Rothe: Die gut- und bösartigen Lungengeschwülste. In: Handbuch der speziellen pathologischen Anatomie und Histologie, Bd. III/4, Abb. 99. Berlin-Heidelberg-New York: Springer 1969)

in den Alveolarraum, der sich mit abgeschilferten Epithelien und eingewanderten phago-
zytierenden Makrophagen (,,Schaumzellen") füllt. Sie ist ferner durch Faservermehrung
im Lungengerüst, Neubildung interstitieller Lymphkörperchen (LÜDEKE) und häufig
durch makroskopisch sichtbare Lipophagozytose gekennzeichnet, welche die obstruk-
tionspneumonischen Bezirke mit gelblichen, fettig glänzenden Stippchen gesprenkelt
erscheinen läßt (,,*endogene Lipoidpneumonitis*" s. Bd. IX/3, S. 170ff.). Der fortschwelende
Entzündungsprozeß verödet die terminalen Luft-, Blut- und Lymphwege. Er geht mit
poststenotischer Bronchiektasie einher (Abb. 77 u. 78) und bewirkt *verstärkten Kollateral-
zustrom aus erweiterten Bronchialarterien* mit Stase oder Strömungsumkehr in der
Lungenendstrombahn (LIEBOW u. Mitarb. u.a.) (s. Abb. 201 u. 202, S. 412ff. u. 848).
Der abgesperrte Lungenanteil kann im weiteren Verlauf beträchtlicher *indurativer
Schrumpfung* verfallen. Je länger die Entwicklung der Tumorstenose bis zur vollständigen Blockade dauert, desto mehr wächst jedoch die Gefahr der *Sekundärinfektion
mit nachfolgender Abszedierung, Lungengangrän und eitrigen Komplikationen des Rippen-
fells oder Herzbeutels* (McBURNEY, McDONALD u. CLAGETT u.a.).

Poststenotische Bronchiektasie und Obstruktionspneumonitis im abhängigen Lungengebiet sind beim Krebsverschluß die Regel und auch bei hochgradiger Stenose großer
Bronchien nur ausnahmsweise zu vermissen. Röntgenologisch ist diese Entwicklung aber
nicht gleichbedeutend mit raschem Eintritt homogener Totalverschattung des betroffenen
Parenchymkeils im Sinne gänzlicher Luftleere. Erfahrungsgemäß schreitet der Verdich-
tungsprozeß vielmehr oft recht zögernd fort und bleibt in seiner territorialen Ausdehnung
lange unvollständig (S. 845ff. u. 862). Das Vorkommnis gilt als prognostisch ungünstig,
wenn es als Halbseitenphänomen von einem *vorbestehenden schweren Obstruktionsemphysem* herrührt (LÜDEKE).

Innerhalb eines Lappenareals kann die fortbestehende Entfaltung abgeschnittener
Parenchymsektoren sichtbarer Ausdruck wirksamer *Kollateralventilation* sein, die anstelle
obstruktiver Verdichtung ein blasiges Dehnungsemphysem zu erzeugen vermag (Abb. 476
sowie S. 734 u. 845; s. auch Bd. IX/3, Abb. 16a—f und S. 22ff.). Die Seltenheit solcher Befunde in terminalen Stadien, die manche Pathologen überhaupt an der Existenz des
kollateralen Lüftungsmechanismus zweifeln läßt, ist nicht verwunderlich. Denn üblicherweise sind die Kohnschen Alveolarporen im Versorgungsgebiet krebsstenosierter Bronchien durch Schleimstau und reaktive Entzündung verschlossen. Offensichtlich trägt die
Minderdurchblutung kollateral entfalteter Lungenabschnitte zur Bewahrung ihres Luft-
gehalts bei, da sie die Alveolargasresorption vermindert.

Dieser pathophysiologische Zusammenhang erklärt auch das *Ausbleiben lobärer und
halbseitiger Obstruktionsatelektase bei karzinomatöser Blockade eines Lappen- oder Stammbronchus* (s. Abb. 254, 324, 333—335, 458—460, 465, 466, 475—478, 481, 482, 487, 541
u. 591), das nach angio- und szintigraphischen Befunden auf Strömungsverlangsamung
bzw. -umkehr in der terminalen Lungenstrombahn *infolge regulativer Vasokonstriktion*
oder/und *mechanischer Durchflußdrosselung durch Tumorkompression* des Gefäßstammes
sowie auf gleichzeitiger Senkung des alveolo-kapillären Gasdruckgefälles durch Füllung
mit sauerstoffgesättigtem Blut über arterio-arterielle Anastomosen der Vasa publica und
privata *bei retrograder Kollateralzirkulation* beruht (s. S. 412ff. u. 848, Abb. 201 u. 202).

Die variablen Eigenschaften der Wuchsform und die entsprechenden äußeren Gestaltmerkmale der Bronchuskrebse sind nicht unbedingt an bestimmte feingewebliche Strukturen gebunden (KOCH). Eine *Korrelation gewisser morphologischer Eigentümlichkeiten mit
dem histologischen Typ* ist jedoch unverkennbar (LIEBOW; KNORR; HAUPT u. STOLPER;
ECK, HAUPT u. ROTHE u.a.). Der Pathologe LIEBOW beleuchtet diesen strahlendiagnostisch
interessanten Sachverhalt in einer Studie, in der er einen *Vergleich zwischen den grobanato-
mischen und röntgenologischen Erscheinungsformen* zog. Auf diese in mancher Hinsicht auf-
schlußreiche Beziehung wird unten näher eingegangen (s. S. 707ff.).

Hier sei nur angeführt, daß Anzeichen des *Tumorzerfalls mit sekundärer Hohlraum-
bildung beim epidermoiden Typ weitaus am häufigsten* zu finden sind: verhornende Platten-

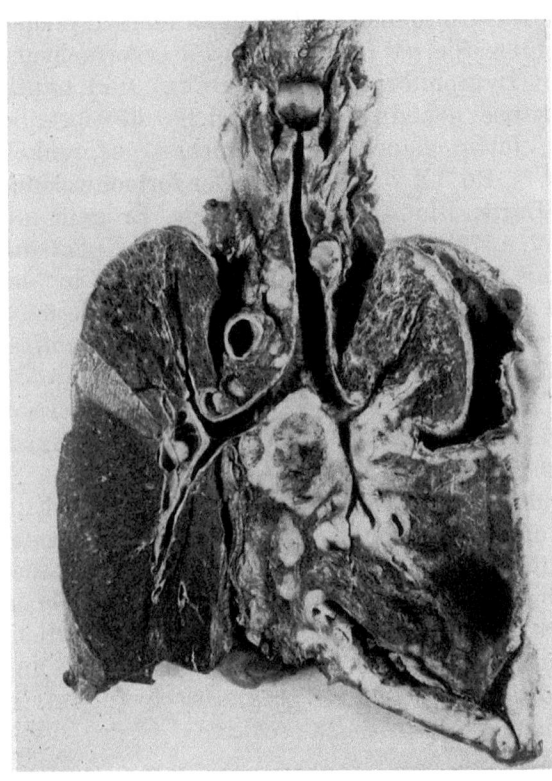

Abb. 79. *Lymphogen ausgebreitetes kleinzelliges Karzinom des rechten Unterlappenbronchus.* Stenose des rechten Zwischenbronchus. Metastasen in bronchopulmonalen, bifurkalen und paratrachealen Lymphknoten. Pleurakarzinose mit serösem Erguß über dem rechten Oberlappen, 56jähr. ♀. Sekt.-Nr. 1259/50 Patholog. Inst. d. Univ. Münster/W., Direktor: Prof. W. GIESE. (Nach GIESE, W.: Die Atemorgane. In: KAUFMANN, E., u. M. STAEMMLER: Lehrbuch der speziellen pathologischen Anatomie, 11. u. 12. Auflage, Bd. II/3, 1417—1984, Abb. 956. Berlin: W. de Gruyter 1960)

epithelkarzinome zeigen nach ATKINS in über 50% ausgedehnte Sequestrierung und sind unter den kavitären Bronchialkrebsen mit 80—90% vertreten (nach LÜDEKE 90%; nach STRANG u. SIMPSON 36 von 44 Fällen; im eigenen Beobachtungsgut 74,7% (Tabelle 184, S. 711); s. auch FISCHER; BROCK; STOBBE; FROBOESE; ECK; LIEBOW; GIESE; OBERNDORFER; KNORR; HASCHE; HOLLMANN u. SCHNEIDER; ANDERSON u. PIERCE; HAUPT; OPENSHAW; BYRD, MILLER, CARR, PAYNE u. WOOLNER; DANIELLO, ANASTASATU, LUCACIU u. COMAN; ALLOISIO u. BENEDETTI; ECK, HAUPT u. ROTHE u.a.). Örtliche Nekrosen gehören durchaus zum feingeweblichen Bild groß- und kleinzelliger sowie adenomatös-zylinderzelliger Bronchialkarzinome, eine sichtbar höhlenbildende oder gar komplette Erweichung ist aber ungewöhnlich (FISCHER; LIEBOW; STOBBE; ECK, HAUPT u. ROTHE u.a.). Wenn es auch solitäre Geschwulstkavernen anderer Bauart gibt (Lungenadenomatose, Lymphogranulómatose bzw. Lymphosarkom der Lunge u.a.) (s. Bd. IX/4c, Abb. 34, 35 sowie S. 77 u. 133), spricht der Befund doch mit höherer Wahrscheinlichkeit, bei älteren Männern fast mit Gewißheit zugunsten des in dieser Hinsicht dominierenden Plattenepithelkarzinoms.

Die *Ursache der erhöhten Zerfallsneigung* ist letztlich unklar. OMODEI ZORINI schreibt die Erweichung nicht nur dem Mißverhältnis von Tumormasse zur Gefäßversorgung zu. Nach seiner Ansicht handelt es sich auch um einen Effekt funktioneller Minderleistung, die mit der Gewebshypoxie eine örtliche Anhäufung saurer Stoffwechselprodukte bewirkt und durch die pH-Senkung proteolytische Fermente aktiviert. Manche Autoren verzeichnen eine Zunahme der Nekrosen mit steigender Wachstumsgeschwindigkeit (SPRATT, SPJUT u. ROPER; WOLFF, SCHWARZ u. BOHN), die jedoch gerade bei epidermoiden Plattenepithelkarzinomen nicht besonders ausgeprägt zu sein pflegt. Man kann nicht sagen, ob eine Autophagie (ZORINI) oder verstärkte Autolysebereitschaft des Tumorgewebes vorliegt, die etwa ein Wesensmerkmal seines hohen Differenzierungsgrades, Folge besonderer Gliederung (Stromaaufbau, Gefäßversorgung) oder eigentümlicher Wuchsart sein könnte (Tendenz zu radikaler Zerstörung aller örtlichen Strukturen einschließlich zuführen-

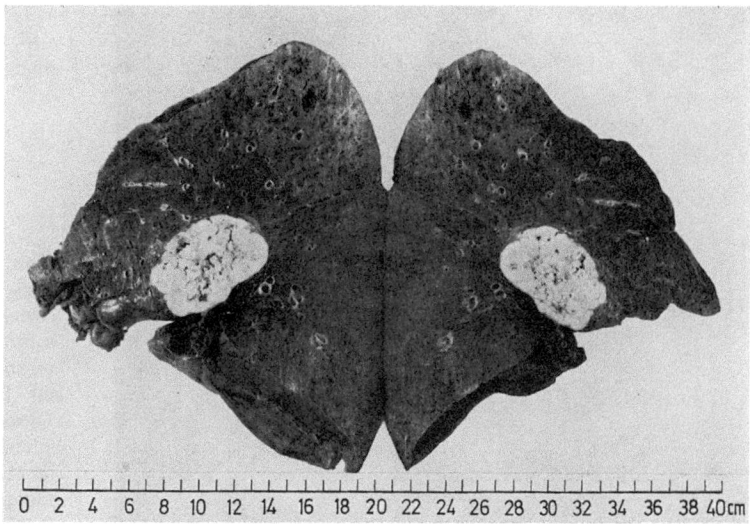

Abb. 80. *Nach Überschreiten der Interlobärfissur gleichmäßig expansiv im Ober- und Unterlappen gewachsenes nekrotisches Plattenepithelkarzinom.* Resektionspräparat im Anschnitt nach Pneumonektomie (Op.: O.A. Dr. KERRINNES, Chirurg. Univ.-Klinik Leipzig, Direktor: Prof. ÜBERMUTH). G.R., 54-jähr. ♀. Beobachtung an der Medizin. Univ.-Klinik Leipzig (damaliger Direktor: Prof. M. BÜRGER)

der Versorgungsgefäße aus dem Systemkreislauf). Ebenso ungewiß ist es, inwieweit infektiöse Momente mitwirken oder sekundäre Zirkulations- und Ernährungsstörungen unter dem Alterseinfluß eine Rolle spielen (FISCHER; STOBBE; HAUPT; ECK, HAUPT u. ROTHE u.a.). Sicher ist nur, daß die Zerfallsformen bronchogener Plattenepithelkrebse in durchschnittlich höheren Altersstufen — in der 7. Dekade fast ebenso häufig wie im 6. Lebensjahrzehnt, selten früher — auftreten (STRANG u. SIMPSON; LEA; LIEBOW).

Außer dieser Eigenart sind andere Besonderheiten der *Wuchsform und Ausbreitungsart* für den makroanatomischen und röntgenmorphologischen Aspekt der Primärgeschwülste bestimmend (LIEBOW; KNORR; STOBBE; HAUPT u. STOLPER; ECK, HAUPT u. ROTHE) (s. S. 727ff. u. 742 ff., Abb. 73 u. Tabellen 79, 182 u. 183). Zur Häufung kavitärer Formen kommt bei höher differenzierten Plattenepithelkarzinomen die Neigung zu örtlich geschlossenem Wuchs, der ziemlich scharf begrenzte Parenchymknoten von höckerig gekerbter, selten monozyklisch glattbogiger Kontur hervorbringt (BORST; LINDBERG; KOCH; LIEBOW; ECK; STOBBE; HAUPT u. STOLPER; ECK, HAUPT u. ROTHE u.a.). Grobnoduläre Herde kleinzelliger Bauart sind nur ausnahmsweise zu finden und zumeist nekrobiotisch erweicht (s. Abb. 410, 535 u. 536). Unter den unreifen Gewächsen dieser Variante herrscht vielmehr die Tendenz zu lokal infiltrativem, nicht knotenbildenden Wachstum mit besonders ausgiebiger Absiedelung in die endothorakalen Lymphknoten vor (BLAHA, UNGEHEUER u. KAHLAU; LIEBOW; HAUPT u. STOLPER; ECK, HAUPT u. ROTHE u.a.) (Tabellen 182, 183 u. Abb. 79), während der intraalveoläre Ausbreitungsmodus der bevorzugt im Lungenmantel entstehenden Adenokarzinome herdförmige oder konfluierende Infiltrate vom makroskopischen Aussehen lobulärer bis lappenfüllender Pneumonien mit entsprechendem Schattenbild hervorbringt (,,*Krebspneumonie*'' s. Abb. 421—424) (POHL; ECK; SILVERMAN u. ANGRIST; LIEBOW; POTTS u. DAVIDSON; REY; WATANABE; GADEKAR u.a.). Der letztgenannte histologische Typ ist überdies unter den Narbenkrebsen in überdurchschnittlich hohem Prozentanteil vertreten (Tabelle 29) und gibt am ehesten Anlaß zu bilateraler miliar-nodulärer Tumoraussaat nach Art der disseminierten Lungenadenomatose (MIDDLETON, POHLE u. RITCHIE; ECK u.a.) (s. Abb. 416, 483, 545, 546, 554 u. 577, S. 932ff. u. 980).

Gewisse Abweichungen zeigen sich auch im Verhalten der diversen Bronchialkrebsformen gegenüber der Gewebsschranke des Pleuraspalts und in der unterschiedlichen Häufigkeit ihrer Ausdehnung in die Brustwand.

Äußere wie interlobäre *Pleuragrenzen* können von expansiv wachsenden Karzinomen lange respektiert werden. Nach Erreichen des intakten Pleuraspalts verursacht der korti-

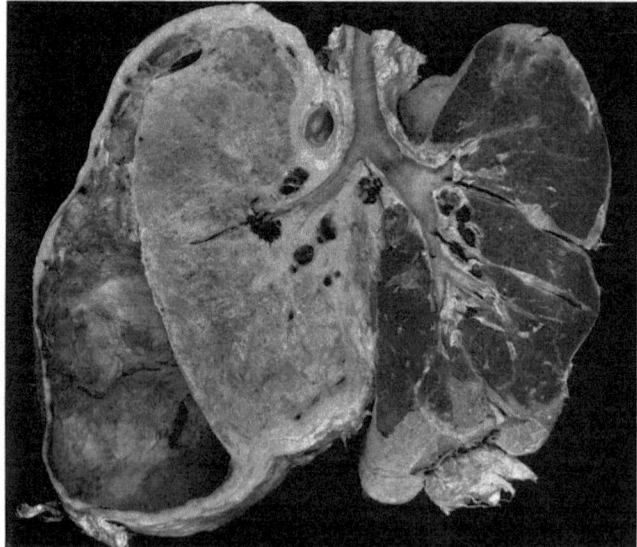

Abb. 81. *Diffuse Krebspneumonie der linken Lunge. Pleurakarzinose mit serös-hämorrhagischem Pleuraerguß. Carcinoma solidum gelatinosum.* Keine Lymphknotenmetastasen. 62jähr. ♀, Sekt.-Nr. 491/50 Path. Inst. d. Univ. Münster/W., Direktor: Prof. W. GIESE. (Nach GIESE, W.: Die Atemorgane. In: KAUFMANN, E., u. M. STAEMMLER: Lehrbuch der speziellen pathologischen Anatomie, 11. u. 12. Auflage, Bd. II/3, 1417—1984, Abb. 962. Berlin: W. de Gruyter 1960)

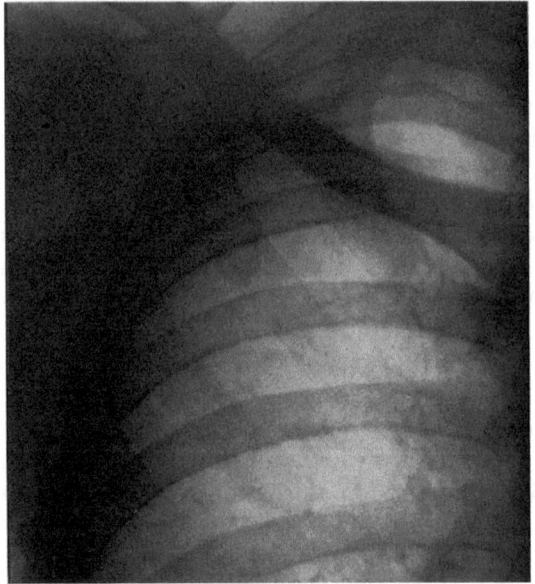

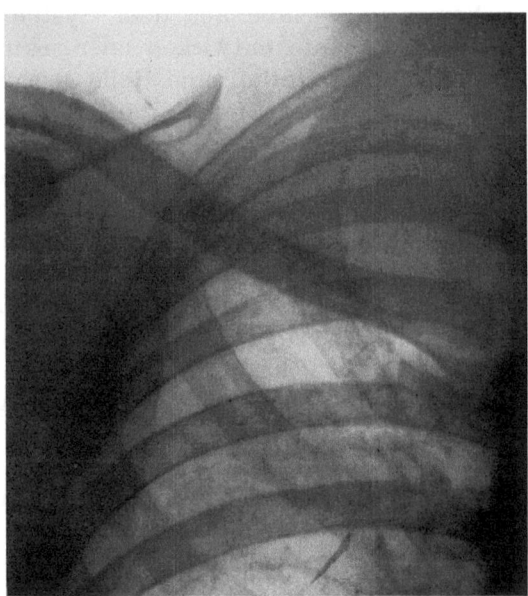

Abb. 82a   Abb. 82b

Legende s. S. 147

kale Geschwulstknoten, der die an krebsinfiltrierte Narbenfelder angrenzende Lungenoberfläche nabelartig einziehen kann, eine Serosareaktion mit zunächst *entzündlicher Erguß-bildung*, wie sie im Verlauf der Retentionspneumonie jenseits zentraler Tumorstenosen üblich ist (nach FISCHER in ca. 60 % der Fälle). Unabhängig vom histologischen Typ führt die lymphangische Ausbreitung häufig zu metastatischer Pleurabeteiligung. Die *Pleuritis carcinomatosa* geht meist *mit massiver Exsudation* sero-fibrinösen oder hämorrhagischen Charakters einher. Daneben kommen auch *solide Pleurametastasen in Form beetartiger oder grobknotiger Wucherungen* sowie *mantelförmiger Tumorschwielen* vor, insbesondere beim schleimbildenden Gallertkarzinom (Abb. 81 u. 506, Tabelle 191), aber auch bei anaplastischen Formen anderen Zelltyps. In manchen Fällen tritt der Primärtumor infolge geringer Dimension oder versteckter Lage gegenüber seinen — unter Umständen kontralateral entwickelten — Tochterherden gar nicht in Erscheinung. Diese

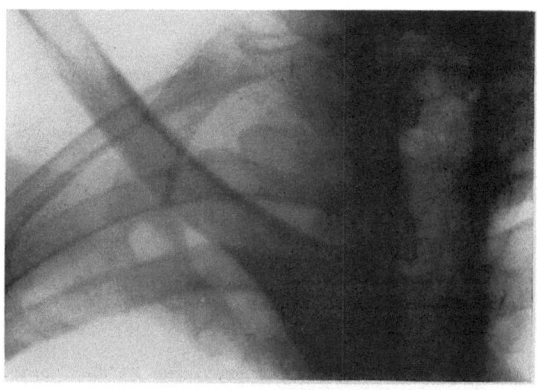

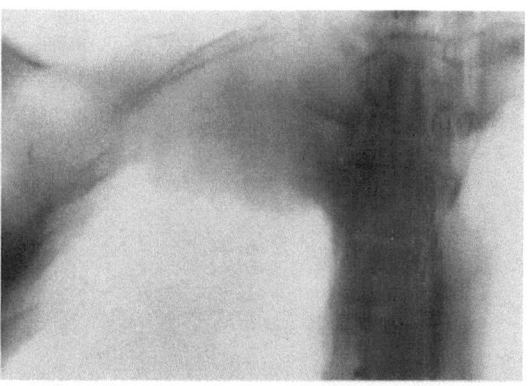

c   d

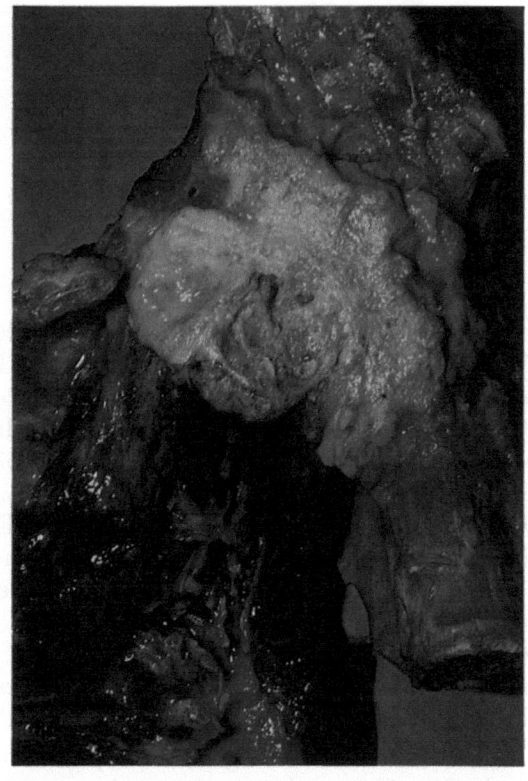

Abb. 82a—e. *Bronchialkarzinom der rechten Lungen-*
spitze mit klinischem Pancoast-Syndrom infolge kon-
tinuierlicher Tumorausdehnung in die Thoraxkuppel
und oberen Brustwirbel mit Einbeziehung des zervi-
kalen Grenzstrangs und des Plexus brachialis. Krankheitsbeginn im März 1966 — 6 Monate ante finem
— mit neuralgiformen Schulter-Arm-Schmerzen
zunehmender Intensität, verbunden mit Muskelschwäche und Taubheitsgefühl im rechten Arm sowie
schmerzbedingter Schlafstörung. Bei lungenfachärztlicher Röntgenuntersuchung am 10. 3. 66 (a) und
18. 7. 66 (b) wurde eine Verschattung im rechten
Kuppelraum festgestellt und zunächst als „hängender
Pleuraerguß" gedeutet. Die Probepunktion ergab jedoch wider Erwarten festes Gewebsmaterial. Daher
Überweisung unter Tumorverdacht in die Chirurgische
Klinik d. Krhs. Nordwest (Direktor: Prof. UNGE-
HEUER). Bei der Aufnahme fand sich außer neurologischen Ausfall- und Reizsymptomen in der rechten
Schulter-Armregion ein rechtsseitiges Horner-Syn-
drom (vgl. Abb. 139a) mit Anhidrosis in der rechten
oberen Körperhälfte. Der apikale Tumorschatten
hatte sich bei der Kontrolle am 2. 8. 66 weiter ausgedehnt und zu osteolytischer Destruktion des para-
vertebralen Anteils der 2. Rippe re. und des benachbarten Brustwirbelkörpers geführt (c hart exponierte
Zielaufnahme a.p.; d Schichtbild 5 cm a.-p.). Verifizierung des Karzinoms durch Sputumzellanalysen
und Broncho-Mediastinoskopie (E.-Nr. 7093, 7151,
7165 u. 7166/66 Pathol. Inst. d. Krhs. Nordwest;

e

Direktor: Prof. KAHLAU). Nach Entwicklung einer Querschnittslähmung in Höhe von D_3 zunehmender Kräfte-
verfall und Exitus letalis am 8. 9. 66. Die Autopsie ergab ein undifferenziertes Bronchialkarzinom im Bereich
der rechten Lungenspitze ohne nachweisliche alttuberkulöse Narben im Tumorareal (Sekt.-Nr. 177/66). Das
Karzinom hatte die Interkostalmuskulatur durchwachsen und war kontinuierlich in die weitgehend zerstörten
Wirbelkörper von Th I—III eingebrochen (e Photo des Sektionspräparats). Krebsmetastasen in den zervikalen
Lymphknoten, überdies 2 cm großes metastatisches Karzinominfiltrat am Abgang des rechten Stammbronchus,
nur die inneren Bronchialwandschichten durchsetzend (s. Bd. IX/4c, Abb. 186). H. D., 39jähr. ♂, Arch.-
Nr. 0306 27131 Radiolog. Zentralinst. d. Krhs. Nordwest Frankfurt/M.

sog. „*Pleuratumor-Form*" *der Bronchuskarzinome* kann ein autochthones Pleuramesotheliom vortäuschen (s. S. 876ff.; Bd. IX/4c, S. 460 u. 524 sowie Abb. 158, 159, 333 u. 334).
    Subpleural entstehende Karzinome finden bei vorbestehender bzw. sekundär-reaktiver
Obliteration des Pleuraspalts in den verklebten Serosablättern oder breiteren *örtlichen*

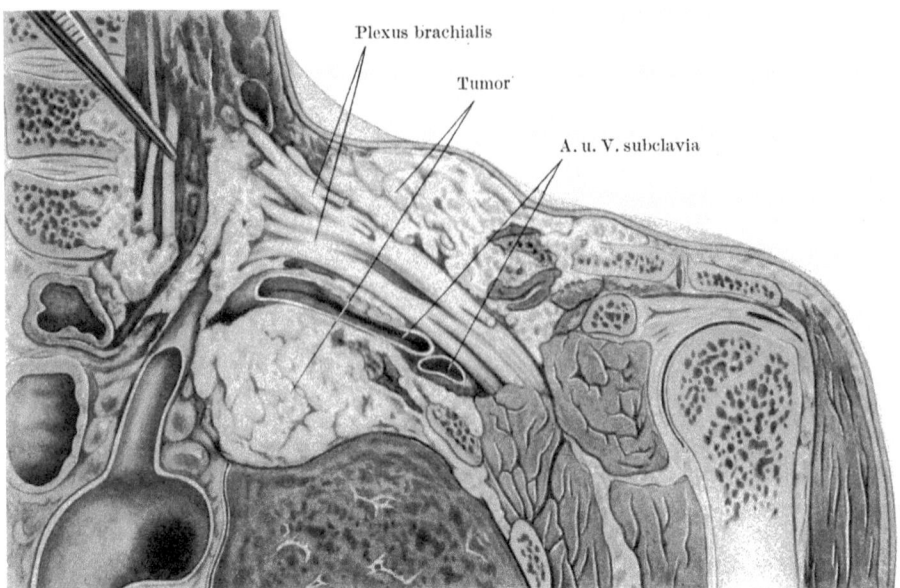

Plexus brachialis

Tumor

A. u. V. subclavia

Abb. 83. *Ausdehnung der Tumorinfiltration von der Lungenspitze bis in den Plexus brachialis.* (Nach MÜLLY aus NETTER, F. H.: Ciba Collection of Medical Illustration, Ciba, New Jersey 1948)

Pleuraschwielen eine Brücke, auf der sie die *Schranke zur Brustwand überschreiten* (PENDL; WICHTL; ESCHBACH u. FINSTERBUSCH; ECK; ESCHBACH; KNORR; STOBBE; KLIONER u.a.). Da es sich meist um kortikale Narbenkrebse handelt, wird das Ereignis — in ätiologischem Zusammenhang mit dem Prädilektionssitz tuberkulöser Altstreuherde in den apiko-dorsalen Anteilen der Lungenspitzen (MALMROSS u. HEDVALL; BRAEUNING; HUEBSCHMANN; HAEFLIGER u. MARK u.a.) — *vor allem bei Oberlappenkarzinomen an der hinteren Thoraxkuppel* beobachtet (nach ESCHBACH sowie GROSSE in ca. 3 %, nach STOBBE in 4,1 % aller Bronchialkrebsmanifestationen) (s. auch Tabelle 175). Unter entsprechenden Vorbedingungen kann die hilofugale, parietalwärts gerichtete Evolution (s. S. 76, 270, 273 u. 888ff.) *auch subapikal bzw. über der basalen Lungenkonvexität* (nach GROSSE in ca. 0,7 % der Unterlappenkarzinome) (Abb. 320, 354, 502 u. 516—520) und *sekundär — von Pleurametastasen aus — an beliebiger Stelle* (nach GROSSE ca. 0,7 % aller Fälle) zu krebsiger Durchwachsung der Brustwand führen.

Unter den bronchogenen Neoplasmen dieser Wachstumsrichtung (sog. „*Ausbrecherkrebse*") sind verhornende und anepidermoide *Plattenepithelkarzinome vorherrschend* (ESCHBACH u. FINSTERBUSCH; ECK; KAHLAU; STOBBE; KNORR; BIRKNER u. BRANDT; LIEBOW; ECK, HAUPT u. ROTHE; dagegen: HEPPER, HERSKOVIC, WITTEN, MULDER u. WOOLNER) (Tabelle 192). Nächsthäufig sind — entsprechend ihrem hohen Prozentsatz in der Gruppe der Narbenkrebse (Tabellen 29 u. 35) — Adenokarzinome vertreten, während der Anteil kleinzelliger und sonstiger anaplastischer Bronchialkrebsformen bei 10—15 % liegt (ESCHBACH u. FINSTERBUSCH; STOBBE; McBURNEY, McDONALD u. CLAGETT) (Tabelle 192). Letztere können die Brustwand infiltrierend durchbrechen, ohne die von Tumorzellen durchsetzten Parietalstrukturen, insbesondere das Knochen- und Knorpelgerüst aufzulösen (KNORR; BIRKNER u. BRANDT; STOBBE), ein Sachverhalt, der auch von gleichartiger Entwicklung der Pleuramesotheliome her geläufig ist (s. Bd. IX/4c, S. 535). Bei der Invasion durch höher differenzierte Plattenepithelkrebse bleiben knöcherne und fibrokartilaginäre Brustkorbanteile kaum verschont: der Tumor zerstört alle Wandschichten in breiter Front, breitet sich in der bedeckenden Pleuraschwarte flächig aus, ummauert die über der Lungenkuppel gelegenen Äste des Plexus brachialis samt anliegenden Gefäßen, blockiert nicht selten den Grenzstrang des Sympathikus und greift im weiteren Verlauf stetig auf die benachbarten Brust- und unteren Halswirbel über (Abb. 82 u. 83, S. 888ff.).

Die ursprüngliche Entstehungstheorie PANCOASTs, der die — apikal lokalisierten — Geschwülste dieses Evolutionstyps „superior pulmonary sulcus tumors" nannte und als Abkömmlinge branchiogener Keime ansah, wurde in der Folge nicht bestätigt. Die Existenz eines „Pancoast-Tumors" im Sinne einer histogenetisch eigenständigen Geschwulstkategorie ist überhaupt zu verneinen. Das mit dieser Bezeichnung verknüpfte eigentümliche Symptomenbild ist vielmehr heterogenen Ursprungs: es geht zwar meist auf bronchogene Krebse zurück, kann aber auch — bei makroskopisch bisweilen kaum unterscheidbarer Destruktion — von Pleuramesotheliomen (Bd. IX/4c, Abb. 312), bösartigen neurogenen und sonstigen autochthonen Gewächsen der Brustwand herrühren, durch maligne Strumen bedingt sein, von metastatischen Ablegern extrathorakaler Primärtumoren (SCHMIDT) (s. Abb. 522 und Bd. IX/4c, Abb. 313) oder malignen Retikulosen hervorgerufen werden und mitunter im Gefolge nicht-neoplastischer Krankheitsprozesse in dieser Region auftreten (tuberkulöse Rippenkaries oder Spondylitis mit Kongestionsabszeß, Hydatidenbefall der Thoraxkuppel etc.) (s. S. 905ff. u. Bd. IX/4c, S. 523ff.).

Von pathologisch-anatomischer Seite hat man den Begriff „Pancoast-Tumor" berechtigter Kritik unterzogen. Ebenso triftige Einwände wurden gegen den Namen und die Sonderstellung der sog. „Ausbrecherkrebse" erhoben, da sie „keine Eigenschaft aufweisen, die eine derartige Abtrennung rechtfertigen könnte" (KAHLAU; s. auch FROBOESE; KNORR; STOBBE; BRYSON u. SPENCER). Tatsächlich stellt die oben skizzierte Erscheinungsform nur eine der — bei hilofugalem Wachstum — erreichbaren Entwicklungsmöglichkeiten dar. Hebt man diese Gruppe als Sonderform heraus, so müßte man die vorzugsweise hiluswärts gerichtete Ausbreitung mit Übergreifen auf das Mediastinum dann folgerichtig „Einbrecherkrebs" nennen, ein Name, der „weder notwendig noch geschmackvoll" erscheint (FROBOESE). Ähnliches gilt für die basalwärts durch das Zwerchfell vordringenden Bronchuskarzinome, die ja in begrifflicher Hinsicht auch keines besonderen Taufakts gewürdigt wurden.

Dennoch ist es vom klinischen und röntgenologischen Blickpunkt aus sehr wohl berechtigt, die Besonderheit des Erscheinungsbildes mit der Bezeichnung „Pancoast-Syndrom" hervorzuheben (S. 270ff. u. 888ff.), wenn man damit ausdrückt, daß es sich um einen scharf umrissenen Symptomenkomplex eigenen Gepräges, aber vielfältigen Ursprungs, und nicht um eine ätiologische Entität im Sinne der Pancoastschen Deutung oder ausschließlich bronchogener Herkunft handelt (KRUMP u. HENGSTMANN u.a.).

δ) Metastasierung

Die Hauptroute für die metastatische Absiedlung der Bronchuskrebse bildet der *Flüssigkeitsstrom der broncho-pulmonalen Lymph- und Blutgefäße*. Als potentieller 3. Metastasierungsweg ist die *diskontinuierliche intrakanalikuläre Ausbreitung* in Form der „embolie bronchique" zu nennen. Das Vorkommnis solcher *Aspirationsmetastasen* hat weniger praktische Bedeutung als theoretisches Interesse wegen der damit verbundenen Geschwulsteinnistung an der intakten respiratorischen Schleimhautoberfläche. Die Problematik des Vorgangs wird andernorts beleuchtet und sei hier nur kurz angedeutet (s. Bd. IX/4c, Abb. 26, S. 59ff., 361 u. 373).

αα) Lymphogene Metastasierung

Im Rahmen der örtlichen Evolution pflegt das Karzinom zunächst die umgebenden Lymphspalten zu besiedeln, bevor es den Blutweg beschreitet. In einem Teil der Fälle kommt es durch frühzeitigen Einbruch in eine Lungenvene schon zu hämatogener Fernmetastasierung, noch ehe die regionalen Lymphknoten erreicht sind (Tabelle 56).

Die Verschleppung in die Lymphbahnen eingedrungener Geschwulstelemente wird durch den starken intrapulmonalen Saftstrom begünstigt, der sich schon unter physiologischen Umständen aus der Funktion der Lunge als Filter und Kontaktorgan zur Umwelt ergibt (RUSZNYAK, FÖLDI u. SZABO). Der Abtransport erfolgt vornehmlich *mit dem*

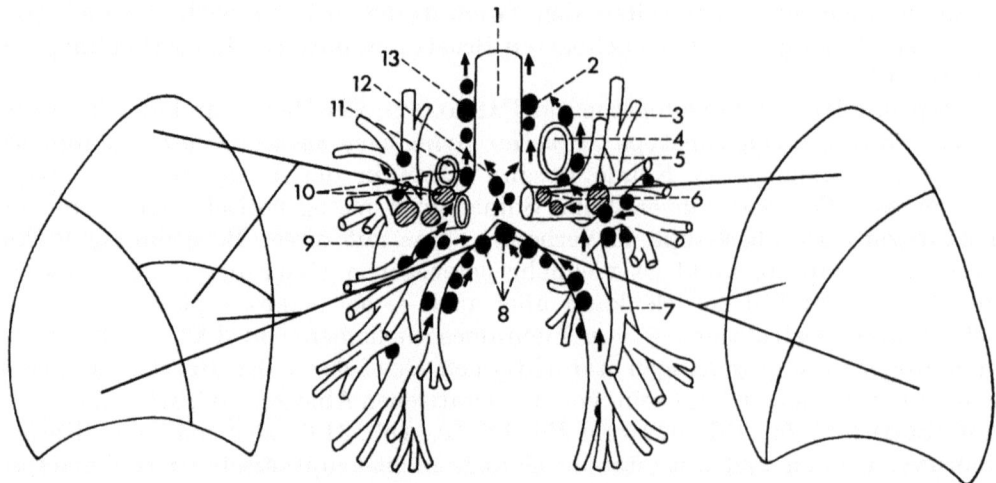

Abb. 84. *Schema der Lymphknoten des Tracheobronchialbaums und ihrer Beziehungen zu den einzelnen Lungen-lappen.* (In Anlehnung an Nagaishi nach Knipping, H. W. u. H. Rink: Klinik der Lungenkrankheiten. Stuttgart: F. K. Schattauer 1964)

hiluswärts gerichteten Lymphstrom über die tiefen Lymphwege, deren radiär angeordnetes Kapillarsystem die peribronchialen und perivaskulären Bindegewebsscheiden von der äußeren Rindenschicht bis zur Lungenwurzel durchsetzt (Rouvière; v. Hayek; Tobin; Hoffmann u.a.). Je nach Tumorsitz und Drainagesituation geht der Befall der regio-nären Lymphknoten in verschiedener Form vonstatten (Abb. 84, 188 u. 189, S. 286 u. 375ff.). Rouvière unterschied dabei mehrere Etappen.

Für die von Bronchien 3. und niederer Ordnung ausgehenden Karzinome stellen die noch innerhalb des Parenchyms in den Segment- und Lappenbronchusgabeln gelegenen *bronchopulmonalen Lymphknoten* ("innere Hiluslymphknoten") die erste Filterstation dar. Danach werden die *äußeren Hiluslymphknoten* ergriffen. Die 3. Station bilden die *oberen tracheo-bronchialen* ("epibronchialen = in den oberen Tracheobronchialwinkeln liegenden) *Lymphknoten* für das *Quellgebiet der Oberlappen* bzw. die *untere tracheobronchiale Gruppe im Bifurkationswinkel* für den *Abflußbereich* der Unterlappen, des Mittellappens und Lingulasegments (Abb. 85).

Im weiteren Verlauf bezieht das Karzinom die *paratracheale Kette*, ferner die *antero-mediastinale* Gruppe und die tiefen *parösophagealen und paraortalen Lymphknoten* ein. Schon bei dieser Ausdehnung· gilt die radikale chirurgische Tumorentfernung als sehr fraglich oder unmöglich (s. S. 161ff., 198, 205, 375, 381, 421 u. 721).

Mit dem Befall *extrathorakaler Lymphknoten der Schlüsselbeingrube, Scalenuslücke und Achselhöhle* erreicht die Neoplasie einen Ausbreitungsstand, der einer Fernmetastasierung gleichzusetzen ist (Freise u. Rensch; Maassen; Greschuchna u. Maassen; Huber, de Girgi, Levitt u. King u.a.) (S. 171, 267, 375 u. 721). Das gleiche gilt für den Fall, daß der Prozeß über mediastinale Verbindungswege unterhalb des Lig. pulmonale inferius oder über *unmittelbare Kommunikationsbahnen zwischen Lungenunterlappen und Oberbauchregion* (Küttner; Onuigbo; de Sousa; Meyer; Ochsner; Ludwig; Baird; Delarue u. Strasberg; Bell, Gibbon u. Tolsted; Yashad; Sinclair u. Gravelle; Bartels;

Abb. 85. a Broncho-tracheo-mediastinales und pleuro-parieto-mediastinales Lymphgefäßsystem. Schema des Lymphabflusses der Lungen in Anlehnung an Rouvières, Grunze und Hovelaque. b Lymphgefäßsystem des Mediastinums rechts. c Lymphgefäßsystem des Mediastinums links. (Rouvières: Zit. nach Walther, Krebsmetastasen. Basel: Benno Schwabe & Co. 1948. — Grunze, H.: Klinische Zytologie der Thoraxkrank-heiten. Stuttgart: Ferdinand Enke 1955. — Hovelaque, P., O. Monod u. H. Evrard: Le Thorax. Paris 1937)

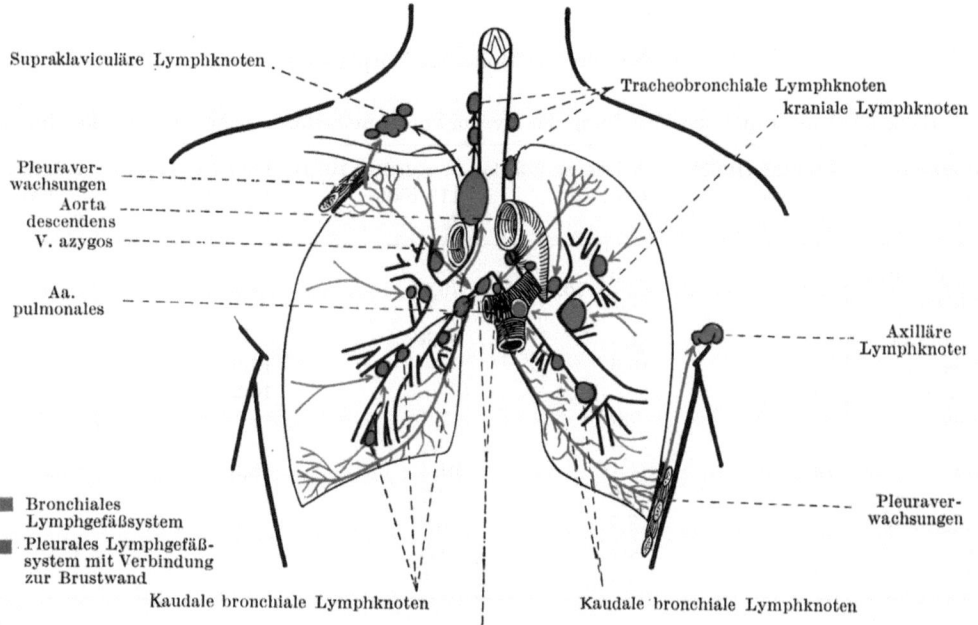

Supraklaviculäre Lymphknoten

Tracheobronchiale Lymphknoten
kraniale Lymphknoten

Pleuraver-
wachsungen
Aorta
descendens
V. azygos

Aa.
pulmonales

Axilläre
Lymphknoter

Pleuraver-
wachsungen

■ Bronchiales
Lymphgefäßsystem
■ Pleurales Lymphgefäß-
system mit Verbindung
zur Brustwand

Kaudale bronchiale Lymphknoten

Kaudale bronchiale Lymphknoten

Bifurkationslymphknoten

a

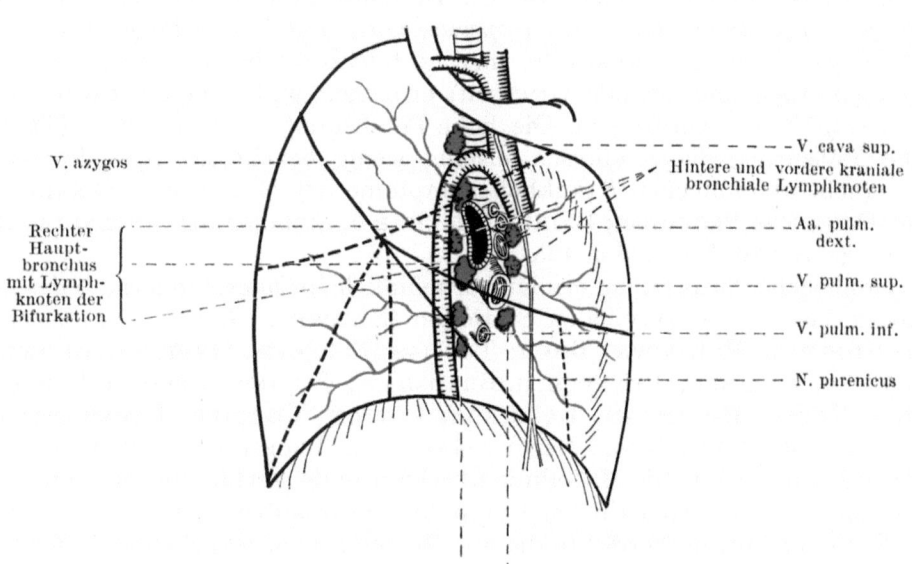

V. azygos

V. cava sup.
Hintere und vordere kraniale
bronchiale Lymphknoten

Rechter
Haupt-
bronchus
mit Lymph-
knoten der
Bifurkation

Aa. pulm.
dext.

V. pulm. sup.

V. pulm. inf.

N. phrenicus

b

Hintere und vordere kaudale bronchiale Lymphknoten

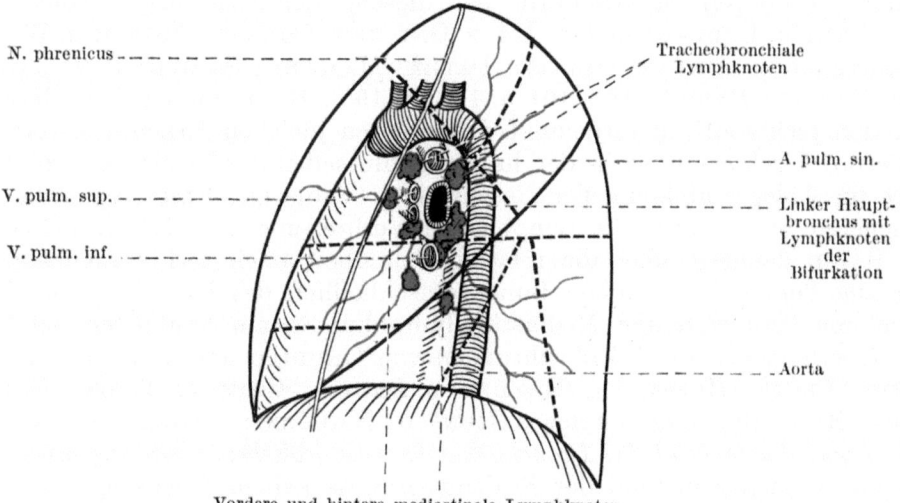

N. phrenicus

Tracheobronchiale
Lymphknoten

A. pulm. sin.

V. pulm. sup.

Linker Haupt-
bronchus mit
Lymphknoten
der
Bifurkation

V. pulm. inf.

Aorta

c

Vordere und hintere mediastinale Lymphknoten

Tabelle 53. Topographische Verteilung der Lymphknotenmetastasen beim Bronchialkarzinom

Lymphknoten-gruppen	PROBST (1927) 76 Fälle %	WÜSTNER (1941) 189 Fälle %	WEGELIN (1924) 117 Fälle %	RICHTER (1952) 137 Fälle %	KNIGHTS (1954) 72 Fälle %
bronchopulmonale	} 73,0	51,3 } 75,0	79,4	74,4	77,8
mediastinale		57,1 }			
retroperitoneale		21,2	39,3	—	
paraortale		16,9	—	13,9	
mesenteriale	} 40,9	—	—	10,2	} 27,8
periportale		7,9	7,7	—	
iliakale		—	0,9	—	
zervikale	19,8	11,1	21,4	8,3	29,2
supraklavikuläre	—	6,9	7,7	—	—
infraklavikuläre	—	3,7	0,9	—	—
axilläre	—	4,8	4,3	—	13,9
inguinale	4,0	2,1	2,6	—	—

HACKL u.a.) das Zwerchfell überschreitet. Er kann dabei außer den parenchymatösen Organen (s. S. 156, 286 u. 385) die *retroperitonealen und intraabdominellen Lymphknoten* (paraortale, paragastrale, periportale, im Lig. falciforme hepatis gelegene, peripankreatische, mesenteriale und iliakale Gruppen) erreichen und kaudalwärts bis zu den *inguinalen Lymphknoten* vordringen. Die hohe Befallsquote von 30—40 % (Tabelle 53) erweist die Bedeutung dieses klinisch bislang wenig beachteten Absiedlungsweges und erklärt manche abdominellen Krankheitssymptome der Neoplasie (BARNARD u. ELLIOT; FISCHER; OCHSNER; FROBOESE; BAIRD; DELARUE u. STRASBERG; SINCLAIR u. GRAVELLE; BELL u.a.) (s. S. 286, 375, 385 u. 425).

Die lymphogene Ausbreitung erfolgt vornehmlich *ipsilateral* innerhalb des betroffenen Hemithorax bis zu den zervikalen Stationen (MAXWELL; BJÖRK; VIACLAVA u. PACK; GIBBON, STOKES u. MCKEOWN; BOYD; THOMAS; SPENCER; ONUIGBO; LUDWIG; BAKER, HILL, EWY u. MARABLE; PENNELL u. BRADSHAW; SINGER; CELIS u. PORTER; SIMER; TRAPNELL; TOBIN; HOFFMANN; LAUSTELA; COTTON; CORDIER, PAPAMILTIADES u. CÉDARD; KUBIK; MAASSEN; RINK; BAIRD; GABLER u. PECKHOLZ; ECK, HAUPT u. ROTHE; ZSCHOCH u. KOBER u.a.). Die Mittellinie überkreuzende Verbindungswege im Bereich der bifurkalen und antero-mediastinalen Lymphknoten erlauben eine *kontralaterale Metastasierung*. Noch vor kurzem herrschte die auf ROUVIÈRE zurückgehende Ansicht vor, dabei überwiege die Absiedlung in paratracheale und zervikale Lymphknoten der rechten Seite, die vor allem Karzinomen des linken Unterlappens entstamme und für die besonders schlechten operativen Spätresultate bei diesem Lokalisationstyp verantwortlich sei (BROCK; FREY u. LÜDEKE; weitere Lit. s. ONUIGBO; CONNAR; JOSEPH u. WOODS; ROCHLIN u. ENTERLINE; AIKENS; UMIKER; DAPRÀ; MAASSEN; SINGER; BOYD; RINK; UNGEHEUR u. HARTEL; BAIRD) (Abb. 101 u. 187, S. 195). BOYD sprach dem Metastasennachweis in den rechtsseitigen Scalenus-Lymphknoten gleichen Erkenntniswert zu wie der vergrößerten Virchow-Drüse in der linken Schlüsselbeingrube als bevorzugtem Ansiedlungsort für Ableger abdomineller Geschwülste (TROISIER; VIACLAVA u. PACK u.a.). In einer neueren Studie über die lymphogene Verbreitung von 218 Bronchialkarzinomen betont BAIRD demgegenüber die relative Seltenheit nach rechts kreuzender Metastasierung aus Tumoren der linken Lunge einschließlich des Unterlappens. Er fand eine Einbeziehung kontralateraler Mediastinallymphknoten am häufigsten bei Krebsen des rechten Oberlappens. Nach Beobachtungen von ONUIGBO und anderen Autoren (JAY u. HEWLETT; CRUZE, HOFFMANN, HAYDEN u. BROWN; COTTON; TOBIN; NOHL; KUBIK; MAASSEN; RINK; SPENCER; FREISE u. RENSCH; NAGAISHI; SINGER u.a.) kann ein *kontralateraler Lymphknotenbefall bei Bronchuskarzinomen jeglichen Ursprungsortes* vorkommen, so daß ein Metastasenbefund der Scalenus-Biopsie keinen Rückschluß auf die Seiten-

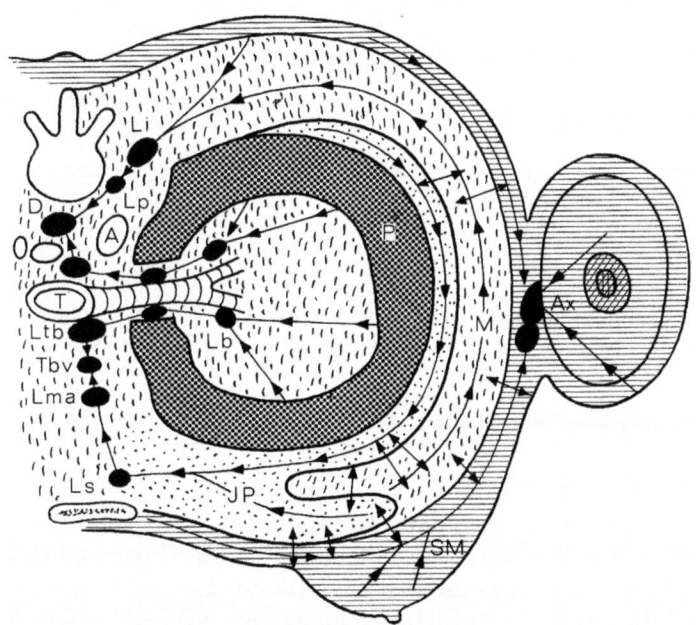

Abb. 86. *Schema der Lymphabflußbahnen im Brustraum* (Horizontalschnitt durch den linken Hemithorax etwa in Höhe der Achsel). *A* Aorta, *Ax* Lymphonoduli axillares, *D* Ductus thoracicus, *J.P.* Pleura parietalis und innere Schichten der Thoraxwand- und Brustmuskulatur (Mm. intercostales, M. pectoralis), *L.b.* Lymphonoduli bronchopulmonales, *L.i.* Lymphonoduli intercostales, *L.m.a.* Lymphonoduli mediastinales anteriores, *L.p.* Lymphonoduli paravertebrales, *L.s.* Lymphonoduli sternales et retrosternales, *L.t.b.* Lymphonoduli tracheo-bronchiales, *M* Muskulatur der Thoraxwand mit Ausnahme von J.P., *P* Pleuraraum, *S.M.* Subkutis und Muskulatur, *T* Trachea, *T.b.v.* Truncus bronchomediastinalis ventralis, ↕ direkte Querverbindungen zwischen den Lymphabflußwegen, →→ Hauptabflußrichtung. (Nach GRUNZE, H.: Klinische Zytologie der Thoraxkrankheiten. Stuttgart: F. Enke 1955)

lokalisation des Primärherdes gestattet (ONUIGBO u. a.) (S. 376). Die schlechteren Resektionsergebnisse bei Karzinomen des linken Unterlappens sind im übrigen mit nachhinkender Diagnostik infolge erschwerter röntgenologischer Nachweisbedingungen zu erklären (HAUPT u. ZÖMISCH; ECK, HAUPT u. STOLPER) (s. Abb. 101 u. 353, S. 195, 342/343 u. 682ff.).

Die Krebsausbreitung kann einzelne *Lymphknoten überspringen*, wenn Zuflußstrecke oder Sinus durch vorbestehende Krankheiten (z.B. Pneumokoniose) verödet sind (STIRRAT; WEINBERG; ONUIGBO). Der im angelsächsischen Schrifttum als *„skip metastasis"* (to skip = springen) bezeichnete Vorgang (HERBUT; PAGET; KOLODNY; ONUIGBO), dessen röntgenmorphologisches Korrelat der lymphographische Ausfall einer Filterstation darstellt, hat angesichts der noch ungelösten Problematik mediastinaler Lymphographie bisher nur theoretisches Interesse, aber keine strahlendiagnostische bzw. lungenchirurgisch verwertbare Bedeutung.

Die lymphogene Metastasierung kann *retrograd zur Peripherie hin* vonstatten gehen (v. RECKLINGHAUSEN; ZEIDMAN; VERSÉ; ARNOLD; ZIEGLER; ONUIGBO; SERRANO u. VALLEBONA; VALLEBONA u.a.). Nach Ansicht von DAPRÀ ist die rückläufige Durchströmung via Trunci bronchomediastinales für das Zustandekommen gekreuzter Lungenmetastasen verantwortlich, sofern kein Gefäßeinbruch nachweisbar, und der Vorgang nur mit strömungsdynamischen Gesetzen im Lymphsystem zu erklären ist (s. auch ROSENBLATT u. LISA).

Bei kortikalem Tumorsitz und kosto-pleuraler Schwartenbildung können abgelöste Geschwulstzellen *in die Brustwand* sowie — unter Umgehung der tiefen hilopetalen Lymphbahnen — *über den subpleuralen Lymphplexus und parietale Verbindungswege direkt in die Mediastinallymphknoten* gelangen (TUTTLE u. WOMACK; GRUNZE; ONUIGBO

Tabelle 54. Relative Häufigkeit positiver Mediastinoskopiebefunde bei 1179 Patienten mit Bronchuskarzinomen zentraler und peripherer Lage. [Nach MAASSEN, W., u. D. GRESCHUCHNA: Thoraxchirurgie 19, 289—297 (1971), Tabelle 2]

	Gesamtzahl	Mediastinoskopie	
		positiv	negativ
Zentrale Bronchialkarzinome = 46%	545	224 = 41,1%	321
Stadium I	23	5 = 21,7%	18
Stadium II	315	92 = 29,2%	223
Stadium III	207	127 = 61,4%	80
Periphere Bronchialkarzinome = 54%	634	178 = 28,1%	456
Stadium I	189	27 = 14,3%	162
Stadium II	350	89 = 25,4%	261
Stadium III	95	62 = 65,3%	33
Zentrale und periphere Bronchialkarzinome	1179	402 = 34,1%	777

u.a.) (s. Abb. 86). HACKL fand in einem umfänglichen Autopsiematerial (1000 Sektionsfälle) bei pleuranahen Bronchuskrebsen mit benachbarter Pleuraadhäsion eine signifikant höhere Trefferdichte innerer Organmetastasen als bei Lappenrandkarzinomen adhäsionsfreier Lungen, während sich die Metastasierungsdichte hilusnaher Geschwülste bei Fehlen oder Vorhandensein pleuraler Verwachsungen nicht merklich unterschied. HACKL meint, daß vaskularisierte Pleuraschwarten die lympho-hämatogene Absiedlung bronchogener Lungenmantelkarzinome begünstigen (s. S. 412 u. 576), indem sie die Blut- und Lymphkapillaren der Lunge mit den parietalen Abflußbahnen verbinden (s. auch ESCHBACH u. FINSTERBUSCH; FELDMAN u. DAVIDSOHN-DANELIUS). Andererseits lag die vom Autor berechnete Trefferdichte (= Summe metastatisch zerstörter Organviertel) bei hilusnahen Bronchialkarzinomen im Mittel etwas höher als bei extrahilären Tumoren (Tabelle 57), ohne daß ein Zusammenhang zwischen Geschwulstsitz und Metastasenhäufigkeit korrelationsstatistisch gesichert werden konnte.

TUTTLE u. WOMACK messen dem äußeren Kommunikationsweg große Bedeutung für die Operationsprognose bei, nachdem sie in Tusche-Injektionsversuchen feststellen konnten, daß der in die Lungenrinde eingespritzte Farbstoff vom subpleuralen Lymphnetz her rascher in die Mediastinallymphknoten übertritt als von der Wand zentraler Bronchien aus. Im Analogieschluß auf die lymphogene Absiedlung halten sie die Metastasierungstendenz rindennaher Bronchuskarzinome für größer, zumal der Gefäßreichtum des Lungenmantels auch die hämatogene Verbreitung besonders fördere (s. auch LODGE). Tatsächlich konnten HATCH u. CARRERA Tumorzellen im peripheren Arterienblut bei 70% kortikal gelegener, aber nur in 35% der hilusnahen Bronchuskarzinome nachweisen (Mittelwert bei allen Patienten: 40%). JENNY u. BUCHBERGER halten die Resektionschancen bei zentralen Karzinomen für besser, weil sie wegen früherer Krankheitsäußerung eher erfaßt würden und zum Operationszeitpunkt in geringerem Prozentsatz regionäre Lymphknotenmetastasen aufwiesen (37%) als periphere Tumoren (47%).

Soweit ein Zusammenhang zwischen *Lokalisationstyp und Metastasierungsbereitschaft* überhaupt operationsstatistisch zu beurteilen ist, sprechen die sonstigen Ergebnisse eher im gegenteiligen Sinne (WIKLUND; BOUCOT u. SOKOLOFF; BOYD, SOUNDERS, SMEDAL, O'HOLLAREN u. TRUMP; NEUHOF u. AUFSES; POHL; GEISSENDÖRFER; BERKHEISER; THERKELSEN u. SØRENSEN; HAUPT u. STOLPER; SHORT; GOLDMAN; JACKMAN, GOOD, CLAGETT u. WOOLNER; ECK, HAUPT u. ROTHE; LENNOX, FLAVELL, POLLOCK, THOMPSON u. WILKINS; MAASSEN; ZUTZ u. REUSCH u.a.) (Tabelle 54; s. auch Tabellen 81, 125 u. 126, S. 182, 192, 195' 381 u. 391). GEISSENDÖRFER erklärt die geringere Befallshäufigkeit der Filterstationen peripherer Krebse mit langsamerem Tumorwachstum und erst späterem Auftreten von Ablegern in den regionären Lymphknoten. PHILLIPS, BASINGER u. ADAMS fanden zwar eine etwas höhere lymphogene Metastasenquote bei den peripheren Tumoren

Tabelle 55. Häufigkeit von Metastasen zum Zeitpunkt der Diagnosestellung bei umschriebenen Tumorknoten („Rundherde") und anderen Bronchialkarzinomformen. [Nach V. O. Björk: Bronchiogenic carcinoma. Acta chir. scand. **95** (Suppl. 123), 1—113 (1947)]

	Anzahl der Fälle		Gesamt-zahl	Prozentsatz der Fälle mit Metastasen
	mit Metastasen	ohne Metastasen		
umschriebene Rundherde	16	28	44	36%
andere Karzinomformen	67	123	190	35%

ihres Materials (10 von 18 Fällen = 55,6%) als bei zentralen (9 von 18 Fällen = 50%). Wiklund wandte aber mit Recht ein, die Zahl der Fälle und die erkennbare Differenz seien zu gering, um einen rascheren Eintritt der Metastasierung und eine höhere Absiedlungstendenz aus Karzinomen des Lungenmantels zu erweisen. Außerdem dürfte die längere klinische Latenz der im Parenchym heranwachsenden Tumorknoten eine beachtliche Irrtumsquelle der vergleichenden Beurteilung sein. Aus Wiklunds eigener Statistik über 259 Bronchialkarzinome ergibt sich jedenfalls ein anderes Bild: von 35 peripheren Krebsen (13,5%) waren 18 operabel (= 51,4%), von den 224 hilusnahen Geschwülsten (86,5%) nur 82 (= 36,6%). Regionäre Lymphknotenmetastasen waren bei der Resektion in 33% der peripheren Formen (6 von 18 Fällen), bei den zentralen Karzinomen aber in 58,5% (48 von 82 Fällen) nachweisbar.

Ein ähnliches Resultat hatten Rabin u. Neuhof. Ihre Unterteilung von 281 Bronchuskrebsen in „zirkumskripte" und „nicht umschriebene" Formen deckt sich weitgehend mit der Gliederung in einen peripheren bzw. zentralen Lokalisationstyp (Wiklund). In der Gruppe der „zirkumskripten" Tumoren (82 Fälle) waren 20 resezierbar, von denen 80% (16 Fälle) keinen regionären Metastasenbefund aufwiesen. Von 199 „nicht umschriebenen" Krebsen waren nur 13 operativ zu entfernen, und bei diesen wiederum nur in 30,5% (5 Fälle) die Abflußlymphknoten frei von metastatischen Ablegern. Wie Neuhof u. Aufses halten auch andere Autoren die therapeutischen Chancen und die Überlebensdauer bei peripheren Gewächsen für günstiger (Pohl; Goldman; Delarue u. Strasberg). Björk fand in seinem Beobachtungsmaterial von 234 Bronchuskarzinomen keine statistisch signifikante Korrelation zwischen Metastasierungsquote bzw. Malignitätsgrad, Lage und feingeweblicher Struktur der Tumoren (Tabelle 55).

Wenn Tuttle u. Womack mit Rabin u. Neuhof trotz ihrer entgegengesetzten Schlußfolgerungen darin übereinstimmen, die Tumorlokalisation, nicht der histologische Karzinomtyp sei für die Metastasenquote und damit als prognostischer Faktor entscheidend (s. auch Neuhof u. Aufses; Budinger; Neuhof, Rabin u. Sarot), so stehen sie mit dieser Ansicht im Widerspruch zur pathologisch-anatomischen Lehrmeinung und zu den Erfahrungen der meisten Thoraxchirurgen (s. S. 182 u. 195).

Von einigen Autoren wird eine *lymphogene Fernmetastasierung* in den Vordergrund gestellt. So soll die bei Bronchialkrebskranken auftretende radikuläre Polyneuritis — sofern es sich nicht um eine paraneoplastische Läsion handelt (s. S. 306ff.) — durch *Absiedlung über perineurale Saftspalten der interkostalen und zervikalen Spinalnerven* zustande kommen (Denny u. Brown; Flavell; Lennox u. Pritchard; Oppenheim; Lea; Elkington; Henson; Heatherfield u. Williams; Destunis u. Zahnert) und *über die Meningen auf dem Liquorweg bis in das Gehirn* fortschreiten können, wie Didion im Falle eines bronchogenen Adenokarzinoms (s. auch Blinzinger, Henn u. Simon) und Hassin bei einem Brustkrebs mit zerebro-spinalen Ablegern vermuteten. Die Theorie einer derart aszendierenden Tumorausbreitung kann sich auf Untersuchungen von Speransky stützen, der an Tuscheinjektionspräparaten direkte Verbindungen zwischen dem Subarachnoidealraum und dem Lymphabflußsystem der Rumpfeingeweide und des Halses darstellen konnte. Ob dieser potentielle Metastasierungsweg tatsächlich beschritten wird, ist bislang ohne eingehende histologische Prüfung des Sachverhalts nicht zu entscheiden (KAHLAU).

ONUIGBO hält die *zentrifugale lymphogene Metastasierung in die Viszera* für einen häufigen Ausbreitungsmodus, dessen grundsätzliche Bedeutung in der Metastasenlehre des Bronchialkrebses im Vergleich zur hämatogenen Aussaat nur nicht gebührend gewürdigt werde. Nach seinen Befunden spielt die retrograde Besiedelung auf dem Lymphwege eine wesentliche Rolle beim Zustandekommen von *Organmetastasen im Bauchraum* (Leber, Nebennieren, Nieren) (s. auch OCHSNER; MEYER; DE SOUSA; LE ROUX; SINCLAIR u. GRAVELLE; BELL, GIBBONS u. TOLSTED; YASHAR; DELARUE u. STRASBERG) sowie *intrazerebraler Streuherde.* Er weist unter anderem auf den vorwiegend medullären Sitz suprarenaler Metastasen hin (BURKE; CUSSEN; ROLLESTON). Diese Tatsache sei mit der hämatogenen Entstehungstheorie schwer vereinbar, da die Gefäßversorgung des Nebennierenmarks aus Kapillaren der Rinde (HARRISON u. HOEY) erwarten ließe, daß sich eingeschleppte Tumoremboli eher oder zumindest ebenso häufig kortikal einnisten (SIMPSON). Die retrograde Einschwemmung über Lymphgefäße biete dagegen eine plausible Erklärung, weil die Lymphdrainage der Nebennieren vornehmlich aus dem medullären Anteil erfolge (COWDRY; GUNDERNATSCH; HAM). Direkte *lymphatische Verbindungen zwischen Mediastinum und Leber* konnten auch in vivo tierexperimentell und beim Menschen mittels parakarinaler Injektion von Radiogold-Kolloid nachgewiesen werden: bei Obstruktion der kranial der tracheobifurkalen Injektionsstelle gelegenen Lymphknoten registrierten BOHUT, VOTAVA, DIENSTBIER, JANKO, POSPÍŠIL u. SCHLUPEK eine durch retrograden Abfluß bis zur Leber fortschreitende Radionuklidspeicherung. Hinsichtlich der Hirnmetastasen bezieht sich ONUIGBO auf die Feststellung von RUSZNYAK, FÖLDI u. SZABO, daß die Existenz einer *Verbindung zwischen Zentralnervensystem und endothorakalen Lymphbahnen* anatomisch, physiologisch und experimentell hinlänglich gesichert sei. Die schon von ROUVIÈRE vermutete *direkte Lymphgefäßkommunikation zwischen Lungen und Nebennieren* sowie anderen Oberbauchorganen wurde später mehrfach bestätigt gefunden (MEYER; DE SOUSA; ONUIGBO; BAIRD; BELL, GIBBONS u. TOLSTED; KÜTTNER u.a.).

Auf die von DAPRÀ hervorgehobene Entstehungsmöglichkeit *gekreuzter Lungenmetastasen durch retrograde Durchströmung des Truncus bronchomediastinalis* wurde oben bereits hingewiesen (S. 153).

ββ) Hämatogene Metastasierung

Unbeschadet der vorstehend skizzierten Zusammenhänge entstehen die *Fernmetastasen* bronchogener Karzinome nach der klassischen Lehre im wesentlichen *durch arterielle Tumorembolien nach Einbruch der Geschwulst in eine Pulmonalvene*, der alle Organufer im kapillären Versorgungsgebiet der Aortenäste schrankenloser Streuung aussetzt (Metastasierung vom „*Pulmonalistyp*" nach WALTHER s. Abb. 87 u. Bd. IX/4c, Abb. 195).

Eine weitere Route für die Fernmetastasierung eröffnet der *retrograde Abstrom über die Wirbelvenen* (BATSON; BRESCHET; WALTHER; CLEMENS; SINNER u. SCHINZ; MESSMER u. SINNER; UEHLINGER). Die klappenlosen Vv. vertebrales bilden mit dem äußeren und inneren Plexus venosus vertebralis ein eigenes Gefäßsystem, das nach Injektionsstudien von BATSON zahlreiche metamer angeordnete Anastomosen mit den Venen der Brust- und Bauchhöhle besitzt. Durch Strömungsumkehr infolge eines passageren intrathorakalen Druckanstiegs können Tumorzellen aus dem Cava- und Azygossystem in diese Kreislaufprovinz eingeschwemmt und — ohne Herz-Lungenpassage — zu abgelegenen Ansiedlungsstätten verschleppt werden (Metastasierung nach dem „*Wirbelvenentyp*" nach WALTHER s. Bd. IX/4c, S. 377).

Man schreibt diesem Ausbreitungsmodus manche eigentümlichen Metastasenbefunde im Schädelraum, am Achselskelet und in den Corpora cavernosa penis zu (BEGG; BERGERET; COWIE; KESSEL; NIEWISCH; RICHTER; UEHLINGER u.a.) (s. S. 295), die ebenso ungewöhnlich sind wie die — am ehesten beim Bronchuskarzinom anzutreffenden — osteo-

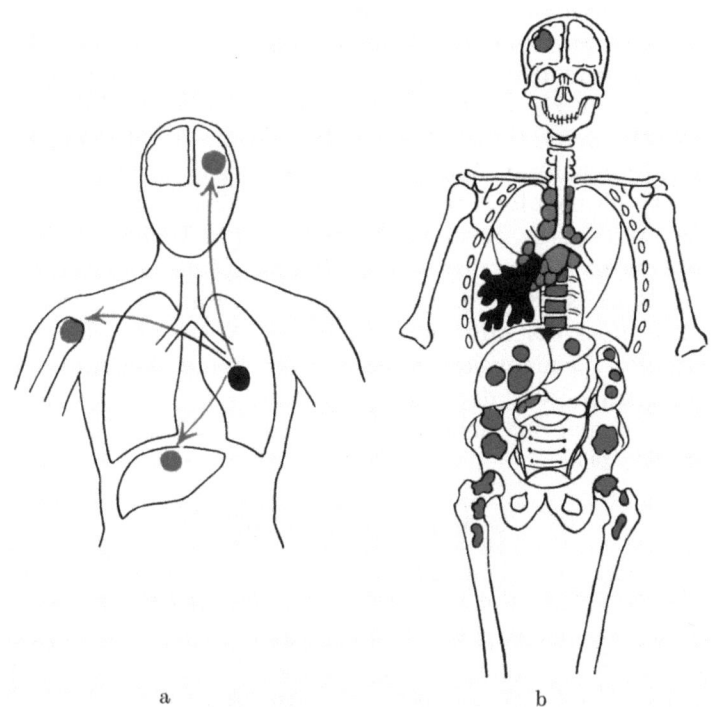

a   b

Abb. 87. a Metastasierungsschema vom Pulmonalis- oder Lungentypus. (Nach WALTHER, H. E.: Krebsmetastasen. Basel: Benno Schwabe & Co. 1948.) b Beispiel einer Metastasierung vom Lungen- oder Pul-
monalistypus: Kleinzelliges Karzinom des Unterlappen- und Stammbronchus rechts (schwarz) mit Lymphknotenmetastasen im Mediastinum und Abdomen, sowie Fernmetastasen in Skelet, Leber, Nieren, Nebennieren, Gehirn (rot) als erstem Filter. (SCHINZ, H. R., W. E. BAENSCH, E. FRIEDL u. E. UEHLINGER: Lehrbuch
der Röntgendiagnostik, Liefg 3, S. 944. Stuttgart: Georg Thieme 1951)

lytischen Tochterherde im distalen Extremitätenskelet (Finger, Zehen, Hand- und Fuß-
wurzelknochen) (HINTERSTOISSER; SELKA; BRAHDY u. KAHN; COLSON u. WILLCOX;
SMITHERS u. WOODHOUSE-PRICE; FROBOESE; PREISSNER; PFEIFFER; FRENI u. AVERIL;
SABAINE; RICHTER; ODESSKAYA-MELNIKOVA; DE PASS, ROSWIT u. UNGER; BELL u.
MASON; GREENE; TRACHTENBERG u. ROSWIT; ONUIGBO; KOLÁŘ, JAKOUBKOVÁ, KÁCL u.
VANČURA; WOLF u. MARX; UEHLINGER; ECK, HAUPT u. ROTHE; VANČURA, JAKOUBKOVÁ
u. KOLÁŘ; KASZA u.a.) (s. S. 290 u. Abb. 148).
    Der *Sekundärbefall des Lungenparenchyms* kommt auf verschiedene Weise zustande
(s. Bd. IX/4c, S. 373ff.). Er kann durch einen Übertritt von Tumorzellen aus perivaskulären
Lymphspalten in kleine Gefäßzweige oder durch *neoplastische Infiltration eines großen
Astes der Pulmonalarterie* erfolgen. Im Gegensatz zur früheren Annahme, daß die elastischen Arterienwandstrukturen dem Vordringen der Geschwulst größeren Widerstand
leisten, und der krebsige Arterienbefall daher relativ selten sei (SHIVAS u. FINLAYSON;
DUKE; WALTHER; COMAN; ZEIDMAN; WILLIS; COLE; WOOD; ACKERMAN; GOLDMAN u.a.),
fanden KRÜGER u. RUCKES in einer neueren histologischen Studie bei 21 Bronchuskarzinomen die arteriellen Lungengefäße häufiger betroffen als Venen, die bei der Tumorinvasion eher zu obliterierender Thrombose neigen und damit für die weitere Metastasierung ausfallen. Der Krebseinbruch geht sowohl über perivaskuläre Lymphbahnen wie
kontinuierlich vonstatten. Die Gefäßwandzerstörung kann von entzündlich nekrotisieren-
der Umgebungsreaktion gebahnt werden (ASKANAZY; V. MEYENBURG) und mit polster-
artig einengender Endothelproliferation einhergehen (KRÜGER u. RUCKES).
    Pulmonale Tochterherde entstehen ferner durch *Rückstreuung aus krebsinfiltrierten
Bronchialvenen*, aus extrathorakalen Metastasen *über das Azygos- und Hohlvenensystem*

sowie *via Trunci bronchomediastinales* (DAPRÀ u.a.), die als paarige ventrale und dorsale Sammelgefäße den Lymphstrom aus beiden Lungen zum oberen Venenwinkel leiten. Schließlich können Geschwulstzellenverbände von metastatisch veränderten retroperitonealen Lymphknoten *über den Ductus thoracicus in die Blutbahn* gelangen (RAEBURN u. SPENCER; WALTHER; ZSCHIECHE; WATNE, HATIBOGLU u. MOORE; BRUNNER; ALTHER; STRÄULI; LUDWIG; ZSCHIECHE u. WALLER; CELIS, KUTHY u. DEL CASTILLO u.a.) (s. S. 621 u. Bd. IX/4c, S. 374). YOUNG fand unter 129 Krebssektionen mit metastatischem Befall des Ductus thoracicus primäre Bronchuskarzinome (35 Fälle) prozentual am stärksten vertreten. Die potentielle Bedeutung des *parietalen Absiedlungsweges* über dem Primärtumor benachbarte Pleuraschwielen wurde oben erwähnt (s. S. 154). Die summarische Betrachtung HACKLs über die adhäsionsabhängige Abstufung der metastatischen Trefferdichte bei kortikalen Bronchuskarzinomen gibt keine Auskunft, ob sich die Metastasenangabe vornehmlich auf das Lungenparenchym bezieht, wie nach den lymphovenösen Abflußbedingungen der Brustwandregion zu erwarten, oder ob sie auch andere innere Organe betrifft. Die

γγ) Metastasierungshäufigkeit

der Bronchialkrebse wird nach Obduktionsbefunden mit etwa 80—90%, von manchen Autoren noch höher beziffert (FISCHER 80%; PROBST 81,6%; FRANOW 87,6%; WÄTJEN 89%; WAHL 91,2%; GROSS 91,3%; KOSZELWSKY 91,5%; WÜSTNER 92%; MÜNGER 92,2%; RICHTER 92,7%; BRIESE 93%; VOGLER 93,33%; KOCH 95%; VAANDRAAG 95,22%; UTHMÖLLER 95,5%; JAFFE 98%; KNORR 98,3%).

Die prozentuale Aufgliederung mehrerer Sektionsstatistiken nach dem Metastasierungsstadium hatte folgendes Ergebnis (Tabelle 56).

HACKL konnte bei statistischer Auswertung seines umfänglichen Sektionsmaterials *keinen Zusammenhang zwischen Metastasenreichtum, Größe, makroskopischem Wuchstyp und Sitz des Primärtumors* feststellen (Tabelle 57).

Nach FROBOESE stehen die Bronchuskrebse hinsichtlich der Bereitschaft, besonders häufig, frühzeitig und ausgiebig zu metastasieren, unter den bösartigen Geschwülsten einschließlich der malignen Melanome an erster Stelle. Der Satz gilt nicht uneingeschränkt, denn die *Absiedelungsquote* nimmt in *Abhängigkeit vom histologischen* Typ mit dem Grad der feingeweblichen Differenzierung ab (Tabelle 58 u. 59).

In Sektionsstatistiken und nach thoraxchirurgischer Erfahrung findet man die niedrigsten Metastasierungsziffern bronchogener Karzinome bei relativ reifen epider-

Tabelle 56. Tumorevolutionsstadium bei 795 autoptisch untersuchten Bronchuskarzinomen

	WÜSTNER (1941) 189 Fälle %	VOGLER (1950) 150 Fälle %	KOCH (1951) 297 Fälle %	STOBBE (1952) 159 Fälle %
1. Tumor örtlich begrenzt *ohne Metastasenbefund*	8,0	6,6	5,0	13,8
2. nur *regionäre Lymphknoten* befallen	<11,0	13,3	19,0	11,9
3. *Fernmetastasen* vorhanden	82,0	80,0	77,0	74,2
a) ohne Befall der regionären Lk.	<17,0	17,3	—	—
b) mit Befall der regionären Lk.	65,0	62,7	77,0	74,2
c) regionäre Lymphknoten und ein Organ befallen	—	—	23,0	14,5
d) mehrere Organe oder Organsysteme befallen	—	—	54,0	59,7
mit Metastasen insgesamt	92,0	93,3	95,0	86,2

Tabelle 57. Ausmaß des Metastasenbefalls innerer Organe bei Bronchuskarzinomen in Beziehung zu Größe, Wuchsform und Lokalisationstyp des Primärtumors (Trefferdichte autoptisch nachgewiesener Krebsabsiedlungen ausgedrückt im Volumenanteil der jeweils metastatisch zerstörten Organviertel). [Nach HACKL, H.: Über die Metastasen bei 1000 obduzierten Bronchialkarzinomen. Med. Monatsschr. 23, 490—494 (1969), Tabellen 1—3]

a) *Größe:*	Mittlerer Durchmesser des Primärkarzinoms (cm)									
	1	2	3	4	5	6	7	8	9	>10
Mittelwert aller zerstörten Organviertel	3,0	2,2	2,5	3,0	3,5	2,9	3,6	2,8	2,5	3,5

b) makroskopische *Wuchsform* (n. FISCHER)	polypös-endobronchial	intra- und submukös	in die Lungen infiltrierend
Mittelwert aller zerstörten Organviertel	3,1	3,0	2,8

c) *Lokalisationstyp:* (n. REINGOLD, OTTOMAN u. KONWALER)	Hilustyp	extrahilär	diffus wachsend
Mittelwert aller zerstörten Organviertel	3,1	2,9	2,8

Tabelle 58. Aufgliederung von 157 Bronchuskarzinomen verschiedenen histologischen Typs nach dem autoptisch gefundenen Metastasierungsstadium. [Nach STOBBE, E.: Chirurg 23, 468—471 (1952)]

Histologischer Typ	Platten-epithel-karzinome 52 Fälle %	Anaplastische Krebse		Adenokar-zinome 26 Fälle %	Gesamt-zahl 157 Fälle %
		kleinzellig 59 Fälle %	polymorph-zellig 20 Fälle %		
1. *Keine Metastasen*	30,8	5,1	10,0	3,8	14,0
2. *Metastasen nur in regionären Lymphknoten*	13,5	11,9	10,0	11,5	12,1
3. *Fernmetastasen*	55,8	83,1	80,0	84,6	73,9
a) in regionären Lymphknoten und in einem Organ oder nur in einem Organ	26,9	67,8	5,0	15,3	14,6
b) in mehreren Organen oder Organsystemen	28,8	76,3	75,0	69,2	59,2

Tabelle 59. Metastasierungshäufigkeit und histologischer Bronchialkrebstyp

Autoren	WEGELIN (1942) 117 Fälle (Autopsien) %	WALTHER (1948) 277 Fälle (Autopsien) %	BRYSON u. SPENCER (1951) 866 Fälle (Autopsien) %
Plattenepithelkarzinome	50,0	44,0	52,2
Undifferenzierte Karzinome			
a) kleinzellige	—	78,0	79,6
b) polymorphzellige	—	—	74,1
c) ohne nähere Angabe	76,8	—	—
Adenokarzinome	71,4	64,0	83,3

Tabelle 60. Häufigkeit regionärer Lymphknotenmetastasen bei den verschiedenen histologischen Bronchialkrebsformen nach thoraxchirurgischen Befunden

	Gesamt-zahl	mit regionären Lymph-knotenmetastasen		ohne regionäre Lymphknoten-metastasen	
		Anzahl	%	Anzahl	%
WIKLUND (1951)					
Plattenepithelkrebse	78	38	48,8	40	51,2
Undifferenzierte Krebse	14	9	64,3	5	35,7
Adenokarzinome	3	2	66,7	1	33,3
WURNIG (1954)					
Plattenepithelkrebse	43	8	18,6	35	81,4
Undifferenzierte Krebse					
a) groß-mittelzellig	90	29	32,2	61	67,8
b) kleinzellig	14	7	50,0	7	50,0
Adenokarzinome	10	5	50,0	5	50,0

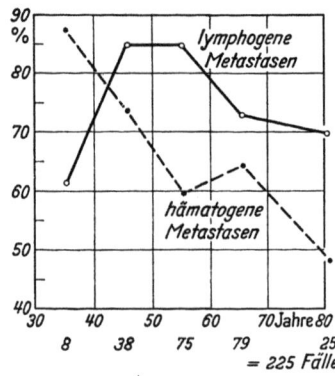

Abb. 88. Einfluß des Lebensalters auf die Metastasenbildung bei 225
Fällen von Bronchuskarzinom. (Nach WALTHER, H. E.: Krebsmetastasen, S. 60. Basel: Benno Schwabe & Co. 1948)

moiden Formen, die höchsten beim oat cell- und anderen kleinzelligen Typen und bei
undifferenzierten Adenokarzinomen (v. ALBERTINI; WILLIS; KAHLAU; FRIED; ECK; FRO-
BOESE; GROSSE; STOBBE; ARKIN u. WAGNER; SAMSON; MCDONALD u. Mitarb.; BRUNNER;
STRAUSS u. WELLER; FREY u. LÜDEKE; KARSNER u. SAPHIR; KIRKLIN et al.; SALZER
u. Mitarb.; DENCK; JENNY u. BUCHBERGER; BRYSON u. SPENCER; MASON; OCHSNER u.
Mitarb.; DELARUE u. STRASBERG; LÜDEKE; GALOFRÉ et al.; VANCE, GOOD, HODGSON,
KIRKLIN u. GAGE; JACKMAN, GOOD, CLAGETT u. WOOLNER; OBIDITSCH-MAYER; BRIND-
LEY; SCHWAIGER; UNGEHEUER u. HARTEL; BLAHA, UNGEHEUER u. KAHLAU; WURNIG;
SCHILL; GABLER u. PECKHOLZ; ZSCHOCH u. KOBER; ŠIMEČEK u. MUSIL; ECK, HAUPT u.
ROTHE; DE PREUX, JAYET u. BAUMANN u. a.).

Die *Häufigkeitsrelation lymphogener und hämatogener Metastasen* erscheint bei kleinzelligen Krebsen ausgeglichen. Epidermoide Formen zeigen merklich geringere, Adenokarzinome offenbar stärkere Neigung zu hämatogener Aussaat (GEBAUER; WEGELIN;
KAHLAU; STOBBE u. a.) (Tabelle 61). Welche biologischen Faktoren die Abstufung der
Metastasierungsbereitschaft und die Inkongruenz der Absiedlungsweise im Zusammenhang mit dem wechselnden Reifegrad der Geschwülste letztlich bewirken, ist bisher ungeklärt. Ebenso fehlt eine plausible Begründung für die *Altersabhängigkeit der Metastasierungstendenz* (WALTHER; ONUIGBO; SATTERTHWAITE; HUEPER; HACKL; LANGSCH u.
UHLIG) (Abb. 88).

Tabelle 61. Prozentuale Aufgliederung der häufigsten Metastasenlokalisationen beim Bronchialkrebs (nach sektionsstatistischen Berichten über 6562 Autopsien)

	PROBST (1927) 76 Fälle	ASK-UPMARK (1932) 2004 Fälle	WÜSTNER (1941) 189 Fälle	WEGELIN (1942) 117 Fälle	HAHN (1943) 214 Fälle	HAGEMANN (1944) 300 Fälle	WALTHER (1948) 277 Fälle	FRIED (1948) 319 Fälle	KNORR (1949) 60 Fälle	KOCH (1951) 297 Fälle	RICHTER (1952) 137 Fälle	GROSSE (1953) 1206 Fälle	KAHLAU (1954) 190 Fälle	ZSCHICK u. KOBER (1967) 1176 Fälle	HACKL (1969) 1000 Fälle
Lymphknoten insgesamt	—	—	—	81,2	74,55	nicht verwertbar	76,9	81,0	86,7	—	—	88,0	72,6	91,0	54,4
intra-thorakale	73,0	—	75,0	—	—		—	—	—	86,0	74,4	—	—	—	—
abdominelle	40,9	—	25,0	—	—		—	—	—	—	24,1	—	—	—	—
übrige	19,8	—	27,0	—	—		—	—	—	16,0	8,3	—	—	—	2,2
Leber	44,0	35,0	37,0	46,2	36,6	36,0	42,2	40,1	45,0	36,0	35,0	49,9	40,5	40,4	30,9
Knochen	28,0	20,0	25,0	26,4	34,2	47,3	29,2	40,0	33,3	24,0	32,8	32,6	33,7	35,8	12,7
Nebennieren	18,5	13,0	25,0	20,2	20,7	17,0	15,2	38,0	23,3	26,0	16,1	26,5	21,6	28,7	28,2
Nieren	18,5	15,0	22,0	22,2	20,1	21,0	20,2	20,0	15,0	27,0	19,0	26,5	20,0	19,7	12,1
Gehirn	13,2	11,0	25,0	15,4	21,3	14,7	9,0	11,0	16,7a	21,0	10,9a	28,0	17,4	21,8	12,9
Lunge (kontralateral oder bds.)	—	—	19,5	15,0	18,9	21,3	—	28,1	25,0	19,0	20,4	16,5	19,5	—	23,5
Pleura	31,7	21,8	23,0	(10,3)	20,1	22,0	—	—	—	—	14,6	18,5	39,5	14,2	2,5
Perikard	19,5	—	19,6	(15,0)	11,2	6,7	9,0	9,0	10,0	6,0	8,8	16,5		2,8	5,7
Herzmuskel		—				—				0,6	1,5	4,0	—	—	—
Schilddrüse	7,8	2,3	13,0	12,8	4,1	6,3	8,3	3,2	13,3	11,0	13,9	7,1	9,5	—	—
Pankreas	7,8	7,0	10,6	8,5	2,8	9,7	5,8	6,4	6,7	2,7	5,8	8,5	8,4	—	1,8
Milz	—	3,0	6,0	8,5	2,3	6,0	5,3	7,9	—	2,0	2,9	3,3	3,2	3,7	1,5
Peritoneum	—	—	1,5	—	—	—	—	—	—	—	0,8	—	9,5	—	3,6
Darm	—	—	2,0	—	<1	—	—	3,2	—	1,0	5,8	7,1	5,3	—	—
Magen	3,9	—	3,0	—	—	—	—	2,2	—	—	—			11,4	—
Zwerchfell	—	—	3,0	—	—	—	—	—	—	—	0,8	—	—	—	—
Hypophyse	—	—	1,0	—	—	—	—	—	—	—	—	—	2,1	—	—
Ovarien	—	—	—	—	—	—	—	2,1	—	—	1,5	0,4	—	—	—
Haut	3,9	—	2,1	<1	—	—	5,3	2,4	—	—	—	2,8	2,1	—	4,9

a + Rückenmark.

Tabellen 62a u. b. Metastasierungsmodus und histologischer Bronchialkrebstyp: Häufigkeitsrelation regionärer Lymphknotenabsiedlung und hämatogener Fernmetastasen nach WALTHER (1948) und STOBBE (1952) (a) sowie Metastasensitz bei verschiedenen Bronchialkarzinomformen (b). [Prozentuale Aufgliederung nach Angaben von 1. WALTHER (1948), 2. KAHLAU (1954) und 3. KNIGHTS (1950)]

Tabelle 62a

	Plattenepithelkrebse			Anaplastische Krebse		Adenokarzinome
	insgesamt	verhornend	anepidermoid	kleinzellig	polymorphzellig	
a) WALTHER (1948)						
Zahl der Fälle:	270	101	79	22	155	—	24
regionäre Lymphknotenmetastasen:	76,9%	65,0%	60,7%	81,8%	81,9%	—	75,0%
hämatogene Fernmetastasen:	63,2%	42,6%	39,2%	54,5%	75,5%	—	58,3%
b) STOBBE (1952)						
Zahl der Fälle:	157	52	—	—	59	20	26
lymphogene Metastasen:	65,6%	50,0%	—	—	84,7%	30,0%	76,9%
hämatogene Metastasen:	68,2%	47,0%	—	—	81,4%	65,0%	84,6%

Tabelle 62b

Sitz der Metastasen	Plattenepithelkrebse			Kleinzellige Krebse			Adenokarzinome		
	1. 101 Fälle %	2. 69 Fälle %	3. 20 Fälle %	1. 155 Fälle %	2. 88 Fälle %	3. 31 Fälle %	1. 24 Fälle %	2. 13 Fälle %	3. 21 Fälle %
Lymphknoten	69,0	54,0	75,0	84,0	86,4	87,1	82,0	77,0	66,7
Leber	28,0	21,7	15,0	52,0	59,0	35,5	45,0	30,8	33,3
Knochen	20,0	19,0	25,0 (Rippen u. Wirbel)	37,0	46,6	25,8 (Rippen u. Wirbel)	50,0	30,8	33,3 (Rippen u. Wirbel)
Nebennieren	8,0	8,7	15,0	22,0	28,4	51,6	4,0	23,1	57,1
Nieren	15,0	13,0	30,0	23,0	25,0	19,4	23,0	15,4	19,0
Gehirn	8,0	14,5	15,0	9,0	15,9	16,1	4,0	38,5	23,8
Hirnhäute	2,0	—	—	4,0	—	—	—	—	—
Lunge	—	19,0	30,0	—	17,0	32,3	—	30,8	42,9
Pleura u. Perikard	—	33,0	—	—	42,0	—	—	46,2	—
Herzmuskel	3,0	—	—	3,0	—	—	4,0	—	—
Schilddrüse	3,0	5,8	—	10,0	12,5	16,1	23,0	—	—
Pankreas	2,0	4,4	—	9,0	12,5	35,5	4,0	—	14,3
Milz	2,0	1,1	—	8,0	2,3	—	—	7,7	14,3
Peritoneum	—	4,4	—	—	13,6	—	—	7,7	—
Magen	—	} 2,9	—	—	} 8,0	—	—	—	—
Darm	1,0	}	—	3,0	}	—	—	—	—
Hypophyse	—	—	—	1,0	4,5	—	—	—	—
Ovarien	—	—	—	1,0	—	—	—	—	—
Hoden	—	—	—	1,0	—	—	—	—	—
Samenblasen	—	—	—	1,0	—	—	—	—	—
Haut	—	1,1	—	3,0	3,4	—	—	—	—
Muskulatur	—	—	—	2,0	—	—	—	—	—

Die Bronchuskarzinome zeigen in ihrer Gesamtheit eine recht charakteristische *topographische Metastasenverteilung* (Tabelle 61 u. Abb. 89). Trotz gewisser Schwankungen in der Häufigkeitsskala bleibt die Reihenfolge der betroffenen Organe bei den verschiedenen histologischen Typen annähernd gewahrt (Tabelle 62).

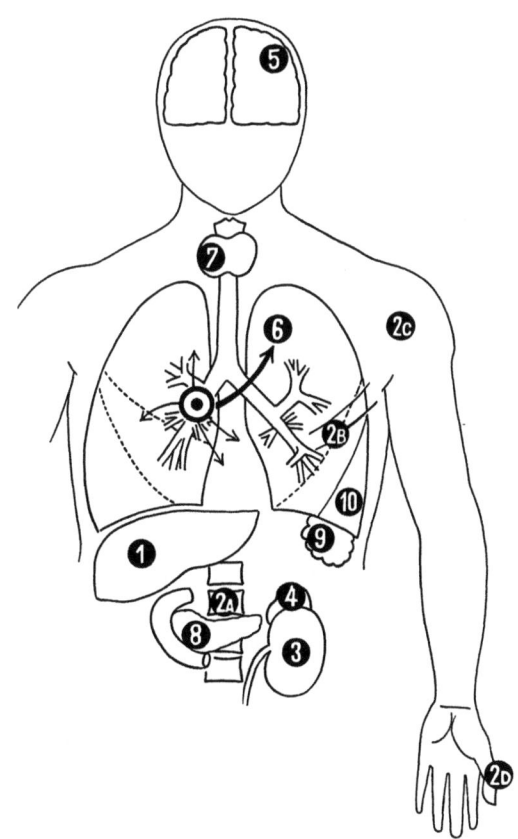

Abb. 89. Metastasierungsschema nach der Häufigkeit
der hämatogenen Aussaat. [WALTHER, H. E.: Krebsmetastasen. Basel: Benno Schwabe 1948. — WEGELIN,
C.: Der Bronchial- und Lungenkrebs. Schweiz. med.
Wschr. **72**, 1053 (1942)]

Nächst Lymphknoten und *Leber* ist das *Skeletsystem am häufigsten befallen* (ARKIN u.
WEBER: 28%; KOLETSKY: 19%; ROSEDAHL u. McKAY: 32%; STEIN u. JOSLIN: 15%;
JAFFE: 22%; WÄTJEN: 42,9%; MATTICK u. BURKE: 38%; MATERNA: 33%; VAANDRAAG:
25,6%). Der metastatische Knochenprozeß hat gewöhnlich osteolytischen, nur ausnahmsweise osteoplastischen Charakter (BEER, DUBOWY u. JIMENEZ; LEWIN u. GUNSETT;
WALTHER; VIDAL, SIMON u. MARTY; KOLÁŘ, PALEČEK u. SKÁLOVÁ; MUSUMECI, MARTINEZ
u. POZZOLI) (s. S. 629 u. 633).

Die *hohe Beteiligungsquote der Nebennieren* (DOSQUET: 21,8%; HARTMANN: 36,6%;
ARKIN u. WAGNER: 42%; KNIGHTS: 43,1%; BONSER: 53%) *und des Gehirns* (LESCHKE:
13,6%; BRYSON u. SPENCER: 17,1%; KOCH: 17,8%; KULIG, JASZCZ u. PERSKI: 17,9%;
SCHILL: 18%; JÄNISCH, UNGER u. PETERMANN: 20,6%; YENERMAN u. YENERMAN:
21,3%; SCHEJMAN: 22,7%; GUTTING: 23,1%; COSSEL: 24,2%; MEYER u. REAH: 26,4%;
GALUZZI u. PAYNE: 25,7%; DOSQUET: 28,6%; MOLL: 31,1%; WAHL u. MIELICKI: 35%;
OLSON: 36,6%; CHASON, WALKER u. LANDERS: 37,3%; HALPERT, FIELDS u. DE BAKEY:
38,2%; BONSER: 42%; ARONSON, GARCIA u. ARONSON: 42,4%; LESSE u. NETSKY: 49,5%;
GÄRTNER: 50%) wird mit besonderen biochemischen Gewebseigenschaften (Sauerstoff-
und Lipoidreichtum) beider Organe in Verbindung gebracht (DOSQUET; GOOD u.a.). Die
Perfusionsgröße eines Organs scheint für die Ansiedlung eingeschwemmter Tumorzellemboli nicht maßgeblich zu sein, denn die am häufigsten betroffene Leber erhält, gemessen
an ihrer Gewichtsrelation zu den Nebennieren, einen verhältnismäßig kleinen Anteil des
arteriellen Durchflußvolumens. Andererseits sind die Nieren, die etwa ein Viertel des
Herzminutenvolumens durchströmt, nach den meisten Sektionsstatistiken seltener in
Mitleidenschaft gezogen als die Nebennieren (Tabelle 61 u. Tabelle 62). Bemerkenswert
ist ferner, daß die zerebralen Metastasen zu etwa 38% im Kleinhirn liegen (GALUZZI u.
PAYNE), dessen Anteil am gesamten Hirngewicht nur ca. 12,5% beträgt (REID).

11*

Tabelle 63. Häufigkeit von Hirn- und Nebennierenmetastasen bei Bronchuskrebsen im Vergleich zu Karzinomen anderer Ursprungsorgane. (Nach DOSQUET)

Tumorart	Anzahl der Fälle		Prozentsatz der Metastasen	
			ZNS	Nebennieren
Bronchuskarzinome (Berlin u. Kiel)	105		31,4	21,8
Übrige Karzinome				
a) Berliner Material	2158	ohne Lungenmetastasen	0,9	1,9
		mit Lungenmetastasen	1,6	2,6
b) Kieler Material	316	ohne Lungenmetastasen	1,1	0,9
		mit Lungenmetastasen	0,6	3,9

Die Abhängigkeit der Metastasierungsrate vom histologischen Geschwulsttyp ist beim Befall der Nebennieren unverkennbar (Tabelle 62), während sie für zerebrale Tochterherde von manchen Autoren verneint wird (HALPERT, FIELDS u. DE BAKEY: Plattenepithelkarzinome: 34,5%; oat cell- bzw. anaplastische Krebse: 34,7%; Adenokarzinome: 33,3%). Die dominierende Stellung bronchogener Karzinome unter den zur Hirnmetastasierung führenden Primärtumoren geht aus den Prozentanteilen zahlreicher Sektionsstatistiken hervor (ELKINGTON: 33,3% von 72 Krebstodesfällen mit Hirnmetastasen; HENSCHEN: 46,1% von 1833 Fällen; JÄNISCH, UNGER u. PETERMANN: 48,2% von 191 Fällen; GLOBUS u. MELTZER: 57,5% von 33 Fällen; HARE u. SCHWARTZ: 42% von 100 Fällen; KNIGHTS: 22 von 94 histologisch verifizierten Fällen waren bronchogener Herkunft, weitere 49,6% durch pulmonal absiedelnde Malignome anderer Primärlokalisation bedingt, Anteil von Bronchuskrebsen und sekundären Lungengeschwülsten zusammen 72%). Die überragende Bedeutung der Bronchialkarzinome als Ursache metastatischer Hirntumoren wird auch von anderen Autoren unterstrichen (BRUNNER; ARONSON, GARCIA u. ARONSON; BRYSON u. SPENCER; CHASON, WALKER u. LANDERS; KIRUMA u. SAKUM; LESCHKE; HANNEMANN; HENSCHEN; KULIG, JASZCZ u. PERSKI; COSSEL; GALUZZI u. PAYNE; HALPERT, FIELDS u. DE BAKEY; LESSE u. NETSKI; MEYER u. REAH; RUDERSHAUSEN; MOLL; SCHEJMAN; WOJTEK; YENERMAN u. YENERMAN; KRASTING; GABLER u. PECKHOLZ; ZSCHOCH u. KOBER; ECK, HAUPT u. ROTHE u.a.). Sie kommt in der Zusammenstellung von DOSQUET klar zum Ausdruck (Tabelle 63).

Nach autoptischen Befunden ist in etwa 10—30%, nach JAFFE sogar in 43% der Fälle mit *ipsi- oder kontralateralen Lungenmetastasen* zu rechnen. KNIGHTS und andere Autoren beziffern dabei den relativen Prozentanteil der Adenokarzinome am höchsten (Tabelle 62). Ob der Sachverhalt mit der besonderen Neigung dieses Krebstyps zu intraalveolärem Oberflächenwachstum (ECK; LÜDEKE) zusammenhängt, ist ungewiß. Die diskontinuierliche intrakanalikuläre Ausbreitung, der für die Formalgenese der miliar-nodulären Lungenadenomatose eine — allerdings strittige — Bedeutung beigemessen wird (s. Bd. IX/4c, S. 59 und Abb. 26), spielt jedenfalls eine untergeordnete Rolle. Die intrapulmonale Absiedlung erfolgt vorwiegend auf dem Lymphweg (ONUIGBO; FRIED; RATKÓCZY; DIMITROV; MONALDI; SERRANO u. VALLEBONA; VALLEBONA; DAPRÀ u.a.) (s. S. 153 u. 156). Die hämatogene Streuung ist seltener. Sie kann durch Tumoreinbruch in Äste der Pulmonalarterie oder durch Rückstreuung aus extrapulmonalen Tochterherden über die Hohlvenen bzw. das Azygossystem zustande kommen (SINNER u. SCHINZ). HASCHE weist auf die erhöhte Gefahr hämatogener Lungenaussaat bei der Operation kavitärer Bronchuskrebse hin. Er fordert in Übereinstimmung mit anderen Autoren (AYLWIN; HAYASHI u. Mitarb.; FREY u. LÜDEK; UNGEHEUER u. HARTEL), bei der Resektion zerfallender Tumoren jede unnötige manuelle Traumatisierung zu vermeiden und bei der Hiluspräparation mit der Lungenvenenligatur zu beginnen.

HACKL hebt in seiner Sektionsstatistik die bemerkenswerte *Asymmetrie der Bronchialkrebsabsiedlung in paarigen Organen* hervor. Daß im Brustraum die Erkrankungsseite im Verhältnis 4:1 bevorzugt betroffen ist, scheint im Hinblick auf Pleura und Lymphknotenkette nicht überraschend, eher schon der relativ hohe Prozentanteil kontralateraler Pleurabeteiligung (27%!). Aber auch bei intrapulmonaler Metastasierung übertrifft der homolaterale Lungenflügel die Gegenseite hinsichtlich der Herdzahl und -dichte um mehr als das Doppelte. HACKL begründet den Sachverhalt mit der vorwiegend lymphogenen Absiedlung. Dieser Modus spielt seiner Ansicht nach beim Zustandekommen extrathorakaler Ableger keine Rolle, obgleich die gleichseitige Niere und Nebenniere zwar nicht häufiger, in der Metastasendichte aber wesentlich intensiver in Mitleidenschaft gezogen werden als ihre gegenseitigen Pendants. HACKL fand nur in den Groß- und Kleinhirn-Hemisphären eine gleichmäßige Metastasenverteilung und meint, den überwiegend geschwulstseitigen Befall der Abdominalorgane mit dem prädisponierenden Einfluß neurovegetativer Irritation durch die chronische Lungenerkrankung erklären zu können.

ε) Abstufung des Malignitätsgrades

Die prognostische Bewertung der verschiedenen Krebstypen ist ein zentrales Problem, das Kliniker, Radiologen und Pathologen gleichermaßen beschäftigt. Neoplasie bedeutet immer Differenzierungsverlust, doch bestehen hinsichtlich der Abweichung vom reifen Muttergewebe graduell erhebliche Unterschiede (v. ALBERTINI). Seit langem wird daher die Frage diskutiert, inwieweit man aus der Tumorstruktur Rückschlüsse auf den jeweiligen Malignitätsgrad ziehen und von dessen prospektiver Einschätzung therapeutische Entscheidungen abhängig machen kann (v. HANSEMANN; BRODERS; PLAUT; HUEPER; REIMANN; JORSTAD; STEWART; BORST; RÖSSLE; HUECK; KONZELMANN; BIENENGRÄBER; MILNER; WALTHER; BÜNGELER; KELLNER; DELARUE u. STARR; LEDERMANN; SIRSAT; LENZ u.a.).

Die ersten Hinweise auf den *Zusammenhang zwischen histologischem Bild und klinischem Ablauf bösartiger Geschwülste* stammen von v. HANSEMANN. Er stellte fest, daß die *Metastasierungsneigung mit dem Grad der Anaplasie ansteigt*, sich also symbath zur feingeweblichen Entdifferenzierung und Zunahme reproduktiver Kräfte im Tumorgewebe verhält. Seither gelten bestimmte zyto-histologische Aspekte (Polymorphie der Zellen, Kerne und Nucleoli sowie Anomalien ihrer Größenrelation, Vermehrung der Kernkörperchenzahl und andere Veränderungen der Kern- und Zytoplasmagliederung, Hyperchromasie, Fehlen für die Matrix typischer funktioneller Zelleistungen, Häufung und Atypie von Mitosen, Verlust der Polarität, Infiltrationstendenz u.a.) als wesentliche Kriterien, um die Wachstumskapazität und potentielle Malignität zu beurteilen (RÖSSLE; v. ALBERTINI u.a.).

BRODERs Vorschlag einer *qualitativ-quantitativen Auswertung des Zellbildes* beruht auf der Anaplasielehre. Er unterschied 4 Grade der Malignität, die sich nach dem jeweiligen *Differenzierungsquotienten* (prozentuales Verhältnis undifferenzierter zu stärker ausgereiften Geschwulstzellen) staffeln (Grad I: 25:75%; Grad II: 50:50% usw.). BRODERS vertrat die Auffassung, man könne den klinischen Verlauf allein aus dem Ergebnis histologischer Analyse vorhersagen, ohne klinische Befunde in das Kalkül einzubeziehen. Das gleiche Prinzip verfolgten andere Autoren mit dem Ziel, durch histologisches „*grading of tumors*" im Rahmen eines „Malignogramms" die biologische Eigenart verschiedener Geschwulstkategorien möglichst in exakten Ziffern auszudrücken (HAAGENSEN; HUEPER; SIRSAT u.a.).

WALTHER versuchte, nach Sektionsbefunden den *Malignitätsindex* mit einer Formel zu bestimmen, in der er die durch 100 dividierten Faktoren „kontinuierliche Ausbreitung" (c), „lymphogene Streuung" (l) und „hämatogene Aussaat" (h) als Summanden einsetzte, und zwar entsprechend ihrer unterschiedlichen Wertigkeit in — willkürlich —

Tabelle 64. Histologische Einteilung und gleitende Malignitätsskala bronchopulmonaler Geschwülste nach v. ALBERTINI. (Aus MÜLLY, K., Handb. inn. Medizin, Bd. IV/4, Tabelle 23, S. 53, Springer 1956)

	Malignitätsgrad	WALTHER-Index	Hämatogene Metastasen (WEGELIN, 1942)
1. Nichtepitheliale Geschwülste			
a) Fibrome, Myome, Lipome, Angiome, Chondrome, Osteome, Lymphoblastome	0	—	
b) Sarkome	schwer/sehr schwer	7	
2. Epitheliale Geschwülste			
a) Adenome:			
Bronchusadenom (Karzinoidtyp)	0	—	
Zylindrom (Schleimdrüsenadenom)	leicht	—	
atypisches, metastasierendes Bronchusadenom	mittel/schwer	—	
b) Karzinome:			71,4%
differenzierte Karzinome:			
adenomatöse Karzinome (Zylinderzellkrebs, papilläres Karzinom, schleimbildendes Karzinom, einschl. Alveolarepithel-karzinom =pulmonary adenomatosis)	schwer	8	
Pflasterzellkarzinome			50%
epidermoider Typ	mittel/schwer	6,5	
anepidermoider Typ	schwer		
undifferenzierter Typ, groß- bis mittelgroßzellig	schwer	8	
völlig entdifferenzierte Karzinome			76,8%
kleinzelliges Karzinom (sog. oat cell-Karzinom)	sehr schwer	10	
3. Mischgeschwülste.			
Adenochondrome	0	—	

abgestufter Bezugsgröße (c = 1, l = 2, h = 10). Die daraus berechneten Indexwerte der verschiedenen Bronchialkrebstypen sind in Tabelle 64 aufgeführt.

v. ALBERTINI äußerte sich skeptisch gegenüber den Bemühungen, die biologische Charakteristik bösartigen Verhaltens mit exakten mathematischen Methoden zu erfassen, zumal der Zeitfaktor in den Kalkulationen außer Betracht blieb. Er bejaht die Möglichkeit, den Malignitätsgrad mit einiger Wahrscheinlichkeit abschätzen zu können, wenn man die Anaplasiestufe, Proliferationspotenz (Wachstumstempo) und örtliche Wuchsart (aggressives infiltrativ-destruktives oder expansives Wachstum) im Gesamturteil berücksichtigt. Statt scheinbar genauer Indexziffern schlägt v. ALBERTINI eine *gleitende Skala der Bösartigkeit* von „leicht" bis „sehr schwer" vor. In diesem Sinne ordnet er die autochthonen Bronchusgeschwülste nach dem Grad ihrer mutmaßlichen Malignität in bestimmter Reihenfolge ein (Tabelle 64). Entsprechend dem histologischen Gestaltwandel im Aufbau der einzelnen Krebsgewächse sind dabei fließende Übergänge der biologischen Verhaltensweise denkbar.

ζ) Stadieneinteilung

Neben anderen Kriterien (körperlicher Allgemeinzustand und Lebensalter der Patienten, histologischer Bronchialkrebstyp) ist vor allem der jeweilige Stand der Geschwulstentwicklung für jegliche therapeutische Entscheidung und für die Abschätzung der Heilungschancen maßgeblich. Das zunehmende Interesse an einer klinisch brauchbaren Stadieneinteilung entspringt dem Bedürfnis, die Indikation zu operativen Eingriffen schärfer zu umreißen. Hinzu kommt das Erfordernis, eine breite Vergleichsbasis zur Erfolgsbeurteilung chirurgischer, radiologischer und chemotherapeutischer Behand-

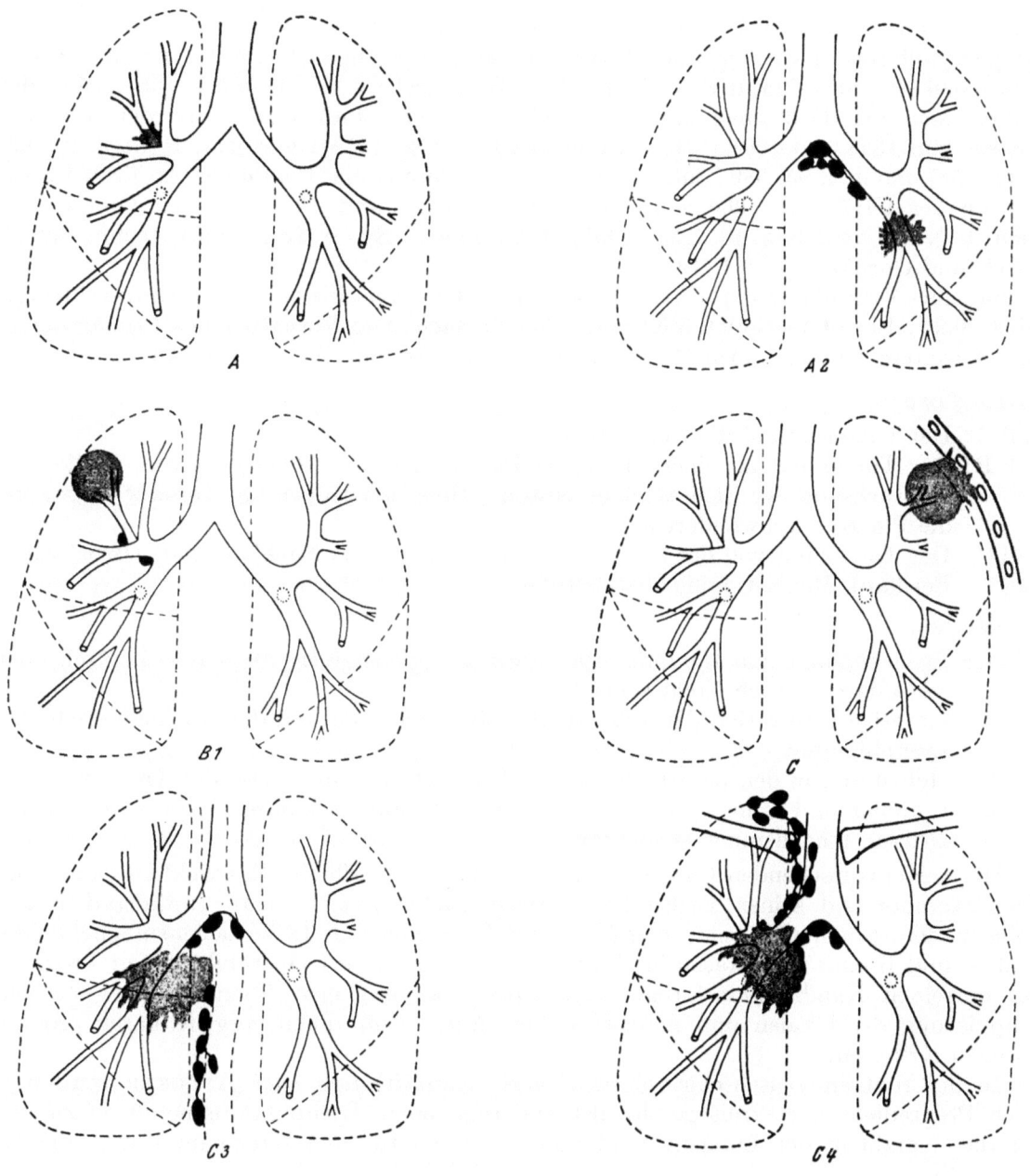

Abb. 90. *Stadieneinteilung bronchogener Karzinome nach* SALZER u. Mitarb. Schematische Darstellung der Lokalisation der Primärtumoren und ihrer direkten und lymphogenen Ausbreitung. (Nach SALZER, G., M. WENZL, R. H. JENNY u. A. STANGL: Das Bronchuskarzinom, S. 18. Wien: Springer 1952)

lungsmethoden zu gewinnen, die in mancher Hinsicht abzuwandeln und zu kombinieren sind (S. 185ff.).

Die relativ große Zahl der Vorschläge deutet die Schwierigkeit an, einen allgemein befriedigenden Einteilungsstandard zu finden (SALZER; SCHINZ; ANACKER; COCCHI; FROMMHOLD u. SCHLUNGBAUM; ZDANSKY; FEINSTEIN; YESNER, GERSTL u. AUERBACH; SANQUIRICO; WILDNER u. HUBER; BERNDT u. HUBER; HANSEN u. MUGGIA; BERNDT u. KRÜGER; MATTHEWS; CARR; MATTHES, WIDOW, BERNDT, WILDNER, RITZOW, PEEK, MARX, WOLF u. WOLFF; ferner Vorschläge der I.C.P.R. (International Commission for

Stage-Grouping in Cancer and for the Presentation of the Results of Treatment of Cancer) von 1953, der Union Internationale contre le Cancer bzw. des Komitees für geographische Pathologie der Internationalen Krebsliga (I.C.R.C.) und der Internationalen Organisation der Medizinischen Wissenschaft (C.I.O.M.S.) von 1952, der Kommission der Deutschen Röntgengesellschaft zur Stadieneinteilung des Lungenkrebses von 1958 und 1961 [Strahlentherapie **106**, 472 (1958); Fortschr. Röntgenstr. **69**, 119 (1958) und ibid. **95**, 580 (1961)] der Research Commission, Committee on TNM-Classification der UICC von 1966 sowie anderer nationaler und internationaler Gremien (s. auch J. Nat. Canc. Res. **13**, 238 (1952); Org. mond. Santé Sér. Rapp. techn. Nr. 53 (1952) und Oncologia **3**, 244 (1954)].

SALZERs Vorschlag entspricht einer anatomischen Klassifizierung aus thoraxchirurgischer Sicht. Er unterscheidet 3 Klassen (A—C) nach dem Verhalten des Primärtumors und 4 weitere Untergruppen (1—4) nach Sitz und Art der Metastasen (Abb. 90).

Primärtumor:

Fall A: Der Tumor ist auf die Lunge beschränkt.

Fall B: Der Tumor hat an einer Stelle die Pleura erreicht, wobei an dieser Stelle eine Verwachsung der Pleurablätter besteht, ohne daß jedoch das Geschwulstgewebe die Pleura durchwandert hat.

Fall C: Der Tumor hat von der Lunge kontinuierlich auf die Nachbarschaft (Brustwand, Perikard, Mediastinum) übergegriffen.

Metastasen:

1.: Bronchopulmonale Lymphknoten ergriffen (gleichgültig ob makroskopisch oder erst mikroskopisch nachweisbar).

2.: Krebsige Infiltration der äußeren Hiluslymphknoten und der tracheobronchialen Lymphknoten.

3.: Metastasen in den paratrachealen und den übrigen mediastinalen Drüsen.

4.: Lympho- und hämatogene Fernmetastasen (supraklavikuläre oder retroperitoneale Drüsen, Knochenmetastasen etc.).

Mit der entsprechenden Chiffreformel wird der mutmaßliche Entwicklungsstand des Primärtumors und seiner Tochterherde ausgedrückt. Bezieht man Initialstadien mit völliger Metastasenfreiheit ein, so ergibt das Schema mehr als 12 Variationsmöglichkeiten (Fall A und B ohne Metastasen bis Fall C 4). SALZER erörtert Operabilität und Prognose der einzelnen Kombinationsformen, verzichtet aber auf eine übergeordnete Stadiengruppierung der lokalen und metastatischen Ausbreitung nach vergleichbaren prognostischen Kriterien.

In der röntgenologisch-chirurgischen *Stadienklassifikation nach* ANACKER werden je nach Progredienz der Primärgeschwulst und regionalem Lymphknotenbefall 5 Gruppen für das Karzinom der Lungenwurzel und 3 Stadien für den Krebs im Lungenmantel unterschieden.

Zentrale Form:

Stadium 1: Tumor auf ein Segment beschränkt. Verschluß eines einzigen Segmentbronchus. Keine regionären Lymphdrüsenmetastasen.

Stadium 2: Tumor auf mehrere Segmente ausgedehnt. Lappenbronchus frei. Regionäre Lymphdrüsenmetastasen können vorhanden sein.

Stadium 3: Tumor auf einen ganzen Lappen ausgedehnt. Lappenbronchus verschlossen. Regionäre Lymphdrüsenmetastasen vorhanden. Fernmetastasen fehlen.

Stadium 4: Tumor hat die Lappengrenze überschritten. Hauptbronchus infiltriert oder verschlossen. Regionäre Lymphdrüsenmetastasen in größerer Ausdehnung, keine Fernmetastasen.

Stadium 5: Tumor auf mehrere Lappen ausgedehnt. Hauptbronchus verschlossen. Regionäre Lymphdrüsenmetastasen und Fernmetastasen.

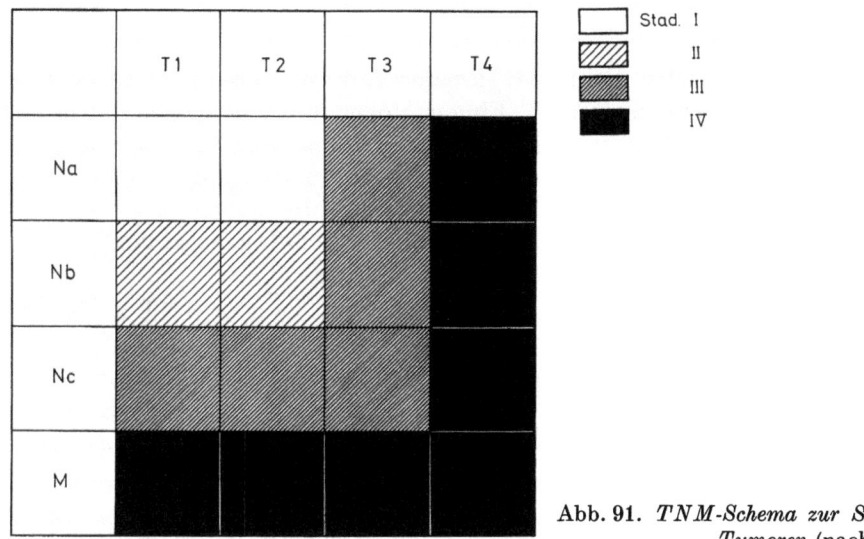

Abb. 91. *TNM-Schema zur Stadieneinteilung maligner Tumoren* (nach SCHINZ)

Periphere Form:

Stadium 1: Tumor von verschiedener Größe, jedoch allseitig gut in einem Lungenlappen abgrenzbar, keine regionären Lymphdrüsenmetastasen.

Stadium 2: Tumor von verschiedener Größe; er kann bis zur Brustwand oder bis zum Mediastinalrand reichen. Regionäre Lymphdrüsen nachweisbar vergrößert.

Stadium 3: a) Der Tumor hat die Brustwand infiltriert und die Rippen arrodiert. Mediastinum frei. Regionäre Lymphdrüsenmetastasen vorhanden.

            b) Der Tumor hat das Mediastinum infiltriert. Brustwand frei. Regionäre Lymphdrüsenmetastasen nicht nachweisbar, aber anzunehmen. Nachweis wegen Mediastinalbeteiligung des Primärtumors nicht erforderlich.

Die 1953 in Kopenhagen auf Vorschlag von DENOIX vom I.C.P.R. und vom Internationalen Ausschuß für Radiologie angenommene *Stadieneinteilung nach dem TNM-System* geht auf frühere Klassifizierungsvorschläge von SCHINZ und ZUPPINGER für die Malignome der Mamma bzw. der oberen Luft- und Verdauungswege zurück (s. auch SCHEIBE; TNM-Ausschuß der UICC). Sie basiert auf klinisch-röntgenologischen Kriterien, nach denen die örtliche Ausdehnung des Primärtumors (T) — in 4 Gruppen unterteilt (T 1—T 4) — zum aktuellen Metastasenbefund (N = noduli lymphatici; M = Fernmetastasen) in Beziehung gesetzt wird. Die aus den Kurzformeln ersichtlichen Kombinationsdaten werden in ein Schema von 4 Stadien gleicher prognostischer Wertigkeit eingeordnet, von denen jedes auf verschiedenem Wege — durch örtliche Geschwulstentwicklung oder metastatische Absiedlung — erreicht werden kann (Abb. 91).
Im TNM-Schema bedeutet

T 1: kleiner, auf den Entstehungsort beschränkter Tumor (= technisch und prognostisch sehr gut operabel).

T 2: größerer Tumor, der den Entstehungsort, aber noch nicht die Organgrenzen überschritten hat (= technisch und prognostisch operabel, d. h. im Gesunden entfernbar).

T 3: Tumor hat die Organgrenzen überschritten und ist mit der Umgebung verwachsen (= technisch operabel, prognostisch inoperabel, da Radikalentfernung zweifelhaft).

T 4: breites Übergreifen des Tumors auf die Nachbarschaft (= technisch und prognostisch inoperabel).

N a: keine Lymphknoten palpabel.

N b: bewegliche Lymphknoten palpabel.

N c: fixierte Lymphknoten palpabel.

M: Fernmetastasen vorhanden.

Da man das Vorhandensein oder Fehlen regionaler Lymphknotenmetastasen beim Bronchuskarzinom weder mit dem tastenden Finger noch röntgenologisch verläßlich beurteilen kann, wurde in der Neufassung der *Stadieneinteilung der Deutschen Röntgengesellschaft von 1961* versucht, das TNM-Schema den Besonderheiten dieser Krebslokalisation anzupassen. Auf Vorschlag der Sonderkommission soll die Bewertung nach dem Operationsbefund erfolgen und auf die histologische Untersuchung gegründet werden (ANACKER). Die vorgesehene Gliederung ist folgende:

Stadium I:	Primärtumor auf den Entstehungsort begrenzt. Keine Lymphknotenmetastasen.	T 1+N a
Stadium II:	Primärtumor hat den Entstehungsort, aber noch nicht die Lungengrenze überschritten, oder Metastasen in den bronchopulmonalen Lymphknoten.	T 1+N b T 2+N a T 2+N b
Stadium III:	Primärtumor hat die Lungengrenze überschritten, oder Metastasen in den tracheobronchialen, paratrachealen oder parösophagealen Lymphknoten.	T 3+N a T 3+N b T 3+N c T 1+N c T 2+N c
Stadium IV:	Primärtumor greift breit auf die Nachbarschaft über, oder Fernmetastasen.	T 4+N a T 4+N b T 4+N c T 1—T 4+M

In Analogie zu ANACKERs Vorschlag gliedern MATTHES u. Mitarb. (1969) in ihrem Einteilungsschema nach Sitz und Ausdehnung der Primärgeschwulst unter Berücksichtigung röntgenologisch-endoskopisch noch stummer Stadien sputumzellpositiver Tumoren und mediastinoskopischer Metastasenbefunde in endothorakalen Lymphknoten wie folgt:

Hilustumoren		*periphere Tumoren*	
T	*Primärtumor*	T	*Primärtumor*
T_0	nicht nachweisbar,	T_0	nicht nachweisbar,
T_1	auf Segmentbronchus begrenzt,	T_1	auf ein Segment begrenzt,
T_2	auf Lappenbronchus begrenzt,	T_2	auf einen Lappen begrenzt,
T_3	Übergriff auf Hauptbronchus.	T_3	überschreitet Lappen- oder Lungengrenze.

N   *Regionäre Lymphknoten*

N_0 Fehlender klinischer, röntgenologischer oder endoskopischer Nachweis intrathorakaler Lymphknotenvergrößerungen.

N_1 Klinischer, röntgenologischer oder endoskopischer Nachweis intrathorakaler Lymphknotenvergrößerungen.

M   *Fernmetastasen*

M_0 keine Fernmetastasen nachweisbar.

M_1 Fernmetastasen vorhanden, einschließlich zervikaler Lymphknotenmetastasen oder Pleuraerguß mit Tumorzellnachweis.

In der *Klassifizierung von* WILDNER u. HUBER wird die international geläufige 4-Stadiengruppierung unter Modifikation der TNM-Formeln beibehalten:

Stadium I: Der Tumor ist auf ein oder mehrere *Segmente begrenzt*.
             Er hat den Abgang der Segmentbronchien vom Lappenbronchus erreicht.
             Der Lappenbronchus ist noch weitgehend frei. Regionäre Lymphknotenmetastasen nicht nachweisbar.

Stadium II: Der Tumor hat die *Lappengrenze überschritten*.
             Er infiltriert über den Interlobärspalt den Nachbarlappen, hat den Abgang des Lappenbronchus erreicht und dringt in den Stammbronchus vor oder

hat hier seinen Ausgang genommen. Metastasen in den inneren (intrapulmonalen) und äußeren Hiluslymphknoten nachweisbar.

Stadium III: Der Tumor hat die *Lungengrenze überschritten.*

Er infiltriert die Hilusgebilde („frozen hilus"), den Pleuraspalt (Pleuritis carcinomatosa), das Mediastinum mit seinen Gebilden (Rekurrensparese, Phrenikusparese, Einflußstauung u. dergl.), den Herzbeutel, das Zwerchfell oder die Thoraxwand. Er hat den Abgang des Hauptbronchus erreicht und dringt in die Trachea vor. Metastasen in den Lymphknoten der Bifurkation, der Tracheobronchialwinkel, der paratrachealen und übrigen mediastinalen Lymphknoten nachweisbar.

Stadium IV: Der Tumor hat *in großer Ausdehnung die Lungengrenze überschritten* und ist weit in die Nachbarorgane eingebrochen. Lymphogene (supraklavikuläre, axillare, retroperitoneale) und hämatogene Fernmetastasen nachweisbar.

WILDNER u. HUBER halten eine nähere Kennzeichnung der Wachstumsrichtung des Primärtumors und der Metastasenlokalisation für zweckmäßig. Sie schlagen vor, die Angaben über den

Primärtumor

(T 1—T 4) mit den Symbolen H (Hilus), Pl (Pleura), M (Mediastinum), Th (Thoraxwand), P (Perikard) oder D (Diaphragma)

zu vervollständigen und zur detaillierten Lagebezeichnung der *Metastasen* die Merkmale

N a: lympho- und hämatogene Metastasen nicht nachweisbar

N b: Befall der intrapulmonalen (Nb_l) oder der äußeren Hiluslymphknoten (Nb_H)

N c: Befall der bifurkalen (NcB_l), oberen tracheobronchialen (Nc_{tb}), paratrachealen (Nc_{pt}) und der übrigen mediastinalen Lymphknotengruppen (Nc_m) sowie

N d: Befall extrathorakaler Lymphknoten (supraklavikuläre, axillare, retroperitoneale) und hämatogene Fernmetastasen (Nd_M)

zu verwenden. (Die Gruppierung Nd_M ist nach dem TNM-System überflüssig und als Abkürzung sinnlos, da das Symbol N ja für Lymphknotenmetastasen steht.) Die Variationsmöglichkeiten der in Kurzformeln zusammengefaßten Symbole decken sich innerhalb der Stadiengruppierung weitgehend mit den oben angeführten Kombinationen im Vorschlag der Deutschen Röntgengesellschaft.

Für statistische Vergleichszwecke im Rahmen des internationalen Erfahrungsaustauschs über die Behandlungsresultate mag es wünschenswert sein, den Informationswert solcher Chiffreangaben zu erhöhen, indem man weitere, den histologischen Krebstyp charakterisierende Symbole einfügt (WILDNER u. HUBER; BERNDT u. HUBER). Alle Verfeinerungen des Berichtswesens ändern leider nichts an der *Problematik jeder klinischen Stadieneinteilung:* das angestrebte Ziel einer exakten Stadiendefinition mit „klar erkennbaren Grenzlinien" zwischen den einzelnen Gruppen (I.C.P.R.) ist wegen der beschränkten Einsicht in den tatsächlichen Entwicklungsstand eines Bronchuskarzinoms in praxi nicht zu erreichen.

Dieser Einschränkung unterliegt auch die *nach biologisch-prognostischer Wertigkeitsdifferenz der Bronchialkrebssymptome ausgerichtete Gruppeneinteilung von* FEINSTEIN:

Gruppe I: Patienten ohne Tumorsymptome zum Zeitpunkt der Diagnose bzw. des Therapiebeginns.

Gruppe II: Patienten mit mehr als 6monatiger Vorgeschichte ausschließlich pulmonaler Symptome einschließlich lokaler und allgemeiner Folgeerscheinungen neoplastischer Bronchusobstruktion (Husten, Hämoptysen, Dyspnoe, endothorakale Schmerzphänomene, Fieber etc.).

Gruppe III: Patienten mit gleichartigen Lokal- bzw. Allgemeinsymptomen von weniger als 6monatiger Dauer.

Gruppe IV: Patienten mit Beschwerden infolge Kombination pulmonaler und zusätzlicher, nicht metastasenbedingter Allgemeinsymptome, wie Krankheitsgefühl, Anorexie, Gewichtsverlust oder paraneoplastischer Fernwirkungen (Ostéoarthropathie hypertrophiante pneumique, Arthralgie, endokrine Störungen, Neuromyopathien etc.).

Gruppe V: Patienten mit Anzeichen der Geschwulstausbreitung jenseits der Lungengrenzen (Einflußstauung, Pancoast-Syndrom, Heiserkeit, extrathorakale Lymphome axillärer und supraklavikulärer Lokalisation, Fernmetastasen).

Gruppe VI: Patienten mit allgemeiner oder extrapulmonaler Symptomatik entsprechend Gruppe IV bzw. V ohne örtliche Krankheitszeichen der Neoplasie.

Das Schema steht im Einklang mit thoraxchirurgischen Erfahrungen, soweit es die überwiegend günstigen Heilungsaussichten asymptomatischer Bronchialkrebspatienten, die diagnostische Bedeutung paraneoplastischer Phänomene sowie die engen Beziehungen zwischen relativer Gewebsreife der Geschwülste und ihren Krankheitserscheinungen, insbesondere die vom Differenzierungsgrad abhängigen zeitlichen Schwankungen der Anamnesedauer berücksichtigt (s. S. 174ff.). In anderer Hinsicht ergeben sich jedoch gewisse Diskrepanzen, wie die Überprüfung der Gruppeneinteilung am umfänglichen stationären Krankengut der Robert Rössle-Klinik Berlin-Buch gezeigt hat (KRÜGER; BERNDT u. KRÜGER; MATTHES u. Mitarb.). Nach Ansicht dieser Autoren bildet die von FEINSTEIN vorgeschlagene Gruppierung keinen Fortschritt gegenüber den Klassifizierungsversuchen nach anatomisch-chirurgischen Gesichtspunkten, obgleich auch diese Kriterien für die präoperative Beurteilung der Krebsevolution im Einzelfall unverläßlich sind.

Schon die Abgrenzung des Tumors von chronisch-obstruktionspneumonisch verdichteten bzw. verhärteten Lungenteilen stößt auf Schwierigkeiten. Sie ist oft kaum intra operationem, geschweige denn mit röntgenologischen Mitteln exakt zu bestimmen. Die eindeutige Unterscheidung zwischen einer Pleuraschwiele entzündlichen Ursprungs und beginnender neoplastischer Infiltration der parietalen Grenzflächen kann letztlich nur histologisch getroffen werden. Die Frage, ob bereits lymphangiotische oder kontinuierliche Tumorausläufer die Nachbarorgane erreicht haben, ist röntgenologisch in vielen Fällen nicht bindend zu beantworten (ZDANSKY u.a.). Ebenso unmöglich ist es, an Hand von Röntgenaufnahmen oder nach Eröffnung des Brustkorbs den Krebsbefall kleiner, in der Tiefe des Mediastinums verborgener oder kontralateraler Lymphknoten sicher zu erkennen oder auszuschließen. Sogar in den regionären Filterstationen wird der intraoperative Nachweis krebsiger Absiedlung nach WENZL, DENCK u. WURNIG in nahezu 50% verfehlt (s. auch PACK u. ARIEL). Weder Schattenbild noch Tastbefund lassen bei offensichtlicher Lymphknotenvergrößerung zwischen metastatischer und entzündlich-reaktiver Schwellung unterscheiden (BROCK; LIEBOW; BJÖRK; THERKELSEN u. SØRENSEN; EDWARDS; SALZER, WENZL, JENNY u. STANGL; GLADNIKOW; BALMÈS u. THÉVENET; BARIÉTY et al.; McCORT u. ROBBINS; OCHSNER et al.; FLEISCHNER; VOSSSCHULTE; ZDANSKY; UNGEHEUER u. HARTEL; KUNZ; MAASSEN; RINK; DELARUE u. STRASBERG; MUTZENBACH; SCHRÖDER u. EICHHORN; BESIO; LAUBENBERGER; BOGSCH u. PEREDI; TRICOMI; RATNER u. SHAROV; VAN WEEL; MONACO; v. WINDHEIM u. MAASSEN u.a.) (Abb. 92, Tabellen 161—163). ZDANSKY betont mit Recht, daß die klinisch-röntgenologische Diagnostik außer dem Tumornachweis nur gewisse Anhaltspunkte für die Frage der technischen Operabilität oder der Inoperabilität liefert.

Mediastinoskopie (s. S. 385, 425 u. 428ff.), *Laparoskopie* (s. S. 378) und *Probethorakotomie* (s. S. 425ff.) führen zwar weiter. Die Erkenntnismöglichkeiten der endoskopischen und chirurgischen Exploration unterliegen jedoch der gleichen Einschränkung wie jede andere makroskopische Untersuchung. Die zur präoperativen Stadienbeurteilung maligner Geschwülste durch selektive Angiographie und Lymphographie gebotene Chance, das Blickfeld zu erweitern (WELLAUER; WELLAUER u. MARANTA; WELLAUER, DEL BUONO u. RÜTTIMANN), ist beim Bronchialkarzinom nur bedingt zu nutzen (VENDRAME, CANOSSI u.

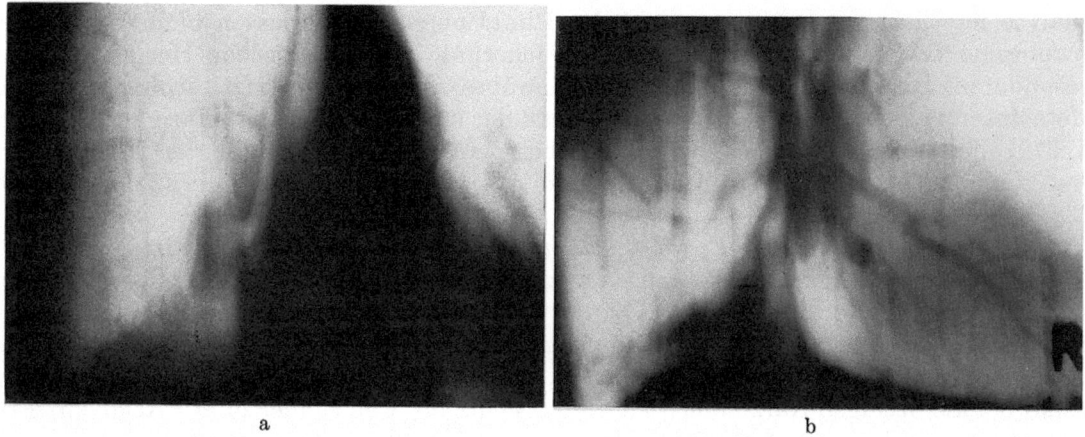

a   b

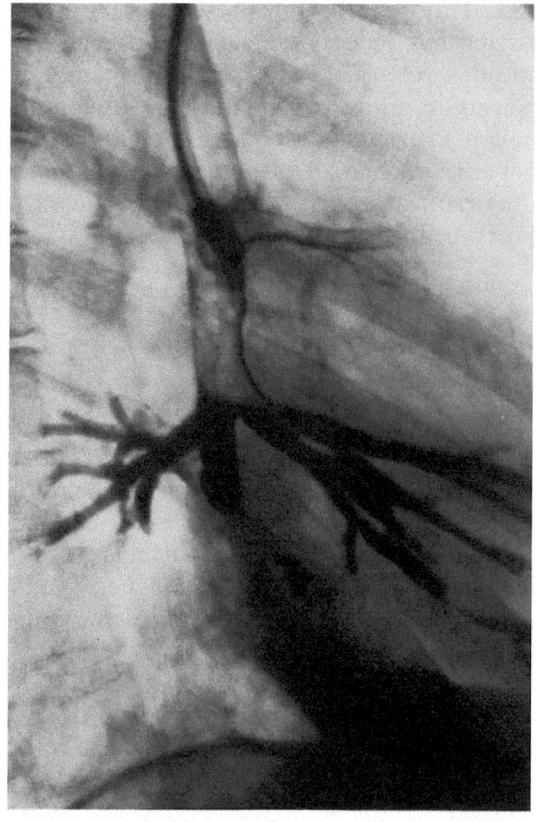

c

Abb. 92a—c. *Reaktive Lymphknotenschwellung im Abflußgebiet poststenotischer eitriger Bronchiektasen und Retentionspneumonitis bei Tumorblockade der basalen Unterlappensegmente.* Die in Umgebung der Tumorstenose und im Teilungswinkel zwischen Unter- und Mittellappenbronchus tomographisch (a u. b Schichtbilder 11 cm a.-p. und 10 cm sin.-dextr.) und im seitlichen Bronchogramm (c) dargestellten bronchopulmonalen Lymphome wurden nach röntgenologischem Aspekt als lymphogene Metastasen gedeutet (s. auch Abb. 491). Anatomischer Befund nach Pneumonektomie: Im Durchmesser ca. 1,5 cm großes unverhorntes Plattenepithelkarzinom dicht jenseits des Abgangs des Unterlappenbronchus mit interstitieller Pneumonitis und eitriger Bronchiektasie im abhängigen Parenchym. In den regionären Lymphknoten erheblicher Sinuskatarrh und geringe Anthrakose, aber kein Anhalt für Karzinommetastasen (E.-Nr. 14281/68 Patholog. Inst. d. Krhs. Nordwest, Direktor: Prof. KAHLAU). M. A., 38jähr. ♀, Arch.-Nr. 1611 29152 Radiolog. Zentralinst. d. Krhs. Nordwest Frankfurt/M.

AMICI u. a.). Die systematische Anwendung der *Knochenmarkbiopsie* (HANSEN u. MUGGIA) und *nuklearmedizinischer Spürverfahren* bietet wertvolle Zusatzinformationen für die Indikationsstellung chirurgischer Eingriffe, wie der Nachweis sonst verborgener Metastasen in den Mediastinallymphknoten und inneren Organen mit geeigneten Radionukliden (z. B. ^{67}Ga und ^{197}Hg) (s. S. 637/638), und die relativ hohe Trefferquote präoperativer Skeletszintigraphie in der von SHIRAZI vorgelegten Statistik bezeugen (46% positive Knochenscanbefunde als Durchschnitt von 116 Untersuchungen bei präklinischer bzw. röntgenmorphologisch noch inapparenter Skeletbeteiligung) (s. S. 632 u. 665ff.). Dennoch läßt der Einsatz dieser weiterführenden Methoden manche Zweifel bestehen, weil ein negatives Ergebnis keine Beweiskraft besitzt: während die Ausbeute bioptischer Knochenmark-

analyse letztlich der zufälligen Wahl der Punktionsstelle überlassen bleibt, sind szintigraphische Treffer auf Grund örtlicher Speicherung in neoplastischen Herden nur unter
besonderen Reaktionsbedingungen des Gewebes zu erzielen (z. B. Abhängigkeit des
Metastasennachweises im Skelet vom Ausmaß der lokalen Osteoblastentätigkeit) (s. S. 633
u. 672) und andererseits bei der Scandiagnostik an Hand tumorbedingter Impulsausfälle
erst von einer bestimmten Größenordnung der Geschwulstherde an zu erwarten (s. S. 635,
638, 639, 641, 657 u. 671).

Das *Unvermögen, okkulte Fernmetastasen* mit den verfügbaren Methoden *sicher auszuschließen* oder verläßlich aufzuspüren (WENZL, DENCK u. WURNIG; GERNEZ-RIEUX, DESRU-
ELLES u. VOISIN; DOLD u. Mitarb.; KARRER u. a.), macht im Einzelfall die Frage, ob bereits
eine hämatogene Fernmetastasierung eingetreten ist, und damit letztlich *jede klinische Stadieneinordnung der Bronchuskrebse ungewiß*. In besonderem Maße ist dieses Kalkulations-
risiko bei kleinzelligen Karzinomen zu berücksichtigen, weil es hier in der Regel zur Frühmetastasierung kommt (Abb. 348). Man wird selbst kleine Primärtumoren dieses Typs
ohne makroskopisch erkennbare Lymphknotenvergrößerung nur mit erheblichem Vorbehalt in das Stadium I eingruppieren. Die Verlaufsbeobachtung nach resezierenden Eingriffen hat jedenfalls gelehrt, daß sich die optimistische Einschätzung des Entwicklungs-
standes retrospektiv nur verhältnismäßig selten als zutreffend erweist. Da das oat cell-
Karzinom in der vermeintlichen Initialphase den Untersucher meist täuscht und in einem
hohen Prozentsatz der Fälle bereits hämatogen gestreut hat, sehen viele Thoraxchirurgen
bei entsprechender histologischer Diagnose von einer Intervention ab (BORRIE; NICKSON,
CLIFFTON u. SELBY; EERLAND; SCHWAIGER; ŠIMEČEK u. MUSIL; HASCHE; BRUNNER;
FREY u. LÜDEKE) (s. S. 192, 424/425 u. 429).

e) Zeitlicher Krankheitsverlauf (Wachstumsgeschwindigkeit, stumme Phase und Anamnesedauer), Überlebensfristen unbehandelter Kranker und Spontanremissionen

Die *Gesamtdauer der Bronchialkrebsentwicklung* ist nicht sicher zu ermessen. Absterbe-
tabellen unbehandelter Patienten (Tabelle 65 u. 66) geben keinen Aufschluß über die
zeitliche Ausdehnung des ganzen spontanen Krankheitsverlaufs, weil der Anfang des
Leidens und die *Länge der primären Latenzperiode unbestimmbar* sind.

Im Hinblick auf die Erfahrungstatsache, daß bronchogene Berufskrebse erst nach viel-
jähriger Einwirkung kanzerogener Noxen hervorzutreten pflegen (s. S. 29ff.), und in
Analogie zum Portiokarzinom rechnet man mit *sehr langfristiger präklinischer Evolution*
(BLACK u. ACKERMAN; WIERMAN, McDONALD u. CLAGETT; SVOBODA u. a.). WIERMAN,
McDONALD u. CLAGETT nehmen an, daß die krebsigen Gewächse beider Ursprungsorgane
als intraepitheliale Wucherung beginnen und etwa *10 Jahre im Stadium des „carcinoma
in situ"* verharren, bis ein invasives Karzinom entsteht. Zu makroskopischer Dimension
heranwachsend, kann der Tumor noch weiterhin monate- bis jahrelang unbemerkt
bleiben, wenn sein Wachstum protrahiert und innerhalb des Lungenmantels erfolgt
(Tabelle 67), und die Metastasierungstendenz gering ist.

Alle Berechnungen der *Krankheitsdauer*, die *vom Einsetzen der initialen Verdachtssymptome an* zählen, können nur grobe Annäherungswerte liefern, da es retrospektiv oft
ungewiß bleibt, ob die Zeitangaben der Kranken zutreffen, und ob die genannten Beschwerden wirklich die ersten Tumorzeichen waren. Zur Bewertung therapeutischer Ergebnisse begnügt man sich meist mit dem Vergleich der *Überlebensfristen „nach Diagnosestellung"* (histologische Verifizierung) und *„nach Resektion"* bzw. Beginn der radiologischen
oder sonstigen Behandlung. Ein Vergleich ist nur auf Grund konformer Berichterstattung
möglich (HEYMANN; BERKSON u. GAGE; SHIMKIN; PROPST u. KAHR u. a.). Streng genommen, ist noch keine verläßliche Urteilsbasis vorhanden, solange man die Vergleichskollektive spontaner und therapiebeeinflußter Verlaufsgruppen nicht nach dem jeweiligen
Entwicklungsstadium und histologischen Krebstyp aufschlüsseln kann (EICHHORN u. a.).

Tabelle 65. Absterbetabelle mit Überlebensraten unbehandelter Bronchialkrebspatienten (Vom Zeitpunkt der Diagnosestellung in % der Gesamtziffern)

Autoren	Anzahl der Fälle	Monate			Jahre					
		<3	>3	6	1	1½	2	3	4	>5
TAYLOR (1954)	2358	63,0	37,0	—	5,0	—	0,8	0,6	0,2	0,04
OCHSNER et al. (1952)	468	—	—	20,0	6,4	—	1,7	—	0,4	0,0
OVERHOLT u. BOUGAS (1956)	225	—	—	—	8,0	—	0,5	0,5	0,0	—
HAUBRICH (1958)	106	—	42,0	21,0	7,0	0,0	—	—	—	—
SCHMITZ-DRÄGER, OBERHOFFER u. THURN (1961)	156 davon	—	—	25,0	12,0	6,0	3,0	0,0	—	—
	15 Stadium II			87,0	33,0	13,0	13,0	0,0	—	—
	15 Stadium III			67,0	40,0	20,0	13,0	0,0	—	—
	26 Stadium IV			23,0	8,0	4,0	0,0	—	—	—
	94 Stadium V			5,0	2,0	1,0	0,0	—	—	—
BIGNALL, MARTIN u. SMITHERS (1967)										
1951—1955	772	—	—	—	17,0	—	—	1,3	—	0,4
1956—1959	451	—	—	—	13,0	—	—	0,9	—	0,2
1960—1961	243	—	—	—	10,0	—	—	0,4	—	—
1962—1963	255	—	—	—	12,0	—	—	—	—	—
1951—1963	1721	—	—	—	14,0	—	—	1,0	—	0,3

Diese Einschränkungen, die sich schon aus der Fragwürdigkeit klinischer Stadieneinordnung ergeben (s. S. 166ff.), gelten praktisch für alle Schrifttumsangaben.

Geht man vom Zeitpunkt der Diagnosestellung als zufälliger Zäsur aus, so variiert die Überlebensdauer entsprechend dem unterschiedlichen biologischen Verhalten und dem bereits erreichten Ausbreitungsstadium der Geschwülste beträchtlich. Ein Beispiel gibt die Statistik von SCHMITZ-DRÄGER, OBERHOFFER u. THURN: während die mittlere Überlebensrate aller 156 Patienten mit unbehandelten Bronchuskarzinomen nach 2 Jahren nur 3% betrug, überlebten je 13% der Kranken mit Bronchialkrebsen der Entwicklungsstadien II und III die 2-Jahres-Grenze (Tabelle 65).

Bei unbehandelten Patienten wird die *mittlere Überlebensdauer nach Beginn der Krankheitssymptome* auf *etwa 9— 24 Monate* geschätzt (ROSEDALE u. McKAY (657 Fälle); KING (138 Fälle); KOLETSKY (100 Fälle); D'AUNOY, PEARSON u. HALPERT (74 Fälle); BALMÈS u. THÉVENET: 8—9 Monate; ARIEL et al.: 9,4 Monate (340 Kranke); TAYLOR u. WATERHOUSE: 9,9 Monate (2358 Fälle); TENZEL: 10 Monate (121 Kranke); LINDSKOG: 11,7 Monate; ARIEL, AVERY, KANTER, HEAD u. LANGSTON: 11,9 Monate (217 Fälle); CHURCHILL: 12 Monate (681 Fälle); WIKLUND: 13 Monate (66 Fälle); BUCHBERG, LUBLINER u. RUBIN: 14,2 Monate (443 Fälle); TINNEY: 14,5 Monate (315 Fälle); RIGLER, O'LOUGHLIN u. TUCKER; 22,5 Monate (37 Fälle); KAHLAU: 1—2 Jahre; s. auch BERNDT, GÜTZ, HÖRNECKE u. WOLF; FEINSTEIN; RHOMBERG u. HEGGLIN; HIGGINS u. BEEBE; BUDINGER; VON ELMENDORFF) (s. auch Tabelle 67 u. 68). Die weitere Aufgliederung zeigt beträchtliche Schwankungen der Zeitdauer spontaner Krankheitsverläufe.

Die Erkrankung kann *nach Art eines akuten Leidens wenige Wochen nach der klinischen Erstmanifestation tödlich enden* (FISCHER; BERGMARK u. QUENSEL; CAYLEY, CAEZ u. MERSHEIMER; FORTWÄNGLER; BUCHET u. SCHAEFFER; REINBERG u.a.). Unter den *neoplasiebedingten* Todesursachen überwiegen die Folgen extrathorakaler Metastasierung — insbesondere zerebraler Absiedlung — bei weitem gegenüber den Komplikationen der Krebsausbreitung im Brustkorb (BOYCE; HAUPT; HACKL; CAPPELLINI u. CIAMPELLI; TADDEI u.a.). Über die Todesursachen behandelter Krebskranker nach 5-Jahres-Heilung informiert die Studie von ELMENDORFF u. ALBSMEIER. Mehr als die Hälfte aller unbehandelten Patienten stirbt innerhalb eines Jahres nach Diagnosestellung, doch wird die

Tabelle 66. Absterbetabelle mit Überlebensraten von 9423 Bronchialkrebspatienten. [Nach TAYLOR (Sammelstatistik von 4103 Fällen aus 17 englischen Kliniken für den Zeitraum von 1936—1952), MASON (Sammelstatistik von 1000 Fällen aus den Jahren 1933—1947) sowie BINGALL, MARTIN u. SMITHERS (Sammelstatistik von 4673 Fällen des Royal Marsden und Brompton Hospital London von 1938—1963)]

Autoren	Therapie	Gesamtzahl der Fälle	Überlebende (in Prozent der Gesamtziffern)												
			Monate		Jahre										
			<3	>6	1	2	3	4	5	6	7	8	9	11
TAYLOR (1954)	*Unbehandelte Fälle*	2358	37,0	—	5,0	0,8	0,6	0,2	—	—	—	—	0,04	
	Bestrahlungsfälle (200 KV-Stehfeldtherapie)	1233	70,0	—	13,0	3,0	0,8	0,6	0,4	0,2	—	0,2	—	—
	Resektionsfälle:	512	77,8	—	49,2	34,0	9,4	5,1	4,7	2,7	2,7	1,0	0,2	0,2
	Insgesamt	4103	52,0	—	13,0	5,0	1,4	0,9	0,7	0,3		0,1	0,04	0,02
MASON (1949)	*Bestrahlungsfälle* (200 KV-Stehfeldtherapie)	445	52,1	30,4	13,6	4,7	1,6	0,5	0,5	0,5	—	—	—	—
	Resektionsfälle	202	—	—	33,6	14,9	8,4	4,5	1,0	1,0	0,5	—	—	—
BIGNALL, MARTIN u. SMITHERS (1967)	*Unbehandelte Fälle* (Fälle 1951—1963)	1721	—	—	14,0	—	1,0	—	0,3	—	—	—	—	—
	Bestrahlungsfälle (Röntgentherapie einschließlich Palliativbestrahlung)													
	1938—1950	648	—	—	23,1	—	5,1	—	2,8	—	2,3	—		2,2
	1951—1959	1211	—	—	32,2	—	3,1	—	1,5	—	0,5	—	—	
	Resektionsfälle													
	1951—1955	336	—	—	64,0	—	38,0	—	19,0	—	—	—	—	
	1956—1959	411	—	—	62,0	—	43,0	—	—	—	—	—	—	
	1960—1961	175	—	—	63,0	—	32,0	—	—	—	—	—	—	
	1962—1963	171	—	—	60,0	—	—	—	—	—	—	—	—	
	1951—1963	1093	—	—	62,0	—	39,0	—	27,0	19,0	—	—	—	

Absterberate bis zu diesem Zeitpunkt unterschiedlich hoch beziffert (TAYLOR: 95% von 2358 Patienten; OCHSNER u. Mitarb.: 93% von 468 Patienten; OVERHOLT: 92% von 225 Patienten; APPEL: 60% von 146 Patienten; BUCHBERG, LUBLINER u. RUBIN: 49,6% von 443 Patienten).

Ungeachtet dessen scheint eine *mehrjährige Krankheitsdauer im Spontanverlauf* bronchogener Karzinome nach neuerer Erkenntnis keineswegs ungewöhnlich und häufiger zu sein, als früher angenommen wurde (GOLDMAN; BUCHBERG, LUBLINER u. RUBIN; RIGLER, O'LOUGHLIN u. TUCKER; SMITH; FRIED; OVERHOLT u. SCHMIDT; APPEL; MORTON; WIKLUND; BIGNALL; RIGLER; HUGHES u. BLADES; LIEBOW u. LINDSKOG; KARNOFSKY et al.; SHIMKIN, GRISWOLD u. CUTLER; GUISS u. KUESTLER; EMERSON, EMERSON u. SHERWOOD; GARLAND et al.; BOUCOT, HORIE u. SOKOLOFF; SHIMKIN; TANNER u. GORDON; GROVES u. McCORMADE; GIBBON, ALBRITTEN u. NEALON; COLLIER, KYLE, ENTERLINE, TRISTAN u. GREENING; GARLAND; LINDIG; BRUNNER; BUDINGER; STEINBRÜCK; DAVIS, PEABODY u. KATZ; BERNDT u. Mitarb.; CHAUVET; BOUCOT, COOPER, WEISS u. CARNAHAN; PUSHCHEVOV; HYDE, YEE, WILSON u. PATNO; FEGIZ; BERNDT, GÜTZ, HÖRNECKE u. WOLF u.a.).

Tabelle 67. Überlebensdauer beim unbehandelten Bronchuskarzinom. [Nach BUCHBERG, A., R. LUBLINER u. E. H. RUBIN, Dis. Chest **20**, 257 (1951)]

Dauer (Monate)	vom Beginn der ersten Symptome		nach Objektivierung des Befundes	
	Anzahl der Patienten	%	Anzahl der Patienten	%
			Diagnose intra vitam verfehlt: 11	2,5
0— 5	58	13,1	183	41,3
6—11	162	36,5	135	30,5
12—17	103	23,3	56	12,6
18—23	50	11,3	29	6,5
24—35	45	10,2	15	3,4
36—47	12	2,7	8	1,8
48—59	6	1,3	3	0,7
60—71	3	0,7	2	0,5
72—83	3	0,7	1	0,2
84—89	1	0,2	—	—
Gesamt	443	100,0	443	100,0

Tabelle 68. Überlebensdauer bei unbehandelten Bronchialkarzinomen verschiedenen histologischen Typs. [Nach A. BUCHBERG, R. LUBLINER u. E. H. RUBIN, Carcinoma of the lung: duration of life in induviduals not treated surgically. Dis. Chest **20**, 257 (1951)]

Typ	Gesamtzahl	Monate						Mittelwert (Monate)
		0—11		12—23		24 und darüber		
		Zahl	%	Zahl	%	Zahl	%	
A. Überlebensdauer nach Beginn der ersten Krankheitssymptome								
Plattenepithelkrebs	122	57	46,7	47	38,5	18	14,8	14,1
Adenokarzinom	126	61	48,4	50	39,7	15	11,9	13,6
Anaplastische Formen	72	47	65,3	18	25,0	7	9,7	11,4
Gesamt	320	165	51,6	115	35,9	40	12,5	
B. Überlebensdauer nach Objektivierung des Befundes								
Plattenepithelkrebs	122	85	69,7	30	24,6	7	5,7	9,2
Adenokarzinom	126	95	75,4	25	19,8	6	4,8	8,1
Anaplastische Formen	72	62	86,1	7	9,7	3	4,2	8,4
Gesamt	320	242	75,6	62	19,4	16	5,0	

RIGLER, O'LOUGHLIN u. TUCKER fanden bei rückschauender Prüfung einer Untersuchungsserie, daß in 50% der Fälle bereits 2 Jahre vor definitiver Diagnosestellung, in einigen Fällen schon früher (3, 4, 5 und $7^1/_2$ Jahre) röntgenologische Anzeichen der Bronchuskarzinome vorgelegen hatten (periphere „Rundherde", einseitige Hilusverbreiterung, regionales Emphysem etc.), aber der Beachtung entgangen waren (Tabelle 70). In einer späteren Mitteilung (1964) über 122 Patienten mit verifizierten Bronchialkrebsen berichtete RIGLER, daß man retrospektiv sogar *in 90%* (!) *der Fälle positive Röntgenbefunde vor dem Einsetzen signifikanter klinischer Symptome* feststellen konnte, und zwar *durchschnittlich 9—12 Monate früher*, oft schon 3—5 Jahre, ja vereinzelt 5—10 Jahre (!) zuvor. Auch SMITH beobachtete unter 170 Fällen 5 bronchogene Plattenepithelkrebse

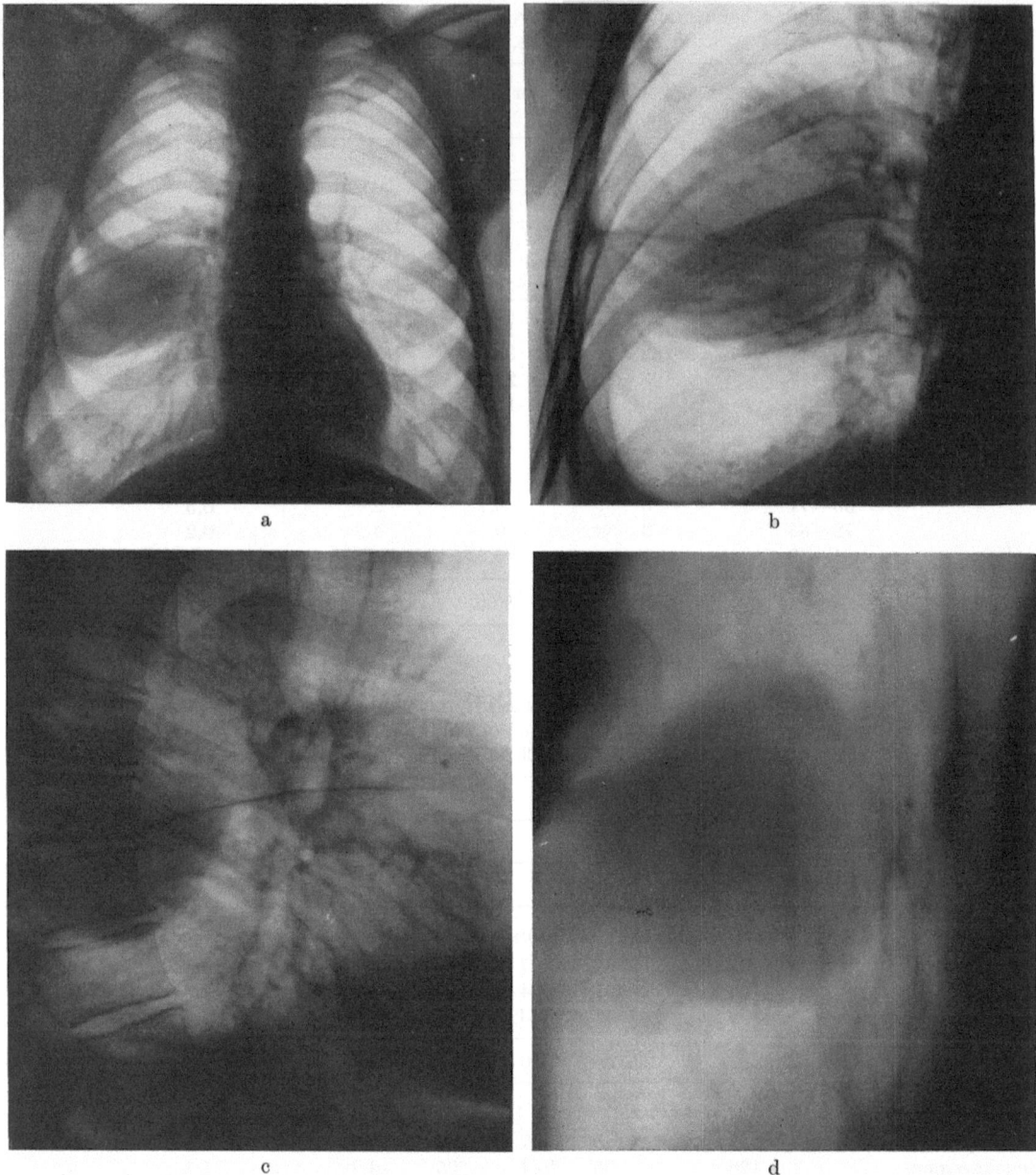

Abb. 93a—e. *Protrahierter Verlauf eines nach 14 Jahren inoperablen Bronchialkrebsknotens (Typ Adeno-karzinom)*. Bei ambulanter Untersuchung wurde *1950* ein Tumor im rechten Lungenunterlappen festgestellt, der sich nach Probepunktion als gutartig erwiesen habe. Der neoplastische Prozeß verursachte zu diesem Zeitpunkt und in den nächsten Jahren keine subjektiven Beschwerden. Der Befund der Röntgen-Schirmbild-stelle Hessen (Leitender Arzt: Dr. ZUTZ) vom 20. 10. 1953 zeigt bereits ein großes, relativ glattrandiges Schattenoval in der rechten Lunge, das sich in Vorderansicht von der Brustwand bis fast zum Hilus erstreckt (a). Erst im Oktober *1964* traten stechende Schmerzen in der rechten Brustwand und Kurzatmigkeit auf, die nach auswärtiger Röntgenuntersuchung von einem massiven Pleuraerguß herrührten. Blutsenkungsgeschwin-digkeit dabei normal (4/10 und 8/20 mm n.W.!). Das mit der Entlastungspunktion entleerte Exsudat war sanguinolént und enthielt tumorverdächtige Zellen (E.-Nr. 5096/64 Pathol. Inst. d. Krhs. Nordwest, Direktor: Prof. KAHLAU). Nach anschließender Einweisung in die Chirurgische Klinik d. Krhs. Nordwest (Direktor: Prof. UNGEHEUER) fand sich bei röntgenologischer Aufnahmeuntersuchung ein gegenüber dem mantelförmigen Ergußrest klar abgrenzbarer ovalärer Tumorschatten in der rechten Unterlappenspitze, der im Vergleich zum Schirmbildbefund von 1953 nur mäßig vergrößert erschien (b u. c Ausschnitte der Übersichtsaufnahmen in 2 Ebenen vom 29. 10. 64). Tomographisch zeigte sich eine lungenkonvex vorspringende tumorverdächtige Schattenkulisse an der inneren Brustwand lateral oberhalb des intrapulmonalen Geschwulstherdes (d Schicht-

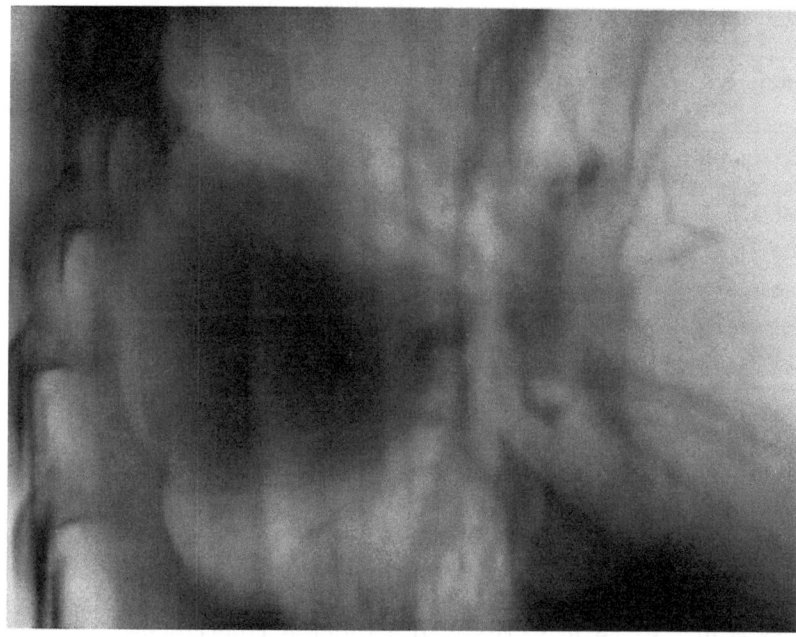

Abb. 93e

mit 25—89monatiger Krankheitsdauer nach Auftauchen der initialen Verdachtssymptome im Röntgenbild. Vier der Tumoren waren noch resezierbar, und bei 2 Patienten wurden nicht einmal örtliche Lymphknotenmetastasen gefunden. HILBISH verzeichnete unter 100000 Schirmbilduntersuchungen 10 Bronchialkarzinome, von denen 2 bereits 6 bzw. 9 Jahre zuvor als asymptomatische Lungenschatten beschrieben worden waren.

Die erhebliche Schwankungsbreite des zeitlichen Krankheitsverlaufs ist aus der Studie von BUCHBERG, LUBLINER u. RUBIN ersichtlich, in der die Lebensdauer von 443 unbehandelten Bronchialkrebskranken nach Auftreten bestimmter, kritisch ausgewählter Leitsymptome und nach Erlangung diagnostischer Gewißheit ermittelt wurde: während 58 Patienten (= 13,1%) schon innerhalb von 5 Monaten nach der ersten Krankheitsäußerung verstarben, überlebten 70 (= 15,8%) länger als 2 Jahre, 18 Patienten (= 4%) 3—5 Jahre (mittlere Überlebensdauer dieser Gruppe: 52 Monate) und 7 Patienten (= 1,6%) mehr als 5 Jahre (davon je 1 Patient $7^1/_2$ und 17 Jahre (!) nach Probeexzision bzw. 4 Jahre nach Feststellung von Wirbelmetastasen) (Tabelle 67). Von 146 Patienten mit autoptisch verifizierten Bronchialkarzinomen, deren mittlere 2-Jahres-Überlebensrate APPEL mit 12% berechnete, starben einige erst nach 4—5jähriger Krankheitsdauer. *Langfristige Spontanverläufe über die 5-Jahres-Grenze hinaus* werden selten beobachtet, kommen nach einschlägigen Berichten über *histologisch gesicherte Bronchuskrebse mit 7—20jähriger Krankheitsanamnese* aber unzweifelhaft vor (GOLDMAN; FRIED u. BUCKLEY; OVERHOLT u. SCHMIDT; RIGLER, O'LOUGHLIN u. TUCKER; GRAHAM, TUTTLE u. WOMACK; WILLIS; RIGLER; SMITH; BRUNNER; HILBISH; BLADES u. McCORCKLE; WASCH, LEDERER u. EPSTEIN; GARLAND; MORTON u. MORTON; STEINBRÜCK; DAVIS, PEABODY u. KATZ;

bild 7 cm a.-p. vom gleichen Tage), dessen vorderer Pol im seitlichen Strahlengang nicht ganz bis zur Lungenwurzel heranreichte und den oberen Interlobärspalt noch nicht überschritten hatte (e Schichtbild 8,5 cm sin.-dextr. vom gleichen Tage). Bei der Probethorakotomie am 13. 11. 64 (Op.: O.A. Dr. MÄRZ) erwies sich das Karzinom wegen ausgedehnter auf die Brustwand übergreifender Pleurakarzinose und herdförmiger Absiedlungen im Herzbeutel als inoperabel. Die histologische Untersuchung einer aus dem Tumor entnommenen Gewebsprobe ergab ein stromareiches Adenokarzinom (E.-Nr. 5755/64). J. M., 62jähr. ♂. Arch.-Nr. 0707 02571 Radiolog. Zentralinst. d. Krhs. Nordwest Frankfurt/M.

Tabelle 69. Anamnesedauer (Zeitverlust) in Monaten vom Beginn der ersten Symptome bis zur Diagnose-stellung

Autoren	Zeitraum	Plattenepithel-krebse	Adenokarzinome	Undifferenzierte Krebse	Unklassifizierte Krebse
MASON	1941/43	10,1	8,2	7,0	7,0
	1944/45	8,5	10,0	6,9	10,0
	1946/47	7,7	6,6	6,9	6,4
BJÖRK	1947	9,6	11,6	8,5	—
LEA	1952	10,8	7,9	5,2	—
LÜDEKE	1952	8,6	—	5,5	—
SCHÄRER	1952	10,0	—	6,8	—

SHIMKIN, GRISWOLD u. CUTLER; EVERSON u. COLE; DUNPHY u.a.) (s. auch Bd. IX/4c, S. 65).

Erfahrungsgemäß handelt es sich in den Fällen von besonderer Langlebigkeit ganz überwiegend um reife verhornte Plattenepithelkrebse (GOLDMAN; BUCHBERG et al.; APPEL; ADLER u. FULLER; ADAMS; HYDE, YEE, WILSON u. PATNO; ASHLEY u. DAVIS; LIEBOW; MARTIN et al.; MUTH u. VIERECK u.a.), deren Überlebensdauer wegen des langsameren Wachstums und geringerer Metastasierungstendenz auch im Durchschnitt am höchsten ist (Tabelle 68).

Nach Ansicht mancher Autoren ist die Evolution zylinderzelliger Bronchuskrebse (Abb. 93) noch langwieriger als beim Epidermoidtyp. So schätzt GARLAND nach systematischen röntgenologischen Größenwachstumsmessungen peripherer Tumoren in 60 Fällen, in denen sich die Therapie aus verschiedenen Gründen um Monate verzögerte, daß bis zur Bildung eines Krebsknotens von 2 cm Durchmesser beim Plattenepithelkrebstyp durchschnittlich 8 Jahre und beim Adenokarzinom etwa 16 Jahre (!) vergehen (s. auch S. 131ff. und analoge Untersuchungen von COLLINS, LOEFFLER u. TIVEY; NATHAN, COLLINS u. ADAMS; GARLAND, COULSEN u. WOLLIN; COLLINS; WOLFF, SCHWARZ u. BOHN; WOLFF; KROKOWSKI; SPRATT u. SPRATT; SPRATT, SPJUT u. ROPER; SCHWARTZ; SPRATT u. ACKERMAN; SPRATT, TER-POGOSSIAN u. LONG; STEEL u. LAMERTON; WOLFF, WILDNER u. BERNDT; RIGLER; BERNDT; McTAGGART; BIGNALL; EMERSON, EMERSON u. SHERWOOD; KARNOFSKY, GOLBEY u. POOL; OESER, KROKOWSKI u. GERSTENBERG; BRENNER et al.; GERSTENBERG; GUISS u. KUESTLER; BRENNAN, PRYCHODKO u. HORELAND; HYDE et al.; BARRETT u. Mitarb.; BOUCOT, HORIE u. SOKOLOFF; TAYLOR, SHINTON u. WATERHOUSE; WEISS, BOUCOT u. COOPER; STEELE u. LAMERTON; CHAHINIAN; LAIRD; NAKANISHI u.a.).

Angesichts der Unverläßlichkeit subjektiver Beschwerdeangaben für die Ermittlung der Krankheitsanfänge ist es verständlich, daß der Zeitraum zwischen klinischem Symptomenbeginn und Objektivierung der Diagnose bei den histologischen Bronchialkrebsvarianten unterschiedlich bemessen wird.

WIKLUND fand hinsichtlich des zeitlichen Anamneseverlaufs keine nennenswerten Abweichungen zwischen Plattenepithel- und anderen Karzinomtypen. Nach sonstigen Schrifttumsberichten ist die Krankheitsvorgeschichte anaplastischer Bronchuskrebse durchschnittlich kürzer als bei epidermoid- und zylinderzelligen Formen, wie aus den — für drei Berichtszeiträume gestaffelten — Zeitangaben (Monate) von MASON und anderen Autoren hervorgeht (Tabelle 69).

Diese Zahlen geben zugleich eine Vorstellung vom Zeitverlust in der „fatalen Pause" (BJÖRK), deren Länge nach zahlreichen Recherchen zum geringeren Anteil durch verspätete Inanspruchnahme ärztlichen Rates als durch Verschleppung der Diagnose verursacht wird (BJÖRK; STUTZ; SCHÄRER; KNIPPING; HÄHNER u. SCHMUTTE; PACK u. GALLO; VINSON; ROBBINS, CONTE, LEACH u. MacDonald; WIGGINS, HILFINGER u. BERGMAN;

Tabelle 70. Durchschnittliche Manifestationsdauer klinischer Erstsymptome und röntgenologischer Tumorzeichen bei 37 inoperablen und 13 chirurgisch behandelten Bronchialkrebsen verschiedenen histologischen Typs. [Nach RIGLER, L. G., B. J. O'LOUGHLIN u. R. C. TUCKER, The duration of carcinoma of the lung, Dis. Chest **23**, 50 (1953), Tabelle I und II]

Krebstyp	Anzahl der Fälle	a) *klinisches Initialsymptom* Dauer in Monaten	b) *röntgenologische Anzeichen* Dauer in Monaten	c) *Gesamtdauer* des Krebsleidens in Monaten [nach dem jeweils längsten Zeitraum von a) oder b)]
I. unbehandelte Fälle [(Dauer bis zum Tode (34 Fälle) bzw. bis zum Berichtszeitpunkt (3 Fälle)]				
Plattenepithelkarzinome	16	12,4	20,8	22,0
Adenokarzinome	8	12,1	20,0	20,1
Undifferenzierte Krebse	10	15,6	21,5	24,5
Unklassifizierte Krebse	3	11,7	22,0	22,0
Gesamt	37	13,1	20,9	22,5
II. Chirurgisch behandelte Fälle (Dauer bis zur Operation)				
Plattenepithelkarzinome	10	21,1	32,5	32,5
Adenokarzinome	3	13,3	37,7	37,7
Gesamt	13	19,4	36,4	36,4

ROBBINS, MACDONALD u. PACK; BÖRGER u. MÜLLER; VOGEL u. HELL; BALMÈS u. THÉVENET; SELLORS; OVERHOLT u. SCHMIDT; LIAVAAG; TAYLOR; SALZER u. Mitarb.; BURDZIK; MÜLLY; BERNDT; GUMMEL u. BERNDT; RAITIO; BERNDT; GUMMEL; ZEIDLER u. LINDER; DOLD u.a.) (s. S. 259, 378 u. 462).

RIGLER, O'LOUGHLIN u. TUCKER versuchten bei 37 nicht operierten (bis auf 3 Kranke verstorbenen) und 13 chirurgisch behandelten Bronchialkrebspatienten an Hand früherer Röntgenaufnahmen und der Krankheitsvorgeschichte den zeitlichen Entwicklungsablauf des Geschwulstleidens bis zum Tode bzw. bis zur Operation zu rekonstruieren (Tabelle 70). Die Autoren messen den ermittelten Schätzwerten, die aus der jeweils längsten Manifestationsdauer subjektiver oder objektiver (klinisch-röntgenologischer) Kriterien abgeleitet wurden, keine absolute Bedeutung bei. Sie betonen vielmehr, man müsse wegen der stummen Anfangsphase mit einem durchschnittlich längeren Gesamtverlauf rechnen, als die genannten Ziffern vermuten ließen. Bemerkenswert ist jedenfalls, daß — unbeachtet gebliebene — *röntgenologische Hinweiszeichen beträchtlich länger zurückzuverfolgen* waren *als die mutmaßlich tumorbedingten klinischen Initialsymptome.* Auch bei undifferenzierten Krebsformen machte sich das Leiden in der Mehrzahl der Fälle erst recht spät bemerkbar, während röntgenologische Veränderungen schon bei vielen Patienten in der präklinischen Entwicklungsphase vorgelegen hatten.

Auffallenderweise waren die klinisch-röntgenologischen *Anamnesefristen operabler Patienten länger als bei inoperablen Kranken.* Dieser Sachverhalt scheint angesichts der stetigen Forderung nach Früherkennung und Frühbehandlung der Bronchuskrebse überraschend, zumal er wohl allgemeiner thoraxchirurgischer Erfahrung entspricht (SALZER u. Mitarb.; OCHSNER; WIKLUND; ARIEL *et al.*; BECKER u. MÜLLER; FREY u. LÜDEKE; KORTEWEG; OCHSNER, RAY u. ACREE; Editorial Surgery 51, 819 (1962); BIGNALL; LÜDEKE; VON ELMENDORFF; GUPTA; JOHNSTON u. SMITH; BERNDT; MATTHES u. Mitarb.,; BERNDT u. KRÜGER; ZUTZ u. REUSCH u.a.) (Tabelle 71). So berichten ARIEL u. Mitarb., daß die Symptomendauer ihrer Patienten bis zur Klinikaufnahme im Gesamtdurchschnitt 7,3 Monate, bei den Resektionsfähigen aber 11,3 Monate betrug. Ein ähnliches Verhältnis (7,5: 10,5 Monate) ergibt sich für die Anamnesedauer von Patienten mit inoperablen bzw. resezierbaren Bronchuskarzinomen im Operationsmaterial von OCHSNER, RAY u. ACREE. Auch SALZER u. Mitarb. fanden unter den Bronchialkrebskranken mit einer Krankheitsvorge-

Tabelle 71. Anamnesedauer und Operabilität bronchogener Karzinome in Abhängigkeit von Sitz und Größe der Tumoren. Mittelwerte der Diagnoseverzögerung bis zur Einweisung in die thoraxchirurgische Klinik in Monaten und Anzahl der Fälle in Klammern. (Nach ZUTZ, H. U., u. G. REUSCH: Das Bronchuskarzinom. Med. Welt **1970**, 617—620, 678—688 u. 724—737, Tabelle 11)

	1. Bei allen Eingewiesenen		2. Bei den Operablen		3. Bei den Überlebenden	
1. Ausgedehnt	3,2	(13)	4,5	(1)	0	
2. Zentral	6,3	(63)	7,2	(23)	7,1	(8)
3. Peripher	6,8	(162)	6,4	(119)	7,9	(44)
a) groß	5,5	(22)	2,7	(9)	2,3	(1)
b) mittelgroß	4,0	(73)	3,8	(60)	4,4	(15)
c) klein	10,2	(67)	10,2	(50)	9,9	(28)
4. Unbestimmbar	8,5	(7)	3,8	(3)	3,6	(2)
Insgesamt	6,5	(245)[a]	6,5	(164)[b]	7,7	(53)[c]

[a] Bei 23.
[b] Bei 6.
[c] Bei 2 ließen sich die Verschleppungszeiten nicht ermitteln.

schichte von mehr als 7monatiger Dauer einen höheren Prozentsatz operabler Fälle (39,2%) als bei den schon innerhalb von 0—1 bzw. 2—6 Monaten nach Auftreten klinischer Symptome zum Eingriff Überwiesenen (26,5% bzw. 20,2%). Das scheinbar paradoxe Verhalten wird damit erklärt, daß unreifzellige Krebse infolge ihrer Neigung zu früher, ausgedehnter Metastasierung klinisch eher bemerkbar seien (Tabelle 69) und schneller Anlaß zu stationärer Aufnahme gäben, trotz früher Einweisungstermine aber bereits inoperabel seien, während hochdifferenzierte Gewächse von protrahierter Verlaufsweise — ungeachtet ihrer längeren Anamnesedauer — noch bis zu einem relativ späten Zeitpunkt resezierbar blieben, weil sich hier langsame Wuchsart mit geringerer Metastasierungstendenz verbinde (SALZER et al.; BECKER u. MÜLLER; FREY u. LÜDEKE u.a.). Diese Annahme ist einleuchtend, für die zitierten Berichte allerdings nicht durch entsprechende Aufgliederung nach histologischen Typen belegt (SALZER et al.). Der prognostisch bedeutsame Zusammenhang zwischen zeitlichen Unterschieden der klinischen Manifestation bzw. Anamnesedauer und dem Reifegrad der Geschwülste ist in der symptomatologischen Taxonomie des klinischen Klassifizierungsschemas von FEINSTEIN berücksichtigt (s. S. 171/172).

Verschiedene Autoren halten die *Überlebens- bzw. Krankheitsdauer bei peripheren Bronchuskrebsen* für *höher als bei zentralem Tumorsitz* (RABIN u. NEUHOF; BUCHBERG, LUBLINER u. RUBIN; LINDIG; JENNY u. BUCHBERGER; GUPTA; GOTTSCHALK u. USBECK; nach APPEL statistisch signifikanter Unterschied: 3 Jahre gegen 9 Monate). Diese Ansicht ist mit den Angaben über die topographische Prädilektion differenzierter und unreifzelliger Tumorformen (Adenokarzinome und Riesenzellkrebse ganz überwiegend peripher, Plattenepithelkarzinome häufiger peripher, kleinzelliger Typ bevorzugt zentral) (s. Tabelle 46, S. 89, 103, 122 u. 125 und deren unterschiedlicher prognostischer Wertung gut vereinbar (KIRKLIN, McDONALD, CLAGETT, MOERSCH u. GAGE; McBURNEY, McDONALD u. CLAGETT; GEBAUER; PATTON, McDONALD u. MOERSCH; WALTER u. PRYCE; LIEBOW; OCHSNER et al.; SANTY, BÉRARD, GALY u. DUPREZ; SCHILL; ASHLEY u. DAVIS; HYDE, YEE, WILSON u. PATNO; BOUCOT, HORIE u. SOKOLOFF; TAYLOR, SHINTON u. WATERHOUSE; JACKMAN, GOOD, CLAGETT u. WOOLNER; KIRSCH u. Mitarb.; JENNY u.a.) (s. S. 189). Die Annahme von TUTTLE u. WOMACK, der periphere Lokalisationstyp begünstige die metastatische Absiedlung (s. S. 154), läßt sich damit nur schwer in Einklang bringen.

Spontanremissionen im Sinne der „Selbstheilung" sind bei bösartigen Neoplasmen außerordentlich selten. EVERSON u. COLE fanden im Schrifttum von 1900—1965 nur 176 einschlägige Berichte, die den Ansprüchen hinsichtlich der Dokumentation und histologischen Sicherung genügten. Klinisch-experimentelle Beobachtungen deuten darauf hin, daß Stillstand und Rückbildung des Tumorwachstums durch immunbiologische Abwehrkräfte des Mesenchyms verursacht (COHNHEIM; SCHMIDT; FISCHER; FROMME; WITTIG; ECK u. WAGNER u.a.), vielleicht auch vom biophysikalischen Effekt anhaltender Temperaturerhöhung mitbewirkt werden (HANDLEY; BOYD; RUBENS-DUVAL; ROHDENBURG; VOLLMAR; LAMPERT; SELAWRY; LAMPERT u. SELAWRY; VOLLMAR u. LAMPERT; DITTMAR; HUTH; HOFFMANN; KRISCHKE, HOFFMANN, GRAFFI u. SCHNEIDER; KIRCHBERG; DALICHO; BARTH; SCHEID; BENDER u. SCHRAMM; GODFREY; FRAUCHINGER; BRETSCHNEIDER; v. ARDENNE u. Mitarb.; BELL, JESSEPH u. LEIGHTON; JOHNSON; PSENNER; EVERSON u. COLE; WILLIS; STEWART; SUTTON u. PRATT-JOHNSON u.a.). Die Wirkung spezifischer Zytolysine ist bei Chorionepitheliom-Metastasen therapeutisch nutzbar und in vitro zu prüfen (s. Bd. IX/4c, S. 4 u. 378). Spontane Regressionsvorgänge machen sich auch sonst am ehesten bei metastatischen Herden nach Entfernung des Primärtumors bemerkbar.

Entsprechende Mitteilungen betreffen außer den Chorionepitheliomen vor allem maligne Hodengewächse und hypernephroide Karzinome (PARK u. LEES; JOHNSON; TADDEI u. PISTOCCHI; BRENNER, HOLSTI u. PERTTALA; MANN; ANDREWS; SAMELLAS u. MARKS; PRENTISS et al.; KESSEL; MILLER, WOODRUFF u. GAMBACORTA; NICHOLS u. SIDDONS; LJUNGGREN, HOLM, KARTH u. POMPEIUS; BEER; JENKINS; ARCOMANO u. BARNETT; BUEHLER, BETTAGLIO u. KAVAN; SAKULA; BUMPUS; GONICK u. JACKIW; HALLAHAN; MARKEWITZ, TAYLOR u. VEENEMA; POTAMBA; DOBSON; DEL REGATO u. ACKERMAN; EVERSON u. COLE; BARTLEY u. HULTQUIST; KOLÁŘ, BEK, JAKOUBKOVÁ, PALEČEK u. VANČURA; TRUCCHI u. BARBERI; STEWART; MEINDERS), vereinzelt auch Sarkome (DE VEER; ECK u. WAGNER; SMITHERS) und maligne Melanome (MATHEWS; BODENHAM).

Mit Ausnahme des autoptisch kontrollierten Falles von EMERSON, EMERSON, SHERWOOD u. TERRY (Abb. 94) scheint das *spontane Verschwinden bronchogener Krebse* und ihrer Metastasen nach der vorliegenden Kasuistik nicht überzeugend belegt (BLADES u. MCCORKLE; ROHDENBURG; STEWART; EVERSON u. COLE; BRUNSCHWIG; BELL, JESSEPH u. LEIGHTON; CASTLEMAN; EUPHRAT; SHERWIN; OZLIN, BIGGER u. VINSON; SUTTON u. PRATT-JOHNSON). Die pathologisch-anatomische Literatur über Bronchuskarzinome enthält auch kein Pendant für die von ECK u. WAGNER bei einem Spindelzellsarkom beschriebene aktive Abwehrleistung des umgebenden Mesenchyms, das in diesem Falle den Tumorknoten mit einer festen Binde- und Granulationsgewebskapsel eingedämmt und durch nahezu vollständige subkapsuläre Demarkation weitgehend eliminiert hatte.

Eine vorübergehende Spontanrückbildung obstruktiver Anschoppungsatelektasen ist — zumal beim epidermoiden Krebstyp mit erhöhter Zerfallsneigung — durchaus geläufig („Kommen und Gehen der Atelektase", s. S. 840 u. Bd. IX/3, S. 209). Die Wiederbelüftung ist unschwer mit passagerer Deblockade durch Abbröckeln nekrotischer Tumorpartikel erklärlich, ein Vorgang, bei dem polypös gestielte Tumoren mitunter en bloc ausgehustet werden (CASTLEMAN; s. auch CURRY u. FUCHS). In diesem Sinne ist wohl auch die von BLADES u. MCCORKLE beobachtete „*spontane Regression eines unbehandelten Bronchuskarzinoms*" zu deuten, denn der histologisch gesicherte Plattenepithelkrebs an der rechten Lungenwurzel war bei Kontrolle 3 Jahre nach der Probethorakotomie keineswegs von selbst geheilt. Vielmehr ergab die Nachuntersuchung eine metastatische Osteolyse der Hinterhauptsschuppe. Die im Bericht abgebildete Thoraxkontrollaufnahme ließ überdies neben restlichen Strukturanomalien im vormals massiv verschatteten Lungensektor und am rechten Hilus einen destruktionsverdächtigen Konturschwund an der hinteren Zirkumferenz der 6. Rippe rechts erkennen. Auch in anderen Fällen des Schrifttums kann die spontane Rückbildung bronchogener Karzinome nicht echter Selbstheilung gleichgestellt, sondern nur als regressiver Wachstumsstillstand der Primärgeschwulst angesehen werden, der das Fortschreiten metastatischer Absiedlungen nicht ausschließt (EVERSON u. COLE; BELL, JESSEPH u. LEIGHTON; SHERWIN; EUPHRAT; BRUNSCHWIG; OZLIN, BIGGER u. VINSON; MARGOLIS u. WEST; SUTTON u. PRATT-JOHNSON).

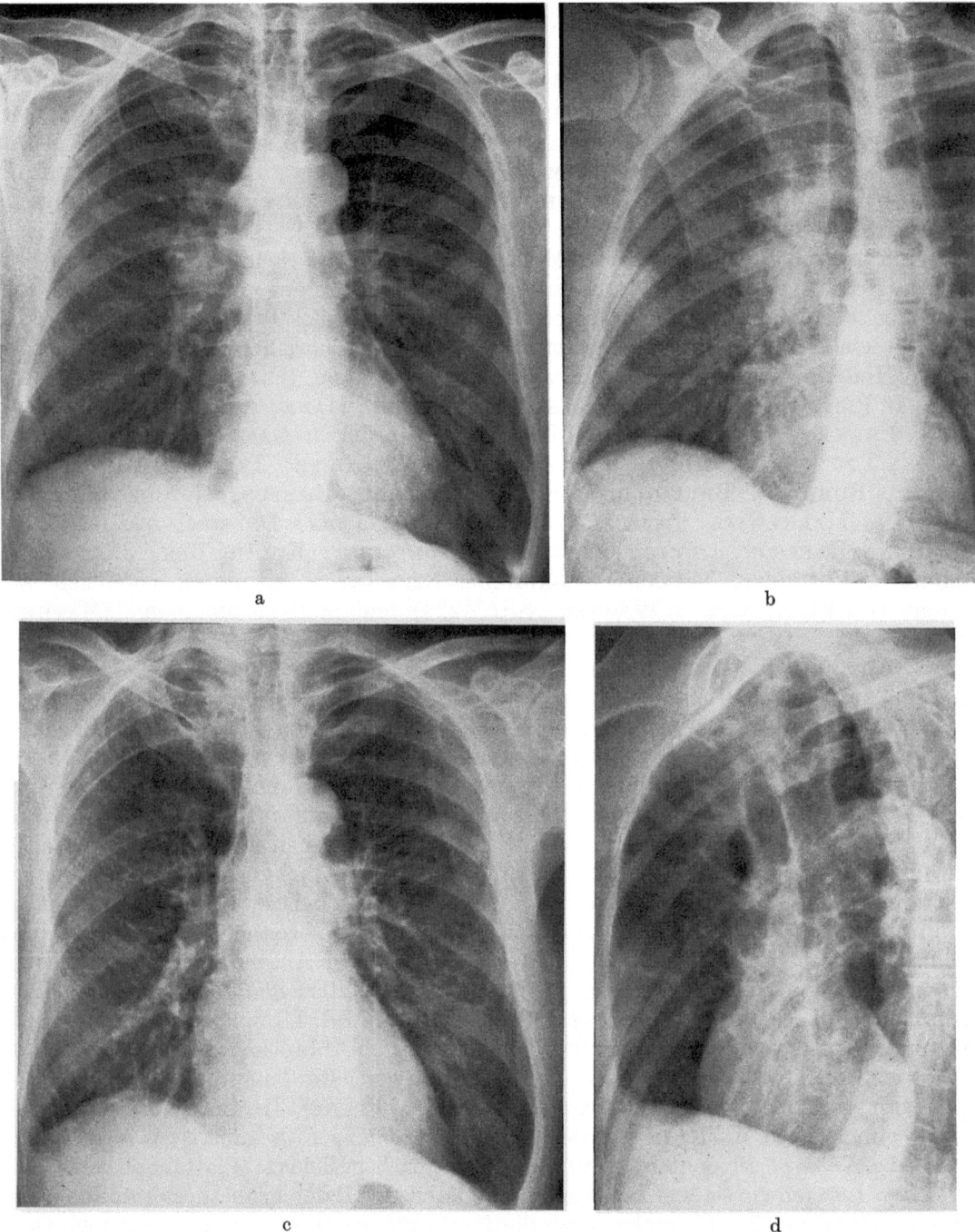

Abb. 94a—d. *Spontanrückbildung eines inoperablen Plattenepithelkarzinoms des re. Oberlappenbronchus mit 12jähriger Überlebensfrist nach Probethorakotomie.* Die nach mehrmonatiger fieberhafter Krankheitsvorge-schichte durch Schirmbilduntersuchung entdeckte Geschwulst imponierte bei der Nachkontrolle im Juni 1953 als knollige Auftreibung am re. oberen Hiluspol (a u. b Übersichtsaufnahmen p.-a. und in 2. Schrägprojektion). Bronchoskopie und Bronchialsekretanalysen verliefen ergebnislos. Bei Probethorakotomie am 1. 7. 1953 fand sich ein Tumor von ca. 6 cm Durchmesser an der Wurzel des re. Oberlappenbronchus, der bioptisch als partiell nekrotisches „*anaplastisches Plattenepithelkarzinom*" identifiziert wurde. Absiedelung in tracheobronchiale Lymphknoten, Ummauerung der Pulmonalarterie und Einbeziehung der V. cava superior machten die Resek-tion unmöglich. Der Patient blieb nach dem probatorischen Eingriff ohne einschlägige Therapie jahrelang beschwerdefrei. Bei einer Nachuntersuchung im Mai 1962 war der frühere Tumorschatten am rechten Hilus verschwunden (c u. d Übersichtsaufnahmen p.-a. und im 2. Schrägdurchmesser). Erst im Dezember 1964

f) Prognose und Therapie

Wenn die Bronchialkarzinome seit Anbruch der thoraxchirurgischen Ära Anfang der 30er Jahre (GRAHAM; RIENHOFF; SAUERBRUCH; NISSEN) auch zu den „heilbaren Krebsen" (COTTON) gehören, blieb der Anteil tatsächlich geheilter Patienten doch in bedrückendem Mißverhältnis zur steigenden Erkrankungsziffer. Im Vergleich zur Überlebensdauer unbehandelter Fälle (Tabellen 65, 66, 68 u. 73) und gemessen an den bescheidenen Dauererfolgen der Strahlentherapie, deren 5-Jahres-Überlebensquote (inoperable Fälle!) nur einige wenige Prozent erreicht (s. Tabellen 66 u. 84), waren die Anfangsergebnisse der Resektionsbehandlung keineswegs überragend.

Wie die Zusammenstellung nach älteren Operationsberichten erweist (Tabelle 72), konnten seinerzeit nur 15,5% von 6929 Bronchuskarzinomen reseziert werden. 74 Patienten überlebten den Eingriff um mehr als 5 Jahre, das sind 6,9% der Resezierten und lediglich 1,1% der gesamten Gruppe. Das Ergebnis entspricht dem der Sammelstatistik von BUCHBERG, LUBLINER u. RUBIN (1951) über 7815 Bronchialkrebsfälle aus führenden angelsächsischen Thoraxkliniken (exploratorische Eingriffe nur bei einem knappen Viertel der Kranken möglich. Resektionsquote 16%, Überlebende nach 5 Jahren 72 = weniger als 1% aller Patienten und 5,8% der 1239 Resezierten.)

Die Bilanz der *Resektionstherapie* wurde seither durch straffere Indikationsstellung und ständige Verfeinerung diagnostischer wie therapeutischer Methoden (Operationstechnik, Anästhesieverfahren, Blutersatz bzw. Eiweiß- und Elektrolyt-Substitution, Antibiotika, postoperative Überwachung auf Intensivstationen, spätere Nachsorgemaßnahmen etc.) verbessert. Damit konnte die anfangs recht hohe *primäre Operationssterblichkeit* (GRAHAM bis 1942: 53%; BROCK 1943: 29%; CLAGETT u. BRINDLEY 1944: 31,1%; MASON 1949: 26,7%; ARIEL, AVERY, KANTER, HEAD u. LANGSTON 1950: 38,8%) auf etwa 10—15% (TAYLOR 1960: 14%; ADEBAR 1962: 15%; MATTHES u. Mitarb. 1949 bis 1963: 19%, 1964—1968: 10%; JONES 1955: Pneumonektomien 13%, Lobektomien 18%; BURFORD 1958: Pneumonektomien 13%, Lobektomien 12%; CHRISTIANSEN 1962: Pneumonektomien 20%, Lobektomien 11%; MATTHES u. Mitarb., Pneumonektomien 1949—1963: 20%, 1964—1968: 11%, Lobektomien 1949—1963: 16%, 1964—1968: 7%; JENNY 1972 Pneumonektomien: 13%, Lobektomien: 11%; GLUM 1949: 56,5%, 1950: 44,9%, 1954: 16,2%, 1955: 15,5%; GOTTSCHALK u. USBECK 1951—1958: 36%, 1959 bis 1965: 10,1%; Pneumonektomien 1951—1958: 43,7%, 1959—1965: 13,3%, Lobektomien 1951—1958: 17,6%, 1959—1965: 7,9%; KIRSCH u. Mitarb. 1969: Resektionen insgesamt 11,8%, Pneumonektomien 15,7%, Lobektomien 7,4%), manchenorts auch darunter gesenkt werden (GRAHAM 1945—1949: 8,4%; ALLISON 1946: 4%; JONES 1947: 5%; GIBBON, CLERF, HERBUT u. DE TUERCK 1948: 10%; CHURCHILL et al. 1958: Pneumonektomien 10%, Lobektomien 6,4%; THOMPSON 1960: Pneumonektomien 6,8%, Lobektomien 3,4%). Diese Entwicklung beeinflußte die Spätergebnisse, doch blieben die erzielten Gesamterfolge trotz ansteigender Resektionsquoten hinter dem methodisch-technischen Fortschritt der Lungenchirurgie zurück, weil das Krebsleiden in der Mehrzahl der Fälle zu spät er-

---

verschlechterte sich das Befinden infolge anhaltender Durchfälle, die zunächst auf eine nachweisliche Dickdarmdivertikulitis zurückgeführt wurden. Erhebliche Gewichtseinbuße, Rückenschmerzen und Hämatemesis gaben im September 1965 Anlaß zu erneuter stationärer Aufnahme im gleichen Klinikum. Die wegen einer derben Resistenz im Oberbauch durchgeführte Laparatomie ergab einen großen Pankreastumor mit multiplen Metastasen der Leber und des Peritonealraums. Histologisch handelte es sich um ein „Adenokarzinom". Das zweite Geschwulstleiden führte 45 Tage später zum Tode. Die Autopsie zeigte außer dem Adenokarzinom des Pankreas, das im Bauchraum und in beiden Lungen Metastasen gleicher Bauart hervorgebracht hatte, ein latent gebliebenes Adenokarzinom der Prostata und ein villöses Dickdarmadenom. An Stelle des früheren Bronchuskrebses fand sich lediglich eine derbe, 2 cm große Narbenplatte in Umgebung des Oberlappenbronchus und der oberen Hohlvene ohne Einengung der broncho-vaskulären Lumina. Die Bronchialschleimhaut im Bereich des vormaligen Tumorbetts wies intaktes respiratorisches Epithel auf. Selbst mit histologischen Serienschnitten konnten keine Reste des Bronchuskarzinoms mehr nachgewiesen werden. [Nach EMERSON, G. L., M. S. EMERSON, C. E. SHERWOOD u. R. TERRY: Spontaneous regression of bronchogenic carcinoma. J. thorac. cardiovasc. Surg. **55**, 225—230 (1968), Fig. 1 u. 3]

Tabelle 72. Operabilität und Spätergebnisse der Resektionsbehandlung nach älteren und neueren Operations-Statistiken

Autoren	a) Gesamt-zahl der Fälle	b) Thorakotomiert		c) Reseziert		d) > 5 Jahre nach Resektion überlebend		
		Zahl	% von a)	Zahl	% von a)	Zahl	% von a)	% von c)
I. Ältere Statistiken								
Britische Sammelstatistik 1936—1952 nach Taylor (1954)	4103	842	20,5	512	12,5	14	0,3	2,7
Björk (1947)	345	—	—	81	23,5	4	1,2	4,9
Mason (1949)	1000	353	35,3	202	20,2	2	0,2	1,0
Brock (1941—1948)	800	172	21,5	106	13,3	8	1,0	7,5
Churchill, Sweet, Soutter u. Scannell (1970—1950)	681	294	43,0	171	25,0	46	6,7	27,0
II. Neuere Statistiken								
Britische Sammelstatistik 1947—1954 nach Taylor (1960)	4054	—	—	678	18,7	147	3,6	21,7
Wiklund (1951)	259	159	61,4	63	24,3	25	9,7	39,7
Gibbon, Albritten, Templeton u. Nealon (1953)	532	378	71,0	207	39,0	48	9,0	23,2
Ochsner, Ray u. Acree (1954)	1170	608	52,0	368	33,0	94	8,0	25,5
Kirklin, McDonald, Clagett, Moersch u. Gage (1955)	767	369	48,0	184	24,0	55	7,2	29,9
Sørensen u. Therkelsen (1955)	555	312	56,2	181	32,6	19	3,4	10,5
Overholt u. Bougas (1956)	588	—	—	204	35,0	46	7,8	22,5
Churchill, Sweet, Scannell u. Wilkins 1950—1957	604	330	55,0	210	35,0	63	10,4	30,0
Johnson, Kirby u. Blakemore (1958)	344	192	56,0	116	34,0	31	9,0	26,5
Burford, Ferguson u. Spjut (1958)	1008	603	59,8	356	35,3	40	4,0	11,2
Chir. Univ. Klinik München 1949—1956 (Glum, 1962)	1496	743	49,6	401	26,8	(69)[a]	(4,7)	(18,4)
Corneli u. DeSanctis (1962) (Rom, 1947—1961)	1149	—	—	431	37,5	163	14,2	37,8
Magdeburger Statistik 1958—1966, (Kirsch et al, 1969)	351	—	—	230	65,5	(44)[b]	(12,5)	(45,8)
Chir. Klinik Akademie Erfurt 1951—1965 (Gottschalk u. Usbeck, 1967)	1000	256	25,6	155	15,5	(22)[c]	(2,2)	(14,2)
Chir. Univ. Klinik Heidelberg 1949—1968 (Zeidler u. Linder, 1973)	2200	929	42,3	572	26,0	119	5,4	20,8
II. Chir. Univ. Klinik Wien 1949—1972 (Jenny, 1972)	4319	1902	44,0	1428	39,1	(268)[d]	(6,2)	(18,8)
DDR-Sammelstatistik (Widow, 1973)								
Katasterfälle 1957—1960	—	534	—	444	—	122	—	27,5
Katasterfälle 1961—1966	—	2284	—	1946	—	706	—	36,3
Klinische Fälle 1957—1960	—	630	—	425	—	108	—	25,4
Klinische Fälle 1961—1966	—	1273	—	876	—	245	—	27,9
Robert Rößle-Klinik Berlin-Buch (Widow, 1973)								
1949—1968	3459	1454	42,9	1092	31,5	269	7,8	24,6
1962—1968	1560	655	42,0	498	31,9	163	10,4	32,7

a—d Die mit Fußnoten a—d versehenen Angaben der 5-Jahresheilungsquoten (Absolut- und Relativziffern) beziehen sich nicht auf die unter c) aufgeführte Gesamtzahl der Resezierten, sondern auf die zum Berichtszeitpunkt auswertbaren Bruchteile der Resektionsfälle. Bezugsziffern zu a) 375 Resektionsfälle, b) 96 Resektionen, c) 68 Resezierte von insgesamt 639 Bronchialkrebskranken der Berichtsperiode 1951—1960, d) 1003 Resektionen.

kannt wird, oder die Patienten aus anderen Gründen nicht mehr operabel sind, wenn sie in chirurgische Hände kommen.

Bei 273 Bronchialkrebskranken, die 1948—1953 an der Chirurgischen Universitätsklinik Gießen beobachtet wurden, konnte die Resektion nur in 27,5% der Fälle erfolgen (BECKER u. KNOTHE). Für die Inoperabilität der übrigen Kranken war vor allem der Umfang der örtlichen Tumorausdehnung (fast 50%) sowie der Metastasennachweis (23,2%) maßgeblich. Bei den anderen waren allgemeine Kontraindikationen infolge beeinträchtigter kardio-respiratorischer Leistung (14,7%) oder schlechter körperlicher Verfassung (12,6%) ausschlaggebend (s. auch S. 421).

Hinsichtlich der *Spätresultate neuerer Operationsstatistiken* (Tabelle 72) ergibt sich — bezogen auf die Summe aller Patienten mit verifiziertem Bronchuskarzinom — etwa folgender Gesamtaspekt (Abb. 95): von 100 Kranken ist die knappe Hälfte primär inoperabel; 50—60% kommen zur Probethorakotomie in Betracht. *Bei etwa 30% aller*

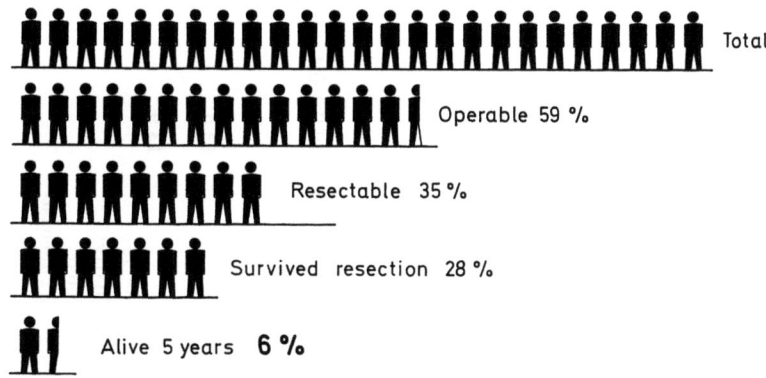

Abb. 95. *Behandlungsergebnis bei 948 Bronchialkrebskranken* [332 Resektionsfälle nach OCHSNER, A., P. T. DE CAMP u. M. E. DE BAKEY: Bronchogenic carcinoma. J. Amer. med. Ass. 148, 691—697 (1952), Fig. 11]

Kranken — annähernd jedem Zweiten der explorierten Patienten — ist eine *Resektion technisch durchführbar.* Etwa ein Viertel bis ein Fünftel aller Patienten überlebt den Eingriff und die postoperative Phase. Die *Chance, noch nach 5 Jahren rezidivfrei am Leben zu sein, haben nur 5—10% der Erkrankten und ca. 25% der Resezierten.*

Da das Krebsleiden nur in der Minderzahl der Fälle mit lokalen Maßnahmen zu beseitigen ist, halten sich die Angaben über die *durchschnittliche Verlängerung der Überlebensfristen dank chirurgischer Intervention* erwartungsgemäß in bescheidenen Grenzen (Tabelle 73). Daß vergleichende Kalkulationen dieser Art für die Erfolgsbeurteilung aus verschiedenen Gründen (Inkongruenz der verglichenen Bezugszeitpunkte, zu kleine Vergleichskollektive, Schwankungsbreite der zum Vergleich herangezogenen Spontanverläufe, fehlende Aufgliederung nach Entwicklungsstand und Bauart der Geschwülste) meist unverläßlich sind, wurde schon betont (S. 174). Die Abschätzung *strahlentherapeutischer Einflüsse auf die Überlebensdauer* (Tabellen 87—90) unterliegt den gleichen Einschränkungen.

Gemessen an den Behandlungserfolgen gynäkologischer und anderer Krebse mit hoher Dauerheilungsquote muß die *Prognose* für Bronchialkrebskranke insgesamt nach wie vor als sehr schlecht bezeichnet werden. Bei unbehandelten Fällen ist sie infaust. Über die Todesursachen der Tumorkranken gibt die Studie von BOYCE Aufschluß (s. auch HAUPT; HACKL; CAPPELLINI u. CIAMPELLI; ELMENDORFF u. ALBSMEIER; TADDEI).

Die *Heilungsaussichten der chirurgischen Therapie* sind nach der Gesamtbilanz der Operationsresultate nur unvollkommen abzuschätzen. Ein klares Urteil ergibt erst die differenzierende Betrachtung nach histologisch-makroanatomischen Kriterien aufgeschlüsselter Ergebnisse, die den Einfluß der *prognostisch entscheidenden Faktoren* deutlich macht (KIRKLIN, McDONALD, CLAGETT, MOERSCH u. GAGE; OVERHOLT u. BOUGAS;

Tabelle 73. Mittlere Überlebensdauer unbehandelter, bestrahlter und resezierter Bronchialkrebspatienten

Autoren	Unbehandelte Fälle			Bestrahlungsfälle			Resektionsfälle	
	Zahl	Monate nach Diagnosestellung	Monate nach Symptomenbeginn	Zahl	Monate nach Bestrahlungsbeginn	Monate nach Symptomenbeginn	Zahl	Monate nach Resektion
LEDDY u. VINSON (1933)	29	5		61	>8			
ENGELS (1936)				92	11,5			
CRAVER (1940)				178	8,2			
STEINER (1940)	53		10,5	21	—	11,9		
TENZEL (1941)	121		10	68		15		
STEIN u. JOSLIN (1944)	315	6	14,5	66		15,2		
TINNEY (1944)	119	6						
WIDMAN (1944)								
LINDSKOG (1946)		5	11,7		6,4	15,3		
SKORVIN (1947)		6,2			11			
FULTON (1947)		7,6						
TAYLOR u. WATERHOUSE (1950)	2358	5,5	9,9	111	11,8	13,5	1239	17,4 (Pneumonektomien) (23,3 abzügl. postop. Todesfälle)
ARIEL et al. (1950)	90		9,4	7,2	12,8			
BROOKS et al. (1951)			6,3 ± 0,4		15,7			
BAUER u. HARTWEG (1952)		1,8		125	11,7	16,8 ± 0,4		
ADELMAN (1952)		6,3			14,3 (kurativ) (5,0 palliativ)			
LEA (1952)	270	6,5		129	13,3		21	18,8
SCHRÖDER (1954)	48	4,8	7,7	49	9,3	13,5		
JACOBS (1955)		5,5			10,2			
GARLAND u. SISSON (1956)	329	3,2	8,3	141	6,2 (kurativ) (5,0 palliativ)	13,9	61	13,6
WACHTLER (1959)				107	16,5 (kurativ) (5,0 palliativ) 10,2 (Seeds) (20,3 bei Pancoast-Seeds)			
HENSCHKE (1960)		5,7						
SCHMITZ-DRÄGER, OBERHOFFER u. THURN (1961)	155	2,2[a] (4,5)[b]	7,4 (10,7)	103	7,9 (10,7)	14,3 (17,7)		
PROBST u. KAHR (1961)	320	6 (?)	6 (?)	108	7,9 (kurativ) (5,1 palliativ)	12,0		
BOYD, SOUDERS, SMEDAL, O'HOLLAREN u. TRUMP (1962)				102	11,3	9,0		

[a] Geometrisches Mittel.
[b] Arithmetrisches Mittel.

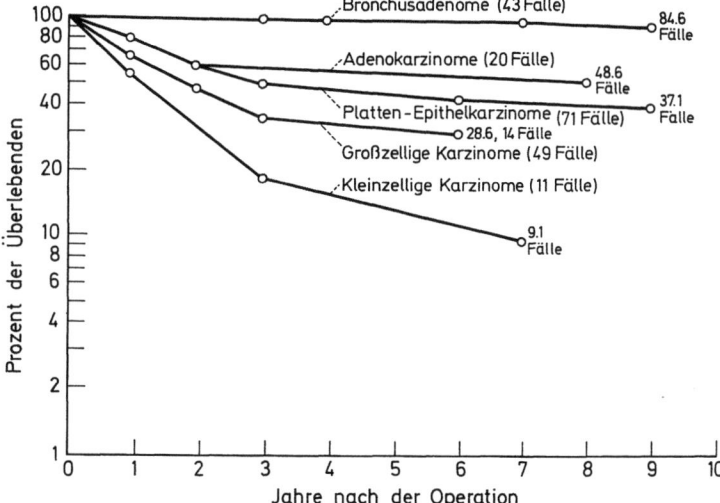

Abb. 96. *Überlebensdauer nach Radikalresektion von Bronchialkarzinomen verschiedener Bauart und Bronchusadenomen* (Kliniktodesfälle nach Probethorakotomie und Resektion ausgeschlossen). [Nach Kirklin, J. W., J. R. McDonald, O. T. Clagett, H. J. Moersch u. R. P. Gage: Bronchogenic carcinoma: cell type and other factors relating to prognosis. Surg., Gynec. & Obst. 100, 429—438 (1955), Fig. 8]

Tabelle 74. Verhältnis der radikal Operierten zu den nicht radikal Operierten aus dem gesamten histologisch verifizierten Material der II. Chirurgischen Universitäts-Klinik Wien von 1947—1950. (Nach Salzer, G., M. Wenzl, H. Jenny u. A. Stangl: Das Bronchuscarcinom, Tabelle 2. Wien: Springer 1952)

	Fälle	Gesamtzahl		Radikal Operierte	Nicht radikal Operierte	
1. Pflasterzellkarzinome, verhornend	75	36 } =31,9%		29	7	19%
2. Pflasterzellkarzinome, nicht verhornend		39 }		29	12	31%
3. Undifferenzierte groß- und mittelzellige Karzinome	149	112 } 47,7 }	=63,4%	78	34	30%
4. Kleinzellige Karzinome		37 } 15,7 }		18	19	51%
5. Adenokarzinome, papillär	} 11 {	6 }		4	2	33%
6. Adenokarzinome, schleimbildend		3 } =4,7%		2	1	33%
7. Adenokarzinome		2 }		1	1	50%
		235		159	76	32%

Gibbon, Templeton u. Nealon; Ochsner u. Mitarb.; Collier, Blakemore, Kyle, Enterline, Kirby u. Johnson; Higgins, Lawton, Heilbrunn u. Keehn; Wellons et al.; Jenny u. Buchberger; Spjut, Roper u. Butcher; Clagett, Allen, Payne u. Woolner; Matthes u. Mitarb.; Stoloff u.a.).

Mit wenigen Ausnahmen (Tuttle u. Womack; Wiklund; Björk; Rabin u. Neuhof; Phillips, Basinger u. Adams; Neuhof u. Aufses; Neuhof, Rabin u. Sarot; Rabin u. Sarot) erweisen die internationalen Operationsstatistiken die *prognostisch wesentliche Bedeutung des histologischen Bronchialkrebstyps.* Höher differenzierte Plattenepithelkarzinome sind in weit größerem Prozentsatz radikalen Eingriffen zugänglich (Tabellen 74 u. 75) und heilbar als unreife, insbesondere kleinzellige Krebse (Abb. 96 u. 97). Galofré, Payne, Woolner, Clagett u. Gage beziffern die durchschnittliche *5-Jahres-Überlebenschance resezierter Patienten bei epidermoiden Karzinomen* mit *36,5%,* bei *Adenokarzinomen* mit *33,8%,* bei *undifferenzierten Krebsen insgesamt* mit *28,7%* und beim *kleinzelligen Typ* mit *10,3%.* Die Vergleichsziffern Clelands sind für Plattenepithel- und Adenokarzinome noch günstiger (42 bzw. 39%) im Verhältnis zu den anaplastischen Formen (22%).

Der Anteil der Plattenepithelkrebse an den 5-Jahres-Heilungen beträgt etwa 65—75%. Adenokarzinome, die man vielfach als sehr bösartig bezeichnet (Wegelin; Obiditsch-

Tabelle 75. Operabilität und Überlebensziffern 5 Jahre nach Resektion in Abhängigkeit vom histologischen Bronchialkrebstyp

Autoren	Histologischer Typ	a) Gesamt-zahl der Fälle	b) primäre In-operabilität Zahl	% von a)	c) Thorakatomie möglich Zahl	% von a)	d) Resektion durchgeführt Zahl	% von a)	e) 5 Jahre nach Resektion überlebend Zahl	% von a)	% von d)	in % der nach Resektion Überlebenden
Wiklund (1951)	Plattenepithelkrebse	163	88	54,0	75	46,0	45	27,6	18	11,0	40,0	—
	Adenokarzinome	12	4	33,0	8	66,6	5	41,6	2	16,7	40,0	—
	Undifferenzierte Krebse	65	51	78,5	14	21,5	10	15,4	4	6,1	(40,0)	—
	atypische Krebse	19	16	84,2	3	15,8	3	15,8	1	5,3	(33,3)	—
Kirklin, McDo-nald, Clagett, Moersch u. Gage (1955)	Plattenepithelkrebse	258	107	41,5	151	58,5	88	34,1	30	11,8	34,9	42,0
	Adenokarzinome	97	51	52,5	46	47,5	25	25,8	10	11,0	40,0	54,0
	Großzellige Krebse	291	157	54,0	134	46,0	57	19,6	14	5,0	24,6	30,0
	Kleinzellige Krebse	121	77	63,6	44	36,4	14	11,6	1	0,8	7,1	9,0
Sörensen u. Therkelsen (1955)	Plattenepithelkrebse	90	—	—	—	—	—	—	19	20,1	—	—
	Adenokarzinome	13	—	—	—	—	—	—	0	0,0	—	—
	Undifferenzierte Krebse	11	—	—	—	—	—	—	0	0,0	—	—
Burford, Ferguson u. Spjut (1958)	Plattenepithelkrebse	572	—	—	—	—	—	—	31	5,4	—	—
	Adenokarzinome	107	—	—	—	—	—	—	2	1,9	—	—
	Mischformen von Platten-epithel- und Adenokarzinom	14	—	—	—	—	—	—	0	0,0	—	—
	Oat cell-Karzinome	15	—	—	—	—	—	—	0	0,0	—	—
	Undifferenzierte Krebse	287	—	—	—	—	—	—	5	1,7	—	—
Beck, Kay u. Brooks (1966)	Oat cell-Karzinome	104	42	40,0	29	27,9	18	17,3	3	2,9	16,6	23,1

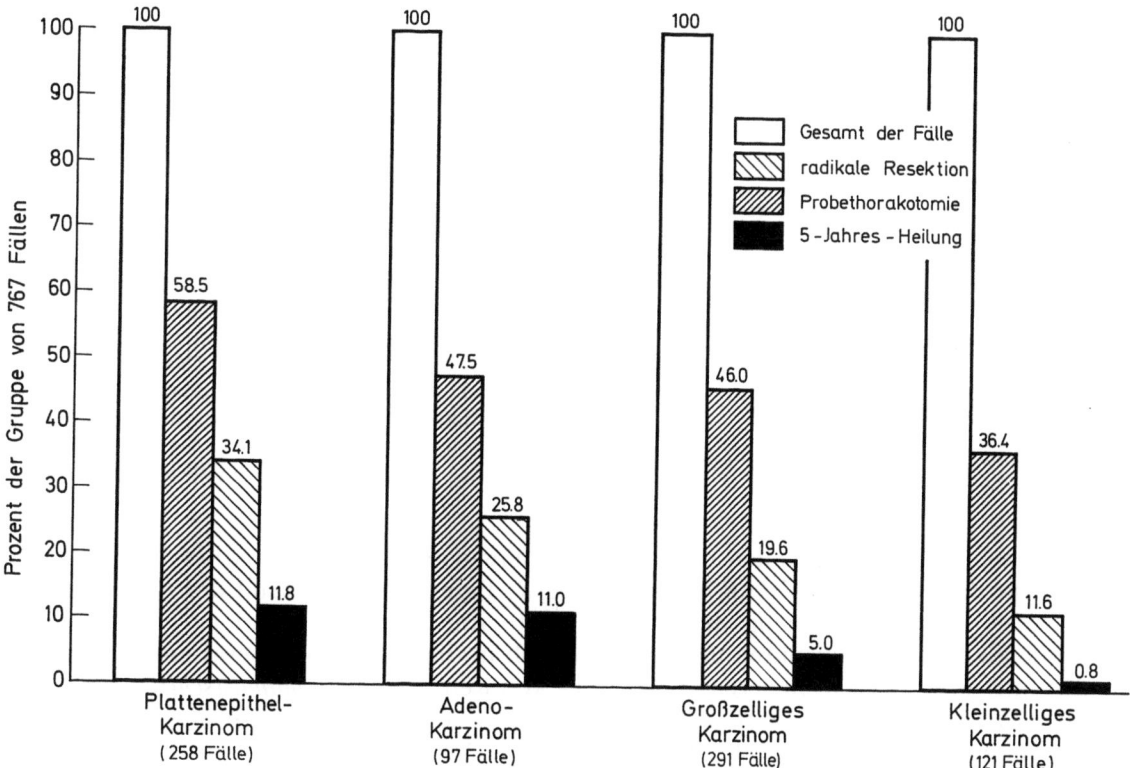

Abb. 97. *Graphische Darstellung der Operabilität und Überlebensrate bei den vier Bronchialkrebstypen an Hand von 767 Fällen.* [Nach KIRKLIN, J. W., et al.: Surg., Gynec. & Obst. **100**, 429 (1955), Fig. 9]

MAYER; KOLETSKY; OVERHOLT u. SCHMIDT; HACKL u. a.), in ihrem biologischen Verhalten aber nicht einheitlich bewerten kann (KAHLAU u. a.), schneiden in der Bilanz der Mayo-Klinik von 1955 besser ab als großzellige Bronchuskrebse (KIRKLIN et al.; VANCE, GOOD, HODGSON, KIRKLIN u. GAGE; JACKMAN, GOOD, CLAGETT u. WOOLNER) (Abb. 96 u. 97). Die Abstufung der operativen Späterfolge bei den verschiedenen feingeweblichen Spiel-arten der Neoplasie entspricht etwa der Malignitätsskala nach v. ALBERTINI (Tabelle 64).

Die Dauererfolge mancher Operationsstatistiken erreichen *beim Plattenepithelkarzinom über 50% 5-Jahres-Heilungen der Resektionsfälle* (KIRKLIN et al.; SØRENSEN u. THERKEL-SEN; CLELAND; JOHNSON, KIRBY u. BLAKEMORE; COLLINS et al.; THERKELSEN; VANCE, GOOD, HODGSON, KIRKLIN u. GAGE; JACKMAN, GOOD, CLAGETT u. WOOLNER; O'CONNOR, LEPLEY, WEISEL u. WATSON). CHURCHILL u. Mitarb. erzielten eine *Heilungsrate von 42% auch bei asymptomatischen Bronchuskrebsen heterogener Struktur,* die zufällig oder bei Reihenuntersuchungen entdeckt (,,survey cases'') und unverzüglich operiert worden waren. Von der Gesamtzahl der Resezierten mit mehr oder weniger langer Vorgeschichte waren nach Ablauf von 5 Jahren nur noch 28% am Leben (Abb. 98; vgl. Abb. 207 u. 208).

Unabhängig vom Zelltyp resp. biologischen Verhalten hat das jeweils erreichte *Tumor-stadium* unter den Prognose und Überlebenschance beeinflussenden Faktoren entscheidende Bedeutung (McDONALD et al.; STEWART; OCHSNER, DE BAKEY, DUNLAP u. RICHMAN; BIGNALL; KIRKLIN et al.; GUMMEL u. WILDNER; BERNDT, GÜTZ, HÖRNECKE u. WOLF; CLAGETT, ALLEN, PAYNE u. WOOLNER; GLUM; MATTHES u. Mitarb.; KIRSCH et al.; GOLD-MAN u. a.). Nach Erfahrungen von OVERHOLT erwies sich das regionäre Lymphknoten-system in asymptomatischen Fällen zu 75% als metastasenfrei, und die Radikalope-ration technisch immer als durchführbar, während bei vorliegenden Krankheitssympto-men der Tumor die Lungengrenzen gewöhnlich bereits in 70% überschritten hat (OCHS-NER, DE CAMP u. DE BAKEY).

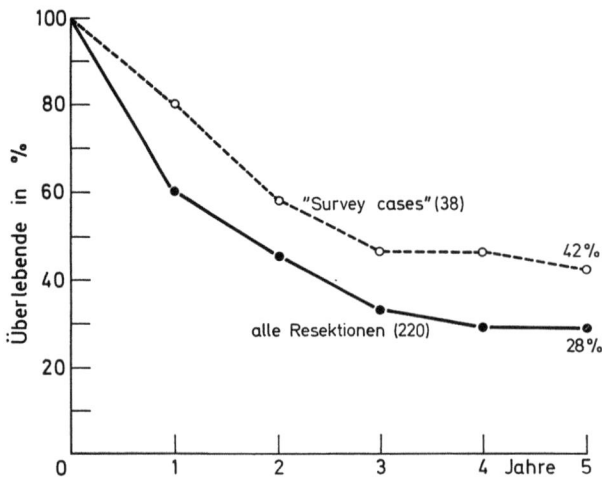

Abb. 98. *Prozentanteil der 5 Jahre nach Resektion asymptomatischer Bronchialkrebse Überlebenden im Vergleich mit dem Durchschnitt aller Resektionsfälle 1948—1956.* [Nach Churchill, E. D., R. H. Sweet, J. G. Scannell u. E. W. Wilkins: Further studies in the surgical management of carcinoma of the lung. J. thorac. Surg. **36**, 301—308 (1958), Fig. 6]

Demnach ist — wie bei allen bösartigen Geschwülsten — der *Zeitpunkt der Diagnosestellung für das Krankenschicksal ausschlaggebend.* Beim jetzigen Stand der chirurgischen Technik ist eine Verbesserung der Spätresultate nur denkbar, wenn es gelingt, mehr Frühfälle als bisher aufzuspüren und unverzüglich in die Hand des Operateurs zu bringen (Overholt u. a.). Nach neueren Berichten konnten *bei asymptomatischen Bronchuskarzinomen in 70 bis über 90% 5-Jahres-Heilungen* verzeichnet werden (Jackman et al.: 68,2% bei 49 peripheren Krebsknoten von <2 cm Durchmesser; Sørensen u. Therkelsen: 73%; Johnson, Kirby u. Blakemore: 75% der Fälle ohne Lymphknoten- und Gefäßbeteiligung; Davis, Peabody u. Katz: 78%; O'Connor, Lepley, Weisel u. Watson: 93%; s. auch Delarue u. Strasberg; Hitchcok u. Sullivan; Carbone, Frost, Feinstein u. Mitarb.; Steele et al.; Sante; Berndt) (s. auch Abb. 207 u. 208). Diese Erfolgsquote sollte zur Intensivierung der Präventivdiagnostik anspornen (s. S. 449ff. u. 461ff.), denn unter den klinisch erkannten Bronchialkrebsen ist der Anteil inoperabler, weil örtlich oder fernmetastatisch fortgeschrittener Tumoren in großen Operationsstatistiken der beiden letzten Jahrzehnte nicht unter 40% abgesunken (Wulff).

In welchem Ausmaß mit konsequenten Vorsorgeuntersuchungen Gesunder im krebsgefährdeten Alter der Prozentsatz chirurgischer Dauererfolge gesteigert und die Gesamtprognose des Geschwulstleidens gebessert werden kann, muß dahingestellt bleiben. Altershinfälligkeit und krebsunabhängige Krankheiten werden bei einem Teil der Patienten die Indikation selbst sparsamer Resektion fraglich erscheinen lassen. Zudem bietet die biologische Eigenart mancher Bronchialkrebsformen keinen Anlaß zu übertriebener Hoffnung. Wie in obigen Operationsstatistiken ist eine merkliche Bilanzverbesserung vor allem durch rechtzeitige Operation von Kranken mit Plattenepithelkrebsen zu erwarten, für deren Überlebenschance letztlich die präoperative Krankheitsdauer ausschlaggebend ist. Die frühzeitige ausgiebige Metastasierungsbereitschaft anaplastischer, insbesondere kleinzelliger Krebse läßt für eine Frühdiagnose sensu strictiori und für kurative Maßnahmen weniger Spielraum. Hier *hängt die Vorhersage stärker vom feingeweblichen Krebstyp als von der Länge der Anamnesefrist ab* (bezüglich der prognostisch unterschiedlichen Bedeutung der Anamnesedauer s. S. 171/172 u. 181).

Wegen der enttäuschenden Ergebnisse bei nachhinkender Tumordiagnostik sehen viele Thoraxchirurgen überhaupt von einem Eingriff ab, wenn die Biopsie ein „kleinzelliges Bronchuskarzinom" ergibt (Borrie; Nickson, Cliffton u. Selby; Eerland; Schwaiger; Hasche; Šimeček u. Musil; Brunner; Frey u. Lüdeke; Mountain u.a.) (s. auch S. 174, 424/425 u. 429). Andere Operateure halten die Chancen dieser Geschwulstkranken für vermindert, die Prognose aber nicht für hoffnungslos, und verweisen auf entsprechende

Tabelle 76. Beziehung zwischen Herdgröße und 5-Jahresheilung bei durch Röntgen-Reihenuntersuchung entdeckten Bronchuskrebsen. Statistik von BAUDREXL (Bezirk Leipzig 1962) und ZUTZ (Röntgenschirmbildstelle Hessen 1954—1965). [Nach ZUTZ, H. U.: Bronchialkarzinom und Röntgenreihenuntersuchung. Thoraxchirurgie 19, 249—253 (1971), Tabelle 4]

	Herdgröße	Anzahl	Resektion	5-Jahres-Heilungen			AO-Stadium
		n	n	n	rel. %	abs. %	%
Baudrexl	1—2 cm ⌀		10	7	70		78
	2—4 cm ⌀		77	31	40		63
	4—6 cm ⌀		48	13	27		40
Zutz	<3 cm ⌀	111	43	22	51	19,8	
	3—<6 cm ⌀	122	45	13	29	10,7	
	6 cm ⌀ u. größer	42	3	1	—	(2)	

Teilerfolge bei undifferenzierten Krebsen (OVERHOLT u. BOUGAS; WIKLUND; KIRKLIN et al.; McBURNEY, McDONALD u. CLAGETT; LIAVAAG; BLAHA, UNGEHEUER u. KAHLAU; KARRER u. WURNIG; SALZER u. Mitarb.; HUTSCHENREUTER u. SCHAMANN; BECK, KAY u. BROOKS; JONES, KERN, CHAPMAN, MEYER u. LINDESMITH; JACKMAN, GOOD, CLAGETT u. WOOLNER; Editorial Lancet *1966* II, 979—968; LENNOX u. Mitarb.; WATSON; JENNY) sowie auf die Fragwürdigkeit der Operationsentscheidung nach der Typendifferenzierung an Hand bioptischer Gewebsproben (BLAHA, UNGEHEUER u. KAHLAU; SALZER; UNGEHEUER u. HARTEL; UEHLINGER u. a.) (s. auch S. 425, 429 u. 447).

Bei klinisch stummen oat cell-Karzinomen überlebte nach der Statistik von BECK, KAY u. BROOKS immerhin ein knappes Viertel der Resezierten die 5-Jahres-Grenze. In 159 Resektionsfällen des gleichen Bronchialkrebstyps erzielten LENNOX, FLAVELL, POLLOCK, THOMPSON u. WILKINS von 1950—1964 mittels Lobektomie in 18,2% und bei 7,2% der Pneumonektomierten 5-Jahres-Heilungen. Zehn Jahre nach dem Eingriff lebten noch 6% der Lobektomierten und 2% der Pneumonektomierten. WATSON gibt als Vergleichsziffer (10-Jahres-Überlebensrate) 3,4% an.

Das *Überschreiten der 2-Jahres-Grenze* nach Bronchialkrebsresektionen gilt manchen Autoren bereits als beachtliches Indiz prospektiver Erfolgsbeurteilung, da der Prozentsatz Überlebender innerhalb der nachfolgenden Jahre nur in geringerem Maße abnimmt (Plateaubildung der Absterbekurve) (OCHSNER, DE CAMP u. DE BAKEY; GIBBON u. Mitarb.; HIGGINS u.a.). SØRENSEN u. THERKELSEN fanden bei Kalkulation des Sterberisikos in den der Operation folgenden Jahren deutliche Schwankungen. Zweifellos kann das *Behandlungsergebnis um so früher abgeschätzt werden, je bösartiger das biologische Verhalten der Geschwulst ist*, je steiler die prozentuale Absterbekurve anfangs verläuft und je rascher sie dann abflacht (WURNIG). Nach Überleben des zweijährigen Intervalls sind die weiteren Lebensaussichten eines beschwerdefreien Patienten, der wegen eines kleinzelligen Bronchuskarzinoms reseziert wurde, daher relativ günstiger (LENNOX, FLAVELL, POLLOCK, THOMPSON u. WILKINS; GOTTSCHALK u. USBECK) als beim höher differenzierten epidermoiden Karzinomtyp, dessen insgesamt flacher geneigte Absterbekurve die langsamere Evolutionstendenz, aber auch die Möglichkeit späterer örtlicher Rückfälle bzw. Metastasenmanifestation anzeigt (WURNIG). Es ist gewiß kein Zufall, daß späte *Stumpfrezidive nach Pneumonektomie* vor allem beim Plattenepithelkrebs beobachtet werden (HABEIN; BEATTIE u. FRIEDBERG; HABEIN, McDONALD u. CLAGETT; DICK; SMITH; PINSKY u. EMERSON).

Eine straffe *Korrelation zwischen Tumorgröße und Prognose*, wie sie KROKOWSKI beim Mammakarzinom ermittelte (s. Bd. IX/4c, Abb. 204), besteht bei bronchogenen Krebsen nicht (GUPTA; HACKL u.a.) (s. Tabelle 76). Während große, auf ein Lappengebiet beschränkte Epidermoidkarzinome des Lungenmantels nicht selten noch radikal zu ent-

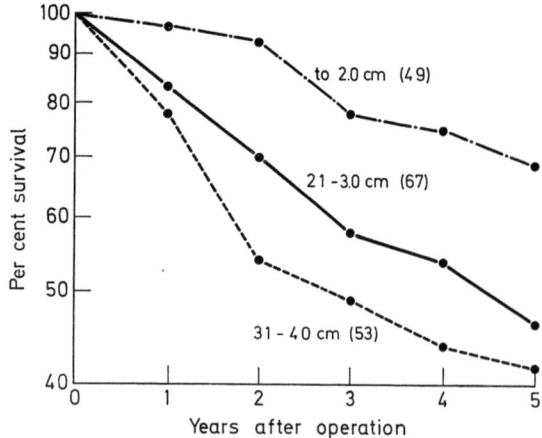

Abb. 99. *Überlebensziffern und Tumorgröße* (Durchmesser des Tumorschattens) bei **169** kurativ resezierten peripheren Bronchuskarzinomen nach der Operationsstatistik der Mayo-Klinik 1957—1965. [Nach JACKMAN, R. J., C. A. GOOD, O. T. CLAGETT u. L. B. WOOLNER: Survival rates in peripheral bronchogenic carcinomas up to four centimeters in diameter presenting as solitary pulmonary nodules. J. thorac. cardiovasc. Surg. **57**, 1—8 (1969), Fig. 3]

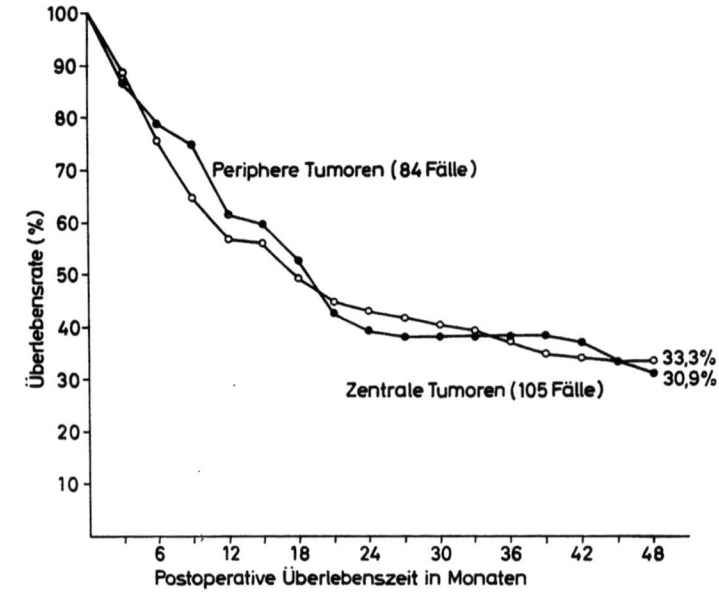

Abb. 100. *Die Überlebensrate nach operativer Behandlung peripher und zentral lokalisierter Bronchialkarzinome.* (Nach NOHL, H. C.: The spread of carcinoma of the bronchus. London: Lloyd-Luke 1962)

fernen sind (SILVERBERG, MELAMED u. BEATTIE u.a.), bietet die röntgenologische Entdeckung eines kleinen Tumorschattens leider keine unbedingte Gewähr für einen kurativen Eingriff, wenn es sich um eine unreifzellige oder ungünstig gelegene Neubildung handelt (Abb. 317, 318, 344, 348, 363, 387, 388 u. 400).

Dennoch steht außer Frage, daß die Heilungsaussichten mit zunehmendem Umfang der Geschwülste generell absinken (STEELE, KLEITSCH, DUNN u. BUELL; JACKMAN, GOOD, CLAGETT u. WOOLNER; BECK, KAY u. BROOKS; LODWICK, KEATS u. DORST; BAUDREXL; GUPTA; ZUTZ u. REUSCH u.a.) (Tabelle 76). Von insgesamt 169 kurativen Resektionen peripherer Bronchuskarzinome, über die kürzlich aus der Mayo-Klinik berichtet wurde (JACKMAN u. Mitarb.), war die *5-Jahres-Heilungsquote bei Tumoren unter 2 cm Durchmesser im Röntgenbild* (49 Fälle) durchschnittlich *signifikant höher* (68,2%) als bei Krebsknoten größeren Ausmaßes [2,1—3 cm (67 Patienten): 46,5%; 3,1—4 cm (53 Patienten): 41,5%] (Abb. 99). Der Bilanzunterschied der Vergleichsgruppen ist nicht mit abweichenden Prozentanteilen strukturell verschiedenartiger Krebstypen erklärlich. Nach Erfahrungen von BECK, KAY

Tabelle 77. Ergebnisse der Mediastinoskopie bei Bronchuskarzinomen verschiedener Lokalisation. [Nach
MAASSEN, W., u. D. GRESCHUCHNA: Allgemeine und spezielle Ergebnisse der Mediastinoskopie (2500) unter
besonderer Berücksichtigung des Bronchialkarzinoms. Thoraxchirurgie 19, 289—297 (1971), Tabelle 3]

	Gesamt-zahl	Mediastinalbiopsie positiv	negativ
Oberlappen-Karzinome	757	240 = 31,7%	517
rechts	376	137 = 36,4%	239
links	381	103 = 27,0%	278
Unterlappen-Karzinome	312	110 = 35,6%	202
rechts	166	57 = 34,3%	109
links	146	53 = 36,3%	93
Mittellappen-Karzinome	46	21 = 45,7%	25
Zwischenbronchus-Karzinome	33	16 = 48,5%	17
Hauptbronchus-Karzinome	31	15 = 48,4%	16
rechts	13	8 = 61,5%	5
links	18	7 = 38,9%	11
	1179		777

u. BROOKS ist die Operationsprognose asymptomatischer kleiner Tumoren *auch beim oat cell-Typ* etwas günstiger als die größerer Gewächse gleicher Bauart (S. 193).

Auf die uneinheitliche *prognostische Bewertung des Tumorsitzes* wurde schon früher eingegangen (S. 154 u. 182). Aus der Operationsstatistik von NOHL ergibt sich kein nennenswerter Unterschied der bei peripheren und zentralen Bronchialkrebsen erzielten Dauerresultate (Abb. 100). JENNY u. BUCHBERGER begründen das schlechtere Abschneiden der Tumoren des Lungenmantels in ihrer Operationsbilanz mit längerer klinischer Latenz und entsprechend späterer Entdeckung (s. auch S. 154 u. Tabelle 128). Manche Autoren führen dagegen die ihrer Ansicht nach prinzipiell größere Metastasierungsbereitschaft kortikaler Bronchuskarzinome als Ursache schlechterer Resektions-Spätergebnisse an (S. 154). Dieser Annahme widersprechen die Erfahrungen anderer Thoraxchirurgen (S. 182) und insbesondere auch die oben genannten, im Vergleich zum zentralen Lokalisationstyp *überdurchschnittlich hohen Heilungsziffern peripherer asymptomatischer Krebsknoten* aus dem Resektionsmaterial der Mayo-Klinik. Nach vorherrschender Meinung gelten die operativen *Heilungsaussichten außerhalb endoskopischer Sichtweite gelegener Karzinome* als *besser* im Vergleich zu denen mit positivem endoskopischen Befund (BOUCOT u. SOKOLOFF; BOYD, SOUNDERS, SMEDAL, O'HOLLAREN u. TRUMP; THERKELSEN u. SØRENSEN; GEISSENDÖRFER; WIKLUND; EDWARDS; RABIN u. NEUHOF; GOLDMAN; POHL; LENNOX, FLAVELL, POLLOCK, THOMPSON u. WILKINS; SHORT; NEUHOF u. AUFSES; ZUTZ u. REUSCH; ECK, HAUPT u. ROTHE; STOLOFF u. a.), die vielfach örtlich fortgeschrittene Entwicklungsstadien von den Segmentästen hilopetal vorgedrungener Gewächse darstellen (s. S. 54, 119, 391, 457 u. 493). Die Erfolgsbilanz wird dabei wohl auch von Sekundärfaktoren beeinflußt, wie z. B. durch das — nach Resektion zentraler Karzinome häufiger zu beobachtende — Auftreten eines *postoperativen Pleuraempyems* (CADY u. CLIFFTON; BECKER, DONHÖFFNER u. UNGEHEUER; SCHULTE u. JÜNEMANN).

Im Einklang mit der mediastinoskopischen Befallsquote endothorakaler Lymphknoten jenseits der broncho-pulmonalen Filterstationen (Tabelle 77) verzeichnet man eine *relativ geringere Heilungsrate der im Mittellappen und linken Unterlappen lokalisierten Bronchuskrebse* (SPJUT et al.; HAUPT u. STOLPER; HOFFMANN; MAASSEN; ECK, HAUPT u. ROTHE; GOTTSCHALK u. USBECK u.a.) (Abb. 101). Der Sachverhalt ist nicht mit anatomischen Besonderheiten des Lymphabflusses zu begründen, denen man früher eine Begünstigung kontralateraler Absiedelung zuschrieb (s. S. 152 u. 376). Eine größere Rolle spielt wohl die differentialdiagnostische Problematik gegenüber entzündlichen

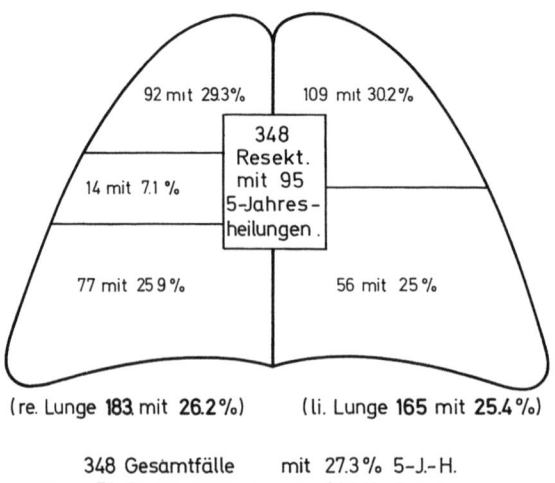

(re. Lunge **183** mit **26.2%**)   (li. Lunge **165** mit **25.4%**)

	348 Gesamtfälle	mit 27.3% 5-J.-H.
davon	176 Periph. Krebse	mit 30.1% 5-J.-H.
und	172 Zentr. Krebse	mit 24.4% 5-J.-H.

Abb. 101. *Bronchialkrebslokalisation und 5-Jahres-Heilung.* (Ergebnisse von 348 Resektionsfällen bis 1960 nach dem Untersuchungsgut des Pathol.-Bakt. Inst. d. Krhs. St. Georg Leipzig, Prosektor: Dr. med. habil. H. ECK). (Nach ECK, H., R. HAUPT u. G. ROTHE: Die gut- und bösartigen Lungengeschwülste. In: Handbuch der speziellen pathologischen Anatomie und Histologie, Bd. III/4, S. 1—401, Abb. 108. Berlin-Heidelberg-New York: Springer 1969)

Tabelle 78. Anatomische Wuchsform bronchogener Karzinome und Heilungsquote der Resektionstherapie. (Nach ECK, H., R. HAUPT u. G. ROTHE: Die gut- und bösartigen Lungengeschwülste. In: Handbuch der speziellen pathologischen Anatomie und Histologie. Bd. III/4, Tabelle 31. Berlin-Heidelberg-New York: Springer 1969)

Wuchsform	Resektionen bis 1964	Resektionen bis 1960	5-Jahres-Heilung	
			Fälle	%
vorwiegend knotig	308	165	50	30,3
knotig diffus	125	104	24	23,0
vorwiegend · diffus	95	79	21	26,5
davon kavernisierte Krebse	103	67	15	22,3

Mittellappenaffektionen (s. S. 962ff.) bzw. die Diagnoseerschwernis durch den versteckten retrokardialen Tumorsitz, der den unverhältnismäßig hohen Anteil negativer Fehlurteile bei linksseitigen Unterlappentumoren erklärt und so den rechtzeitigen Eingriff verzögert (HAUPT u. ZÖMISCH; ECK, HAUPT u. ROTHE) (s. Abb. 101 u. 353, S. 153, 342/343 u. 682ff.).

Gleiches Interesse hat die *prognostische Bedeutung des Wuchstyps* (SHORT; ECK, HAUPT u. ROTHE) (Tabelle 78 u. Abb. 73). Nach SHORTs epikritischer Analyse von 429 einschlägigen Fällen waren *schärfer abgesetzte umschriebene Krebsknoten* des Lungenmantels *in höherem Prozentsatz operabel als* lokalisierte, aber *verwaschen begrenzte Tumorinfiltrate*, und zwar beim Plattenepithelkrebstyp doppelt so häufig, bei undifferenzierten Karzinomformen im Verhältnis 6:1. Nach Erfahrung von ECK, HAUPT u. ROTHE *mindert der Tumorzerfall die Prognose.* SHERWIN, LAFORET u. STRIEDER bewerten Bronchialkrebse *exophytär-endobronchialer Wuchsform* als *prognostisch relativ günstig*, während HACKL bei der Autopsie keinen Unterschied in der Metastasierungstendenz polypöser und anderer makroanatomischer Erscheinungsformen feststellen konnte (s. Tabelle 57).

Unabhängig vom Krebszelltyp *senkt der Lymphknotenbefall die postoperativen Überlebensaussichten um ein bis zwei Drittel* im Vergleich zu lokalisierten Karzinomen mit metastasenfreiem Lymphknotenbefund. JOHNSON, KIRBY u. BLAKEMORE erzielten bei 54 Patienten ohne und bei 53 Kranken mit lymphogenen Metastasen 5-Jahres-Heilungen

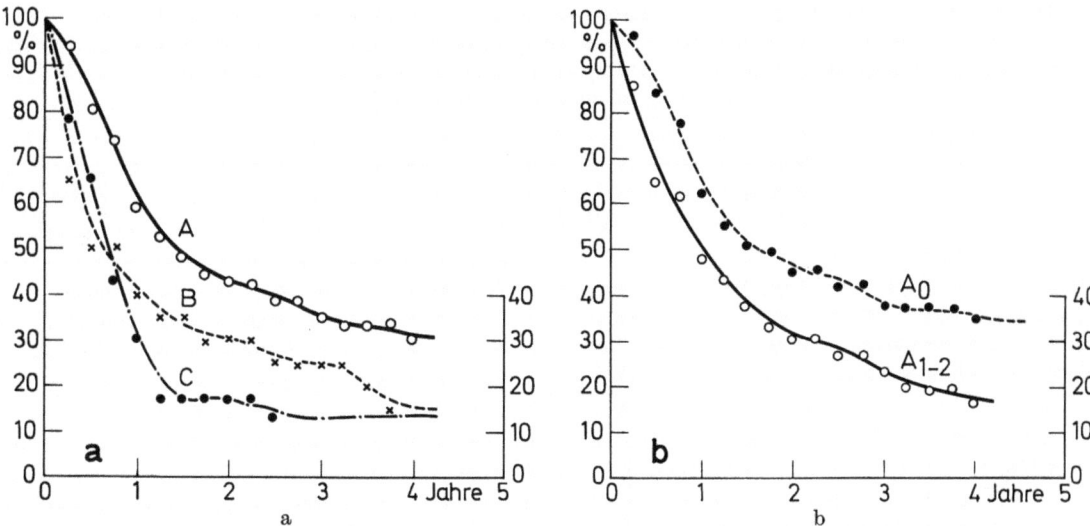

Abb. 102a u. b. *Einfluß der Tumorausdehnung* (a) *und regionärer Lymphknotenmetastasierung* (b) *auf die Über-*
lebenschancen resezierter Bronchialkrebskranker. Ergebnisse bei 138 Pneumonektomien und 20 Lobektomien.
Histologischer Typ: 43 Plattenepithelkrebse, 10 Adenokarzinome, 90 undifferenzierte groß- und mittelzellige
sowie 14 kleinzellige Bronchialkarzinome. Ohne regionäre Lymphknotenmetastasen 111 Patienten, Lymphknotenbefall Stadium I—II° 47 Fälle. Stadieneinteilung nach SALZER: A 115 Fälle, B 20 Fälle, C 23 Fälle.
[Nach WURNIG, P.: Zur Methode der Beurteilung kurativer Erfolge der Carcinomchirurgie an Hand des
Bronchuscarcinoms. Thoraxchirurgie 2, 281—289 (1954), Abb. 2 und 3]

Abb. 103. *Prozentuale Überlebens-*
rate von 618 Bronchialkrebskranken
nach kurativer und palliativer Re-
sektion sowie bei primär und se-
kundär inoperablen Fällen (halb-
logarithmische Darstellung, ausschließlich der Kliniktodesfälle).
[Nach KIRKLIN, J. W., et al.:
Bronchogenic carcinoma: cell type
and other factors relating to prognosis. Surg., Gynec. & Obst. 100,
429 (1955), Fig. 7]

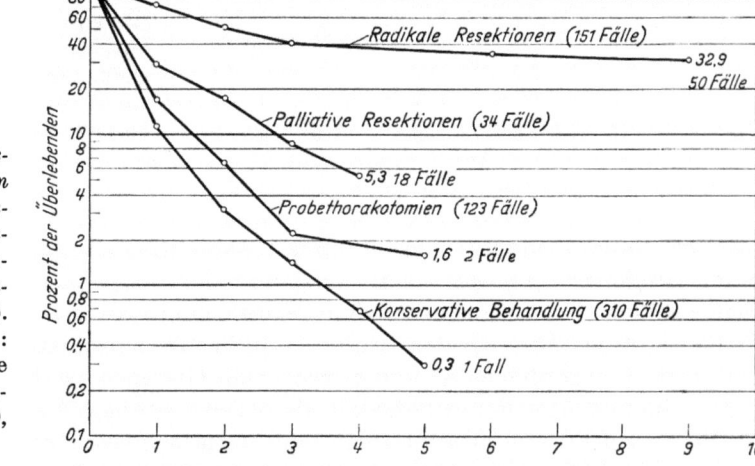

im Verhältnis von 43:15%. Ähnlich lauten die Relationsziffern anderer Autoren (CUTLER
u. EDERER: 30:12% für Bronchialkrebsresektionen bei 657 bzw. 957 Männern und
62:18% bei 117 bzw. 150 Frauen; OVERHOLT u. BOUGAS: 34:24% bei 102 bzw. 106 Pa-
tienten; s. auch CHURCHILL et al.; OCHSNER u. Mitarb.; CARLISLE, MCDONALD u. HAR-
RINGTON; BIGNALL u. MOON; KIRKLIN, MCDONALD, CLAGETT, MOERSCH u. GAGE; SØREN-
SEN u. THERKELSEN; COLLIER, BLAKEMORE, KYLE, ENTERLINE, TRISTAN u. GREENING;
LEZIUS; SALZER u. Mitarb.; FREY u. LÜDEKE; UNGEHEUER u. HARTEL; BECK, KAY u.
BROOKS; WURNIG; SILVERBERG, MELAMED u. BEATTIE; DELARUE u. STRASBERG; JACK-
MAN, GOOD, CLAGETT u. WOOLNER; RIGLER; HIGGINS et al.; BERG u. SCHERSTÉN;
GABLER u. FREISE; MAASSEN; HOFFMANN, JUNEMANN u. PISA; PICHLMAIER u. JUN-
GINGER; EHLERT u.a.) (Abb. 102 u. 104, Tabelle 80). Dabei ist zwischen dem — pro-

Tabelle 79. Prozentuale Häufigkeit neoplastischer Lymphknotenabsiedlung und Gefäßinvasion bei den verschiedenen histologischen Bronchialkrebstypen. [Ergebnisse histologischer Untersuchungen an Resektionspräparaten von NOHL (1962), COLLIER, BLAKEMORE, KYLE, ENTERLINE, TRISTAN u. GREENING (1957) sowie SCHEININ und KOIVUNIEMI (1963)]

Geschwulsttyp	Lymphknotenbefall		Gefäßinvasion		
	regionär NOHL (1962)	mediastinal NOHL (1962)	NOHL (1962)	COLLIER et al. (1957)	SCHEININ u. KOIVUNIEMI (1963)
Plattenepithelkrebse	65,6	32,7	28,5	63,0	66,0
Adenokarzinome	76,0	54,0	37,5	80,0	75,0
Undifferenzierte Krebse	76,0	57,0	41,4	100,0	81,0
Kleinzellige Krebse	88,9	77,0	66,0	—	—

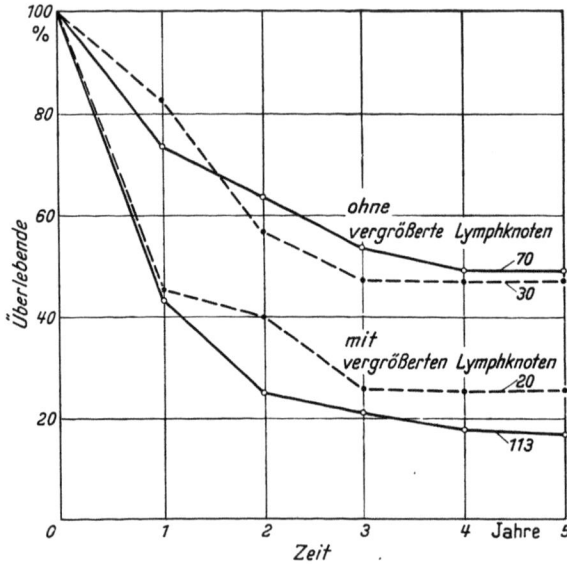

Abb. 104. *Prozentuale Überlebensrate von Bronchialkrebskranken mit und ohne regionäre Lymphknotenmetastasen nach Pneumonektomie* (o—o) *und Lobektomie* (•----•). [Nach BIGNALL, J.R., and A. J. MOON: Survival after lung resection for bronchial carcinoma. Thorax (Lond.) **10**, 183 (1955)]

gnostisch kaum bedeutsamen — Befall ausschließlich intrapulmonaler und parabronchialer „*regionärer Lymphknoten*" (N_b) und der *lymphonodulären Absiedlung jenseits der 1. Filterstation* (N_c) zu unterscheiden (NOHL; MAASSEN u.a.) (s. S. 150, 161 ff., 168 ff., 205, 375, 381 u. 421). Die paratracheale Abflußkette einschließlich der tracheobronchialen, bifurkalen, parösophagealen und paraortalen Gruppen ist beim epidermoidzelligen Bronchuskarzinom weit seltener besiedelt als bei den übrigen Varianten (Tabelle 79). Die radikale Pneumonektomie erlaubt zwar eine umfassendere Ausräumung, ist daher bezüglich histologischer Metastasenbefunde ergiebiger als die Lobektomie, die nach CAHAN bei „radikalem Vorgehen" immerhin in durchschnittlich 42% Krebsableger in den örtlichen Filterstationen nachweisen läßt. Die Einbeziehung paratrachealer und tiefer mediastinaler Lymphknoten gilt jedoch den meisten Chirurgen wegen der schlechten Dauererfolge (OCHSNER et al.: 8%; ELMENDORFF: 10%; BIGNALL u. MOON: 11%) als Gegenanzeige zur Resektionstherapie (s. S. 421).

Die *Tumorinvasion pulmonaler, mediastinaler und parietaler Gefäße* hat *für die Verschlechterung des Endresultats noch größere Signifikanz* als die Lymphknotenbeteiligung (OVERHOLT u. BOUGAS; OCHSNER; CHURCHILL et al.; KIRKLIN u. Mitarb.; SALZER u. Mitarb.; JOHNSON, KIRBY u. BLAKEMORE; COLLIER, BLAKEMORE, KYLE, ENTERLINE, TRISTAN u. GREENING; GAGNON u. GELINAS MACKAY; GALOFRÉ, PAYNE, WOOLNER, CLAGETT u. GAGE; FREY u. LÜDEKE; UNGEHUER u. HARTEL; SCHEININ u. KOIVUNIEMI; BIGNALL u. MOON; LANGSTON, LAWS, McGREW, HEIDENREICH u. SLOMINSKI; DELARUE

Tabelle 80. Einfluß von Gefäßinvasion und Lymphknotenbeteiligung auf die Resektionsergebnisse bei 107 Bronchialkrebskranken. [Nach JOHNSON, J. C., K. KIRBY u. W. S. BLAKEMORE: Should we insist on "radical pneumonectomy" as a routine procedure in the treatment of carcinoma of the lung? J. thorac. Surg. **36**, 309 (1958)]

Gefäß-einbruch	Lymphknoten befall	Zahl der Resezierten	Nach 5 Jahren Überlebende	
			Zahl	%
+		71	4	6
−		36	27	75
	+	53	8	15
	−	54	23	43
+	−	28	2	7
+	+	24	2	8
−	+	10	6	60
−	−	26	21	81

u. STRASBERG; MAGGI u. GNAVI; HACKL; NOHL u. a.). OVERHOLT u. BOUGAS verzeichneten nur bei 0,3 % ihrer Patienten mit entsprechendem Befund im Operationspräparat eine 5jährige Überlebensfrist. Nach Angabe von JOHNSON, KIRBY u. BLAKEMORE blieben lediglich 6 % der Resezierten mit maligner Gefäßinfiltration gegenüber 15 % der Radikaloperierten mit metastatischem Lymphknotenbefall 5 Jahre und länger am Leben (Erfolgsquote bei metastasenfreien Patienten 75 %!) (Tabelle 80).

Die Mißerfolge der Resektionstherapie beruhen dabei auf okkulter hämatogener Tumorpropagation durch Krebseinbruch in benachbarte Lungenvenen, der erst am Resektionspräparat nachweisbar ist. Die neoplastische Ummauerung von Hohlvene, Pulmonalarterienstamm oder Aorta mindert die Resektionsquote, schlägt daher in der Erfolgsstatistik der Resektionstherapie nur indirekt zu Buche. Sie bildet — präoperativ erkannt — eine Kontraindikation zum Eingriff und zwingt bei nachträglicher intraoperativer Feststellung zum Abbruch der Probethorakotomie. Die Angaben über die Häufigkeit von Tumoreinbrüchen in das Gefäßsystem schwanken beträchtlich (GALUZZI u. PAYNE; NOHL; BALLANTYNE, CLAGETT u. McDONALD; LANGSTON, LAWS, McGREW, HEIDENREICH u. SLOMINSKI; PRYCE u. WALTER; COLLIER, BLAKEMORE, KYLE, ENTERLINE, TRISTAN u. GREENING; GERNEZ-RIEUX, DESRULLES u. VOISIN; WENZL, DENCK u. WURNIG; BIGNALL u. MOON; JOHNSON, KIRBY u. BLAKEMORE; DELARUE u. STRASBERG; GALOFRÉ, PAYNE, WOOLNER, CLAGETT u. GAGE; SCHEININ u. KOIVUNIEMI; MAGGI u. GNAVI; KRÜGER u. RUCKES), erweisen aber übereinstimmend den merklich geringeren Anteil der Plattenepithelkrebse (Tabelle 79). Gerade in dieser Hinsicht kommt die biologische Eigentümlichkeit der verschiedenen histologischen Varianten als prognostisch ausschlaggebender Faktor zur Geltung.

Da eine hämatogene Geschwulstzellenverschleppung nicht unbedingt zur Fernmetastasierung führt (s. Bd. IX/4c, S. 383 u. 392) ist die *Bedeutung im Blutstrom zirkulierender Tumorelemente* schwer abzuschätzen (s. S. 353 u. Bd. IX/4c, S. 390ff. u. Tabelle 24). Über die Prognose bei positiven Befunden, wie sie MOORE, SANDBERG u. SCHULBARG bei 75 % der untersuchten Bronchialkrebskranken im peripheren Blut erhoben, gehen die Meinungen auseinander. KUPER u. BIGNALL halten den *Tumorzellnachweis im intra operationem entnommenen Lungenvenenblut* für ominös. 5 von 35 ihrer wegen Bronchuskarzinomen resezierten Patienten mit entsprechenden Befunden starben innerhalb von 2 Jahren nach dem Eingriff, dagegen nur 9 von 30 Kranken, die keine krebsverdächtigen Zellen im regionalen Venenblut gezeigt hatten. 4 Patienten der ersten Gruppe und 9 der 30 zytologisch negativen wiesen Lymphknotenmetastasen auf. Im Beobachtungszeitraum von 2 Jahren verstarben 4 dieser 9 Kranken und alle 4 Patienten, bei denen sowohl ein Lymphknotenbefall als auch im Blut zirkulierende Tumorzellen festgestellt worden waren.

Tabelle 81. Prozentuale Häufigkeit des Tumorzellnachweises im peripheren Blut in Abhängigkeit von Sitz und histologischem Typ bronchogener Karzinome. [Nach HAYATA, Y., M. HAYASHI, K. OTO u. K. SHINOI: Significance of carcinoma cells in the blood relative to surgery of pulmonary carcinoma. Dis. Chest **46**, 51 (1964)]

	Zahl der Fälle	Krebszellbefunde im Blut
A. Tumorsitz		
Haupt- oder Lappenbronchus	51	25,4 %
Segmentbronchus	28	21,4 %
Lungenperipherie	57	15,3 %
B. Geschwulsttyp		
Plattenepithelkrebs		9,4 %
Adenokarzinom		24,3 %
Undifferenzierter Krebs		37,5 %

Die Untersuchungsergebnisse von HAYATA u. Mitarb. lassen eine andere prognostische Deutung zu. Die japanischen Autoren konstatierten eine bemerkenswerte Abhängigkeit der zytologischen Trefferrate im peripheren Blut von der Bronchialkrebslokalisation und -struktur, die an analoge Beziehungen zwischen Geschwulsttyp und Lymphknoten- bzw. Gefäßbeteiligung erinnert (Tabelle 81). Bei Lungenvenenblutentnahme von Patienten mit zuvor negativem Krebszellbefund in der Gefäßperipherie wurden unmittelbar nach Eröffnung des Brustkorbs in 31,9 % Tumorzellen im regionalen Venenblut gefunden. Der Prozentsatz nahm im Verlauf des Eingriffs bis zur Hilusgefäßligatur auf 43,6 % zu. Postoperative Kontrollen des Extremitätenbluts bei 28 Radikaloperierten ergaben keine Änderung des Befundes in der postoperativen Phase bei Patienten mit prä- und intraoperativ krebszellnegativen Blutproben, während in zuvor positiven Fällen Tumorzellen auch späterhin in der Blutzirkulation nachweisbar blieben und erst nach einiger Zeit verschwanden (Trefferquote am 1. postoperativen Tage 35 %, nach 20 Tagen 6 %).

HAYASHI u. Mitarb. versuchten, das klinisch kardinale Problem der Vitalität und Nidationsfähigkeit intra operationem verstreuter Krebszellen durch Injektion von tritiummarkiertem Thymidin in die Pulmonalarterie inoperabler Bronchuskarzinompatienten zu lösen. Der radioaktive Tracer der von lebens- und teilungsfähigen Tumorzellen im DNS-Molekül eingebauten Substanz bleibt während der Lebensdauer des Zellindividuums stabil und mikroautoradiographisch nachweisbar. Der auf diesem Wege an Blutproben erhobene Befund fehlender ^{3}H-Thymidinaufnahme in den zirkulierenden Krebszellen scheint darauf hinzuweisen, daß die Vitalität der jeweils erfaßten Elemente gelitten hatte. In diesem Sinne spricht auch die klinische Erfahrung (UNGEHEUER u. HARTEL; ALARCON u.a.): wenn die von HAYATA *et coll.* in 43,6 % festgestellte *intraoperative Krebszelleinschwemmung in die Pulmonalvenen* stets eine Aussaat von Tochterherden bewirkte, würde das unvermeidliche Operationstrauma den Erfolg jeder 2. Resektion zunichte machen, und die Zahl der 5-Jahres-Heilungen geringer sein, als die Statistiken ausweisen (s. auch MADDEN u. KARPAS).

Daß eine massive *metastatische Streuung durch endothorakale Manipulationen* — insbesondere bei zerfallenden Tumoren — ausgelöst werden kann (AYLWIN; HASCHE; KROKOWSKI; SAPHIR; STÖGER), und *postoperative Verschlüsse von Hirn- und Extremitätengefäßen durch Geschwulstemboli aus den Lungenvenen* vorkommen (SENDERHOFF u. KIRCHNER; GALMARINI, FORTI u. GAGLIANI), ist ebenso belegt wie die Möglichkeit der *Krebszellkontamination der Pleurahöhle und Brustwandschichten* des Thorakozentesegebiets (SPJUT u. Mitarb.; RINK u.a.). Auf die therapeutischen Konsequenzen dieser Risiken hinsichtlich des operativen Vorgehens (S. 164) und zytostatischer Prophylaxe (S. 238ff.) wird andernorts hingewiesen.

Nach manchen Operationsstatistiken ist das *kontinuierliche Übergreifen des Tumors über die Lungengrenzen* für die Minderung der Resektionsquote und postoperative Lebenserwartung stärker maßgeblich als der Lymphknotenbefall. Der Sachverhalt sei hier an den prozentualen Absterbekurven von WURNIG (Abb. 102) und nachstehender Bilanz von OVERHOLT u. BOUGAS demonstriert (204 Resektionsfälle der Overholt-Klinik im Zeitraum von 1932—1950 mit 46 mehr als 5 Jahre Überlebenden, darunter 34 Plattenepithelkrebse, 4 Adenokarzinome und 7 undifferenzierte Krebse).

Tumorausdehnung	Zahl der Resektionen	Nach 5 Jahren Überlebende
I. Örtlich auf die Lunge beschränkt ohne Lymphknotenmetastasen	80	32 (40%)
II. Mediastinallymphknoten befallen	44	10 (22%)
III. Extrapulmonale Tumorausbreitung	80	4 (5%)
Gesamt	204	46 (22,1%)

Nach OCHSNER u. Mitarb. läßt schon das *Überschreiten der Grenze zum Nachbarlappen* die Zahl der 5-Jahres-Heilungen von 40% (Resezierte mit streng lobär begrenzten Tumoren) auf 12,5% absinken.

Für das Endergebnis hat die *Ausdehnung der Resektion (Pneumonektomie oder Lobektomie) sekundäre Bedeutung.* Entscheidend ist, daß der Eingriff überhaupt die vollständige Geschwulstentfernung ermöglicht und nicht palliativ bleibt (Abb. 103).

OCHSNER und andere namhafte Thoraxchirurgen lassen die Lobektomie nur als Kompromißlösung im Falle der Indikationsbeschränkung gelten und halten die Pneumonektomie für die Methode der Wahl, weil sie im Zweifelsfall die sicherste Gewähr für den Dauererfolg biete. CHURCHILL und andere Autoren (OVERHOLT; HEAD; THERKELSEN; JENNY u. BUCHBERGER; UNGEHEUER u. HARTEL; MATTHES; RAMSEY u.a.) befürworten die Lobektomie auch für solche Fälle, in denen der sparsamere Eingriff nach Lage der Dinge radikal genug erscheint (kleine periphere Tumoren ohne nachweisliche Lymphknotenschwellung bzw. ohne metastasenverdächtigen Biopsiebefund nach mediastinoskopischer Kontrolle). Nach heutiger Schätzung ist dieses Vorgehen bei etwa 20—35% der Resektionsfälle vertretbar (LINDER; HERTZOG; UNGEHEUER u. HARTEL u.a.).

Die Bilanzen der Pneumonektomie- und Lobektomiefälle sind schwerlich vergleichbar, da letztere eine Auswahl im positiven oder negativen Sinne repräsentieren. Unter günstigen Umständen und bei richtiger individueller Indikationsstellung können die Spätergebnisse der Lobektomie die 5-Jahres-Heilungsziffern der Pneumonektomie nicht nur erreichen (CHURCHILL et al.; BIGNALL u. MOON; SØRENSEN u. THERKELSEN; JENNY u. BUCHBERGER; KRAFT-KINZ u. Mitarb.; THERKELSEN u.a.), sondern übertreffen (BIGNALL, MARTIN u. SMITHERS: 35 gegen 22%; ZEIDLER u. LINDER: 19 gegen 16%; LENNOX, FLAVELL, POLLOCK, THOMPSON u. WILKINS: 18 gegen 7,2% bei oat cell-Karzinomen; s. auch die von SHIMKIN, CONNELLY, MARCUS u. CUTLER aufgestellte Vergleichsstatistik zwischen den Bilanzen der Overholtschen und der Ochsner-Klinik). Die Lappenresektion dürfte

Tabelle 82. Dauerergebnisse von Pneumonektomie und Lobektomie in 550 Resektionsfällen. [Nach R. H. JENNY u. R. BUCHBERGER: Ergebnisse der chirurgischen Behandlung des Bronchuscarcinoms, Langenbecks Arch. klin. Chir. **299**, 485—515 (1962), Tabelle 15]

Art des Eingriffes	Zahl		5—13 Jahre überlebend		%
Pneumonektomien	418		112		26,7
davon Stadium I/Na		197		71	36,0
Lobektomien	132		33		25,0
davon Stadium I/Na		103		31	30,0
Summe der Resektionen	550		145		26,4

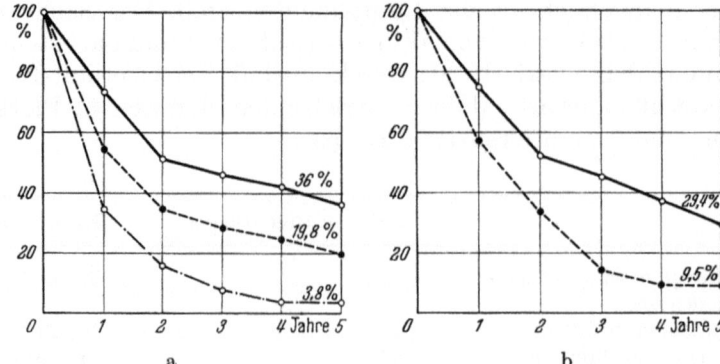

Abb. 105a u. b. *Ergebnisse von Pneumonektomie und Lobektomie in Beziehung zur klinischen Stadieneinteilung der Resektionsfälle* [nach R. H. Jenny u. R. Buchberger, Langenbecks Arch. klin. Chir. **299**, 485—515 (1962), Abb. 3 und 4]. a 5-Jahres-Heilungsrate nach Pneumonektomie: Stadium I o—o 71 von 197 Fällen (= 36,0%); Stadium II •- - - -• 33 von 167 Fällen (= 19,8%); Stadium III o—·—·—o 1 von 26 Fällen (= 3,8% einschließlich der Fälle mit „erweiterter" Resektion). b 5-Jahres-Heilungsrate nach Lobektomie: Stadium I o—o 30 von 102 Fällen (= 29,4%); Stadium II •- - - -• 2 von 21 Fällen (= 9,5%)

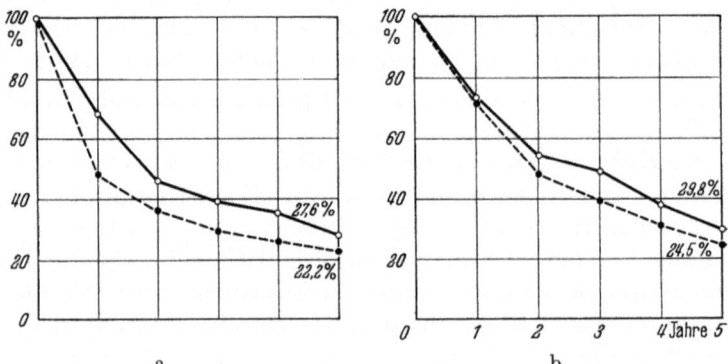

Abb. 106a u. b. *Ergebnisse von Pneumonektomie und Lobektomie in Abhängigkeit vom Tumorsitz* [nach R. H. Jenny u. R. Buchberger, Langenbecks Arch. klin. Chir. **299**, 485—515 (1962), Abb. 1a und b]. a Pneumonektomie bei zentralem Karzinom o—o (329 Fälle); Pneumonektomie bei peripherem Karzinom •- - -• (90 Fälle). b Lobektomie bei zentralem Karzinom o—o (37 Fälle); Lobektomie bei peripherem Karzinom •- - -• (94 Fälle)

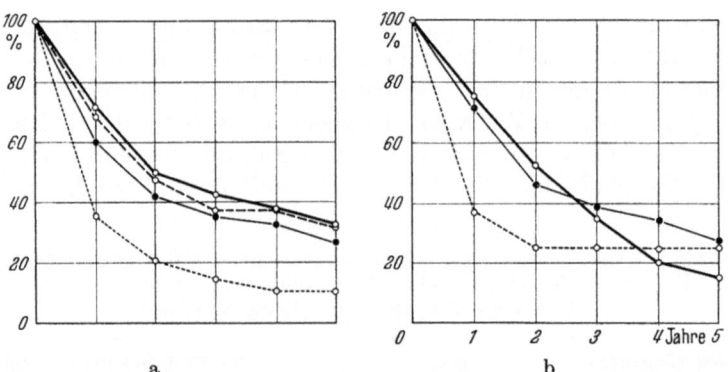

Abb. 107a u. b. *Ergebnisse von Pneumonektomie und Lobektomie in Abhängigkeit vom histologischen Bronchialkrebstyp* [nach R. H. Jenny u. R. Buchberger, Langenbecks Arch. klin. Chir. **299**, 485—515 (1962), Abb. 2a und b]. a 5-Jahres-Heilungsrate nach Pneumonektomie: Plattenepithelkrebse o—o 53 von 165 Fällen (= 32,1%); undifferenzierte Krebse •—• 50 von 188 Fällen (= 26,6%); kleinzellige Karzinome o·····o 5 von 48 Fällen (= 10,4%); Adenokarzinome o- - - -o 6 von 19 Fällen (= 31,6%). b 5-Jahres-Heilungsrate nach Lobektomie: Plattenepithelkrebse o—o 6 von 40 Fällen (= 15,0%); undifferenzierte Krebse •—• 18 von 65 Fällen (= 27,7%); kleinzellige Karzinome o·····o 4 von 16 Fällen (= 25,0%)

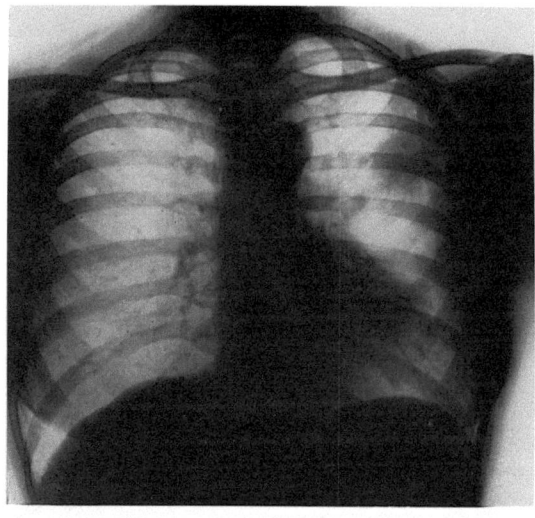

a

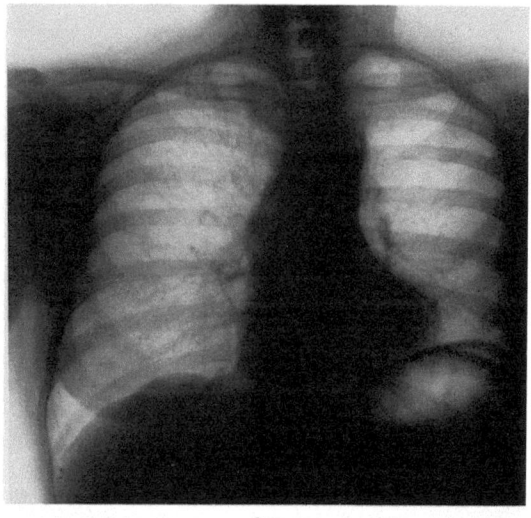

c

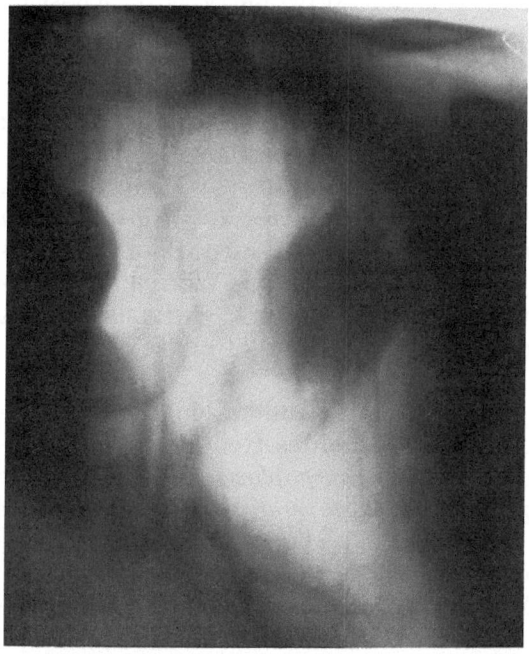

b

Abb. 108a—c. *Dauererfolg der Lobektomie bei asympto-matischem Bronchuskrebsknoten.* Röntgenbefund bei Klinikaufnahme am 6. 11. 64: im Nativbild (a) und tomographisch mäßig scharf begrenzter höckeriger Tumorknoten nahe der linken Oberlappenbasis, vom anterioren zum apikalen Segment hin bis zur Gabel beider Segmentbronchien gewachsen ohne nachweis-liche Lymphome in der zentralen Bronchialverzwei-gung (b Schichtbild 10 cm a.-p.). Bronchoskopie: kein Tumor sichtbar, Ergebnis der Probeexzision negativ. Im Sputum Nachweis maligner Geschwulst-zellen, wahrscheinlich von einem Plattenepithelkrebs stammend (E.-Nr. 5563/64 Patholog. Inst. d. Krhs. Nordwest Frankfurt/M., Direktor: Prof. KAHLAU). Lobektomie des linken Oberlappens am 13. 11. 64 (Op.: O.A. Dr. MÄRZ, Chirurgische Klinik d. Krhs. Nordwest, Direktor: Prof. UNGEHEUER). Patho-logisch-anatomischer Befund: 4 cm großer Tumor, histologisch einem sehr gering differenzierten, partiell nekrotischen Plattenepithelkarzinom entsprechend (E.-Nr. 5762/64). Spätkontrolle am 7. 9. 70: in der kompensatorisch entfalteten Restlunge und kontra-lateral unauffälliges Strukturbild (c). Auch sonst kein Anhalt für neoplastische Residuen im Brustraum. Subjektives Wohlbefinden. Seit Jahren normale Blut-senkungsgeschwindigkeit. Keine klinischen Anzeichen metastatischer Fernabsiedlung. A. M., 67jähr. ♀. Arch.-Nr. 1412 02572 Radiolog. Zentralinst. d. Krhs. Nordwest Frankfurt/M.

bei Verbesserung der Frühdiagnostik größere Bedeutung gewinnen (UNGEHEUER u. HARTEL; MATTHES).

Die Lobektomie wird heute allgemein angewandt, falls die Entfernung des ganzen Lungenflügels wegen kardio-respiratorischer Leistungseinbuße, Altershinfälligkeit oder anderer zwingender Gründe zu riskant erscheint, also nur die Wahl zwischen sparsamer Resektion oder Unterlassung chirurgischer Behandlungsmaßnahmen bleibt (BAUER; BRUNNER; ZENKER; DENK; LEZIUS; CLAGETT; FREY u. LÜDEKE; EERLAND; SØRENSEN u. THERKELSEN; NISSEN; ROBINSON, JONES u. MEYER; BOYD, SOUDERS, SMEDAL, KIRT-LAND u. TRUMP; PRICE-THOMAS; MATTHES; EFFLER; BELCHER; CAHAN; JENNY; BOYD;

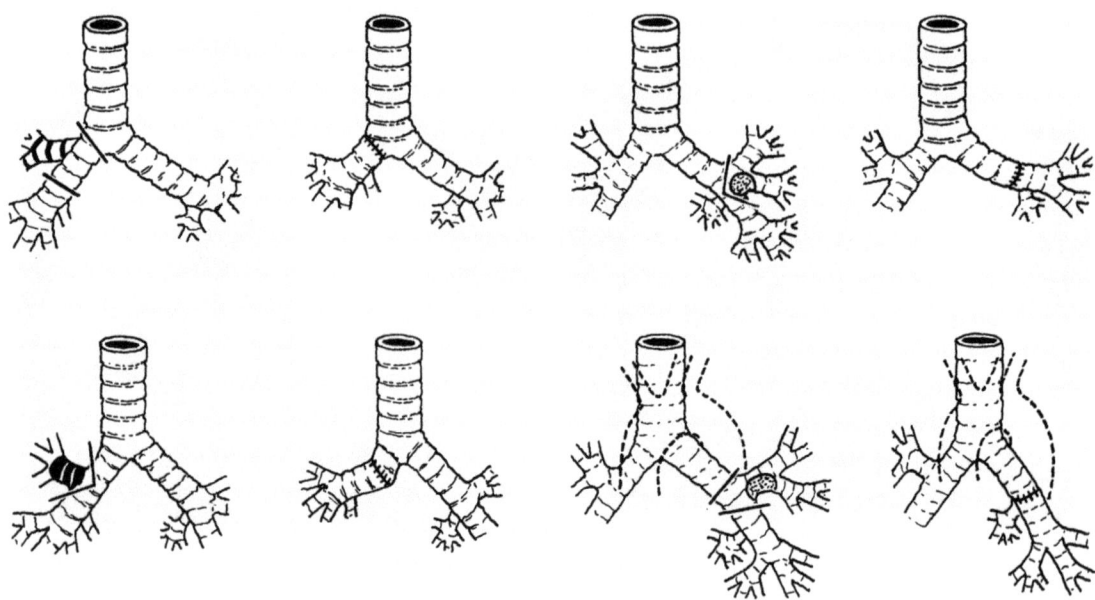

Abb. 109. *Diagraphische Darstellung der bei Oberlappenbronchuskarzinomen durchgeführten bronchoplastischen Eingriffe.* [Nach PAULSON, D. L., H. C. URSCHEL, J. J. McNAMARA u. R. R. SHAW: Bronchoplastic procedures for bronchogenic carcinoma. J. thorac. cardiovasc. Surg. **59**, 38—48 (1970), Fig. 1]

JENNY u. BUCHBERGER; WENZL; BALDWIN; LANGSTON; BATES; UNGEHEUER u. HARTEL; MATTHES u. Mitarb.; SHIMKIN, CONNELLY, MARCUS u. CUTLER; SHIELDS; JOHNSTON u. JONES; PICHLMAIER u. SPELSBERG; KIRSCH u. Mitarb.; UJIKI u JONES; PICHLMAIER u. JUNGINGER; HEAD u.a.), oder, wenn *resezierbare Doppelkarzinome in beiden Lungen* vorliegen (CAHAN; PAYNE, CLAGETT u. HARRISON; CLIFFTON, DAS GUPTA u. POOL; HUGHES u. BLADES; LEGAL u. BAUER; BOUCOT, WEISS u. COOPER; NEPTUNE, WOODS u. OVER-HOLT; SMITH; GOTTSCHALK u. USBECK; LEHMAN u. GROSS; HANBURY; SHIELDS, DRAKE u. SHERRICK; PETERSON, PERAGOV u. SMULEVICH; JACKMAN, GOOD, CLAGETT u. WOOL-NER; OTT u. TITSCHER u.a.).

Als parenchymerhaltende Methode kommen bei bestimmten Indikationen die „*sleeve-resection*" des krebsbefallenen Bronchus (McHALE: 25,9% 5-Jahres-Heilungen bei 59 Pa-tienten s. auch BRUNNER; JENSIK u. Mitarb.) und andere *bronchoplastische Verfahren* in Betracht, die *im Verein mit Lobektomie und prä- sowie postoperativer Strahlentherapie* zum Dauererfolg führen können (PAULSON u. SHAW; NAEF; MATTHES; PAULSON, UR-SCHEL, McNAMARA u. SHAW; NAEF u. SCHMID DE GRÜNECK; JOHNSTON u. JONES; SÖ-RENSEN; UJIKI u. SHIELDS; PICHLMAIER u. Mitarb.) (Abb. 109, 110 u. 123). *Segment-resektionen* sind kaum gebräuchlich und allenfalls in Grenzfällen indiziert (z. B. bei kontralateralem Zweitkarzinom nach vorausgegangener Parenchymresektion) (OVER-HOLT, WOODS u. RAMSAY; BALDWIN; WASSNER u. HAUSER; OCHSNER u. Mitarb.; HAN-SEN; PAULSON, URSCHEL, McNAMARA u. SHAW; SOMMERWERCK; MOUNTAIN; MATTHES u. Mitarb. u.a.). Der Versuch, Schwerkranken mit einem inoperablen obturierenden Hauptbronchuskarzinom durch Deblockade des Lungenflügels mittels vorsichtiger *endo-skopischer Tumorabtragung* symptomatische Linderung zu verschaffen, scheint trotz des zeitlich begrenzten Effekts der nur selten angewandten Maßnahme (SEIFFERT; ELLER-MANN u. WHITTAKER; PENTA; RAMADIER u. PIALOUX; YANKAUER; LEGLER; HASCHE; KRAEMER; FREY u. LÜDEKE) in manchen Fällen ebenso berechtigt wie die *palliative Resektion* des krebstragenden Parenchymsektors (OCHSNER; MEADE; GOBBEL, SAWYERS u. RHEA; THOMPSON; SMITH; UNGEHEUER u. HARTEL; MATTHES u. Mitarb.; KING *et al.*; SCHULTIS, ECKE u. SCHOEN; dagegen: JENNY) und die manchenorts geübte *Durchtrennung*

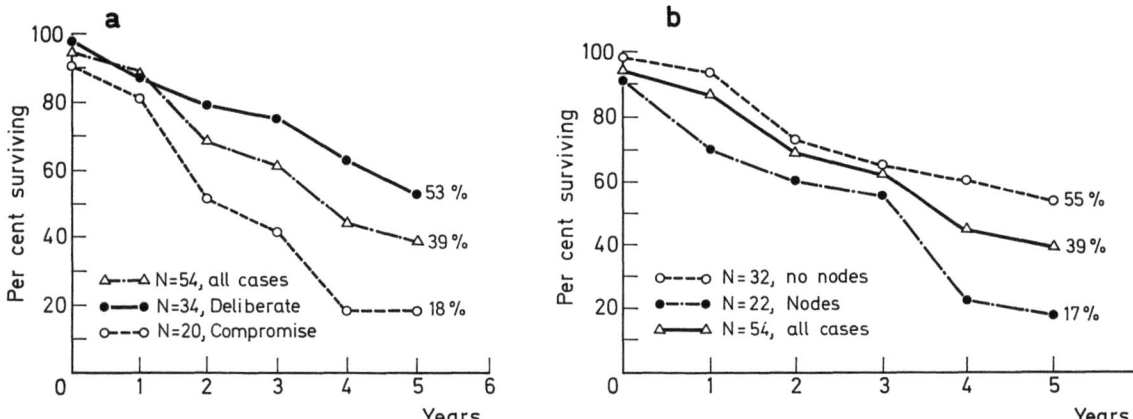

Abb. 110a u. b. *Überlebenskurven von 54 Bronchialkrebskranken nach bronchoplastischen Eingriffen mit Lobektomie.* a Ergebnisse von 34 für kurativ gehaltenen Operationen (•——•) im Vergleich zu 20 anstelle der Pneumonektomie durchgeführten Eingriffen (o- - -o). b *Abhängigkeit vom metastatischen Lymphknotenbefall.* Ergebnisse bei 32 Patienten ohne (o- - -o) und 22 Kranken mit Lymphknotenmetastasen (•—·—·—•) [Nach PAULSON, D. L., H. C. URSCHEL, J. J. McNAMARA u. R. R. SHAW: Bronchoplastic procedures for bronchogenic carcinoma. J. thorac. cardiovasc. Surg. **59**, 38—48 (1970), Fig. 3 und 4]

von Interkostalnerven (HOLMAN) oder die *selektive Vagotomie zur Behebung arthralgischer Fernsymptome* bei Ostéoarthropathie pneumique hypertrophiante (FLAVELL; HUCKSTEP u. BODKIN; BARIÉTY u. COURY; KOURILSKY et al.) (s. S. 268 u. 316).

Das von CHURCHILL nachdrücklich verfochtene Prinzip, so radikal wie nötig und so sparsam wie möglich zu resezieren, steht durchaus im Einklang mit den Bemühungen, durch eine „*erweiterte Pneumonektomie*" Kranke mit örtlich fortgeschrittenen Bronchialkarzinomen zu retten (BROCK; WATSON; ALLISON; HEAD; GIBBON; SALZER; CHAMBERLAIN, McNEILL, PARNASSA u. EDSALL; BROCK u. WHYTEHEAD; ABBOTT; PAULSON u. SHAW; KIRKLIN u. JAMPOLIS; SWEET; KIRKLIN, McDONALD, CLAGETT, MOERSCH u. GAGE; GRINQVIST, CLAGETT u. McDONALD; CAHAN, WATSON u. POOL; PRICE-THOMAS; THOMSON; SMITH; SEALEY u. GIBBON; HIGGINSON; GIBBON, STOKES u. McKEOWN; MERLIER u. CRESSON; WEINBERG; BLADES u. GARBY; COTTON u. PENIDO; CLAGETT, MOERSCH u. GRINDLAY; DONTAS; GRILLO, GREENBERG u. WILKINS; COLEMAN; LAWRENCE, WALKER u. PINKERS; GEHA, BERNATZ u. WOOLNER; IRMER u. TARBIAT; VÁRCO u. a.). Das Operationstrauma der „dissection pneumonectomy" ist allerdings weit schwerer als das der „einfachen Pneumonektomie", weil das Mediastinum breit eröffnet, Mediastinallymphknoten und Lungenflügel en bloc exstirpiert, die Gefäße intraperikardial durchtrennt und nötigenfalls auch Teile der benachbarten Strukturen (Perikard, Herzohr, obere Hohlvene, Zwerchfell-, Brustwand- und Wirbelteile) entfernt werden. Viele Lungenchirurgen stellen die Zweckmäßigkeit des radikalen Vorgehens in Frage. Sie halten es für zweifelhaft, ob ein in die Mediastinallymphknoten breit eingebrochenes Karzinom angesichts der weiteren lymphogenen bzw. lympho-hämatogenen Verschleppung noch vollständig resezierbar ist, und ob das — auch ohne zusätzliche *Resektion von Brustwand- bzw. Zwerchfellteilen* — hohe Operationsrisiko von den Spätresultaten aufgewogen wird (JOHNSON, KIRBY u. BLAKEMORE; BOYD, SOUDERS, SMEDAL, O'HOLLAREN u. TRUMP; SALZER u. Mitarb.; SCHWAIGER; GUMMEL u. MATTHES; REYNDERS; VOSSSCHULTE; JENNY; THOMPSON; RASMUSSEN et al.; WULFF; UNGEHEUER u. HARTL; GUMMEL; ALARCON u.a.) (s. S. 422/423).

JENNY; GUMMEL; SCHWAIGER; SØRENSEN u. THERKELSEN; WAGENFELD und andere Thoraxchirurgen weisen entschieden auf die vom Tumorstadium gezogene *biologische Grenze chirurgischer Bemühungen* hin. Die im Vergleich zu den im Stadium I erzielten Dauererfolgen (36% der Operierten) niedrige 5-Jahres-Heilungsziffer nach erweiterter

Tabelle 83. Nach Geschlechtern getrennte Nachuntersuchungsergebnisse der Überlebensrate stationär behandelter Bronchialkrebspatienten der Robert Rössle-Klinik Berlin-Buch. [Nach BERNDT, H.: Das Bronchialkarzinom der Frau. Dtsch med. Wschr. **90**, 594—601 (1965) Tabelle 6]

	Männliche Patienten			Weibliche Patienten			Statistische Sicherung
	insgesamt	davon klinisch geheilt	%	insgesamt	davon klinisch geheilt	%	
Alle Stadien							
nach 1 Jahr	2013	273	13,6	178	30	16,9	0
nach 2 Jahren	1756	162	9,2	153	23	15,0	+
nach 3 Jahren	1542	114	7,4	142	21	14,8	++
nach 5 Jahren	1195	66	5,5	104	11	10,6	+
Klinisches Stadium I							
nach 1 Jahr	653	190	29,1	63	23	36	0
nach 2 Jahren	563	115	20,4	54	18	33	+
nach 3 Jahren	504	86	17,1	52	16	31	+
nach 5 Jahren	375	47	12,5	34	9	26	+
Klinisches Stadium II							
nach 1 Jahr	476	66	13,9	35	5	14	0
nach 2 Jahren	424	36	8,5	33	3	9	0
nach 3 Jahren	379	24	6,3	32	3	9	0
nach 5 Jahren	301	18	6,0	25	2	8	0

Als „klinisch geheilt" sind die frei von Tumorsymptomen Überlebenden von der Gesamtzahl der stationär Behandelten und ihr prozentualer Anteil angegeben. Alle nicht klinisch Geheilten, einschließlich der 3 männlichen Patienten, deren Schicksal unbekannt geblieben ist, und der 12 Patienten (10 Männer, 2 Fauen), die nicht untersucht werden konnten, gelten als nicht geheilt.

Resektion (3%) führt JENNY zu der Schlußfolgerung: „Nicht durch Forcierung der Eingriffe können wir die Ergebnisse der chirurgischen Behandlung des Bronchuskarzinoms verbessern, sondern nur durch Forcierung der Frühdiagnose."

Mit steigendem Lebensalter wächst die Resektionsletalität (nach JENNY im 5., 6. und 7. Dezennium von durchschnittlich 13 auf 19 bzw. 30%). Das gilt vor allem für die Pneumonektomie, die bei Greisen wegen der schwindenden kardio-pulmonalen Reserven eine höhere Operationssterblichkeit hat (NISSEN: 60% im 8. Dezennium; JENNY: bei 65—69jährigen 70 bzw. 40% nach Entfernung der rechten bzw. linken Lunge) als die Lobektomie (NISSEN: 20% bei über 70jährigen) und entsprechend schlechte Endresultate erbringt (OCHSNER: kein 5 Jahre Überlebender in der Gruppe über 70 Jahre (= 10,5% aller Resezierten) gegenüber 38% Dauerheilungen bei Patienten unter 50 Jahren (= 21% aller Resezierten). Obgleich vorgerücktes Lebensalter allein die chirurgischen Indikationen insofern nicht unbedingt einschränkt, als biologisches und kalendarisches Alter nicht immer übereinstimmen (BÜRGER; FREY u. LÜDEKE; UNGEHEUER u. HARTEL u.a.) (s. S. 421), ist man von der 8. Lebensdekade an zurückhaltender und gibt der Lobektomie den Vorzug (EERLAND; JENNY; SØRENSEN; WENZL u. WURNIG; FREY u. LÜDEKE; JENNY u. BUCHBERGER; NISSEN; LINDER; WENZL; MATTHES u. Mitarb.; HERZOG; BATES; MESSMER, ARMA u. AKOVBIANTZ; BÜNTE; OSTERGAARD; KIRSCH u. Mitarb.; WULFF u.a.).

OCHSNER beurteilt die *Heilungsaussichten beim weiblichen Geschlecht günstiger*, da unter den langfristig Überlebenden seiner Operationsstatistik (47 Patienten) Frauen in ungleich höherer Relation vertreten waren (♂:♀ = 4:8) als unter den nach Resektion Verstorbenen (268 Patienten; Geschlechtsverhältnis ♂:♀ = 8:2). Analoge Hinweise findet man im Operationsbericht der Mayo-Klinik 1957—1965 über 193 periphere Bronchuskarzinome (JACKMAN, GOOD, CLAGETT u. WOOLNER) (Abb. 111), in der von BERNDT vorgelegten Bilanz der Robert Rössle-Klinik Berlin-Buch (Tabelle 83), in der Sammelstatistik von CUTLER u. EDERER (Abb. 112) und in anderen Zusammenstellungen (EDERER

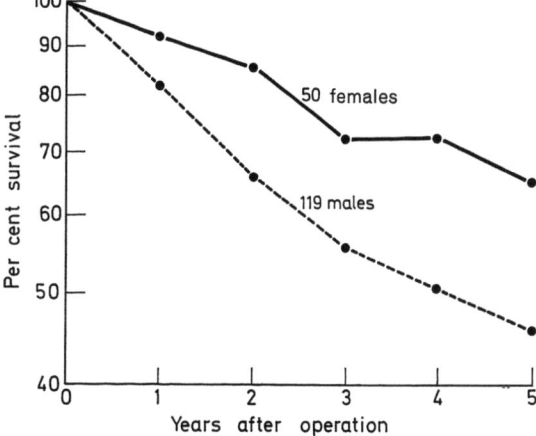

Abb. 111. *Sexualdifferenz der operativen Spätergebnisse* bei 169 kurativ resezierten peripheren Bronchuskarzinomen nach der Operationsstatistik der Mayo-Klinik 1957—1965. [Nach JACKMAN, R. J., C. A. GOOD, O. T. CLAGETT u. L. B. WOOLNER: Survival rates in peripheral bronchogenic carcinomas up to four centimeters in diameter presenting as solitary pulmonary nodules. J. thorac. cardiovasc. Surg. **57**, 1—8 (1969), Fig. 2]

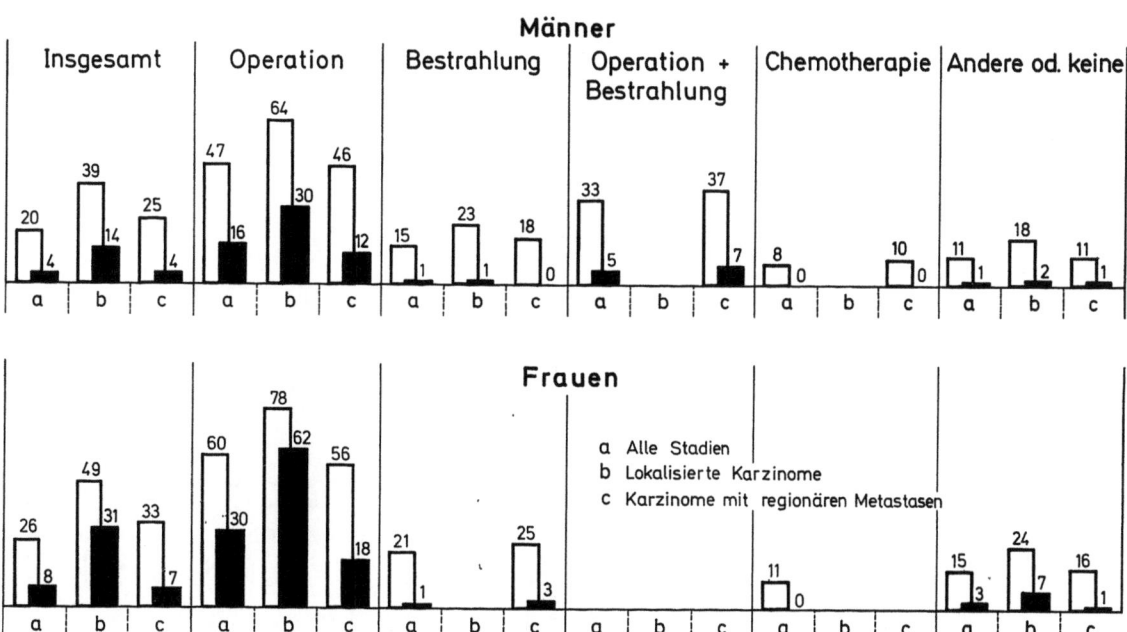

Abb. 112. *Graphische Darstellung der 1- und 5-Jahres-Überlebensraten (%) bei weißen männlichen und weiblichen Patienten in den USA mit bösartigen Neubildungen der Lunge und Bronchien nach Stadium und Therapie* (Überlebenszeit 1 Jahr: weiße Säulen, 5 Jahre: schwarze Säulen). (Nach CUTLER, J. S., and F. EDERER: End results in cancer. In: End results and mortality trends in cancer. National Cancer Institute Monograph No. 6. Washington: Publ. Health Service 1961)

u. MERSHEIMER; Krebsregister des California Department of Public Health 1963; ADAMS; WATSON; ZUTZ u. REUSCH; DAUBRESSE u. VAN CAUTER; WULFF). Das Nachuntersuchungsergebnis BERNDTs widerspricht der Erwartung, da die Ausgangssituation bei den weiblichen Krebskranken wegen des größeren Anteils fortgeschrittener Tumorstadien ungünstiger war (vgl. Abb. 66). Ob bessere Allgemeinverfassung und geringere kardiopulmonale Funktionseinbußen der Frauen diesen Sachverhalt mit einem Anstieg des chirurgischen Leistungsindex wettzumachen vermochten, erscheint fraglich. Die Ursachen für die höhere Überlebenschance weiblicher Tumorträger sind bislang ungeklärt.

Unter den *konservativen Behandlungsmethoden inoperabler Bronchialkrebs-Patienten* hat die *Strahlentherapie* Vorrang, seit HERRNHEISER 1932 die frühere These vom strahlenrefraktären Verhalten dieser Tumorkategorie (LENK u.a.) widerlegen konnte. Mit dieser

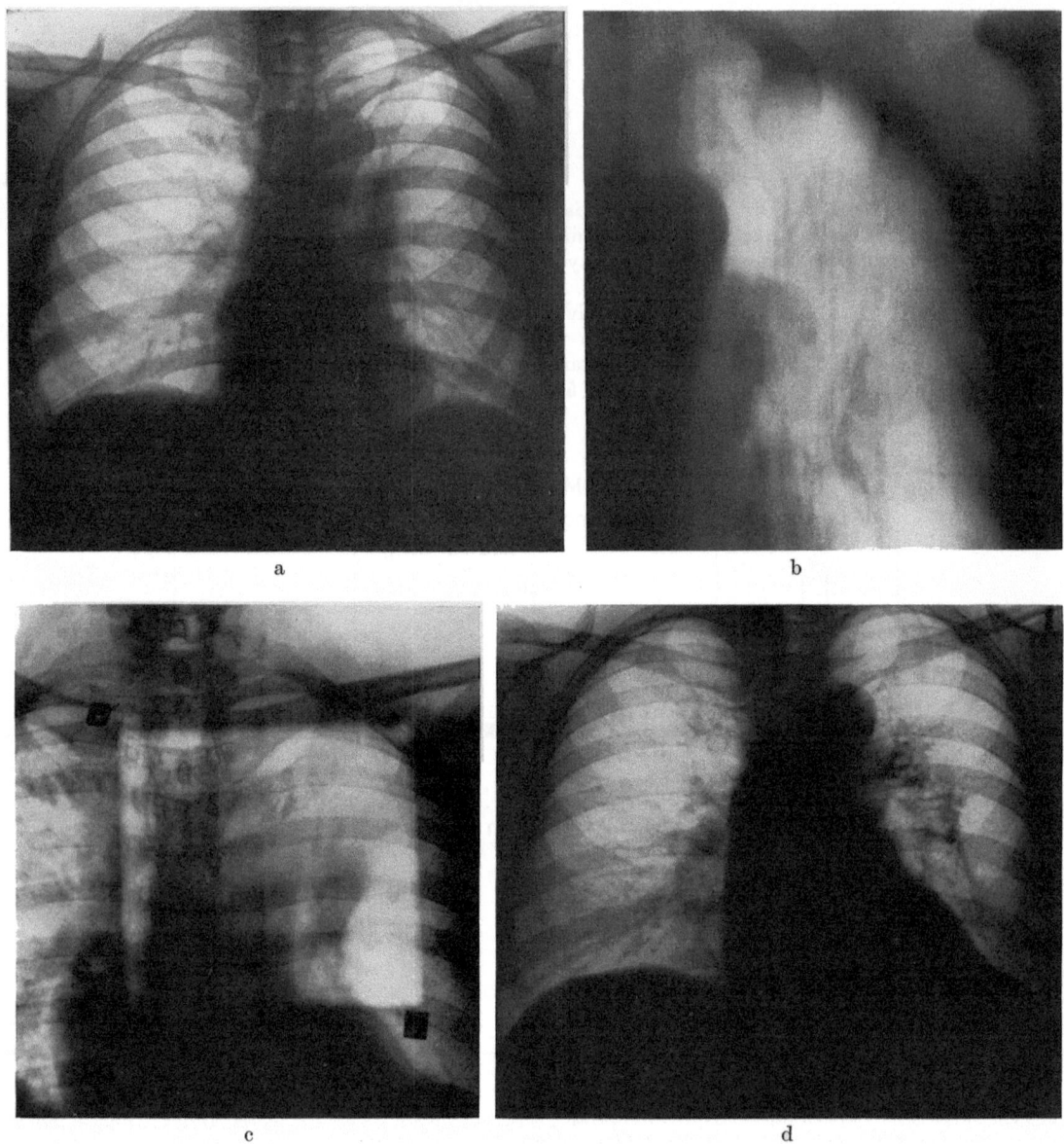

Abb. 113a—d (Legende s. S. 209)

Erkenntnis entfiel auch die Voraussetzung für die differentialdiagnostische Anwendung der Probebestrahlung (s. S. 496).

Die anfänglichen Hoffnungen auf den radiologischen Heilerfolg blieben im großen und ganzen unerfüllt, wie die ersten, gewöhnlich bei fortgeschrittenen Tumoren gesammelten Erfahrungen mit perkutaner Röntgentiefentherapie (CHANDLER u. POTTER; VINSON u. LEDDY; SAUPE; GANTENBERG; HOLFELDER; POPOVIČ u.a.) und mit endobronchialer Radiumapplikation lehrten (v. EICKEN u. ADAM; SEIFERT; EDWARDS; HINTZE u.a.). Nach zahlreichen anatomischen Kontrollbefunden steht es zwar seit langem außer Zweifel, daß die Strahlentherapie mit entsprechend hoher Herddosiskonzentration eine *vollständige Vernichtung des Primärtumors* (BOTSTEIN u. HARRIS; OUDET, FRUHLING, GROS u. BLUM; WEISS, OUDET, KOEBEL u. KRUCZEK; HELLRIEGEL; PROPST u. KAHR; GUTTMANN; BROOKS, DAVIDSON, PRICE-THOMAS, ROBSON u. SMITHERS; CHEBAT; BROMLEY u. SZUR; TRIAL, ROZE u. GRAS; SANTY, LATARJET, PAPILLON, JAUBERT DE BEAUJEU, GOYON u.

Abb. 113a—e. *5-Jahres-Heilung nach primärer Tele-kobalttherapie eines inoperablen kleinzelligen Bronchus-karzinoms.* Nach mehrwöchigem Husten mit Auswurf Einweisung unter Bronchuskrebsverdacht in die Chirurgische Klinik d. Krhs. Nordwest Frankfurt/M. (Direktor: Prof. UNGEHEUER). Röntgenbefund bei Aufnahme am 19. 5. 65: in Vorderansicht diskreter Trübungsschleier einer stark medio-ventralwärts ge-schrumpften Oberlappenatelektase links mit ovalärem Kernschatten im Hilus (a). Tomographie: orifizieller Verschluß des linken Oberlappenbronchus mit lumen-wärts vorragendem Tumorzapfen und polyzyklischen Rosettenfiguren metastatischer Lymphome an der Lungenwurzel (b Schichtbild 10,5 cm a.-p. vom glei-chen Tage). Am 21. 5. 65 wurde durch broncho- und mediastinoskopische Probeexzision die Diagnose eines kleinzelligen Bronchialkarzinoms gesichert (E.-Nr. 3818/65 Patholog. Inst. d. Krhs. Nordwest, Direktor: Prof. KAHLAU). Wegen des histologischen Krebstyps, nachweislicher Mediastinalbeteiligung und mäßiger Einschränkung der Lungenfunktion wurde von einer Thorakotomie abgesehen. Trotz scheinbar infauster Prognose Versuch intensiver Strahlentherapie: vom 26. 5. 65 an fraktionierte Telekobaltbestrahlung des Tumors und Mediastinums über ein ventrales Steh-feld 12×12 cm (c Situationsaufnahme in Rückenlage am Lokalisationsgerät mit Exposition des bleimar-kierten Einfallfeldes durch die Radiokobaltquelle) in Kombination mit 240°-Bewegungstherapie über ein 5×10 cm großes Herdfeld mit Einzeldosen von 200 rad am Herd/die in 40 Einzelsitzungen bis zur

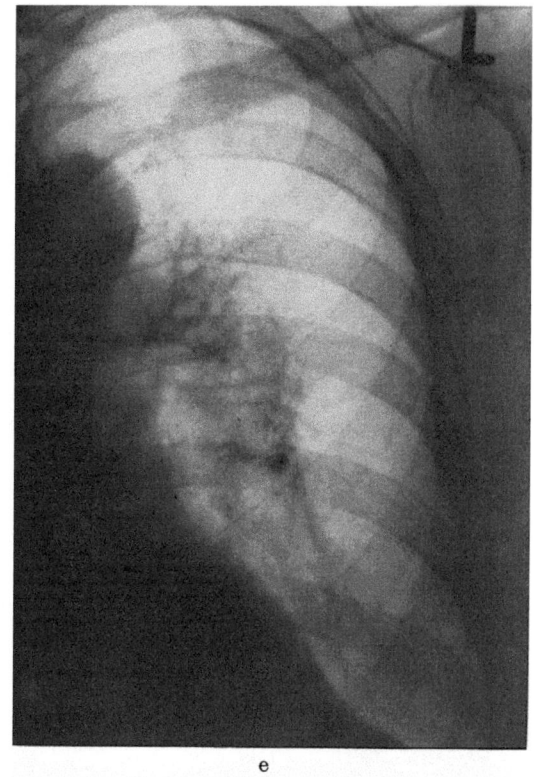

e

Gesamtherddosis von 8000 rad. Nach Wiederbelüftung des blockierten Lappens strahlenpneumonische Reak-tion im linken Lungenkern ohne wesentliche klinische Erscheinungen, unter Tanderil-Cortison-Medikation innerhalb weniger Wochen abklingend. Bei Spätkontrolle am 8. 9. 70 persistierende Strahlenfibrose in der perihilären Kernzone (d u. e Übersichtsaufnahme und Zielbild p.-a.), subjektives Wohlbefinden und normale Blutsenkungsgeschwindigkeit (4/10 mm n.W.). Nach über 5 Jahren klinisch wie röntgenologisch keine Krank-heitsäußerungen des Krebsleidens mehr nachweisbar. K. P., 68jähr. ♀. Arch.-Nr. 1002 02602 Radiolog. Zentralinst. d. Krhs. Nordwest Frankfurt/M.

LAAGEL; BLOEDORN, COWLEY, CUCCIA, MERCADO, WIZENBERG u. LINDBERG; EICHHORN; BIGNALL, MARTIN u. SMITHERS; VĚŠÍN; FEDER u. BLAIR; HOYE u. SMITH; LAWTON, ROSSI, LATOURETTE u. FLYNN; RISSANEN, TIKKA u. HOLSTI; LUOMANEN u. WATSON u.a.) und in frühen Entwicklungsstadien, ja selbst bei einem — allerdings kleinen — Teil technisch inoperabler Bronchuskarzinome eine *Dauerheilung des Geschwulstleidens ermög-licht* (SMART u. HILTON; ORMEROD; HILTON; KOHLER; BURNETT, STEINBERG u. DOTTER; KUTTIG, BECKER u. FRISCHBIER; GUTTMANN; HELLRIEGEL; DU MESNIL DE ROCHEMONT; TUBIANA, PIERQUIN u. DUTREIX; ZAUNBAUER; BURNETT, STEINBERG u. DOTTER; DUANY u. GONZÁLEZ; TOPOL; BIRKNER u. HINZ; EICHHORN; EUPHRAT; FRY, CARPENDER u. ADAMS; OBERHOFFER u. THURN; PROPST u. KAHR; EICHHORN u. Mitarb.; POBLJAŠUK; PROKOP, BEŠKA, ČERNÝ, ŠTĚPÁNEK u. TOMÁŠ; VĚŠÍN; KÄRCHER u.a.) (Abb. 113—115). Wie bei jeder Lokalbehandlung wird der Erfolg aber durch latente Metastasierung über das regionäre Lymphabflußgebiet hinaus zunichte gemacht, die meist schon vor Be-strahlungsbeginn einsetzt und dem Einfluß örtlicher Strahleneinwirkung entzogen bleibt.

In Tabelle 84 sind die für die letzten 25 Jahre im Schrifttum genannten *5-Jahres-Überlebensziffern von durchschnittlich 2—6%* zusammengestellt. Die Dauererfolgsquote liegt nur wenig über dem Prozentsatz der Kranken mit Karzinomen langsamer Evolutions-tendenz, die in etwa 1,5% der Fälle auch unbehandelt 5 Jahre und länger überleben können (Tabelle 67). Die Gesamtresultate sind insofern für den Heileffekt nicht über-zeugend.

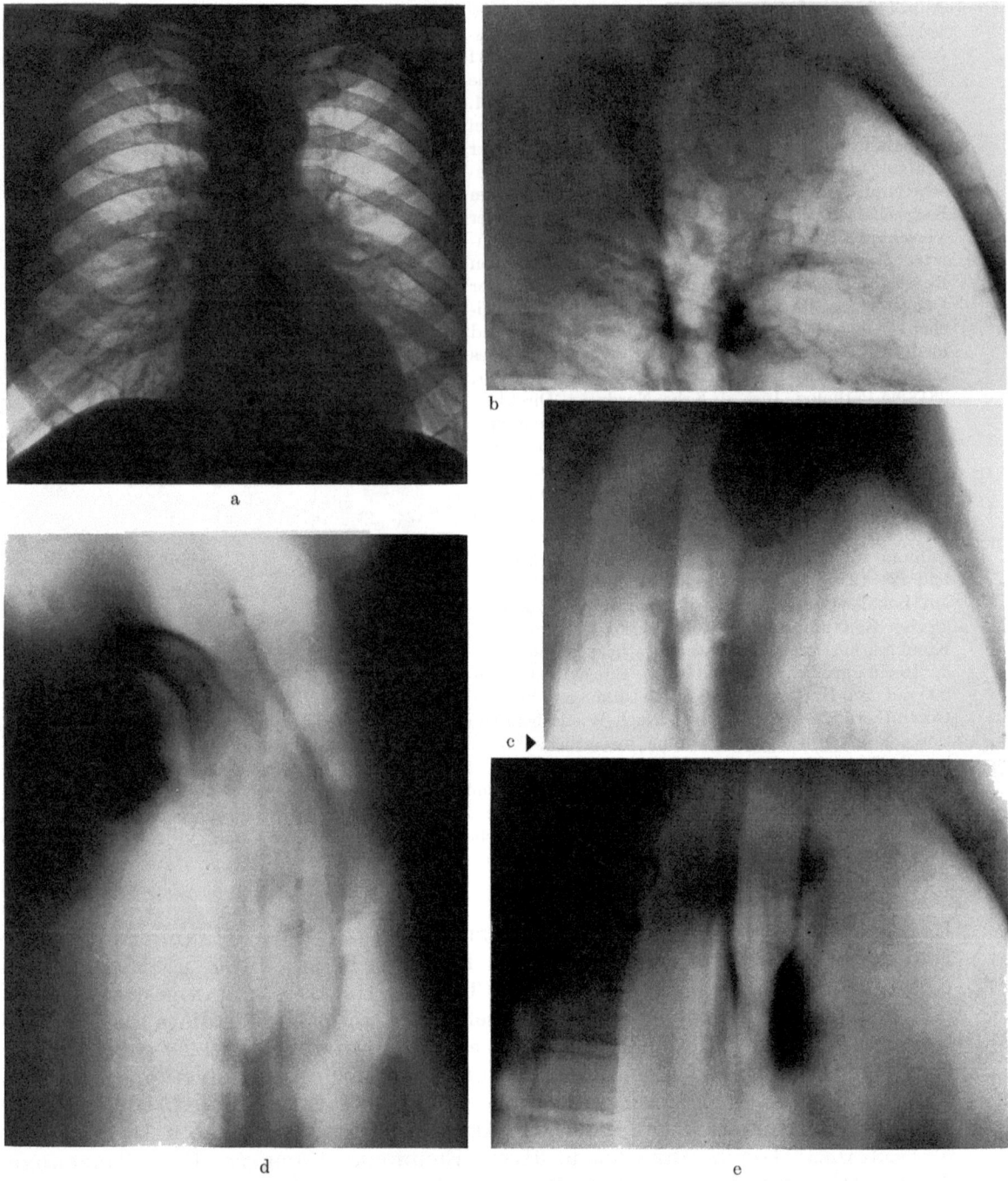

Abb. 114a—e. *Spurlose Rückbildung eines apfelgroßen Plattenepithelkrebsknotens der Trachea unter primärer Telekobalt-Therapie.* Seit Oktober 1965 gelegentliche Hämoptysie und Reizhusten, dessen Intensität sich in den letzten Monaten zu quälenden Attacken zunehmender Dauer steigerte. Da die Ursache röntgenologisch nicht zu ergründen schien, und medikamentös keine Linderung zu erzielen war, wurde der Patient zur Klärung in die Medizinische Klinik des Krhs. Nordwest Frankfurt/M. (Direktor: Prof. Altmann) eingewiesen. Thorax-röntgenbefund vom 2.11.1966: Der in Vorderansicht unsichtbare Tumor (a Übersichtsaufnahme p.-a.) war in seitlicher Projektion als apfelgroßer polyzyklisch begrenzter Weichteilschatten an der Vorderwand des mittleren Luftröhrenabschnitts dargestellt (b u. c Ausschnitt der frontalen Übersichtsaufnahme und des Schicht-bildes 17 cm sin-dextr.) und tomographisch auch im umgekehrten 2. Schrägdurchmesser erkennbar (d 14 cm). Die Geschwulst engte das Tracheallumen um gut die Hälfte der normalen Kaliberweite ein, ragte ventralwärts fast bis zum Manubrium sterni und umschloß einen verkreideten paratrachealen Lymphknoten. Tracheoskopie:

Die Ergebnisse stellen aber keineswegs ein mit strenger Indikation erzieltes Optimum dar. Sie entsprechen vielmehr der *Bilanz einer negativen Auslese* inoperabler Krebse, in der zudem vielfach vorausgegangene Probethorakotomien als Passiva zu Buche schlagen (VIETEN u. GREMMEL; VIETEN u.a.) (s. S. 229). Das Behandlungsresultat ist deshalb effektiv höher zu bewerten, als es statistisch den Anschein hat (HAUBRICH).

Die Erfolgszahlen besagen nichts über die prinzipielle Leistungsfähigkeit ausschließlich radiologischer Behandlung. Während die relative Heilungsquote der Thoraxchirurgie nach unbefriedigenden Anfangsergebnissen (ca. 1% 5-Jahres-Heilungen der Probethorakotomierten) (Tabelle 72) dank methodisch-technischer Fortschritte, verfeinerter Diagnostik und — nicht zuletzt — besserer Auswahl des Operationsmaterials auf 25—30% anstieg, blieb die Strahlentherapie angesichts der niedrigen Heilungsziffer fortgeschrittener Karzinome weiterhin mit der Hypothek scheinbar mangelnder Wirksamkeit belastet. Sie wurde in der Folge „nur dort eingesetzt, wo nichts mehr zu verlieren, aber auch nichts Entscheidendes zu gewinnen" war (EICHHORN).

Es fehlt daher die Vergleichsmöglichkeit umfassender Versuche, die Leistungsfähigkeit der *primären Strahlentherapie operabler Bronchialkarzinome* (Abb. 113—115) unter analogen Voraussetzungen in größeren alternierenden Serien eingehend zu prüfen (BIGNALL, MARTIN u. SMITHERS; BAUER, SCHOEN u. GERHARDT; EICHHORN; PAPILLON; EICHHORN u. ROTTE). Die mancherorts mit konventioneller Röntgenbestrahlung verzeichneten *Dauererfolge* bezeugen, daß die radiologische Behandlung ceteris paribus in sorgfältig ausgelesenen Frühfällen der Resektionstherapie Gleichwertiges zu leisten vermag (SMART u. HILTON: 5-Jahres-Heilung in 36,3% von 33 Bronchialkrebskranken; VĚŠÍN: 6jährige Überlebensdauer bei 24% von 25 Patienten mit kleinzelligen Bronchuskarzinomen; KOHLER: 5-Jahres-Heilung in 20% von 30 Patienten nach konventioneller Pendelbestrahlung; HILTON: 21% von 38 Patienten 5 Jahre nach Orthovolt-Röntgentherapie rezidivfrei überlebend; SMART: 22% 5-Jahres-Heilungen in 40 Frühfällen nach Applikation von 5500 rad HD innerhalb von 7—8 Wochen; VĚŠÍN: 10jährige Überlebensfrist bei 14% von insgesamt 70 konventionell bestrahlten Patienten). In diesen Statistiken wie in der Kontrollserie MORRISONs [$4^1/_2$-Jahres-Heilung bei 2 von 28 primär radiologisch behandelten Patienten (4500 R HD) gegenüber 7 unter 30 Resektionsfällen einer alternierenden Serie] ist das Zahlenmaterial jedoch für ein schlüssiges Urteil zu klein. VIETEN u. GREMMEL halten die primäre Bestrahlung operabler Bronchialkrebse nur in den Fällen für gerechtfertigt, in denen die Resektion technisch wohl möglich, aber undurchführbar ist (Operationsverweigerung, allgemeine Kontraindikationen).

Die *Gesamtprognose* radiologischer Behandlungsfälle, deren Gros sich aus primär oder sekundär Inoperablen mit fortgeschrittenen und vorwiegend unreifzelligen Tumoren rekrutiert, ist ungleich schlechter als bei dem in jeder Hinsicht günstiger ausgewählten Operationsmaterial. Es ist deshalb sinnlos, strahlentherapeutische Erfolgsstatistiken an denen der Resektionsbehandlung zu messen. Beide Kollektive sind nach den prognostisch entscheidenden Kriterien (Tumorstadium, histologischer Krebstyp, Altersgruppierung und körperliche Allgemeinverfassung der Kranken) nicht nur unterschiedlich, sondern geradezu konträr zusammengesetzt und somit prinzipiell unvergleichbar.

erhebliche Trachealstenose durch die leicht blutende, im Oberflächenrelief grobhöckerig wirkende Tumorinfiltration. Probeexzision: gering verhorntes Plattenepithelkarzinom (E.-Nr. 12 043/66 Patholog. Inst. d. Krhs. Nordwest, Direktor: Prof. KAHLAU). Unter Telekobaltbestrahlung (6000 rad Herddosis innerhalb von 7 Wochen, davon 5000 rad mittels Vollrotation, 1000 rad über ein ventrales Sternalfeld bei zusätzlicher Bestrahlung der Supra-Infraklavikularregion bds.) rasche, vollständige und anhaltende Tumorrückbildung. 7 Jahre nach Bestrahlungsbeginn: im seitlichen Schichtbild (e 17 cm sin.-dextr. vom 14. 11. 1973) wieder normale Breite und Struktur der vorderen Trachealwand (Rekalzifizierung der Knorpelringe im vormaligen Tumorbett!) ohne nachweisliche Tumorreste bei Persistenz des verkreideten prätrachealen Lymphknotens. Patient beschwerdefrei. Auch klinisch kein Anhalt für Metastasierung. Blutsenkung 2/7 mm n.W. K. W., 56jähr. ♂. Arch.-Nr. 0709 10941 Radiolog. Zentralinst. d. Krhs Nordwest Frankfurt/M.

Tabelle 84. Überlebensrate inoperabler Bronchialkrebspatienten nach Strahlentherapie (in % der Gesamtziffern)

Autoren	Zahl der Kranken	Jahre							
		1	2	3	4	5	6	8	10
I. Konventionelle 200 kV-Röntgentherapie:									
a) Stehfeld-Bestrahlung									
CRAVER (1940)	178					3,8			
LEDDY u. MOERSCH (1943)	125					4,0			
POHLE u. SIRIS (1944)	41					2,4			
DOBBIE (1944)	59					1,7			
WIDMAN (1944)	167					1,2			
BJÖRK (1947)	32	37,0	15,0	6,0		3,0			
SHORVON (1947)	213	9,6				2,0			
SCHINZ (1949)	252	15,4	3,9	2,7	2,3	1,5			
MASON (1949)	445	13,6	4,7	1,6	0,5	0,5			
PATERSON (1950)	254				3,0				
SCHÄRER (1951)	235	12,3		4,0		2,1			
PAPILLON, VIOLLAND u. GOYON (1952)	140	20,0	8,0	2,4					
BAUER u. HARTWEG (1952)	228	26,4	14,4	6,6	4,4	3,3			
BROWN (1952)	218	19,0	7,0		1,4	1,0			
MORRISON (1953)	176	24,0							
TAYLOR (1954)	1233	3,0	0,8	0,6	0,6	0,2			
POBLJASUK (1954)	157		19,0	14,0	5,0	4,0			
ders. mit DILLON-Methode	53		26,4	15,0	9,4	7,5			
HILTON (1955)	203					4,0			
SCHULZ (1957)	482		15,0		1,0				
HAUBRICH u. THURN (1957)	51	9,8							
SMITHERS (1958)	171					4,0			
HELLRIEGEL (1959)	441	11,8	4,1	3,4	2,9	2,0			
TOPOL (1959)	309					3,5			
SURMONT, LALANNE u. VALETTE (1959)	166	19,0	6,5	4,2		4,2			
KUTTIG, BECKER u. FRISCHBIER (1962)	444	21,6	7,4	2,9					
COCCHI (1962)	235	12,0	4,0	3,0		2,0			
VĚŠÍN (1962): insgesamt	70	51,0	24,0	16,0	13,0	11,4	11,4		
davon kleinzell. Br.-Krebse	25	52,0	32,0	28,9	24,0	24,0	24,0	20,0	
STRATEV (1965)	169	58,0	24,0	6,7	4.3	1,8			
BIGNALL, MARTIN u. SMITHERS (1967: 1944—1950)	527	25,0		5,0		2,6			2,3
b) Sieb-Bestrahlung:									
v. KEISER (1956)	102	39,0	18,5						
HAUBRICH u. THURN (1957)	54	35,2	5,6						
PLACHEROVA (1958)	107	28,0	5,6	1,0					
HAUBRICH (1958)	82	42,6	7,2	1,2					
SCHMITZ-DRÄGER, OBERHOFF u. THURN (1961)	107	34,0	5,0	3,0	1,0	1,0			
HAUBRICH (1963)	116	(28,0)	(10,0)	(7,0)	(7,0)	(12,0)			
c) Bewegungs-Bestrahlung:									
WACHTLER (1954)	129	20,0	6,0	2,0					
BARTH, BRICHZY, FRIK u. PITAS (1957)	264	18,0	7,9	3,4	2,6	1,0			
HELLRIEGEL (1957)	308	27,0	10,6	5,6	3,3	3,3			
HAUBRICH (1958)	17		5,9						
KOHLER (1959)	30	25,0				20,0			

Die *kurative Strahlentherapie*, bei der das Tumorareal einschließlich des Lymphabflußgebiets *mit kanzeriziden Herddosen* (1 000 rad HD/Woche, insgesamt 5 000—6 000 rad HD) unter möglichst schonender Bestrahlungstechnik (Fraktionierung, kleine relative Herd-

Tabelle 84. (Fortsetzung)

Autoren	Zahl der Kranken	Jahre 1	2	3	4	5	6	8	10
II. *Perkutane Anwendung energiereicher Strahlen:*									
a) Telekobalt-Bestrahlung:									
Smith (1957)	145		3,5						
Kutz (1958)	173	24,0	7,5						
Lofstroem (1959)	100	19,0							
Guerin (1960)	120	34,0	12,0						
Trial u. Roze (1961)	13			7,0	7,0				
Valdagni (1960)	297	32,4	10,2						
Kuttig, Becker u. Frischbier (1962)	406	28,3	11,2	6,5					
Patrese u. Pozza (1964)	381	32,0	16,9	9,2	8,0				
Guttmann (1964)	82					>7,0			
Eichhron (1965)	103					5,0			
Koga (1968)	106	26,4	10,2	7,3		4,9			
(>5000 rad HD)	74	31,1	13,8	10,0		6,9			
Abe et al. (1972)	249					4,1			
b) Therapie mit ultraharten Röntgenstrahlen									
Hare, Souders, Cole, Trump, Granke u. Wright (1953) (2 MeV)	26	34,6	19,2						
Guttmann (1955) (2 MeV)	100	27,0	4,0	2,0	1,0				
Bignall (1956) kurativ:	168	45,0	15,0	8,0					
palliativ:	406	19,0	5,0	2,0					
Watson (1956) (22 MeV)	27	31,0							
Blomfield (1956)	54	27,2	17,0						
Morrison (1957) (8 MeV)	199	32,5							
Topol (1958) (0,8 MeV)	61	72,0	29,8	15,8	10,8	4,9			
Tubiana u. Pierquin (1959) (22 MeV)	260	32,0	19,0	5,0					
Guttmann (1960) (2 MeV und Telekobalt-Therapie)	146	40,0	12,0	4,7					
Cocchi (1962) (31 MeV)	201	19,0	5,0	3,0					
Kuttig, Becker u. Frischbier (1962) (15 MeV)	49	30,6	8,2	6,1					
Morrison et al. (1963) (8 MeV)	299					6,0			
Hellriegel (1963) (35 MeV)	49	45,0	21,0	15,0	8,0				
Caldwell u. Bagshaw (1968) (4,5—6 MVp)	284	30,0				6,0			
III. Endothorakale Kleinraum-Curie-Therapie									
Ormerod (1953) (Radon-Seeds)	100	22,0	11,0	8,0	5,0	4,0			3,0

[a] Von den Nachbeobachteten überlebend.

raumdosis) belastet wird, bietet lediglich einem kleinen Teil der Patienten reelle Heilungschancen. Selbst bei Tumoren verhältnismäßig geringer Ausdehnung sind die Erfolgsaussichten allein schon aus den zur Kontraindikation chirurgischer Eingriffe führenden Gründen (schwere Funktionsstörungen und Organschäden, Altershinfälligkeit) von vornherein geschmälert. Die Mehrzahl der Kranken kommt nur noch für die *palliative (symptomatische) Strahlenbehandlung mit geringeren, individuell zu bemessenden Herddosen* in Betracht (Chandler u. Potter; Huguenin u. Fauvet; Hilton; Haubrich; Becker u. Mitarb.; du Mesnil de Rochemont; Hellriegel; Vieten u. Gremmel; Oberhoffer u. Thurn; Green u. Spence; Bignall, Martin u. Smithers; Bauer, Schoen

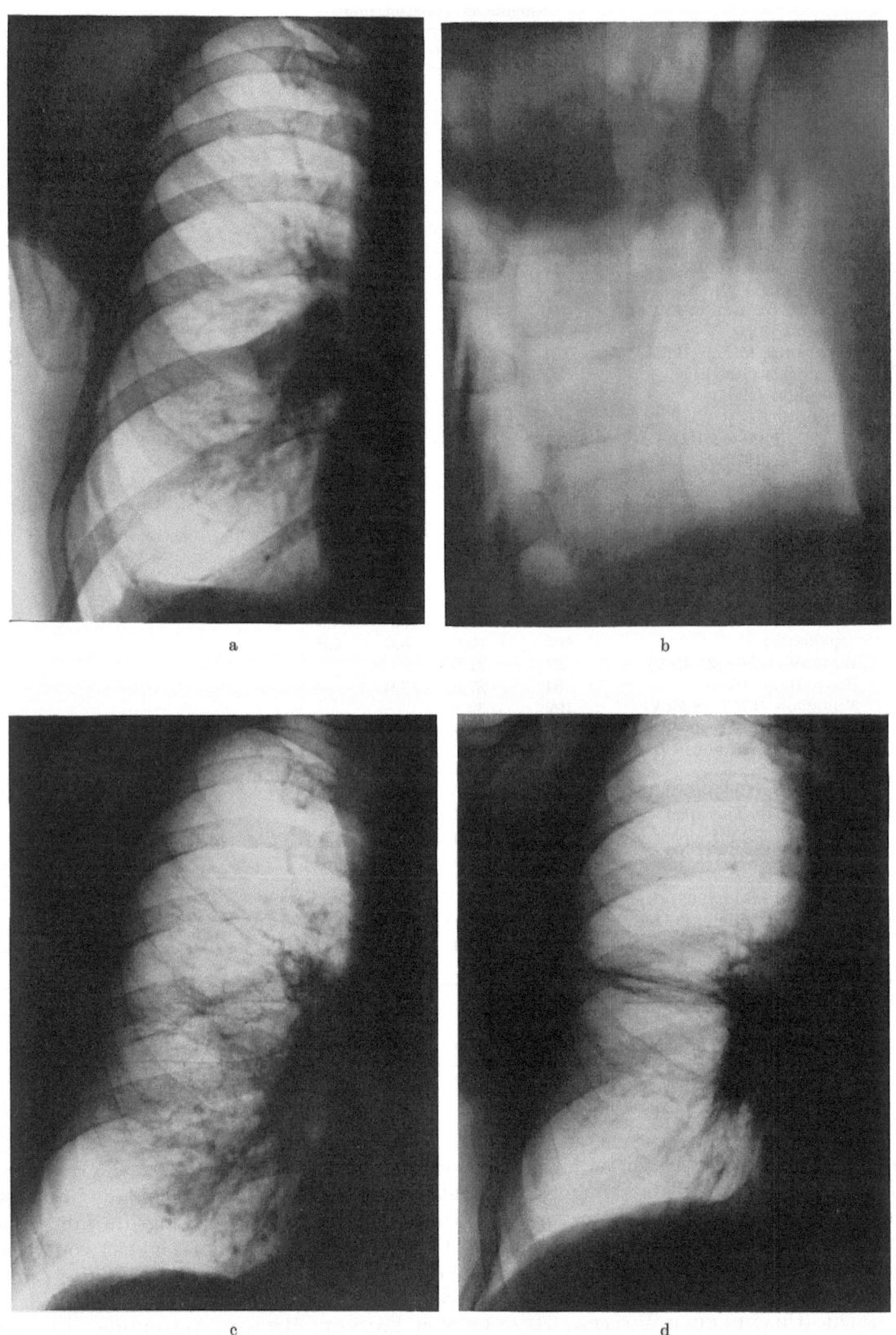

Abb. 115a—d (Legende s. S. 215)

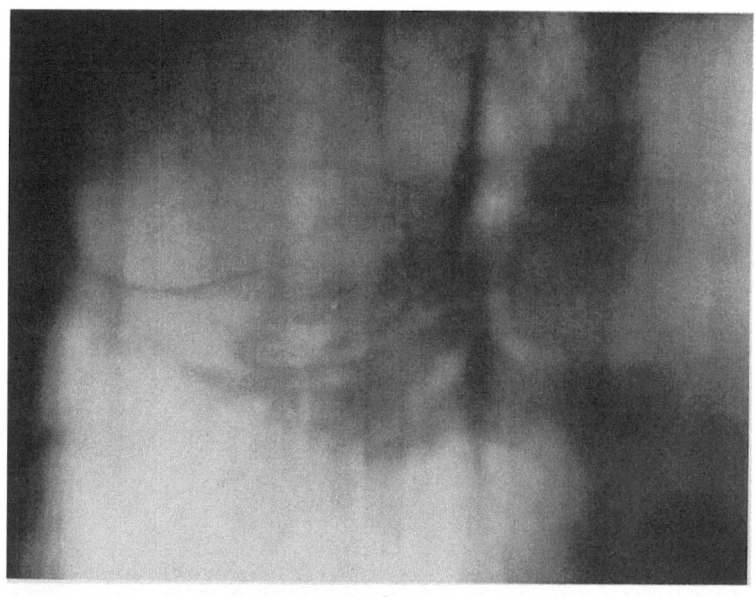

e

Abb. 115 a—e. *Dauererfolg primärer Telekobaltbestrahlung eines inoperablen Zwischenbronchuskarzinoms.* Seit Frühjahr 1966 Husten mit gelegentlichen Hämoptysen. In den letzten Wochen zunehmender Atemstridor und Dyspnoe. Klinikaufnahme unter Bronchialkrebsverdacht. Thorax-Röntgenbefund vom 8. 6. 1966: Atelektatische Schrumpfung der rechten Unterlappenspitze (a Ausschnitt des Nativbildes p.-a.) bei Verschluß des apikalen Segmentostiums durch ein breit in die Hinterwand des Zwischen- und Unterlappenbronchus eingebrochenes Karzinom von Kleinpflaumengröße (b Schichtbild 12 cm sin.-dextr. vom gleichen Tage). Broncho-Mediastinoskopie: Einengung des rechten Stammbronchus unterhalb des Oberlappenostiums durch glasige, leicht blutende Tumormassen. Vergrößerte Lymphknoten rechts paratracheal. Probeexzision: unverhorntes Plattenepithelkarzinom (E.-Nr. 8565/66 Pathol. Inst. d. Krhs. Nordwest, Direktor: Prof. KAHLAU). Angesichts technischer Inoperabilität ambulante Telekobaltbestrahlung in 3 Serien vom 26. 9. 66 bis 27. 1. 67 über opponierende Mediastinal-Stehfelder im Verein mit monaxialer Teilrotation (240°) bis zu 7300 rad HD. Nach partieller Deblockade (c Nativbild vom 8. 12. 66) fortschreitende Wiederentfaltung der Unterlappenspitze mit nachfolgender örtlicher Strahlenreaktion und Übergang in narbige Schrumpfung des Unterlappenkerns (d Nativbild p.-a. vom 3. 5. 1973). 8 Jahre später persistierende Strahleninduration der rechten Lungenwurzel ohne tomographisch nachweisliche gröbere Tumorreste am deblockierten Segmentast und Zwischenbronchus (e Schichtbild 11 cm sin.-destr. vom 12. 7. 74), Gewichtszunahme von 7 kg. Subjektives Wohlbefinden, uneingeschränkte Arbeitsfähigkeit. Blutsenkungsgeschwindigkeit 4/13 mm n.W. Klinisch und röntgenologisch keine Anzeichen örtlicher Tumorausbreitung oder Fernmetastasierung. J. B., 66jähr. ♂. Arch.-Nr. 1507 05041 Radiolog. Zentralinst. d. Krhs. Nordwest Frankfurt/M.

u. GERHARDT; BLANSHARD; HAAS, HARVEY u. LANGER; EICHHORN; REINHOLD u. SAUERBREY u. a.). Dazu gehört auch die von HANSEN; DANA und anderen Autoren zur Erhöhung der Überlebensaussichten *besonders bei kleinzelligen Bronchialkrebsen* — neben intrathekaler Methotrexat-Applikation — *neuerdings empfohlene Ganzhirn-Bestrahlung* (bezügl. Metastasen-Bestrahlung s. auch ORDER, HELLMANN, VON ESSEN u. Mitarb.; DEELEY u. EDWARDS).

Unter Berücksichtigung absoluter und relativer *Indikationsgrenzen* (Krebskachexie, hochgradige Anämie oder Leukopenie, Hämoptoeneigung bzw. Anzeichen des Tumorzerfalls, Lebermetastasen und andere Fernabsiedlungen, floride exsudativ-kavernöse Lungentuberkulose, schwere strukturelle Lungenschäden mit starker Beeinträchtigung der Atemfunktion und pulmonaler Hypertension, Insuffizienzerscheinungen von seiten des Herzens, der Leber oder Nieren) hat sich der Therapieplan hinsichtlich Bestrahlungsmodus, Dosishöhe und zeitlicher Dosisverteilung nach dem aktuellen Tumorbefund und dem Allgemeinzustand des Kranken zu richten.

Die zunächst erstrebte *palliative Wirkung* (Schmerzbeseitigung, Linderung von Dyspnoe und Reizhusten, Rückbildung von Atelektasen, Retentionspneumonie und Ein-

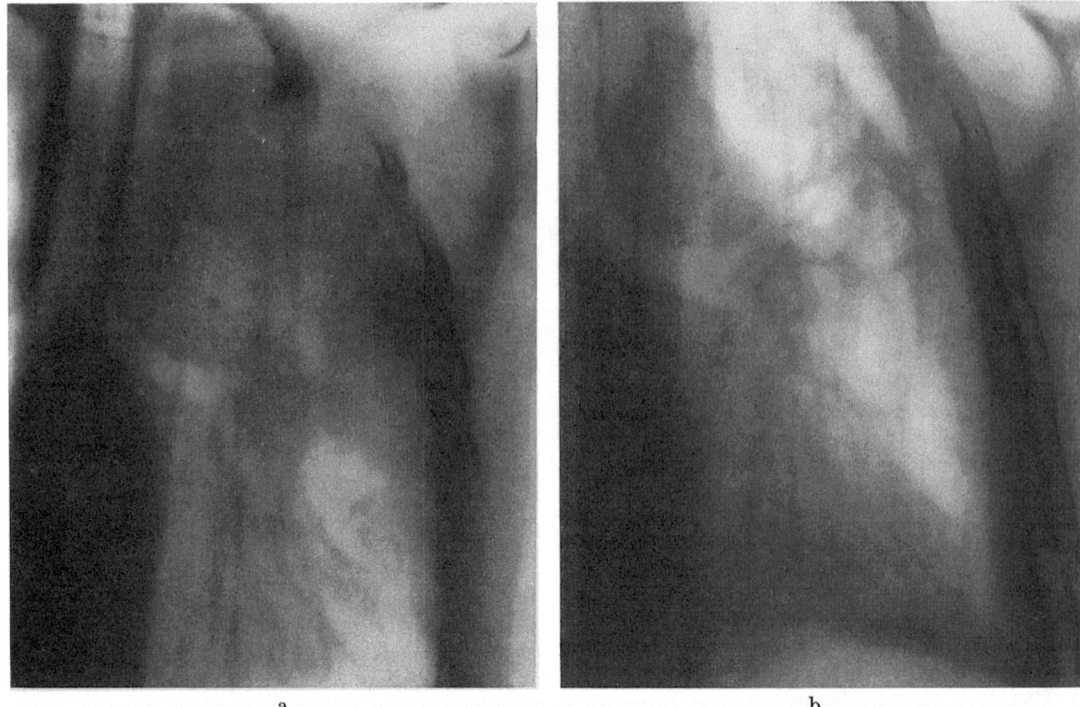

a   b

Abb. 116 a u. b. *Palliativer Therapieeffekt konventioneller Siebbestrahlung eines linksseitigen kleinzelligen Ober-*
lappenbronchuskarzinoms. Aufnahme wegen Leistungsschwäche, Husten und rezidivierender Hämoptysen mit
normalem Blutsenkungswert (BSG 3/10 mm n.W.!). Thoraxröntgenbefund: Tumorverschluß des linken
Oberlappenbronchus mit obstruktiver Lappenatelektase (a Schichtbild 10 cm a.-p. vom 26. 6. 1959). Im
Sputum wiederholter Tumorzellnachweis, wahrscheinlich von einem kleinzelligen Karzinom stammend (E.-
Nr. 8580, 8672 u. 8800/59 Patholog. Inst. d. Univ. Frankfurt/M., Direktor: Prof. ROTTER. Untersucher: Prof.
G. KAHLAU). Nach 200 kV-Siebbestrahlung mit 4600 R HD anhaltende Deblockade des Bronchus und weit-
gehende Wiederbelüftung des von einer breiten metatuberkulösen Rahmenschwarte umsäumten Lobärareals
(b Schichtbild 11 cm a.-p. vom 14. 3. 1960), im weiteren Verlauf jedoch zunehmende Einflußstauung infolge
neoplastischer Okklusion der Vv. anonymae und Schluckbeschwerden durch hochsitzende Ösophagusvarizen
(vgl. Abb. 301). T. F., 46jähr. ♂. Arch.-Nr. 9917/59 u. 2503/60 Röntgenabtlg. d. Medizin. Univ.-Klinik u.
Poliklinik Münster/W. (Direktor: Prof. W. H. HAUSS)

Tabelle 85. Symptomatische Strahlentherapieeffekte bei fortgeschrittenen Bronchuskarzinomen (251 Patienten
der Tumorstadien III und IV a ohne extrathorakale Metastasen). (Nach RINGLEB, D.: Rationeller Einsatz
der Strahlentherapie bei Bronchuskarzinomkranken. 14. Fortbildungskurs in klinischer Radiologie Gießen,
November 1969)

Klinisch-röntgenologische Erscheinungen	Rückbildung bzw. günstig beeinflußt %	Keine Änderung bzw. verschlechtert %
Rundherde	86,2	6,9
Totalatelektasen	76,5	
Bronchusstenosen	79,3	6,7
Obere Einflußstauung	78,9	5,3
Ösophagusstenosen	76,2	9,5
Hilomediastinale Lymphome	72,7	2,9
Entfieberung	86,3	13,7
Fieber sub radiatione		11,2
Husten	67,4	8,9
Kurzatmigkeit	67,7	11,1
Retrosternalschmerzen	74,6	12,7
Subjektives Befinden	63,8	13,5
Gewichtsänderung (> 2 kg)	35,5	30,5
Hämaglobinänderung (> 1 g-%)	37,6	34,8

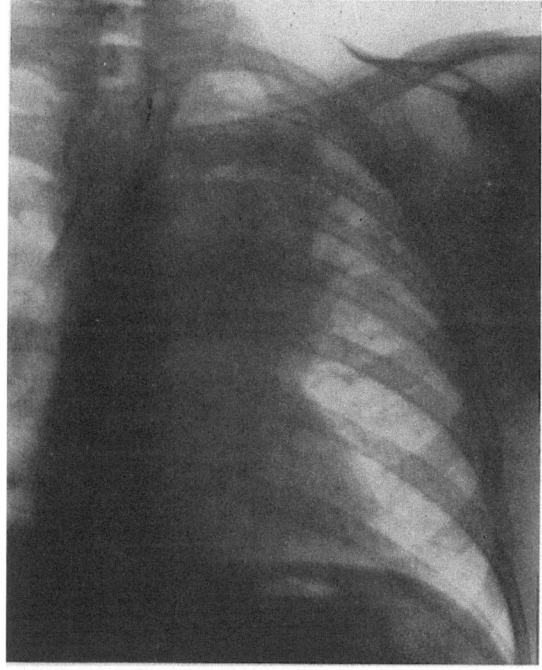
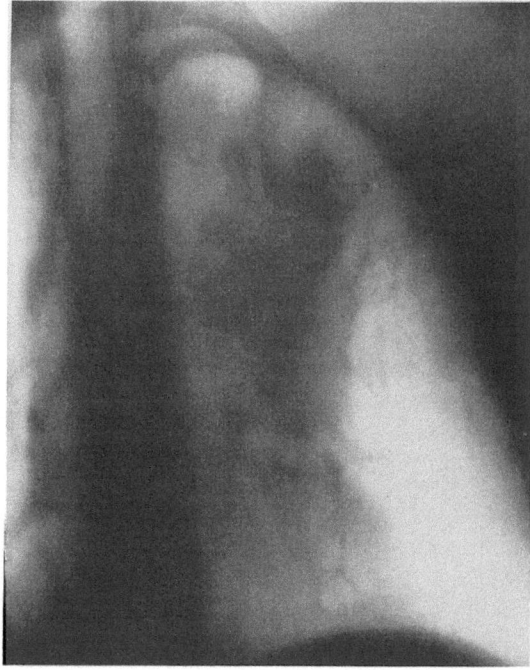

a　　　　　　　　　　　　　　b

Abb. 117a—c. *Palliativer Strahlentherapieeffekt bei metastasierendem undifferenziertem Bronchialkarzinom im dorsalen Oberlappensegment links.* Nach röntgenologischer Voruntersuchung seit März 1970 rasch angewachsener gut walnußgroßer Tumorherd in der Peripherie des dorsalen Oberlappensegments mit ausgedehnter endothorakaler Lymphknotenabsiedlung, lymphadenogener Kompressionsstenose des linken Oberlappenbronchus und obstruktiver Lobärverdichtung (a u. b Ausschnitt der Übersichtsaufnahme p.-a. vom 14. 9. 70 sowie Schichtbild 10 cm a.-p. vom 18. 9. 70, Arch.-Nr. 20 D 9505 Radiolog. Deptm. 97th U.S. Gen. Hospital Frankfurt/M.). Am 24. 9. 70 Bestätigung des Bronchialkrebsverdachtes durch Probeexzision aus einer Hautmetastase links suprascapulär: histologisch Metastase eines undifferenzierten Karzinoms wahrscheinlich bronchogenen Ursprungs (E.-Nr. S-70-3597, Pathol. Lab. USAGH Frankfúrt/M.). Telekobaltbestrahlung des linken Oberlappens und des mediastinalen Abflußgebiets über opponierende Stehfelder vom 5.—26. 10. 70. Röntgenkontrolle nach Applikation von 3000 rad HD am 25. 11. 70: Weitgehende Wiederbelüftung nach Deblockade der Lappenwurzel bis auf restliche Parenchymverdichtung im apikalen Segment und wesentliche Verkleinerung des jetzt als haselnußgroßer Herdschatten isoliert abgrenzbaren Primärtumors im dorsalen Segment (c). Über Monate hin anhaltende Gewichtszunahme, Abfall der Blutsenkungsgeschwindigkeit, subjektives Wohlbefinden, aber Fortschreiten der Fernmetastasen. 1 Jahr nach Therapiebeginn exitus letalis. C. D., 45jähr. ♂. Arch.-Nr. 1508 25121 Radiolog. Zentralinst. d. Krhs. Nordwest Frankfurt/M.

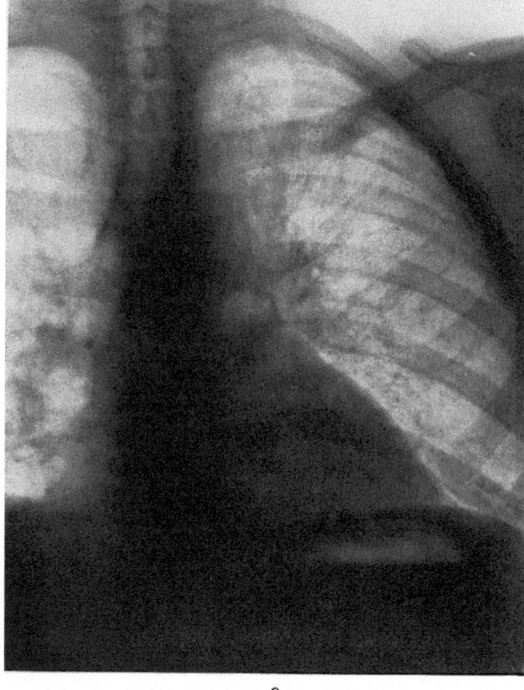

c

flußstauung, Sistieren der Pleuraexsudation) tritt erfahrungsgemäß *oft schon nach relativ kleinen Herddosen* ein (DU MESNIL DE ROCHEMONT; KUTTIG, BECKER u. FRISCHBIER; HELLRIEGEL; VIETEN u. GREMMEL; PAPE; TRAUTMANN; EICHHORN; WILLBOLD; ROSWIT;

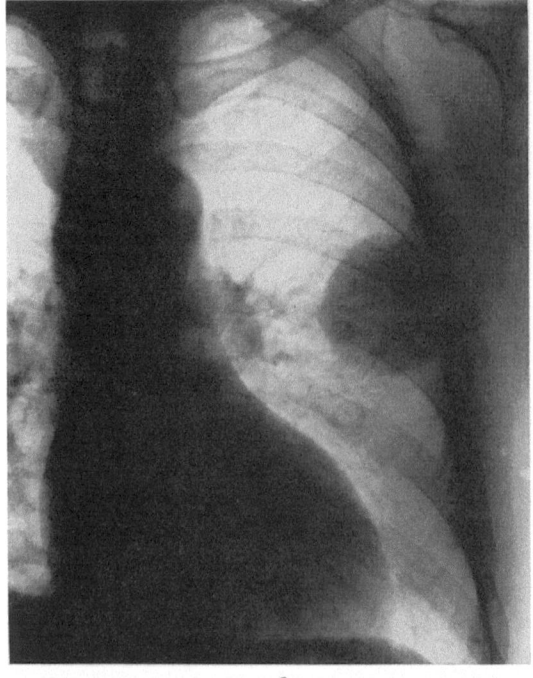

a

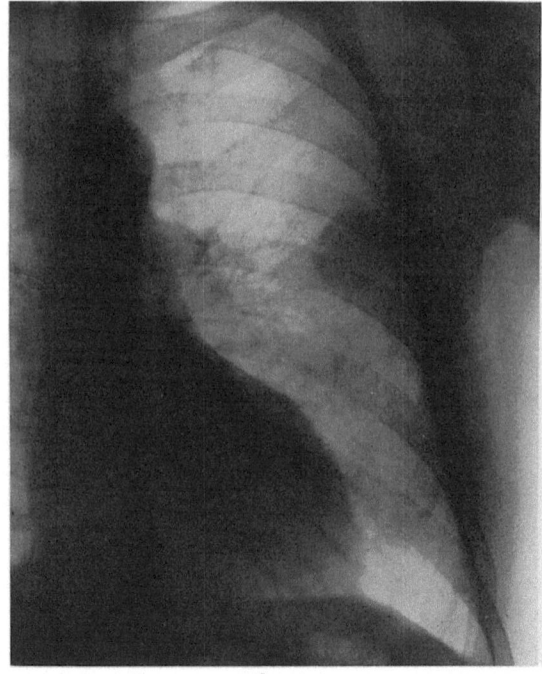

b

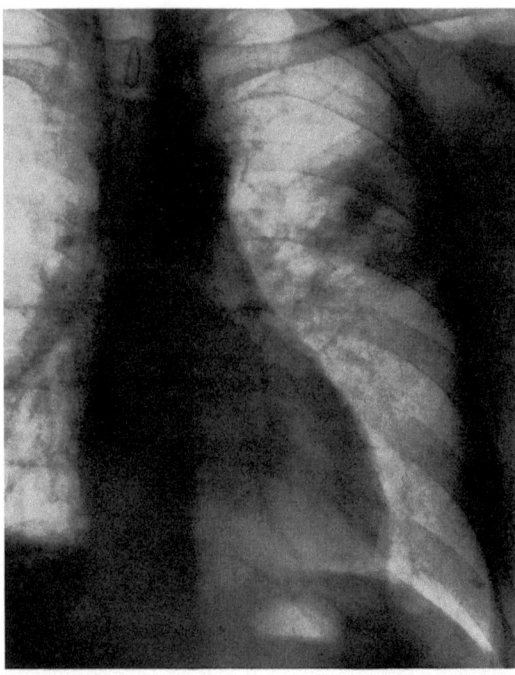

c

Abb. 118a—c. *Effekt primärer Strahlentherapie bei peripherem Plattenepithelkarzinom.* Röntgenologischer Zufallsbefund einer kleinapfelgroßen Geschwulst im linken Oberlappen (a Nativbefund vor Therapiebeginn am 3. 8. 70). Trotz klinisch stummen Verhaltens und normaler Blutsenkungsgeschwindigkeit war der Tumor wegen mediastinoskopisch nachweislicher paratrachealer Lymphknotenmetastasen bereits inoperabel. Histologischer Befund der Lymphknotenexzision: Metastase eines Plattenepithelkarzinoms (E.-Nr. 12359/70 Patholog. Inst. d. Krhs. Nordwest, Direktor: Prof. KAHLAU). Am 6. 8. 70 Beginn der Telekobalttherapie (opponierende Stehfeldbestrahlung des Primärherdes in Kombination mit Teilrotationsbestrahlung des Hilus und Mediastinums). Nach Applikation von 3000 rad HD erhebliche Abnahme des Tumorvolumens (b Nativbild vom 1.9.70). Bei Spätkontrolle nach Abschluß der fraktionierten Serie und Verabfolgung von 6000 rad HD weitere Verkleinerung des in der örtlichen Strahlenpneumonie noch als kirschgroßer einschmelzender Rundherd abgrenzbaren Tumorrests (c Nativbild vom 15. 12. 70). W. S., 60jähr. ♂. Arch.-Nr. 1210 08801 Radiolog. Zentralinst. d. Krhs. Nordwest Frankfurt/M.

SCHUMANN; EICHHORN, LESSEL, RICHTER, ROTTE, SCHUBERT u. ZÜHLKE; BIGNALL, MARTIN u. SMITHERS; SCHERER; KAHR; GREEN u. SPENCE; VIETEN; BARTH; RINGLEB; RÜBE u. VOGELSANG; VĚŠÍN; CHURCHILL-DAVIDSON; GUTTMANN; RUBENFELD u. KAPLAN; BLANSHARD; CAMERON, GRANT, LUTZ u. PEARSON u.a.) (Tabelle 85, Abb. 117 u. 545). In einem Teil der Fälle kann das therapeutische Ziel im Laufe der Bestrahlung weitergesteckt, und unter vorsichtiger Dosissteigerung eine beträchtliche *Geschwulstverkleinerung* herbeigeführt werden (Abb. 118). Ein solcher Versuch sollte nicht um jeden Preis

Tabelle 86. Überlebensrate nach radikaler 200 kV-Röntgentherapie bronchogener Karzinome verschiedener Bauart (Herddosis 5000 R und höher). [Nach HELLRIEGEL, W.: Die Behandlung des fortgeschrittenen Bronchial-Carcinoms mit konventioneller und Megavolt-Therapie. Radiologe **3**, 187—192 (1963), Tabelle 2 und 3]

Geschwulsttyp	Zahl der Fälle	Prozentuale Überlebensrate nach				
		1 Jahr	2 Jahren	3 Jahren	4 Jahren	5 Jahren
Plattenepithelkrebs	95	37,0	18,0	8,0	5,0	4,0
Undifferenzierte Karzinome	181	22,0	6,0	4,0	4,0	3,0

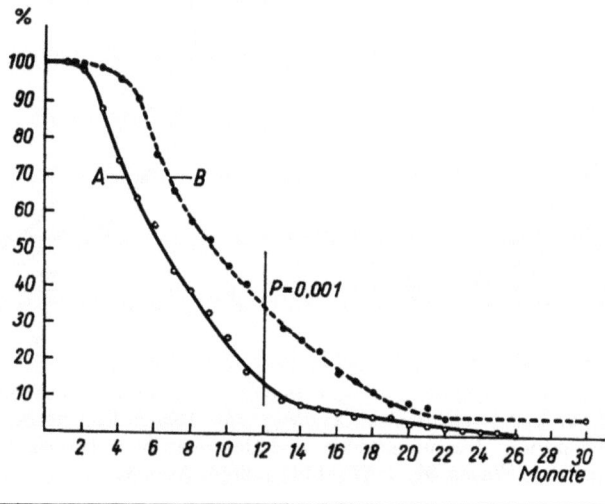

	A 105	B 76
Plattenepithel-Karzinom	37%	38%
undifferenziertes Karzinom	15%	16%
kleinzelliges Karzinom	15%	13%
histologisch nicht gesichertes Karzinom	25%	22%
Adeno-Karzinom	8%	—
⊕	57,7 J.	61,7 J.

Abb. 119. *Vergleich der Überlebenskurven der 1950—1960 an der Robert Rössle-Klinik Berlin-Buch ohne Nachbestrahlung thorakotomierten (A) und der im selben Zeitraum intensiv bestrahlten inoperablen Bronchialkrebskranken (B)* (ohne die an den Folgen der Thorakotomie Verstorbenen der Gruppe A und die örtlich operabel erscheinenden, aber aus funktionellen Gründen inoperablen Patienten der Gruppe B). Markierung der statistischen Sicherung sowie Angabe des Durchschnittsalters und der prozentualen Verteilung der histologischen Krebstypen in beiden Gruppen. [Nach EICHHORN, H. J.: Stellung der Strahlentherapie in der Behandlung des inoperablen und des operablen Bronchialkarzinoms. Dtsch. med. Wschr. **90**, 1157—1164 (1965), Abb. 4]

forciert werden, da man in fortgeschrittenen Tumorstadien leicht den gegenteiligen Effekt erzielt und bei spontaner Zerfallsneigung großer, geschlossen wachsender Krebsknoten eine massive *Arrosionsblutung* auslösen kann (DELARUE u. ABELANET; FALCHI u. a). Zudem sind bei Patienten mit substantiellem Emphysem und disseminierten Gerüstprozessen die unerwünschten Auswirkungen ionisierender Strahlen auf das Lungenparenchym zu befürchten, die schon bei Dosen über 2500 rad zu irreversibler Läsion des Alveolarepithels und Gerüsts mit interstitieller Fibrose und Perfusionsstörung führen können (WELLINGTON u. LYNN). Selbst wenn sich keine massive Strahlenpneumonie (s. Bd. IX/3, S. 68 u. 155 sowie Bd. IX/4c, S. 51 u. 419) entwickelt, und vor Auftreten röntgenologisch faßbarer Gewebsreaktionen kann die ohnedies beeinträchtigte Lungenfunktion durch zusätzliche Verteilungsstörung, Abnahme der CO_2-Diffusionskapazität

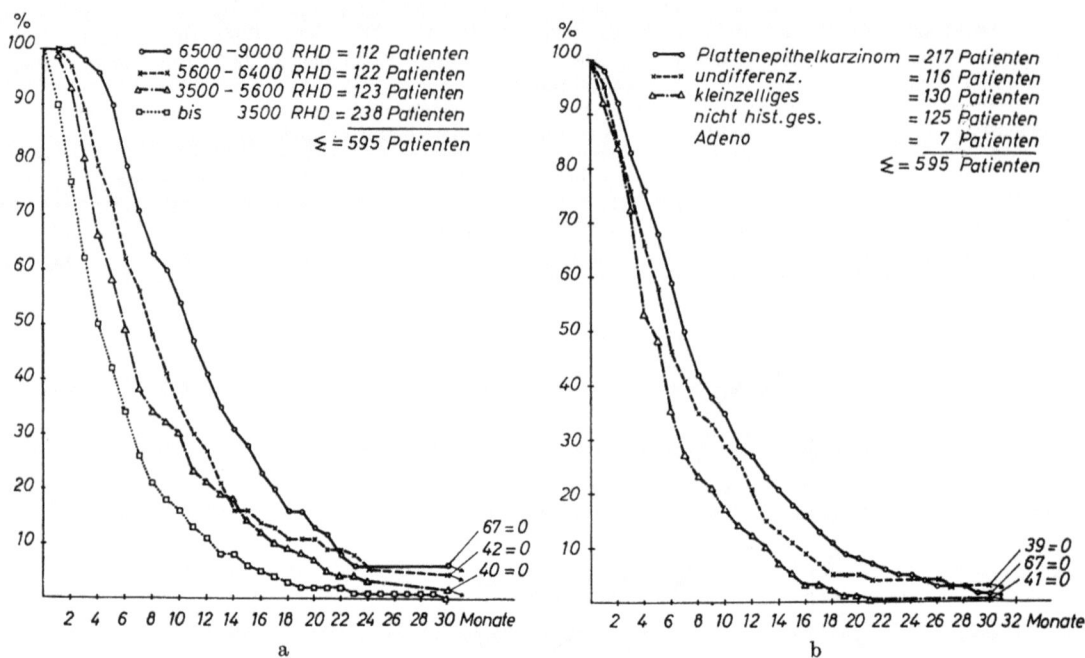

Abb. 120a u. b. *Überlebenskurven nach Strahlentherapie inoperabler Bronchialkarzinome aller Stadien, geordnet nach applizierter Herddosis (a) und histologischem Krebstyp (b).* [Nach EICHHORN, H. J.: Die Stellung der Strahlentherapie in der Behandlung des inoperablen und des operablen Bronchialkarzinoms. Dtsch. med. Wschr. **90**, 1157—1164 (1965), Abb. 3]

und Erhöhung des Residualvolumens über 40 % stärker in Mitleidenschaft gezogen werden (GERMON u. BRADY; WELLINGTON u. LYNN; TEATES u. COOPER; LICHTERFELD, WIDOW u. ZAHNERT; ALTENBRUNN u. Mitarb.; EICHHORN u. MATEEV; PEREZ u. a.) (s. S. 397ff. u. 421).

Das *Ergebnis der Intensivbestrahlung hängt vornehmlich vom Entwicklungsstadium ab,* in dem die radiologische Tumorbehandlung einsetzt (BECKER; SCHÄRER; GARLAND u. SISSON; HELLRIEGEL; WIKLUND; SCHMITZ-DRÄGER, OBERHOFFER u. THURN; EICHHORN; KROKOWSKI; BROWN; EICHHORN u. Mitarb.; OBERHOFFER u. THURN; FRANKE, HAUG u. STEPHAN; VĚŠÍN; FRANKE u. KUNSTMANN u.a.). Demgegenüber hat die *Strahlen-empfindlichkeit als Eigenart des histologischen Strukturtyps sekundäre Bedeutung* (Tabellen 86, 87). Entsprechend ihrem zellkinetischen Verhalten (verhältnismäßig großer Prozent-anteil proliferierender Elemente in der Tumorzellpopulation) (MUGGIA, OSTER u. HANSEN) (S. 251) zeigen anaplastische Karzinome oft ebenso rasche und weitgehende Rückbildungs-tendenz wie zellreiche Sarkome, doch ist der Vorteil höherer Sensibilität nur in geringem Prozentsatz zu nutzen, weil die — auch vom strahlentherapeutischen Aspekt insgesamt schlechtere — Verlaufsprognose meist schon von Fernmetastasen vorbestimmt ist. Auf der anderen Seite wird die geringere Absiedlungstendenz reifer Geschwulstformen (epi-dermoide Plattenepithelkarzinome, hochdifferenzierte Adenokarzinome) in gewisser Weise dadurch wettgemacht, daß die Radiosensibilität mit steigendem Differenzierungsgrad ab-sinkt (HERRNHEISER; SCHINZ; BAUER u. HARTWEG; KUTTIG, BECKER u. FRISCHBIER; HELLRIGEL; VIETEN u. GREMMEL; SCHRÖDER; PROPST u. KAHR; GUTTMANN; TUBIANA, PIERQUIN u. DUTREIX; EICHHORN u. Mitarb.; THOMLINSON u. GRAY; RINGLEB; VĚŠÍN; CARR, SHIELDS u. LEE; MILLER, FOX u. TALL; HANSEN; PEREZ u.a.).

Dieser Zusammenhang kommt in der unterschiedlichen *Dauer der Überlebensfristen nach Bestrahlung* zum Ausdruck (Abb. 119 u. 120, Tabellen 87 u. 89). Die früher oft vor-gebrachte Behauptung, darin dokumentiere sich das Fehlen jeglicher Strahlenbeeinfluß-barkeit bronchogener Karzinome (LENK; BLOCH u. BOGARDUS; ADELMAN; CURSCHMANN;

Tabelle 87. Mittlere Überlebensdauer bei unbehandelten und bestrahlten Bronchuskarzinomen verschiedenen histologischen Typs (in Monaten)

Autoren und radiologische Behandlungsmethode	Histologischer Typ	Unbehandelte Fälle				Bestrahlungsfälle				Resektionsfälle			
		Zahl der Fälle	Anamnesedauer	Überlebenszeit (nach Diagnosestellung)	Krankheitsdauer (nach Symptombeginn)	Zahl der Fälle	Anamnesedauer	Überlebenszeit (nach Behandlungsbeginn)	Krankheitsdauer (nach Symptombeginn)	Zahl der Fälle	Anamnesedauer	Überlebenszeit (nach Op.)	Krankheitsdauer (nach Symptombeginn)
LEA (1954) (200 kV-Stehfeldtherapie)	Plattenepithelkarzinome	31			10,8	29			17,8	9			30,1
	Anaplastische Karzinome	134			5,2	76			11,0	7			11,1
	Adenokarzinome	25			7,9	4			31,8	1			7,0
TAYLOR (1954) (200 kV-Stehfeldtherapie)	Plattenepithelkarzinome	135		4,3						214		8,6	
	Anaplastische Karzinome	289		3,3						109		7,9	
	Adenokarzinome	23		1,5						20		4,3	
SCHRÖDER (1954) (200 kV-Stehfeldtherapie)	Differenzierte Karzinome	17			7,3	23			13,3				
	Adenokarzinome	5			8,3								
	Undifferenzierte Karzinome	26			7,5	26			11,7				
SCHMITZ-DRÄGER, OBERHOFFER u. THURN (1961) (200 kV-Siebbestrahlung)	Differenzierte Karzinome	48	5,1[a] (7,5)[b]	2,6 (4,7)	9,1 (12,1)	31	5,7 (10,5)	9,1 (11,2)	17,1 (21,7)				
	Undifferenzierte Karzinome	37	2,9 (4,8)	1,1 (1,7)	4,7 (6,5)	23	3,3 (4,6)	7,3 (9,8)	11,9 (14,4)				
PROPST u. KAHR (1961) (200 kV-Sieb- u. Stehfeldtherapie, z.T. mit Pendelkonvergenzbestrahlung kombiniert)	Plattenepithelkarzinome	320			6 (?)	38		8,6					
	Anaplastische Karzinome					63		3					
	Adenokarzinome					7		6					

a Geometrisches Mittel.
b Arithmetisches Mittel.

Tabelle 88. Dosisabhängigkeit der Überlebensdauer Bronchialkrebskranker nach 200 kV-Röntgentherapie

Autoren	Zahl der Fälle	Strahlendosis (und Bestrahlungsmethode)[a]	Mittlere Anamnesedauer (Monate)	Mittlere Überlebenszeit nach Bestrahlungsbeginn (Monate)	Mittlere Krankheitsdauer (Monate)
TRAUTMANN (1950)	29	<6000 R ED (St)		5,9	
	26	6000—12000 R ED		6,4	
	23	>12000 R ED		7,1	
BAUER u. HARTWEG (1952)	42	< 7000 R OD (St)	5,8	4,5	10,3
	20	7000— 9000 R OD	4,4	8,4	12,8
	28	> 9000 R OD	4,9	22,4	27,3
SCHUMANN (1954)	22	< 7000 R OD (St)	6,5	6,6	13,1
	11	7000— 9000 R OD	5,4	4,7	10,1
	9	> 9000 R OD	3,8	5,8	9,6
	8	24000 R OD (Si)	3,6	7,8	11,4
WACHTLER (1954)	13	< 2000 R HD (B)		5,0	13 (alle Fälle)
	30	2000— 4000 R HD		6,0	
	24	> 4000 R HD		16,5	23 (radikal behandelte)
SCHRÖDER (1954)	13	< 2000 R HD (St)			10,3 ⎫
	19	2000— 3500 R HD	4,2	9,3	13,6 ⎬ 13,5
	17	3500— 6000 R HD			15,0 ⎭
GARLAND u. SISSON (1956)	39	< 1500 R HD (St)		3,7	
	33	1500— 3000 R HD		6,0	
	9	> 3000 R HD		10,1	
HAUBRICH (1958)	24	< 9000 R OD (St)	9,1	3,5	12,6
	27	> 9000 R OD	8,4	5,6	14
HELLRIEGEL (1958)	430	→ 4000 R HD (St)		5,3	
	31	→ 4000 R HD (B)		6,1	
	36	→ 6000 R HD		7,4	
	86	→ 9000 R HD		9,9	
	96	> 9000 R HD		0,21	
PROPST u. KAHR (1958)	69	< 3000 R HD (B+St)		3,5 ⎫	
	26	3000— 6000 R HD		7,4 ⎬ 5,1	
	12	> 6000 R HD		12,7 ⎭	

[a] St = Stehfeldtherapie (Homogenbestrahlung), Si = Siebbestrahlung, B = Bewegungsbestrahlung.

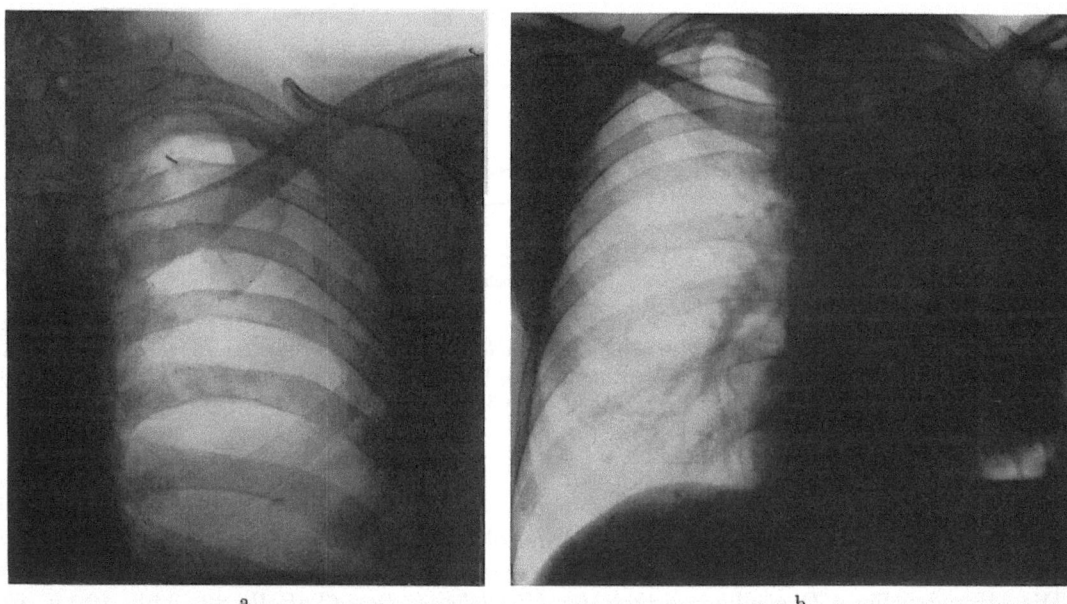

a   b

Abb. 121a u. b. *Dauererfolg kombinierter Resektions- und Strahlentherapie (Siebbestrahlung) eines in die Brust-wand eingewachsenen Oberlappenkarzinoms.* Starker Raucher. 2 Wochen vor Klinikaufnahme verstärkter Reiz-husten, Fieber und zur linken Schulter ausstrahlender Brustwandschmerz. Bei auswärtiger Röntgenunter-suchung Nachweis eines faustgroßen, die linke Thoraxkuppel ausfüllenden Tumorknotens der Oberlappen-spitze. Im Sputum maligne Geschwulstzellverbände (wahrscheinlich Plattenepithelkarzinom) (E.-Nr. 300/63 Pathol. Inst. d. Krhs. Nordwest, Direktor: Prof. KAHLAU). Probethorakotomie am 19. 11. 1963: Trotz breiten Übergreifens auf die apikale Brustwand konnte der Tumor bis auf geringe Relikte nach scharfer Auslösung aus den parietalen Schichten durch Pneumonektomie entfernt werden (Op.: Prof. UNGEHEUER, Direktor d. Chir. Klinik d. Krhs. Nordwest). Anatomischer Befund: Ganz undifferenziertes großzelliges Bronchuskarzinom mit Infiltration der angrenzenden Pleuraschwarte (E.-Nr. 388/63). Angesichts der mittels Metallclips mar-kierten Geschwulstreste im Kuppelraum (a Ausschnitt der Übersichtsaufnahme p.-a. vom 27. 11. 63) und des erneuten Tumorzellnachweises im postoperativen Ergußpunktat (E.-Nr. 647/63) wurde eine intensive Nach-bestrahlung der Brustwand-, Hilus- und Mediastinalstrukturen durchgeführt (200 kV-Siebbestrahlung über opponierende Stehfelder bis 6000 R HD). Komplikationsloser Heilungsverlauf (b Kontrollaufnahme p.-a. vom 1. 5. 64). 8 Jahre nach dem Eingriff und anschließender Strahlentherapie subjektives Wohlbefinden, volle Arbeitsfähigkeit und objektive Erscheinungsfreiheit des Patienten. H. S., 54jähr. ♂. Arch.-Nr. 1802 16841 Radiolog. Zentralinst. d. Krhs. Nordwest Frankfurt/M.

LAMPERT; OVERHOLT u. RUMMEL; MATTHES u. Mitarb.; BERNARD u.a.), ist irrig. Es steht heute außer Frage, daß die *Überlebenszeit mit radiologischen Mitteln verlängert werden kann,* wenn auch im Gesamtdurchschnitt nur um Monate (KUTTIG, BECKER u. FRISCHBIER; HAUBRICH; VIETEN u. GREMMEL; HELLRIEGEL; GUTTMANN; BAUER u. HARTWEG; HILTON; GARLAND u. SISSON; EICHHORN; TUBIANA u. PIERQUIN; SCHUMANN; SHORVON; BIGNALL, MARTIN u. SMITHERS; SCHMITZ-DRÄGER, OBERHOFFER u. THURN; SCHRÖDER; ENGELS; ORMEROD; WOLF, PATNO, ROSWIT u. D'ESOPO; FRANKE, HAUG u. STEPHAN; ČEBIN u. ŽITKIN; VĚŠÍN; RAVNIHAR; KUJAWSKA; HENRY u. GOFFIN u.a.).

Um die lebensverlängernde Wirkung der Strahlentherapie statistisch korrekt zu beurteilen, bedürfte es der Gegenüberstellung „prognostisch einwandfrei vergleichbarer, d.h. bezüglich des Tumorstadiums und des histologischen Typs übereinstimmender" Kollektive (EICHHORN). Die aus den von EICHHORN vorgelegten Absterbekurven (Abb. 119) ersichtliche Differenz der 1-Jahr-Überlebensquote unbestrahlter thorakotomierter (A = 15%) und inoperabler, intensiv bestrahlter (6500—9000 rad HD) Bronchialkrebskranker (B = 35%) ist hochsignifikant. Altersmittel und Krebstypenverteilung sind in beiden Gruppen ausreichend kongruent. Nach EICHHORN war die Gesamtprognose der in-operablen Bestrahlungsfälle an sich ungünstiger zu schätzen, was den gegensinnigen

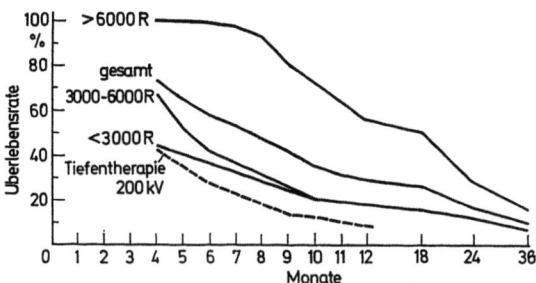

Abb. 122. *Abhängigkeit der Überlebenskurven von der Höhe der applizierten Herddosis bei 18 MeV-Röntgentherapie (294 Fälle) und 200 kV-Röntgenbestrahlung inoperabler Bronchialkrebspatienten (314 Patienten).* [Nach FRANKE, H. D., u. H. W. KUNSTMANN: Strahlentherapie des Bronchialcarcinoms. Internist 11, 334—343 (1970), Diagramm 3]

Behandlungserfolg nur unterstreichen würde. Auch ohne das tertium comparationis, den Stadienvergleich, der nach klinisch-röntgenologischen Kriterien ohnehin unverläßlich ist (s. S. 171ff.), erscheint das Resultat schlüssig genug.

Die offensichtliche *Dosisabhängigkeit der Überlebenszeiten* (Tabelle 88, Abb: 120 u. 122) ist keineswegs zufällig oder lediglich a priori bestehenden Unterschieden des Kräftezustands palliativ bzw. radikal bestrahlter Patientengruppen zuzuschreiben. Vielmehr ist der Rückschluß auf einen unmittelbaren Strahleneffekt sehr wohl begründet, weil man histologisch sichtbare Auswirkungen auf das Tumorgewebe unter Herddosen von 2 000 rad vermißt und jenseits 6 000—12 000 rad nicht mehr auffallend verstärkt findet (PROPST u. KAHR), andererseits bei Herddosen unter 2 000 rad kaum ein Patient die 2-Jahres-Grenze überlebt (HELLRIEGEL), und mit Steigerung der Strahlendosis über eine bestimmte Schwelle hinaus (ca. 6 000—7 000 rad HD) schließlich keine weitere Lebensverlängerung erzielt werden kann (PIERQUIN, DUTREIX u. TUBIANA; PROPST u. KAHR).

Die *200 kV-Röntgentherapie* wurde herkömmlich als hochdosierte „Kreuzfeuerbestrahlung" über wenige Großfelder durchgeführt, von manchen Radiologen in eine Kleinfelder-Methode abgewandelt (STEED u. Mitarb.; MAISIN *et al.*; WINTERNITZ u. SMITHERS; KABELA; BONTE *et al.*; VOGT; ROUJEAU u.a.), dann vielfach nur noch im Sinne verzettelter „Entzündungbestrahlung" angewandt (SCHUMANN; NICOLOV; KAHR u.a.) und bei bestimmten Indikationen als Tele-Röntgentherapie zur Abschnittsbestrahlung herangezogen (TESCHENDORF).

Die *konventionelle Stehfeld-Homogenbestrahlung* wurde von anderen Verfahren verdrängt, die den Vorteil höherer relativer Tiefendosen mit dem Vorzug größerer biologischer Schonung verbanden. Zunächst boten sich die *Röntgen-Siebbestrahlung* (HAUBRICH u. THURN; BOTSTEJN u. HARRIS; PFEIFER u. SEIDEL; v. KEISER; STREIL; MEYER-LAACK; SEIDEL; HAUBRICH u. REICHELT; SCHMITZ-DRÄGER, OBERHOFFER u. THURN; BECKER u. KUTTIG; SCHLUNGBAUM u. KROKOWSKI; HOLMES; HOHL; DRAGON, PINELESS u. BUNESCU; PLACHENOVÁ; HESS; JOLLES; SCHÖNEICH; STAŠEK; KANEDA *et al.*; BOZOKY u. RODE; KARPAROW u.a.) (Abb. 116 u. 121) und die *Röntgenbestrahlung mit bewegtem Einfallfeld* in verschiedener Modifikation an (KOHLER; BARTH; BARTH, BRICHZY, FRIK u. PITAS; NEUMANN u. WACHSMANN; BECKER u. Mitarb.; KUTTIG; HELLRIEGEL; WACHTLER; KRAUTZUN; FIEBELKORN; PRITCHARD *et al.*; HESS; SIECKEL; TRENTA, BOBO u. BERNARDI; KETTUNEN u.a.).

Technische Fortschritte ermöglichten dann eine größere relative Tiefenwirkung durch *Anwendung energiereicher Strahlen.* Methodisch kommt die inzwischen weit verbreitete ^{60}Co- und ^{137}Cs-Telegammatherapie in Betracht (SMITH; KUTZ; LOFSTROEM; GUERIN; VALDAGNI; HOLMES u. SCHULZ; CARPENDER u. LOCHMANN; BECKER u. KUTTIG; EICHHORN u. BOHNDORF; KUTTIG, BECKER u. FRISCHBIER; TRIAL, ROZE u. GRAS; BIRKNER u. HINZ; CHEBAT; MELCHIOR; CARNEVALL, FELCI, RONCORONI u. SALVINI; BURR, McKAY

Tabelle 89a u. b. Mittlere Überlebenszeiten und einjährige Überlebensraten nach 200 kV-Röntgentherapie bzw. Telekobaltbestrahlung inoperabler Bronchialkrebskranker in Beziehung zum klinischen Stadium (TNM-System) (a) und histologischen Typ der Geschwülste (b). [Nach FRANKE, H. D., u. H. W. KUNSTMANN: Strahlentherapie des Bronchialkarzinoms. Internist 11, 334—343 (1970), Tabellen 7 und 8]

Stadium	200 kV			⁶⁰Co		
	Patienten-zahl	mittlere Über-lebenszeit in Monaten	1jährige Über-lebensrate	Patienten-zahl	mittlere Über-lebenszeit in Monaten	1 jährige Über-lebensrate
I	3 (1,3%)	11,5	(33,3%)	1 (0,7%)	11,5	0,0%
II	7 (3,0%)	16,2	42,9%	7 (4,9%)	19,0	87,5%
III	101 (43,0%)	8,8	22,8%	67 (46,5%)	11,2	35,8%
IV	21 (8,9%)	4,7	4,8%	18 (12,5%)	8,2	5,6%
V	96 (40,8%)	4,8	7,3%	51 (35,4%)	4,7	5,9%
Unklassifiziert	7 (3,0%)	3,3	0,0%	—	—	—
	235	6,9	14,9%	144	8,9	24,3%

a)

Histologische Klassifizierung	200 kV			⁶⁰Co		
	Patienten-zahl	mittlere Über-lebenszeit in Monaten	1jährige Über-lebensrate	Patienten-zahl	mittlere Über-lebenszeit in Monaten	1jährige Über-lebensrate
Undifferenziertes Karzinom	62 (26,4%)	5,3	8,1%	52 (36,1%)	5,8	9,6%
Plattenepithelkarzinom	57 (24,2%)	7,3	19,3%	35 (24,3%)	9,6	31,4%
Adenokarzinom	8 (3,4%)	6,8	(25,0%)	4 (2,8%)	9,7	(25,0%)
„Karzinom"	31 (13,2%)	7,3	16,1%	16 (11,1%)	12,5	37,5%
Keine Histologie	77 (32,8%)	7,8	15,6%	37 (25,7%)	10,8	32,4%
	235 (100,0%)	6,9	14,9%	144 (100,0%)	8,9	24,3%

b)

Tabelle 90. Mittlere Überlebenszeit und einjährige Überlebensraten bei 200 kV-Röntgentherapie und Telekobaltbestrahlung inoperabler Bronchialkrebskranker in Beziehung zu den Kriterien Patientenalter, Tumorstadium und- histologie sowie mittlerer Herddosis. [Nach FRANKE, H. D., u. H. W. KUNSTMANN: Strahlentherapie des Bronchialcarcinoms. Internist 11, 334—343 (1970), Tabelle 10]

Kriterium	200 kV 235 Patienten	⁶⁰Co 144 Patienten
Alter		
Durchschnittsalter	57,4 Jahre	59,9 Jahre
Stadium		
I und II	4,3%	5,6%
III	43,0%	46,5%
IV	8,9%	12,5%
V	40,8%	35,4%
Unklassifiziert	3,0%	—
Histologie		
Plattenepithelkarzinom	24,3%	24,3%
Undifferenziertes Karzinom	26,4%	36,1%
Adenokarzinom	3,4%	2,8%
„Karzinom"	13,2%	11,1%
Keine Histologie	32,7%	25,7%
Dosis		
Mittlere Herddosis	4000 R	6000 R
Mittlere Überlebenszeit	6,9 Monate	8,9 Monate
1jährige Überlebensrate	14,9%	24,3%

u. Sellers; Baštecký u. Chvojka; Kárpáti et al.; Hess; Holsti; Basic; Pedoja u. Rigat; Pierquin, Gravis u. Gelle; Patricio; Rasad; Lampe; Micelli et al.; Patrese u. Pozza; Höst; Schnepper u. Vielberg; Macarini u. Falchi; Smith, Fetterly, Lott, McDonald, Myers, Pfalzner u. Thomson; Bublitz u. Labitzke; Gregl, Lehners, Schuster u. Vorhauer; Ott; Eichhorn u. Lessel; Fernholz u. Müller; Kozlova u. Kazakova; Felci; Abe et al.; Rissanen u. Mitarb.; Laconi et al.; Franke u. Kunstmann; Starzynska; Kujawska; Wilner u. Schmidt-Hermes; Ojala u. a.), ferner die *Hochvolt-Therapie mit ultraharten Röntgenstrahlen* (Photonen-Bremsstrahlung) (Schubert; Schubert u. Becker; Guttmann; Hare, Souders, Cote, Trump, Granke u. Wright; Watson; Bignall; Tubiana, Pierquin u. Dutreix; Kuttig, Becker u. Frischbier; Cocchi; Brady, Cander, Evans u. Faust; Zuppinger u. Veraguth; Hellriegel; Pierquin et al.; Harvey u. Laughlin; Carpender u. Lochmann; Birkner u. Hinz; Holsti; Deeley; Teschendorf u. Bleher; Morrison; Enlargo u. Vidal; Barth; Ringleb; Yokoyama et al.; Strashinin u. Kirilova; Coucourde, Rovera, Jucker u. Maestro; Lampe u. a.) und die *Bestrahlung mit beschleunigten Elektronen* (Schumacher; Zuppinger, Poretti u. Zimmerli; Loerbroeks u. Schumacher; Morandi, Gerna, Rossi u. Maestro; Lanzos González; Nagase; Fingerhut u. Mitarb. u. a.).

Die Dosisverteilung kann dabei durch Kombination von Stehfeld- und Bewegungsbestrahlung den topographischen Gegebenheiten angepaßt und nötigenfalls mit zwischengeschalteten Keil-, Raster- oder Siebfiltern abgewandelt werden (Schubert u. Becker; Becker u. Kuttig; Kuttig, Becker u. Frischbier; Becker, Werner, Kuttig, Scheer u. Weitzel; Kornev; Kaneda u. a.). Die perkutan applizierte *Gesamtherddosis kann in einer oder zwei Serien unterteilt,* auf Grund neuerer positiver Erfahrungen auch *nach dem „split course"-Verfahren* verabfolgt werden (Levitt, Bogardus u. Ladd; Holsti u. Vuorinen; Cook, West u. Kraft; Sambrook; Deeley; Schumacher; Ringleb; Diethelm; Rissanen, Tikka u. Holsti; Lessel; Taskinen; Holsti; Abramson u. Cavanaugh; Kärcher; Perez; Ojala u. a.). Die grobfraktionierte Strahlenapplikation hat gegenüber der kontinuierlichen Bestrahlung nicht allein arbeitstechnische Vorzüge. Wesentlicher sind die durch Re-Oxygenisierungseffekte, bessere Vaskularisation, stärkere Schonung und raschere Erholung des Tumorbetts sowie schnellere Verkleinerung der Geschwulstmasse gekennzeichneten biologischen Auswirkungen. Die therapeutischen Vorteile des Verfahrens sind insofern beachtlich, als man bei vergleichbaren Herddosen radiogene Lungenparenchymreaktionen nach Häufigkeit und Schwere vermindern (Holsti u. Vuorinen), zugleich aber die Überlebensrate erhöhen (Abramson u. Cavanaugh; Holsti u. Vuorinen) und die histologisch belegten Erfolgsziffern vollständiger Strahlenvernichtung der Primärgeschwülste verdoppeln kann (Rissanen, Tikka u. Holsti: mikroskopisch nachweisliche Tumorzerstörung nach split course-Hochvoltbestrahlung mit 6000—7000 rad HD bei 14 von 38 Patienten (= 37%) gegenüber 4 von 28 Kranken (= 14%) nach kontinuierlich durchgeführten, bezüglich Strahlenqualität und Wochenherddosen sonst gleichartiger Bestrahlung!). Die zunächst tierexperimentell erprobte (Fomon, Davis, Kurzweg, Broadway u. Chessney; Fomon, Kurzweg u. Davis; Fomon, Kurzweg, Slotkin u. Davis) *intraoperative Einzeit-Bestrahlung des Lymphabflußgebiets freigelegter Tumoren* (etwa 3000—3500 rad HD) (Shevcherenko; Barth u. Meinel) hat bisher keine nennenswerte Verbreitung gefunden.

Trotz der methodisch-technischen Weiterentwicklung wurde die Strahlentherapie des Bronchialkarzinoms nicht zu einer echten Alternative der Lungenchirurgie. Die modernen radiologischen Behandlungsverfahren kamen ganz überwiegend inoperablen Kranken zugute, so daß die Quote der 5-Jahres-Heilungen nicht wesentlich erhöht werden konnte (Tabelle 84). Der prinzipielle Fortschritt gegenüber konventioneller Röntgentiefentherapie liegt — abgesehen von einer Erhöhung der 1-Jahres-Überlebensrate (Vieten; Ullmann; Schumacher; Eichhorn; Ringleb; Franke u. Mitarb. u. a.) (s. Abb. 120 u. 122 sowie Tabelle 89) — in der ungleich besseren biologischen Verträglichkeit energiereicher Strahlen begründet, die sich aus den veränderten Absorptionsverhältnissen im Körpergewebe und günstigerer geometrischer Dosisverteilung ergibt. Da die Applikation selbst hoher Herddosen nicht mehr mit so erheblicher Allgemeinreaktion erkauft werden muß, läßt sich die Indikation auf viele Patienten ausweiten, denen man früher eine Stehfeld-Homogenbestrahlung nicht mehr zugemutet hätte. Die Strahlentherapie kann dadurch ihrer Aufgabe, das Los der inoperablen Kranken zu erleichtern und die im Einzelfall gewonnene Lebensfrist durch Beseitigung quälender Tumorfolgen lebenswert zu machen, heute besser gerecht werden als in ihren Anfängen. Dieser Erfolg ist mit Zahlen schwer auszudrücken, darum aber nicht minder bedeutsam und begrüßenswert.

Wenn die *chirurgisch-radiologische Kombinationsbehandlung* in zunehmendem Maße geübt und empfohlen wird, so geschieht das vor allem im Hinblick auf die bessere Verträglichkeit der Hochvolt-Therapie und in der Erwartung, der zusätzliche Strahleneffekt könne bei der Operation zurückgebliebene Tumorreste oder Metastasenherde in den Abflußlymphknoten vernichten (OUDET, GROS, GOOR u. HUTT; WEISS u. Mitarb.; BROMLEY u. SZUR; BLOEDORN u. COWLEY; BOYD, SOUDERS, SMEDAL, O'HOLLAREN u. TRUMP; BLOEDORN, COWLEY, CUCCIA u. MERCADO; BECKER u. Mitarb.; EICHHORN; TRIAL, ROZE u. GRAS; VIETEN u. GREMMEL; DU MESNIL DE ROCHEMONT; HELLRIEGEL; PAULSON, SHAW, KEE, MALLAMS u. COLLIER; MERCADO et al.; LINBERG, COWLEY, BLOEDORN u. WIZENBERG; CHARDACK u. MACCALLUM; BLAHA, UNGEHEUER u. KAHLAU; FAUVET; BOTSTEJN u. HARRIS; HUGUENIN; HARE; KAHR; FORSTER, GROS, FRUHLING u. ROEGEL; GOBBEL, SAWYERS u. RHEA; SANTY, LATARJET, PAPILLON, JAUBERT DE BEAUJEU, GOYON u. LAAGEL; MORRISON u. DEELEY; HILTON u. PILCHER; EICHHORN, LESSEL, RICHTER, ROTTE, SCHUBERT u. ZÜHLKE; SOUDERS u. SMEDAL; PATTERSON u. RUSSEL; BANGMA u. TONKES; RUSH u. GREENLAW; WOLF et al.; SHERRAH-DAVIES; BARRETT, DAY, O'ROURKE, CHAPMAN, SADEGHI, PERRY u. TUTTLE; HOYE u. SMITH; FABER, KAISER u. LANGSTON; FEDER u. BLAIR; HELLMAN, KLIGERMAN, VON ESSEN u. SCHIBETTA; LAWTON, ROSSI, LATOURETTE u. FLYNN; STEINBERG; BUCOLASSI u. Mitarb.; PAVLOV et al.; ARNDT; BEATTIE u.a.). Während sich die *Nachbestrahlung* an den Behandlungszentren durchgesetzt hat, stößt die *präoperative Bestrahlung* trotz ermutigender Teilergebnisse (BLOEDORN u. COWLEY; OUDET, FRUHLING, GROS u. BLUM; BLOEDORN, COWLEY, CUCCIA u. MERCADO; BROMLEY u. SZUR; WEISS, OUDET, KOEBEL u. KRUCZEK; EICHHORN; HARE; KAHR; FABER, KAISER, LANGSTON u. HINES; BAKER, COWLEY u. LINBERG; ZUPPINGER; SHAW u. PAULSON; EICHHORN u. Mitarb.; TRIAL, ROZE u. GRAS; BOHNDORF u. VIERECK; LINBERG, COWLEY, BLOEDORN u. WIZENBERG; MERCADO et al.; FABER, KAISER u. LANGSTON; FORSTER, GROS, FRUHLING u. ROEGEL; PAULSON, SHAW, KEE, MALLAMS u. COLLIER; HUGUENIN, LEMOINE, FAUVET u. BOURDIN; WITZ et al.; SANTY u. Mitarb.; FEDER u. BLAIR; BLOEDORN, COWLEY, CUCCIA, MERCADO, WIZENBERG u. LINBERG; MALLAMS u. Mitarb.; HELLMAN et al.; BIGNALL, MARTIN u. SMITHERS; LAWTON, ROSSI, LATOURETTE u. FLYNN; HOYE u. SMITH; VIERECK u. BONSE; ZUPPINGER u. RENFER; BAUER, SCHOEN u. GERHARDT; WITZ, ERDLY, MIECH u. MORAND; PAULSON, URSCHEL, MCNAMARA u. SHAW u.a.) nach wie vor auf Bedenken (WIDOW; MARK et al.; FREY u. LÜDEKE; UNGEHEUER; BARRETT, DAY, O'ROURKE, CHAPMAN, SADEGHI, PERRY u. TUTTLE; BLAHA, UNGEHEUER u. KAHLAU; ABBOTT; BEATTIE; SHIELDS, HIGGINS, LAWTON, HEILBRUNN u. KECHN; SMITH u. PARNSINGHA;; WIDOW u. MARX; MANFREDI, KING, BEHNKE u. HEINBURGER; HIGGINS; TILDON u. HUGHES; MATTHES u. Mitarb. u.a.).

Das erklärte Ziel der präoperativen Strahlentherapie ist es, die Geschwulstzellen im Primärtumor und seinen endothorakalen Abflußlymphknoten zu devitalisieren, die weitere Verschleppung nidationsfähiger Krebszellen zu unterbinden und inoperable Gewächse, wenn möglich, so weit zu verkleinern, daß sie technisch resezierbar werden (ZUPPINGER; HUG u.a.). VIETEN u. GREMMEL sehen in diesem Vorhaben die Grenzen zur alleinigen Bestrahlung auch operabler Bronchialkarzinome verwischt, die wegen der unzureichenden Dauererfolge abzulehnen sei. Wenn diese skeptische Grundeinschätzung

15*

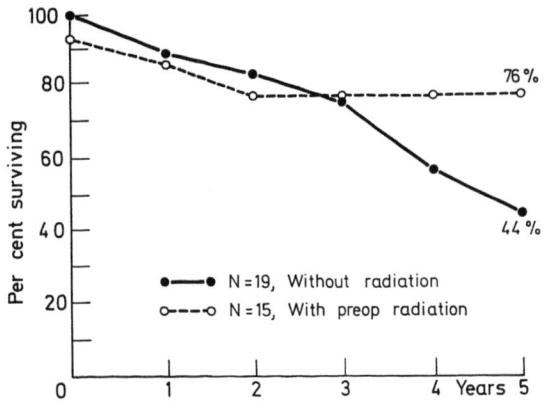

Abb. 123. *Überlebenskurven von 34 Bronchialkrebs-kranken nach Durchführung für kurativ gehaltener bronchoplastischer Eingriffe und Lobektomie mit (--o--) und ohne (—•—) präoperative Bestrahlung.* [Nach PAULSON, D. L., H. C. URSCHEL, J. J. MCNAMARA u. R. S. SHAW: Bronchoplastic procedures for broncho-genic carcinoma. J. thorac. cardiovasc. Surg. **59**, 38—48 (1970), Fig. 5]

mit Recht schon für die Intensivbestrahlung gelte, so folgern sie sinngemäß, sei es doch sehr fraglich, ob man mit mittleren Herddosen Geschwülste an der Grenze der Operabilität dem chirurgischen Eingriff wieder zugänglich machen könne.

Die chirurgischerseits erhobenen Einwände betreffen die Operationserschwernis im vorbestrahlten Gewebe, die Gefahr gehäufter eitriger Komplikationen (Pleuraempyem!) (WIDOW; MATTHES u. Mitarb. u.a.), radiogener Herz- und Nebennierenfunktionsstö-rungen (MARK, CALL u. VON ESSEN; TAKOAKA; TILDON u. HUGHES; HIGGINS; MATTHES u. Mitarb.) sowie das durch mehrwöchigen Zeitverlust erhöhte Metastasierungsrisiko (FREY u. LÜDEKE; BLAHA, UNGEHEUER u. KAHLAU; BARRETT, DAY, O'ROURKE, CHAP-MAN, SADEGHI, PERRY u. TUTTLE; MARK, CALL u. VON ESSEN; ABBOTT; BEATTIE u.a.). Diese Bedenken werden nicht von allen Lungenchirurgen und Strahlentherapeuten geteilt (WEISS, OUEDET, KOEBEL u. KRUCZEK; PAULSON u. SHAW; FORSTER *et al.*; OUDET, FRUHLING, GROS u. BLUM; PAULSON, SHAW, KEE, MALLAMS u. COLLIER; EICHHORN u. Mitarb.; TRIAL, ROZE u. GRAS; SANTY u. Mitarb.; PAULSON; WITZ, ERDLY, MIECH u. MORAND; LAWTON, ROSSI, LATOURETTE u. FLYNN; PAULSON, URSCHEL, MCNAMARA u. SHAW u.a.).

PAULSON fand in 54 einschlägigen Fällen die Vornahme resezierender Eingriffe nach vorausgegangener Strahlentherapie nicht schwieriger als sonst. Er konnte keinen Anstieg der postoperativen Komplikationen oder der primären Operationssterblichkeit feststellen und empfiehlt die Vorbestrahlung besonders beim neoplastischen Pancoast-Syndrom, da sie im Verein mit chirurgischen Maßnahmen relativ günstige Spätresultate ergibt (30% 5-Jahres-Heilungen!) (s. auch SHAW, PAULSON u. KEE; PAULSON, SHAW, KEE u. COL-LIER; PAULSON, SHAW, KEE, MALLAMS u. COLLIER; HILARIS *et al.*; PEREZ). Vor Anwen-dung bronchoplastischer Verfahren bei Bronchialkrebskranken erwies sich die Strahlen-therapie ebenfalls als vorteilhaft (PAULSON, URSCHEL, MCNAMARA u. SHAW) (Abb. 110 u. 123). Die von WITZ u. Mitarb. seit 1952 erprobte Methode (Applikation von 2000 bis 2500 rad HD von 2 opponierenden Feldern innerhalb von 5 Tagen unmittelbar vor der Resektion) hatte weder eine Erschwernis bzw. Verzögerung des Eingriffs noch einen Anstieg örtlicher oder allgemeiner Operationskomplikationen zur Folge. LAWTON u. Mit-arb. verzeichneten bei ihren 63 vorbestrahlten Krebskranken zwar eine etwas höhere Pleuraempyemquote, aber weder eine Häufung von Bronchialstumpfkomplikationen noch eine Zunahme der Operationsmortalität. Sie sahen keine Störung der Wundheilung im strahlenbelasteten Brustwandgewebe. Das operative Vorgehen war in keinem Falle er-schwert, dank des radiologisch erzielten Tumorschwundes vielmehr gewöhnlich leichter als ohne Vorbestrahlung. Auch WEISS u. Mitarb. betonen ausdrücklich, nach ihrer Er-fahrung sei die präparative Operationstechnik infolge der radiogenen Gewebsverände-rungen erheblich vereinfacht, die Wundheilung ungestört, und allenfalls die Rekon-valeszenz etwas verlängert.

Das gleiche Team französischer Thoraxchirurgen, Pathologen und Radiologen (OUDET, FRUHLING, GROS u. BLUM) hält die an Resektionspräparaten konventionell vorbestrahlter Bronchialkrebse erhobenen histologischen Befunde für geeignet, auch die Befürchtung einer durch Zuwarten begünstigten Tumorpropagation zu zerstreuen: in 2 von 8 Fällen (je ein epidermoides und ein kleinzelliges Karzinom) war an Stelle des vormals verifizierten Tumors und in den exzidierten Mediastinallymphknoten kein Krebsgewebe mehr nachweisbar; bei einem weiteren Plattenepithelkarzinom fanden sich nur schwer geschädigte, offensichtlich devitalisierte Zellgruppen innerhalb nekrotischer Bezirke, und in den übrigen 5 Fällen sah man kleine Nester fraglich noch lebensfähiger, aber in Schwielengewebe eingebetteter Tumorzellen.

Der *„Sterilisationseffekt" der Hochvolt-Vorbestrahlung im Primärtumor und seinem Lymphabflußgebiet* wird noch höher bewertet: BROMLEY u. SZUR konnten *in 47%*, LAWTON u. Mitarb. bei 40% der vorbestrahlten, vorwiegend anaplastischen Bronchuskrebse *nach Applikation von 3500 rad HD keine Tumorreste im Resektionspräparat mehr* feststellen. Noch günstiger lauten die von BLOEDORN u. Mitarb. mitgeteilten Ergebnisse: nach Einstrahlung von 6000 rad HD innerhalb von 6 Wochen waren bei Engschnitt-Untersuchung der Operationspräparate von 54% der 26 vorbestrahlten Bronchialkrebskranken keine Tumorrelikte zu finden, und die exzidierten Lymphknoten in 92% metastasenfrei. RISSANEN, TIKKA u. HOLSTI überprüften den Effekt präoperativer Bestrahlung an 68 Patienten mit bioptisch gesicherten, primär inoperablen Bronchuskarzinomen: während das Tumorareal nach Belastung mit 2000—3000 rad HD in 26 Fällen noch eindeutig vitale Geschwulstelemente im Gewebsverband enthielt, bewirkte die Vorbestrahlung mit 4800—6250 rad HD 5—10 Wochen bzw. mit 5500—6000 rad HD 4—6 Wochen vor dem Eingriff, daß bei 18 bzw. 7 von 24 Kranken im bestrahlten Herdgebiet keine Krebszellen mehr nachzuweisen waren, und nur 3 von 15 Patienten mit zuvor mediastinoskopisch verifiziertem Mediastinallymphknoten-Befall noch lymphonoduläre Metastasenreste aufwiesen. Analoge Ergebnisse lokaler Geschwulstvernichtung mit präoperativen radiologischen Maßnahmen wurden von zahlreichen Autoren mitgeteilt (BLOEDORN, COWLEY, CUCCIA u. MERCADO; BAKER, COWLEY u. LINBERG; BLOEDORN u. COWLEY; SANTY, LATARJET, PAPILLON, JAUBERT DE BEAUJEU, GOYON u. LAAGEL; EICHHORN; HUGUENIN, LEMOINE, FAUVET u. BOURDIN; TRIAL, ROZE u. GRAS; EICHHORN u. Mitarb.; BLOEDORN, COWLEY, CUCCIA, MERCADO, WIZENBERG u. LINBERG; VIERECK u. BONSE; LINBERG, COWLEY, BLOEDORN u. WIZENBERG; BIGNALL, MARTIN u. SMITHERS; BOHNDORF u. VIERECK; FABER, KAISER, LANGSTON u. HINES; VIERECK; DUTREIX, SCHLIENGER u. LE PEIGNEUX; CHEBAT; HOYE u. SMITH; FEDER u. BLAIR; FABER, KAISER u. LANGSTON; LAWTON, ROSSI, LATOURETTE u. FLYNN; FAUVET u.a.). EICHHORN hebt hervor, daß eine präoperativ verabfolgte Herddosis von 3500—4500 rad den Tumor samt örtlichen Lymphknotenmetastasen einem beträchtlichen Strahleninsult aussetzt und durch Hebung des Allgemeinbefindens (Entfieberung infolge Rückbildung obstruktionspneumonischer Prozesse etc.) den späteren Eingriff meist erleichtert.

BLAHA, UNGEHEUER u. KAHLAU plädieren unter Würdigung dieser Argumente für die postoperative Bestrahlung, weil die histologische Feindiagnose bezüglich der gesamten Tumorstruktur dann ganz eindeutig, die Komplikationsrate (Stumpfinsuffizienz bzw. Pleuraempyem) wahrscheinlich doch geringer, die chirurgische Beseitigung des Primärtumors schneller und sicherer sei, die Aufgabe des Strahlentherapeuten andererseits in quantitativer Hinsicht („geringere Tumormasse") sowie durch Metallclip-Markierung etwa zurückgelassener Krebsreste leichter gelöst werden könne. Der letztgenannte Gesichtspunkt ist allerdings im Falle sekundärer Inoperabilität unzutreffend: die Probethorakotomie stellt für den Versuch einer radikalen Nachbestrahlung biologisch (Allgemeinverträglichkeit der Strahlentherapie) wie strahlenphysikalisch (Beeinflußbarkeit des Tumorgewebes) eine erhebliche Vorbelastung dar, da die an sich schon begrenzte Elektivität des Strahleneffekts durch postoperative Reaktionsfolgen im Brustraum (entzündliches Ödem, Hämatom-, Erguß- und Schwartenbildung, Durchblutungsdrosselung) zusätzlich verringert wird (VIETEN u. GREMMEL).

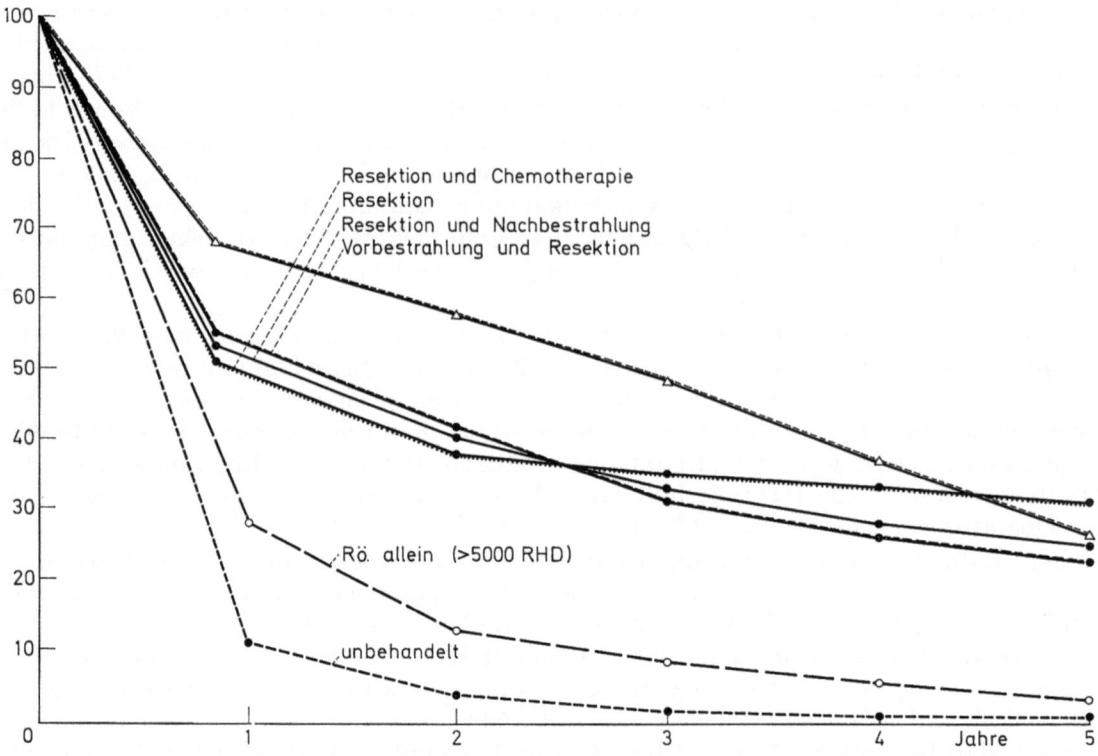

Abb. 124. *Der Einfluß der verschiedenen Bronchialkrebsbehandlungsmethoden einschließlich der kombinierten Anwendung operativer, radiologischer und chemotherapeutischer Verfahren auf die Überlebenskurven im Vergleich zu
unbehandelten Bronchuskarzinomkranken.* [Aus GROSS, R.: Zur Klinik des Bronchialkarzinoms. Hippokrates
38, 16—26 (1967), Abb. 9. Nach BAUER, R., D. SCHOEN u. P. GERHARDT: Ergebnisse der Strahlentherapie
des Bronchialkarzinoms. Strahlentherapie **128**, 28 (1965), Tabelle 4]

    Nach dem Urteil zahlreicher Autoren, die über ausreichende Erfahrungen mit prä-
operativer Strahlentherapie verfügen, hat die *radiologische Vorbehandlung* den *Vorzug,
in bemerkenswert hohem Prozentsatz eine nachträgliche Resektion bronchogener Karzinome
zu ermöglichen, die bei vorhergehender Probethorakotomie als technisch inoperabel befunden
worden waren* (BLOEDORN u. Mitarb.; FORSTER *et al.*; OUDET *et coll.*; WEISS *et al.*; BROMLEY
u. SZUR; BAKER, COWLEY u. LINBERG; CLELAND, GREER, CAREY u. ZUHDI; EICHHORN;
LINBERG *et al.*; BIGNALL, MARTIN u. SMITHERS; EICHHORN u. Mitarb.; LINBERG *et al.*;
LAWTON *et al.*; MARK, CALL u. VON ESSEN; RISSANEN, TIKKA u. HOLSTI; PAULSON u.
DALLES; National Cancer Institute [Editorial Cancer **23**, 419 (1969)]; FABER, KAISER u.
LANGSTON; FEDER u. BLAIR; HOYE u. SMITH; MAYER u. ROSWIT u.a.). Nach BLOEDORN
u. Mitarb. wurden 39 von 109 primär inoperablen Bronchialkrebskranken, also *mehr
als ein Drittel* der schon aufgegebenen Patienten *durch den Einsatz der Strahlentherapie
resektionsfähig*, obgleich die fruchtlose erste Probethorakotomie den radiologischen Behandlungserfolg erschwert hatte. Die Resektionsquote ihres gesamten Krankenguts
(192 Patienten) konnte auf diese Weise verdoppelt werden (von 21 auf 42 % !), ohne daß
die Absterberate der nachträglich Operierten 1 Jahr nach dem Eingriff die der primär
operablen Patienten (83 Kranke) überstieg. EICHHORN beziffert den *mit Vorbestrahlung
erzielten Anstieg der Resektionsquote* (125 Patienten) gegenüber einer großen Vergleichsgruppe nicht radiologisch Vorbehandelter mit 10 %. LAWTON u. Mitarb. konnten 6 von
7 bei Probethorakotomie zunächst inoperable Bronchuskarzinome nach zwischenzeitlicher Bestrahlung mit > 3 500 rad HD resezieren. Nach der Sammelstatistik von BAUER,
SCHOEN u. GERHARDT aus insgesamt 133 Arbeiten wurden *mit der Kombination von Vor-*

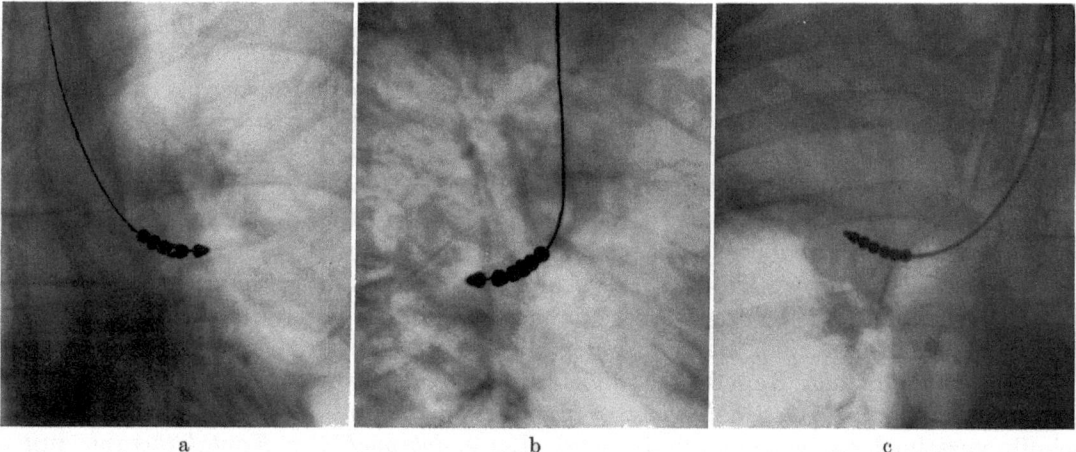

Abb. 125a—c. *Röntgenologische Darstellung des endobronchial applizierten Radiokobaltperlen-Trägers in situ.*
Lage der gebogenen Sonde mit aufgereihten Kobaltperlen im apikalen Unterlappensegmentbronchus links
(a sagittal, b frontal) und im neoplastisch verschlossenen rechten Oberlappenbronchus. [Nach Schlungbaum,
W., H. Blum u. H.-J. Brandt: Ergebnisse der endobronchialen Strahlentherapie des Bronchuskarzinoms.
Radiologia Austriaca **13**, 201—214 (1962), Abb. 4a—c]

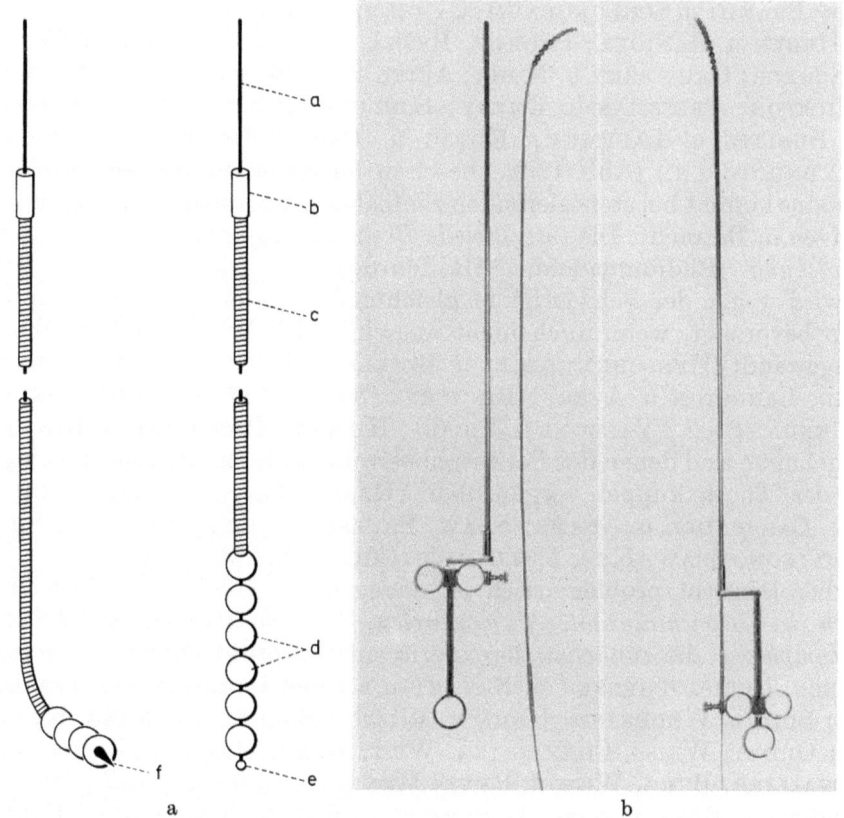

Abb. 126a u. b. *Kobaltperlenträger* (a) in Form gebogener bzw. gestreckter Drahtsonden (schematisch:
a Trägerdraht, *b* Rändelschraube, *c* Fixierrohr, *d* Radiokobaltperlen, *e* kugelförmiger Drahtkopf, *f* kegel-
förmiger Kopf der gekrümmten Sonde) und starres *Führungsinstrument zur endobronchialen Radiokobalt-
Applikation* (b) (Drahtsonde links entfernt, rechts eingezogen). [Nach Schlungbaum, W., H. Blum u. H.-J.
Brandt: Ergebnisse der endobronchialen Strahlentherapie des Bronchuskarzinoms. Radiologia Austriaca **13**,
201—214 (1962), Abb. 2 und 3]

bestrahlung und Resektion die höchsten Überlebensquoten im 1. und 2. Jahr erzielt (Abbildung 124).

Ob die präoperative Bestrahlung die Gefahr eines Lokalrezidivs verringert (EICHHORN) oder durch Vernichtung mediastinaler Lymphknotenabsiedlungen den Anteil langfristig Überlebender merklich erhöht, ist bisher statistisch nicht sicher erwiesen. Der unstreitige Vorteil liegt in der Möglichkeit einer „therapeutischen Konversion" nicht resezierbarer Fälle (MARK, CALL u. VON ESSEN), deren Spätprognose nicht ungünstiger ist als die der primär operablen Patienten. Ungeachtet der skeptischen Urteile mancher Autoren (MANFREDI et al.; WIDOW; HIGGINS; MATTHES u. Mitarb.) sollten die diesbezüglich überwiegend positiv lautenden Vorergebnisse daher an größeren Behandlungsreihen überprüft werden, um jede Chance zur Besserung der Heilungsaussichten zu nutzen.

Zum gebräuchlichen Repertoire gehört außer der perkutanen Strahlentherapie die *endothorakale Kleinraumbestrahlung mit natürlichen und künstlichen Radioisotopen*, deren Technik verschiedenartig gehandhabt wird. Bei *endobronchialer Kontakttherapie mit geschlossenen Präparaten* muß die Strahlenquelle der Tumorausdehnung angepaßt und bei jeder Einlage durch Ruhigstellung in Endotrachealnarkose mit kontrollierter Atmung jeweils für einige Stunden in bestimmter Lage fixiert werden (Abb. 125). Man verwendet hierzu röhrenförmige selbsthaltende oder mittels Métras-Sonden eingeführte *Radiumträger, Radon-Seeds* bzw. $^{60}Co\text{-}Mikrozylinder$ oder an einem gekrümmten halbstarren Spezialmandrin *aufgereihte Radiokobalt-Perlen* mit Goldüberzug (V. EICKEN u. ADAM; SEIFERT; EDWARDS; HINTZE; NEGUS; PRESSMANN; BROCK; ORMEROD; BRODERSEN; CADE; TYLER; BRANDT u. SCHLUNGBAUM; CAMERMAN; MAISIN; SCHLUNGBAUM; BRUNNIX; GOVAERTS, HERVE u. RAMIOUL; PROKOP, BEŠKA, ČERNÝ, ŠTĚPÁNEK u. TOMÁŠ; BECKER u. Mitarb.; SCHEER; GAUWERKY u. MOHR; ARIEL et al.; SCHLUNGBAUM, BLUM u. BRANDT; HUSTU u. NICKSON; PRESSMAN u. EMERY; SCHLUNGBAUM u. BLUM; PATERSON, PATERSON et al.; BUBLITZ u. LABITZKE; KOTAS u. CAHA; FISCHER; STRASHININ, EVDOKIMOV u. ZLYDNIKOV u.a.) (Abb. 126). Dieser in mehreren Sitzungen durchgeführte Bestrahlungsmodus kommt bei stenosierenden zentralen Bronchuskarzinomen und Bronchialstumpfrezidiven in Betracht. Die *interstitielle Bestrahlung durch transbronchiale bzw. intratumorale Spickung* (Radiumnadeln, ^{222}Radon-Seeds, ^{192}Iridium-Nadeln, ^{198}Au-Pellets, ^{125}J-Seeds) wird wegen der Schwierigkeit gleichmäßiger endobronchialer Applikation via Bronchoskop bevorzugt, wenn auch nicht ausschließlich beim neoplastischen Pancoast-Syndrom angewandt (HENSCHKE; ARIEL u. BINKLEY; HENSCHKE u. BINKLEY; ORMEROD; ARIEL, HEAD, LANGSTON u. AVERY; BINKLEY; CLIFFTON et al.; JOHNSTON, CLELAND u. HOWARD; BENDA et coll.; VALDONI u. FICARI; HILARIS, HENSCHKE u. HOLT). Die damit erzielten Ergebnisse sind denen der Perkutanbestrahlung in die Brustwand eingewachsener Karzinome der Thoraxkuppel vergleichbar (HAAS, HARVEY u. MELCHER; SMITHERS; JACOX; FRY, CARPENDER u. ADAMS; SHAW, PAULSON u. KEE; PAULSON, SHAW, KEE u. COLLIER; PAULSON, SHAW, KEE, MALLAMS v. COLLIER) (Abb. 121).

In mancher Hinsicht problematisch ist dagegen die *Injektion kolloidaler ^{198}Au- oder ^{32}P-Lösungen in Bronchialwand, Tumorknoten, Geschwulstkavernen oder metastatische Mediastinallymphome*, die zunächst tierexperimentell erprobt (BRYANT, CHRISTOPHERSEN u. BERG; BERG, CHRISTOPHERSEN u. BRYANT u.a.) und dann klinisch praktiziert wurde (BERG et al.; BOLT u. WEDEKIND; HAHN u. Mitarb.; BECKER, WERNER, KUTTIG, SCHEER u. WEITZEL; OUDET, WEISS, CHEVALLIER, WITZ, BURG, MAIER u. RUEBSAMEN; OUDET, WEISS, CHEVALLIER, BURG, WITZ u. REYS; MENEELY; BENDA et coll.; BELLION, BÜCHI, CHIARLE, ORSELLO, ROSA u. SOSI; DOGLIOTTI u. Mitarb.; CELLERINO, FERRERO u. CATOLLA CAVALCANTI; FISCHER). Mit intratumoraler Radiogoldapplikation kann zwar eine beträchtliche Geschwulstverkleinerung erzielt werden (BECKER u. Mitarb.; HAHN et al.; OUDET et coll.), doch ist das Vorgehen wegen der relativen Häufigkeit ernstlicher Komplikationen (massive Blutungen, Bronchialfisteln, Pleuraempyem, Mediastinalemphysem) nicht ganz bedenkenlos (OUDET et al.; CELLERINO u. Mitarb.). Die Versuche, die räumlich vorwiegend auf den Primärtumor begrenzte Strahlenwirkung mit submukös in die Bron-

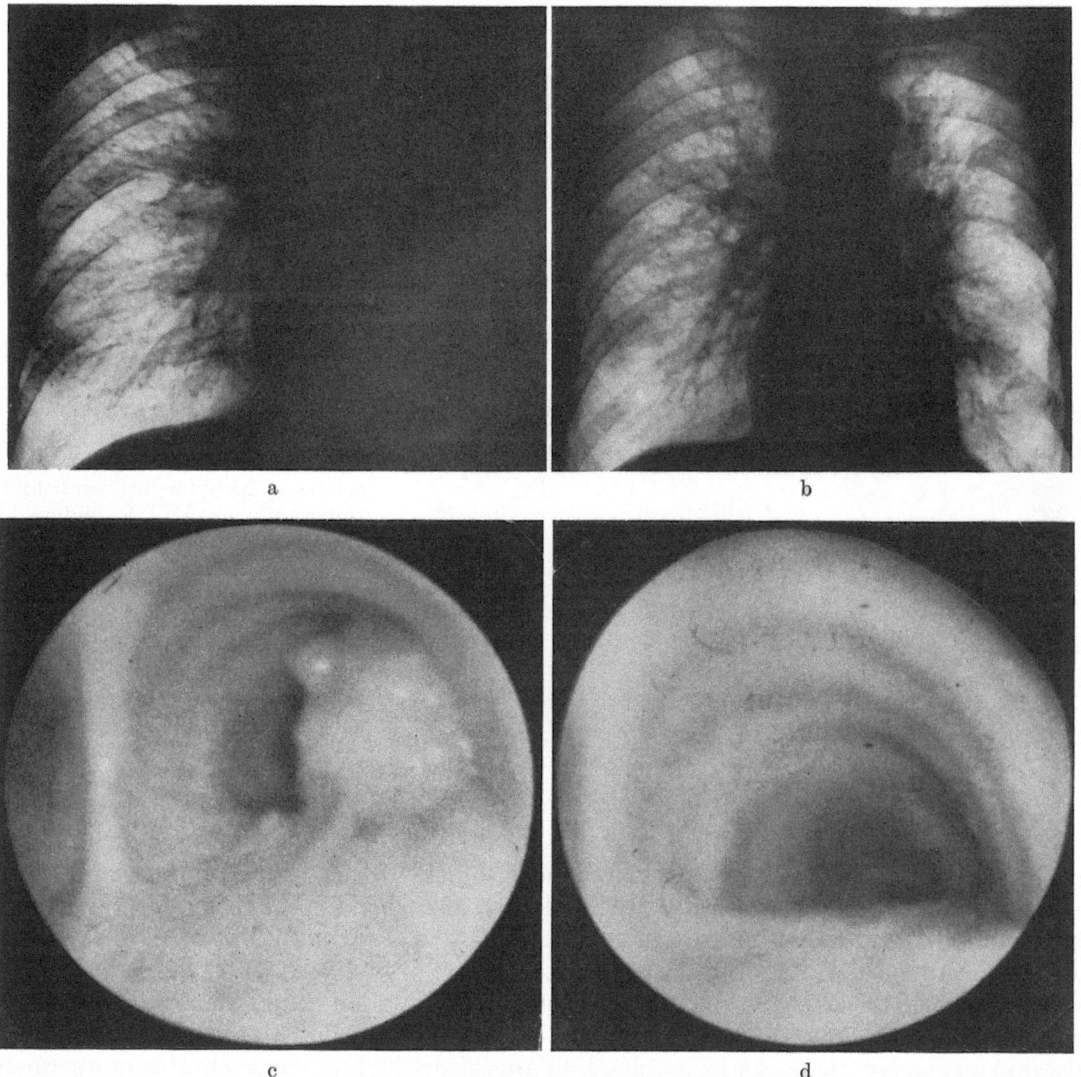

a   b

c   d

Abb. 127 a—d. *Röntgenologische und bronchoskopische Kontrollbefunde vor und nach endobronchialer Radio-kobalt-Therapie eines polypösen Krebsexophyten im linken Hauptbronchus.* Anstelle der anfänglichen Halb-seitenatelektase (a) weitgehende Wiederbelüftung des linken Lungenflügels durch Deblockade nach der 3. Ein-lage (b). Rückbildung des endoskopisch sichtbaren Tumorzapfens (c) nach 2 Einlagen, 14 Tage nach der 1. Bestrahlung (d). [Nach SCHLUNGBAUM, W., H. BLUM u. H.-J. BRANDT: Ergebnisse der endobronchialen Strahlentherapie des Bronchuskarzinoms. Radiologie Austriaca **13**, 201—214 (1962), Abb. 12 und 13]

chialwand injizierten Radionuklidsuspensionen nach Art *endolymphatischer Radioisotopen-anwendung* (CHIAPPA, GALLI, GUARINO, BARBARINI u. RAVASI; SEITZMAN, WRIGHT, HALABY u. FREEDMAN; KINMONTH; KINMONTH, HARPER u. TAYLOR; JANTET, EDWARDS, GOUGH u. KINMONTH; FORTNER, BOOHER u. PACK; ARIEL; EDWARDS, RUTT u. KIN-MONTH; SPIEGEL u. LIEBNER; VECCHIETTI; HEINZEL, RÖSLER, RÜTTIMANN u. WIRTH; RATTI; BURGER u. Mitarb.; WEISSLEDER, ASANO u. NAGAMATSU; SEITZMANN, HALABY, FLANAGAN, WRIGHT u. FREEMAN; VELASCO; VIAMONTE, KIEHLER, WITTE u. WITTE; HENNIG u. Mitarb.; JANISCH *et al.* u.a.) auf die Abflußlymphknoten auszudehnen, hatten keine ermutigenden Resultate (BRYANT *et al.*; HAHN u. Mitarb.; BERG *et al.*). Die weit-gehende neoplastische Zerstörung metastatisch befallener Filterstationen und ihrer Zu-flußbahnen, die sich selbst bei gezielter endolymphatischer Applikation lymphangio-

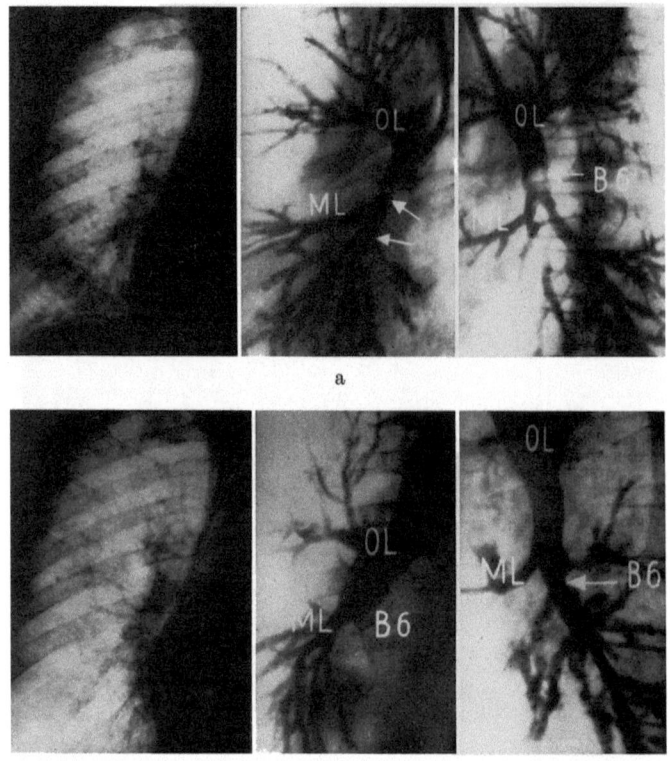

a

b

Abb. 128a u. b. *Röntgenologische Kontrollbefunde vor und nach endobronchialer Radiokobalt-Therapie eines den apikalen Unterlappen-Segmentbronchus blockierenden Plattenepithelkarzinoms des rechten Zwischenbronchus.* Gegenüber dem Ausgangsbefund (a Nativaufnahme und Bronchogramme vor Bestrahlung) zeigen die Vergleichsbilder nach Bestrahlung (b) Wiederbelüftung des anfänglich verdichteten Unterlappenareals, Rückbildung der tumorbedingten Aussparung im Zwischenbronchus und Kontrastfüllung des zuvor orifiziell verschlossenen Unterlappenspitzen-Bronchus. [Nach SCHLUNGBAUM, W., H. BLUM u. H.-J. BRANDT: Ergebnisse der endobronchialen Strahlentherapie des Bronchuskarzinoms. Radiologia Austriaca **13**, 201—214 (1962), Abb. 8]

graphisch als Füllungsausfall bemerkbar macht, blockiert den Einstrom der radioaktiven Substanzen und beschränkt so die Möglichkeiten örtlicher Strahlentherapie im Lymphabflußgebiet (BERG u. CHRISTOPHERSEN; SEAMAN u. POWERS; THOMAS; FARNIER u. CAVALOT; BURAGGI, D'AMICO u. FAVA u.a.).

Endobronchiale Einlagen und interstitielle Seeds können dank *maximaler Herddosiskonzentration* ($\sim$8000—15000 rad unmittelbar an der Quelle, 3000—5000 rad in 1 cm Distanz) zu rascher Deblockade neoplastisch abgeriegelter Lungenabschnitte mit schneller und nachhaltiger klinischer Besserung führen (Abb. 127 u. 128). Bei *fraktionierter Vornahme der Kontakttherapie* ist die Komplikationsrate infolge lokaler Gewebsschäden (Nekrose, unter Umständen spätere narbige Bronchostenose) gering. Trotz der durch steilen Dosisabfall beschränkten Reichweite des zur Tumorvernichtung nutzbaren Isodosenbereiches (Abb. 129) kann man eine *Verlängerung der Überlebensfristen*, in Frühfällen auch *Dauerheilungen* erreichen: nach der Statistik von ORMEROD lebten von 100 interstitiell (Radon-Seeds) bestrahlten Bronchialkrebspatienten *4% länger als 5 Jahre und 3% über 10 Jahre rezidivfrei*, darunter ein Kranker über 16 Jahre. Bei den von HILARIS, HENSCHKE u. HOLT mit interstitieller Radionuklid-Therapie (^{192}Ir- u. ^{125}J-Seeds) Behandelten betrug die Quote 5 Jahre Überlebender 6,7%. PROKOP u. Mitarb. verzeichneten bei ihren mit endobronchialen Radiumeinlagen behandelten Bronchuskarzinomkranken eine im Vergleich zur perkutanen Strahlentherapie durchschnittlich längere Überlebensdauer.

Bei den genannten Verfahren handelt es sich nur zum Teil um ausschließlich radiotherapeutische Maßnahmen. Die direkte Tumorspickung erfolgte meist im Zusammenhang mit der Probethorakotomie, teils am ad hoc eröffneten Brustkorb (HENSCHKE; EDWARDS; BROCK; ARIEL u.a.). Die von SCHNEIDRZIK u. WINKLER vorgeschlagene *endothorakale Einlage eines Foley-Katheters mit* $^{60}CoCl_2$-*Lösung im gefüllten Ballon* ist als Sicherheitsbestrahlung nach Resektion gedacht. Das gilt auch für die *zusätzliche Instillation kolloidaler Radiogold- oder Radiophosphor-Suspensionen in den Brustraum nach*

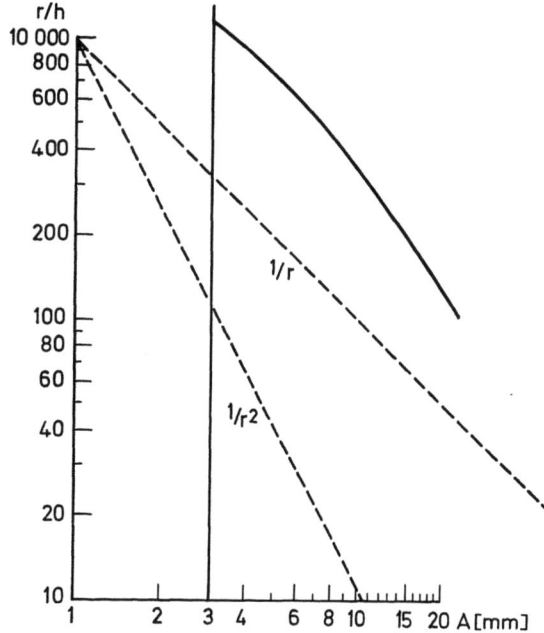

Abb. 129. *Räumlicher Dosisabfall einer Radiokobalt-Perlenkette* (6 mm Durchmesser, Messung mit Gammameter). Nahe der Oberfläche der Strahlenquelle erfolgt der Abfall annähernd linear (1/r), in größerer Entfernung folgt er dem Abstandsgesetz ($1/r^2$). [Nach SCHLUNGBAUM, W., H. BLUM u. H.-J. BRANDT: Ergebnisse der endobronchialen Strahlentherapie des Bronchuskarzinoms. Radiologia Austriaca **13**, 201—214 (1962), Abb. 1]

Pneumonektomie (HAHN, CARLSEN, ALSOBROCK u. MENEELY; PERKINS, LITTLE u. HAWLEY; OUDET et al.; CELLERINO u. Mitarb.; MENEELY).

Die *intravenöse Radiophosphor-Therapie* hatte selbst bei den besonders strahlensensiblen kleinzelligen Bronchuskrebsen zu geringe Erfolgschancen und barg ein zu großes Risiko hämopoetischer Schädigung, um über erste Versuche hinauszukommen (RENFER; Applikation mittels Herzkatheter: ARIEL; HARPER; Kombination mit Stickstoff-Lost: BLANCO SOLER, OTTE u. MADRIGAL) (s. S. 252). Die intratumorale Aufnahme von *intravenös appliziertem* [131]*Caesium*, das FERGUSON u. HARPER bei zytostatischer Behandlung von Hautmetastasen bronchogener und anderer Krebse in Dosen von 25—50 µCi zu Kontrollzwecken verwandten, hat keinen therapeutischen Nutzwert. Entwicklungsfähig ist dagegen die *selektive intraarterielle Perfusionstherapie mit Radionukliden*, auf die später eingegangen wird (s. S. 252).

Darüber hinaus kommt die *intrapleurale Applikation kolloidaler Radiogold-Lösungen* als Palliativmaßnahme *zur Behandlung der karzinomatösen Pleuritis* in Betracht (COLLEY; KENT u. MOSES; SCHEER; BECKER u. SCHEER; SCHEER, BECKER u. FRANZ; GARY-BOBO, POURQUIER u. BELOTTE u.a.).

Die *Kombinationstherapie mit ionisierenden Strahlen und Ultrakurzwellen*, die durch Summation von Wärme- und Ionisationseffekt die Empfindlichkeit des Tumorgewebes steigern soll, wurde bislang nur an wenigen Stellen erprobt (FUCHS; KERNAN; FETZER; FUCHS u. HOFBAUER; MOERSCH u. BOWING; CLARKE, HILL u. ADAMS). Gleiches gilt für die mit Strahlentherapie und zytostatischer Medikation verbundene *Ganzkörper-Hyperthermiebehandlung* (LAMPERT; VOLLMAR; SELAWRY; DALICHO; WOEBER; ALLEN; KIRCHBERG; HOFFMANN; HARTL; KRISCHKE, HOFFMANN, GRAFFI u. SCHNEIDERS; HOFFMANN, GRAFFI u. HEYER; LAMPERT u. SELAWRY; BARTH; GRÜSSNER; SCHEID) ebenso wie für die sog. *Mehrschritt-Krebstherapie* (Kombination von Strahlen- und Chemotherapie mit künstlicher Überwärmung auf etwa 40°, selektiver Übersäuerung durch protrahierte Glukoseinfusion und zusätzliche Zufuhr von Dimethylsulfoxyd, lyosomen-labilisierenden Substanzen sowie Vitamin A, B_2 und K_3) (VON ARDENNE; KIRSCH, SCHMIDT, ERMISCH, FICHLER u. GABSCH; KIRSCH u. SCHMIDT; VON ARDENNE, CHAPLAIN u. REITNAUER; CRILE; JENSEN) und für die von WILDERMUTH inaugurierte *Strahlentherapie unter Sauerstoffüberdruck* („hyperbaroxic radiation therapy") unter Verwendung eines Druckkessels von

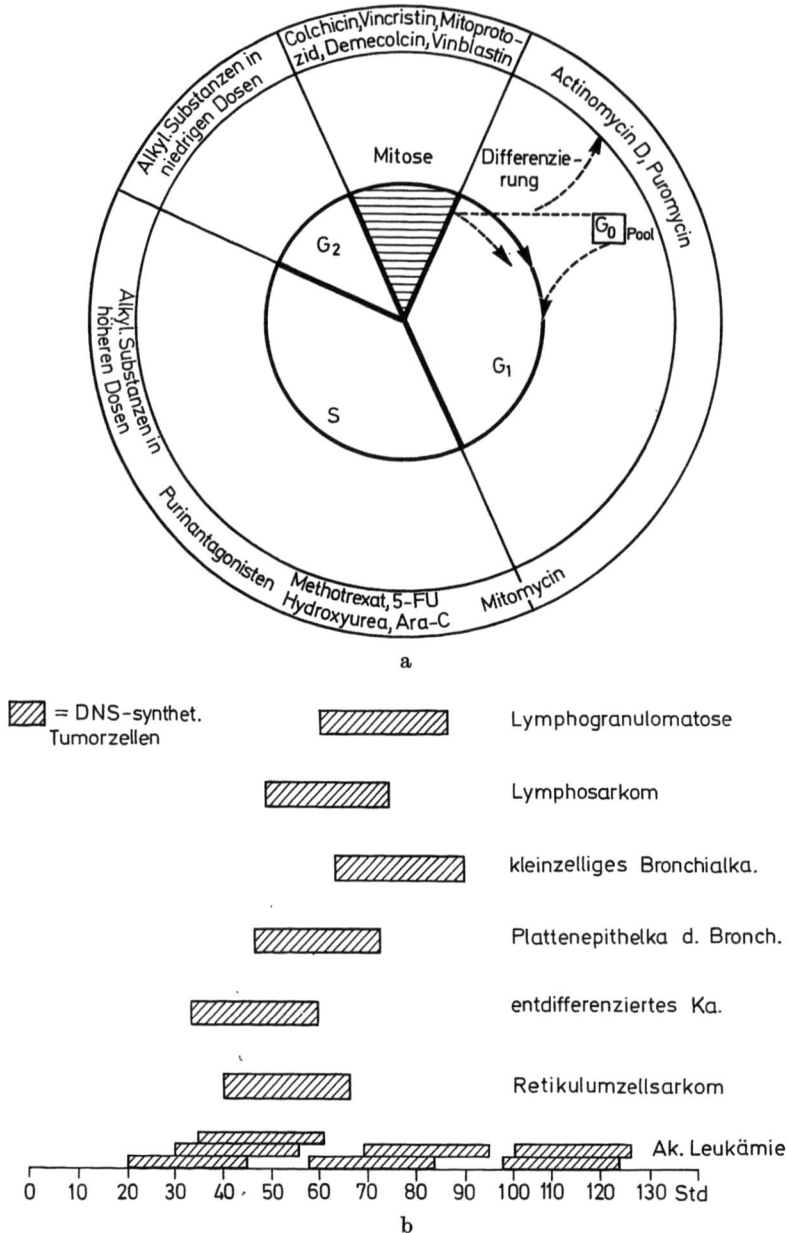

a

b

Abb. 130 a u. b. *Wirkungsphasen einiger Zytostatika im Generationszyklus der Zelle* (a) und *DNS-Synthesezeiten verschiedener Tumoren* in Abhängigkeit von der Synchronisation der Teilungsvorgänge zum Zeitpunkt 0 (b).

a G_1 Anfangsphase des generativen Zyklus. S DNS-Synthesephase. G_2 prämitotische Ruhepause. Der G_0-Pool entspricht dem mehr oder minder großen Anteil der in Teilungsruhe befindlichen, aber teilungsfähig bleibenden Zellen einer Population. [In Anlehnung an MITTERMAYER, C. (1969) nach GROSS, R.: Entwicklungen und Probleme der cytostatischen Chemotherapie. Internist 12 (1. Zusatzheft), 109—115 (1971), Abb. 1].

b Die schraffierten Räume entsprechen den zur Anwendung von Synthesegiften optimalen Zeiten. [Nach GROSS, R.: Fortschritte in der Chemotherapie von Tumoren. Verh. Dtsch. Ges. inn. Med. 78, 93—105 (1972), Abb. 8]

3 atü O_2-Druck) (WILDERMUTH; CHURCHILL-DAVIDSON, FOSTER u. WIERNIK; DALICHO; GRÜSSNER; RUBENFELD; CHURCHILL-DAVIDSON; KÄRCHER u. KUTTIG; KÄRCHER; RIEBELING u. VELÁSQUEZ; CADE u. McEWEN; BAIXE; BESZNYÁK; KÄRCHER u. MÖRSDORF; WRIGHT, HAHN u. STEEL; VAN DEN BRENK, KERR, MADRIGAN, CASS u. RICHTER; KÄRCHER,

MORITA u. MÖRSDORF; SERRE, GOLLEAU, ROQUEFEUIL, LEFÈVRE, MALZAC u. DU CAILAR; REINHARDT; WRIGHT; VAN DEN BRENK; HULTHORN u. FORSSBERG; GRAY, CONGER, EBERT, HORNSEY u. SCOTT; PERACCHIA u. BINI; SCOLARI, NANNELLI, VALECCHI u. MANTELASSI; WOLLGENS, PETSCHEN, RIEHLE u. HORST; JÓNA, MILTÉNYI u. DÉSZI; VAETH; EVANS; WIDERÖE; VOLKOVA et al.; TESKE u.a.). Den Verfahren wird eine sensibilisierende Wirkung auf die Geschwulstzellen zugeschrieben, die den Einfluß aktinischer bzw. zytostatischer Noxen elektiv verstärken soll. In vitro-Versuche und Tierexperimente lassen bezüglich der therapeutischen Wirksamkeit und Risiken der Mehrschritt-Behandlung keine bindende Schlußfolgerung zu (SCHMÄHL u. NÖRING; BENDER u. SCHRAMM; OSSWALD). Da auch die Erprobungszeit für die Abschätzung klinischer Dauererfolge noch zu kurz ist, kann ein abschließendes Urteil über den praktischen Nutzwert der Methode bis heute nicht abgegeben werden.

Als Pendant zur Überwärmungstherapie ist der an Tumorzellkulturen überprüfte *sthatmokinetische Effekt der Hypothermie auf den Generationszyklus* proliferierender Warmblüterzellen zu nennen, der die anschließende Chemotherapie durch *Synchronisation der Zellteilungsvorgänge* ebenso potenzieren soll (MIURA; KORAME, YOKOYAMA u. SMITH; TAKATO u. a.) wie die Mitosehemmung mit Spindelgiften und Antimetaboliten (S. 241/242).

Das tierexperimentell fundierte Behandlungsprinzip mit „radiomimetischen" Proliferationsgiften fand rasche Verbreitung. Die *Chemotherapie bronchogener Karzinome* bot sich als ideale Ergänzung der chirurgischen und radiologischen „Herdtherapie" an (DRUCKREY), um mit mitosehemmenden Substanzen das Wachstum im Körper verstreuter oder intra operationem zurückgebliebener Krebszellen zu unterbinden und eine möglichst vollständige Onkolyse zu erzielen (DRUCKREY; DOMAGK; DENCK u. KARRER; KARNOFSKY; KRAUS; MORALES u. Mitarb.; ROSWIT; SHIMKIN et al.; KARRER; CRUZ et al.; DENCK, KARRER u. WURNIG; COLE u. Mitarb.; WURNIG; HENNE; BINKLEY; SPAMI; ADELSBERGER u. Mitarb.; BATEMAN et coll.; v. EULER; LAPIS u. Mitarb.; SCHMIDT; BLIXENKRONE-MÖLLER; SHAPIRO u. FUGMANN; SCHMÄHL; HUGHES u. HIGGINS; BOCK, ALLNER u. GROSS; WILMANNS; PLATTNER; KARRER u. DENCK; HITCHINS u. ELION; GROSS; HIGGINS u. WOLF; MCFARLANE, DOUGHTY u. CROSBIE; GRENVILLE-MATHERS; HUGHES, HIGGINS u. BEEBE; SELAWRY; GOLDIN; BAUDACH, BERNDT, GÜTZ, PRAHL, RIECHE, ŠETKA, WOLF u. WOLFF; BERNARD; BACIGALUPO; MATHÉ; BEUMER; KARRER, SIGHART u. WRBKA; SELLEI, ECKHARDT u. NÉMETH; DOLD u. ENGEL; GALLE; BOESEN u. DAVIS; BURCHENAL; WIDOW; MOUNTAIN; CLINE u.a.). Die *szintigraphische Impulsregistrierung im Tumorgewebe abgelagerter, radioaktiv markierter zytostatischer Substanzen*, die MONOD u. RYMÉR im Rahmen der Bleomycin-Therapie von Bronchuskarzinompatienten demonstrierten (zur Bleomycin-Markierung verwendete Tracer: ^{57}Co, ^{55}Co, ^{67}Cu und ^{197}Hg), läßt dabei die Herdfixierung, vielleicht auch die Verweildauer der chemotherapeutischen Agentien im Bereich der Primärgeschwulst und ihrer Metastasen beurteilen.

Die klinischen Erfahrungen bei Bronchialkrebskranken erstrecken sich auf zahlreiche Verbindungen, die zunächst in inoperablen Fällen *ausschließlich* oder *zusätzlich zur Strahlenbehandlung*, dann auch *zur Sicherung des Resektionserfolges prä- und postoperativ* langzeitig verabfolgt wurden. Der Nachdruck liegt heute auf der Kombination diverser Chemotherapeutika mit operativen und/oder strahlentherapeutischen Methoden. Der erhoffte Effekt ist nicht so sehr die Vernichtung größerer solider Tumorherde als vor allem die „*Unterdrückung von Mikrometastasen*" (GROSS). Chemo- und Strahlentherapie werden daher *vor allem bei kleinzelligen Bronchuskarzinomen empfohlen* (KARRER u. Mitarb.; SELAWRY; GOLDIN; CARR, SHIELDS u. LEE; TAKITA et al.; TUCKER u. Mitarb.; PAVLOV et al.; HØST; KATO et al.; TULLOH; MOUNTAIN; Medical Research Council 1966; BUCHBERGER u.a.), deren zellkinetische und biochemische Daten (erhöhte Proliferationsrate in der Tumorzellpopulation mit entsprechend gesteigertem Thymidin-Einbau im Rahmen der DNS-Synthese nach Messungen mit Tritium-markierten Thymidin an Nadelbiopsie-Tumorgewebsproben) (MUGGIA, OSTER u. HANSEN; HANSEN u. MUGGIA; YOUNG u.

DE VITA; MUGGIA) (s. S. 251) die überdurchschnittliche Metastasierungsbereitschaft dieser Gewächse wie auch ihre Sensibilität gegenüber ionisierenden Strahlen und „radiomimetischen" Substanzen erklären.

Die zytostatische Medikation zielt einerseits auf etwaige *latente Spontanabsiedlungen, die schon vor der örtlichen Behandlung des Primärtumors entstanden.* Sie soll zudem als prophylaktische Maßnahme einer *vom Operationstrauma herrührenden Tumorzellpropagation* entgegenwirken (DRUCKREY; DOMAGK; SCHMÄHL; DENCK u. KARRER; MAYO; SAPHIR; KARRER; GROSS; FREY u. LÜDEKE; DOLD u. ENGEL; STÖGER u.a.).

SPJUT u. Mitarb. fanden in 10 von 28 Fällen reichlich schwimmende Krebszellverbände in der bei Bronchialkrebsresektionen gewonnenen Pleuraspülflüssigkeit. Eine iatrogene Kontamination der Brusthöhle ist dabei ursächlich zumindest nicht auszuschließen. Überdies deuten zytologische Befunde im strömenden Blut, insbesondere das Auftreten neoplastischer Elemente im zuvor tumorzellfreien Lungenvenenblut von Resektionspräparaten auf eine durch intraoperative Manipulationen provozierte Geschwulstzellenaussaat hin (HAYATA, HAYASHI, OHO u. SHINOI; KUPER u. BIGNALL; DRYE, RUMAGE u. ANDERSON; ENGELL; MAKI, MAJIMA, YOSHIDA u. TAKAHASHI; POTTER, LONGENBOUGH, CHU u. DILLON; ROBINSON, MCGRATH, MCGREW u. COLE; ROBERTS, WATNE, MCGRATH, MCGREW u. COLE; WATNE, ROBERTS, MCGREW u. COLE; LUDWIG; SAKURAI, KLASSEN u. SELBACH; SCHEININ u.a.) (s. S. 164 u. 200). In ungünstigen Fällen kann die Einnistung hämatogen verstreuter Tumorzellemboli zu akuter metastatischer Dissemination führen (AYLWIN; HASCHE; KROKOWSKI; SENDEROFF u. KIRCHER u.a.).

Nach anfänglicher Medikation von *Arsen, Kolchizin, Stilbamidin* und *Urethan* (BAUER; FREY, FISCHER-WASELS, STREICHER, TUCHMANN u. WILCKE; BECKER u. KNOTHE; STRÖGER u.a.) kamen andere synthetische und natürliche Substanzen — teils noch ungeklärter chemischer Konstitution — in Gebrauch, deren *proliferationshemmender Effekt* wegen ihrer unterschiedlichen Angriffspunkte im Zellstoffwechsel *innerhalb verschiedener Phasen des zellulären Generationszyklus* zur Geltung kommt (Abb. 130a). Nach Wirkungsmodus und Herkunft sind 4 Klassen „antineoplastischer Chemotherapeutika" (SCHMÄHL) zu unterscheiden:

1. *Alkylantien,*
2. *Antimetabolite,*
3. *pflanzliche Alkaloide* und
4. *Antibiotika von zytostatischer Wirksamkeit.*

Die biologische Aktivität *alkylierender Verbindungen* verschiedener chemischer Struktur wird von der Reaktionsfähigkeit ihrer funktionellen Gruppen bestimmt. So beruht die — an die Ionisation β-ständiger Chloratome der Lostamine gebundene (ARNOLD u. BOURSEAUX; GREEN et al.) — zytostatische Effektivität der N-Lost-Derivate auf der *Bildung von Carbenium-Radikalen, die mit Karboxyl-, Hydroxyl- oder Sulfhydrylgruppen der am Zellaufbau mitwirkenden Proteine und Fermente reagieren* und durch brückenartige intra- und intermolekulare Vernetzung die Viskosität der Zellproteine ändern. Die biochemischen Eigenschaften, insbesondere die Instabilität, „elektrophiles" Verhalten (SCHMIDT) und rasche Verteilung im Körper bedingen die schon in geringer Dosiskonzentration hohe *Wirksamkeit der Alkylantien* auf teilungsfähige Tumorzellen *in der DNS-Synthesephase* (S-Phase) bzw. *in der prämitotischen Ruhepause* (G_2-Phase) (Abb. 130), zugleich aber auch die unerwünschten zytotoxischen Begleitschäden physiologischer Wechselgewebe. Die direkte Fixation mono- und plurifunktioneller Alkylgruppen an alkylierungsfähigen elektronegativen Molekularstrukturen der Zelle greift in verschiedene intermediäre Stoffwechselabläufe ein. Die Glykolysehemmung gilt dabei als Sekundärreaktion, die nicht unmittelbar mit der karzinostatischen Wirkung verknüpft ist (SCHMIDT). Diesbezüglich ausschlaggebende biologische Bedeutung hat die *Alkylierung der Nukleinsäuren,* da sie die *DNS-Synthese hemmt,* die RNS-Bildung gleichfalls beeinträchtigt und so die *Zellteilung unterbindet.*

Tabelle 91. Zur Chemotherapie bronchogener Karzinome angewandte Alkylantien. [Nach GROSS, R., Hippokrates **38**, 16—26 (1967), Abb. 10 u. 11]

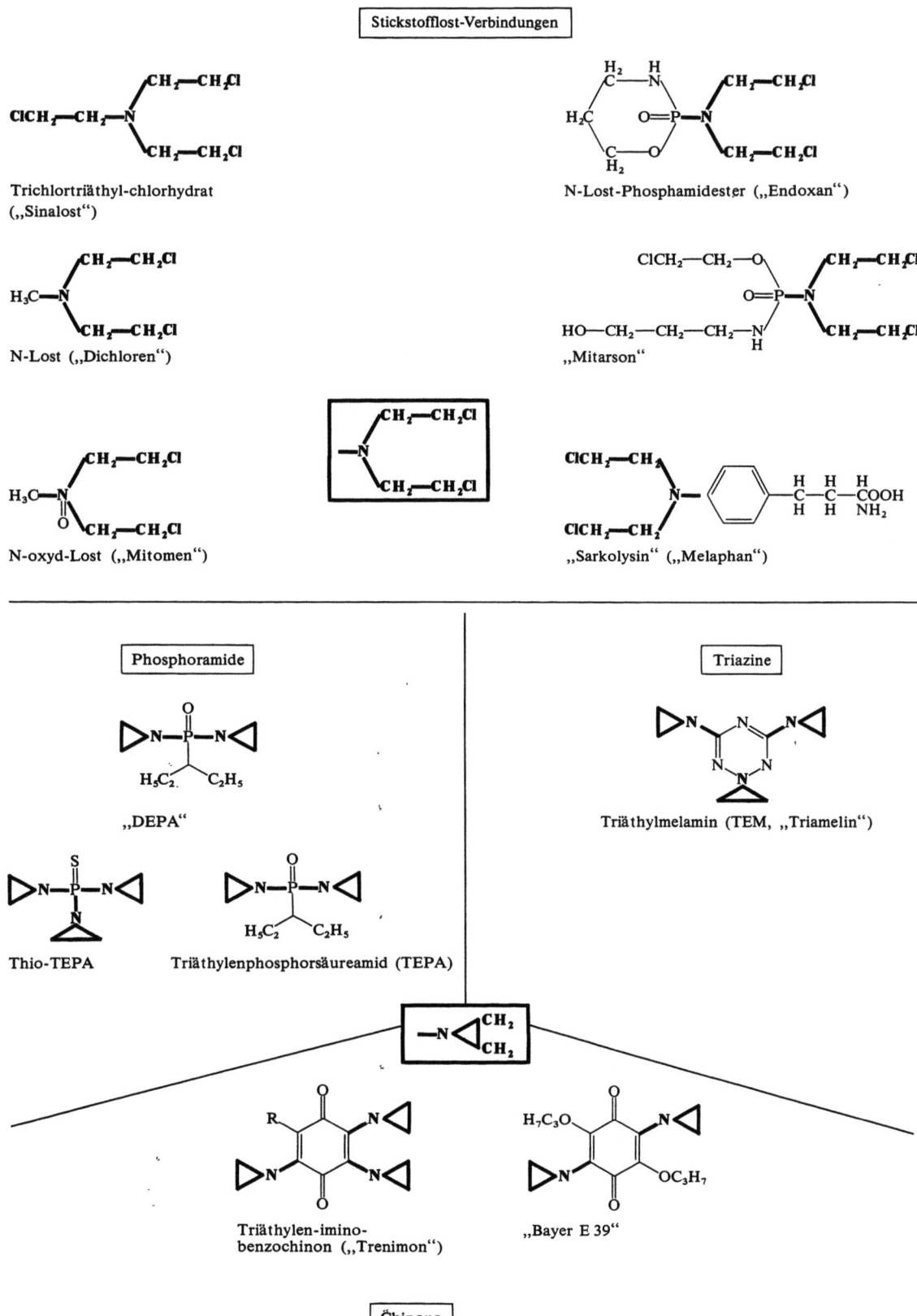

Stickstofflost-Verbindungen

Trichlortriäthyl-chlorhydrat ("Sinalost")

N-Lost-Phosphamidester ("Endoxan")

N-Lost ("Dichloren")

"Mitarson"

N-oxyd-Lost ("Mitomen")

"Sarkolysin" ("Melaphan")

Phosphoramide

"DEPA"

Thio-TEPA

Triäthylenphosphorsäureamid (TEPA)

Triazine

Triäthylmelamin (TEM, "Triamelin")

Triäthylen-imino-benzochinon ("Trenimon")

"Bayer E 39"

Chinone

Die Übertragung der Alkylgruppe auf das N-Atom-7 des Imidazolringes der alkyl-affinen Purinbase Guanin kann an einer oder beiden Ketten der DNS-Doppelhelix erfolgen. Die monofunktionelle Alkylierung hat eine Guanindeletion und hydrolytische Depolymerisation des Moleküls zur Folge. Die Bialkylierung korrespondierender Basenpaare beider Spiralen führt zur Vernetzung der DNS-Doppelstränge und Hemmung der DNS-Replikation. Weitere Effekte sind „falsche Basenpaarung, fehlerhafte Replikation mit mutagener Wirkung, Basenschwund mit Verlust der genetischen Substanz sowie Basenverlust mit intermolekularer Spaltung des Doppelstranges" (Abspaltung der Zucker-Phosphorverbindung durch Purindeletion) (SCHMIDT; SCHMÄHL; s. auch BROOKES; PALME u. Mitarb.; RUTMAN; WILMANNS).

Zu den in der Bronchialkrebstherapie zunächst verwandten alkylierenden Substanzen (Tabelle 91) gehören verschiedene *Stickstofflost-Verbindungen* (Trichlor-trisäthylen-chlor-hydrat = Sinalost, Methyl-bis-β-chloräthylamino-chlorhydrat = Dichloren, N-oxyd-Lost = Mitomen) (ROSWIT u. KAPLAN; ARIEL u. KANTER; BOYLAND et al.; BEN-ASHER; BIERMAN u. Mitarb.; FALOON u. GORHAM; KARNOFSKY, ABELMAN, CRAVER u. BURCHENAL; KENT u. REH; KURNICK, PALEY, FIEBER u. ADLER; ROSWIT; LYNCH, WARE u. GAENSS-LER; SHULLENBERGER, WATKINS u. VIERLAND; SKINNER, CARR u. DENMAN; WAWRO; VIEDEBAEK; WINROBE u. HUGULEY; KARRER; WILD; BAUER u. ERF; GRIESMAN u. WARLITZ; ADELBERGER u. Mitarb.; BENDA u. AUBIN; AYERS; TEMPLE; WOLF; SLACK; GRENVILLE-MATHERS u. TRENCHARD; SPEAR u. PATNO; MCALPINE; LEVINE u. WEISBER-GER; PRIJYANONDA; HELM; GOLDMAN; BARRAN, HELM u. KING; HENNE u. MARGGRAF; DENCK, KARRER u. WURNIG; DENCK u. KARRER; SØRENSEN; MRAZEK; RAPHAEL u. REILLY; LINDEMANN u. GUMMEL; GROSS; SCHMÄHL; SCHMIDT; CURRERI; WOLF, SPEAR, YESNER u. PATNO; BLACK et al.; KRABBENHOFT u. LEUCUTIA; HUGHES, PATE u. CAMPBELL; ARONOVICH et al.; HATCH, BRADFORD u. OCHSNER; GREEN et al.; ALEXANDER, CAUSING, SCHWINGER u. LI u.a.). Später erprobte man andere alkylierende N-Lostderivate, wie den hexazyklischen N-Lost-Phosphamidester *Endoxan* bzw. *Zyklophosphamid* (N,N-bis-β-chloräthyl-N,O-propylen-phosphorsäureester-diamid) (DENCK u. KARRER; GERHARTZ u. Mitarb.; KRAUSS; ARONOVICH; MEAKINS u. GROSZMAN; LINKE; RITTER; BOCK, ALLNER u. GROSS; SCHMIDT; SCHMÄHL; GROSS; POULSEN; MCLEAN; CLIFFORD et al.; LANG-HAMMER, KLEMM u. PABST; MÜLLER; SPEAR u. PATNO; HELM; TEMPLE; TUCKER et al.; PAVLOV u. Mitarb.; HØST; BAUDACH, BERNDT, GÜTZ, PRAHL, RIECHE, ŠETKA, WOLF u. WOLFF; BAUER, SCHOEN u. GERHARDT; FRECKMAN, MENDEZ, MAURER u. FRY; DOR, ZAKARIAN, PONS, HUMBERT, MALMEJAC u. MERMET; BERGSAGEL, ROBERTSON u. HASSEL-BACK; CARDINALE u. NERVI; KLEIBEL; MAASS; HANSEN; SCHOLZE; DAVIS et al.; AHMANN u. Mitarb.; BODEY et al.; BRUNNER u. Mitarb.; PEREVODCHIKOVA u. Mitarb.; BERNDT u. Mitarb. u.a.) (Abb. 132—134), *Isophosphamid* (3-(2-chloräthyl)-2-(2-chloräthyl)amino tetrahydro-2-oxyd-1,3,2-oxyzaphosphorin (ARNOLD; BROCK; VAN DYK et al.; SLAVIK u. CARTER; GOLDIN), diverse Äthylen-imino- und Phosphorsäureamid-ester-Verbindungen [(Trisäthylen-imino-1,3,5-triazin = TEM *(Triäthylen-melamin)*, Trisäthylen-phosphor-säureamid = TEPA, 2,4,6-Trisäthylen-imino-thiophosphorsäureamid = Thio-TEPA und das verwandte Tris-dioxymethyl-amino-triazin = *Hexamethylmelamin* („Cilag 61")] (FIEDLER u. SCHMALZ; DE LA GARZA, CARR u. BISEL; TAKITA; SELAWRY; DRUKIN u. PARLOR; ALBERT u. Mitarb.; PEREVODCHIKOVA et al.) sowie die Benzochinon-Abkömm-linge „*Bayer E 39*" und „*Trenimon*" (2,3,5-Trisäthylenimino-1,4-benzochinon) (WOLF u. GERLICH; LINKE u. FREUDENBERG; ADELBERGER; RITTER; GROSS; SCHMÄHL; SIERING, REINHARDT u. SEIDEL; KLEIBEL u.a.). Die neuerdings *zur Chemotherapie zerebraler Metastasen* empfohlenen *Harnstoff-Verbindungen BCNU* (1,3- bis (2-chloräthyl)-1-nitrosurea), *CCNU* (1-(2-chloräthyl)-3-cyclohexyl-nitrosurea), *Methyl-CCNU, Hydroxyurea* und *1-Methyl-1-nitrosurea* sind gleichfalls N-Lost-Abkömmlinge (WALKER u. HURWITZ; HAN-SEN u. MUGGIA; KÄRCHER; BICKERS; ARIEL; VERMEIL; SELAWRY; GOLDIN; MAYO et al.; BODEY u. Mitarb.; TAKITA u. Mitarb.; HANSEN et al.; AHMANN u. Mitarb.; OLSHIN, SIDDI-QUI u. FIRAT; KOZMAN et al.; PEREVODCHIKOVA, BYCHKOV u. KOZMAN; SCHMIDT). Ihre

besondere Eignung ergibt sich aus der durch den Harnstoffeinbau bedingten Lipoid-
löslichkeit der in wässeriger Lösung kaum ionisierten Alkylantien, die eine *Überschreitung der Blut-Liquor- und Blut-Hirnschranke* ermöglicht.

Unter den alkylierenden Substanzen zeichnen sich die Methylhydrazin-Derivate dadurch aus, daß sie zugleich *Peroxydbildner* sind. Zu dieser Gruppe, die manchenorts als
weitere Klasse antineoplastischer Chemotherapeutika aufgeführt wird (SCHMÄHL u.a.),
gehören auch andere Verbindungen, wie Chinone, Hydro- und Aminochinone, die in der
komplexen Molekularstruktur einiger zytostatisch wirksamer Antibiotika enthalten sind
(Mitomycine, Porfiromycin) (SCHMÄHL). Die autooxydative Bildung von Wasserstoff-
peroxyd bzw. Hydroxyl-Radikalen hemmt durch Depolymerisation der DNS bei Sauer-
stoffanwesenheit im physiologischen Milieu das Tumorwachstum elektiv, weil der Kata-
lasemangel neoplastischer Zellen die Peroxydentgiftung verzögert (WARBURG, GAWEHN
u. GEISSLER; PÜTTER; SCHMÄHL u.a.). Das gebräuchlichste Methylhydrazin-Derivat in
der Kombinationstherapie bronchogener Karzinome ist das Prokarbazin (p-(N'-methyl-
hydrazinomethyl)-N-isopropyl-benzamid-hydrochlorid = *Natulan*) (BOLLAG; BERNEIS,
KNOFLER, BOLLAG, KAISER u. LANGEMANN; RUTISHAUSER u. BOLLAG; SICHER u. BACK-
HOUSE; BOLLAG u. GRÜNBERG; WEITZEL, SCHNEIDER u. FRETZDORFF; KENIS; MARTZ;
GERHARDT, BLUM u. COPER; ALBERTO; GOTTLIEB u. SERPICK; GOLDIN; SAMUELS, LEARY
u. HOWE; BRUNNER u. Mitarb.; MAURER *et al.*; LIM u. BULL; BROUET, FLAMANT u.
HAYAT; OLIVIERO, DENHAM, DE VITA u. KELLY; STRICKSTOCK u. OBERECHT; ALBERTO;
KLEIBEL; DOLD u. ENGEL; SCHMÄHL; SCHMIDT u.a.).

Die *Antimetaboliten* (und ihre intermediären Stoffwechselstufen) *hemmen als kompeti-
tive Enzyminhibitoren die Nukleotidbildung,* insbesondere die *DNS-Synthese.* Ihr Wirkungsmodus ist dem bakteriostatischer Substanzen vergleichbar, da sie ebenfalls wegen
ihrer Strukturähnlichkeit die im Syntheseverlauf benötigten physiologischen Faktoren
„von ihren Bindungsplätzen als Enzymproteine verdrängen" (WILMANNS; s. auch BEER
zit. nach FUSENING u. OBRECHT; HITCHINS u. ELION; SCHMÄHL; GROSS).

Aus der Reihe der Antimetaboliten wurden zur Bronchialkrebsbehandlung vornehmlich *Amethopterin* bzw. *Methotrexat* (ALEXANDER, CAUSING, SCHWINGER u. LI; FACIO *et al.*;
KARRER, SIGHART u. WRBSKA; ROSS u. SELAWRY; VOGLER, HUGULEY u. KERR; SELAWRY
et al.; GOLDIN; HANSEN; REED *et al.*; TUCKER u. Mitarb.; KRAUT *et al.*; BRUNNER u.
Mitarb.; MAURER *et al.*; SULLIVAN *et al.*; CONDIT *et al.*; DJERASSI *et al.*; DUFF u. Mitarb.;
KÜHBÖCK, POKORNY, STEINBACH u. EGGERTH; GREENING; BONADONNA u. Mitarb. u.a.)
und *5-Fluorourazil* (LANGDON *et al.*; FOYCE, HALL u. ROTH; GOLLIN, ANSFIELD u.
VERMUND; KARRER u. Mitarb.; HANSEN; GOTTLIEB u. SERPICK; SELAWRY; BONA-
DONNA *et al.*; CARR, SHIELDS u. LEE; PEREVODCHIKOVA u. Mitarb.; BENNINGHOFF u. ALE-
XANDER; KILLEN *et al.*; FOYCE, WILLETT, HALL u. ROTH; GROESBECK u. CUDMORE; HALL
u. Mitarb.; FINGERHUT u. BARNETT; SCHMIDT; WILMANN; SANDISON; GROSS u.a.), vereinzelt auch *6-Mercaptopurin* (SELAWRY), *Myleran* (SULLIVAN) und *Cytosin-Arabinosid*
angewendet (SELAWRY; GOLDIN). Der durch Hemmung der Dihydrofolat-(FH$_2$)-Reduktase
wirksame Folsäureantagonist Amethopterin (2,4-Diamino-10-methyl-pteroylglutamin-
säure = Methotrexat) unterscheidet sich vom Vitamin Folsäure (Pteroylglutaminsäure)
nur in der Substitution einer OH-Gruppe durch eine Aminogruppe. Ebenso verhindert
die Fluor-Bindung am C-Atom-5 des Uracil-Ringes und seiner intermediär phosphory-
lierten Metaboliten die sonst an gleicher Stelle erfolgende Methylierung zu Thymidylsäure
als wesentlicher Zwischenstufe der DNS-Bildung. Der Einbau fluorierter Uracilderivate
ändert nicht nur die Matrizeneigenschaften der Ribonukleinsäure (BOSCH, HARBERS u.
HEIDELBERGER). Die Blockade der Thymidylat-Synthetase unterbindet auch die Umwandlung von 5-Fluorodesoxyuridinmonophosphat in Richtung DNS und damit die
weitere Zellteilung (WILMANNS; NITZE u. Mitarb.; GANZER *et al.*; MITTERMAYER; VOSTEEN
u. Mitarb. u.a.).

Beim Cytosin-Arabinosid liegt der chemische Strukturunterschied zum Cytidin in der
Vertauschung der H- und OH-Gruppen am C-Atom-2 des Riboseanteils (WILLMANNS).

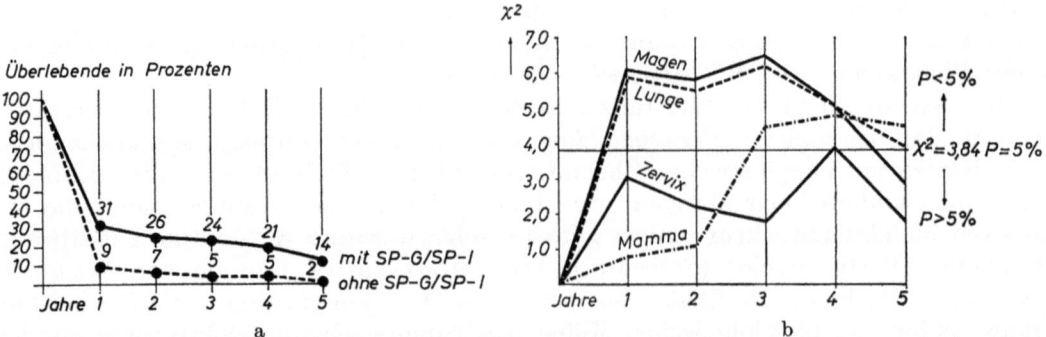

Abb. 131a u. b. *Behandlungsergebnisse mit Podophyllin-Alkaloiden.* a Überlebenszeiten von 84 mit Telekobalt-
therapie behandelten Bronchialkrebskranken bei zusätzlicher SP-G/SP-I-Medikation („Proresid" Sandoz)
(Behandlungsgruppe •—•: N = 42) und ohne zytostatische Zusatztherapie (Kontrollgruppe •- - - -•: N = 42).
b Verlauf der statistischen Signifikanz (Ordinate) der Differenzen zwischen Behandlungs- und Kontrollgruppe
bei 5jähriger Erprobung von SP-G/SP-I) („Proresid" Sandoz) als Zusatztherapie zur Telekobaltbestrahlung
von Organkrebsen verschiedener Lokalisation. [Nach HUBACHER, O.: Dtsch. med. Wschr. 90, 2145—2149
(1965), Abb. 3 und 5]

Der Einfluß der Substanz auf die DNS-Synthese wird vom Grad ihrer aktivierenden
Phosphorylierung bestimmt. In Form des Triphosphats erweist sich Cytosin-Arabinosid
als Inhibitor der DNS-Polymerase (FURTH u. COHEN), während das Diphosphat die
Reduktion von Cytidin-Diphosphat zur Desoxyverbindung hemmt (CHU u. FISCHER,
zit nach WILLMANNS).

Da die betreffenden, an der DNS-Synthese beteiligten Enzyme erst in der DNS-
Synthesephase oder unmittelbar zuvor gebildet werden, wirkt sich der *antimetabolische
Enzymblock* — bei entsprechender intrazellulärer Konzentration des jeweiligen Ant-
agonisten — insbesondere *in der S-Phase oder G_2-Phase* aus (Abb. 130a), in der die Tumorzellen gegenüber zytotoxischen und aktinischen Schadenseinflüssen besonders empfindlich
sind (s. S. 251).

Während MATTHES u. Mitarb. mit BACIGALUPO erste Erfahrungen mit *6-Azauridin* sammelten, wurden
5-Azaurazil, 5-Azacytosin und *5-Azacytidin* als neue Modell-Antimetaboliten an Bakterien- und Zellkulturen,
nach bisherigen Mitteilungen aber noch nicht klinisch erprobt (PÍSKALA u. ŠORM; JUROVČÍK et al.; RAŠKA u.
Mitarb.; ČIHÁK et al.; DOSKOČIL u. Mitarb.; TROETEL u. Mitarb.; WEISS et al.; SLAVIK u. CARTER).

Ohne Zusammenhang mit der Antimetaboliten-Gruppe sei hier vollständigkeitshalber auf die Enzym-
therapie bösartiger Geschwülste mit *l-Asparaginase* (MASHBURN u. WRISTON; ROBERTS, PRAGER u. BACHYNSKY;
DOLOWY, HENSON, CORNET u. SELLIN; CAMPBELL, MASHBURN, BOYSE u. OLD; THORNES; ADAMSON u. FABRO;
BROOME; PRAGER u. BACHYNSKY; LAKÍ u. YANCEY; GALLMEIER u. SCHMIDT; SELAWRY; GOLDIN; OETTGEN
u. SCHULTEN; BENKÖ u. LAKÍ; JACOBASCH) und *Glutaminase* (EL-ASMAR u. GREENBERG; JACOBASCH) sowie
auf neuartige Wirkstoffe vom Typ´der *Chalone* und *RSV-Verbindungen* (1,2-Diphenyl-α, β-Diketon und
1,2-Diphenyl-α,β-Diketonsuperoxyd) hingewiesen, die auf Grund experimentell karzinokolytischer Effekte
in die Bronchuskarzinom-Therapie eingeführt wurden (RAMÓN, SANZ u. DE LA VEGA; HANSEN). Über die
zufällig entdeckte zytostatische Wirksamkeit von Platinelektroden-Elektrolyseprodukten, die nach Art des
Cis-Diamine-dichlorplatinum die Zellteilung von Escherichia coli-Kulturen hemmen (ROSENBERG, VAN CAMP
u. KRIGAS; DE CONTI et al.; ROSSOF, SLAYTON u. PERLIA; SLAVIK u. CARTER; GOLDIN), liegen nach den Experimentalbefunden des National Cancer Institute noch keine klinischen Prüfberichte vor.

Bei den *zytostatisch wirksamen pflanzlichen Alkaloiden* handelt es sich um *Spindel-
gifte,* die im Generationszyklus fast elektiv die *Metaphase blockieren,* in ihrem Wirkungsmodus aber noch nicht in allen Einzelheiten zu übersehen sind (CARDINALI u.
Mitarb.; SAVEL; GROSS u.a.). Neben *Kolchizin* und seinen Nebenalkaloiden (CARDINALI,
CARDINALE u. MEHROTA u.a.) sind in dieser Gruppe die *Podophyllin-Alkaloide* (Mitopoto-
zid aus Podophyllum emodi) *(„Proresid")* (HUBACHER; MINET et al.; GRÜTTERS; SELAWRY;
SEILER; HÖHNE u. HECKMANN; LANGE-BROCK; KLEIBEL; GROSS u.a.) (Abb. 131 u. 134)
und die *Vinca-Alkaloide* aus Vinca rosea (Vincaleucoblastin = *Vinblastin* und *Vincristin*
= Oncovin) zu nennen (JOHNSON, ARMSTRONG, GORMAN u. BURNETTS; MCFARLANE,
DOUGHTY u. CROSBIE; CARDINALE u. NERVI; BEER zit. nach FUSENING u. OBRECHT;

SIEBS; VALERIOTE u. BRUCE; BERNARD, PAUL, BOIRON, JACQUILLAT u. MARAL; KLEIN
u. LENNARTZ; SMART *et al.*; MYLES; FINK u. Mitarb.; LIVINGSTON *et al.*; PEREVODCHI-
KOVA u. Mitarb.; FACIO *et al.*; KLEIN, LENNARTZ, HABICHT, EDER u. GROSS; PIPINO,
RAFFAGLIO u. BIGLIOLI; GROSS u. a.).

Die Gruppe *kanzerostatischer Antibiotika* umfaßt mehrere 100 Verbindungen, deren
komplexe chemische Konstitution nur zum Teil aufgeklärt ist (HAMILTON *et al.*; DUBOST
u. Mitarb.; WEBB *et al.*; TULINSKY u. a.). Ihre lokalisierbaren Angriffspunkte im Zellstoffwechsel sind je nach Molekularstruktur unterschiedlich und betreffen verschiedene
metabolische Funktionsbereiche (Zellwandsynthese, Membranfunktion, RNS- und DNS-
Bildung, Purin-, Pyrimidin- und Proteinsynthese, biologische Oxydation und oxydative
Phosphorylierung) (SCHMIDT; DOLD u. SCHMIDT). Die Mehrzahl ist wegen ihrer toxischen
Nebenwirkungen nicht zur onkologischen Therapie geeignet. Der tumorhemmende Effekt
beruht auf Reaktionen mit Nukleinsäuren, die gewöhnlich zu Komplexbildungen mit der
DNS-Doppelhelix führen und zum Teil unter Beteiligung von Metallionen ablaufen. Als
Reaktionsfolgen sind Störungen der DNS-Doppelstrang-Ablösung, Chromosomenbrüche,
Hemmung der Ablesefunktion der Messenger-RNS und daraus resultierende Beeinträch-
tigung der Nukleotid- und Eiweißbildung zu nennen (SCHMIDT; CARTER; MEEK; GOTTLIEB
u. SHAW; DOLD u. SCHMIDT). Der Mechanismus weiterer, zytobiologisch akzidenteller
Schadenseinflüsse ist noch unbekannt (DOLD u. SCHMIDT).

Aus der Vielzahl in vitro oder tierexperimentell geprüfter Substanzen sind nur wenige
klinisch erprobt (Aktinomycin D, Sanamycin, Mitomycin C, Porfiromycin, Daunorubicin,
Daunomycin bzw. Rubidomycin, Mithramycin, Streptozotocin, Streptonigrin, Adriamy-
cin, Mithramycin, Chromomycin A₃ (= Toyomycin) und Bleomycin) (SHIRAHA, SAKAI
u. TERANAKA; NEUSS, GORMAN u. JOHNSON; TAN, TASAKA, KOU-PING, MURPHY u.
KARNOFKY; SCHMIDT u. WARTIN; SCHMIDT; KARRER *et al.*; HALL u. Mitarb.; ALEXAN-
DER, CAUSING, SCHWINGER u. LI; ANSFIELD; MATHÉ; BONADONNA *et al.*; MOORE, BROSS,
AUSMAN, MADLER, JONES, SLACK u. RIEM; BERNARD, PAUL, BOIRON, JACQUILLART u.
MARAL; OLDHOFF u. SCHAFFORDT KOOPS; SELAWRY; GOLDIN; KENIS u. Mitarb.; FALK-
SON *et al.*; SLAVIK u. CARTER; TAKSUOKA *et al.*; MOORE u. Mitarb.; LOO *et al.*; HUM-
PHREY u. DIERTRICH; MCCRACKEN u. ABOODY; SULLIVAN *et al.*; SPEAR; KENIS u. Mitarb.;
CARTER). Die Anwendung bei Bronchialkrebskranken beschränkt sich vornehmlich auf
Aktinomycin D (KARRER u. Mitarb.; ALEXANDER *et al.*; SELAWRY; GOLDIN; PERE-
VODCHIKOVA *et al.*; FACIO *et al.*), *Mitomycin C* (MOORE *et al.*; SCHMIDT; KARRER u. Mitarb.;
ANSFIELD; SELAWRY; GOLDIN; KENIS *et al.*; FACIO *et al.*) und *Bleomycin* (UMEZAWA *et al.*;
ISHIKAWA u. Mitarb.; ISHIZUKA *et al.*; SUZUKI u. Mitarb.; KATSUKI *et al.*; KOYAMA u. Mit-
arb.; YAMAKI *et al.*; KUNIMOTO *et al.*; OKA u. Mitarb.; MATHÉ; DOLD u. SCHMIDT;
RYGARD *et al.*; FREIRICH, LUCE u. GOTTLIEB; SHASTRI *et al.*; DE LENA u. Mitarb.;
LIVINGSTON *et al.*; BONADONNA, TANCINI u. BAJETTA; BODEY *et al.*; CARTER; SCHMIEDER).
Während das letztgenannte, von UMEZAWA aus Streptomyces verticillus isolierte Anti-
biotikum besondere Wirksamkeit bei hochdifferenzierten Plattenepithelkarzinomen der
Haut und Laryngo-Pharyngealregion zeigt und auch bei epidermoidzelligen Bronchus-
karzinomen Remissionen in etwa 50 % der Fälle erzielen läßt (DOLD u. SCHMIDT), gehören
zu den Indikationen der von SUGAWARA u. HATA aus Streptomyces caespitosus gewonnenen
Mitomycine vor allem Adenokarzinome des Verdauungstrakts, der Bronchien, Prostata,
Mamma und weiblichen Genitalien sowie Chorionepitheliome und Hypernephrome (DOLD
u. SCHMIDT). Nach den sensationell wirkenden Erstberichten japanischer Kliniker über
„Heilungen" metastasierender Magenkrebse (SHIHARA *et al.*) lauteten spätere Mitteilungen
amerikanischer Untersucher zurückhaltend (MOORE *et al.*: Teilremissionen nur in 18 %
der Fälle bei Progredienz unter Mitomycin C-Therapie in 34 %; nach Erfahrungen von
BODEY u. Mitarb. bei Bronchialkrebskranken geringe Wirksamkeit von Bleomycin allein,
Teilerfolge nur in Kombination mit Vincristin) oder negativ (ANSFIELD).

Nach langjährigen Erfahrungen mit Endoxan scheint die kurmäßig durchgeführte
intermittierende hochdosierte Stoßtherapie (Endoxan-Tropfinfusionen von 30 mg/kg Körper-

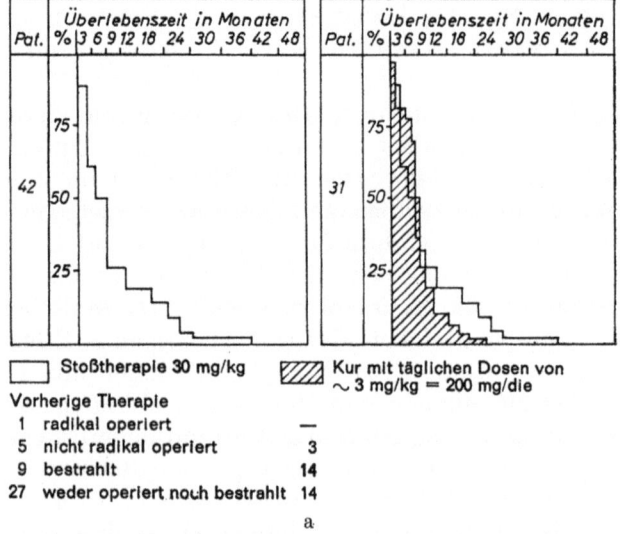

Abb. 132a u. b. *Überlebenszeit von Bronchialkrebskranken nach Endoxan-Stoß-
therapie und kontinuierlicher Endoxan-
Medikation.* a Vergleich der Behandlungsergebnisse beider Gruppen insgesamt.
b Vergleich der Überlebenszeiten bei Aufgliederung beider Gruppen nach verschiedenen histologischen Geschwulst-
typen. [Nach BOCK, H. E., ALLNER, R.,
GROSS, R.: Vorteile und Nachteile der
hochdosierten chemotherapeutischen
Stoßbehandlung von bösartigen Ge-
schwulstbildungen. Dtsch. med. Wschr.
92, 641—646 (1967), Abb. 8 und 9]

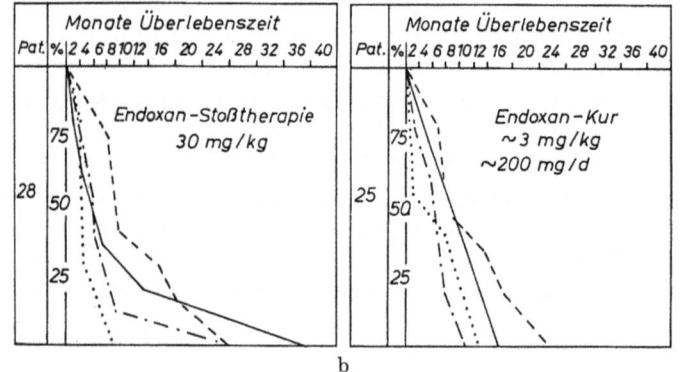

gewicht = ca. 2000—3000 mg/die, 6000 mg pro Kur, 3—5 Kuren jährlich) hinsichtlich
symptomatischer Effekte bei inoperablen Bronchialkrebskranken etwas bessere Resultate
zu liefern als die *postoperative Kurzzeit-Therapie* (HIGGINS et al.; SHIMKINS u. MOORE;
DALTON; SLACK; HUGHES u. HIGGINS; WINGFIELD; CURRERI u.a.) und die *Dauerbehand-
lung mit kleinen Dosen* (150—200 mg/die) (BOCK, ALLNER u. GROSS; BERGSAGEL et al.;
WAELSCH; GROSS u.a.) (Abb. 132). Dieses Behandlungsprinzip gilt im Einklang mit
der experimentell begründeten Theorie (DRUCKREY u.a.) auch für andere Zytostatika
(GROSS), insbesondere für die Kombinationstherapie (BROCARD, AKOUN, TURPIN u.
GENDRE u.a.).

Wesentliches Ziel der kombinierten Behandlung, die in den letzten Jahren die singu-
läre Anwendung alkylierender und sonstiger Zytostatika weitgehend abgelöst hat, ist
nicht zuletzt die Vermeidung oder Abschwächung unerwünschter Folgeschäden, die bei
der Monotherapie zum Medikationsabbruch zwingen oder den Erfolg in Frage stellen
können. Die therapeutische Breite der diversen Zytostatika ist nach Art und Häufigkeit
toxischer Nebenwirkungen unterschiedlich. Über die kaum vermeidbaren Begleiterscheinungen (Inappetenz, Übelkeit, leichte Gewichtseinbuße) hinaus wird die Verträglichkeit
durch spezielle toxische Einflüsse auf physiologischerweise proliferierende Zellen der
Wechselgewebe herabgesetzt, deren Angriffspunkte bei Alkylantien, Antimetaboliten,
pflanzlichen Alkaloiden und Antibioticis wechseln.

Limitierender Faktor und zugleich Richtpegel für die rationelle Dosierung ist die
Wirkung auf die Blutbildungsstätten, die sich — in Abhängigkeit von der jeweiligen

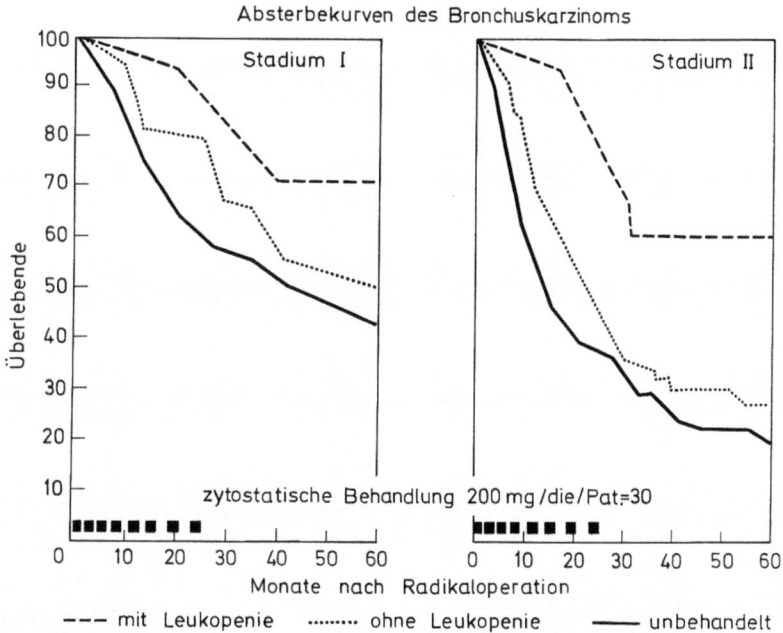

Abb. 133. *Der Einfluß chemotherapeutischer Nachbehandlung* (Endoxan) *und des mit zytostatischer Medikation erzielten leukopenischen Effekts auf die Überlebensziffern nach Radikaloperation bronchogener Karzinome* [Ergebnisse von KARRER, K., Wien nach GROSS, R.: Zur Klinik des Bronchialkarzinoms. Hippokrates 38, 16—26 (1967), Abb. 14]

Lebensdauer der Blutzellen — zuerst an der Lympho-, Granulo- und Thrombozytopoese bemerkbar macht (erhöhte Infektions- und Blutungsbereitschaft infolge meßbarer Lympho-, Granulo- bzw. Thrombopenie) und erst im weiteren Verlauf die Erythropoese beeinträchtigt. Der myelodepressive Effekt kann über den Therapieabbruch nach alarmierenden Erstsymptomen hinaus noch 1—2 Wochen nachhinken und mit *zytotoxischer Immunsuppression* kumulieren (RICKEN u. SCHUMACHER; KLUTHE, OECHSLEN u. WEINGARD; WILLIAMS u. SMITH; BRENDEL; SCHUMACHER u. RICKEN u.a.). Knochenmarkschäden werden besonders durch N-Lost-Derivate, 5-Fluorourazil und Mitomycin C ausgelöst, während Podophyllin-Alkaloide und Bleomycin die Blutbildung selbst nach längerer Anwendung unbeeinflußt lassen.

Die zytostatische Behandlung sollte wenigstens zeitweilig unterbrochen, nötigenfalls auch durch kurzfristige Kortikosteroid-Medikation ersetzt werden, wenn der Grenzwert von *2000 Leukozyten/mm³* bei laufenden Kontrollen anhaltend unterschritten wird, oder gar Anzeichen stärkerer myelopoetischer Schädigung (Thrombopenie, toxische Anämie) hervortreten. Andererseits ist *bei intermittierender Stoßtherapie* — unabhängig vom jeweiligen Kombinationsschema — ein *Leukozytenabfall unter 4000/mm³* anzustreben, um das kanzerostatische Wirkungsoptimum der eben noch verträglichen höchstmöglichen Grenzdosis auszuschöpfen (GROSS). Nach der Statistik von KARRER ergeben sich für die mit 8 Endoxan-Sicherheitskuren nachbehandelten Bronchuskrebspatienten, bei denen zumindest eine vorübergehende Granulopenie (unter 3000 Leukozyten/mm³) erzielt wurde, 5 Jahre nach der Radikaloperation signifikant höhere Überlebensziffern als bei der Vergleichsgruppe der ausschließlich chirurgisch oder der ohne leukopenischen Effekt kombiniert Behandelten gleicher Tumorstadien (Abb. 133).

Zu den für zytotoxische Proliferationsgifte empfindlichen Mausergeweben gehört auch das Epithel des Verdauungskanals, der Harnblase und Haut einschließlich ihrer Anhangsgebilde. Schwere, unter Umständen hämorrhagische *Stomatitis*, *Enterokolitis* und *Zystitis* nach Applikation von N-Lost-Alkylantien, 5-Fluorourazil oder Methotrexat können

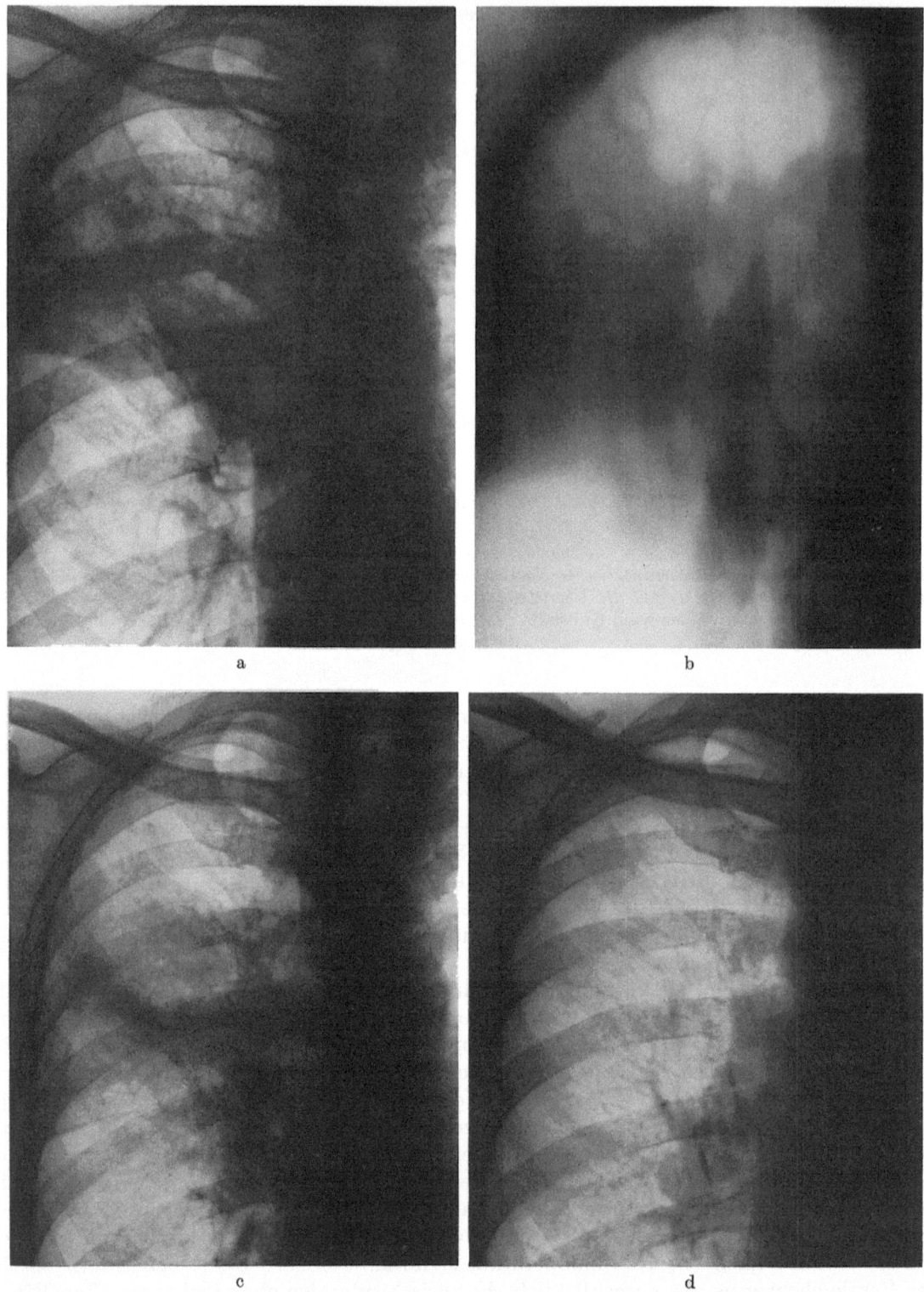

Abb. 134 a—d. *Palliativerfolg der Chemotherapie bei stenosierendem Oberlappenbronchuskarzinom.* Klinikaufnahme unter der Verdachtsdiagnose „Pneumonie" in fieberhaftem Krankheitszustand bei manifester Herzinsuffizienz (Koronarsklerose bei Diabetes mellitus). Blutsenkungsgeschwindigkeit 68/106 mm n.W. Thorax-
röntgenbefund vom 19. und 23. 11. 64: stenosierendes Karzinom des re. Oberlappenbronchus mit ausgedehnter
Obstruktionspneumonitis (a u. b sagittäle Summationsaufnahme und Schichtbild 13 cm a.-p.). Wegen primärer

gleichermaßen zum Behandlungsabbruch zwingen, wenn sie sich als therapieresistent erweisen. Unter den Nebenwirkungen der Bleomycintherapie ist die fakultative *Lungenfibrose* schwerer wiegend als Hautinduration und Haarausfall (ICHIKAWA et al.; OKA u. Mitarb.; OLDHOFF u. SCHRAFFORDT KOOPS; TAMURA et al.; ARAI u. Mitarb.; Committee of Clinical Research on Bleomycin 1970; DE LENA et al.). *Alopezie* und *Wachstumsstörungen der Nägel* sind angesichts der heutigen kosmetischen Hilfsmittel in Kauf zu nehmen, ebenso geringgradige *zentralnervöse Läsionen* (Par- und Hypästhesien), nicht aber die mit motorischen Ausfällen verbundenen *polyneuritischen Erscheinungen*, die für die Neurotoxizität des Vinca-Alkaloids Vincristin kennzeichnend sind.

Die *Schädigung generativer Funktionen* spielt im Hinblick auf die fakultative Sterilität insofern eine untergeordnete Rolle, als die Krebsmanifestation überwiegend bei Menschen jenseits des Fortpflanzungsalters erfolgt. Auch bei jüngeren Bronchialkrebskranken hat der Gesichtspunkt der Lebenserhaltung nach histologischer Sicherung des bösartigen Geschwulstleidens den Vorrang gegenüber Bedenken wegen eines etwaigen Fertilitätsverlustes. Eine prinzipielle Kontraindikation ergibt sich nur im Hinblick auf die genetische oder somatische Foetus-Gefährdung bei Vorliegen einer Schwangerschaft (GROSS).

Gleichartige Einwände gegen das Risiko *mutagen-kanzerogener Wirkungen* zytostatischer Therapie, die sich erst nach langem Intervall bemerkbar machen könnten, sind angesichts erwiesener Malignität des bereits manifest gewordenen Gewächses letztlich ebenso gegenstandslos (SCHMÄHL; GROSS) wie hinsichtlich analoger Auswirkungen der Strahlentherapie.

Die *ausschließliche Chemotherapie der Bronchialkrebse hat* allerdings *nach klinischer Erfahrung „keine Chance":* „nur bei 10—20% der Kranken kommt es zu temporären partiellen, sehr selten zu vollständigen Remissionen" (GROSS). Röntgenologisch bleibt der neoplastische Prozeß unter zytostatischer Monotherapie meist unverändert. Bei reifen epidermoidzelligen Karzinomknoten muß mit massiver Blutung als Komplikation gerechnet werden (Legende zu Abb. 134), da die Medikation eine spontane Zerfallsneigung ebenso zu verstärken scheint wie die Bestrahlung. Differenzierte Plattenepithelkarzinome sprechen aber im allgemeinen schlechter an als kleinzellige und andere Bronchialkrebsformen höherer Malignitätsstufen, deren Zellunreife eine größere Empfindlichkeit erwarten läßt (GROSS; SCHMÄHL; SCHMIDT; BAUDACH, BERNDT, GÜTZ, PRAHL, RIECHE, ŠETKA, WOLF u. WOLFF; SELAWRY; GOLDIN; KARRER u. Mitarb.; CARR, SHIELDS u. LEE; TAKITA et al.; TUCKER u. Mitarb.; PAVLOV et al.; HØST; TULLOH; MOUNTAIN; DOLD u. ENGEL u.a.). Bei anaplastischen, seltener bei differenzierten Karzinomtypen wurde mitunter zeitweilige Tumorverkleinerung mit Verschwinden obstruktiver Anschoppungsatelektasen (Abb. 134), aber auch stetiges Fortschreiten der Geschwulstausbreitung unter alleiniger Medikation von Alkylantien beobachtet (ROSWIT u. KAPLAN; LYNCH, WARE u. GAENSSLER; KARNOFSKY et al.; ADELBERGER u. WÖRN; HORWITZ u. Mitarb.; POULSEN u.a.).

Neuere Erfahrungsberichte deuten darauf hin, daß die langfristig-intermittierende *Polychemotherapie* durch sinnvoll kombinierte Addition der verschiedenartigen Effekte an der Tumorzelle *die Remissionsquote* bedeutend — manchenorts auf über 50% — *zu erhöhen vermag* (ISRAËL, SORS u. REBOUL; KARRER u. Mitarb.; DARGENT et al.; SKIPPER, THOMPSON u. BELL; VENDITI u. GOLDIN; ALBERTO; MANNÈS, DERRIKS, MOENS u. HEY-

klinischer Kontraindikation zur chirurgischen Behandlung wurde ausschließlich Chemotherapie angewandt. Die zunächst intravenöse, später peroral fortgesetzte Medikation (Proresid) hatte eine allmähliche Rückbildung der Obstruktionspneumonitis durch partielle Deblockade, baldige Entfieberung, Senkungsabfall auf 4/18 mm n.W. und Besserung des Allgemeinzustandes zur Folge (c u. d Vergleichsaufnahmen p.-a. vom 1.12.64 und 23.6.65). Im weiteren Verlauf massive Hämoptoe (durch Chemotherapie ausgelöster Zerfall des Tumorrests?). Nach sputumzytologischen Befunden wahrscheinlich Plattenepithelkarzinom (E.-Nr. 5883, 5934 u. 5971/64 Pathol. Inst. d. Krhs. Nordwest, Direktor: Prof. KAHLAU). G. B., 68jähr. ♂. Arch.-Nr. 0205 96041 Radiolog. Zentralinst. d. Krhs. Nordwest Frankfurt/M.

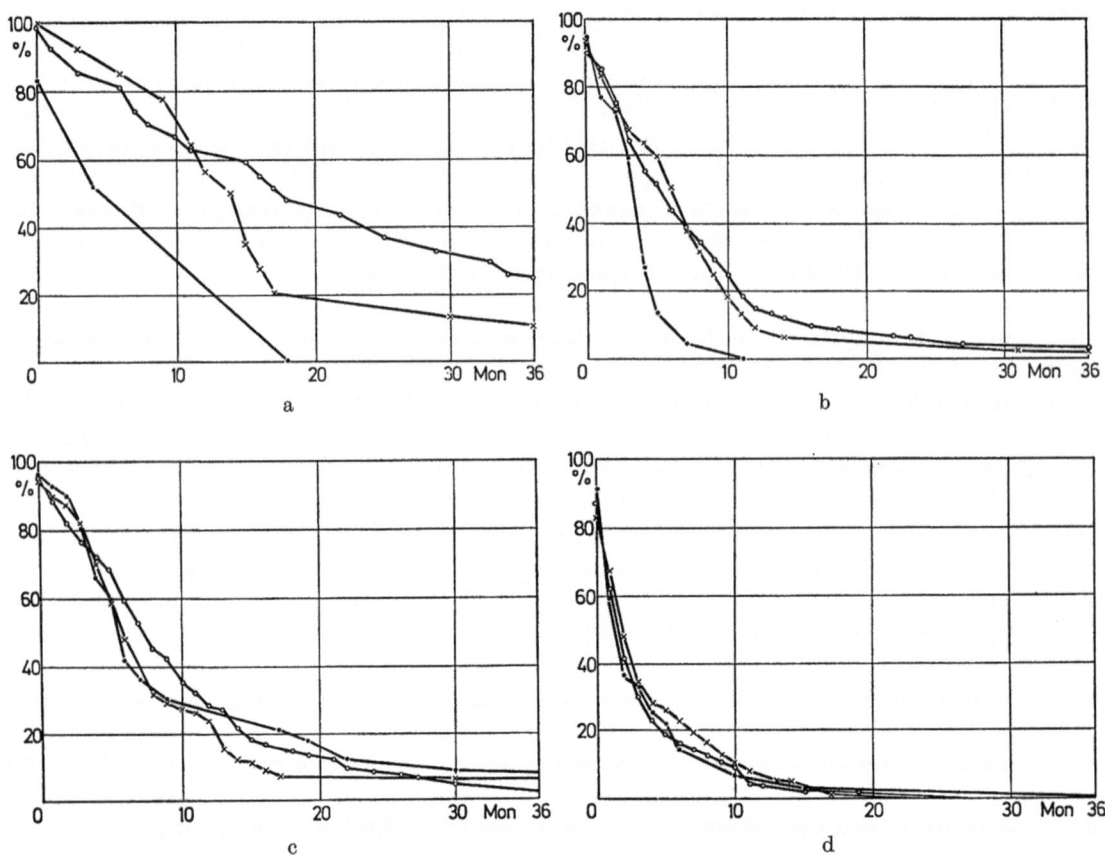

Abb. 135a—d. *Überlebenszeiten bei Bronchialkarzinomen verschiedener Evolutionsstadien.* Statistik der Med. Univ.-Klinik Tübingen aus den Berichtszeiträumen 1934—1949 •—• (Periode I), 1950—1959 ×—× (Periode II) und 1960—1967 ○—○ (Periode III). a *Stadium I* ($T_{1-2}N_0M_0$). Anzahl: Periode I: N = 6, Periode II: N = 14, Periode III: N = 27. b Stadium II ($T_{1-2}N_1M_0$). Periode I: N = 33, Periode II: N = 77, Periode III: N = 90. c Stadium III ($T_{1-3}N_1M_0$). Periode I: N = 22, Periode II: N = 43, Periode III: N = 65. d Stadium IV ($T_{1-3}N_{0-1}M_1$). Periode I: N = 27, Periode II: N = 92, Periode III: N = 114. [Nach Dold, U., Engel, J.: Die cytostatische Chemotherapie des Bronchialcarcinoms. Internist 11, 343—349 (1970), Abb. 1—4]

NEN; Kühböck, Pokorny, Steinbach u. Eggerth; Schabel; Cole; Gottlieb u. Serpick; Bodey *et al.*; Talley; Péquignot, Christoforov u. Fiessinger; Nathanson, Hall, Schilling u. Miller; Gross; Brocard *et al.*; Génévrier u. Gouletquer; Turiaf u. Chabot; Klein u. Mitarb.; Schmidt; Dold u. Engel; Humphreys u. Karrer; Bonadonna u. Mitarb.; Bariéty *et al.*; Weiss; Goldin; Hall u. Karrer; Hansen *et al.*; Maurer u. Mitarb.; Livingston *et al.*; Fesani u. Bobbio; Shields; Valenti u.a.). Nach den Ergebnissen scheint die gleichzeitige Verabreichung der Medikamentenkombination gegenüber der sequentiellen Vorteile zu bieten (Dold u. Engel). Als Beispiele kombinierter Anwendung von Alkylantien, Antimetaboliten, Alkaloiden und Antibioticis von zytostatischer Wirksamkeit seien folgende *bei Bronchialkrebskranken erprobte Behandlungsschemata* genannt:

Mannès, Derriks, Moens u. Heynen (1969): Dreierkombination von Zyklophosphamid (1,5—2,5 g/m²), Amethopterin (0,1—0,2 g i.v.) und Vincristinsulfat (1,5—2 mg/m² i.v.) einmal monatlich. In der Mitte zwischen 2 Kuren einmalige Injektion von 0,1—0,2 g Amethopterin i.v. und 24—48 Std danach 12 mg Leucoverin (Folsäurepräparat);

Péquignot, Christoforov u. Fiessinger (1969): Dreierkombination von Zyklophosphamid (100 mg/die i.m. oder i.v. an 6 von 7 Tagen), 5-Fluorourazil (2mal 250 mg/die als 4stündige Infusion in Gesamtkuren zu 15 g) und Vinblastinsulfat (5 mg/Woche in 250 ml Glukoselösung);

ALBERTO (1970) sowie DOLD u. ENGEL (1970): Gleichzeitige Medikation von Endoxan (1,5 mg/kg/die per os), Amethopterin (0,5 mg/kg/Woche i.v.), Vincristinsulfat (0,024 mg/ kg/Woche i.v.) und Natulan (2 mg/kg/die per os) über 2—3 Wochen bis zur Remission, danach Fortführung der peroralen Zweierkombination zur Erhaltung des Therapieeffekts. Bei Tumorrezidiv Wiederholung der remissionseinleitenden Anfangskombination;

ALBERTO (1970) sowie SCHMIDT (1971): Kombination von Endoxan (60 mg/m²/die per os), Amethopterin (20 mg/m² i.v. einmal wöchentlich), Vincristinsulfat (1 mg/m² i.v. einmal wöchentlich) und Natulan (80 mg/m²/die per os) bis zur Remission;

KARRER, SIGHART u. WRBKA (1971): Langfristig kombinierte Infusionsbehandlung in einwöchigen Intervallen mit Endoxan (12 mg/kg), Methotrexat (0,5 mg/kg), 5-Fluorourazil (12 mg/kg), Mitomycin C (0,1 mg/kg) und Vinblastinsulfat (0,1 mg/kg);

KARRER, PRIDUN u. ZWINTZ (1973): Kombinationstherapie mit intermittierenden Infusionen von 12 mg/kg Zyklophosphamat (Cytosan), 12 mg/kg 5-Fluorourazil, 0,5 mg/kg Methotrexat und 0,1 mg/kg Vinblastin (Velbe) in 500 ml 5%iger Lävulose. Beginn 1—2 Wochen post operationem, 2. und 3. Infusion nach je 6tägigem Intervall. Kurmäßige Durchführung von 13 solcher Infusionsserien innerhalb von 3 Jahren nach dem Eingriff.

Trotz offensichtlicher Überlegenheit gegenüber der Monotherapie hat die systematische Kombination zytostatischer Substanzen in der Behandlungsbilanz — selbst nach Resektion einer größeren Tumormasse und metastatisch befallener Lymphknoten — *die Prognose nicht verbessert:* die damit ausgelösten Remissionen sind dem Effekt palliativer Strahlentherapie vergleichbar.

Dementsprechend werden die *Ergebnisse der kombinierten chirurgisch-chemotherapeutischen Behandlung* im Schrifttum recht unterschiedlich bewertet. Zurückhaltenden Urteilen mit Hinweisen auf ausgesprochen *schlechte Teilresultate* (BEN-ASHER; KUNZ; BECKER u. KNOTHE; LÜHRS; BERGEL; HEGEMANN; WELCKER; PAPAC; BRUNNER, MARTHALER u. MÜLLER; BRODIE *et al.*; GRENVILLE-MATHERS u. TRENCHARD; SCHARENBERG u. KAPISCHKE; HAAS; BOHNDORF, TRUHAUT, BOIRON, BRULÉ, THOMAS u. PIERART; KAUTZSCH; HENNE; SEILER; SHNIDER u. ZEVALLOS; SCHNITZLER u. BACSA; HALL *et al.*; KRANT *et al.*; FINGERHUT u. BARNETT; WEISS u. Mitarb.; BENNINGHOFF u. ALEXANDER; MATTHES u. Mitarb.; GERHARTZ; FENNELLY; KLEIBEL u.a.) steht eine Vielzahl von Berichten gegenüber, in denen eine *klinische Besserung in 30—50% der Fälle* angegeben wird (LYNCH, WARE u. GAENSSLER; SOUDERS u. SMEDAL; ANDERS u. KEMP; KARNOFSKY *et al.*; CRAVER; BOYLAND; SKINNER, CARR u. DENMAN; ROSWIT u. KAPLAN; WOLF u. GERLICH; REUSCH u. BAUER; BREYER; FIEDLER u. SCHMALZ; SELLEI; ISRAËL u. VERNARD; MANNÈS; BERGSAGEL *et al.*; LÖFFLER u. SCHULTIS; KARRER; HRISTOV, DONCHEV u. MINCHEV; ISRAËL, SORS u. REBOUL; GÉNÉVRIER u. GOULETQUER; BROCARD *et al.*; ALBERTO; KÜHBÖCK u. Mitarb.; DECRIXO u.a.).

Nach BAUER, SCHOEN u. GERHARDT sind die Spätergebnisse postoperativer Chemotherapie besser als die alleiniger chirurgischer oder radiologischer Behandlung wie auch der Kombination von Resektion und Nachbestrahlung (Abb. 124). Die Autoren befürworten daher die konsequente Anwendung von Vorbestrahlung und nachfolgender zytostatischer Behandlung, um den Dauererfolg resezierender Eingriffe zu sichern. Auch DENCK u. KARRER stellten nach Chemotherapie (Mitomen, Endoxan) radikaloperierter Bronchuskrebskranker (Stadien I und II) einen Anstieg der Überlebensziffern (1 Jahr post operationem: 60 von 70 Operierten, nach 1½ Jahren: 34 von 42 Patienten) im Vergleich zur Gruppe der nicht zusätzlich Behandelten fest (nach 1 Jahr: 37 von 60 Patienten, nach 1½ Jahren: 25 von 34 Patienten). Das statistische Resultat und die Bedeutung der leukopenischen Wirkungsdosis sind aus Abb. 133 ersichtlich. Aus der Reihe positiver Stimmen ist ferner ADELBERGER zu zitieren, der mit E 39- und Trenimon-Behandlung inoperabler Kranker eine Verdoppelung der 1-Jahres-Überlebensrate nach Probethorakotomie (10%) gegenüber der Überlebensquote explorierter, aber nicht zytostatisch behandelter Patienten (5%) erreichte. Die Ziffern beider Vergleichsstatistiken sind wegen der Kürze der Kontrollfristen nicht ausreichend, um eine durch die Medikation erhöhte Lebenserwartung annehmen zu können.

In ihrer 1966 publizierten 10-Jahres-Statistik verzeichneten ADELBERGER u. WÖRN unter additiver Chemotherapie (Trenimonbehandlung) einen Anstieg der Überlebensziffern auf 27,9% (748 Patienten) gegenüber 21,4% nach alleiniger Operation (402 Patienten). In Resektionsfällen ohne Lymphknotenbefall zeigten die Absterbekurven bei plattenepithelialen und kleinzelligen Bronchuskrebsen 5 Jahre post operationem eine gleichsinnige Zunahme der unter zytostatischer Zusatztherapie Überlebenden (46 bzw. 42%) im Vergleich mit den ausschließlich chirurgisch Behandelten (31 bzw. 36%). Die auffallend geringe Differenz der bei beiden Tumorvarianten erzielten Ergebnisse unterstreicht die Tatsache, daß letztlich nicht der Zelltyp, sondern das Entwicklungsstadium der Neoplasie die jeweiligen Überlebenschancen bestimmt. ADELBERGERs Erfahrungen stehen in eklatantem Widerspruch zur Vergleichsstatistik von BRUNNER, MARTHALER u. MÜLLER, die über Resektionsergebnisse mit und ohne anschließende Endoxan-Medikation nach $3^{1}/_{2}$—$5^{1}/_{2}$jähriger Beobachtung berichteten: in der Gegenüberstellung beider Gruppen (95 bzw. 94 Kranke) schnitt die zusätzliche Chemotherapie im Endresultat signifikant schlechter ab (höhere Mortalität, durchschnittlich kürzere Überlebensfristen und merklich größere Rückfallquote bzw. Akkumulationsrate von Metastasen).

Im Einklang mit diesen und anderen gleichlautenden Äußerungen (LYNCH, WARE u. GAENSSLER; GOLLIN, ANSFIELD u. VERMUND; POULSEN; HUBACHER; HAMMER u. a.) schreibt man andernorts der *zytostatischen Therapie keinen nennenswert positiven Einfluß auf die Überlebensdauer* zu. Die diesbezügliche Skepsis resultiert nicht allein aus Erfahrungen mit der Monotherapie (PIRWITZ; BECKER u. KNOTHE; HENNE; BOCK; KAUTZSCH; BOCK, ALLNER u. GROSS; WOLF u. a.). Sie wird auch von Autoren geteilt, die unter Polychemotherapie einen Anstieg der Remissionsrate verzeichneten (GROSS; TURIAF u. CHABOT; DOLD u. ENGEL u. a.). Die Statistik von DOLD u. ENGEL zeigt einen fast deckungsgleichen Verlauf der Absterbekurven stationär behandelter Bronchialkrebskranker in den Berichtszeiträumen von 1934—1949, 1950—1959 und 1960—1967, obgleich im letzten Jahrzehnt zytostatische Substanzen in zunehmendem Maße systematisch kombiniert angewandt, und die übrigen Behandlungsmöglichkeiten verbessert worden waren (Abb. 135). Die Quintessenz der Studie lautet daher, das Wachstum des Bronchialkarzinoms schreite „naturgesetzlich voran, ohne von unseren bisherigen Therapieverfahren wesentlich beeinflußt zu werden". Der gleiche Schluß ergibt sich aus der Angabe *durchschnittlicher Überlebensfristen von 3—10,5 Monaten*, die man in der von TURIAF u. CHABOT zusammengestellten Erfahrungsbilanz französischer Autoren mit der Polychemotherapie bronchogener Karzinome findet (FRÉOUR u. Mitarb.: 3—8,5 Monate (23 Patienten); MANNÈS *et al.*: 6,5 Monate (78 Patienten); MOLINA *et al.*: 6,5 Monate (90 Patienten); MIGUERES *et al.*: 7 Monate (21 Patienten); GÉNÉVRIER *et cl.*: 10,5 Monate (30 Patienten)]. Die Ziffern sprechen nicht für einen lebensverlängernden Effekt der kombinierten zytostatischen Behandlung, wenn man sie mit der spontanen Krankheitsdauer des Geschwulstleidens in therapeutisch unbeeinflußten Fällen vergleicht (s. S. 179). Wie BRUNNER, MARTHALER u. MÜLLER stellten HUGHES u. Mitarb. sogar eine Verkürzung der Überlebensdauer unter postoperativer Chemotherapie fest.

Entgegen der ursprünglichen Hoffnung scheint somit auch der Wert *chemotherapeutischer Rezidivprophylaxe* nach bisherigem Vorgehen zumindest fraglich, da die — statistisch noch nicht schlüssig zu beurteilenden — vorliegenden Berichte uneinheitlich sind (KARRER u. DENCK; FARBER *et al.*; CLARK; DENCK, KARRER u. WURNIG; STÖGER; HORWITZ u. Mitarb.; DOLD u. ENGEL; BERNDT u. a.). Die positiv lautenden Erfahrungen der Wiener Autoren (s. Abb. 133) stehen vor allem im Gegensatz zu dem von BRUNNER u. Mitarb. mitgeteilten Ergebnis eines signifikanten Anstiegs der Tumorrezidive unter zytostatischer Behandlung.

Es bleibt abzuwarten, ob die in den letzten Jahren empfohlene *Synchronisationstherapie*, die auf neuen an Zellkulturen und Versuchstieren gewonnenen Erkenntnissen über die Proliferationskinetik von Geschwulstzellen basiert, bessere Resultate bringen wird (ZEUTHEN; SCHERBAUM; CARDINALI, CARDINALI u. MEKROTA; FREI, WHANG, SOGGINO, VAN SCOTT, RALL u. BEN; BASERGA; SAVEL; GALAZAVI et al.; KISSEL, DUPREZ, BESSOT u. ROBERT; PALME, LISS u. OEFF; HUGHES-DAVIES; LENNARTZ; MITTERMAYER; NITZE u. ROSEMANN; NITZE; GANZER u. NITZE; KLEIN, LENNARTZ, HABICHT, EDER u. GROSS; SCHABEL; SHIELDS; KLEIN, GROSS u. LENNARTZ; NITZE, GANZER u. VOSTEEN; GROSS; FLÖHR u. a.). Der Erfolg bislang ungezielter Medikation wird durch die ungleichmäßige Biorhythmik der Tumorzellpopulation, die wechselnde Sensibilität ihrer Einzelelemente in den verschiedenen Phasen des zellulären Generationszyklus und die — je nach chemischer Struktur — auf bestimmte Teilphasen des Zyklus beschränkte Wirksamkeit zytostatischer Substanzen (Abb. 130a) geschmälert. Das neue Applikationsprinzip bezweckt, das asynchrone Wachstum durch zeitweilige Blockade prämitotischer Stoffwechselvorgänge zumindest partiell zu synchronisieren und so möglichst viele in einer sensiblen Generationsphase angereicherte Tumorzellen dem anschließenden gezielten Hemmeffekt geeigneter Zytostatika (bzw. der Strahlentherapie) zugleich auszusetzen.

Die Möglichkeit einer Teilsynchronisation ist mit in vitro-Studien (CAMERON u. PADILLA; ZEUTHEN u.a.) und tierexperimentellen Ergebnissen belegt (RAJEWSKI; LENNARTZ; NITZE; KLEIN u. Mitarb. u.a.). Auch an menschlichen Tumorgewebsproben konnte die Beeinflußbarkeit der Zellteilungsrhythmik durch proliferationskinetische Untersuchungen (^{3}H-Indexanstieg, Verhalten des Mitoseindex im Zeitablauf) (NITZE u. ROSEMANN; GANZER u. NITZE u.a.) erwiesen werden. Die meisten Autoren bedienten sich hierzu eines Antimetaboliten oder Spindelgifts (Arretierung der Metaphase durch geringe Dosen von Vincristin: CARDINALE et al.; KIM u. STAMBUK; FREI u. Mitarb.; SAVEL; LENNARTZ; KLEIN u. Mitarb.; GROSS; Kolchizin-Medikation: CARDINALE et al.; Blockade des Übergangs von der G_1- zur DNS-Synthesephase durch 12—18stündige Thymidinsynthesehemmung mit 5-Fluorourazil: NITZE u. Mitarb.; GANZER u. Mitarb.).

GROSS u. Mitarb. erzielten mit ihrem zeitlich abgestimmten Kombinationsschema nach individueller Messung zellkinetischer Daten bei 7 Patienten mit generalisierten Bronchuskarzinomen 1 komplette und 5 partielle Remissionen, während in einem Fall der Erfolg ausblieb. In vitro-Meßergebnisse der Phasendauer von KLEIN, GROSS u. LENNARTZ lassen auf stärkere Schwankungen der mittleren Generationszyklen- und DNS-Synthesezeiten bei verschiedenen Karzinomtypen schließen. Unter dieser Voraussetzung wäre es unmöglich, den optimalen Applikationszeitpunkt für die — nach Abklingen des mit Antimetaboliten erzielten Arretierungseffekts — vorgesehenen Zytostatika in einem für alle histologischen Krebsvarianten gültigen Schema zu erfassen. Der Aufwand zellkinetischer Einzelmessungen würde die breite Anwendung des Synchronisationsverfahrens beschränken. Ob ein in diesem Sinne individualisierendes Vorgehen erforderlich ist, scheint nach den von anderen Autoren mitgeteilten Resultaten *zellkinetischer Studien an Nadelbiopsie-Material menschlicher Bronchialkarzinome* fraglich: nach den in vitro gemessenen Werten (DNS-Synthesephase = T_s, intermitotische Zeit bzw. Zellzyklus-Zeit = T_c) (Abb. 130b) wies die *Zell-Zyklusdauer der diversen feingeweblichen Formen keine wesentlichen Abweichungen* auf (MUGGIA; YOUNG u. DE VITA; MUGGIA, OSTER u. HANSEN; HANSEN u. MUGGIA; s. auch SCHABEL). Allerdings waren die nach Injektion von Tritium-markiertem Thymidin gemessenen *Initialwerte des Thymidin-Labeling-Index* (LI) *bei kleinzelligen Karzinomen ungleich höher* (7,2—23,8%, Mittel: 16,7%) *als bei den übrigen Varianten* (Plattenepithelkrebse: 0,9—9,8%, Mittel: 2,5%; Adenokarzinome: 2,6—4,9%; großzellige Krebse 4,0—18,2%) (MUGGIA). Die biologische Eigenart besonderer Malignität wie größerer Empfindlichkeit gegenüber Strahlen- und Chemotherapie dürfte darauf beruhen, daß die *Fraktion proliferierender Elemente in der Tumorzellpopulation kleinzelliger Bronchialkrebse am höchsten* ist (MUGGIA, OSTER u. HANSEN).

Das 1954 aus experimenteller Sicht gegebene Resumé von DRUCKREY stimmt mit den bisherigen klinischen Erfahrungen im wesentlichen überein: eine Dauerheilung brochogener Karzinome mit ausschließlicher Chemotherapie ist nur für Einzelfälle belegt (ADEL-

BERGER u. WÖRN), nach derzeitigem Erkenntnisstand aber kaum in nennenswertem Prozentsatz zu erwarten (Abb. 112). Ebenso fraglich erscheint die Aussicht, inoperable Geschwülste in örtlich fortgeschrittenen Entwicklungsstadien durch biochemische Eingriffe in den Tumorzellstoffwechsel resezierbar zu machen. Ungeachtet mancher Enttäuschung bleibt der Hinweis DRUCKREYs unvermindert aktuell, solange weder die Resektion noch Bestrahlung oder Chemotherapie für sich allein den Erfolg verbürgen könnten, sei die Kombination der einander ergänzenden Verfahren zwingendes Gebot.

In diesem Sinne erscheinen neuerliche Versuche richtungweisend, die sthatmokinetische Wirkung von 5-Fluorourazil für die split course-Bestrahlung in der radiosensiblen G_2-Phase zu nutzen (NITZE u. ROSEMANN; NITZE; GANZER, NITZE u. ROSEMANN; NITZE, GANZER u. VOSTEEN). Die bislang an scheinbar resistenten Gewächsen der Kopf-Halsregion gemachten Beobachtungen sprechen für eine Potenzierung aktinischer Effekte durch die in definiertem Zeitabstand vorausgehende Synchronisationstherapie. Abgesehen von der zum selben Zweck erprobten Hyperthermie (s. S. 235) liegen keine vergleichbaren Erfahrungen bei Bronchialkrebspatienten vor.

Mit Ausnahme der nach chemotherapeutischer Synchronisation gezielten Bestrahlung (AMMON, ZUM WINKEL, HERMANN, JANSSEN, SCHMIDT u. GÜNTHER) sollte die *kombinierte Anwendung radiologischer und zytostatischer Behandlungsprinzipien* nicht gleichzeitig, sondern alternierend erfolgen, um eine Summation myelodepressiver und immunsuppressiver Wirkungen und das sonst erhöhte Risiko rascher Tumoreinschmelzung zu vermeiden (MORCZEK u. KLARE; GÄNSSLEN u. MARTIN; WOLF u. GERLICH; BECKER, WERNER, KUTTIG, SCHEER u. WEITZEL; SCHERER; REINHOLD u. SAUERBREY; SCHARENBERG u. KAPISCHKE; WELCKER; LUTZ u. FINK; GOLLIN et al.; NOVIKOV u. Mitarb.; OTTOMAN et al.; SCHOLZE; LANDOW u. Mitarb.; DOLD u. ENGEL; HAMMER u.a.).

Die *intravenöse radio-chemische Kombinationstherapie* mit N-Lost und Radiophosphor (BLANCO SOLER, OTTE u. MADRIGAL) konnte sich ebensowenig durchsetzen wie die alleinige Applikation des β-Strahlers auf dem Blutwege (intrakubitale Injektion bzw. Instillation mittels Herzkatheter) (RENFER; ARIEL; HARPER; DOGLIOTTI, CALDAROLA u. BADELLINO) oder der von GRIESMANN u. WARLITZ praktizierte Vorschlag, zytostatisch wirksame Substanzen durch transkardiale Katheter-Dauerinfusion möglichst hochkonzentriert in das Kapillarnetz der betreffenden Lungengefäßprovinz einzubringen. Nach ursprünglichen Versuchen, den Strahleneffekt *intravenös verabfolgter kurzlebiger Radioisotope in kolloidaler Suspension* (^{36}Zn- und ^{198}Au-Präzipitat in 4%iger Pektinlösung unter Eigenblutzusatz oder in Holzkohle-Suspension) durch „selektive Fixation" radioaktiver Mikroemboli im Lungenkapillarfilter therapeutisch nutzbar zu machen (MÜLLER, ROSSIER u. MAIER; ERNST, IGLAUER, KRONSCHWITT u. SPODE; SPODE u. PRÖSCH) (s. S. 407) befürworteten MÜLLER, ROSSIER u. MAIER später die *intrapulmonale Radionuklid-Applikation mittels Herzkatheter* als gezieltes Verfahren im Rahmen der kombinierten Behandlung. Andere Autoren wählten statt kolloidaler Radiogold-Partikel mit ^{90}Yttrium beladene Mikrokugeln (Durchmesser 15—50 µ) aus Kunststoff oder keramischem Material, um den gleichen Effekt zu erzielen (ARIEL u. PACK). STELLA fand bei Autoradiographien von Resektionspräparaten, daß die mittels Katheter in die versorgende Lungenarterie eingebrachten Radiogold-Kohlepartikel überwiegend im gesunden Parenchym der Tumorumgebung abgelagert waren. Das Geschwulstgewebe zeigte nur geringe Aktivität. Die Speicherung konzentrierte sich auf eine bis 15 mm breite peritumorale Randzone, erstreckte sich aber auch auf die pleuranahen und hilopetalen Septen. Nach dem Verteilungsmodus dürfte der strahlenbiologische Effekt den Primärtumor nur wenig treffen und allenfalls darauf beschränkt sein, das örtliche Fortschreiten und die lymphogene Ausbreitung zu hemmen.

Die *Kathetersondierung der Bronchialarterien* (S. 577) eröffnet einen neuen Weg zur *gezielten Perfusionstherapie des Bronchuskarzinoms mit radioaktiven und zytostatischen Substanzen.* Er scheint prinzipiell zweckmäßiger als der Zugang von der Lungenschlagader her, weil autochthone Bronchialgeschwülste — und nach neuerer Erkenntnis auch ein Teil der nodulären Lungenmetastasen — ganz überwiegend, vom nutritiven Gefäßsystem versorgt werden (WOOD u. MILLER; CUDKOWCZ u. ARMSTRONG; LIEBOW; DELARUE, MIGNOT, PAILLAS u. SORS; SCHOBER; NEYAZAKI; ERNST; BOIJSEN u. Mitarb.; IKEDA, NEYAZAKI, CHIBA, YONETI u. SUZUKI; HALLER, BRON, WHOLEY, POLLER u. ENERSON; MILNE u.a.) (s. S. 575ff.; vgl. Abb. 287—290, 293—297 u. Bd. IX/4c, Abb. 254).

Die selektive Perfusionsmethode wird seit einigen Jahren unter extrakorporalen Kreislaufbedingungen mit Oxygenatorpumpen zur Behandlung bösartiger Geschwülste von Gliedmaßen, Kopf und Nacken angewandt (KREMENTZ u. Mitarb.; REEMTSMA et al.;

CREECH *et al.*; RYAN u. Mitarb.; WINDBLAD *et al.*; IRVINE u. Mitarb.; ESPINDER, VOWLES u. MILNES; WALKER; GARAI, COLLING u. STAUNTON; ROCHLIN; MAGDON, BACIGALUPO u. GUMMEL; KLOPP *et al.*; BARNERIO, KLOPP, AYERS u. GROSS; DUFF u. Mitarb.; OBRECHT; WESTBURY; SANLON, NORA, TARKINGTON u. MEYER; CLAPP, TAYAO, TYREE, NICKSON, CLARKSON u. LAWRENCE; TALSANIA u. CONOLLY; WATKINS u. SULLIVAN; BAKER u. GAERTNER; DOGLIOTTI *et al.*; MALHERBE, SEALY, HELMAN u. ANDERSON; SOJKA *et al.*; STEHLIN; BELL; ROSS u. SELAWRY; HALL; SELAWRY *et al.*; BAKER u. GAERTNER; CLARKSON u. LAWRENCE; TALLEY, VAITKEVICIUS, BRENNAN u. KELLY; DEAN, NEWTON u. SWANN; MAROTTOLI, GURRUCHAGA, ARGONZ, CAMES u. FRACCHIA; MILLER; CONN u. CHAVES; FAIN u.a.). Inzwischen sind zahlreiche Mitteilungen über die örtliche Modifikation des Verfahrens zur gezielten Chemotherapie des Bronchialkrebses (Endoxan, N-Lost, Trifocyl, 5-Fluourazil, Methotrexat, Mitomycin C, Bleomycin etc.) erschienen (SODERBERG, COLBERT u. LEONE; NORDENSTRÖM; HOCKMAN u. MARK; PAUL, KAHN u. RHEINLANDER; PIERPONT u. BLADES; RHEINLANDER, MILLER, MOQUIN u. DETERLING; SMYTH u. BLADES; MARK, HOCKMAN u. CARRINGTON; SODERBERG; SMYTH, PIERPONT u. BLADES; HALLER, BRON, WHOLEY, POLLER u. ENDERSON; FRECKMAN, MENDEZ, MAURER u. FRY; VIAMONTE u. MARTINEZ; BOIJSEN, DAHLBÄCK, KUGELBERG, SCHÜLLER u. ZSIGMOND; IKEDA, NEYAZAKI, CHIBA, YONETI u. SUZUKI; CLIFFTON u. MAHAJAN; CURRY u. HOWLAND; GRECO, LORETO, BERITELLI, COTRONEO u. TAFURI; SUZUKI; NEYAZAKI, IKEDA, SEKI, EGAWA u. SUZUKI; HUNTINGTON, DU PRIEST u. FLETCHER u.a.).

In seinem Beitrag „Therapeutische Röntgenologie" berichtete NORDENSTRÖM über die ersten Erfahrungen mit *neuen Applikationsmethoden zur gezielten Chemotherapie operabler und inoperabler Bronchuskarzinome.* Zur Einbringung des N-Lostpräparats Trifocyl wurden folgende Wege beschritten:

1. *endothorakale Instillation* (50 mg),

2. *selektive Applikation in die Pulmonalarterie* durch einen via Femoralvene eingeführten doppelläufigen Teflon-Ballonkatheter (10 mg),

3. *transseptale Injektion in die Pulmonalvene* des betroffenen Lappens mittels eines durch die Ross-Nadel vorgeschobenen Ballonkatheters (10 mg),

4. *semiselektive Applikation in die Bronchialarterien* unter Verwendung eines die Brustaorta distal der Bronchialgefäßostien verschließenden Ballonkatheters (50 mg) und

5. *selektive Dauerperfusion der Bronchialarterien* (96 Std) nach gezieltem transfemoralem Katheterismus (50 mg, später noch viermal je 10 mg).

NORDENSTRÖM und andere Autoren registrierten unter der selektiven Perfusionstherapie rasch einsetzende Tumorverkleinerung und Wiederbelüftung zuvor obstruktionsatelektatisch verdichteter Lungenabschnitte (FRECKMAN, MENDEZ, MAUER u. FRY; HALLER, BRON, WHOLEY, POLLER u. ENDERSON; BOIJSEN, DAHLBÄCK, KUGELBERG, SCHÜLLER u. ZSIGMOND). FRECKMAN u. Mitarb. weisen auf die *Verlängerung der Überlebenszeit* als Resultat ihrer 4jährigen Behandlungsversuche mit intraaortaler Instillation zytostatischer Substanzen hin (tägliche Infusionsdosis: 1 000 mg 5-Fluourazil in 1 000 ml 5%iger Dextrose oder 300 mg Zyklophosphamid in 1 000 ml physiologischer Kochsalzlösung). Die Therapie wurde bei Patienten mit inoperablen Bronchialkarzinomen (55 Fälle) und Lungenmetastasen (36 Fälle) über 10—14 Tage hin kontinuierlich durchgeführt und in 3—5wöchigen Abständen kurmäßig wiederholt. Für eine statistische Auswertung der Spätergebnisse ist der seit Einführung der Methode übersehbare Beobachtungszeitraum noch zu kurz, und die Zahl der behandelten Patienten zu klein.

Die *Immuntherapie* bronchogener und anderer bösartiger Geschwülste steht noch in ihren Anfängen, wird aber voraussichtlich neben den chirurgischen, radiologischen und zytostatischen Behandlungsmethoden künftig wachsende Bedeutung erlangen.

Nach jetziger Kenntnis gibt es bei Bronchialkrebskranken keine Belege für die Existenz humoraler Antigen-Antikörper-Abwehrmechanismen nach Art der bei Spontanrückbildung und Serumtherapie chorionepitheliomatöser Lungenmetastasen tumorspezifisch wirksamen Zytolysine (s. Bd. IX/4c, S. 4 u. 378). Tierexperimente und klinische Beobachtungen liefern jedoch vielfältige Indizien mutueller Beziehungen zwischen zellulärer Immunabwehr und Geschwulstwachstum, die auch für eine immunbiologische Behandlung bronchogener

Karzinome Anhaltspunkte bieten (PIESSENS; HARRIS u. SINKOVICS; HALPERN u. Mitarb.; COHEN, BURDICK u. KETCHAN; HERSH et al.; ISRAËL u. Mitarb.; TAKITA et al.; SELAWRY; BRUGAROLAS et al.; TURK; INOOKA; UHR u. LANDY; NIEPER u. RANSBERGER; UHLENBRUCK; GÖTZ; WARNATZ u. a.) (s. auch S. 365 u. 366).

Angesichts der schwer übersehbaren Problematik der seit langem diskutierten Zusammenhänge war man bei den immuntherapeutischen Interventionsversuchen auf empirisches Vorgehen angewiesen. Für die erstrebte Einflußnahme auf maligne Proliferationsvorgänge stehen theoretisch drei Verfahrenswege offen:

1. die *aktive Immunisierung mit auto- oder heterologer Tumorvakzine,*
2. die *unspezifische Stimulation der zellulären Immunabwehr* und
3. die *passive Immunisierung durch Übertragung zell-vermittelter Abwehrkräfte.*

Die letztgenannte Möglichkeit entspricht einem zunächst nur experimentell begründeten Denkmodell (FISHMAN u. Mitarb.; COHEN et al.; FRIEDMAN; MANNICK u. EGDAHL; SABBADINI u. SEHON; RAMMING u. PILCH; WILSON u. WECKER; ALEXANDER et al.; RIGBY; LONDNER u. Mitarb.; KENNEDY, CATER u. HARTVEIT; PILCH u. RAMMING; DECKERS u. PILCH; eingehende Literaturangabe s. PILCH 1973). Das zugrunde liegende Prinzip, die *Übertragung tumorspezifischer Immunität durch Injektion „immunaktiver" Ribonukleinsäure* aus RNS-inkubierten Milzzellen und Lymphozyten geschwulstkranker Tiere, wurde von obigen Autoren entwickelt und in vielfach abgewandelten Versuchen an tierischen Neoplasmen mit beachtlichen Erfolgen praktiziert. Es bietet sich für Behandlungsversuche in der Humanpathologie um so mehr an, als nachteilige sensibilisierende Effekte im Sinne der Immunserum-Schäden wegen des Fehlens antigener Eigenschaften der „Immun-RNS" entfallen (PILCH).

Die *Vakzinetherapie mit auto- und heterologen Tumorextrakten* wurde bereits am Menschen erprobt (HUMPHREY et al.; MARCOVE u. Mitarb. u.a.), bei Bronchialkrebskranken aber erst seit 1970/71 und in geringer Zahl angewendet (TAKITA u. BRUGAROLAS; ALTH, DENCK, FISCHER, KARRER, KOKRON, KORIZEK, MICKSCHE, OGRIS, REIDER, TITSCHER u. WRBA).

TAKITA u. BRUGAROLAS modifizierten das von CZAJKOWSKI angegebene Aufbereitungsverfahren frischer autologer Tumorzellen (chemische Bindung an hochantigenes Fremdprotein mit bis-Diazobenzidin und Reinjektion der bei 37° über 30 min mit Concanavalin A inkubierten Zellsuspension), während ALTH u. Mitarb. heterologes Gewebsmaterial aus Bronchialkrebsen unterschiedlicher Bauart verwandten, deren Extrakte in Phosphatpufferlösung homogenisiert, nach anschließender Zentrifugierung und Milliporen-Filterpassage auf einen Proteingehalt von 1,5 mg/ml eingestellt und sterilisiert wurden.

Nach übereinstimmender Angabe der genannten Autoren war bei intermittierender subkutaner Verabreichung beider Vakzinearten in 1—2wöchigen Abständen kein Anhalt für eine Propagation des neoplastischen Prozesses zu finden. Die von ALTH u. Mitarb. nach 15—22monatiger Vakzinetherapie angegebenen Überlebensquoten waren nicht niedriger als bei Patienten der Vergleichsgruppen, bei denen neben Polychemotherapie als ausschließlicher Maßnahme auch kombinierte Behandlungsverfahren (zytostatische Substanzen, hochdosierte Vitamin A-Medikation und rektale Infusionen des proteolytischen Fermentpräparats „Wobe-Mugos") zur Anwendung kamen. Die immuntherapeutische Studie von TAKITA u. BRUGAROLAS bezieht sich auf 11 Patienten mit unvollständig resezierten Bronchuskarzinomen. Drei von 5 nach dem Eingriff mit Tumorvakzine Behandelten waren zum Berichtzeitpunkt noch am Leben (davon 2 ohne klinische Krankheitszeichen), während die übrigen 6 Kranken nach postoperativer Strahlen- und/oder Chemotherapie verstorben waren. Obgleich die Therapieergebnisse nach Patientenzahl und Beobachtungsdauer keine ausreichende Grundlage für eine statistische Auswertung bieten, sind sie immerhin bemerkenswert.

Die *Wachstumshemmung maligner Zellen durch unspezifische immunstimulierende Einflüsse* wurde zunächst bei Tiergeschwülsten *nach Injektion von Mycobacterium bovis* (lebende *BCG-Keime*) (HALPERN u. Mitarb.; OLD et al.; BIOZZI u. Mitarb.; ISRAËL; MATHÉ; PIESSENS u. Mitarb.; LEMONDE u. CLODE-HYDE; ZBAR et al.; SIMMONS, RIOS u. KERSEY; LITTMAN, ZBAR u. RAPP) und hitzegetöteten Anaerobiern vom Typ *Corynebacterium parvum* nachgewiesen (HALPERN u. Mitarb.; WOODRUFF u. BOAK u.a.).

Gleichen Effekt hatten intratumorale, intradermale bzw. subkutane BCG-Inokulationen bei menschlichen Hautkrebsen (maligne Melanome etc.) und malignen Retikulosen (MORTON et al.; SEIGLER u. Mitarb.; PINSKY, HIRSHAUT u. OETTGEN; SOKAL u. AUNGST; MATHÉ et al.). Über den Wert der *Bronchialkrebs-BCG-Therapie* (HALPERN u. Mitarb.; ISRAËL u. CHAHINIAN; KHADZIEV; KAVALIEVA-DIMITROVA; ISRAËL) ist noch kein schlüssiges Urteil abzugeben. Nach bisherigen Erfahrungen hält ISRAËL die *Anwendung von Corynebacterium parvum bei Patienten mit bronchogenen Plattenepithelkarzinomen*, fortgeschrittenen Organkrebsen anderen Ursprungs, Melanomrezidiven sowie Hautmetastasen von Mamma- und Bronchuskarzinomen (HALPERN u. ISRAËL; ISRAËL u. CHAHINIAN) bei entsprechender Dosierung (langfristige Injektionstherapie: 4 mg einer hitzegeschädigten Kultur subkutan in wöchentlichem Intervall, maximal einmal monatlich je 2 mg in beide Arme und Beine) für wirksamer oder mindestens so effektiv wie eine spezifische Vakzination. Die einjährige Nachbehandlung resezierter Bronchialkrebskranker ergab zum letzten Berichtszeitpunkt (ISRAËL, 1973) eine höhere Überlebensrate als in der Kontrollgruppe, doch sind die Vergleichsserien noch nicht abgeschlossen.

Der *unspezifische Anreiz* der BCG- und Anaerobier-Injektionen, der die lymphozytäre und retikuloendotheliale Reaktionsbereitschaft in Immuntests (s. S. 366) merklich erhöht (LAMESANS et al.; ISRAËL u.a.), *wirkt der Immunsuppression durch zytostatische Agentien* (s. S. 245 u. 366) *entgegen*, wie das Verhältnis unbeeinflußter und positiv bzw. negativ gewordener Test-Reaktionen 4 Monate nach alleiniger Chemotherapie (40,15 bzw. 45%), ausschließlicher Immunbehandlung mit Corynebacterium parvum (40,40 bzw. 20%) und kombinierter Anwendung von Chemo- und Immuntherapie (39,59 bzw. 8%) in der von ISRAËL 1973 vorgelegten Statistik erweist.

Die immunbiologischen Einflußmöglichkeiten auf das maligne Wachstum sind nach bisher gesammelten klinischen Erfahrungen zweifellos begrenzt: wie bei zytostatischer Behandlung steht der therapeutische Effekt in umgekehrter Proportion zum Ausmaß der Primärgeschwulst und ihrer Metastasen. Die *unspezifische Immuntherapie* dürfte somit zunächst *zur Erfolgssicherung resezierender Eingriffe* — besonders bei Patienten mit abgeschwächten bzw. negativen Immuntest-Reaktionen (s. S. 366) —, ferner *zur Kontrolle von Tumorresten und Metastasen nach Bestrahlung* und als abwehrstimulierendes *Adjuvans kombinierter Chemotherapie* in fortgeschrittenen Krebsstadien in Betracht kommen (MATHÉ; ISRAËL; TAKITA u. BRUGAROLAS). Ungeachtet dieser Einschränkung erscheinen die mitgeteilten Ergebnisse ermutigend genug, um die systematische Fortführung der begonnenen Behandlungsversuche auf breiterer Basis erwarten zu lassen.

Die zusätzliche *Hormontherapie* (männliche und weibliche Sexualhormone: OLSEN; PIORKOWSKY; CYREN B: KAUTZSCH; Progynon C: OTT; Testosteron und Cortison simultan: HERRAÍZ BELLESTRO; Kortikosteroide (Prednison, Prednisolon) allein: DE CAMP; SCHERER; LÖFFLER; ISHIKAWA; DE CAMP u. UNHOLTZ; SPEAR, YESNER u. PATNO; WOLF) hat mitunter symptomatische Besserung, vor allem Schmerzlinderung zur Folge (ERLSBACHER u. Mitarb. u.a.), vermag jedoch — im Einklang mit Experimentalbefunden (MARTINEZ u. BITTNER; WITTEKIND u. SESSNER; WOOD, HOLYOKE u. YARDLEY) — den Krankheitsverlauf nicht merklich zu beeinflussen. Das gilt auch für die zur Unterstützung der radiologischen Krebsbehandlung empfohlene *Hypervitaminisierung* mit Askorbinsäure, Vitamin A und Vitamin K 3 (WENDT; SCHIRMACHER u. SCHNEIDER; BECKER; SHANTA u. KRISHNAMURTHI; MITCHELL; TUBIANA u. FRINDEL; MITCHELL, KING, MARRIAN u. CHIPPERFIELD; BERKMAN; BAUER, SCHOEN u. GERHARDT; EVANS u. TODD; ALTH u. Mitarb.; MARRIAN), die sich auf tierexperimentelle Ergebnisse stützt (Erzeugung metaplastischer Veränderungen des respiratorischen Epithels sowie pflasterepithelialer Atemwegskrebse durch Vitamin A-Entzug und gegensinnige Hemmwirkung hoher Vitamin A-Dosen auf die Entstehung von Plattenepithelmetaplasien und epidermoidzelligen Tumoren im Tracheobronchialbaum unter dem Einfluß verschiedener Noxen) (WOLBACH u. HOWE; SAFFIOTTI et al.; HARRIS u. Mitarb.) und Bestandteil der sog. ,,Mehrschritt-Therapie" ist (VON ARDENNE u. Mitarb.) (s. S. 235).

g) Klinik

α) Anamnese und allgemeine Symptomatologie

Die Bronchialkrebsentwicklung vom Geschwulstkeim bis zum Tumor makroskopischen Ausmaßes verläuft nach bisheriger Kenntnis offenbar jahre- bis jahrzehntelang inapparent (OVERHOLT u. SCHMIDT; RIGLER, O'LOUGHLIN u. TUCKER; APPEL; GOLDMAN;

Tabelle 92. *Relative Häufigkeit der klinischen Bronchialkrebssymptome (in Prozent).* [Nach (a) Björk (1947); (b) Fried (1948); (c) Mason (1949); (d) Moll (1949); (e) Taylor u. Waterhouse (1950); (f) McDonald et al. (1951); (g) Bryson u. Spencer (1951); (h) Salzer, Wenzl, Jenny u. Stangl (1952); (i) Ochsner, De Camp u. De Bakey (1952); (j) Schäfer (1952); (k) Wiklund (1952); (l) Lüdeke (1953); (m) Adler u. Fuller (1953); (n) Ehler, Stranahan u. Olson (1954); (o) Taylor et al. (1954); (p) Hellriegel (1958)] [Erweiterte Zusammenstellung nach K. Mülly, Handb. d. inn. Medizin, 4. Aufl. Bd. IV/4, Tab. 5, S. 101, Berlin-Göttingen-Heidelberg: Springer 1956]

Autoren / Anzahl der Kranken	(a) 345	(b) 319	(c) 861	(d) 114	(e) 1592	(f) 606	(g) 866	(h) 930	(i) 331	(j) 262	(k) 295	(l) 125	(m) 100	(n) 513	(o) 1785	(p) 773
a) *asymptomatische Fälle:*	0,6					5,4 (von 516 Pat.)		6,4		0,8	1,5				0,2	
b) *Frühsymptome:*																
1. Husten	57,6	90,0	31,0	68,0	28,7	79,0	52,1	61,0	90,0	24,8	40,5	19,2	24,0	73,7	29,0	50,0
2. Auswurf			1,8	58,0										62,0		47,0
3. grippales Infektsyndrom	9,6	76,0	3,5	25,0	7,4	24,5	5,1	40,9	55,0	5,7	31,8	45,6	4,0		2,0	11,0
a) Bronchitis					2,8										3,0	
b) Pneumonie				16,0	2,0	16,7		26,1		6,8	27,1				4,0	7,0
c) Pleuritis		36,0		43,0	2,6				67,0						2,0	9,0
4. Thoraxschmerzen	10,6	36,0	24,0	58,0	21,9	45,5	29,4	38,8	19,8	19,8	5,0		18,0	40,5	13,0	31,0
5. Dyspnoe	6,9	20,0	11,0	12,0	12,8	26,6	33,4	20,8	50,0	9,5	5,8	13,6	11,0	30,4	12,0	26,0
6. Hämoptysen	5,5		6,7		7,7	39,6	23,7	13,8	55,0	2,6	7,3	2,4	11,0	27,7	6,0	23,0
7. Fieber (Schüttelfrost)		73,0	1,7			7,8		14,8			4,7		20,0	11,5	1,0 / (0,4)	12,0
c) *Spätsymptome:*																
8. Allgem. Krankheitsgefühl	3,2		9,5	61,0	3,0	14,4	34,5	61,0	42,0	8,4	2,7			17,5	4,0	11,0
9. Gewichtsabnahme			3,1		1,2	47,2			69,0	4,8	3,5	18,8		10,0	0,8	17,0
10. Einflußstauung mit Halsschwellung	0,6				2,3	1,1									2,0	1,8
11. Heiserkeit	1,5	8,0	1,0	2,7	1,8		2,7	2,7	7,0	2,5			4,0	7,8	2,0	8,0
12. Neurologische Symptome					6,1		15,2						1,0	10,9	3,0	
13. Oberflächennahe Metastasen	2,9				0,5		3,1			1,5				5,1		
a) Haut															0,2	
b) Lymphknoten		15–20													0,6	
14. Dysphagie			0,6		0,7									3,5	0,8	0,9
15. Magenbeschwerden, Erbrechen, Anorexie, Durchfall					2,0	3,4	3,5	4,2			2,3				3,5	2,0
16. Singultus															0,4	
17. Ileus															0,1	
18. Bauchschmerzen						1,1	8,3								3,0	
19. Leberschwellung						2,2										
20. Ikterus	0,3						1,2									
21. Resistenzen im Bauch					0,7	1,1										
22. Beklemmungsgefühl im Brustkorb	5,0		1,7		7,8	1,1					2,3					
23. Stridoröses Atemgeräusch															0,7	
24. Skeletbeschwerden a) Schulter								11,0	16,0						2,0	1,8
b) übrige Gelenke						6,6									1,0	0,9
c) sonstiges Skelet (Metastasen)														14,6		3,0
25. Trommelschlegelphalangen ü. Uhrglasnägel		30,0	0,7			1,1					22,4					
26. Abnorme Pigmentierung						2,2										

Anmerkungen: Bei den Werten „Allgem. Krankheitsgefühl" / „Gewichtsabnahme" sind die Angaben für (d) 61,0, (g) 34,5 und (h) 61,0 zusammengefaßt (Klammer). — Die Bezeichnung „Grippe" erscheint bei den Spalten (k)/(l) (bei Pneumonie) und bei (h)/(i).

SMITH; WIERMAN, McDONALD u. CLAGETT; RIGLER; ACKERMAN *et al.*; McBURNEY, KIRKLIN u. HOOD; GARLAND; COLLINS *et al.*; LIEBOW; FREEDLANDER, WOLPAW u. MENDELSOHN; ROSE; SCHWARTZ u. Mitarb.; HARRINGTON; BUGDEN; HARE u. BUTTERSBY; CRUICKSHANK; McSWAIN; WOLPAW; CREECH, OVERTON u. DE BAKEY; DAVIS, PEABODY u. KATZ; WILKINS; LINDER u. JAGDSCHIAN; BERNDT; TEGTMEIER; McCARTHY u. a.) (s. S. 174 ff.). Die Dauer des primären Latenzstadiums nach Abschluß der präinvasiven Phase hängt im wesentlichen vom Urdsrungsort und biologischen Verhalten (Wachstums tempo, Metastasierungsneigung) der Neoplasie ab.

Die Erkennung *asymptomatischer Bronchuskarzinome* ist therapeutisch nicht unbedingt gleichbedeutend mit einer „Frühdiagnose" initialer Entwicklungsstadien (OVERHOLT u. SCHMIDT; RIGLER; LINDIG; BERNDT u. WOLFF; EICHHORN u. Mitarb. u.a.). Die Prognose ist aber durchschnittlich ungleich günstiger als bei den erst auf Grund klinischer Erscheinungen entdeckten Tumoren, wie die höheren 5-Jahres-Heilungsquoten in „survey cases" unverzüglich resezierter Bronchialkrebse — aller Zelltypen! — bezeugen (CHURCHILL u. Mitarb. u.a.) (Abb. 98, 99, 207, 208, S. 191, 431 u. 464). Gemessen an den Ergebnissen systematischer Röntgen-Reihenuntersuchungen (s. S. 461 ff.) ist der Anteil zufällig erfaßter „Frühfälle" im klinischen Krankengut bedrückend niedrig (0,2—6,4 % der 4 133 in Tabelle 92 zusammengestellten Fälle).

Der *Übergang von der stummen zur klinisch manifesten Phase* dürfte bei hilusnahe entstehenden Gewächsen meist früher erfolgen als bei Karzinomen des Lungenmantels, die selbst bei beträchtlichem Umfang noch unbemerkt bleiben können. In vieler Hinsicht ist die Persönlichkeit des Kranken ausschlaggebend, wann Anzeichen subjektiven Krankseins empfunden bzw. bewußt wahrgenommen werden. Epikritische Analysen haben gezeigt, daß der *Beginn klinisch signifikanter Beschwerden dem Zeitpunkt des röntgenologisch sichtbaren Befundes direkter und indirekter Tumorzeichen langfristig nachhinkt.* Nach Untersuchungen von RIGLER trifft dies für ca. *90% der Fälle* zu, wobei die zeitliche Diskrepanz *durchschnittlich 9—12 Monate*, nicht selten sogar mehrere Jahre beträgt (RIGLER; RIGLER, O'LOUGHLIN u. TUCKER; OVERHOLT u. SCHMIDT; SMITH; HILBISH u.a.) (s. Tabelle 70).

Die *ersten subjektiven und objektiven Krankheitssymptome* sind *zumeist Komplikationsfolgen der örtlichen Tumorevolution* (obstruktionsbedingte Parenchymanschoppung mit Bronchiektasie und begleitender Pleuritis, durch Entzündung oder Tumorzerfall bewirkte Gefäßarrosion, Übergreifen auf Pleura, mediastinale Nachbarorgane oder Brustwand etc.) (s. S. 269 ff.). Sie werden *zum Teil bereits von lympho-hämatogenen Metastasen ausgelöst* (FRIED; LEADER u. BERGERSON; ZADEK; HUGUENIN; UEHLINGER; FROBOESE; KAHLAU; WILLIS; ECKE; LEBON, PINET u. GALLEY; FINKE; FROMMHOLD u. SCHLUNGBAUM; HENNEMANN, FALCK u. STOBBE; MOLL; BROCARD, CHOFFEL u. HAAG; CHAUVET u. FEUARDENT; NAVARRETE; MÜLLY; KOLÁŘ, PALEČEK u. SKÁLOVÁ; KAHN; DIETHELM; SELLORS; REINBERG; BARNARD u. ELLIOT; RICHTER; PIETRANTONI u. LEONARDELLI; RUPP; GROSS; SINCLAIR u. GRAVELLE; KIKKAWA; BIEDERMANN u. WINIKER-BLANCK; TACHINO u.a.) (s. S. 270 u. 286 ff.) oder als „*paraneoplastische Phänomene*" *durch nichtmetastatische Fernwirkungen der Geschwulst hervorgerufen* (UEHLINGER; KOLÁŘ *et al.*; KNOWLES u. SMITH; BORUCHOW; GREENBERG, DIVERTIE u. WOOLNER; MÜLLY; MORTON *et al.*; GIBBS; BARDEN; ŠIMEČKOVÁ u. ŠIMEČEK; HILLS; MIGUÉRÈS *et al.*; ECK, HAUPT u. ROTHE; DAUBRESSE u. VAN CAUTER u.a.) (s. S. 296 ff.).

Wie die Tumorentdeckung und -lokalisation in der „präklinischen Phase" (s. S. 392 ff., 428 ff., 449 u. 673) ist die zutreffende Deutung der Krankheitsäußerungen im frühen Manifestationsstadium eine schwierige Aufgabe, denn „es gibt keine typische Symptomatologie des Bronchialkrebses, nur eine solche seiner Komplikationen" (K. H. BAUER). Dieser Ausspruch kennzeichnet leider den wahren Sachverhalt, während die einst von WEBER bezüglich der Lungentuberkulose geäußerte Ansicht, „daß die Anamnese schon die halbe Diagnose ist, wenn sie sorgfältig und richtig aufgenommen wird", die differentialdiagnostische Beweiskraft der Vorgeschichte chronischer Lungenprozesse allzu hoch zu bewerten scheint.

Tabelle 93. Durchschnittliche Zeitverluste von der klinischen Manifestation bis zur Diagnose und Behandlung des Bronchialkrebses. (Ergänzt nach K. MÜLLY)

Autoren	a) Verzögerung durch den *Patienten*: Monate vom Beginn der Symptome bis zur 1. ärztlichen Konsultation	b) Verzögerung durch den *Arzt*: Monate von der 1. Untersuchung bis zur Diagnosestellung bzw. zum Behandlungsbeginn	c) *Gesamt*verzögerung: Monate vom Beginn der Symptome bis zur Diagnosestellung bzw. zum Behandlungsbeginn
BJÖRK (1947)	3,4	5,0	8,4
SELLORS (1947)			12,0
OVERHOLT u. SCHMIDT (1949)			10,0
MASON (1949)			8,5
LIAVAAG (1949)			8,5
BURDZIK (1951)			10,0
SALZER *et al.* (1952)	1,8	4,6	6,4
SCHÄRER (1952)			8,2
LÜDEKE (1953)			7,7
RAITIO (1953)			6,2
OCHSNER (1953)	2,8 (Kassenpatienten) 2,6 (Selbstzahler)		8,3—8,8
VOGEL u. HELL (1954)	3,3	2,9	6,2
TAYLOR *et al.* (1954)			5,5
ISHIKAWA u. TAKAYASHI (1955)			3,0
BALMÈS u. THÉVENET (1956)	4,0—4,5	4,0—4,5	8,0—9,0
MEYER-LAACK (1957)			6,0
SPOHN, DAUM u. BENZ (1960)		2,2 bis Diagnose 3,3 bis Operation	
STUTZ (1952)	Mittel: 3,1 <1 = 6,0% 1—2 = 32,0% 3—5 = 50,0% 6—9 = 12,0%	Mittel: 5,0 <1 = 6,1% 1— 2 = 13,9% 3— 5 = 40,8% 6— 9 = 33,8% 10—12 = 4,6% >12 = 0,8%	Mittel: 8,1% < 1 = 0,8% 1— 2 = 0,8% 3— 5 = 17,2% 6— 9 = 50,0% 10—12 = 28,9% >12 = 2,3%
MOLL (1956)			< 3 = 43,0% 3— 6 = 26,0% 6—12 = 17,0% 12—18 = 7,0% 18—24 = 7,0%
BÖRGER u. MÜLLER (1954)	<1 = 14,5% 1— 2 ± 45,2% 3— 5 = 25,0% 6—12 = 12,5% 13—24 = 2,1% >24 = 0,7%	<1 = 10,0% 1— 2 = 31,4% 3— 5 = 35,2% 6—12 = 19,4% 3—24 = 3,2% >24 = 0,8%	2— 4 = 31,3% 5— 8 = 30,3% 9—12 = 21,4% 13—24 = 10,7% 25—72 = 6,3%

Die *anfänglichen Erscheinungen* der Bronchuskarzinome sind *uncharakteristisch* und relativ eintönig, soweit sie die Atemorgane betreffen, im Gesamtaspekt aber verwirrend mannigfaltig. Manche Beschwerden könnten harmloser Natur sein, viele auch von Erkrankungen anderer Ursache herrühren. Besonders schwer ist der Neoplasiebeginn im

Krankheitsverlauf zu erkennen, wenn die *Krebsbildung auf dem Boden länger vorbestehender bronchopulmonaler Affektionen mit gleichartiger Semiotik* zustandekommt. Bei asthmoider Emphysembronchitis, genuiner Bronchiektasie, alter Lungentuberkulose, chronisch indurativen Pneumonien und Lappen- bzw. Segmentsyndromen metatuberkulösen oder unspezifisch-entzündlichen Ursprungs erfolgt das Hinzutreten der Geschwulst unmerklich. Auch die neoplastische Entgleisung der chronischen Raucherbronchitis verläuft *ohne auffällige Zäsur*, weil das „*smoker's respiratory syndrome*" (WALDBOTT; BOUCOT, COOPER u. WEISS) in seinen üblichen Grundzügen *mit den Frühsymptomen des Bronchialkarzinoms übereinstimmt* (Husten teils konvulsiven Charakters, chronische Pharyngitis, Heiserkeit, angedeutet stridoröses Atemgeräusch, Belastungsdyspnoe, erhöhte Erkältungs- und Infektionsanfälligkeit mit Häufung fieberhafter Episoden).

Die *schleichende Entwicklung, scheinbare Geringfügigkeit und Indifferenz der Erscheinungen erschwert die Krankheitseinsicht der Patienten und die rechtzeitige ärztliche Erkenntnis.* Der an langfristigen Hustenreiz Gewöhnte empfindet eine zeitweilige Verstärkung der Atembeschwerden nicht unbedingt als besorgniserregend und wird erst durch bedrohliche Anzeichen, wie blutig tingierten Auswurf oder Schmerzen geneigter, sich untersuchen zu lassen. Husten ist das mit Abstand häufigste Initial- und das Leitsymptom des Bronchialkrebses (ca. 30—90% der Fälle) (Tabellen 92, 94 u. 95), rangiert aber unter den zur ersten Konsultation führenden Beschwerden erst an 5. Stelle und gibt nicht einmal 10% der Krebskranken unmittelbaren Anlaß zum Aufsuchen des Arztes (Tabelle 94). Hämoptysen, die mit dem 5.—6. Platz in der Häufigkeitsskala der Symptome eine zahlenmäßig untergeordnete Rolle spielen (Tabellen 92, 94 u. 95), pflegen die Patienten eher aufzuschrecken (Tabelle 94), sind allerdings vielfach nicht mehr unter die Frühzeichen einzureihen, sondern bereits Hinweis auf ein fortgeschrittenes Stadium.

Auch für den Arzt ist der ernste Hintergrund des uncharakteristischen, oft banal scheinenden Beschwerdebildes nicht ohne weiteres zu durchschauen. Die langwierige Vorgeschichte hartnäckiger Rauchersymptome macht die Aufgabe auf die Dauer problematisch, immer wieder den rechten Weg zwischen dem zum Ausschluß erforderlichen Diagnostikaufwand und unnötiger Polypragmasie zu finden. So läßt man gewöhnlich zunächst harmlose Erklärungsversuche gelten, statt jedem vagen Verdachtsindiz unverzüglich nachzugehen. Die Arglosigkeit des Patienten gegenüber den Anfangszeichen und deren Fehlbewertung durch den Arzt zögern die Aufdeckung des wahren Sachverhalts mehr oder weniger lange hinaus. Die Versäumnisse summieren sich in der „*fatalen Pause*", in der die für kurative Maßnahmen entscheidende Frist ungenützt verstreicht. Die Verantwortung für die *Diagnoseverschleppung*, die man *durchschnittlich* auf *6—8 Monate* veranschlagen muß, fällt zum größeren Teil der Ärzteschaft zur Last (Tabellen 69 u. 93, S. 180 u. 378).

Eine kurze Vorgeschichte spricht in dubio durchaus nicht gegen die neoplastische Herkunft und für den entzündlichen Charakter eines röntgenologisch sichtbaren Lungenprozesses: in über der Hälfte von 400 Bronchialkrebsfällen der Kölner Medizinischen Universitätsklinik betrug die *Anamnesedauer* weniger als 3 Monate (GROSS). Umgekehrt schließt das mehr als einjährige Bestehen subjektiver Beschwerden ein Bronchuskarzinom nicht aus (s. S. 177ff.).

Nur gezieltes Vorgehen in der asymptomatischen Entwicklungsphase bietet eine Chance, operable Bronchuskrebse zu einem höheren Prozentsatz als bisher in ihrem Versteck aufzuspüren. Das gilt gleichermaßen für die Kontrolle verdächtiger Befunde aus prophylaktischer Reihenuntersuchung Gesunder (Personen im krebsgefährdeten Alter mit bekannter beruflicher oder freiwilliger Exposition gegenüber kanzerogenen Noxen) (s. S. 455ff.) wie für die im Rahmen individueller Vorsorge und Einzeluntersuchung zu treffenden Maßnahmen. Im Spätstadium „klassischer" Symptomatik bleibt die Bemühung fruchtlos und lediglich die Hoffnung auf palliative Linderung. Es ist daher eine wesentliche Aufgabe des erstuntersuchenden Arztes, daß er auch im Konsultationsfall *suspekte Initialsymptome mehr beachtet* und *häufiger als Anlaß zu konsequenter Fahndung mit weiterführenden Methoden* nimmt (KNIPPING; HAEHNER u. SCHMUTTE; KUTSCHERA;

Tabelle 94. Die Initialsymptome des Bronchuskarzinoms

A. *in der Reihenfolge der Häufigkeitsangaben* [Nach (a) BJÖRK (1947): 345 Kranke, (b) MASON (1949): 861 Kranke, (c) BRYSON u. SPENCER (1951): 866 Kranke, davon 743 ♂ u. 123 ♀, und (d) HELLREGEL (1958): 773 Kranke]:

(a)

Symptom	%
1. Husten	57,6
2. Schmerzen	10,6
3. thorakales Infekt-syndrom	9,6
4. Mattigkeit	9,6
5. Dyspnoe	6,7
6. Hämoptysen	5,5
7. Metastasen	3,2
8. Atemstridor	2,9
9. Herzinsuffizienz	1,5
10. Heiserkeit	0,6
10. Abhusten von Tumorteilchen	0,3
11. Schmerzen nach Unfall	0,3

(b)

Symptom	%
1. Husten	31,0
2. Schmerzen	24,0
3. Dyspnoe	11,0
4. Mattigkeit	9,5
5. Hämoptysen	6,7
6. Gewichtsverlust	3,1
7. Fieber	1,7
8. Atemstridor	1,7
9. Herzinsuffizienz	1,0
10. Heiserkeit	1,0
11. Auswurf	1,0
12. „Clubbing"	0,7
13. Dysphagie	0,6

(c)

Symptom	♂ %	♀ %	♂ u. ♀ %
1. Husten	52,6	48,8	52,1
2. Gewichtsverlust	35,1	35,0	34,5
3. Dyspnoe	33,1	30,9	33,4
4. Brustkorbschmerzen	29,6	28,5	29,4
5. Hämoptysen	26,4	8,9	23,7
6. Neurolog. Symptome (Kopfschmerz, Schwindel, Anfälle, Lähmungen)	14,5	19,5	15,2
7. Bauchschmerzen	9,0	4,1	8,3
8. Rücken u. Beinschmerzen	7,3	—	6,2
9. „Grippe"	5,0	5,7	5,1
10. Erbrechen	3,4	4,1	3,5
11. Schulterschmerzen	3,1	6,5	3,6
12. Heiserkeit	3,0	0,8	2,7
13. Dysphagie	2,8	6,5	3,4
14. Oberflächl. Lymphknoten u. Hautmetastasen	2,7	5,7	3,1
15. Gelbsucht	1,2	—	1,0

(d)

Symptom	%
1. Husten	50,0
2. Auswurf	47,0
3. Brustkorbschmerzen	31,0
4. Dyspnoe	26,0
5. Hämoptysen	23,0
6. Gewichtsverlust	17,0
7. Fieber	12,0
8. „Grippe"	11,0
9. Mattigkeit	11,0
10. Pleuritis	9,0
11. Heiserkeit	8,0
12. Pneumonie	7,0
13. Magenbeschwerden	2,0
14. Armschmerzen	1,8
15. Einflußstauung	1,4
16. Gelenkschmerzen	0,9
17. Wirbelschmerzen	0,9
18. Dysphagie	0,9
19. Herzbeklemmung	0,7

B. *als Anlaß zur 1. ärztlichen Konsultation* [nach BJÖRK (1947): 345 Fälle]:

Symptom	Anzahl der Fälle	%
1. Hämoptysen	104	30,2
2. Schmerzen	89	25,7
3. thorakales Infekt-Syndrom	42	12,2
4. Dyspnoe	29	8,4
5. Husten	26	7,5
6. Heiserkeit	16	4,6
7. Mattigkeit	14	4,1
8. Einflußstauung	9	2,6
9. Halslymphknotenschwellung	6	1,7

Symptom	Anzahl der Fälle	%
10. Dysphagie	2	0,6
11. Bauchschmerzen infolge retroperitonealer Metastasen	1	0,3
12. Kopfschmerzen (Knochenmetastasen)	1	0,3
13. Abhusten eines Tumorpartikels	1	0,3
14. Zufallsbefund bei		
a) Röntgenreihenuntersuchung	2	0,6
b) Röntgenuntersuchung aus anderer Ursache	1	0,3
15. nicht angegeben	2	0,6

FEIKS; HENNEMANN, FALCK u. STOBBE; KNIPPING, LIESE u. SCHMUTTE; OVERHOLT;
ZADEK; STUTZ; KÄLLQUIST; SCHÄRER; HAEHNER, MÜLLER u. SCHMUTTE; LICKINT;
HEINTZELMANN; BACMEISTER; KRAAN; HOLLMANN; ALMEIDA; PAULSON u. SHAW; SPATH;
RINK; VICTOR; REISS, BAUM u. KOVNAT; SHAW; HOCHBERG u. LEDERER; PARNELL;
OUDET, KOEBELE u. HUTT; LLOYD; WINTER; NORRIS; BONDARENKO u. GLUSBARG;
PAOLUCCI; GROSS; SCHULZE u.v.a.).

Um bei eingehender Befragung etwaige Verdachtsmomente ergründen zu können,
muß man sich der Vielfalt lokaler und allgemeiner Beschwerden bewußt sein, mit denen
sich das Geschwulstleiden anzukündigen vermag, und zugleich die Eigenart ihrer Ausprägung kennen. Da das Auftreten tumorbedingter Krankheitssymptome in vielen Fällen
das Überschreiten der Organgrenzen ankündigt und die Aussichten einer Radikaloperation mindert (s. S. 191 u. 431), bewahrt leider selbst die zielstrebige Klärung nicht vor
enttäuschenden Mißerfolgen. *Örtliche Erscheinungen* sind allerdings *prognostisch weniger
ungünstig als Allgemeinsymptome.* Sie erscheinen überdies nach ihrem Informationsgehalt
„wichtiger, weil sie nicht nur häufiger, sondern auch typischer sind und einen Organ-
hinweis geben" (GROSS). Noch größere Bedeutung für die Frühdiagnose haben die *Warnzeichen „paraneoplastischer Syndrome", die der sonstigen klinisch-röntgenologischen Krebsmanifestation lange vorauseilen* können und daher *besondere Beachtung* verdienen (s.
S. 296ff.).

Die Initialsymptome

sind in der Mehrzahl auf den primären Tumorherd zu beziehen, aber nicht ausschließlich Frühzeichen. Sie können insofern nicht als „Index des biologischen Verhaltens und
der Prognose" (FEINSTEIN) gelten.

Das Kardinalsymptom *Husten* ist pathophysiologisch uneinheitlichen Ursprungs. Der
tussigene Reiz wird vornehmlich mit der neoplastischen Bronchialwandinfiltration erklärt
(MORTON, KLASSEN u. CURTIS; FREESEN u.a.), später nicht selten von der Pleura her
ausgelöst (FREESEN; CAPPS) und über einen Vagus-Reflexbogen vermittelt (HERING u.
BREUER; MÖLLGAARD; MOLHANT; ARDIAN; CRAIGLIE; LARSELL; KOTH; MORTON et al.).
Als Ursache kommt ferner ein von regionaler Ventilblähung herrührender pulmonaler
Überdehnungsreflex (BUCHER; DRINKER; RASMUSSEN), fraglich auch sekundärer Krebsbefall der Leber („tussis hepatica") (NAUNYN; BÜRGER) oder Irritation des N. laryngicus
cranialis durch zervikale Lymphknotenmetastasen in Betracht (VOIGT). Der Reizhusten
pflegt — wie nach Fremdkörperaspiration — *mit bronchogenen Schmerzempfindungen*
einherzugehen, die sich in der Tiefe des Brustkorbs lokalisieren und von der Trachealbifurkation zum Kehlkopf ausstrahlen (MORTON, KLASSEN u. CURTIS; JACKSON; KLASSEN,
MORTON u. CURTIS; HEAD; MACKENZIE; ANDERSON u. BOUGHTON; MORTON, ANDREWS,
KLASSEN u. CURTIS) (Abb. 136).

Der Husten ist überwiegend *trocken*, bisweilen quälend konvulsiv und *oft mit endothorakalem Fremdkörpergefühl verbunden*. Bei chronischer Bronchitis muß jede Änderung
des Hustencharakters in diesem Sinne als krebssuspekt gelten.

Die zunehmende Bronchialverengung führt zeitweilig zu *stridorösem Atemgeräusch im
In- und Exspirium*. Das sog. „wheezing" ist prognostisch ungünstig, wenn es durch
hilopetale Ausdehnung zunächst intermediär gelegener Karzinome oder als „symptomatisches Asthma" bei bifurkationsnahe entstehenden Tumoren zustandekommt (S. 267 u.
269 Bd. IX/3, S. 13ff. u. Abb. 9). Es verdient jedenfalls besondere Aufmerksamkeit, weil
das stridoröse Geräusch als akustisches Äquivalent des Ventilemphysems auch ein be-
ginnendes Lappenbronchuskarzinom ankündigen kann, bevor sich die febrilen Folgezustände fortgeschrittener Tumorblockade entwickelt haben. Das Anzeichen inkompletter
Stenose ist bei forcierter Atmung auf Distanz hörbar, entgeht aber erfahrungsgemäß oft
der Beachtung, wie die niedrige Rangordnung in der Reihenfolge registrierter Symptome erweist (1,7—16% lt. Tabellen 94 u. 95).

Der Husten wird später oft produktiv (Tabelle 92), doch kann *Auswurf* während des ganzen Krankheitsverlaufs peripherer Bronchuskarzinome fehlen. Bei hilusnahen Tumoren ist die Expektoration zunächst spärlich, glasig-schleimig und farblos oder von kleinen grau-schwärzlichen Partikeln durchsetzt. Erst im Gefolge entzündlich-infektiöser Stenose-komplikationen wird das Sputum reichlicher, in seiner Beschaffenheit schleimig-eitrig, teils auch blutig tingiert oder mißfarben und jauchig stinkend, wenn es zur Abszeß- bzw. Gangränbildung kommt.

Hämoptysen sind nur in der Minderzahl als Frühsymptom zu werten. Keinesfalls darf man sich mit der Annahme beruhigen, es könne sich um sanguinolentes Rachensputum handeln. Welche sonstigen differentialdiagnostischen Möglichkeiten auch in Betracht kommen mögen, stets sollte man mit mehrfacher Sputumzellanalyse und bei Fehlen röntgenologischer Anhaltspunkte auch bronchoskopisch versuchen, einen Bronchialkrebs als Ursache des Symptoms auszuschließen (JACKSON; MOERSCH; SOULAS u. MOUNIER-KUHN; LEMOINE; HUIZINGA; BRUNNER; TAILLENS; DIETZEL; HASCHE; BRANDT; HOLLMANN u. SCHNEIDER; McHALE; MITCHELL; PARKER; HOLMAN u. OKINAKA; DE CARVALHO, CANCELA u. CARVALHO u. a.).

Blutfäserchen im Auswurf können zwar gelegentlich das erste Warnzeichen bei noch negativem Röntgenbefund sein (SCHNEIDER), doch ist diese Konstellation beim Bronchuskarzinom selten. Sie läßt eher an andere Blutungsquellen denken, unter denen regionale Bronchiektasen der Häufigkeit nach an 2. Stelle stehen (MOERSCH; ZADEK; SOULAS; RIST; OMODEI ZORINI; LEMOINE u. FINET; BRUNNER; PARKER; STRNAD; EHRENHAFT u. TABER; HOLLMANN; HUZLY; DE CARVALHO, CANCELA u. DE CARVALHO; CONCINA u. ORLANDI; BRANDT; BATTIGELLI u. ZMAJEVICH; LAAGE u. KIETZMANN; FOSSATI; PERELLI; MONACO; BLANCO u. a.). Außer florider Lungentuberkulose kommt ursächlich auch eine lymphadenogene Bronchusläsion durch Penetration tuberkulöser Altherde in Betracht (ARNSTEIN; LEMOINE; BEITZKE; AMEUILLE u. FAUVET; MANNES u. PRIEST; DUFOURT u. GALY; LEMOINE u. FINET; LEMOINE u. GALVAO LUCAS; RIST; MOUNIER-KUHN u. PERSILLON; OMODEI ZORINI; CORIER, MOUNIER-KUHN u. VINCENT; STEINER; HARTWEG; BLOOM; CONCINA u. ORLANDI; BATTIGELLI u. ZMAJEVICH; BERNARDO u. PALOZZI; PERELLI; MALOSSINI u. VAGO; MONACO u. a.) (s. Bd. IX/3, S. 201 u. 356). Die Differentialdiagnose umfaßt darüber hinaus ein breites Spektrum ätiologisch heterogener Erkrankungen des Respirationstrakts einschließlich des Nasen-Rachenraums, die klinisch, röntgenologisch oder endoskopisch (JACKSON; SOULAS; GUILLERMAND u. a.) auszuschließen sind. Hierzu gehören unter anderem die unspezifische Tracheobronchitis haemorrhagica hypertrophicans (REINHARDT; v. KEISER; LAGÈZE, MOUNIER-KUHN, COHEN u. OLLAGNIER; MINETTO; HOLLMANN; COSENTINO; MIADONNA; DADDI u. a.), Schleimhaut-Teleangiektasen im Rahmen eines Rendu-Osler-Weberschen Syndroms (MOUNIER-KUHN; HOLLMANN), Asthmabronchitis (TURIAF, MARLAND, ROSE u. DECHAUME-MONTCHARMONT) und zur Lungenblutung führende Infarkte oder angiitische Prozesse (Goodpasture-Syndrom, Kollagenosen, Wegenersche Granulomatose etc.).

Aspirationsbedingte Lungenverschattungen (PAPE; WOOD; HASTINGS-JAMES; GREEN; SCHMIDT u. UNHOLTZ u. a.) (Abb. 547 u. 548) können bei unmittelbar nach dem Blutungsereignis vorgenommener Röntgenuntersuchung fälschlichen Tumorverdacht erwecken (s. Bd. IX/4c, Abb. 169). MLZOCH und andere Autoren empfehlen daher, die Röntgenkontrolle im Zweifelsfall grundsätzlich nach kurzem Intervall zu wiederholen (WOOD; MITCHELL).

Dem sog. *„Erdbeermark-Sputum"* wurde noch vor wenigen Jahrzehnten die überragende Bedeutung eines Leitsymptoms bronchogener Karzinome zugesprochen (STRÜMPELL; MATTHES u. CURSCHMANN u. a.), weil man die Tumoren zumeist erst im Spätstadium erkannte. Damit erklärt sich wohl die frühere Angabe von MATTHES u. CURSCHMANN, daß „blutige Beimengung zum Sputum aber *nicht ganz selten fehlen"* kann. Heute werden Blutfäserchen im Auswurf Bronchialkrebskranker durchschnittlich *in weniger als 20 % beobachtet* (Tabelle 92). SCHULZ u. RIESSBECK plädieren daher mit gutem Grund da-

Tabelle 95. Relative Häufigkeit der Einzelsymptome im klinischen Erscheinungsbild der verschiedenen histologischen Bronchialkrebstypen. [Nach (a) R. P. McBurney, J. R. McDonald u. O. T. Clagett, J. thorac. Surg. **22**, 63—73 (1951), Tabelle 3; (b) M. M. Patton, J. R. McDonald u. H. J. Moersch, ibid, **22**, 88—93 (1951); und (c) M. M. Patton, J. R. McDonald u. H. J. Moersch, ibid. **22**, 83—87 (1951), Tabelle 2]

a) Kleinzelliger Bronchialkrebs (90 Patienten)	%	b) Großzelliger Bronchialkrebs (384 Patienten)	%	c) Adenokarzinome (132 Patienten)	%
1. Husten	64,4	1. Husten	80,7	1. Husten	83,8
2. Brustkorbschmerz	30,0	2. Gewichtsverlust	54,5	2. Brustkorbschmerz	49,6
3. Dyspnoe	17,8	3. Brustkorbschmerz	47,9	3. Gewichtsverlust	48,7
4. Episoden von „Grippe", Pneumonien oder „Erkältungen"	16,7	4. Hämoptysen	44,0	4. Hämoptysen	47,0
5. Gewichtsverlust	14,4	5. Dyspnoe	29,5	5. Dyspnoe	24,1
6. Hämoptysen	10,0				
7. Atemstridor	7,8				
8. Mattigkeit	7,8				
9. Fieber	7,8				
10. Rheumatoide Gelenkschmerzen	6,6				
11. Schwäche	6,6				
12. Erbrechen	2,2				
13. Anorexie	1,2				
14. Bauchschmerzen	1,2				
15. Heiserkeit	1,2				
16. Nachtschweiß	1,2				
17. Beklemmung im Brustkorb	1,2				

für, den herkömmlichen Lehrbuch-Hinweis auf die Häufigkeit und Wichtigkeit des himbeergeleeähnlichen Sputums als „Frühsymptom" künftig wegfallen zu lassen.

Noch seltener ist das Vorkommnis der scheinbar aus voller Gesundheit heraus erfolgenden *massiven Hämoptoe* bei latentem Bronchialkarzinom (Wild; Bürger; Stobbe; Haupt; Navarrete u.a.). Stobbe beziffert die Häufigkeit des Ereignisses, das akuten Erstickungstod bewirken kann (Hatzenberger; Hackl; Haupt), nach einer Literaturzusammenstellung mit 1,8% (27 *tödliche Massenblutungen* unter 1518 Sektionsfällen) (s. auch Seyfarth; Kraus; Junghanns; Kaufmann zit. nach Stobbe; Koch; Zadek; Schmidtmann; Gattner; Gruber; Hollmann u. Schneider; Haupt; Cruciani u. Marano) (s. S. 139). Die zum Arrosionsaneurysma von Lungenarterienästen und — bevorzugt bei älteren Männern — zu finaler Rhexisblutung führende Geschwulst erweist sich zumeist als epidermoides Plattenepithelkarzinom (Atkin; Stobbe; Kraus; Haupt u.a.) (s. S. 139 u. 144, Abb. 76 sowie Tabellen 50—52).

Der Krebsentdeckung gehen vielfach mehr oder weniger langfristige *Episoden grippeähnlicher Lokal- und Allgemeinsymptome voraus* (Fried; Overholt; Mülly u.a.). Der von *retentionsbedingten Parenchymkomplikationen der Bronchostenose* herrührende Beschwerdekomplex wird nächst trockenem Reizhusten am häufigsten vermerkt (Tabelle 92). Seine prognostische Bedeutung ist aus der Anamnese schwerlich zu ersehen, da das anatomische Korrelat und der jeweilige Entwicklungsstand der Neoplasie dabei sehr unterschiedlich ausgeprägt sein können. Man findet fließende Übergänge von segmentaler Retentionsbronchitis mit beginnender Schleimverhaltung über blande lobäre Anschoppung bis zu chronischer Obstruktionspneumonitis eines ganzen Lungenflügels mit uni- oder multifokaler Abszedierung, später auch zum Teil gangränösen Zerfall, daneben *entzündliche oder neoplastische Pleurabeteiligung* mit Exsudation sero-fibrinösen, hämorrhagischen oder purulenten Charakters.

Das Symptomenbild kommt bei hochdifferenzierten Geschwülsten von starker örtlicher Proliferationstendenz und hilusnahem Ursprung mehr zur Geltung als bei peripheren oder

Tabelle 96. Art, zeitliches Auftreten und Höhe fieberhafter Reaktionen bei Bronchialkrebskranken der Med. Univ.-Klinik Leipzig 1935—1939. (Nach H. GERLACH, 1941)

	Anzahl	%
a) *Art und Zeitpunkt* des Fieberanstiegs im klinischen Verlauf (159 Patienten)		
remittierend — undulierend	69	43,7
subfebril	34	21,3
intermittierend	16	10,0
ausgesprochen undulierend	13	8,1
ausgesprochene Continua	3	1,9
dauernd	69	43,7
zeitweise	42	26,3
anfangs	24	15,0
final	24	15,0
b) *Temperaturhöhe* (präfinale Rektalmessungen) (107 von 181 Verstorbenen)		
bis 38,5°C	36	33,6
bis 39,5°C	47	44,0
über 39,5°C	24	22,4

Tabelle 97. Beziehungen zwischen Körpertemperatur, Blutsenkungsgeschwindigkeit und röntgenologisch sichtbarem Zerfall bei 178 zentralen und peripheren Bronchialkarzinomen der Med. Univ.-Klinik Leipzig 1935—1939. (Nach H. GERLACH, 1941)

	Ohne Zerfall (= 124 Patienten)				Mit Zerfall (= 54 Patienten)			
	Temperatur				Temperatur			
	afebril	fieberhaft			afebril	fieberhaft		
		seit Beginn	erst terminal	insgesamt		seit Beginn	erst terminal	insgesamt
	%	%	%	%	%	%	%	%
	33,1	58,8	8,1	66,9	25,9	68,5	5,6	74,1
Blutsenkungsgeschwindigkeit								
normal	1,6		4,8	6,4	3,7		1,9	5,6
beschleunigt	31,5		62,1	93,6	22,2		72,2	94,4

unreifzelligen Tumoren mit rascher ausgiebiger Fernmetastasierung (McBURNEY, McDONALD u. CLAGETT; CLERF u. BUCHER; v. ALBERTINI u. a.) (s. Bd. IX/3, S. 210). Das Symptomspektrum der in Tabelle 95 aufgeführten subjektiven und objektiven Krankheitszeichen ist zu unvollständig, um die im Material der Mayo-Klinik festgestellten Häufigkeitsunterschiede obstruktionspneumonischer Komplikationen bei den diversen histologischen Bronchialkrebstypen (Plattenepithelkarzinom: 50%, großzellige Karzinome: 16%, kleinzellige Formen: 27%) daraus ablesen zu können.

Die Erscheinungen können afebril beginnen oder nur geringfügige, vom Patienten zeitweilig unbemerkte *Temperaturerhöhung* verursachen, aber auch dramatisch nach Art akuter Pneumonien mit initialem *Schüttelfrost* einsetzen (MOLL: in 10% der selbst beobachteten Erkrankungsfälle; s. auch REINBERG; NAVARRETE; ELLMAN) (Tabellen 96 u. 97). Ebenso häufig beendet ein rapider terminaler Fieberanstieg den bislang subfebrilen oder fieberlosen Krankheitsverlauf (GERLACH: in 15% der Fälle). Das Hinzutreten sekundärer Infektion äußert sich in einem hohen Prozentsatz der Fälle mit Fieber, das meist remit-

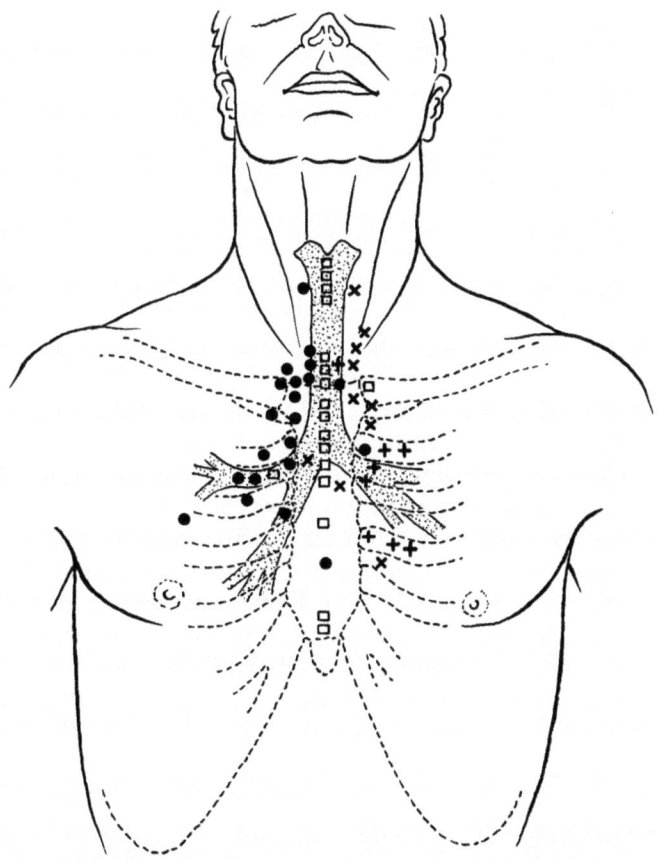

Abb. 136. *Lokalisatorische Projektion der durch elektrische Reizung der tracheo-bronchialen Hinterwand verur-*
sachten Schmerzphänomene auf die vordere Brustwand. [Nach experimentellen Befunden von MORTON, D. R.,
K. P. KLASSEN u. G. M. CURTIS: Surgery (St. Louis) **28**, 699—704 (1950), Fig. 4]

tierend, seltener kontinuierlich auftritt und septischen Charakter erhalten kann (GERLACH;
ROUBIER; BRUNNER; HERBEUVAL, DEBRY u. CUNY; FEGIZ, INGRAO u. BANCALE; MONTA-
NELLA u. TURBA). Häufigkeit und Intensität fieberhafter und sonstiger Allgemeinreaktio-
nen nehmen mit dem Beginn poststenotischer Zerfallsprozesse zu (Tabelle 97).

Man darf sich durch *Scheinerfolge antibiotischer Therapie* nicht täuschen lassen, da
sie auch bei neoplasiebedingter Retentionspneumonie nicht selten eine Fiebersenkung
bewirkt (s. S. 329, 355, 358, 471 u. 496). Jedenfalls besteht dringlicher Anlaß zu gezielter
Röntgenkontrolle und Tumorzellsuche im Auswurf, wenn die Temperatur nicht zu-
rückgeht, und physikalische Anzeichen umschriebener Retentionsbronchitis bzw. Belüftungsstörung persistieren.

Die mitunter im Vordergrund stehenden *thorakalen Schmerzphänomene* poststenotischer
Folgezustände sind teils Frühsymptome (ANACKER; BROCARD, CHOFFEL, BOUDIER,
SOLIGNAC u. LEDU u.a.), teils als Anzeichen fortgeschrittener Krebse mit hoher Inoperabilitätsquote zu werten (CARLISLE, McDONALD u. HARRINGTON u.a.). Auch hier
entspricht die Uneinheitlichkeit von Sitz und Art der Schmerzen der Variabilität des
anatomischen Substrats (REEVER u. HARRISON; ALLISON; MASTER, JAFFE u. PORDY;
ANDERSON u. BOUGHTON; HARRINGTON). *Dumpfe Schmerzempfindungen in der Tiefe des*
Brustkorbs können tracheo-bronchogenen Ursprungs sein (Abb. 136) oder von neoplastischer Infiltration des Mediastinums und seiner Serosadecke herrühren. LANGE zählt auch
den Dehnungseffekt obstruktiver Lungenblähung mit abnormem Zwerchfelltiefstand zu
den fakultativen Ursachen endothorakaler Schmerzwahrnehmung. Häufiger werden die

Beschwerden von entzündlicher oder karzinomatöser Pleurairritation ausgelöst. Sie sind dann atemabhängig, bei trockener Pleuritis zunächst mit inspiratorischem Hustenreiz sowie sakkadierender Atmung verbunden und werden in der Brustwand lokalisiert (CAPPS; LINK u. STRNAD; ALLISON u.a.).

Der *stechende pleurogene Thoraxschmerz* gibt nächst Hämoptysen am ehesten Anlaß zur ärztlichen Konsultation (Tabelle 94). Da er auf ein Brustwandsegment beschränkt sein kann (CAPPS; KELLGREW u.a.), wird oft irrtümlich eine Interkostalneuralgie angenommen. Das Auftreten segmental angeordneter hyperästhetischer Schmerzzonen, das der kutanen Bläschenbildung des *symptomatischen Herpes zoster bei Tumorbefall von Spinalganglien* vorausgeht (s. S. 291 u. 320), kann im gleichen Sinne fehlgedeutet werden.

Das gilt auch für umschriebene oder gürtelartige Mißempfindungen infolge *metastatischer Osteodestruktion des Rumpfskelets*, die lange vor der röntgenologischen Manifestation an heftigem, immer wieder an gleicher Stelle empfundenen *Thoraxkompressionschmerz* bei bimanuellem Druck auf den Brustkorb kenntlich ist (BÜRGER; RIEDEL; GERLACH; SCHULZ u. RIESSBECK). Die von *kontinuierlichem Tumoreinbruch in die Brustwand* und *Infiltration des Armplexus* hervorgerufenen Schmerzen sind anhaltend, reißend und so intensiv, daß Schlaf und Allgemeinbefinden stark beeinträchtigt werden. Die Schmerzsensationen des *Pancoast-Syndroms* können medikamentös kaum gelindert werden, sprechen aber auf palliative Strahlentherapie oft rasch an. Sie sind prognostisch ebenso ominös, nur wesentlich stärker als die von Phrenikusreizung durch mediastinale oder diaphragmale Tumorausdehnung verursachten *ziehenden Schulterschmerzen* (HAMM; ORR; STÖHR; LÖFFELMANN u.a.), die ähnlich der Periarthritis humero-scapularis bzw. dem degenerativen Zervikalsyndrom (DUUS u. KAHLAU; DUUS; DAVIS u. RITVO u.a.) oder der Brachialgia paraesthetica nocturna (SCHULTE; WINKLER u.a.) in den Arm bis zu den Fingern ausstrahlen.

Manche Patienten geben ausgesprochen *pektanginöse Schmerzempfindungen* an (GILLIGSBERGER; BAUER; KAULBACH u. NIEGTSCH; KRUMP u. HENGSTMANN; MASTER u.a.). Es kann sich dabei um eine Koronarinsuffizienz als zusätzlichen Folgeschaden des Nikotinabusus handeln (K. H. BAUER), doch ist zu bedenken, daß sich die Neoplasie bei Einbeziehung des Herzbeutels und Myokards auch hinter symptomatischen Herzbeschwerden verbirgt (s. S. 278ff.).

Die *Atemnot* Bronchialkrebskranker erweckt daher leicht den irrigen Verdacht auf eine latente oder manifeste Herzinsuffizienz, zumal sie *unter Belastung* zunimmt (KNIPPING; SCHOEN; HUIZINGA; BOLT, VALENTIN, VENRATH u. WEBER; MAURATH; BRUNNER; SCHAUB u.a.). Im *pathophysiologischen Ursachenkomplex* spielen sekundäre kardiale Faktoren nur eine untergeordnete Rolle, obgleich das Geschwulstleiden auf verschiedene Weise unmittelbar zum Herzversagen führen kann (ASSMANN; MOLL; FRONTZAK u. MULTANSKI; NAVARRETE; MITCHELL) (S. 280). Soweit die Kurzatmigkeit nicht auf einem präexistenten Lungenemphysem oder auf chronisch spastischer Raucherbronchitis beruht („smoker's respiratory syndrome", s. S. 283 u. 284), ist der Zusammenhang ihres Ursprungs mitder Neoplasie in erster Linie in der Schmälerung der respiratorischen Reserven zu suchen. Die Einschränkung kann wiederum Folge der Bronchialobstruktion (Ventilblähung, atelektatische Belüftungssperre bzw. retentionspneumonische Parenchymverdichtung großer Lungenteile), atemmechanischer Funktionsstörung (Lähmung und Bewegungsparadoxie einer Zwerchfellhälfte) oder restriktiver Einflüsse sein (massive Pleuraexsudation, starre Tumorschwarte, ausgedehnte Krebsknoten oder endothorakale Metastasen, insbesondere lymphogene Infiltration des Lungengerüsts). Bei endobronchial wachsenden Tumoren proximaler Lage kommt die obstruktive Komponente schon frühzeitig zur Geltung (SPIESS; MINNIGERODE u.a.).

Im Rahmen des „*Bronchostenosesyndroms*" (SCHOEN; LÖFFLER; HUIZINGA; WESTERMARK; ELOESSER; ESCHER; MASENTI u. VIGLIONE u.a.) kann sich die exspiratorische Entlüftungsstörung als *Dyspnoe, Atemstridor* und *symptomatisches Bronchialasthma bifurkationsnaher Bronchuskarzinome* äußern (JACKSON; HASLINGER; PRICKHAM, MAYTUM u.

MOERSCH; RUEDI; BURI; MOUNIER-KUHN u. HAGUENAUER; DIETZEL; ESCHER; UNGER; LEGLER; NAVARRETE; FARRELL; CID u. BONILLA; SPIESS; GREER u. WINN; ELLMAN; SCHAUB; MINNIGERODE; SCHULZE u.a.) (s. S. 261 u. 269, Abb. 470 u. Bd. IX/3, S. 15ff. u. Abb. 9). Da die Perfusion unbelüfteter Lungenabschnitte schon vor oder bald nach Eintritt der nachfolgenden Atelektase gedrosselt wird (BJÖRK u. SALÉN; PETERS, LORING u. SPRUNT; DE TOEUF u. CONARD; PETERS u. ROOS; MacVAUGH, HARDESTY, DEMUTH u. BLAKEMORE; CAMISHION et al.; VANČURA, TEICHMANN, KÁCL, OUŘEDNÍK u. ŠŤASTNÝ; MOORE; BOLT, VALENTIN, VENRATH u. WEBER; NIDEN u.a.) (s. auch Bd. IX/3, S. 181), ist dem zirkulatorischen Kurzschluß keine wesentliche Bedeutung für das Zustandekommen der Kurzatmigkeit beizumessen. In manchen Fällen stehen Dyspnoe und Einbuße der Atemoberfläche graduell in so krassem Mißverhältnis zueinander, daß man eine Mitwirkung vagusvermittelter Atemreflexe annimmt, die durch regionale Lungenblähung (HERING u. BREUER; BUCHER) oder Mediastinalkompression ausgelöst werden (ROSSBACH; DOLLEY u. JONES) (s. auch S. 284). Bei epikritischer Wertung zählt die karzinombedingte Atemnot meist zu den Spätsymptomen.

Spätsymptome

Intoxikations- und inanitionsbedingte *Störungen des Allgemeinbefindens*, wie *Schwäche*, Krankheitsgefühl oder *Gewichtsabnahme* (s. S. 347), sind als übliche Folgen konsumierender Krankheiten für die ätiologische Deutung nichtssagend. Andere Symptome bieten dagegen unmißverständliche Anhaltspunkte für die Verdachtsdiagnose, weil sie erfahrungsgemäß häufig Bestandteil des klassischen Spätbildes kontinuierlich, lympho- oder hämatogen ausgebreiteter Bronchuskrebse sind.

Zu den ominösen, meist auf Inoperabilität hinweisenden thorakalen Leitsymptomen gehören *Heiserkeit* (CARLISLE, McDONALD u. HARRINGTON; STORCHI; HORÁČEK u. KRAUS; KRESSNER; MYERSON; KOLÁŘ, PALEČEK u. SKÁLOVÁ; SEBA u.a.) (S. 283 u. 990 u. Tabelle 92) und *Dysphagie*, die ein subjektives Äquivalent der „Ösophagusform" bronchogener Karzinome (S. 281 u. 907, Abb. 145, 238 u. 525—529) oder einer Dyskoordination des Schluckakts („*vallekuläre Dysphagie*") durch Metastasen im verlängerten Hirnstamm (Formatio reticularis, Hirnnervenkerne) sein kann (S. 282 u. 518, Tabelle 92, Abb. 240 u. 241). Prognostisch ebenso ungünstig zu bewerten sind die von *Einflußstauung* in der oberen Körperhälfte herrührenden Mißempfindungen (*Obstruktionssyndrom der V. cava superior*, S. 274ff.) sowie Schmerzphänomene und andere neurologische Äußerungen des *Pancoast-Syndroms* (S. 270ff.).

Auch *gastro-intestinale* und sonstige *abdominelle Beschwerden*, deren Skala von Inappetenz, epigastrischem Druckgefühl, Völleempfinden im gesamten Leib, Vomitus, Blähungen und Durchfall über *ulkusartige Schmerzen* (SALZER, WENZL, JENNY u. STANGL; KOLÁŘ, PALEČEK u. SKÁLOVÁ; NAVARRETE; BERNDT; MÜLLY u.a.) (s. S. 283) bis zu *Ileuszuständen* reicht (S. 296 u. Abb. 151), sind — wie der gelegentlich initial auftretende *Ikterus* — gewöhnlich Ausdruck der Tumorausbreitung im Leberparenchym, Peritoneum, Retroperitonealraum oder Verdauungstrakt, seltener mit indirekten Auswirkungen der Neoplasie zu erklären (S. 283).

Metastatische Hautknoten und *oberflächennahe Lymphknotenmetastasen* werden meist schon vom Kranken selbst wahrgenommen und im klinischen Untersuchungsbefund als Verdachtsmoment der Absiedlung gedeutet (FRIED; CHAZANOV; BROCK; STRÄULI; SCHULZ u. RIESSBECK; KIERLAND; KLAUS; VIACLAVA u. PACK; LENNERT; STUCKE; TACHINO u.a.). In Analogie zu den Achsellymphknoten (SAPHIR u. AMROMIN) ist der Befall tiefer liegender supraklavikulärer Lymphknoten, der im TNM-Schema der Fernmetastasierung gleichgesetzt wird (S. 171), allerdings leicht zu übersehen und bei negativem Tastbefund nur durch eine Scalenus-Biopsie erkennbar (S. 375). BOYD hält den Nachweis *rechtsseitiger Scalenus-Lymphome* für besonders aufschlußreich, da er vornehmlich auf metastasierende endothorakale Malignome zurückzuführen sei. Nach seiner Ansicht hat die Absiedlung in diese Lymphknotengruppe in der Bronchialkrebs-

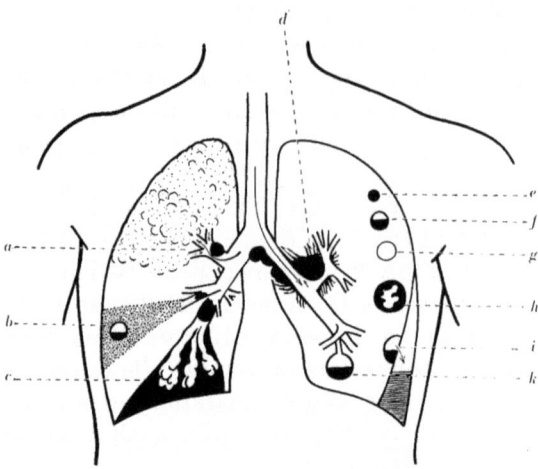

Abb. 137. *Klinisch-röntgenologische Bilder nach dem Sitz des Tumors und seiner Beziehung zum Lungenparenchym und zur Pleura* [nach K. MÜLLY (1956) in Anlehnung an CHURCHILL und BOYD]. a Lobäres Ventilemphysem mit Stenosegeräuschen bei auf die Lappenwurzel übergreifendem Segmentbronchuskrebs. b Segmentatelektase bzw. segmentale Obstruktionspneumonitis mit poststenotischem Lungenabszeß bei Krebsverschluß des Versorgungsbronchus. c Schrumpfende Lobäratelektase und regionale Bronchiektasie bei orifizieller Blockade eines Lappenbronchus. d Hilusnahes Lappenbronchuskarzinom mit halbseitiger Ventilationsstörung infolge Stenose des Hauptbronchus. e Stummer Lungenmantelkrebs in Gestalt eines soliden „Rundherds". *f* Kolliquationsnekrotischer karzinomatöser Rundherd mit intrakavitärem Flüssigkeitsspiegel (Pseudo-Abszeß). *g* Zerfallender solitärer Krebsknoten unter dem Bild der zartwandigen Blähkaverne. h Breit umsäumte kortikale Tumorkaverne. i Durchbruch eines zerfallenden Karzinomknotens der Lungenrinde in die freie Pleurahöhle. *k* Sekundär infizierte Tumorzerfallshöhle mit Drainageverbindung zum Bronchialbaum

diagnostik eine ähnliche Bedeutung wie der Befund der vergrößerten „Virchow-Drüse" bei intraabdominellen Gewächsen, deren bevorzugt betroffene Filterstation in der linken Schlüsselbeingrube am Venenwinkel liegt (s. auch VIACLAVA u. PACK u. S. 152 u. 375). Die Annahme, die rechtsseitige Scalenusgruppe enthalte häufiger bronchogene Krebsmetastasen als die linke, weil ihr Zufluß nicht nur aus der gleichseitigen Lunge, sondern infolge subkarinaler Kreuzung des Lymphstroms auch aus dem linken Lungenflügel (insbesondere Unterlappen und Lingula) erfolge, ist nach neueren Untersuchungsbefunden nicht aufrecht zu erhalten (s. S. 152 u. 376).

Die *Metastasierung in das Zentralnervensystem* kann sich mit mannigfaltigen neurologischen und psychischen Störungen äußern, doch bleibt die Läsion trotz multifokaler Herdbildung oft stumm (S. 290). Ihr metastatischer Ursprung ist selbst bei *Herd- und Hirndrucksymptomen* nicht immer ohne weiteres ersichtlich. Der Zusammenhang wird besonders leicht verkannt, wenn es sich um *apoplektiforme Bilder, akute Verwirrtheitszustände* oder um periphere Erscheinungsformen nach Art einer *Polyneuritis* oder *Polyneuroradikulitis* handelt, die als paraneoplastische Phänomene bei latentem Primärtumor auftreten können (s. 306ff.).

Auf ähnliche Schwierigkeiten stößt die Diagnostik von *Knochenmetastasen* sonst inapparenter Bronchuskarzinome, die durch Unbestimmtheit oder Atypie der *neuralgiformen*, gelegentlich auch *panaritiumähnlichen Beschwerden* lange verschleiert werden kann (S. 290 u. 629). Die gezielte Untersuchung (zirkumskripter Klopf-, Stauchungs- oder Kompressionsschmerz!) kann indessen dringlichen Verdacht erwecken, der mit weiterführenden Methoden (Röntgenaufnahmen und Tomographie suspekter Skeletteile, Radioisotopen-Scan, Biopsie) zu verifizieren ist (S. 626ff. u. 665ff.).

Die Feststellung einer *Ostéoarthropathie hypertrophiante pneumique* bleibt im allgemeinen der Röntgenuntersuchung vorbehalten. Ihre *arthritischen Begleiterscheinungen* sind zu uncharakteristisch und klinisch nur richtig zu deuten, wenn der Zusatzbefund von *Trommelschlegelphalangen* und *Uhrglasnägeln* indirekte Hinweise auf den endothorakalen

Sitz des auslösenden Leidens bietet (s. S. 313 u. 318). Diese Erkenntnisschwierigkeiten erklären wohl die nicht unbeträchtliche Schwankung der Angaben über die relative Häufigkeit des eigentümlichen Syndroms (Tabelle 106), das den lokalen Tumorsymptomen vorausgehen kann, manchen Autoren aber als Verdachtsmoment für die Inoperabilität gilt (CARLISLE, McDONALD u. HARRINGTON) (s. S. 320).

Wie diese mittelbaren Anzeichen des Geschwulstleidens können viele der in Tabelle 92 und 94 aufgeführten *Krankheitsäußerungen mediastinaler und extrathorakaler Organe als Erstsymptome* auftreten, wenn der Tumor die Lungengrenzen längst überschritten hat. Da die von örtlicher Progredienz und/oder lympho-hämatogener Absiedlung ausgelösten Erscheinungen bei stummem Verhalten des primären Geschwulstherdes die Aufmerksamkeit in falsche Richtung lenken, gelten sie mit Recht als „*trügerische Symptome*" (s. S. 324ff.). Solche klinischen Masken gibt es in großer Zahl. Sie sind in allen

β) Symptomkreisen des Bronchialkarzinoms

anzutreffen, die hier nach dem Beispiel von CHURCHILL; BOYD; UEHLINGER; und MÜLLY an Hand synoptischer Skizzen (Abb. 137, 138 u. 140) in Beziehung zur Topographie und zum Progressionsgrad des neoplastischen Prozesses abgehandelt werden sollen. Die schematische Unterteilung hat didaktischen Wert, nur ist zu bedenken, daß die Überschneidung der jeweiligen Syndrome und vieler Einzelsymptome des Primärtumors und seiner Metastasen die Grenzen in praxi verschwimmen läßt.

αα) Thorakale Syndrome des Primärtumors
1. Broncho-pulmonale Symptome des örtlichen Krebswachstums
(ausschließlich der Pleurakomplikationen) (Abb. 137)
a) Bei Karzinomen an der Lungenwurzel

wirkt die Wandinfiltration größerer Bronchien zunächst wie ein Fremdkörperreiz, der trockenen *Husten* auslöst. Der „Bronchialkatarrh" pflegt eine zeitlang unproduktiv zu bleiben, kann aber bei oberflächlicher Ulzeration mit *Hämoptysen* als frühzeitigen Alarmzeichen verbunden sein. Die Lokalsymptome werden im weiteren Verlauf von den Folgezuständen zunehmender Bronchialeinengung geprägt. Die Etappen des *Bronchostenose-Syndroms* ergeben sich aus der initialen Ventilationsstörung, begleitender Sekretretention, nachfolgenden blanden Entzündungsvorgängen und fakultativen eitrigen Spätkomplikationen. Für Häufigkeit und Schwere der Parenchymläsion sind — außer dem histologischen Krebstyp (s. S. 263 u. 264) — Sitz, Grad und aerodynamischer Effekt der Stenose sowie akzidentelle Faktoren maßgeblich (s. Bd. IX/3, S. 7ff. u. 209ff.).

Die partielle Tumorstenose kann bei erhaltener Atembeweglichkeit des betroffenen Bronchialwandabschnitts (exzentrisches oder polypös-exophytäres Krebswachstum) anfänglich als exspiratorisches Ventil wirken und zum *regionalen Obstruktionsemphysem mit exspiratorischem Stridor* als umschriebenem physikalischen Leitsymptom („wheezing" = fauchendes Stenosegeräusch) führen (Abb. 470, 482 u. 505). Die inkomplette bzw. teilelastische Stenose kommt um so stärker zur Geltung, je größer der hypoventilierte Lungenbezirk ist. Liegt das Passagehindernis in einem Hauptbronchus oder in der trachealen Bifurkation, so äußert sich die strömungsmechanische Atemerschwernis als *symptomatisches Asthma mit intrathorakalem Beklemmungsgefühl* infolge des respiratorischen Mediastinalwanderns (JACKSON; ESCHER; RUEDI; BURI; SIMONSSON u. MALMBERG u.a.) (s. Bd. IX/3, Abb. 9a—k u. S. 13ff.). Die obstruktive Blähung kann erhebliche *Kurzatmigkeit* verursachen; sie ist in kleinen Parenchymabschnitten aber subjektiv und objektiv kaum wahrzunehmen und besteht nur zeitweilig.

Bei weiterer *Verstärkung der Stenose bis zum völligen Bronchusverschluß* entsteht durch den Schleimstau eine *obstruktive Anschoppungsatelektase bzw. Retentionspneumonitis mit regionaler Bronchiektasie* im abhängigen Lungengewebe. (Die Retardierung des üblichen Verdichtungsprozesses durch Kollateralventilation und regulative bzw. mechanische Zuflußdrosselung sowie retrograde Kollateralzirkulation der betroffenen Funktionskreislauf-provinz werden im Zusammenhang mit dem Röntgenphänomen persistierenden Luft-gehalts tumorblockierter Lungenabschnitte erörtert) (s. S. 734 ff. u. 845 ff.). Das Hinzutreten pyogener und anaerober Keimbesiedlung läßt die blande Anschoppung nicht selten in eine *poststenotische Lungenabszedierung* oder jauchig zerfallende *Lungengangrän* über-gehen. Die Symptome putrider Komplikationen (septische Temperaturen, eitriger Aus-wurf, fötider Atemgeruch, Kachexie etc.) können das klinische Bild beherrschen und mit ihrer Dramatik von der Diagnose des Grundleidens ablenken. Das gleiche gilt für die durch Fortleitung der pulmonalen Entzündungsvorgänge ausgelösten oder durch un-mittelbares Übergreifen bzw. diskontinuierliche Ausbreitung des Tumors hervorgerufenen *Pleurakomplikationen* (s. S. 285).

b) Bei Karzinomen im Lungenmantel

bleibt das Wachstum über lange Zeit hin klinisch stumm und nur röntgenologisch-zytologischen Nachweismethoden zugänglich. Symptome der örtlichen Tumorentwicklung (Husten, Auswurf, Hämoptysen, Brustwandschmerzen, Temperaturanstieg etc.) stellen sich erst auf Grund hilo- bzw. pleuropetaler Wucherung der Neoplasie ein. Die klinische Manifestation umschriebener Krebsknoten wird von zentraler Kolliquationsnekrose und fakultativer Sekundärinfektion der an das Bronchialsystem angeschlossenen Zerfalls-höhle begünstigt. Die manchmal ausgeprägte Fieberreaktion erschwert die klinisch-röntgenologische Unterscheidung isolierter, mit eitrigem Sekret oder sequestrierten Ge-schwulstpartikeln gefüllter Tumorkavernen von ähnlichen Erscheinungsformen meta-pneumonischer Lungenabszesse und zerfallender septischer Lungeninfarkte (s. S. 791, 798 u. 965).

Die Ausdehnung des Primärtumors zur Lungenwurzel hin kann im Verein mit regio-nären Lymphknotenmetastasen schließlich zu zentraler Bronchostenose mit umfänglicher Parenchymobstruktion führen, die im Bild des Lungenmantelkrebses zunächst fehlt und sein Spätstadium nicht mehr von den Phänomenen des hilusnahe entstandenen Karzinoms unterscheiden läßt (S. 125, 712 u. 748 ff.). In vielen Fällen offenbart sich der von der Lungenrinde ausgehende Prozeß erst nach Überschreiten der Lungengrenzen mit Krank-heitssymptomen der in Mitleidenschaft gezogenen Nachbarorgane, soweit nicht schon Fernmetastasen Hinweise geben.

2. Symptomatik infolge direkter bzw. lymphogener Krebsinvasion der Nachbarorgane
a) Tumoreinbruch in die Brustwand (Abb. 138 u. Abb. 140)

Die schwartige Überbrückung des benachbarten Pleuraspalts ermöglicht das konti-nuierliche Eindringen subpleuraler Bronchialkrebse in die Thoraxwand. Unter dieser Prämisse kann die hilofugale Tumorevolution an jeder Stelle der äußeren Lungenkonvexi-tät erfolgen. Sie ist an den kosto-pleuralen Grenzflächen des Unter- und Mittellappen-areals aber wesentlich seltener anzutreffen (GROSSE: 0,7% aller Unterlappenkarzinome der Dresdener Sektionsstatistik) als an der hinteren Thoraxkuppel (GROSSE: etwa 2—4% aller Bronchuskrebse). Bevorzugte Durchbruchsstelle ist die dorso-axillare Zirkumferenz der 1.—3. Rippen (Abb. 507), denn die anliegenden Oberlappensegmente sind Prädilek-tionsort subprimärer Frühstreuung der Lungentuberkulose (Simonsche Spitzenherde) (SIMON; REDEKER; GRÄFF u. KÜPFERLE; ASCHOFF; LOESCHCKE; BRAUS-ELZE; MALM-ROSS u. HEDVALL; HAEFLIGER u. MARK u.a.), und die aus deren indurativen Relikten hervorgehenden Narbenkarzinome finden hier häufiger eine schwielige Pleurabrücke als andernorts (s. S. 148, 273 u. 888 ff.). Bei der

α) **apikalen Ausbreitungsform** führt die neoplastische Infiltration des kosto-vertebralen Rumpfskelets sowie der benachbarten Nervenstämme und -ganglien (Plexus brachialis, prä- und postganglionäre Grenzstrangfasern, Ganglion stellatum, Ganglion ciliospinale, obere Thorakalganglien, Interkostalnerven) (Abb. 138) zu einem charakteristischen, in

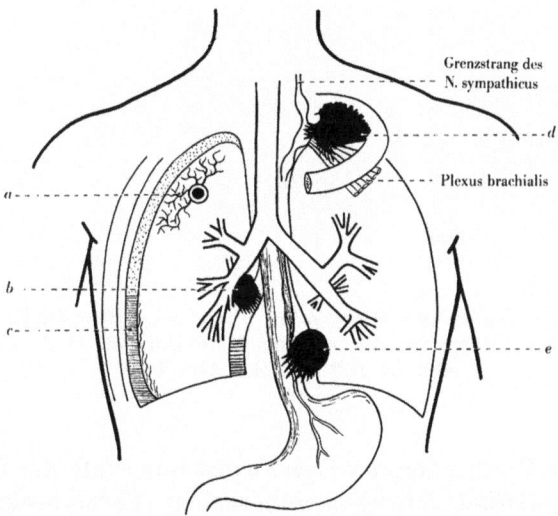

Abb. 138. *Bronchialkrebssymptomatik infolge kontinuierlichen bzw. lymphogenen Einwachsens in die Nachbarorgane (I)*. (Nach K. MÜLLY, Handb. d. inn. Medizin, 4. Aufl., Bd. IV/4, Abb. 43. Berlin-Göttingen-Heidelberg: Springer 1956). *a* Lymphangiosis carcinomatosa pulmonis in der Tumorumgebung. *b* Einbeziehung von Herzbeutel, Myokard und Herzhöhlen. *c* Pleuritis carcinomatosa. *d* Pancoast-Syndrom. *e* „Ösophagusform" und Vagussyndrom

seinen Einzelzügen schon lange bekannten Krankheitsbild (HARE, 1838; McDONNELL, 1850; v. BRUNS, 1898; RICALDONI, 1918; FREEMAN, 1921), dem sog.

Pancoast-Tobias-Antonelli-Ciuffini-Syndrom. Das Vollbild des klinisch-röntgenologischen Symptomenkomplexes ist nur in einem Teil der Fälle anzutreffen, das Fehlen einzelner Symptome daher differentialdiagnostisch nicht schlüssig (GARLAND; WURMA; HAMM; WICHTL; KRUMP u. HENGSTMANN u.a.). Radikuläre Reiz- und Ausfallserscheinungen im Versorgungsgebiet des Armplexus sind früher und konstanter nachweisbar als vegetative Störungen und okulo-pupilläre Anzeichen der Halssympathikusläsion (SCARLETTI; ZAKOFF; WICHTL; WURMA u.a.), die wiederum bei Karzinomen des linken Kuppelraums häufiger hervortreten als bei rechtsseitigem Tumorsitz (HAMM; PENDL u.a.). Eine sichtbare Vorwölbung des Gewächses in der Schlüsselbeingrube, Infraklavikularregion oder hinteren Schulterpartie — von KNORR in Analogie zum äußeren Pleuraempyem-Durchbruch als „Carcinoma necessitatis" beschrieben — ist erst in späten Entwicklungsstadien wahrzunehmen (FRIED; GERHARDT; HAMM; KRUMP u. HENGSTMANN; KLIONER u.a.). Die röntgenologische Manifestation osteodestruktiver Rippen- und Wirbelprozesse hinkt dem anatomischen Geschehen und den klinischen Erscheinungen um Monate nach (ESCHBACH u. FINSTERBUSCH; BÁRABAS u. LENDVAI u.a.) (s. Abb. 359, 508 u. 513 sowie S. 889 u. 897).

Führendes klinisches Symptom ist der in die Schulter-Halsregion und armwärts ausstrahlende *Schmerz*. Anfänglich intermittierend auftretend, steigert er sich zu unerträglich brennend-reißenden Dauerbeschwerden kausalgieähnlichen Charakters (ECHLIN, OWEN u. WELLS; BALMÈS u. THÉVENET; WALSHE; STEINER u. FRANCIS; RAY; KRUMP u. HENGSTMANN; TORNOS SOLANO u. PURSELL-MENGUEZ; SOLOVAY u. SOLOVAY; HEPPER u. Mitarb.; TEMPINI u. BOCCONI; MELNIKOV u. DERMAN; LAVAL *et al.*; OOSTHUIZEN u. SMITH; WOOLNER, TAKIZAWA u. YAMASHITA; STEGAWSKA u.a.). Die *motorischen Ausfälle der Plexusparese* betreffen zunächst die unteren Wurzelabschnitte und machen sich nach Art einer Lähmung vom Typ KLUMPKE-DÉJERINE, seltener als Duchenne-Erbsche Lähmung vornehmlich im Ulnaris-Medianusgebiet von Unterarm und Hand, später auch am Schultergürtel bemerkbar (PARDAL, FERRARI u. STORZ; PENDL; MORRIS u. HARKEN; CHARDACK u. MacCALLUM u.a.). Muskelschwund, Schwäche, Fibrillieren und Hypo-

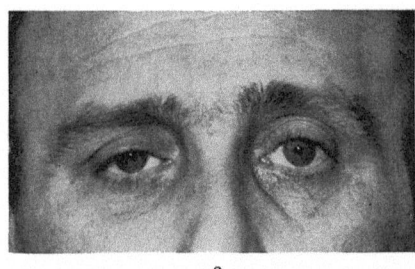 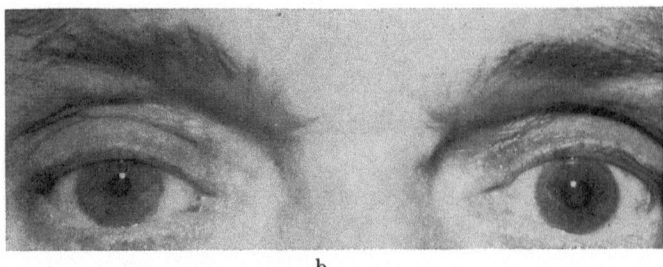

a   b

Abb. 139a u. b. *Okulo-pupilläre Zeichen der Hornerschen Trias* bei 2 Bronchialkrebskranken mit Pancoast-Syndrom infolge neoplastischer Infiltration der rechten Thoraxkuppel. (Vgl. die zu Abb. 139a gehörigen Abb. 82 u. Bd. IX/4c, Abb. 186)

reflexie nehmen mit dem Vordringen der Geschwulst innerhalb der Plexusstränge graduell zu und können mit *Sensibilitätsstörungen* einhergehen (Parästhesie, Hypästhesie, Beeinträchtigung von Stereognosie und Temperaturempfinden).

Je nach dem Ausmaß begleitender Sympathikusschädigung in den unteren Zervikal- und oberen Thorakalsegmenten (Abb. 144) stellen sich *ipsilaterale vegetative Reiz- oder Ausfallerscheinungen* verschiedener Art ein. Die Folgen partieller Läsion können sich auf *einseitige Miosis* (WICHTL), *vasomotorische Störungen* (halbseitige passagere Hyperämie oder Blässe von Gesicht, Hals und Arm, Erhöhung der Hauttemperatur des Arms, trophische Veränderungen mit Hautödem und fleckiger Entkalkung des distalen Armskelets nach Art eines Sudek-Syndroms, paroxysmale Tachykardie mit pektanginösen Zuständen) (POMERANZ; DELL'AQUA; ROMANO u. EYHERABIDE; SCHNETZ u. SALIS; MORRIS u. HARKEN; KRUMP u. HENGSTMANN; CHARDACK u. MacCALLUM; HAMM) oder *homolaterale Hyp- bzw. Anhidrosis* im oberen Körperquadranten beschränken (BECK; KRUMP u. HENGSTMANN; SCHLIACK u. SCHIFFTER), die dem Patienten weniger auffällt als die kompensatorisch verstärkte Schweißabsonderung auf der Gegenseite (ZUSCHNEID; BECK; KRUMP u. HENGSTMANN). In den anhidrotischen Hautbezirken kann das *Pigmentierungsvermögen* nach ultravioletter Bestrahlung *herabgesetzt* sein (LINDGREN).

Die bekannte *Hornersche Trias* (ipsilaterale Miosis und Oberlidptosis mit Enophthalmus) ist nur in etwa 30% der Fälle nachweisbar (WURMA) (Abb. 139). Das klassische Bild — im angelsächsischen Schrifttum als Haresches Syndrom, in der französischen Literatur als Claude Bernardscher Symptomenkomplex geläufig — kommt durchschnittlich erst 3—4 Monate nach Beginn der Beschwerden (ESCHBACH u. FINSTERBUSCH) durch völlige Unterbrechung des peripheren Sympathikusgeflechts zustande (HARE; SCARLETT; COURCOUX u. LEREBOULLET; PINTUS; MORRIS u. HARKEN; POMERANZ; DE JONG; BRANTIGAN; KOLÁŘ, PALEČEK u. SKÁLOVÁ). Sein Pendant, das von zervikaler Sympathikusreizung ausgelöste *Signe de Parfour de Petit* (Mydriasis, Erweiterung der ipsilateralen Lidspalte, Exophthalmus, Hyperhydrosis hemifaciei) (MATHEY-CARNAT u. DE FLEURIAN; BRANTIGAN; MACHULA u. SCHWARTZOVÁ; ZAKOFF; KOLÁŘ et al.) kann zur irrigen Annahme einer kontralateralen Sympathikusläsion verleiten, wie in den von BRANTIGAN beschriebenen Fällen, in denen der Tumorsitz nach dem klinischen Aspekt des vegetativen Reizsyndroms auf der falschen Seite vermutet und erst röntgenologisch richtig lokalisiert wurde.

Das Pancoast-Syndrom ist ätiologisch uneinheitlich und — wie die Hornersche Trias — zum Teil nicht-neoplastischen Ursprungs (s. S. 149 u. 907, Bd. IX/4c, S. 528). Für die *Differentialdiagnose* hat die beschriebene Entwicklungsform apikaler Bronchuskarzinome mit ca. 70% aller Fälle (LÜDEKE) bei weitem den Vorrang. Neben der Vielzahl autochthoner und metastatischer Geschwulstprozesse in den parietalen, pleuralen und pulmonalen Gewebsschichten der Thoraxkuppel, denen ferner maligne Retikulosen gleicher Lokalisation hinzuzufügen sind, kommen auch spezifische und unspezifische Entzündungen in Betracht (S. 976). Die mit breiten apiko-mediastinalen Schwielen verbundene Spitzentuberkulose ist als prädisponierende Vorkrankheit und Wegbereiter apikaler Narbenkarzinome mit dem neoplastischen Pancoast-Syndrom zu verwechseln, wenn sie außer dem entsprechenden Schattenbild eine schmerzhafte Plexusläsion hervorruft (LÉRI u. MOULIN DE THEYSSIEU; SERGENT; PICCIOCCHI u. PISANO; NOODT). Die zufällige *Kombination von metatuberkulöser Pleurakuppelschwarte mit Syringomyelie* (WICHTL) sowie analoge Folgeerscheinungen eines „Status dysraphicus" mit zerviko-thorakaler Gliosis und unvollständigem Schluß des Medullarrohrs (POMERANZ) haben dagegen nur entfernte Ähnlichkeit mit dem in Frage stehenden Krankheitsbild, weil dabei das Kardinalsymptom irradiierender Schmerzen fehlt. Für die

β) Brustwandinvasion subapikaler und basaler Karzinome des Lungenmantels gibt es keinen bevorzugten Ausgangspunkt. Die infiltrative Zerstörung anliegender Skeletabschnitte und Interkostalnerven ist ebenso anhaltend schmerzhaft wie die zur Plexusbeteiligung führende Wucherung in der oberen Thoraxapertur. Die Beschwerden strahlen aber mehr halbgürtelartig zur vorderen Brustkorbhälfte hin aus. Der Schmerz tritt spontan auf und wird unter Thoraxkompression noch intensiver empfunden. Im Gegensatz zum Pancoast-Syndrom sind vegetative Störungen und radikuläre Symptome in der Schulter-Armregion zu vermissen.

Beide Lokalisationstypen hilofugaler Tumorausbreitung können beim Übergreifen auf das Mediastinum bzw. den benachbarten Wirbelkanal zur *Rekurrens-* und *Phrenikusparese* sowie durch peridurale Infiltration zu *terminaler Querschnittslähmung* führen (KRUMP u. HENGSTMANN) (s. Legende zu Abb. 82). Die relativ dünne Weichteildecke läßt die neoplastische Anschwellung in den unteren Brustkorbpartien eher tast- und sichtbar werden als an der dorsalen Thorakuppel.

Die *Brustwandinfiltration bei endothorakaler Lymphogranulomatose* verursacht ähnliche Schmerzen wie die Krebsausbreitung, doch bewirkt der von den anteromediastinalen Lymphknoten ausgehende Prozeß gewöhnlich eine *Auftreibung des Sternums*, nicht der Rippen (GOLDMAN u. VICTOR; ZUPPINGER; ZDANSKY; SICHER; GEMMILL; MOTULSKY u. ROHN; BURACZEWSKI u.a.) (s. auch S. 918 u. 1018). Vor der irrigen Annahme eines *Empyema necessitatis* (eigene Beobachtung) sollte der örtliche Inspektions- und Palpationsbefund bewahren (derbes, nicht fluktuierendes Tumorinfiltrat mit reizloser Hautoberfläche statt Fluktuation, livider Verfärbung und entzündlich-ödematöser Weichteildurchtränkung bei bevorstehendem Empyemdurchbruch). Die Fehldeutung als *Tietze-Syndrom* (TIETZE; WEHRMACHER; s. auch KAYSER; GUKELBERGER; GILL, JONES u. POLLAK; DEANE; LINDBLOM; BRUIN u. SMOOK; WEPLER; MOTULSKY u. ROHN; RUFFOLO u C.ONNOR; CARDONA, BIOLCATI u. VITA), als *zerviko-thorakale Spondylarthritis* (DAVIS u. RITVO) oder als *rheumatische Myositis* bzw. *Interkostalneuralgie* (HAMM) ist bei sorgfältiger klinisch-röntgenologischer Untersuchung ebenso vermeidbar wie die Verwechselung des Pancoast-Syndroms bronchogener Krebse mit einer *Bursitis subacromialis* (NATHANSON, HOCHBERG u. PERLMAN), banaler *Plexusneuritis* (HAMM) oder mit neuro-zirkulatorischen Störungen des *Scalenus anticus-Syndroms* (McDONALD, HARRINGTON u. CLAGETT; bezüglich der Symptome des sog. „thoracic outlet compression syndrome" bei Halsrippen bzw. Anomalien rudimentärer 1. Rippen s. auch KEEN; TODD; HASTED; SARGENT; GLADSTONE u. WAKELEY; LINDGREN; HAVEN; EDDEN; HOOBLER; FALCONER u. WEDDELL; STEINER; D'ABREU; POMMERENKE u. RISTEEN; SYCAMORE; WRIGHT; McGOWAN; ADSON; LEARMONTH; TELFORD u. MOTTERSHEAD; STAMMERS; WALSHE; OLIN; RAAF; SCHEIN; HAIMOVICI u. YOUNG; STEINBERG; NELSON; ROB u. STANDEVEN; SCHULTE; POKER, FINBY u. STEINBERG; STEINER; ROSS; SAPUNOV).

Wie beim apikalen Bronchuskarzinom mit Pancoast-Syndrom ist die operative Heilungschance der auf die unteren Thoraxabschnitte übergreifenden Geschwülste trotz gelegentlicher Dauererfolge radikaler Eingriffe (partielle Blockresektion der Brustwand mit Pneumonektomie: CRAFOORD; BJÖRK; FREY; BRUNNER; OVERHOLT u. SCHMIDT; GIBBON, ALBRITTON, TEMPLETON u. NEALON; COLEMAN; GRONQVIST, CLAGETT u. MC-

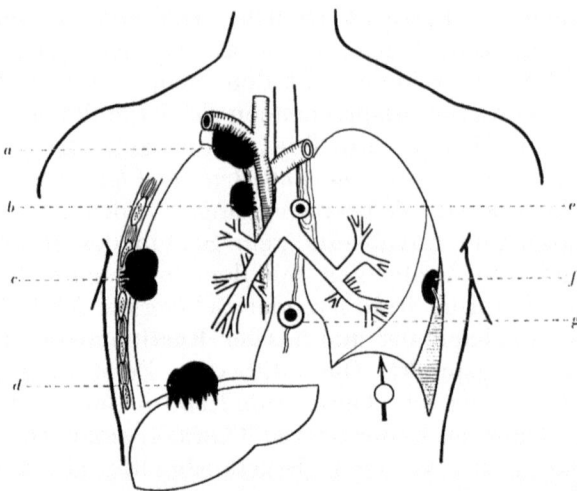

Abb. 140. *Bronchialkrebssymptomatik infolge kontinuierlichen bzw. lymphogenen Einwachsens in die Nach-barorgane* (II). *a* Vena cava superior-Syndrom. *b* „Ösophagusform" und Vagussyndrom. *c* Einwachsen in die äußere Brustwand unterhalb der oberen Thoraxapertur. *d* Übergreifen auf Zwerchfell und Leber. *e* Parese des N. recurrens. *f* Kontinuierliche Absiedlung in die freie Pleurahöhle. *g* Parese des N. phrenicus. (Nach Mülly, K.: Handbuch der inneren Medizin, 4. Aufl., Bd. IV/4, Abb. 42. Berlin-Göttingen-Heidelberg: Springer 1956

Donald; Chardack u. MacCallum; Eliasson u. Kitchell) sehr gering. Wegen der hohen primären Mortalität wird die Indikation zu diesem Vorgehen heute zurückhaltend bewertet (s. S. 205, 422 u. 423).

b) Übergreifen auf das Mediastinum

Das Überschreiten der Mediastinalgrenze kann unmerklich erfolgen und im Beginn bei präoperativer Untersuchung schwer objektivierbar sein. Klinisch und röntgenologisch eindeutige Zeichen kontinuierlicher bzw. lymphogener Einbeziehung der Mediastinalorgane repräsentieren ein meist schon infaustes, allenfalls palliativen Maßnahmen zugängliches Entwicklungsstadium. Die Primärgeschwulst kann dabei ihres geringen Umfanges wegen dem Nachweis entzogen bleiben oder vom Schattenkorrelat ausgedehnter Lymphknotenmetastasen verdeckt werden, wie die *„Mediastinaltumorform"* kleinzelliger Karzinome erweist (s. S. 915ff.). Die klinischen Aspekte variieren mit dem Ort der Tumorprogression. Die druck- oder infiltrationsbedingte *Tracheal- und Bifurkationsstenose* äußert sich mit bedrohlicher Atemnot, ausgeprägtem Stridor und endothorakalem Beklemmungsgefühl. Zu den Ummauerungssymptomen des Luftwegs gesellt sich oft die zirkulatorische Einflußstauung als hervorstechendes Phänomen des

α) Obstruktionssyndroms der Vena cava superior (Abb. 140). Unter den Entstehungsursachen des seit 200 Jahren bekannten Symptomenkomplexes (Bartolino, 1740; Hunter, 1757; Corvisart, 1806 zit. nach McIntire u. Sykes; Claverie, 1858; Dorsch, 1886) stehen bronchogene Karzinome mit etwa 30—50% an der Spitze (Ceelen; Fischer; McIntire u. Sykes; Brown; Schechter; Pilscher, Lewis u. Overholt; Bariéty u. Coury; Hussey, Katz u. Yater; Roswit, Kaplan u. Jacobson; Dotter u. Steinberg; McCort u. Robbins; du Mesnil de Rochemont, Hess u. Fuss; Effler u. Groves; Scherer u. Uhlendorff; Ehrlich, Ballon u. Graham; Roberts, Dotter u. Steinberg; Goldstein u. Dumont; Beyer u. Stecken; Vialla, Thévenet u. Pourquier; Rosenbloom; Kärcher u. v. Keiser; Howard; Hinshaw; Dotter, Steinberg u. Holman; McCord, Edlin u. Block; Poulet; Ciuti u. Skinner; Adorf; Calkins u.a.) (s. auch S. 593ff.). Die Venensperre kann vom Primärtumor selbst oder von lymphonodulären Metastasen herrühren und durch Kompression von außen, durch Invasion der Gefäßwand und -lichtung sowie durch thrombotischen Verschluß infolge des Tumoreinbruchs

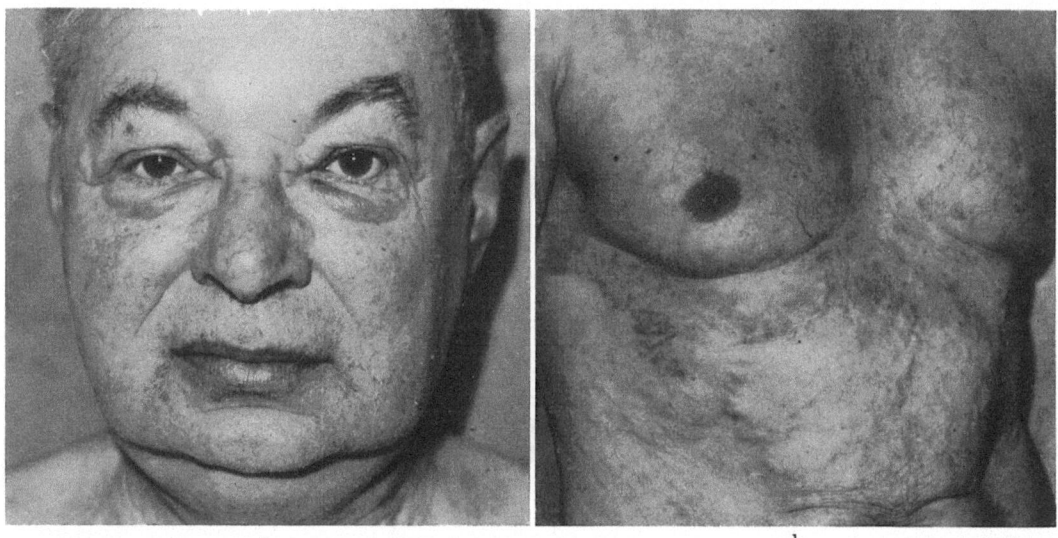

a   b

Abb. 141a u. b. *Obstruktionssyndrom der V. cava sup. mit Kollateralabstrom über das Azygossystem bei peripherem Oberlappen-Karzinom mit mediastinalen Lymphknotenmetastasen.* Ausgeprägtes Gesichtsödem mit Stokesschem Kragen (a) und bds. Armschwellung. Markantes Hervortreten des Sahlischen Venenkranzes am Rippenbogen sowie stark geschlängelter Kollateralvenen in der Brust- und oberen Bauchwand. Gynäkomastie (b) (vgl. hierzu Abb. 239 u. 299). K. K., 63jähr. ♂. Arch.-Nr. 0105 03411 Radiol. Zentralinst. Krhs. Nordwest Frankfurt/M.

(„krebsige Thrombose") oder autochthoner Bildung von Spontangerinnseln unter den Bedingungen der Stase hervorgerufen werden. Die Komplikation ist bei Karzinomen des rechten Oberlappen- und Stammbronchus wegen der engen Lagebeziehung zur Hohlvene weitaus am häufigsten (McIntire u. Sykes; Schechter; Roswit, Kaplan u. Jacobson; Vialla, Thévenet u. Pourquier; Scherer u. Uhlendorff; Effler u. Groves; Poulet u.a.), im Gefolge lymphangischer Ausbreitung aber auch bei linksseitigen Tumoren zu finden (McCort u. Robbins).

Die beginnende Cavastenose ist phlebographisch schon in der präklinischen Phase erkennbar (Jordan, Lawlah, Johnson u. Burton; Steinberg u. Dotter; Fleischner u. Sachsse; Dotter, Steinberg u. Holmann; McCort u. Robbins; Delarue u. Strasberg u.a.) (s. S. 590ff.). Die Einflußstauung kann schleichend, bei akzidenteller Thrombose aber auch plötzlich entstehen und das alarmierende Erstsymptom sein (Lebon, Pinet u. Galley). Die Ausprägung subjektiver Beschwerden und objektiver Erscheinungen hängt maßgeblich vom Sitz, Grad und Entwicklungstempo des stenosierenden Prozesses und vom Umfang der verfügbaren Kollateralbahnen ab, welche den hämodynamischen Druck- und Volumenzuwachs in den Venen der oberen Körperhälfte durch Strömungsumkehr bis zu einem gewissen Maß abfangen können (Carlson; Quiring; McIntire u. Sykes; Schechter; Roswit, Kaplan u. Jacobson; Abrams; Bikfalvi, Erdélyi u. Balás; Bachman, Ackerman u. Macken; Castellanos u.a.) (Abb. 300).

Die im Krankheitsverlauf hervortretenden Symptome sind

α) *ödematöse Schwellung* des Kopfes, Hals-Schultergebietes und beider Arme, im Extremfall als „*Stokesscher Kragen*" mit Bewegungseinschränkung der Halswirbelsäule und oberen Extremitäten imponierend;

β) *kongestive Zyanose* und

γ) hochgradige *Blutüberfüllung* der Hautvenen und feinen Schleimhautgefäße, verbunden mit

δ) *Venendruckerhöhung*,

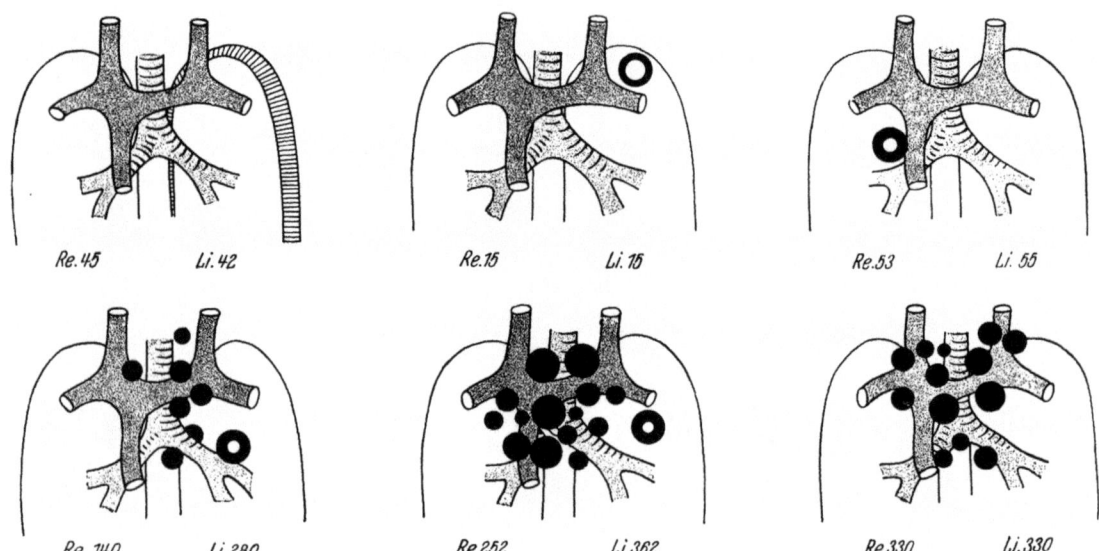

Abb. 142. *Ergebnisse vergleichender blutiger Venendruckmessung an den oberen Extremitäten bei Bronchialkrebskranken mit und ohne Drosselung des oberen Hohlvenensystems.* Seitendifferentes Verhalten erhöhter Venendruckwerte in Abhängigkeit vom Sitz der tumor- oder metastasenbedingten Gefäßkompression bzw. -obstruktion. O Primärtumor, ● ● Lymphknotenmetastasen. Untersuchungen an der Medizinischen Universitätsklinik Leipzig (damal. Direktor: Prof. M. BÜRGER). [Nach WAGNER, R., BUCHHOLZ, W.: Zur Frage der diagnostischen Bedeutung des peripheren Venendrucks bei intrathorakalen Tumoren. Dtsch. med. Wschr. 77, 837—840 (1952)]

ε) *Kopfschmerzen, Spannungs- und Engegefühl* im Hals und oberen Brustkorbabschnitt sowie Schlingbeschwerden (begleitende *Varikosis im oberen Ösophagusabschnitt* s. S. 283 u. Abb. 239 u. 301), ferner

ζ) zunehmende *Dys- und Orthopnoe* mit terminalem Glottisödem und schließlich

η) *Bewußtseinstrübung und Coma* infolge Hirndrucksteigerung und zerebraler Hypoxie.

Der Stauungszustand mit vollmondartig gedunsenem Gesicht (Abb. 141) ist morgens am stärksten ausgeprägt, weil das okklusionsbedingte Ödem im Liegen zunimmt. Im Laufe des Tages lassen Schwellung und Mißempfindung bei aufrechter Körperhaltung etwas nach, ohne ganz zu verschwinden (SCHECHTER; ROSWIT, KAPLAN u. JACOBSON; BIKFAVI, ERDÉLYI u. BALÁS u.a.). Die Lage- und Belastungsabhängigkeit zeigt sich auch bei den Symptomen Kurzatmigkeit und Zyanose, die nach akutem Beginn abnehmen können, sofern die Umleitung auf kollaterale Umgehungswege zu einer Druck- und Volumenentlastung führt.

Die *Erhöhung des Venendrucks* über das Doppelte der Altersnormwerte (BÜRGER; TECHEL; ODENTHAL) *mit seitendifferenten Meßwerten an den oberen Extremitäten* ist bei fortgeschrittenen Bronchuskarzinomen häufig und ein sicheres Inoperabilitätszeichen (BÜRGER; WAGNER u. BUCHHOLZ; SCHULZ u. WAGNER; v. FRAGSTEIN u. FERBER; SCHULZ u. RIESSBECK; BARTH u. BOSSE; WESTPHAL u.a.) (Abb. 142).

Krähenfußartige oberflächliche Phlebektasien an der unteren Thoraxapertur sind als mittelbare Folge geringen Venendruckanstiegs schon beim obstruktiv überformten Altersemphysem und bei chronischer Emphysembronchitis — oft im Verein mit „Blähungspolstern" in den Schlüsselbeingruben — zu finden (BÜRGER; WORATZ; WORATZ u. ROTZSCH). Der *Sahlische Venenkranz des Rippenbogens* kann aber Vorläufer massiver Einflußstauung beim Bronchialkrebskranken sein (BÜRGER; WORATZ; HENNEMANN, FALCK u. STOBBE; BRUGSCH u. KLAUS; MLZOCH u. KOPP u.a.).

Die Überfüllung der Hautvenen des Rumpfes wird dabei wesentlich ausgedehnter. Sie ist im Infrarotlicht besonders sinnfällig wahrzunehmen (KLEEBERG) (Abb. 143). Ihre topographische Anordnung gibt bereits bei der Inspektion wertvolle Anhaltspunkte, um

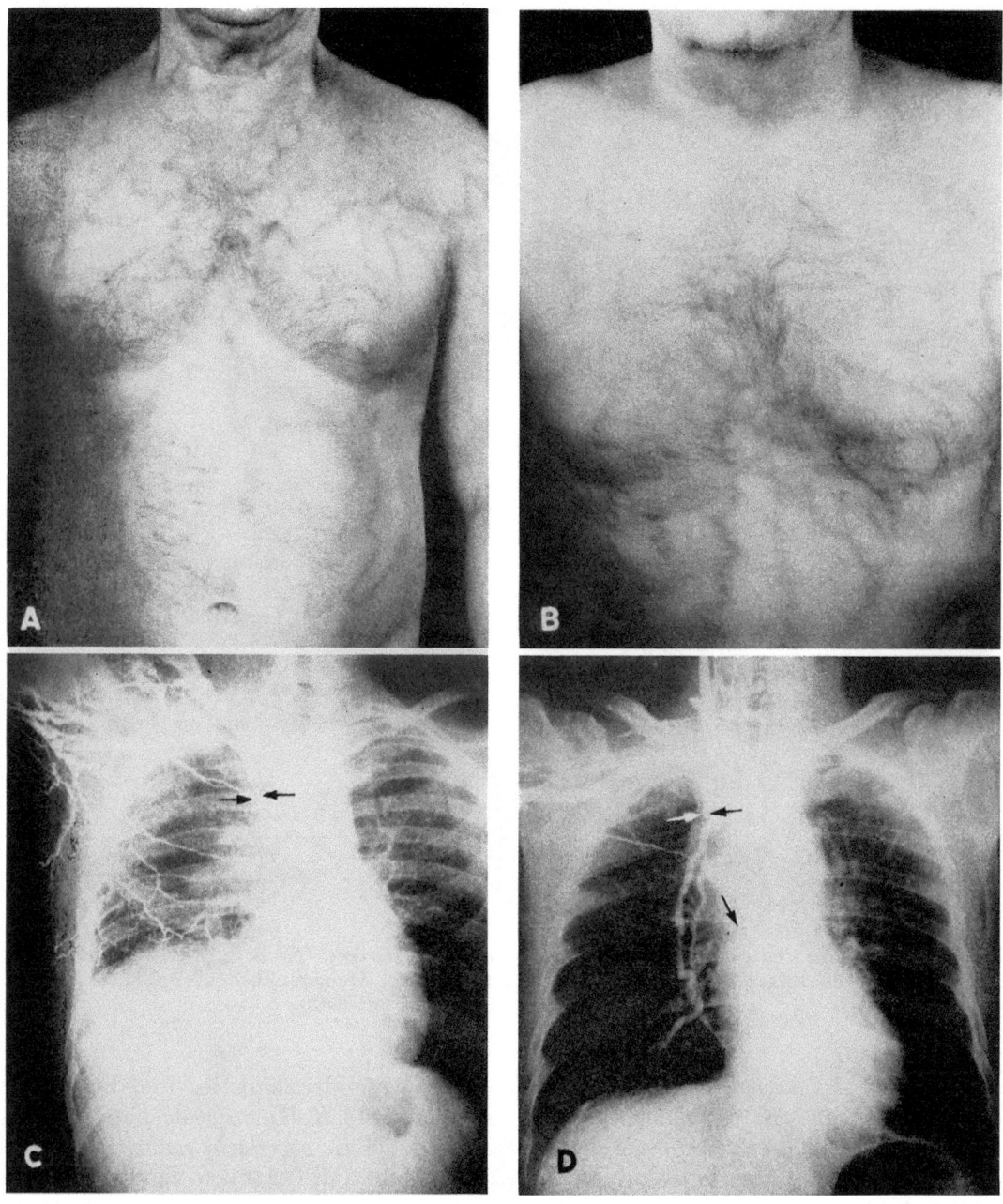

Abb. 143A—D. *Infrarot-Aufnahmen erweiterter subkutaner Rumpfvenen und phlebographische Darstellung unterschiedlich angeordneter venöser Kollateralbahnen bei zwei Bronchialkrebskranken mit neoplastischem Verschluß der V. cava superior oberhalb (A u. C) und unterhalb der Einmündung der V. azygos (B u. D).* (Nach ROSWIT, B., G. KAPLAN u. H. G. JACOBSON: The superior vena cava obstruction syndrome in bronchogenic carcinoma. Radiology **61**, 722—736 (1953), Fig. 3A—D)

Sitz und Grad der Stenose in der Einflußbahn zum Herzen zu beurteilen. Das *paradoxe inspiratorische Anschwellen der Halsvenen* ist ein charakteristisches Anzeichen kompletter Cavaobstruktion (NONNENBRUCH; BÜRGER; HUSSEY, KATZ u. YATER; BIKFALVI, ERDÉLYI u. BALÁS; s. auch STUCKE u.a.). Liegt der *Verschluß proximal der Azygosmündung*, übernehmen die ihrem Quellgebiet zugehörigen Venen der Hals-, Nacken- und Schulterregion sowie der kranialen Thoraxwandabschnitte die Abfluß-Ventilfunktion: die äußerlich sichtbare *Phlebektasie bleibt auf die obere Körperhälfte beschränkt.* Wird die *Hohlvenenlich-*

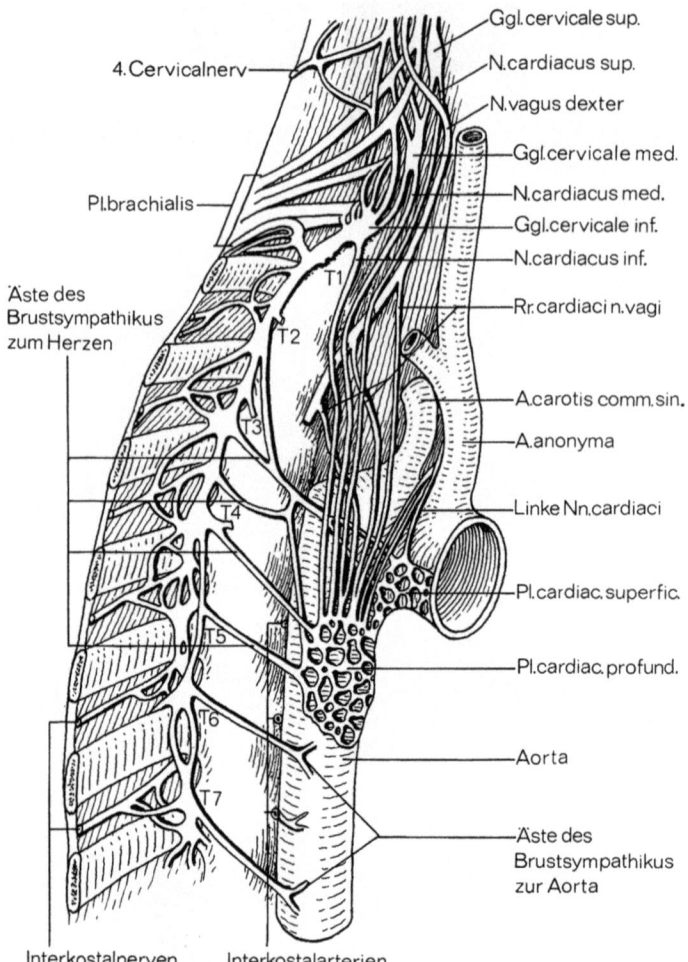

Abb. 144. *Schematische Darstellung der Nervenverbindungen des Herzens.* (Nach P. D. WHITE auf Grund der Untersuchungen von BRAEUKER u. KUNTZ, aus HOCHREIN, M.: Herzkrankheiten, Bd. II, Abb. 7, S. 24. Dresden u. Leipzig: Th. Steinkopff 1943)

tung unterhalb des Azygosbogens verlegt, so nehmen Venendruckanstieg und Beschwerden stärkeres Ausmaß an: es bildet sich ein *weitverzweigtes Kollateralsystem zur Vena cava inferior hin aus, das nach Art eines Caput medusae auch die oberflächennahen Bauchwandvenen einbezieht* und bis zur Inguinalregion herabreicht (McINTIRE u. SLYKES; ABRAMS; ROSWIT, KAPLAN u. JACOBSON; SCHECHTER; BACHMAN, ACKERMAN u. MACKEN; CASTELLANOS; BRECKER, MIXTER u. SHARE; OKAY u. BRYK u.a.) (Abb. 143). Die simultane Blockade der oberen Hohlvene und des Azygossystems führt — wie im Tierexperiment (CARLSON; SALÉN; QUIRING; O'SHAUGNESSY zit. nach BIKFALVI et al.) — in kurzer Frist zum Tode (McINTIRE u. SYKES; BIKFALVI, ERDÉLYI u. BALÁS; SCHERER u. UHLENDORFF u.a.).

β) Symptomatische Herz-Kreislaufstörungen im Gefolge des Krebsbefalls von Herzbeutel, Myokard und Herzbinnenräumen werden im klinischen Schrifttum seltener vermerkt (s. Tabellen 92 u. 94) als nach der Häufigkeit der Spätkomplikation in Sektionsstatistiken zu erwarten wäre (ca. 20—45% aller Fälle — s. Tabellen 61 u. 62; NAGY u. PETRÁS: Männer in 26%, Frauen in 44%). Offenbar wird eine Teil der subjektiven und objektiven Hinweissymptome eher als zusätzliche Schadensfolge des Tabakabusus angesehen, der bei starken Rauchern durchaus als konkurrierende Ursache *funktioneller Initial-*

Tabelle 98. Elektrokardiographische Herzrhythmusstörung bei 102 Patienten mit hilusnahen Malignomen (überwiegend bronchogenen Krebsen). (Nach E. BREM, T. WEGMANN u. F. SCHAUB: Die klinische Bedeutung der Herzyrhythmusstörungen bei Hilustumoren. Die Medizinische **1955**, 176—177)

Elektrokardiographischer Befund	Gesamtzahl der Fälle	Seitenlokalisation der Tumoren	
		rechts	links
Normal	12	6	6
Tachykardie	45	31	14
Bradykardie	9	5	4
Extrasystolie	6	3	3
ventrikulär monotop	1	1	
ventrikulär polytop	4	2	2
supraventrikulär	1		1
Knotenrhythmus	1	1	
Vorhofflattern	1	1	
Vorhofflimmern	4	1	3
Reizleitungsstörungen			
sinuaurikulär	3	1	2
intraaurikulär	10	4	6
atrioventrikulär	8	1	7
intraventrikulär	8	4	4
Schenkelblock	1		1
Arborisationsblock	1		1
Gesamtzahl der Fälle	102	58	44

beschwerden und entsprechender Ekg-Veränderungen in Betracht kommt (K. H. BAUER; KAULBACH u. NIETSCH; BREM, WEGMANN u. SCHAUB; OTT, KAULBACH u. TERSIDES; ABD EL HAMID, HEMPEL u. LANGE; HEINTZELMANN u. a.).

Hierzu zählen *pektanginöse Zustände* (GILLIGSBERGER; K. H. BAUER; ROMANO u. EYHERABIDE; SCHNETZ u. SALIS; MORRIS u. HARKEN; KRUMP u. HENGSTMANN; HEINTZEL-MANN; LEGRAND *et al.*) und Änderungen der Aktionsfrequenz. Auffallende *Bradykardie* (PAULI; BREM, WEGMANN u. SCHAUB) und — nicht selten paroxysmal auftretende — *Tachykardie* (HEINTZELMANN; PERÉNYI u. a.) können auch indirekt *durch neoplastische Irritation oder Unterbrechung* vagaler bzw. sympathischer Anteile *des autonomen Herznervengeflechts* in der oberen Thoraxapertur (beim Pancoast-Syndrom: CHARDACK u. MACCALLUM) oder in unmittelbarer Nachbarschaft des Herzens und der großen Gefäße zustandekommen (SPRAGUE; FLORY; BARKER, MACLEOD u. ALEXANDER; HOCHREIN; LECHLEITNER; KAMERLING u. NIEUWENHUIZEN; ZADEK; MOLL; DELL' AQUA; KRUMP u. HENGSTMANN; BREM, WEGMANN u. SCHAUB; HEINTZELMANN u. a.) (Abb. 144).

Der *sekundäre Krebsbefall von Perikard, Epikard und Myokard* erfolgt bei bronchogenen Karzinomen per continuitatem oder — häufiger als bei anderen Tumoren — durch retrograde Lymphbahnbesiedlung, zum Teil auch als hämatogene Metastasierung (MÖNCKEBERG; KIRCH; SCHORN; SCHÖLMERICH; DOERR; DOERR u. SCHIEBLER; MEESSEN u. POCHE; SAPHIR; YOUNG u. GOLDMAN; WILLIS; FISCHER; KAHLAU; MAHAIM; ACKERMAN u. DEL REGATO; FRIEDBERG; SHELBURNE u. ARONSON; CRUZ u. STAMBAUG; HENIGER; RAVID u. SACHS; SMITH; HERBUT u. MAISEL; LEFKOVITS; ADLER; RITCHIE; SIMPSON; DRESDALE, SPAIN u. PEREZ-PINA; WHITE; GASSMAN, MEADOWS u. BAKER; BISEL, WROBLENSKI u. LA DUE; PRICHARD; GONDIE; COHEN, PEERY u. EVANS; BECKER, KLEI-BEL u. ZUM WINKEL; LEGRAND *et al.*; DALICHO; PRICHARD; YATER; LANDING u. FARBER; NICHOLLS u. SIDDONS; BELTRAMI u. STELLA; OLMER, GASCARD, PAYAN u. CASANOVA;

REULING u. RAZNINSKY; JUCKER; DELOACH u. HAYNES; WHITELEY; NICHOLS; HSIUNG, SZUTU, HSIEH u. LIEN; COLLER, INKLEY u. MORAGUES; METHSEON; MORRIS; MELIS u. EINAPOLI; KRUML u. WIDIMSKÝ; VÉCSEI u. RUTKAI; GRASSMAN, MEADOWS u. BAKER; DAILEY, MORSE u. MASSEY; SCOTT u. GARVIN; BURNETT u. SHIMKIN; VESPIGNANI; WIELAND, KLEINERT u. KUTTIG; NAKAYAMA, YONEYAMA, TAKATANI u. KIMURA; MALRET u. ALLIAGA; NAGY u. PETRÁS; BÜHLMEYER u.a.). Die unmittelbare Einbeziehung des Herzens und seiner Hüllen kann sich klinisch in verschiedener Weise äußern.

Die karzinomatöse Myo- und Perikarditis imitiert die Erscheinungen entzündlicher Reaktionen (NAGY u. PETRÁS u.a.). Da die neoplastische Invasion häufiger die Vorhöfe als die Kammern betrifft (MAHAIM; MOLL), wird der Vorgang oft von einer Pulsirregularität infolge *infiltrationsbedingter Reizbildungs- oder Reizleitungsstörung* angekündigt (Sinustachykardie, PQ-Zeit-Verlängerung, Extrasystolie, Vorhofflimmern oder -flattern, Tawara-Block, Schenkelblock, Arborisationsblock u.a. intraventrikuläre Reizleitungsstörungen) (BREM, WEGMANN u. SCHAUB; FISHBERG; PERÉNYI u.a.). Die passagere oder bleibende Arrhythmie kann mit Retrosternalschmerz und mit *elektrokardiographischen Äquivalenten der Perikarditis* bzw. Epi-Myokardinfiltration verbunden sein (Niedervoltage, Anzeichen der Außenschichtschädigung u.a. Änderungen des Kurvenzugs) (KAMERLING u. NIEUWENHUIZEN; MAHAIM; MOLL; FISHBERG; FORMIJNE u. ZUIDEMA; OTT, KAULBACH u. TERSIDES; SIEGEL u. YOUNG; BREM, WEGMANN u. SCHAUB; WILLIUS u. AMBERG; SHELBURNE u. ARONSON; FRIEDBERG; FISCHER; YOUNG u. GOLDMAN; NAGY u. PETRÁS; KAULBACH u. NIETSCH; ELLMAN; DOERR u. SCHIESLER; PERÉNYI u.a.) (Tabelle 98).

Die Karzinose beider Serosablätter kann unter den Symptomen einer *subakuten Perikarditis mit seröser, hämorrhagischer oder eitriger Exsudation* verlaufen und zur *Herzbeuteltamponade* führen (FISCHER; KAHLAU; MOLL; MÜLLY u.a.). In anderen Fällen bildet sich eine an Breite allmählich anwachsende *Tumorschwarte mit zunehmender Einflußstauung* im Bereich der oberen und unteren Hohlvene *nach Art konstriktiver Perikarditis* aus (SLATER, KROOP u. ZUCKERMAN; WALLACE u. LOGUE; FISHER; MOLL u.a.).

Synkopale Anfälle (PAULI, PECORA, COOPER u. LAWSON; PAULI) und sonstige *unvermittelt einsetzende hämodynamische Störungen* sind auf verschiedene Ursachen zu beziehen (Änderung der Aktionsfrequenz infolge neurovegetativer Läsionen, S. 283). Im Schrifttum wird über *tumorbedingte Myokardinfarkte* berichtet, die durch koronare Geschwulstzellembolie (MCDONALD u. ROBBINS; NAGY u. PETRÁS u.a.), von einer Koronarkompression durch Herzmetastasen (NAGY u. PETRÁS) oder direkten Krebseinbruch in die Herzwand ausgelöst wurden (OLMER, GASCARD, PAYAN u. CASANOVA; s. auch GROSSE; BERGMANN, VAN DER LINDEN u. SÖNDERSTRÖM). Infarkte und Hirnembolien können ferner von einer *abakteriellen Endocarditis verrucosa* herrühren, die zusammen mit *herdförmiger Myokarditis* bei Krebskachexie vorkommt und als indirekter Folgeschaden der Geschwulstkrankheit gilt (KOLÁŘ, PALEČEK u. SKÁLOVÁ; BORUCHOW u.a.) (s. „paraneoplastische Phänomene", S. 323 u. Abb. 158).

In der Literatur wird zudem auf schwere Kollapszustände (SELLORS), ja *tödlichen Schock infolge hämorrhagischer Nebennierenmetastasierung* hingewiesen (MACKENZIE). Neben der Cavathrombose (s. S. 275) kommen massive Perikardblutung und Tumorzellembolien im kleinen Kreislauf für die Pathogenese plötzlicher Stauung in der oberen Körperhälfte, *akuten Herzversagens* (ASSMANN; MOLL; NAVARRETE; FRONTZAK u. MULTANSKI) bzw. *subakuter Rechtsüberlastung* in Betracht (MITCHEL u.a.). Das Bronchialkarzinom kann nicht nur röntgenologisch, sondern auch klinisch in der *Maske eines Lungeninfarkts* auftreten. Thrombo-embolische Ereignisse sind sowohl in der Lunge (HANBURY, CURETON u. SIMON: bei ca. 10% der Bronchialkrebspatienten; s. auch BARIÉTY, POULET, PAILLARD u. LEGRENDRE; UEHLINGER; BERNE, IKINS, STRAEHELEY u. BUGDEN; MÜLLY; GALY, BRUNE, LOIRE u. COLLOMBEL; BYRD, DIVERTIE u. SPRITTEL; OSSOWSKA, PAWLICKA u. SZYMÁNSKA) als auch in Form von *Fernthrombosen bei Krebskranken* gehäuft nachweisbar (s. S. 321).

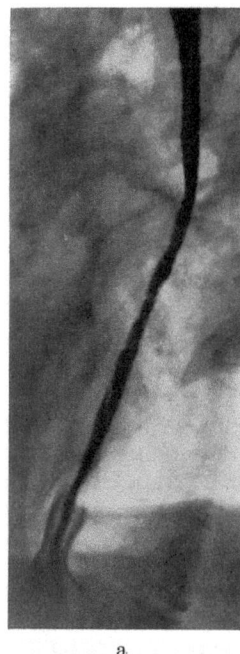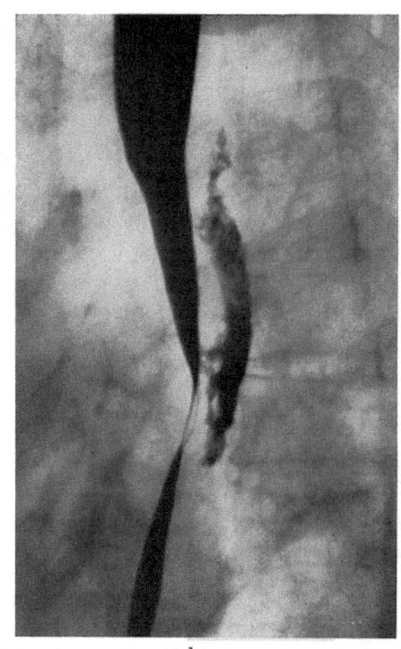

a   b

Abb. 145a u. b. *Ummauerung der Speise-röhre durch manschettenartig infiltrierende Ausbreitung eines peripheren Adenokarzi-noms des linken Unterlappens bis zur Trachealbifurkation mit sekundärer Öso-phago-Mediastinalfistel.* Kontrastdarstel-lung der röhrenförmigen Ösophagus-stenose (a 23. 8. 70) und des durch späteren Tumoreinbruch entstandenen parösophagealen Fistelganges im hinteren Mediastinum (b 3. 9. 70) (anamnestisch-klinische Angaben und weitere Röntgen-befunde s. Abb. 146 u. Abb. 452). Histo-logie: wenig differenziertes, teils papilläres Adenokarzinom (Sekt.-Nr. 166/70 Pa-tholog. Inst. d. Krhs. Nordwest, Direktor: Prof. KAHLAU). W. H., 56jähr. ♂. Arch.-Nr. 2612 13331 Radiolog. Zentralinst. d. Krhs. Nordwest Frankfurt/M.

Während die *neoplastische Blockade einzelner Lungenvenen* klinisch stumm bleibt und allenfalls röntgenologisch (STECKEN; TIKHONOV u. KOSOLOV; SIELAFF) oder erst bei der Sektion festzustellen ist (McDONALD u. HEATHER; WIKLUND; MOSELY u. DICKSON; FRIDKIN, VERETENNIKOVA u. TREGUBOVA) (s. S. 590, 727, 851 u. 996), verursacht das *Vordringen zu-sammenhängender Krebszapfen in den Pulmonal- bzw. Hohlvenen bis zur Vorhoflichtung* mit-unter akuten Rückstau im kleinen bzw. großen Kreislauf und andere kardio-zirkulatorische Folgeerscheinungen (Herzdilatation, Lungenödem bzw. Cavastauung, Arhythmie, Blut-druckabfall, Strömungsgeräusche etc.) (CRUZ u. STAMBAUGH; McDONALD u. HEATHER; FISH-BERG; WHITELEY; MARUYAMA, WILKINS u. WYMAN) (s. auch S. 590). Die Symptome gleichen weitgehend denen primärer Tumoren der Herzbinnenräume und autochthoner Vorhofthromben (sog. „Myxome") (SCANNELL, BREWSTER u. BLAND; MAHAIM; LIKOFF, GECKELER u. GREGORY; BROCK; BAHNSON, SPENCER u. ANDREWS; BAHNSON u. NEWMAN; STEINBERG, DOTTER u. GLENN; SCOTT u. GARUIN; SCHLIENGER *et al.*; SCANNELL u. GRILLO; SCHÖLMERICH u. a.).

γ) **Die sogenannte „Ösophagusform"** (Abb. 138 u. 140) ist aus differentialdiagnostischen Gründen als besonderer Erscheinungstyp bronchogener Karzinome hervorzuheben (s. S. 907ff.). Schluckbeschwerden und retrosternales Druckgefühl werden als Leitsymptome gewöhnlich erst bei stärkerer Stenose bzw. Bewegungsstarre eines vom Krebsgewebe verdrängten, ummauerten oder sekundär infiltrierten Speiseröhrenabschnitts angegeben (LENK; FLEISCHNER; LOPES FERNANDEZ u. RUSTE; STRNAD; KRAUS u. STRNAD; DIET-HELM; KRAUS; RUCKENSTEINER; CASPER u. KRAUS; CELICE, GOURNAY, GROSSIORD u. MILLOT; MIDDLEMASS; PIETRANTONI u. LEONARDELLI; CRAUSAZ; VIETEN; SCHULZE u. a.). Die Beschwerden können vom unmittelbaren Vordringen des Primärtumors (Typ I) oder von ausgiebigen Lymphknotenmetastasen im Mediastinum herrühren (Typ II) und doch Initialzeichen sein (CRAUSAZ; DIETHELM; PIETRANTONI u. LEONARDELLI). Die dysphagi-sche Form wird klinisch seltener registriert (Tabelle 92) als röntgenologisch nachweisliche Ösophagusimpressionen durch anliegende Lymphome, die wegen fehlender Passage-störung keine subjektiven Mißempfindungen auslösen.

Die Stenose wird zumeist bei Unterlappenkarzinomen — besonders der linken Seite — und vornehmlich im mittleren Ösophagusdrittel beobachtet. Die Bevorzugung dieses

Speiseröhrenabschnitts ergibt sich aus der engen Lagebeziehung zu den Bifurkationslymphknoten als 2. Filterstation des Unterlappenareals (s. Abb. 84, 85 u. 187). Ist die Einengung lediglich *kompressionsbedingt*, so findet man eine mehr oder weniger umschriebene glattrandige Einwölbung mit intaktem Faltenwurf und prästenotischer Stauung. Die *infiltrative Destruktion der Ösophaguswand* führt dagegen zu konstanten Kontur- und Füllungsdefekten, bei nekrobiotischem Zerfall auch mitunter zur *Fistelverbindung zwischen Tracheobronchialbaum und Ösophagus*, die an unvermittelten Hustenattacken nach jeglicher Flüssigkeitsaufnahme kenntlich ist (BERNARD; SALTYKOW; DIETHELM; PIETRANTONI u. LEONARDELLI; AMEUILLE; TURIAF, ROSE u. BLANCHON; FINKE u.a.) (s. Bd. IX/3, S. 359 u. Abb. 233 sowie Bd. IX/4c, S. 369).

Die *Unterscheidung zwischen ösophagealen Komplikationen bronchogener Karzinome und primären Speiseröhrenkrebsen* mit sekundärer Beteiligung des Tracheobronchialsystems ist röntgenologisch in fortgeschrittenen Stadien mitunter schwierig, bei epidermoidem Geschwulsttyp auch für den Pathologen problematisch (FISCHER; KIKUTH; HUGUENIN; ECK; SOULAS; AMEUILLE; TURIAF, ROSE u. BLANCHON; DIETHELM; PIETRANTONI u. LEONARDELLI u.a.) (bezüglich der sog. *„Januskopf-Karzinome"* s. Bd. IX/4c, S. 361ff. u. Abb. 187).

Außer der von periösophagealer Tumorausbreitung mechanisch verursachten Passagestörung treten bei Bronchialkrebskranken nicht selten *funktionelle Schlingbeschwerden* auf. Es kann sich dabei um eine *Schlucklähmung infolge metastatischer Läsion der unteren Hirnnervenkerne* handeln (PALLESTRINI u.a.). Wie bei entzündlicher bzw. arteriosklerotischer Bulbärparalyse (JACOBSON, COHEN u. CARTER u.a.), bei Pseudo-Bulbärparalyse (MADSEN) und anderen neurologischen Affektionen (Myasthenia gravis pseudoparalytica, myotone Dystonie, gelegentlich auch amyotrophe Lateralsklerose) (DAHM; BAKAY; DAHM u. SCHNORRE; BAUER u. HAUERT; COHEN; CIARPAGLINI et al.; BACHMAN; BOSMA u. BRODIE; JAVČUNOVSKAJA u. PIPKO; FRECKNER u.a.) hat die Dyskoordination des normalen Schluckaktes (KROENECKER u. MELTZER; SCHREIBER; EYCKMAN; BARCLAY; FRECKNER; LENZ; BACHMAN; ARDRAN u. KEMP), insbesondere die Innervationsstörung des cricopharyngealen Sphinkters (CRICHLOW; AHERSON; PARRISH; BACHMAN) wegen des fehlenden Epiglottisschlusses ein *chronisches Aspirationssyndrom* zur Folge. Ähnlich den nach Laryngektomie beobachteten Zuständen (TACHIRI u. Mitarb.; STAPLE, RAGSDALE u. OGURA) und den broncho-pulmonalen Komplikationen des Cardiospasmus mit idiopathischer Ösophagusdilatation (Achalasie) (THOMAS u. JEWETT; REEKE; CHANDLER; SAMPSON; HURST; BELCHER; JACKSON u. JACKSON; VINSON; BIRD-ACOSTA; PLUMMER u. VINSON; WARRING u. RILANCE; GARNIER; ANDERSON, HOLMAN u. OLSEN; WEENS; HEATON; HAWES u. SOULE; ROTHSTEIN u. PIRKLE; SCHRIRE; BREAKEY, DOTTER u. STEINBERG; RAVAZZONI u. MELIS u.a.) (s. Bd. IX/3, S. 192) führt der Übertritt flüssiger oder fester Ingesta — insbesondere die Fettaspiration (THOMAS u. JEWETT) — in die subglottischen Atemwege zu chronisch-pneumonischer Anschoppung mit sekundärer Bronchiektasie, Abszedierung, Parenchyminduration, begleitender Pleuraexsudation und entzündlicher Schwellung der Abflußlymphknoten.

Die isolierte *metastatische Absiedlung im Bereich der Formatio reticularis als Koordinationszentrum des Schluckaktes* bewirkt — analog der zerebralsklerotischen Degeneration gleicher Topik — ebenfalls ein ständiges „Verschlucken" mit Hustenreiz bei jeder Nahrungsaufnahme, nur fehlt im Beschwerdebild das metastatischer wie angiosklerotischer Bulbärparalyse eigentümliche Begleitsymptom der Dysarthrie. Im Verein mit Heiserkeit kann die röntgenologisch sichtbare *„valleculäre Dysphagie"* (WELIN; ARENDT u. WOLFF; DAHM; BELSEY; LENZ; PARRISH; TRÜBESTEIN u. HOFMANN u.a.) (s. Abb. 240 u. 241, S. 517, 907 u. 958) ferner als Ausdruck einer Cricopharyngicus-Achalasie *Initialsymptom endothorakaler Rekurrensschädigung* sein (ASHERSON; WIKLUND). Aus topographisch-anatomischen Gründen ist die kombinierte laryngo-pharyngeale Funktionsanomalie am ehesten bei linksseitigen Oberlappenbronchuskarzinomen zu finden.

Eine weitere Ursache dysphagischer Beschwerden bilden gelegentlich *Varizen des oberen Ösophagusabschnitts bei Überfüllung der kollateralen Azygosbahn im Gefolge neoplastischer Obstruktion der oberen Hohlvene* (PFEIFFER u. HAUSS; STOLZE; PRUSZYŃSKI; REX u. RICHTER; OTTO u. KURTZMANN; MIKKELSEN; WENZ; LAGEMANN u.a.) (s. Abb. 239 u. 301, S. 281 u. 516). Differentialdiagnostisch ist zu bedenken, daß Schluckstörungen mit stenosierender Ösophaguskompression auch von granulomatöser Lymphknotenschwellung und anderen nicht-neoplastischen Adenopathien im Mediastinum hervorgerufen werden können (OECONOMOS, LE BRIGAND, MERLIER u. ROUSSEL; GARAMELLA, STUTZMAN, VARCO u. JENSEN u.a.) (s. S. 593 u. 918).

δ) Die Tumorläsion endothorakaler Nervenbahnen (Abb. 138 u. 140) findet — in Analogie zur Schädigung des Armplexus und Halssympathikus durch apikale Geschwülste — ihren Ausdruck in speziellen *Reiz- oder Ausfallerscheinungen.*

Ob die im Rahmen des „*Vagussyndroms*" (ROSSBACH u.a.) aufgeführte besondere Neigung Bronchialkrebskranker zu *Koronarspasmen* mittelbare Tumorfolge (HEINTZEL-MANN; SCHAUB u.a.) oder koordinierten Gefäßschäden durch Zigarettenabusus zuzuschreiben ist (BAUER u. OTT u.a.) (s. S. 278), läßt sich im Einzelfall schwer ergründen. Das gleiche gilt für den vermuteten *Einfluß auf die Herzfrequenz,* der sich im Sinne tachy- wie bradykarder Änderung der Schlagfolge äußern kann (BURSTEIN, MARTIN u. ROVESTINE; HARKEN, FARRAND u. NORMAN; PAULI, PECORA, COOPER u. LAWSON; PAULI; ZADEK; BREM, WEGMANN u. SCHAUB; SCHAUB; HEINTZELMANN u.a.) (s. S. 279). Manche Autoren beziehen ferner den Magen-Darmtrakt in die Betrachtung mittelbarer Krankheitsfolgen ein. Sie halten hypermotilitätsbedingte Magenbeschwerden, Erbrechen, Schleimhautulzera (FEYRTER; GIBBS; RAMAH u. CHOMET; BERNDT; dagegen: KAHLAU; LEA), hartnäckige Anorexie und Durchfallneigung (Tabelle 92) für indirekte Auswirkungen des Geschwulstleidens auf das neuro-vegetative System (CZEPA; BOCK; HESS u. FALTI-SCHEK; WEAVER u. BALME; WENZL, DENCK u. WURNIG; SALZER, WENZL, JENNY u. STANGL; PRIETTO; GIBBS; KOLÁŘ, PALEČEK u. SKÁLOVÁ), soweit die *gastro-intestinalen* bzw. *abdominellen Symptome* nicht eindeutig metastatischen Ursprungs sind (Absiedlungen in Leber, Pankreas, Magen-Darmwand, Peritoneum, retroperitoneale Lymphknoten) (Abb. 151). LEA faßt die in seinem Sektionsmaterial bronchogener Karzinome in 12,1 % nachgewiesenen Magen-Duodenalgeschwüre (Häufigkeit autoptischer Ulcusbefunde bei der Gesamtbevölkerung 5—10 % : IVY, GROSSMAN u. BACHRACH) als einen durch erhöhten Tabakkonsum verursachten Kombinationsschaden auf. RAMAH u. CHOMET führen die Häufung *peptischer Magen- und Duodenalulzera* bei Bronchialkrebskranken dagegen auf eine tumorinduzierte Überproduktion von Nebennierenrindenhormonen zurück (zit. nach GREENBERG, DIVERTIE u. WOOLNER; s. auch BERNDT; HAUPT u. ZÖMISCH). Nach Ansicht einiger Autoren kann die endothorakale Vaguskompression auch *neurogene Störungen des Wasserhaushalts* hervorrufen (s. S. 294 u. 304).

Die *Rekurrensparese* (Abb. 140) wird durchschnittlich bei 2—5 % aller Patienten festgestellt (Tabelle 92). Sie tritt vor allem bei linksseitigen Oberlappenkarzinomen auf (FRIED; ZADEK; NISSEN; SCHULZ u. RIESSBECK; STORCHI; HORÁČEK u. KRAUS u.a.) (s. S. 850) und ist nicht selten Initialsymptom (ZADEK; ASHERSON u.a.). Die *homolaterale Stimmbandlähmung* erzeugt *Heiserkeit,* die mit dem Grad der Abduktionsstellung in der Stimmritze stärker wird und mit zunehmender Annäherung des erschlafften Stimmbandes an die Medianlinie nachlassen kann. Der einseitige Ausfall des N. laryngicus caudalis bietet mit der „Kadaverstellung" des gelähmten Stimmbandes und dem verstrichenen Morgagni-Recessus einen laryngoskopisch (KRESSNER u.a.), tomo- und laryngographisch charakteristischen Befund (GREINEDER; WELIN; BRAUER; ROSETTI; SCHOEN; ASHERSON; LANDMAN; SWART, DINGENDORF u. KAPPE; MEIER-SIEM u.a.), zumal, wenn die Bewegungs- und Stellungsanomalie kinematographisch registriert wird (POWERS, McGEE u. SEAMAN; LANDMAN; SKOKAN; LANDMAN u. PENN).

Nach dem Beschwerdebild allein ist es schwierig, die unter dem Begriff „smoker's respiratory syndrome" (WALDBOTT; BOUCOT, COOPER u. WEISS) bzw. „*smoker's larynx*" (MYERSON) zusammengefaßten Reizerscheinungen in den oberen Luftwegen starker Raucher (rauhe, belegte Stimme, Druckgefühl im Kehlkopf und Schlund, Räusperzwang, kitzelnder Hustenreiz, Wundgefühl in der Luftröhre) von dem hier erörterten Inoperabilitätszeichen bronchogener Karzinome abzugrenzen. Jede unvermittelt — ohne katarrhalische Prodromi — auftretende Phonasthenie von mehr als 3—4wöchiger Dauer sollte dringenden Verdacht auf eine organische Läsion erwecken (KRESSNER u.a.). Ihre differential-ätiologische Klärung ist Aufgabe aller beteiligten Disziplinen. Die wachsende Bedeutung des Bronchialkrebses für die Auslösung des Symptoms Dysphonie ergibt sich aus einer neueren Statistik von HORÁČEK u. KRAUS: 1937 waren Tumoren des Respirationstrakts nur in 0,8% von 2410 verifizierten Fällen Ursache der Rekurrensparese, im Beobachtungszeitraum von 1938—1960 dagegen in 8,3% von 2349 Fällen. Auf die *Kombination von Dysphonie und Dysphagie* (ASHERSON) bei gleichzeitiger Läsion der Schlundmuskel-Nerven (bzw. der betreffenden Hirnnervenkerne) oder des Ösophagus wurde oben hingewiesen (S. 282).

Die *Phrenikusschädigung* (Abb. 140) kann bei radikulärer Läsion der dem 5. bis 7. Zervikalsegment entstammenden Fasern Bestandteil einer Armplexusparese sein (NAUNYN; MORITZ; WINTERSTEIN; EPPINGER u.a.), die zum Pancoast-Syndrom gehört. Häufiger wird der in Höhe des 3.—4. Zervikalsegments entspringende Nervenstamm in seinem endothorakalen Verlauf vom Bronchialkarzinom oder dessen metastatischen Lymphomen in Mitleidenschaft gezogen. Gleichartige Auswirkungen haben gelegentlich Druck oder Narbenzug perilymphadenitischer Veränderungen bei der Bronchiallymphknoten-Tuberkulose (ARNSTEIN; ALTSCHUL; MORAWITZ; HUET; EPPINGER u.a.), Pleuraschwarten, Aortenaneurysmen und andere raumfordernde, konstriktive oder zerstörende Prozesse im Mediastinum (HOLZKNECHT; HITZENBERGER; EPPINGER; OHM; BRISCOE; FRISCHHAUER; ÖHLECKER; GÖTZE u.a.) (s. S. 424, 513 u. 1001).

Da der Phrenikus neben motorischen auch trophische und zentripetale sensible Fasern enthält (HENOGNE; TIMOFEJEW; DITTLER; KEN KURE u. SHIMBO; OPPENHEIM; HITZENBERGER; SCHLAEPFER; EPPINGER) und in einen über das 4. Halsmarksegment zum Thalamus führenden Reflexbogen eingeschaltet ist (MACKENZIE; EPPINGER), ergeben sich verschiedenartige *Symptome direkter oder mittelbarer Reizung des Nerven* (JAMIN; HENZELMANN u.a.).

Für den Kliniker kennzeichnend ist der *in die Schulter ziehende Schmerz der symptomatischen Neuralgia phrenica* (DE LA FALOT; DE MUSSY; ORR; STÖHR; LÖFFELMANN; FALKENBERG; EPPINGER; HEAD; SPÜHLER u.a.), der mit *Hyperästhesie an den Mussyschen Druckpunkten* (zwischen den beiden Ansätzen des M. sternocleidomastoideus, in den oberen Interkostalräumen parasternal und am Schnittpunkt der Parasternallinie mit dem unteren Rippenbogen) verbunden ist (EPPINGER; CAPP; NEUMANN). Er entspricht den Mißempfindungen nach Anlage eines Pneumoperitoneums (EPPINGER), bei trockener Basalpleuritis (GERHARD; CAPP; EPPINGER; SPÜHLER) und im Beginn subphrenischer Entzündungen (CAPP; CAPP u. COLLMAN; LÖFFELMANN u.a.), unterscheidet sich jedoch nach Intensität und Charakter von den wesentlich heftigeren Beschwerden des Pancoast-Syndroms, subapikaler Rippendestruktion und anderen Schmerzphänomenen des Geschwulstleidens (s. S. 266 u. 271ff.).

Als neurogene Reizsymptome sind ferner *Tachy- und Polypnoe* (EPPINGER; KRUMP u. HENGSTMANN; HOFBAUER; JAMIN; PETTE; HENZELMANN u.a.), *tonische Zwerchfellkrämpfe* (DUCHENNE; PERUSSIA; EPPINGER) und klonische Zuckungen der Atemmuskulatur zu nennen, die als *Singultus* imponieren (HUNT; KREUZFUCHS; KNAPP; KREMER; DAWIDOFF; OEHLER; STERN u. LEHMANN; KAPPIS; LEHMANN; TSCHERNIG; EPPINGER; KRUMP u. HENGSTMANN u.a.). Der Singultus kann Initialsymptom sein (FRIED).

Die *Phrenikuslähmung* macht sich subjektiv weniger sinnfällig bemerkbar als die unter Umständen vorausgehende Nervenirritation. Die neuroparalytische Bewegungsstörung der betroffenen Zwerchfellhälfte vermag Kurzatmigkeit auszulösen und zu verstärken (ASSMANN; EPPINGER; LANGE; LEENDERTS; MÜLLY u.a.). Sie kann zur Phonasthenie beitragen (KRESSNER) und an einem unangenehmen Gefühl im Brustkorb wahrnehmbar sein, das vom respiratorischen Auf- und Abwärtsgleiten der Baucheingeweide herrührt oder durch das von intrathorakalen Druckschwankungen ausgelöste Mediastinalwandern hervorgerufen wird (EPPINGER; HITZENBERGER u. a.). Für den aufmerksamen Beobachter ist das *Littensche Phänomen* (asynchrone Atembewegung der unteren Rippen bzw. interkostal sichtbaren Zwerchfellansätze) diagnostisch wegweisend (HEAD; ZABEL; WEISS; EPPINGER u. a.).

c) Die Tumorinvasion des Zwerchfells (Abb. 140)

verursacht außer *neuralgiformen und motorischen Phrenikussymptomen* uncharakteristische *Oberbauchbeschwerden*. Die zusätzliche sensible Versorgung des pleuro-peritonealen Serosabezugs aus Ästen der unteren 6 Zwischenrippennerven (CAVALIC; CAPP u. COLEMAN; EPPINGER) erklärt das Zustandekommen begleitender *Interkostalneuralgie*. Die diaphragmale Krebsinfiltration (Abb. 233, 336) kann mit ihren klinischen und röntgenologischen Aspekten den pleuro-pulmonalen Komplikationen in den Brustraum durchbrechender subphrenischer Empyeme bzw. intrahepatischer Abszesse der Leberkuppel weitgehend ähneln (ROUBIER u. MILHAUD) (s. S. 986 u. Abb. 581). Wie bei primären Zwerchfellgeschwülsten (SAUERBRUCH; GROSS; DREWES u. WILLMANN) führt das zur Körperoberfläche hin gerichtete Wachstum bisweilen zu sicht- und tastbarer *Vorwölbung im Hypochondrium*. Ebenso selten ist der diaphrenische Krebsdurchbruch in breiter Front unter Ausbildung einer dicken Tumorschwarte. Unter diesen Umständen wird das Zwerchfellgewölbe mit der angrenzenden Brustwand — dem diffusen Pleuramesotheliom vergleichbar — vom Tumorgewebe immobilisiert, dessen mechanischer Effekt den unteren Thoraxabschnitt einsinken und die Venenzeichnung am Rippenbogen durch regionale Abflußstörung verstärkt hervortreten läßt (,,*Syndrome pseudo-pleurétique*'' nach PALASSE u. ROUBIER bzw. ,,*parieto-diaphragmales Syndrom*'' nach TOBIAS u. ESCUDERO) (s. Bd. IX/4c, S. 478).

d) Die sekundäre Pleurakarzinose

kann sich als Folge eines örtlichen Tumoreinbruchs (Abb. 137 u. 140), lymphangiotischer Ausbreitung im subpleuralen Plexus (Abb. 138) oder kosto-parietaler Fernmetastasierung entwickeln (s. Bd. IX/4c, Abb. 332). Die Krebsbesiedlung des Pleuraraums ist von den exsudativen Komplikationen fortgeleiteter pulmonaler Entzündungsprozesse jenseits neoplastischer Bronchusstenosen zu unterscheiden.

Die Skala der Erscheinungsformen reicht von *serösen* und *sero-fibrinösen Exsudaten* über *Pleuraempyeme* bis zu *sanguinolenten*, seltener *rein blutigen Ergüssen*. Daneben findet man — insbesondere beim schleimbildenden Adenokarzinom (,,Gallertkrebs'') (Abb. 81 u. 506) — gelegentlich *beetartig-knollig wachsende Pleurametastasen* und breite *Tumor-Rahmenschwarten* ohne nennenswerte Begleitexsudation (Abb. 326, 500—502), die bei verborgener Lage und geringer Dimension des — mitunter pleurafern und kontralateral lokalisierten — Primärtumors *autochthone Pleuragewächse vortäuschen* können (Abb. 505). Die röntgenmorphologischen und differentialdiagnostischen Besonderheiten der ,,*Pleuratumorform bronchogener Karzinome*'', zu der auch der kontinuierliche, fächerartig ausgebreitete Wuchstyp kortikaler Krebse in benachbartem pleuroparietalen Schwielengewebe gehört, werden anderenorts eingehend beschrieben (s. S. 876ff. u. Bd. IX/4c, Abb. 259, 333, 334, 458 u. 479).

Nach Feststellungen von NEGOVSKY, TAVONIUS u. VINNER sowie von SOKOLOV ist die Verschleierung bzw. Verzögerung der Bronchialkrebsdiagnose in 10—30% der Fälle auf die *exsudative Begleitpleuritis* zurückzuführen. Diese bildet somit *eine Hauptquelle negativer Fehlurteile*, für die es mehrere Gründe gibt. Einmal wird die röntgenologische Erkenntnis des Grundleidens bei entsprechendem Tumorsitz durch den überlagernden Ergußschatten erschwert, wenn auch die abweichende räumliche Exsudatanordnung bei gleichzeitiger Obstruktionsatelektase Anhaltspunkte für den begründeten Verdacht bietet (s. S. 700 u. 882). Andererseits kann das klinische Urteil wegen der akuten Verlaufsart karzinomatöser Pleuritis irregeleitet werden (BERGMARK u. QUENSEL). Schließlich wird der neoplastische Ursprung seröser Ergüsse nicht selten verkannt, weil der Punktatbefund von der Diagnose ablenkt. Der Trugschluß resultiert aus der verbreiteten Annahme, karzinomatöse Exsudate seien immer hämorrhagisch und durch ihren Tumorzellgehalt stets als solche kenntlich. Tatsächlich erscheint die Punktionsflüssigkeit bei der Serosakarzinose zwar häufig blutig tingiert, doch ist der Tumorbefall der Pleura nicht notwendigerweise durch sanguinolente Beschaffenheit des Punktats gekennzeichnet, und der entzündliche Begleiterguß bronchogener Karzinome häufiger serös oder sero-fibrinös als hämorrhagisch (s. Abb. 179 u. S. 364). Auch der mikroskopische Geschwulstzellennachweis im Pleuraerguß gelingt nur in einem Teil der Fälle (GRAHAM, McDONALD u. SCHMIDT; LUSE u. REAGAN; QUENSEL; WALTHER; ZADEK; FOOT; ZACH; VOGT-MOYKOPF, BÖKE u. ZENTGRAF; CABIT; ZWICKER; BROCARD u. CHOFFEL; WIHMAN; LENT; HONIGMAN; BAMFORTH; REINBERG; GOLDMAN u.a.). Mit dem Ausschluß des hämorrhagischen Charakters eines Pleuraexsudats sollte das ärztliche Erkenntnisstreben daher keinesfalls befriedigt sein. Vielmehr besteht das zwingende Erfordernis zu stetigem Bemühen, die Herkunft ätiologisch zunächst unklarer Ergüsse mit allen zu Gebote stehenden Hilfsmitteln zu ergründen, insbesondere durch wiederholte zytologische Sputumanalyse, gezielte Tomographie nach Entlastungspunktion (Abb. 247 u. 248) sowie nötigenfalls durch Anwendung bronchologischer Methoden (s. Abb. 269) und der Mediastinoskopie (RINK u.a.).

Anders als die *sekundäre Pleurakarzinose* stellt die entzündliche Ergußbildung keine *Kontraindikation für die Lungenresektion* dar. Dennoch ist sie bezüglich der Operationschancen gleichfalls als signum mali ominis zu werten: nach Untersuchungsergebnissen an der Mayo-Klinik erwiesen sich lediglich 1,7% der Bronchuskrebse mit tumorzellhaltigem Exsudat und *nicht mehr als 4,2% der Fälle mit negativem Krebszellbefund im Pleuraerguß* als operabel (GRAHAM, McDONALD u. SCHMIDT; s. auch GERRITS; TANDON; PERESLEGIN u. BARKANOV; VOGT-MOYKOPF, BÖKE u. ZENTGRAF) (s. S. 422).

ββ) Metastasenbedingte Syndrome
1. Die lymphogene Ausbreitung

hat für den sekundären Krebsbefall von Pleura und Mediastinalorganen keine geringere Bedeutung als das kontinuierliche Übergreifen der Neoplasie. Das Syndrom der oberen Einflußstauung, symptomatische Herzbeschwerden, Heiserkeit, Dysphagie, Zeichen der Phrenikusläsion, pulmonale Tochterherdbildung und Pleurakarzinose gehören daher auch zu den üblichen Folgeerscheinungen lymphogener Tumorpropagation.

Die *Ausbreitung in den regionären und nachgeordneten endothorakalen Lymphknoten ist* nur röntgenologisch (s. S. 527ff.), mittels szintigraphischer Methoden (^{67}Ga-Speicherung) (S. 638 u. 674 u. Abb. 324) oder durch mediastinoskopische Biopsie feststellbar (s. S. 379ff.). Die *supraklavikulären Lymphknoten*, deren besondere Bedeutung als Äquivalent und Ausgangspunkt weiterer Fernstreuung im TNM-Stadienschema unterstrichen wird (s. S. 150, 171 u. 375), enthalten bei noch negativem Tastbefund mitunter schon histologisch erkennbare Absiedlungen (Scalenus-Biopsie s. S. 375). Auf die Meinungsunterschiede bezüglich der Seitenprädilektion supraklavikulärer Metastasen und der endothorakalen Kreuzung des Lymphabflusses zur Gegenseite wird andernorts eingegangen (ROUVIÈRE; COLLIER *et al.*; BROCK u. WHYTEHEAD; BOYD; CAHAN; ONUIGBO; MAASSEN; FREISE u. RENSCH; UNGEHEUER u. HARTEL; BAIRD; VIACLAVA u. PACK; STRÄULI; LENNERT; RINK u.a.) (s. S. 152, 268 u. 376, Abb. 84 u. 187—189).

Die autoptisch relativ hohe Befallsquote retroperitonealer (ca. 30—40%) und inguinaler Lymphknoten (2—4%) (Tabelle 53) und der zentrifugale Absiedlungsmodus über direkte Verbindungswege zwischen Unterlappen bzw. Mediastinum und Oberbauchorganen (s. S. 152, 156, 375, 385 u. 425) werden in der präoperativen Diagnostik erstaunlicherweise erst in den letzten Jahren beachtet (BELL; BAIRD; BELL, GIBBON u. TOLSTED; DELARUE u. STRASBERG; UNGEHEUER u. HARTEL; HANSEN u. MUGGIA; MATTHES u. Mitarb.; WINSTANLEY; CARR; WOLFF u. BERNDT) (s. S. 385, 425 u. 428). Wie bei der „*Mediastinaltumorform*"

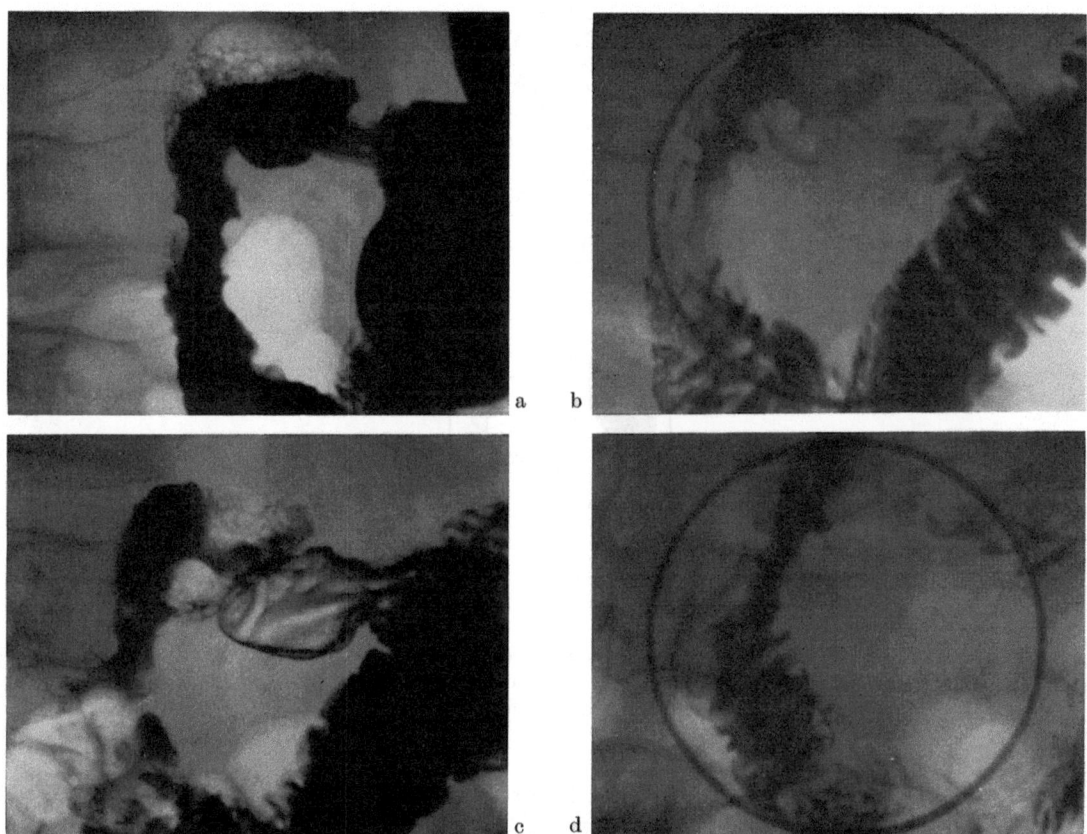

Abb. 146a—d. *Duodenalimpression durch peripankreatische und suprarenale Bronchialkrebslymphknoten-metastasen.* Nach stumpfen Bauchtrauma im Dezember 1969 (Verkehrsunfall) Beschwerden im rechten Hypo-chondrium. Seit April 1970 Inappetenz, erhebliche Gewichtsabnahme, schmerzhaftes Druckgefühl auch unter dem linken Rippenbogen, halbgürtelartig zur Lende ausstrahlend. Im Juli 70 Bluterbrechen und Teerstühle. Bei Kontrastdarstellung am 23. 8. 70 (a u. b) und 3. 9. 70 (c u. d) in Hypotonie konstante mehrbogige Eindellung an der Innen- und Außenkontur der Pars descendens duodeni als Indiz eines raum-fordernden Prozesses in der Nachbarschaft, jedoch ohne eindeutige Anzeichen neoplastischer Infiltration der Duodenalwand. (Zugleich Nachweis einer röhrenförmigen, durch äußere Kompression und übergreifende Krebsinfiltration bedingten Ösophagusstenose mit späterer Fistelbildung s. Abb. 145; s. auch Thoraxröntgen-befund in Abb. 452.) Autopsiebefund vom 6. 11. 70: Wenig differenziertes, teils papilläres Adenokarzinom im linken Lungenunterlappen mit ausgedehnter endothorakaler Absiedlung: 10×8×5 cm großer Metastase in der rechten Nebenniere, Befall peripankreatischer Lymphknoten und bilateralen Tochterherden in den Nieren (Sekt.-Nr. 166/70 Patholog. Inst. d. Krhs. Nordwest, Direktor: Prof. KAHLAU). W. H., 56jähr., ♂, Arch.-Nr. 2612 13331 Radiolog. Zentralinst. d. Krhs. Nordwest Frankfurt/M.

der Bronchuskarzinome (s. S. 915ff.) kann die *Lymphknotenmetastasierung im Retroperito-nealraum bis herab zur Inguinalregion* schon weit fortgeschritten sein, wenn der primäre Geschwulstherd noch klein und inapparent ist. Die von HALL, SHERA u. FOX mitge-teilte Fehlbeurteilung der rasch angewachsenen, entzündlich überformten Leisten-metastasen eines erst nachträglich im Unterlappen entdeckten oat cell-Karzinoms als „inkarzerierte Femoralhernie" bezeugt eindrucksvoll die aus dieser Entwicklung ent-stehenden Irrtumsmöglichkeiten. Im übrigen vermag die zentrifugale Besiedlung der retroperitonealen Lymphbahnen und der Baucheingeweide einschließlich des Peritoneums (ONUIGBO; FROBOESE; BAIRD; OCHSNER; SINCLAIR u. GRAVELLE; MEYER; BARTELS; MAIER u.a.) (s. S. 156), andererseits vielleicht auch das *Vordringen über perineurale Saft-spalten mit aszendierender Tumorzellverschleppung auf dem Liquorweg* (DIDION; HASSIN; SPERANSKY; ONUIGBO; BLINZINGER, HENN u. SIMON; DESTUNIS u. ZAHNERT) (s. S. 155)

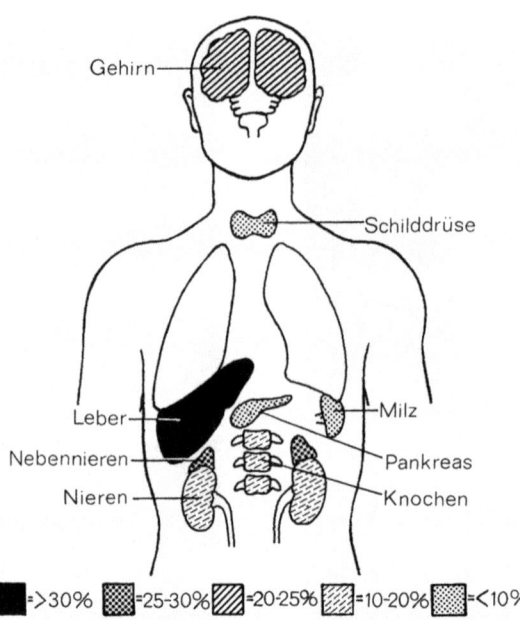

Abb. 147. *Die klinisch wichtigsten Fernmetastasen beim Bronchialkarzinom.* (Auf Grund von 4788 in der Literatur mitgeteilten Fällen nach H. RINK: Der Lungenkrebs. Klinik-Praxis-Problematik, Abb. 18. Stuttgart: F. K. Schattauer 1965)

zur nachstehend geschilderten Symptomatik der Fernmetastasierung im Bauchraum und Zentralnervensystem beizutragen.

2. Die hämatogene Fernabsiedlung

folgt verschiedenen Metastasierungsrouten (s. S. 156ff. u. Bd. IX/4c, S. 374ff.u. Abb. 196). Sie kann alle Körperorgane einbeziehen und bereits in Erscheinung treten, ehe sich der Primärtumor bemerkbar gemacht hat. Die Tendenz zu ubiquitärer Frühmetastasierung variiert mit dem Feinbau (Tabellen 58, 61 u. 79). Sie steht bei manchen Bronchialkrebstypen dem Verhalten sarkomatöser Gewächse in nichts nach (FROBOESE) und ist durchschnittlich größer als bei anderen Organkrebsen. Diese Eigenart begründet die *besondere Heimtücke und die Proteusnatur der Bronchuskarzinome mit der Vielfalt ihrer klinischen Vexierbilder* sowie die unbefriedigenden Erfolge lokaler Behandlungsmaßnahmen. Die Initialsymptome der Fernmetastasen sind trügerisch und ohne verräterische örtliche Krankheitsspuren schwer zu durchschauen (LEADER u. BERGERSON u.a.). Ebenso prekär ist es, daß man selbst nach Entdeckung eines kleinen Bronchialkrebses und bei negativem Ausfall subtiler Fahndungsmethoden im ungewissen darüber bleibt, ob bereits eine hämatogene Tumorzellaussaat erfolgt ist, weil die Tochterherde erst von einer gewissen Schwellengröße an dem Nachweis zugänglich werden (s. S. 174, 602, 604, 630, 635, 638, 641 u. 657 sowie Bd. IX/4c, S. 395, Tabelle 26 u. Abb. 206). Nach der Häufigkeitsreihenfolge der betroffenen Organe ist — nächst dem Lymphsystem — vor allem

a) der metastatische Leberbefall

zu nennen. Die Zerstörung des Leberparenchyms kann dabei erheblichen Umfang annehmen, ohne daß es zur Hepatargie kommt. Die Palpation des höckerig vergrößerten Organs ist für den Nachweis verläßlicher als das Gros der Leberfunktionsproben (s. S. 361). Der Zustand ist laparoskopisch und mit radiologischen Hilfsmitteln treffsicher zu objektivieren (S. 604ff. u. 654ff.). Er bleibt zumindest in späteren Phasen infolge fortschreitenden Kräfteverfalls und anderer Allgemein- oder Lokalbeschwerden kaum unbemerkt (Tabelle 99)

Tabelle 99. Die subjektiven Anzeichen der Lebermetastasierung. [Nach PHILLIPS, R., D. A., KARNOFKSY, L. D. HAMILTON u. J. J. NICKSON: Roentgen therapy of hepatic metastases. Amer. J. Roentgenol. **71**, 826—833 (1954), Tabelle 4]

Symptome	Relative Häufigkeit %
Leberschmerzen	86,6
Völlegefühl im Leib	70,6
Schwitzen und Fieber	61,1
Schwäche, auffallende Ermüdbarkeit	54,8
Übelkeit und Brechreiz	43,7

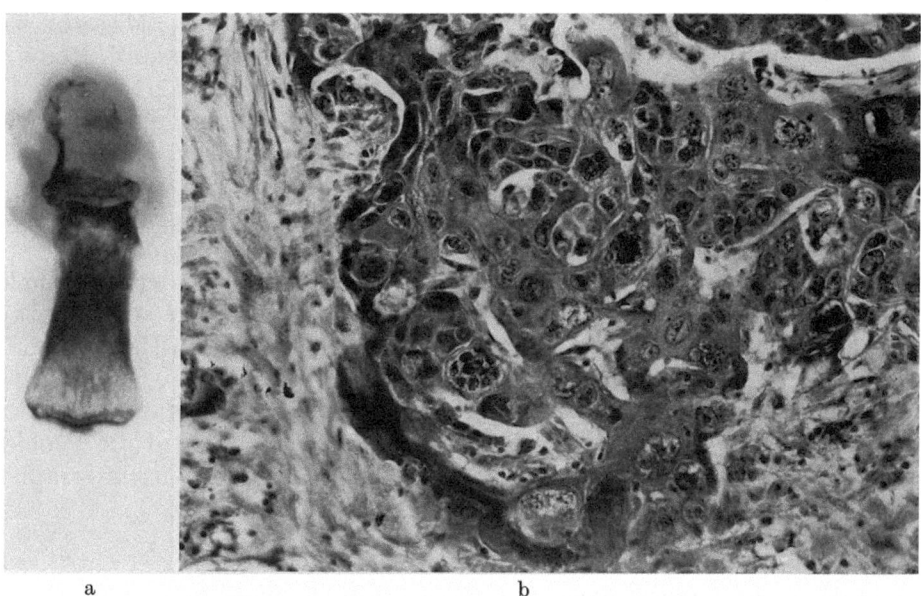

a   b

Abb. 148a u. b. *Osteolytische Metastase in der Nagelphalanx des linken Mittelfingers bei primärem Pflasterzellkarzinom des rechten Lungenoberlappens.* a Röntgenbild. b Histologisches Schnittbild. F. S., 47jähr., ♂, (MB. 6820/52 Pathol. Inst. d. Univ. Zürich, damal. Direktor: Prof. UEHLINGER). (Aus ECK, H., R. HAUPT u. G. ROTHE: Die gut- und bösartigen Lungengeschwülste. In: Handbuch der speziellen pathologischen Anatomie und Histologie, Bd. III/4, Abb. 155. Berlin-Heidelberg-New York: Springer 1969)

(PHILLIPS, KARNOFSKY, HAMILTON u. NICKSON; LILJENCRANTZ; NAVARRETE u.a.). Lebervergrößerung und andere Anzeichen abdomineller Metastasierung werden röntgenologisch nicht selten noch vor dem Primärtumor entdeckt (LE ROUX: 1 % bei 4000 Fällen; SINCLAIR u. GRAVELLE).

b) Die Skeletmetastasierung

löst rheumatoide oder neuralgiforme Beschwerden aus. Der umschriebene, bei direkter und indirekter Druckanwendung (systematisches Beklopfen, bimanuelle Thoraxkompression, Stauchung) immer wieder an gleicher Stelle empfundene *Schmerz* läßt osteolytische Herde recht genau lokalisieren, noch ehe die Destruktion im Röntgenbild sichtbar wird (s. S. 266 u. 628, Abb. 318, 319, 342, 344, 359, 513 u. 514) oder an oberflächennahen Knochen als *Auftreibung* zu tasten ist (BÜRGER; RIEDEL; GERLACH; SCHULZ u. RIESSBECK). Die *Spontanfraktur* im Bereich belasteter Knochenabschnitte ist nicht selten. Ein metastatischer Wirbelzusammenbruch kann zu merklicher Knickung des Achsenskelets führen (Abb. 321) und *durch Rückenmarkkompression neurologische Folgeschäden* nach sich ziehen (inkomplette oder vollständige Querschnittsläsion).

Eine ungewöhnliche Begleiterscheinung stellt die *durch plasmazelluläre Knochenmark-reaktion ausgelöste Bence-Jones-Proteinurie*, dar, die HUGHES *bei kleinzelligen Bronchial-krebsen mit Skeletmetastasen* beobachtete.

Der Primärtumor kann noch lange nach Symptombeginn singulärer Knochenherde oder generalisierter Skeletkarzinose stumm, ja bis zum Tode unentdeckt bleiben (FISCHER; GESCHICKTER u. COPELAND; CASTEX, MAZZEI u. DRYER; GESCHICKTER u. MASTERITZ; JOLL; FROBOESE; ROMANO, EYHERABIDE u. PRADO; HIRSH u. RYERSON; FORT u.a.). Das gilt insbesondere für die bei anderen Malignomen ungewöhnliche, die Extravaganz der Bronchialkarzinome kennzeichnende Form *distaler Skeletmetastasierung* (PREISSNER; FRO-BOESE; COLSON u. WILLCOX; PFEIFFER; KOLÁŘ, JAKOUBKOVÁ, KÁCL u. VANČURA; ODESSKAJA-MELNIKOVA; FRENI u. AVERILL; RICHTER; PECKHOLZ; MAREŠ u. VORTEL; SELKA; WEESE; DE PASS, ROSWIT u. UNGER; TOUBIANA u. PROUX; MARMOR u. HORNER; SMITHERS u. WOODHOUSE-PRICE; MULVEY; MASTER; TRACHTENBERG u. ROSWIT; SMITH; VANČURA, JAKOUBKOVÁ u. KOLÁŘ; WOLF u. MARX; RIMONDI *et al.*; PERRA u. ORRÙ u.a.) (Abb. 148). Die Osteodestruktion der Finger- und Zehenspitzen geht mit schmerzhafter Anschwellung einher, die als Initialsymptom ein akutes *Panaritium ossale* (FROBOESE; COLSON u. WILLCOX; PFEIFFER; KOLÁŘ u. Mitarb.; VANČURA *et al.*; MÜLLY), bei sym-metrischer Anordnung und akralem Sitz *Trommelschlegelphalangen* (KOLÁŘ u. Mitarb.; VANČURA *et al.*; SCHIASSI; RENANDER) oder eine idiopathische *Akroosteolyse* vortäuschen kann (BÜRGER; HARNASCH; s. auch STECKEN). Die Atrophie der Endphalangen bei trommelschlegelartiger Deformität und bei hypertrophischer Osteoarthropathie (WEENS u. BROWN) kann der Verwechselung mit beginnender Osteolyse im Röntgenbild Vorschub leisten. Für eine erhöhte Geschlechtsdisposition der Frauen, bei denen Knochenmeta-stasen doppelt so häufig sein sollen als bei Männern (BRUN, PINEL u. GARCIA; KOLÁŘ, PALEČEK u. SKÁLOVÁ), gibt es keine befriedigende Erklärung. Auf die Problematik der röntgenologischen Frühdiagnose und die Bedeutung der Knochenszintigraphie wird an anderer Stelle eingegangen (S. 626ff. u. 655ff.).

c) Metastasen im Zentralnervensystem

findet man bei etwa 30—50% der Bronchialkrebssektionen (DOSQUET; SEYFFARTH; GRAHAM u. WAGNER; OLSEN; OCHSNER u. DE BAKEY; HALPERT, FIELDS u. DE BAKEY; GALUZZI u. PAYNE; KNIGHTS; FRIED; COSSEL; BRUNNER; ARONSON, GARCIA u. ARONSON; GÄRT-NER; CHASON, WALKER u. LANDERS; GUTTING; HANNEMANN; HENSCHEN; KRASTING; KULIG, JASZCZ u. PERSKI; WOJTEK; YENERMAN u. YENERMAN; LESSE u. NETSKY; MOLL; LESCHKE; MEYER u. REAH; SCHEJMAN; WALTHER; KIMURA u. SAKOMA; SAMSON; JÄNISCH, UNGER u. PETERMANN; RICHARDS u. McKISSOCK u.a.) (s. S. 163). In einer Viel-zahl der Fälle geht ihre klinische Manifestation der des Primärtumors voraus (DOSQUET; SEYFFARTH; MOLL; EVZEROVA u. OVTCHARENKO; KRASTING; DESTUNIS u. ZAHNERT; HANNEMANN; GUTTING; BUNTS; JAENISCH, UNGER u. PETERMANN; MÜLLY u.a.). Als prädisponierend gelten der Lipoidreichtum und hohe Sauerstoffgehalt des Nervengewebes sowie die angioarchitektonische Gliederung der Rinde und Subcortex, welche die Tumor-zelleinnistung in den stark vaskularisierten Schichten begünstigt (DOSQUET; FISCHER; RICH; BAKER; GOOD; KNIGHTS u.a.). Die Ansiedlung *im Bereich der Groß- und Kleinhirn-hemisphären, des Stammhirns, der Medulla oblongata, des Rückenmarks und der Spinal-wurzeln* kann hämatogen, lymphogen oder auf dem Liquorweg zustande kommen (s. S. 155). Die Metastasen können die *Plexus chorioidei* (PUTSCHAR; GINSBERG; FISCHER), die *Spinal-ganglien* (CHASON, WALKER u. LANDERS) sowie die *Hirn- und Rückenmarkhäute* einbe-ziehen (HASSIN; DIDION; GRAGE u. STAEMMLER; LEWIS; CORNWALL; WEINBERGER; USPENSKY; GLOBUS u. MELTZER; MADON u. ALPERS; LESSE; CIRIO; DESTUNIS u. ZAH-NERT; HENSCHEN; MELOT *et al.*; LOVE, KAO u. BAKER; MILLBURN; MARSHALL; KLINGDON; LESSE u. NETSKY u.a.).

Die zerebro-spinale Aussaat bringt meist *multifokale Knoten* hervor (TÖNNIS; DECKER; KRAYENBÜHL u. RICHTER; KAUTZKY; SCHLIEFER, TÖNNIS u. UDVARHELYI; WICKBOM;

LINDGREN; ETHELBERG; KESSEL; STORTEBECKER; OCHSNER u. DE BAKEY; LORENZ; LIST u. LODGE; SCHIEFER, RAUSCH u. UDVARHELYI; CHU u. HILARIS; HALPERT, ERICKSON u. FIELDS u.a.). Mit gutem Erfolg resezierbare *solitäre Metastasenherde* sind selten (FLAVELL; STERN; HALPERT, FIELDS u. DE BAKEY; BALLANTINE u. BYRON; GRANT; STORTEBECKER; BAZAG u.a.). Die *Hirnmetastasierung* scheint *überwiegend auf der Seite des Primärtumors*, weniger häufig kontra- oder bilateral zu erfolgen (UEHLINGER). Bevorzugt wird das Kleinhirn befallen. Die *disseminierte nicht tumorbildende Krebsinfiltration von Hirn, Rückenmark und Meningen* ist als seltenste Erscheinungsform zentralnervöser Geschwulstausbreitung (KING u. FORD: 3,7 % von 27 Fällen; MADOW u. ALPERS: 3,8 % von 106 Patienten; GLOBUS u. MELTZER: 8,9 % von 57 Fällen) nach Art der klinischen Erscheinungen *vom Symptomenbild entzündlicher Meningo-Enzephalitis bzw. Enzephalomyeloradiculitis disseminata nicht zu unterscheiden* (LEWIS; CORNWALL; GRAGE u. STAEMMLER; WEINBERGER; USPENSKY; GLOBUS u. MELTZER; MADOW u. ALPERS; STAEMMLER u. Mitarb.; LESSE; CIRIO; DESTUNIS u. ZAHNERT; BRUGGER u. BRAUN; KOLÁŘ, PALEČEK u. SKÁLOVÁ; KRAUS; HENSCHEN; MELOT, POTOLIEGE, MARTIN u. BRIHAYE; LOVE, KAO u. BAKER; KLINGDON u.a.).

Die örtliche und gestaltliche Variabilität des Krankheitsgeschehens drückt sich in einer Fülle *neurologisch-psychiatrischer Bilder* aus (BAILEY; ELSAESSER; TÖNNIS; BRUNNER; ELVIDGA u. BALDWIN; FRIED u. BUCKLEY; PARKER; TINNEY u. MOERSCH; LEVY-SIMPSON; PUTSCHER; KING u. FORD; KNIGHTS; GLOBUS; WOJTEK; CRAIG, WOLTMAN u. KERNOHAN; WINKELMANN u. ECKEL; GLOBUS u. MELTZER; MINKOWSKY; SYMONDS u. CAIRNS; BERNSTEIN; DAVISON u. HORWITZ; SOTO ROMAY; CHARATON u. BRIERLY; LENZ u. FREID; HALPERT, FIELDS u. DE BAKEY; GLOBUS u. SELINSKY; MOORE u. STALLARD; ELLIS; FREEMAN; NEUSTAEDTER; MOLL; EVZEROVA u. OVTCHARENKO; JIMENEZ u. CASTILLO; PASS; HALPERT, ERICKSON u. FIELDS; CHU u. HILARIS; MADOW u. ALPERS; COURVILLE; HENSCHEN; LESSE u. NETSKY; BRUNNER; RUPP; GÄRTNER; KRASTING; DESTUNIS u. ZAHNERT; HARE u. SCHWARZ; KOLÁŘ, PALEČEK u. SKÁLOVÁ; BODECHTEL; MUMENTHALER; SHIMKIN u.a.). Die Entwicklung kann *stumm verlaufen, schleichend einsetzen oder mit akuten Ausfällen,* unter Umständen *apoplektiform beginnen*, wobei auch makroanatomisch eine Ähnlichkeit zwischen hämorrhagischen Hirnmetastasen und primär vaskulären Hirnblutungen zu konstatieren ist (FROBOESE; BAKER; BECK u. MARGUTH; JELLINGER u.a.).

Je nach Topographie und Ausdehnung macht sich der metastatische Prozeß mit Schwindel und allgemeinen *Hirndruckzeichen* (Trias: Kopfschmerzen, Nausea, Stauungspapille) oder unmittelbar mit kortiko-nukleären *Herdsymptomen* bemerkbar (Aphasie, Dysarthrie, Anosmie, Sehstörungen, Nystagmus, Anisokorie, reflektorische Pupillenstarre, äußere, innere oder totale Ophthalmoplegie, zentrale Fazialisparese und andere Hinweise auf eine Hirnnervenläsion). Man beobachtet zudem *Ataxie* und *Gangstörungen* zerebellaren, vestibulären oder spinalen Ursprungs, *extrapyramidale Symptome* (Rigor, Tremor, Hyperkinese), *Krampfanfälle*, ferner *spastische oder schlaffe Lähmungen* im Sinne der Hemi- oder Paraparese, Querschnittsläsionen, gelegentlich auch Monoplegien mit Steigerung oder Ausfall der Sehnenreflexe, *Muskelatrophie, Oberflächen- und Tiefensensibilitätsstörungen* (Parästhesien, Hyp- und Anästhesie, Stereoagnosie, Beeinträchtigung des Temperatursinns und Vibrationsempfindens) sowie periphere Reiz- und Ausfallerscheinungen nach Art einer *Polyneuro-Myeloradiculitis*, die auch ohne metastatische Absiedlung auftreten können (s. S. 306ff.). Der Befall der Spinalganglien kann sich mit dem schmerzhaften Syndrom des *Herpes zoster* äußern. Wie *Inkontinenz* und *Nachlassen der Libido* ist der mitunter nachweisliche *Priapismus* als Folge neurologischer Läsionen nicht ungewöhnlich. Das gleiche Symptom kann aber auch von Metastasen in den Corpora cavernosa penis herrühren (BEGG; BERGERET; KESSEL; RICHTER; NIEWISCH) (s. S. 295). Hinzu kommen *meningitische Reizsymptome* (Kopfschmerzen, psychomotorische Unruhe, Opisthotonus etc.) (WEINBERGER; STAEMMLER u. Mitarb.; SIMON; LESSE u. NETSKY u.a.), nicht selten auch ödembedingte *Sensoriumtrübung*, die sich im Terminalstadium bis zum

19*

Koma steigert, bei Stammhirnbeteiligung oder Ventrikelblutung ferner *symptomatische Atemstörungen mit zentraler Hyperpyrexie*, Leukozytose und Hyperglykämie sowie *Verwirrtheitszustände* und sonstige *psychoorganische Syndrome* verschiedener Art. Differential-diagnostisch ist zu bedenken, daß auch *im Rahmen endokriner paraneoplastischer Syndrome Desorientierung und mnestische Ausfälle durch Verschiebung der Serumelektrolyte (Hypokaliämie, Hyponatriämie, Hyperkalzämie)* zustande kommen können (ST. GOAR u. COHEN; UEHLINGER; STRICKLAND, BOLD u. MEDD u.a.) (s. unten und S. 294 u. 303).

Die vielfältigen Erscheinungen können fälschlich als Folge primärer Erkrankungen des Zentralnervensystems aufgefaßt werden. Ihr eigentlicher Ursprung ist leicht zu verkennen (HALPERT, FIELDS u. DE BAKEY: in 23 von 30 einschlägigen Fällen!), wenn man die *bei jedem Hirntumorverdacht obligate Röntgenuntersuchung des Thorax* (TÖNNIS; DESTUNIS u. ZAHNERT u.a.) unterläßt. Die Beachtung des Postulats schützt allerdings nicht unbedingt vor einer Verwechselung von Solitärmetastasen mit autochthonen Hirngeschwülsten oder vor der Fehldeutung atypischer miliar-nodulär disseminierter Krebsinfiltrate als Meningo-Enzephalomyelitis, weil sich der Primärtumor durch versteckte Lage und unterschwellige Größe dem Nachweis im nativen Röntgenbild entziehen kann, und diffus infiltrierende Metastasen weder angio- und szintigraphisch noch auf Schädel- bzw. Wirbelsäulenaufnahmen sichtbar bzw. als Neoplasie kenntlich sind (RUPP u.a.).

Ohne Zusammenhang mit metastatischen Prozessen findet man bei einem beachtlichen Teil der Bronchialkrebskranken *zentralnervöse Störungen als indirekte Auswirkung des Geschwulstleidens:* die auch bei anderen Malignomen beobachteten *paraneoplastischen Phänomene* sind nach operativer Tumorentfernung zum Teil rückbildungsfähig. Sie gelten als Folge toxischer Schäden oder autoimmunisatorischer Vorgänge. Klinisch handelt es sich um verschiedene Erscheinungsformen des *degenerativen Zellschwundes in der Hirnrinde und im Rückenmark*, systematisierter Entmarkung langer Bahnen, *peripherer Polyneuro-* bzw. *Myelopathien* mit Hinterstrangbeteiligung, um *Myopathien* mit polymyositischen oder myasthenieähnlichen Symptomen (s. S. 306ff.) sowie um *psychisch-mnestische Störungen durch symptomatische Hyperkalzämie* (Gedächtnisschwund, Persönlichkeitsabbau, Schläfrigkeit, Desorientierung über Zeit und Raum, Bewußtseinsverlust) (ST. GOAR u. COHEN; UEHLINGER; STRICKLAND, BOLD u. MEDD) (s. S. 294 u. 303).

d) Endokrine Anomalien und Mineralstoffwechselstörungen metastatischen Ursprungs kommen beim Bronchialkrebs und anderen bösartigen Gewächsen in mannigfacher Art vor. Die zu den „*paraneoplastischen Syndromen*" gehörigen Formen *nicht-metastatischer Herkunft* werden gesondert abgehandelt (s. S. 299ff.). Sie sind zum Teil endokriner Aktivität des Tumorgewebes zuzuschreiben. Ihre Pathophysiologie ist aber in mancher Hinsicht noch ungeklärt und mit dem anatomischen Befund nicht immer in Einklang zu bringen.

Ebenso verhält es sich mit den *Metastasen in endokrinen Organen:* die Häufigkeit entsprechender Sektionsbefunde (Tabellen 61 u. 62) steht in relativem Mißverhältnis zur Ausprägung klinischer Symptome, deren Grundzüge überdies uneinheitlich, ja zum Teil gegensinnig erscheinen. So kann die *suprarenale Absiedlung* zu *sekundärer Nebennierenunterfunktion unter dem Bild der Addisonschen Krankheit* führen (FRIED; DUPÉRIÉR u. DE LACHARD; VOGT u. KNY; SHUSTER; SAHAGIAN-EDWARDS u. HOLLAND; BERG; SELLORS; BUTTERLY et al.; POYNTON, PAYLING u. LAURENT; KOLÁŘ, PALEČEK u. SKÁLOVÁ; GIBBS; HILL u. WHEELER u.a.) und andererseits mit *adrenokortikaler Hyperaktivität* einhergehen (MACH, RENCHNICK, MULLER, LAGIER u. PLATTNER; SPAULDING, OLLIE u. GORNALL; BAGSHAWE u.a.).

Zumeist handelt es sich um die Semiotik des *Gluko-Hyperkortizismus vom Cushing-Typ* (CHRISTY; MACH, RENCHNICK, MULLER, LAGIER u. PLATTNER; VOGEL, KEATING u. BAHN; HEMLEY, ARIDA u. FINBY; SACHS; GAULT, KINSELLA u. ARONOFF; EASTRIDGE, HUGHES u. HAMMAN; WILLIAMS u. SOMMERS; KOLÁŘ et al.), die allerdings in der Mehrzahl der Fälle ohne nachweisliche Nebennierenmetastasen auftritt (VOGEL et al.;

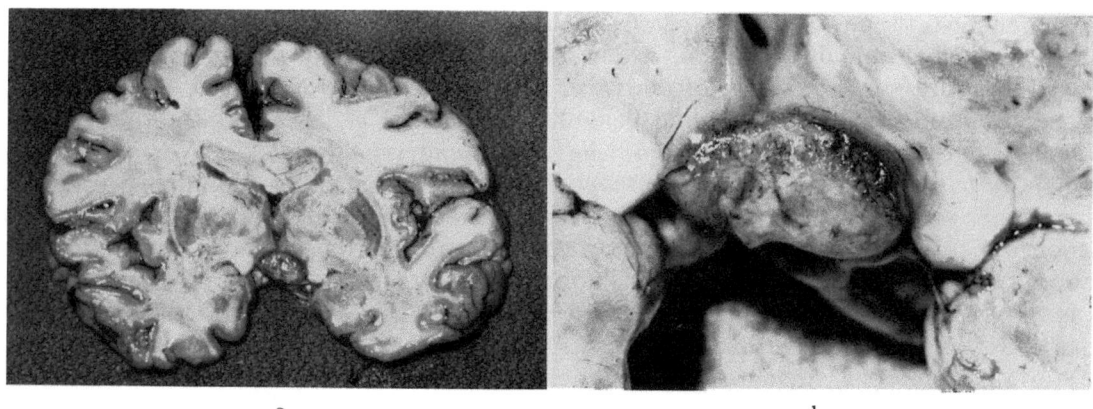

a   b

Abb. 149a u. b. *Bronchialkarzinommetastase im Hypophysenstiel, den Hypophysenhinterlappen einbeziehend mit klinischen Erscheinungen eines Diabetes insipidus.* In den letzten Lebenswochen zunehmende Polydipsie. Tägliche Urinmenge 3—5 l mit einem spezifischen Gewicht von 1002—1010. Der vom li. Oberlappenbronchus ausgehende Primärtumor erwies sich autoptisch als anaplastisches, teils drüsig differenziertes Karzinom mit kompletter Lobäratelektase, schwartiger Pleurakarzinose, metastatischer Besiedlung der endothorakalen und retroperitonealen Lymphknoten sowie Leber-, Hirn- und Skeletmetastasen. Übersichts- (a) und Ausschnitt-photo (b) des Autopsiepräparats (Sekt.-Nr. 29/67 Patholog. Inst. Krhs. Nordwest Frankfurt/M. Direktor: Prof. G. KAHLAU). M. S., 56jähr. ♀. Arch.-Nr. 2805 11252 Radiolog. Zentralinst. Krhs. Nordwest Frankfurt/M.

HILLS u. WOEBER; BELSKY u. MARKS u.a.) (s. S. 301). Ob die in schweren Fällen vorliegende *hypokaliämische Alkalose* von einem *Hyperaldosteronismus* im *Sinne des* CONN-*Syndroms* herrührt, ist unentschieden (LOCKWOOD; BAGSHAWE; SPAULDING, OLLIE u. GORNALL; VOGEL, KEATING u. BAHN; CONN; HILLS u. WOEBER; SACHS; KOLÁŘ *et al.* u. SKALOVÁ; NEHER; REVOL, BRUN u. QUENEAU; s. auch PETERS). GINSBURG u. BROWN fanden die Aldosteron-Produktion in einschlägigen Fällen nicht gesteigert. Gemessen an der relativ hohen Befallsquote der Nebennieren von ca. 20—25% (DOSQUET; BURKE; ARKIN u. WAGNER; HARTMANN; BULLOCK u. HIRST; CUSSEN u.a.) (s. Tabellen 61 u. 62) sind beide Reaktionsformen — wie auch der symptomatische Kreislaufkollaps als Folge suprarenaler Metastasierung (SELLORS; McKENZIE) (s. S. 280) — selten.

Sinngemäß gilt das gleiche für die Koinzidenz von *Diabetes mellitus und Pankreas-metastasen*, die autoptisch in etwa 8—10% gefunden werden (ONUIGBO u.a.) (Tabelle 61). Die Angabe von H. H. SCHULZE (1937), „daß reichlich 33% der Pankreasmetastasen zu einem klinisch festgestellten und behandelten Diabetes mellitus führen", widerspricht allgemeiner Erfahrung (JOSLIN; BENHAMOU; KATSCH u.a.). Die neoplastische Wucherung vermag zwar durch Fermentaktivierung analog der Pankreasapoplexie eine *akute Fett-gewebsnekrose* auszulösen (MATHIAS u. BOCK). Sie ist aber gewöhnlich nicht so diffus, um den Zustand eines „SANDMEYER-*Diabetes*" hervorzubringen, wie er beim ausgedehnten primären Pankreaskarzinom gelegentlich vorkommt (PEARCE; JOSLIN; KATSCH; KLEINERT u.a.). Eine *diabetische Stoffwechseltendenz* ist als präexistentes Leiden *bei Bronchialkrebskranken auffallend selten* (negative Syntropie beider Erkrankungen: SEIFERT u. EICHLER; WERNER; ROCKSTROH u. SCHRÖDER; s. auch GROSSE; KOLB; WIESER, POLL, IMMICH u. MOHR; PANELLA; GLICKSMAN *et al.*; JACOBSON) (s. S. 26) und erweist sich bei Trägern maligner Geschwülste gewöhnlich als Altersdiabetes (KLEINERT). Als sekundäre Funktionsstörung ist sie in der Regel nicht krebsiger Parenchymzerstörung des Inselorgans zuzuschreiben. Der im Verlauf bronchogener Karzinome auftretende, meist schwere Diabetes mellitus ist vielmehr Folge *hormonaler Aktivität des Tumorgewebes* und insbesondere im Rahmen des „*ektopischen ACTH-Syndroms*" zu beobachten (BROWN; ROSENTHAL; VOGEL, KEATING u. BAHN; HILLS u. WOEBER; GREENBERG, DIVERTIE u. WOOLNER; REVOL, BRUN u. QUENEAU (s. S. 298ff.).

Die metastatische *Hypophysendestruktion* soll in manchen Fällen — nach Art der Strahlenausschaltung des Organs — den klinischen Krankheitsverlauf für einige Zeit günstig beeinflussen (POLÁK, SKÁMENOVÁ u. KRÁL). Über eine *Simmondsche Kachexie* als Folgeerscheinung ist bisher nichts bekannt (KOLÁŘ et al.; SZAM, CSAPÓ, HONTI u. PALIK). Dagegen scheint die *intrakranielle Absiedlung im Bereich der Neurohypophyse, des Infundibulum sowie der Nuclei supraoptici und paraventriculares* regelmäßig prägnante Symptome eines *Diabetes insipidus* zu verursachen (SCHMORL; ARNSTEIN; VERRON; MACCHIORO; PEABODY u. OLSEN; BERNSTEIN, MOORE u. FISHBACH; WHITE; ALMÁSSY; BLOOM; FINK; DECKER, MEREDITH u. THORNTON; JONES; ROWNTREE; FUTCHER; DUNCAN; KOLÁŘ et al.; SZÁM, CSAPÓ, HONTI u. PALIK; HENSCHEN; GÄRTNER; KOVÁCS; POLÁK, KKÁMENOVÁ u. KRÁL; ROSE u. MENNIG) (Abb. 149). Die Erscheinungen sind zu auffällig, um der Beachtung zu entgehen (quälendes Durstgefühl, bisweilen exzessive Polydipsie — Flüssigkeitsaufnahme von 10—20 Litern täglich! —, entsprechende Polyurie mit gleichbleibend hellem, selbst im Durstversuch unter Trockenkost und nach Gaben von antidiuretischem Hormon niedrig gestelltem Harn, bei überschießender Wasserausscheidung auch fakultative Exsikkose mit haloniertem Aussehen und „stehenden" Hautfalten etc.). Das Übergreifen der Geschwulstmetastase auf den Vorderlappen pflegt die Wasserhaushaltstörung zum Verschwinden zu bringen, was mit dem funktionellen Antagonismus zwischen Neuro- und Adenohypophyse erklärlich ist (KELLER; WERNER; HEINBECKER u. WHITE; SZÁM et al.). Gerade die *transitorische Form des Diabetes insipidus* — nach der ersten Beschreiberin HANNsches Syndrom benannt — ist als *Indiz fortschreitender Zerstörung der Hypophyse* besonders ominös (FANCONI; BAGNALL, McIVER, FORD u. PALMER; HERMANN; DECKER, MEREDITH u. THORNTON; SZÁM u. Mitarb.) (s. Legende zu Abb. 149). Röntgenologisch sichtbare Defekte an der Schädelbasis (KOLÁŘ et al.: Osteolyse des Keilbeinkörpers) sind dabei keineswegs obligat, die Sella turcica und ihre Umgebung vielmehr gewöhnlich unauffällig dargestellt (Lit. s. SZÁM, CSAPÓ, HONTI u. PALIK).

Das klinische Pendant — die *vermehrte Absonderung von adiuretischem Hormon* — ist außerordentlich selten (LEMÉNAGER u. Mitarb.; GREENBERG, DIVERTIE u. WOOLNER). SCHWARTZ, BENNET, CURELOP u. BARTTER berichten über zwei einschlägige Beobachtungen mit dem Bild der „Wasservergiftung" (*Oligurie* mit hochkonzentriertem Harn, *Hyponatriämie* sowie *Plasmahypotonie* infolge ständiger Natriumverluste bei intakter Nieren- und Nebennierenfunktion). Manche Autoren sehen darin den *mittelbaren Effekt umschriebener Vagusreizung durch Tumorausläufer im Brustkorb*, die auf reflektorischem Wege die Ausschüttung eines atypischen adiuretischen Wirkstoffs herbeiführen soll (s. auch TURNER), doch sprechen neuere Befunde für die Annahme, daß das *Schwartz-Bartter-Syndrom* von antidiuretischer Inkretion des Tumorgewebes herrührt (s. S. 299 u. 304).

Außer *endokrin bedingten Mineralstoffwechselstörungen* der Tumorkranken, die sich vor allem in der *Verschiebung des Natrium-Kalium-Gleichgewichts* äußern (BAGSHAWE; SPAULDING, OLLIE u. GORNALL; MACKENZIE; VOGEL, KEATING u. BAHN; TURNER; HILLS u. WOEBER), hat die Skeletmetastasierung Einfluß auf die Serumelektrolyte. In der Regel kommt es *durch osteolytische Destruktion zu temporärer Hyperkalzämie* (BEN-ASHER; ADAMSON, BOYD u. CAMERON; GERBRANDY, HELLENDOORN u. BOAN SAN TJING; HOWARD, CAREY, RUBIN u. LEVIN; CONNOR, THOMAS u. HOWARD; BAKER; SWYER, BERGER, GORDON u. LASZIO; WOODARD; UEHLINGER; SACHS; MYERS; WARWICK u. Mitarb.; MYERS, GREENBERG, ROTHSCHILD, MERLINO, WEBER u. COREY; GREENBERG, DIVERTIE u. WOOLNER; MÜLLY; SZYMENDERA, STANKOWSKA, TOLWIŃSKI, ZULAWSKI, NOWOSIELSKI u. JASIŃSKI u.a.), die *oft mit Hypophosphatämie* verbunden ist (KOLÁŘ et al. u.a.) und auch bei anderen Krebsformen sowie bei lymphogranulomatösem Knochenbefall beobachtet wird (PLIMPTON u. GELLHORN; UEHLINGER; VOTH u.a.). Ihre klinischen Symptome (auffallende Mattigkeit und Schläfrigkeit, Gedächtnisschwund, Verwirrtheitszustände, Sopor, Azotämie etc.) können das Erscheinungsbild zeitweilig beherrschen (UEHLINGER; KOLÁŘ et al.; BAKER u. ROTH) und zerebrale Metastasen vortäuschen (STRICKLAND, BOLD u. MEDD). Bei manchen Patienten treten gleichartige psychische Veränderungen und *Hyperkalzämie auch ohne nachweisliche Knochenmetastasen* auf (PLIMPTON u. GELLHORN; HOWARD, CAREY, RUBIN u. LEVIN; COREY, KENNY, GREENBERG u. LAUGHLIN; MYERS, GREENBERG, ROTHSCHILD, MERLINO, WEBER u. COREY; CONNOR, THOMAS u. HOWARD; BAKER; CAREY; GREENBERG, DIVERTIE u. WOOLNER; UEHLINGER; KNOWLES u. SMITH; MYERS; SACHS; GIBBS; STRICKLAND *et al.*; GRIMES, FISHER, FINN u. DANOWSKI; SZYMENDERA, TOLWIŃSKI u. JASIŃSKI) (s. S. 303). Die Erhöhung des Serumkalziumspiegels kann nach Tumorentfernung verschwinden (PLIMPTON u. GELLHORN; KNOWLES u. SMITH; UEHLINGER; KOLÁŘ, PALEČEK u. SKÁLOVÁ; GREENBERG, DIVERTIE u. WOOLNER u.a.) und anläßlich eines Tumorrezidivs wiederkehren (CONNOR, THOMAS u. HOWARD). Vermutlich handelt es sich um den Effekt eines parathormonähnlichen Wirkstoffs, der von den Tumoren — insbesondere von kleinzelligen Bronchialkarzinomen — abgesondert wird (s. S. 299 u. 303) (KNOWLES u. SMITH; GREENBERG, DIVERTIE u. WOOLNER; UEHLINGER, MORTON, ITABASHI u. GRIMES; MYERS; STONE *et al.*; LEMON; SEGALOFF; WATSON; GRIMES *et al.*; MANNHEIMER).

Die extreme Seltenheit *osteoplastischer Knochenmetastasen bei Bronchuskarzinomen* (BEER, DUBOWY u. JIMENEZ; LEWIN u. GUNSETT; WALTHER; VIDAL, SIMON u. MARTY; KOLÁŘ *et al.*; MUSUMECI, MARTINEZ u. POZZOLI) (S. 629) (s. auch WALDENSTRÖM; TOOMEY u. FELSON; SANDLER u. SNOW; THOMAS sowie HYMAN u. WEELS: osteoplastische Skeletmetastasen bei endokrin aktiven Bronchuskarzinoiden) macht es verständlich, daß eine massive Kalkentnahme aus dem Serum mit nachfolgender *Hypokalzämie* (SACKNER) oder gar *kalzipriver Tetanie* (KOLÁŘ *et al.*) außergewöhnliche Vorkommnisse sind.

e) Die Metastasierung in die Lungen

ist in einer Vielzahl der Fälle — je nach dem Absiedlungsmodus ipsi- oder kontralateral — autoptisch nachweisbar (s. S. 96, 156 u. 164). Das Ereignis wird auch röntgenologisch häufiger vermerkt als klinisch zu vermuten steht, da es sich nur bei ausgedehntem Parenchymbefall mit Kurzatmigkeit bemerkbar macht (vgl. Bd. IX/4c, Abb. 226 u. 230). Mitunter lenkt erst die pulmonale Absiedlung auf die Spur des Primärtumors (CHAUVET u. FEUARDENT; BROCARD, CHOFFEL u. HAAG). Auf die Schwierigkeiten der röntgenologischen Befunddeutung *grobknotiger Tochterherde*, — bisweilen bilateral auftretender (LAGÈZE u. TOURAINE; DIMITROV; eigene Beobachtung Abb. 363 u. 552) — *lymphangischer intrapulmonaler Ausbreitung, miliar-nodulärer Metastasierung und pneumonieähnlicher Bilder intraalveolären Wachstums* wird später (S. 763, 924ff. u. 980) sowie bei der Differentialdiagnose der sog. Lungenadenomatose (Bd. IX/4c, S. 84) und sekundärer Lungengeschwülste eingegangen (Bd. IX/4c, S. 375, 401, 419, 426, 431, 438 u. 444).

f) Ungewöhnliche Metastasenlokalisationen

mit irreführenden, unter Umständen als Erstsymptomen auftretenden Beschwerden sind vor allem bei den schrankenlos streuenden undifferenzierten Bronchialkrebsformen zu erwarten. Zu den seltenen Ansiedlungsorten zählen unter anderem die *Penisschwellkörper* (Symptom: Priapismus) (BEGG; BERGERET; COWIE; KESSEL; RICHTER; NIEWISCH; KOLÁŘ *et al.*), *Uterus* (RIZZENTE; SCHAPER), *Vulva* (LEWIN), *Plazenta* (BARR), *Augen* (HAFF u. WIRKEN; MOORE u. STALLARD; KOLÁŘ, JAKOUBKOVÁ u. VANČURA; TITZ; WALTHER), *Sehnerv* (KUDLICH), *Nase* (REUTER; WALTHER) (Abb. 150), *Tonsillen* (KLEINSCHMIDT), *Schilddrüse* (EHLERT u. SCHMITT-KÖPPLER) und *quergestreifte Muskulatur* (TROSSIER-MÉNÉTRIER zit. nach FISCHER; VILLAR; FISHER, GINGRICH u. GRUHN; KOLÁŘ *et al.*). Unter den fakultativen Initialzeichen sind ferner *Hautmetastasen* zu nennen (JOSSELIN DE JONG; CHARACHE; SCHULZ; CAMPBELL u. ZARAFONETIS; MENOZZI; LAUSECKER; MCRAW u. MCGOWERN; ROUSSEL, SCHOUMACHER u. PIERSON; STREITMANN; EHRING u. DREPPER; WINER u. WRIGHT; MÜLLY; KOLÁŘ *et al.*). PETSCHEIDER beobachtete grobknotige Metastasenherde in der *Milz*, die als Splenomegalie imponierten. Die metastatische Infiltration der *Magen-, Dünn- und Dickdarmwand* (KROMPECHER;

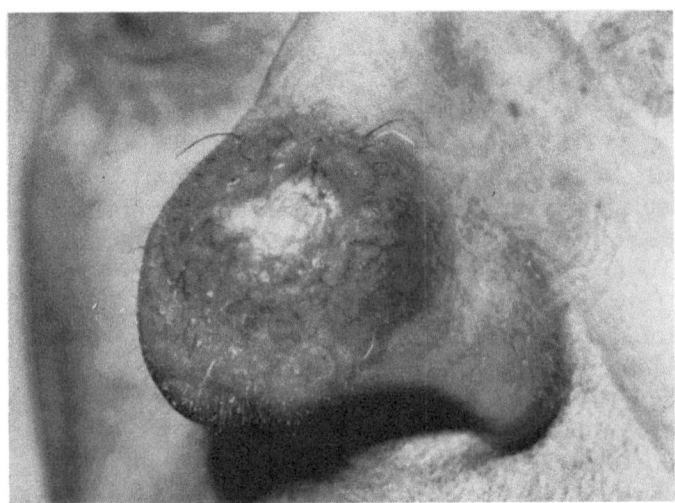

Abb. 150. *Metastase in der Nasenspitze bei kleinzelligem Bronchialkrebs.* W. G., 71jähr. ♂. Arch.-Nr. 1905 95211 Radiolog. Zentralinst. d. Krhs. Nordwest Frankfurt/M.

FISCHER; FROBOESE; DOMBROWSKI; LE ROUX; SINCLAIR u. GRAVELLE u.a.) kann Primärgeschwülste des Verdauungstrakts vortäuschen, intestinale Blutungen (DOMBROWSKI) und akute Bauchsymptome auslösen, bisweilen auch zum *mechanischen Ileus* führen (BARNARD u. ELLIOT; MARTIN SANTOS u. PEDROSA) (Abb. 151). WINNE fand bei einem 70jährigen einen neoplastischen Mastdarmverschluß, der durch Ableger eines röntgenologisch stummen Bronchuskarzinoms in der Rektumwand und im Douglasschen Raum verursacht wurde. WILLIS berichtete über eine metastatische Bronchialkrebs-absiedlung in einer Hydrozele, die zunächst als Endotheliom aufgefaßt worden war.

γγ) Die „paraneoplastischen" Syndrome

Das Erscheinungsbild bronchogener und anderer Krebserkrankungen umschließt ein breites Spektrum nicht metastasenbedingter Fernsymptome, die sich mit denen metastatischer Prozesse vielfach überschneiden und deren Auswirkungen völlig imitieren können (GOLD u. SHNIDER; KNOWLES u. SMITH; UEHLINGER; BORUCHOW; BARIÉTY, PAILLAS, POULET u. MOREL-MÀROGER; GREENBERG, DIVERTIE u. WOOLNER; BARIÉTY, COURY u. RULLIÈRE; THIBAULT; BOUDIN; DE GENNES, BRICAIRE u. LEPRAT; KOLÁŘ, PALEČEK u. SKÁLOVÁ; MORTON, ITABASHI u. GRIMES; GIBBS; HEGGLIN; LÜTHY; SMITH; VULTERINI; LATTERI, ROMEO, DI BENEDETTO, DEODONATO u. ALBERTI; JAKOBASCH; BRAIN; ANDERSON u. BERNATZ; BOWER u. GORDAN; LIDDLE u. Mitarb.; CORMIA u. DOMONKOS; RAYMOND, CHRÉTIEN, LEPRAT u. BROUET; SEGALOFF; BARDEN; ŠIMEČKOVÁ u. ŠIMEČEK; HILLS; MIGUÉRÈS et al.; ECK, HAUPT u. ROTHE; ULRICH, SPIESS u. HUBER; BAUMANN; PERRAULT et al.; RAYMOND; OMENN u. WILKINS; DAUBRESSE u. VAN CAUTER; KENNEDY u. JIMENEZ-PABON; NICHOLS u. GOURLEY; FUSCO u. ROSEN; KENNEDY, WILLIAMS u. SOMMERS; RILEY u. LÉCUTIER; FRENZEL). Nach Schätzung von BARIÉTY u. Mitarb. sind sie bei 1—2 % aller Bronchialkrebskranken ausgeprägt und bei etwa 20 % angedeutet zu finden. Für manche Formen werden noch höhere Ziffern genannt (s. Tabellen 102 u. 106, S. 312 u. 317).

Die *Entstehung* der paraneoplastischen Phänomene ist bisher in vieler Hinsicht pathophysiologisch nicht befriedigend geklärt. Die Pathogenese der diversen Syndrome läßt sich kaum auf einen Nenner bringen, selbst wenn die Annahme einer gemeinsamen individuellen Prädisposition zutreffen sollte (GERDE et coll.; DE SEZE u. JURMAND; BARIÉTY, COURY u. RULLIÈRE; LATTERI et al.). Während man die Ursache neuro-muskulärer sowie kutaner Veränderungen in *karzinotoxischen Einflüssen* und *auto-immunisatorischen Vorgängen* sucht (HENSON et al.; BROUWER; MIDANA u. LEONE; MORI; FABBRINI;

Abb. 151 a—c. *Dickdarmileus infolge meta-*
statischer Obstruktion des distalen Quer-
kolon bei klinisch stummem Bronchus-
karzinom des rechten Unterlappens.
Abdomenübersichtsaufnahme im Stehen
nach intravenöser Ausscheidungsurogra-
phie (a), die wegen heftiger Leibschmerzen
wenige Tage ante exitum bei klinischen
Verdachtszeichen eines Ileus vorgenommen wurde. Makroskopischer Aspekt der
diffus infiltrierenden Dickdarmmetastase
(b) und einer weiteren, erst im Autopsie-
präparat entdeckten Metastase in der
Wand des unteren Ileum (c) (Sekt.-Nr.
143/68, Path. Inst. d. Krhs. Nordwest
Frankfurt/M., Direktor: Prof. G. KAH-
LAU). K.K. 66jähr. ♂. Arch.-Nr. 1802
90381 Radiolog. Zentralinstitut d. Krhs.
Nordwest Frankfurt/M.

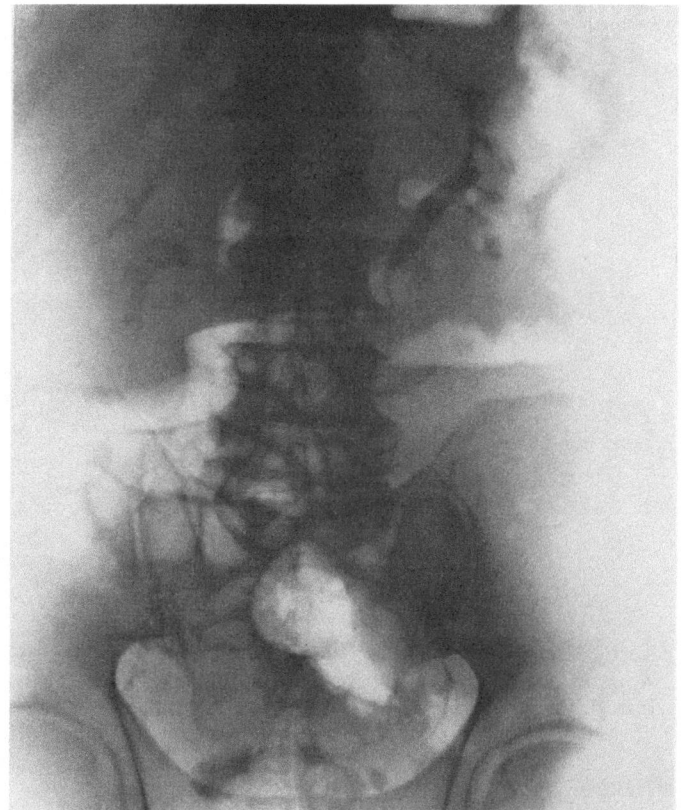

a

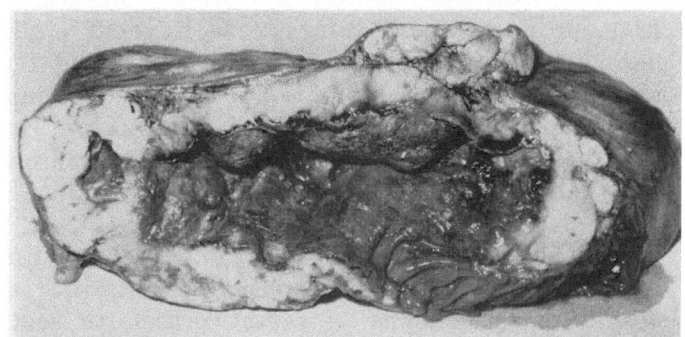

b

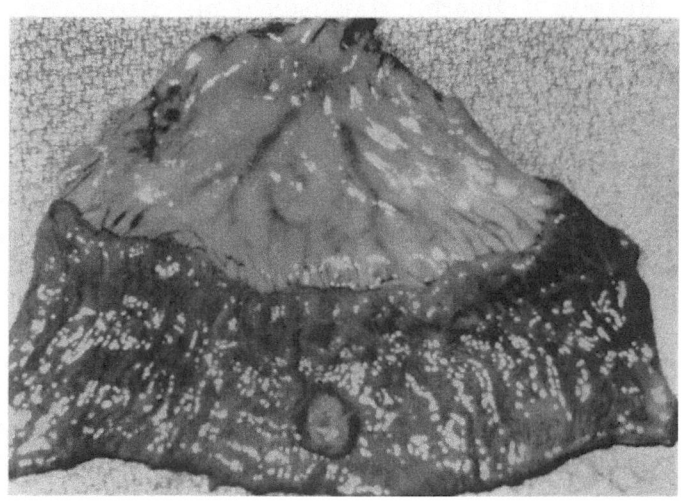

c

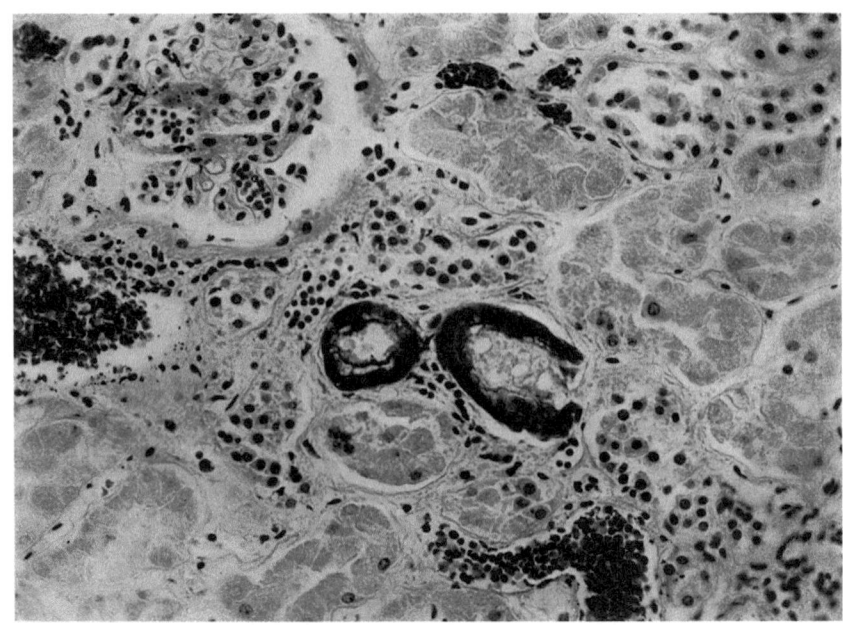

Abb. 152. *Paraneoplastische Hyperkalzämie und Nephrokalzinose bei Adenokarzinom des linken Lungenoberlappens.* Niere mit Verkalkung der Hauptstücke. Vergr. 220:1. R. C., 63jähr. ♀ (Sekt.-Nr. 1518/56 Pathol.
Inst. d. Univ. Zürich, damal. Direktor: Prof. UEHLINGER). (Aus ECK, H., R. HAUPT u. G. ROTHE: Die gut- und
bösartigen Lungengeschwülste. In: Handbuch der speziellen pathologischen Anatomie und Histologie, Bd. III/4,
Abb. 158. Berlin-Heidelberg-New York: Springer 1969)

SIGUIER, BETOURNE, MISSIAS u. GODEAU; McCOMBS u. McMAHON; CURTIS *et al.*; MORTON,
ITABASHI u. GRIMES; BARIÉTY *et al.*; LATTERI u. Mitarb.) (s. S. 310), führt man die — oft
mit akromegaloiden Zügen, Gynäkomastie und Hypogenitalismus verbunden — Dysakromelie (Ostéo-arthropathie hypertrophiante pneumique) auf *reaktive hormonale Dysregulation* (FRIED; FIELD; BLOOM; THALMANN; BERNARD u. KOVACZ; MOEHLIG; LÁNYI
u. DARMO u.a.) und *neuro-vegetative Störungen* zurück (STENSETH; CLAGETT u. WOOLNER;
FLAVELL; BREA; HUCKSTEP; BARIÉTY u. COURY; SEILLE, DE BRUX u. ENTAT; LATTERI
et al.).

Für bestimmte syndromartige Störungen des Endokrinimus und des Wasser-Elektro-
lyt-Haushalts scheint die *hormonale Aktivität bronchogener Karzinome* — insbesondere
des kleinzelligen Typs — verantwortlich zu sein (LIDDLE *et al.*; MARKS u. Mitarb.;
AMATRUDA; UEHLINGER; PFEIFFER u. Mitarb.; BOWER u. GORDON; SACHS; BARDEN;
MEADOR u. Mitarb.; HARRISON *et al.*; BAGSHAWE; MAJCHER, LEE, REINGOLD, BOYLES
u. HAVERBACK; VOGEL, KEATING u. BAHN; HILLS u. WOEBER; BORNSTEIN, NOLAN u.
BERNANKE; CHABOT; FRIEDMAN; ROUMAGOUX *et al.*; BALMÈS; LEBACQ u. Mitarb.;
DELAERE *et al.*; MANNES, BOULANGER u. DELPORTE; SMITH; ANDERSON u. BERNATZ;
SCHWARTZ *et al.*; BARTTER u. Mitarb.; AMATRUDA u. Mitarb.; MARKS *et al.*; SEGALOV;
MORNEX; RAO; TAMM; KRACHT; JAKOBASCH; FAIMAN *et al.*; HAAS; RAYMOND;
McNAMARA, VARON, PAULSON, SHAW u. URSCHEL; STEINER, DAHLBÄCK u. WALDENSTRÖM;
McKINDLOCH u. Mitarb.; LINQUETTE, FOSSATI, RACEDOT u. VOISIN; BROCARD *et al.*; ŠIMEČ-
KOVÁ u. ŠIMEČEK; HYMES u. DOE; LATTERI *et al.*; MORNEX; BOWER u. GORDAN;
VIDAL, PAGES, MICHEL u. BALDET; ECK, HAUPT u. ROTHE u.a.). Die Annahme direkter
tumorbiologischer Effekte gründet sich auf neuere Untersuchungen, die zum *Nachweis
verschiedenartiger endokrin wirksamer Substanzen in Geschwulstextrakten* bzw. einer Er-
höhung ihrer Plasmaaktivität und Harnausscheidung führten (s. S. 302 u. 303).

Biochemische Indizien eines derartigen Zusammenhangs fanden sich für das sog.
,,*ektopische ACTH-Syndrom*'' (LIDDLE, GIVENS, NICHOLSON u. ISLAND; MEADOR, ISLAND,

NICHOLSON, MUCKTON, LUCAS, LUETSCHER u. LIDDLE; BELSKY u. MARKS; MARKS, ROSENBAUM u. RUSSFIELD; VOGEL, KEATING u. BAHN; WILLIAMS u. SOMMERS; HILL u. WOEBER; MARKS, ANDERSON u. LIBERMAN; BORNSTEIN, NOLAN u. BERNANKE; CHRISTY; DE GENNES, BRICAIRE u. LEPRAT; REVOL, BRUN u. QUENEAU; SMITH; ANDERSON u. BERNATZ; BOWER u. GORDAN; MORTON, ITABASHI u. GRIMES; KRACHT u. HANTSCHMANN; GAULT, KONSELLA u. ARONOFF; FUSCO u. ROSEN; LANDON et al.; HILLS; PERRAULT et al.; HAAS; PFEIFFER, GARMENDIA, VAUBEL u. RETIENNE; TAMM; MCNAMARA et al.), für den *Hyperserotonismus* infolge Absonderung von 5-Hydroxy-Tryptophan (WILLIAMS u. AZZO-PARDI; WILLIAMS u. SOMMERS; AZZOPARDI u. BELLAU; HARRINGTON, MONTGOMERY, RAMSEY, ROBERTSON u. WELBOURNE; SMITH, NYHUS, DALGLIESH, DUTTON, LENNOX u. MACFARLANE; LIPSETT, ODELL, ROSENBERG u. WALDMANN; SANDLER, SCHEUER u. WATT; OATES et al.; BENSCH, GORDON u. MILLER; GOWENLOCK, PLATT, CAMPBELL u. WORMLEY; FONTANE, TYCE, FLOCK u. DOCKERTY; MAJCHER, LEE, REINGOLD, BOYLE u. HAVERBACK; HILLS; KINLOCH et al.; O'NEAL u. Mitarb.; HEDINGER; BROCARD, AKOUN, BRUHAT u. BAYARD; PARISH et al.) und für die *ektopische Bildung von Wachstumshormon* (STEINER, DAHLBÄCK u. WALDENSTRÖM).

Ebenso führt eine parathormon-ähnliche Tumorsekretion beim *symptomatischen Hyperparathyreoidismus* zu Hyperkalzämie und erhöhter Kalkausscheidung im Harn mit fakultativer Nephrokalzinose (PLIMPTON u. GELLHORN; CONNOR, THOMAS u. HOWARD; CAREY; TAYLOR u. SIEMSEN; UEHLINGER; BAKER; LIPSETT et al.; LATTERI et al.; TURKINGTON u. Mitarb.; WARWICK, YENDT u. OLIN; MORTON u. Mitarb.; TASHIJAN u. MUNSON; MYERS; STONE, WATERHOUSE u. TERRY; LEMON; DAVID, VERNER u. ENGEL; WATSON; SEGALOFF; O'NEAL et al.; STRICKLAND, BOLD u. MEDD; GRIMES, FISHER, FINN u. DANOWSKI; LAIRD MYERS u.a.) (Abb. 152). Endokriner Tumoraktivität ist schließlich auch die durch *Produktion eines atypischen antidiuretischen Hormons bedingte Hyponatriämie des Schwartz-Bartter-Syndroms* zuzuschreiben (SCHWARTZ, BENNETT, CURELOP u. BARTTER; BARTTER u. SCHWARTZ; SCHWARTZ, TASSEL u. BARTTER; SCHWARTZ, FOGEL, CHOKAS u. PANARIELLO; AMATRUDA, MULROW, GALLAGHER u. SAWYER; LINTON u. HUTTON; THORN u. TRANSBOL; CHABOT; CLAXTON, MCPHERSON, SEALY u. YOUNG; LEE, JONES u. BARRACLOUGH; GRANTHAM, BROWN u. SCHLOERB; BROWN u. IVY; LEMÉNAGER et al.; GLICK u. HULME; ST. GOAR u. COHEN; WILLIAMS, BARNES u. SOMMERS; TURNER u. WILLIAMS; DELAERE, DESOUSSA, RUDLER u. MARCH; LEBACQ, VERBERCKMOES u. MALADAGUE; REES, ROSALSKI u. MACLEAN; DALY, NELSON u. ROSE; BOWER u. MASON; DOSSETOR, VENNING u. BECK; MORTON, ITABASHI u. GRIMES; LATTERI et al.; MARKS, BERDE, KLEIN, ROTH, GOONAN, BLUMEN u. NABSETH; Editorial Triangel 9, 110—113 (1969); LINQUETTE, FOSSATI, RACEDOT u. VOISIN; KAYE; GODLEY u. LOCKE; MEURER u. Mitarb. u.a.) (S. 304).

Das Beschwerdebild der paraneoplastischen Fernwirkungen ist für den Bronchialkrebs nicht kennzeichnend genug, um diesen Zusammenhang sogleich zu offenbaren, ja in mancher Hinsicht geeignet, von der Diagnose abzulenken. Die verschiedenen Symptomkreise enthalten jedoch prägnante Hinweiszeichen, die bei richtiger Würdigung Verdacht erwecken müssen. Sie können auf die Spur latenter Bronchuskarzinome lenken, da alle Varianten der *paraneoplastischen Syndrome der örtlichen Tumormanifestation oft lange vorausgehen.* Entsprechend der Modifikation des Einteilungsschemas von KNOWLES u. SMITH sind nach BORUCHOW 5 Hauptgruppen zu unterscheiden.

1. Störungen der inneren Sekretion und des Elektrolyt-Wasserhaushalts

Suspekt im obigen Sinne ist das bei Männern unvermittelt rasch entstehende Cushing-Syndrom mit schwerer Auswirkung auf den Kohlenhydratstoffwechsel sowie auf den Wasser-, Mineral- und Säure-Basen-Haushalt (HILLS u. WOEBER; VOGEL, KEATING u. BAHN; WILLIAMS u. SOMMER; KOLÁŘ, PALEČEK u. SKÁLOVÁ; MORTON, ITABASHI u. GRIMES u.a.). Unter den nicht-endokrinen Geschwülsten, die man bei etwa 10% aller

Tabelle 100. Differentialdiagnose des paraneoplastischen und des genuinen Cushing-Syndroms. [Nach Tamm, J.: Die Klinik paraneoplastischer Endokrinopathien. Verh. dtsch. Ges. inn. Med. **73**, 481—487 (1967), Tabelle 4]

	Paraneoplastisches CS		Genuines CS		
	bronchogene Tumoren	Tumoren anderer Lokalisation	bilaterale NNR-Hyperplasie	NNR-Tumoren	ACTH-bild. HVL-Tumoren
Entwicklung der Symptomatik	meist schnell	meist langsamer	relativ langsam	relativ langsam	wechselnd
Klinisches Vollbild	seltener	häufiger	regelmäßig	häufig	häufig
Pigmentierung	häufig	seltener	selten	fehlt	häufig
Hypokaliämie	häufig	häufig	seltener	selten	?
Funktionstests:					
1. ACTH-Belastung	(+)→	++++	+++	(+)→+	+++
2. Dexamethason-Suppression	∅		+	∅	?
3. Metopirontest	∅	∅++		∅	?
Aldosteronausscheidung	erniedrigt bis leicht erhöht		normal	normal	?
17-Ketosteroide	erhöht bis stark erhöht		erhöht	Adenome: normal; Karzinome: stark erhöht	stark erhöht

∅ = kein Ansprechen; (+)—++++ = Ansprechen in relativen Stärkegraden.

Cushing-Kranken findet (KNOWLES u. SMITH; KOVACH u. KYLES u.a.), überwiegen die endothorakalen Malignome (ALLOTT u. SKELTON; KRACHT u.a.). Dabei kommt *broncho-genen Karzinomen — insbesondere des oat cell-Typs* (MEADOR et al.; VOGEL u. Mitarb.; HILLS u. WOEBER; GIBBS; ŠIMEČKOVÁ u. ŠIMEČEK; SIGHART, SCHWARZ u. WRBKA; VIDAL u. Mitarb.; POZZI, GIURA u. MENGHINI u.a.) — *der Vorrang vor anderen Formen* zu (Bronchuskarzinoid mit Cushing-Syndrom und Hyperserotonismus: ESCOVITZ u. REIN-GOLD; COHEN, TOLL u. CASTLEMAN; STEEL, BAERG u. ADAMS; Bronchuskarzinoid mit Hyperkortizismus und Pigmentation: MORSE, KERENYI u. NELSON; multiple Bronchus-adenome mit Cushing-Syndrom und hypokaliämischer Alkalose: SOBOTA u. REED; Bronchialadenom mit stellenweise oat cell-krebsähnlicher Gliederung: COHEN, TOLL u. CASTLEMAN; oat cell-Trachealkarzinom: BORNSTEIN, NOLAN u. BERNANKE; *endokrin aktive rundzellige Thymoblastome* malignen Charakters: LEYTON, TURNBULL u. BRATTON; KEPLER; FRANK; DANCOT u. DUSTIN; HUBBLE; FRIEDMAN; SCHOLZ u. BAHN) (s. auch S. 302, 303, 305 u. 311).

Das *Cushing-Syndrom der Bronchialkrebskranken* unterscheidet sich in den klinischen Leitsymptomen (Stammfettsucht, Vollmondgesicht, Büffelnacken, Hirsutismus, Striae distensae, körperliche Schwäche, Abmagerung der Extremitäten, Osteoporose, plethori-sches Aussehen infolge Polyglobulie, arterieller Hochdruck) nicht von den üblichen Er-scheinungen des vorwiegend das weibliche Geschlecht betreffenden Hyperkortizismus. Es bestehen jedoch graduelle Abweichungen in zweifacher Hinsicht: der *dysregulative Diabetes mellitus* pflegt überdurchschnittlich schwer, und die *oligurische Retentionsneigung* mit Ödemen und Aszites im Gefolge stärker ausgeprägt zu sein als sonst. Nicht selten besteht eine *hypochlorämische Azotämie*. Das Auftreten einer *Alkalose infolge Hypokali-ämie*, deren erstes Hinweiszeichen die *Digitalis-Überempfindlichkeit* sein kann (BRICKNER, LYONS u. LANDAU), ist eher Regel als Ausnahme (VOGEL, KEATING u. BAHN; ST. GOAR u. COHEN; BAGSHAWE; HILLS u. WOEBER; LOCKWOOD; SPAULDING, OILIE u. GORNALL; WILLIAMS u. SOMMERS; MACH, RENCHNICK, MULLER, LAGIER u. PLATTNER; REVOL, BRUN u. QUENEAU u.a.).

Diese Eigenart zeichnet die Mehrzahl von über 60 einschlägigen Erkrankungsfällen aus, die — nach langem Intervall seit dem ersten Bericht von BROWN (1928) — während der letzten Jahre in rascher Folge mitgeteilt wurden (QUERIDO; THORNE; Case records of the Massachusetts General Hospital New Engl. J. Med. 248, 29—35 (1953) und 259, 1128—1134 (1958)]; SPAULDING et al.; METZLER u. FLINK; HARRISON et al.; ROSENTHAL; KOVACH u. KYLE; KNOWLES u. SMITH; MACH, RENCHNICK, MULLER, LAGIER u. PLATT-NER; RIGGS u. SPRAGUE; CHENG, LIU, LIN u. LI; CHAO- LING, TZE-CH'ÜN, TZE-TS'UN u. CH'OUNUNG; MEADOR, LIDDLE, ISLAND, NICHOLSON, LUCAS, NUCKTON u. LUETSCHER; MEADOR, ISLAND, NICHOLSON, NUCKTON, LUCAS, LUETSCHER u. LIDDLE; LIDDLE, GIVENS, NICHOLSON u. ISLAND; BAGSHAWE; HILLS u. WOEBER; MARKS, ROSENBAUM u. RUSS-FIELD; MARKS, ANDERSON u. LIBERMAN; SHOLITON, INCZE u. WERK; WERK u. SHOLITON; VOGEL, KEATING u. BAHN; MACH; SOFFER u. Mitarb.; BROOKS et al.; CROSNIER u. TIMMERMANS; DYRENFURTH et al.; LEPRAT; LIBERMAN u. LUETSCHER; MANNES, BOULANGER u. DELPORTE; HUDSON u. EVANS; PRUNTY et al.; BARIÉTY, COURY u. RUL-LIÈRE; GOLD u. SHNIDER; ALLOTT u. SKELTON; LEWIS, SPEARLE u. JORDAN; CHRISTY; BORNSTEIN, NOLAN u. BERNANKE; DE GENNES, BRICAIRE u. LEPRAT; CAMBIER; FRIED-MAN, MIKHAIL u. BHOLLA; THOMSON, HORVICH u. DAVIS; HYMES u. DOE; LOCKWOOD; HEMLEY, ARIDA u. FINBY; JEPSON; GREENBERG, DIVERTIE u. WOOLNER; GIBBS; MOR-TON, ITABASHI u. GRIMES; LATTERI et al.; REVOL, BRUN u. QUENEAU; MORSE, KERENYI u. NELSON; CHABOT; LINQETTE et al.; PERRAULT u. Mitarb.; BRUN, MOURIQUAND, PERRIN-FAYOLLE, FAURE, QUENEAU u. KALB; FUSCO et al.; POZZI, GIURA u. MENGHINI). Weitere Beobachtungen betreffen Bronchialkrebspatienten mit *biochemischen Symptomen des Hyperkortizismus ohne typisches Cushing-Bild* (abnorm verstärkte Ansprechbarkeit auf Corticotropin mit spontaner oder nach ACTH-Gaben übermäßiger Erhöhung der Plasmafraktionen freier und gebundener 17-Hydrokortikosteroide sowie vermehrter Aus-scheidung von 17-Hydrokortikosteroiden, 17-Ketosteroiden und Tetrahydro-11-Desoxy-kortisolen im Harn) (MARKS, ANDERSON u. LIBERMAN; BELSKY u. MARKS; WERK u. SHOLITOR; VOGT, KEATING u. BAHN; HILL u. WOEBER; QUERIDO; JEPSON; GINSBURY u. BROWN; GREENBERG, DIVERTIE u. WOOLNER; GIBBS; PFEFFER, BRANDENBURG u. FROMMHOLD; LIPSETT, ODELL, ROSENBERG u. WALDMANN; HÄNZE u. PIERACH; PFEIFFER, GARMENDIA, VAUBEL u. RETIENE; HAAS; TAMM; FAIMAN et al.; MCNAMARA, VARON, PAULSON, SHAW u. URSCHEL; LICHTER u. SIRETT; GAULT, BILEFSKY u. KINSELLA; OMENN u. WILKINS; LANDON et al.; weitere Lit. s. REVOL, BRUN u. QUENEAU u.a.) (Tabelle 100).

Der Mineralo- und Glukohyperkortizismus tritt beim Bronchuskarzinom häufiger ohne als mit Cushing-Zeichen auf. Sein anatomisches Korrelat ist uneinheitlich: bei beiden Erscheinungsformen wurden *nur vereinzelt suprarenale, hypophysäre oder dienzephale Metastasen* gefunden (S. 292). Histologisch zeigten sich zumeist *bilaterale Nebennieren-rinden-Hyperplasie* (Vergrößerung und Gewichtszunahme beider Organe mit Verbreite-rung der faszikulären Rindenschicht auf Kosten der Zona glomerulosa als Aldosteron-Produktionsstätte), *insuläre Pankreas-Hyperplasie* (WILLIAMS u. SOMMERS u.a.), gelegent-lich auch *hyperplastische Veränderungen des Hypophysen-Vorderlappens* (Vermehrung der basophilen Zellen mit Neigung zu adenomatöser Formation, stellenweise Crookesche Zellen, Hyalinose) (SHOLITON, INCZE u. WERK; WERK u. SHOLITON; ALLOTT u. SKELTON; MARKS, ANDERSON u. LIBERMAN; VOGEL, KEATING u. BAHN; HILLS u. WOEBER; WIL-LIAMS u. SOMMERS; JEPSON u.a.). In einem nicht unbeträchtlichen Anteil der Fälle war selbst histologisch kein krankhafter Befund an den endokrinen Organen festzustellen.

Nach alledem scheint die Metastasierung per se für die inkretorische Anomalie nicht verantwortlich zu sein, zumal sich relative Häufigkeit und Koinzidenz beider Bedingungen keineswegs symbath verhalten. Wenn die endokrinen Erscheinungen denen des Bronchial-karzinoms auch oft vorausgehen, ist die Priorität der Neoplasie doch unzweifelhaft, und eine Umkehr der Kausalitätsbeziehungen — Krebsentstehung durch proliferations-fördernden Effekt gesteigerter Hormonproduktion — abzulehnen.

Über den auslösenden Mechanismus der Nebennierenrinden-Überfunktion wird seit
langem diskutiert (THORN u. FORSHAM; DOBRINGER u. LIEBERMAN; PARKER u. SOMMERS;
DOBRINER, LIEBERMAN, WILSON u. EKHAM; ENGEL; SHOLITON, INCZE u. WERK; VOGEL,
KEATING u. BAHN; HILLS u. WOEBER; BAGSHAWE; CAMBIER; DE GENNES et al.; BORN-
STEIN, NOLAN u. BERNANKE; ALLOTT u. SKELTON; HYMES u. DOE; MEADOR et al.; LIDDLE
u. Mitarb.; MARKS u. BELSKY; LATTERI et al.; HÄNZE u. PIERACH u. a.). Ein rein zufälliges
Zusammentreffen ist unwahrscheinlich, ebenso eine unspezifische stressartige Stimulation
des Endokriniums durch das konsumierende Leiden, Schmerzen, Angst, Beklemmungs-
gefühl, Hyperkapnie, Operationstraumen oder besondere Medikation (SAYERS; LE FEMINE,
MARKS, TETER, LEFTIN, LEONARD u. BAKER; PERSKY; PRICE, THALER u. MASON; SHU-
STER; SANDBERG, EIK-NES, MIGEON u. SAMUELS; BELSKY u. MARKS; LATTERI et al.).
Auch der häufige Befund ausgedehnter Lebermetastasen in den oben zitierten Fällen gibt
keine ausreichende pathophysiologische Erklärung, obgleich eine diffuse Leberparenchym-
zerstörung die Glukokortikoid-Inaktivierung verlangsamen kann (BONGIOVANNI u. EISEN-
MENGER; LATTERI et al.).

Man hat versucht, onkogenetisch einen *gemeinsamen Nenner* im *Zelltyp des Geschwulst-
epithels* zu finden, da es sich bei den in Betracht kommenden Tumoren mit wenigen Ausnahmen (FUSCO u. ROSEN; HILLS) um oat cell-Krebse des Respirationstrakts oder um
sonstige broncho- bzw. thymogene Gewächse mit ähnlich *kleinzelliger Struktur* handelt
(s. S. 300).

Das Blutplasma solcher Patienten zeigte tierexperimentell gesteigerte kortikotrophe
Aktivität und enthielt reichlich das Nebennierenrinden-Wachstum regulierende Faktoren
(BORNSTEIN, NOLAN u. BERNANKE; CHRISTY u.a.). Bei einigen an oat cell-Karzinomen
Verstorbenen mit beträchtlicher Nebennierenrindenhyperplasie erwies sich die Hypo-
physe im biologischen Versuch bezüglich kortikotropher Eigenschaften als weitgehend
inaktiv, während Extrakte des Tumorgewebes ACTH-ähnliche Wirksamkeit zeigten
(LIDDLE, GIVENS, NICHOLSON u. ISLAND; MEADOR, ISLAND, NICHOLSON, NUCKTOR
LUCAS, LUETSCHER u. LIDDLE; BELSKY u. MARKS; MARKS, ANDERSON u. LIBERMAN;
MARKS, ROSENBAUM u. RUSSFIELD; VOGEL, KEATING u. BAHN; HILL u. WOEBER;
CHRISTY; WILLIAMS u. SOMMERS; MORTON, ITABASHI u. GRIMES; FUSCO et al.). Die Befunde stützen die These, daß *der die Nebennierenrinde stimulierende Wirkstoff extra-
pituitären Ursprungs* ist und *von den Geschwulstzellen selbst abgesondert* wird (sog.
„*ektopisches ACTH-Syndrom*" nach LIDDLE u. Mitarb.). Ob dieser Sachverhalt generell
für den paraneoplastischen Hyperkortizismus zutrifft, muß offenbleiben, solange die
kortikotropinartige Substanz nicht chemisch identifiziert, und ihre örtliche Konzentration im Tumor nicht exakt meßbar ist.

Neuerdings schreibt man dem Tumorgewebe bronchogener Karzinome auch die Fähig-
keit zur *Abscheidung glukagon-artiger Substanzen* zu (O'NEAL u. Mitarb.). Angesichts der
Wirkungsweise des α-Zell-Inkrets (MURLIN, CLOUGH u. GIBBS; COLLENS u. MURLIN;
BÜRGER; BÜRGER u. KLOTZBÜCHER; KLOTZBÜCHER; STAUB, SINN u. BEHRENS; BEHRENS,
STAUB, ROOT u. BROMER; SUTHERLAND, WOSILAIT u. RALL; CANDELA u. CANDELA; FOA;
DE DUVE; SCHULZE; s. auch FERNER; VON HOLT u. Mitarb.) scheint es denkbar, daß die
gleichsinnige hormonale Tumoraktivität mitunter zur Störung des Kohlenhydratstoff-
wechsels beiträgt, die andererseits auch in Form rezidivierender *Hypoglykämie-Schübe*
auftreten kann (MCPEAK u. PAPANIOANNOU; MARS, SCHUMACHER u. MCCORMACK;
NISSAN u. Mitarb.).

Es gibt gute Gründe, einen analogen Zusammenhang auch bei anderen endokrinen
Begleiterscheinungen der Neoplasie anzunehmen. Die *klinischen Phänomene des Hyper-
serotonismus*, die das endokrine Karzinoid-Syndrom prägen und gelegentlich mit einem
Cushing-Syndrom vergesellschaftet sind (ESCOVITZ u. REINGOLD; COHEN, TOLL u. CASTLE-
MAN; SOBOTA u. REED), treten nicht nur bei entero- und bronchogenen Karzinoiden auf
(s. Bd. IX/4c, S. 118). Die spezifische *Tumorinkretion von 5-Hydroxy-Tryptophan bzw.*

-Tryptamin wird mit der gleichen Kombination klinischer Symptome auch *beim hafer-kornzelligen Bronchuskrebs* beschrieben (AZZOPARDI u. WILLIAMS; WILLIAMS u. SOMMERS; AZZOPARDI u. BELLAU; HARRINGTON, MONTGOMERY, RAMSEY, ROBERTSON u. WELBOURN; SMITH, NYHUS, DALGLIESH, DUTTON, LENNOX u. MACFARLANE; LIPSETT, ODELL, ROSENBERG u. WALDMANN; GOWENLOCK, PLATT, CAMPBELL u. WORMSLEY; MAJCHER, LEE, REINGOLD, BOYLE u. HAVERBACK; SMITH; HILLS; KINLOCH *et al.*; HEDINGER; BROCARD, AKOUN, BRUHAT u. BAYARD; PARISH *et al.*; FONTANA, TYCE, FLOCK u. DOCKERTY; GREENBERG, DIVERTIE u. WOOLNER).

Die von HARRINGTON *et al.* mitgeteilte Beobachtung ist in mehrerer Hinsicht bemerkenswert. Bei der 55jährigen Frau wurden außer dem Cushing-Syndrom (Stammfettsucht, männliche Bartbehaarung, Striae am Leib, verstärkte Dorsalkyphose, Hypertension) flushartige zyanotische Hautflecken im Gesicht, nächtliche Dyspnoeanfälle, zunehmende Lebervergrößerung, wäßriger Durchfall und vermehrte 5-Oxyindol-Essigsäure-Ausscheidung im Urin — nach intravenöser Alkoholprovokation in gesteigertem Maße — festgestellt, der zwingende Verdacht auf ein Karzinoid aber nicht bestätigt. Die Sektion ergab ein ordinäres Bronchuskarzinom vom oat cell-Typ mit Lebermetastasen, jedoch ohne Beteiligung der — auch sonst anatomisch unauffälligen — endokrinen Organe.

AZZOPARDI beschrieb amorphe eosinophile Massen innerhalb tubulärer Formationen eines oat cell-Karzinoms, die in gleicher Gestalt auch bei manchen Bronchialadenomen vorkommen und das morphologische Äquivalent der Serotonin-Produktion sein können. Der Autor hält demnach eine funktionelle Differenzierung des kleinzelligen Krebstyps nach Art endokrin aktiver Karzinoide auch vom anatomischen Blickwinkel her für wahrscheinlich (s. auch AZZOPARDI u. BELLAU). Bezüglich der klinischen Aspekte des Hyperserotonismus wird auf das Kapitel „Bronchialadenome" verwiesen (s. Bd. IX/4c, S. 116ff.).

Ein weiterer Ausdruck endokriner Geschwulstaktivität dürfte die bei Karzinomträgern relativ häufige *Hyperkalzämie* sein, die ohne Zusammenhang mit osteolytischen Metastasen auftritt. Sie kann zur Nephrokalzinose führen (Abb. 152) und nach der Tumorentfernung völlig zurückgehen (PLIMPTON u. GELLHORN; BAKER; HOWARD, CAREY, RUBIN u. LEVIN; CONNOR, THOMAS u. HOWARD; MYERS; KNOWLES u. SMITH; UEHLINGER; STEIN u. SMITH; SACHS; CAREY; WARWICK u. Mitarb.; TAYLOR u. SIEMSEN; LIPSETT *et al.*; KOLÁŘ, PALEČEK u. SKÁLOVÁ; GREENBERG, DIVERTIE u. WOOLNER; GOLD u. SHNIDER; BARIÉTY, PAILLAS, POULET u. MOREL-MAROGER; THIBAULT; VULTERINI; LATTERI *et al.*; STONE, WATERHOUSE u. TERRY; LEMON; WATSON; SEGALOFF; SZYMENDERA, TOLWIŃSKI u. JASIŃSKI; COREY, KENNY, GREENBERG u. LAUGHLIN; SZYMENDERA, STANKOWSKA, TOLWIŃSKI, ZULAWSKI, NOWOSIELSKI u. JASIŃSKI; MYERS, GREENBERG, ROTHSCHILD, MERLINO, WEBER u. COREY; DAVID, VERNER u. ENGEL; JESSIMAN *et al.*; LAIRD MYERS; WARWICK, YENDT u. OLIN; GREEN; BOWER u. GORDAN; GOLDSMITH; OMENN, ROTH u. BAKER; MANNHEIMER u.a.). Die *psychoorganische Semiotik* der Blutkalziumerhöhung wurde bereits geschildert (S. 292 u. 294). Die pathophysiologischen Ursachen des mit Hyperplasie der Nebenschilddrüsen verbundenen *symptomatischen „Hyperparathyreoidismus"* (LATTERI *et al.*; TURKINGTON, GOLDMAN, RUFFNER u. DOBSON; TAYLOR u. SIEMSEN; LEMON; VOOG *et al.*; TASHIJAN u. MUNSON; SMITH) waren lange unklar. Neuerdings wird auch hier an den *Effekt spezifischer Tumorsekretion* gedacht, die „einen chemischen Stoff liefert mit den Wirkungseigenschaften des Parathormons, des Vitamin D oder eines Vehikels für das Serumkalzium" (PLIMPTON u. GELLHORN zit. nach UEHLINGER; s. auch TAYLOR u. SIEMSEN; CAREY; MORTON, ITABASHI u. GRIMES; CONNOR, THOMAS u. HOWARD; LEMON; MYERS; O'NEAL *et al.*; TURKINGTON, GOLDMAN, RUFFNER u. DOBSON; GRIMES, FISHER, FINN u. DANOWSKI; STRICKLAND *et al.*; ECK, HAUPT u. ROTHE). RICE, PONTHIER u. MILLER vermuten auf Grund tierexperimenteller Befunde, daß auch eine vom Geschwulstgewebe ausgehende *Inkretion von Gonadotropin und Thyreokalzitonin* am Zustandekommen des Kalkblutspiegel-Anstiegs mitwirkt. Die Elektrolytstörung kann auf ein klinisch sonst inapparentes Bronchialkarzinom hinweisen und spricht in dubio für die neoplastische Natur eines röntgenologisch festgestellten Lungenschattens zunächst unbestimmter Ätiologie (UEHLINGER). Differentialdiagnostisch

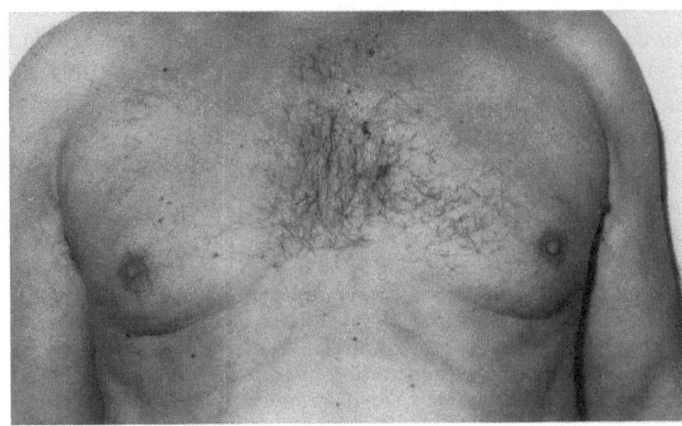

Abb. 153. *Gynäkomastie als paraneoplastisches Initialsymptom.* Die Anschwellung der Brustdrüsen machte sich 8 Jahre vor Entdeckung des asymptomatischen Geschwulstherdes im rechten Oberlappen bemerkbar (5 cm großer Narbenkrebsknoten vom Typ eines Adenokarzinoms s. Abb. 367). (E.-Nr. 2033/69 Patholog. Inst. d. Krhs. Nordwest, Direktor: Prof. Kahlau). A. S., 63jähr. ♂. Arch.-Nr. 1709 05751 Radiolog. Zentralinst. d. Krhs. Nordwest Frankfurt/M.

ist die *idiopathische Form der Hyperkalzämie* (William-Syndrom) (Jorgensen u. Beuren) und — angesichts endothorakaler Lymphknotenschwellung — auch die symptomatische Erhöhung des Serumkalzium-Spiegels beim Morbus Boeck (Goldenberg u. Greenspan; Bell *et al.*; Cushard, Simon, Canterbury u. Reiss; Goetz) (s. S. 309 u. 395) zu berücksichtigen.

In der gleichen Reihe ist schließlich die *Produktion von atypischem antidiuretischen Hormon* zu nennen, die eine markante Hyponaträmie und sonstige Äußerungen des *Schwartz-Bartter-Syndroms* auslöst (renaler Kochsalzverlust ohne Anzeichen organischer Nierenläsion mit Hyperosmolarität des Harns (∼400—700 mOsm/Liter), Verwirrtheitszustände und andere psychische Störungen, deletäre Wirkung diuretischer Medikation!) (Schwartz, Bennett, Curelop u. Bartter; Bartter u. Schwartz; Schwartz, Tassel u. Bartter; Schwartz, Fogel, Chokas u. Panariello; Roberts; Ries, Rosalki u. MacLean; Ivy; Dossetor, Venning u. Beck; Turner u. Williams; Amatruda, Mulrow, Gallagher u. Sawyer; Thorn u. Transbol; Williams, Barnes u. Sommers; Goldberg; Edwards; Ross; Daly, Nelson u. Rose; Chabot; Lee, Jones u. Barraclough; Lebacq, Verberckmoes u. Maladague; Delaere, Desoussa, Rudler u. March; Linton u. Hutton; Grantham, Brown u. Schloerb; Glick u. Hulme; St. Goar u. Cohen; Claxton, McPherson, Sealy u. Young; Bower u. Mason; Latteri *et al.*; Smith; Marks, Berde, Klein. Roth, Goonan, Blumen u. Nabseth; Editorial Triangel 9, 110—113 (1969); Verney; Segar u. Moore; Linquette, Fossati, Racedot u. Voisin; Kaye; Meurer u. Mitarb.; Godley u. Locke; Shibata *et al.*; Daubresse u. van Cauter; Eck, Haupt u. Rothe) (s. S. 294 u. 299).

Die schon seit 1938 bekannte Anomalie (Winkler u. Crankshaw) wurde zunächst direkter oder indirekter Stimulation der Neurohypophyse durch Metastasen in hypothalamischen Zentren (Nuclei supraoptici und paraventriculares) oder druckbedingter Irritation vagaler Rezeptoren im Mediastinum zugeschrieben (s. S. 283 u. 294). Wie schon von Schwartz u. Mitarb. vermutet, wurde jedoch in den letzten Jahren eine *antidiuretische Wirksamkeit von Tumorextrakten* (ca. 70—350 Mikroeinheiten pro mg) (Amatruda, Mulrow, Gallagher u. Sawyer; Delaere, Desoussa, Rudler u. March; Goldberg; Vorherr u. Mitarb.; Rosenow, Segar u. Zehr) mit *Ausscheidung beträchtlicher Arginin-Vasopressin-Mengen im Tagesharn* (>3 000 Milli-Einheiten) nachgewiesen (Thorn u. Transbol; s. auch O'Neal). Aus dem Spektrum weiterer Krankheitszustände, die nach neuerer Erkenntnis zur „*inappropriate secretion*" von antidiuretischem Hormon mit schwerer

Hyponaträmie führen können (GOLDBERG; ROSENOW et al.), sei hier unter dem Aspekt differentialdiagnostischer Erwägungen auf analoge Effekte pulmonaler Gewebsextrakte bei Lungentuberkulose (WEISS u. KATZ; CHUNG u. HUBBARD; VORHERR u. Mitarb.) und Pneumonie (STORMONT u. WATERHOUSE; ROSENOW, SEGAR u. ZEHR) hingewiesen.

Demnach bleibt kaum ein Zweifel, daß die symptomatische Störung des Elektrolyt- und Wasserhaushalts bei den Tumorträgern nicht metastatischen bzw. primär neuro-sekretorischen Ursprungs, sondern Folge endokriner Gewebsaktivität der Bronchuskarzinome ist, unter denen wiederum die kleinzelligen Krebsformen vorherrschen (SCHWARTZ u. Mitarb.; AMATRUDA et al.; CHABOT; BARTTER u. SCHWARTZ; DELAERE et al.; BROWN u. MASON; ROUMAGOUX et coll.; WILLIAMS, BARNES u. SOMMERS; LATTERI et al.; MARKS u. Mitarb.; SEGAR u. MOORE; GOLDBERG; LINQUETTE et al.). Für die mitunter begleitende Steatorrhoe gibt es bislang keine befriedigende pathohysiologische Erklärung (TURNER u. WILLIAMS), wenn auch Resorptionsstörungen im Dünndarm infolge villöser Atrophie bei Krebskranken beschrieben wurden (DYMOCK, MACKAY, MILLER, THOMSON, GRAY, KENNEDY u. ADAMS; BRZECHWA-AJDUKIEWICZ, MCCARTHY, AUSTAD, CORNES, HARRISON u. READ; NOTARIO, MAKVICINI u. PALLAVICINI).

Zeichen der Akromegalie gehören zu den seltenen Begleitsymptomen (FIELD; FRIED; EDWARDS; COURY; LATTERI et al.), sofern man die — bei Bronchuskrebskranken häufig vorkommende (Tabelle 106) — Ostéo-arthropathie hypertrophiante pneumique lediglich als „Pseudo-Akromegalie" auffaßt (THALMANN). Seit langem werden jedoch triftige klinische Argumente zugunsten der Annahme vorgebracht, daß die akromegaloiden Züge der Dysakromelie Ausdruck neoplasiebedingter Dysfunktion des Hypophysen-Zwischenhirn-systems sind (FIELD; FRIED; BLOOM; BERNARD u. KOVACS; MOEHLIG; BARIÉTY u. COURY; GINSBURG u. BROWN; COURY, ROISIN u. COULIBOEUF; DE GENNES et al.; LATTERI u. Mitarb.; REMACLE; STEINER, DAHLBÄCK u. WALDENSTRÖM) (s. S. 319).

Als weiteres Stigma innersekretorischer Störung wird bei Bronchuskarzinomträgern im Schrifttum öfters eine Gynäkomastie vermerkt, die isoliert (WHEELER et coll.: 4,8% des eigenen Beobachtungsmaterials; s. auch DEL CASTILLO, DE LA BALZE u. MEMBRIVES; FRIED; HUGUENIN, FAUVET u. PIERART; SIRTORI u. VERONESI; LEVI-VALENSI, CHAULET, BENMILOUD, LACROIX u. MOKHTARI; DE GENNES, BRICAIRE u. GUIOT; LIPSETT, ODELL, ROSENBERG u. WALDMANN; BERONIADE, ARESTEANU u. ANTONESCU; KLATSKIN; SEILLE, DE BRUX u. ENTAT; KOLÁŘ, PALEČEK u. SKÁLOVÁ; GREENBERG, DIVERTIE u. WOOLNER; WILLIAMS u. SOMMERS; SMITH; DAUBRESSE u. VAN CAUTER; LATTERI et al.) (Abb. 153) oder in syndromartiger Verbindung mit Dysakromelie vom Typ Bamberger-Marie auftritt (RAY u. FISHER; COURY, ROISIN u. COULIBOEUF; CHAULET, BARCELO, LEVI-VALENSI u. DRIF; LUCHERINI; LATTERI et al.; REMACLE). Die Schwellung der männlichen Brustdrüse ist histologisch durch Proliferation des Milchgangepithels und Bindegewebshyperplasie gekennzeichnet (LATTERI et al.). Wie bei Leberzirrhotikern üblich, kann sie mit Libido-schwund und sichtbarem Hypogenitalismus einhergehen, ist aber nicht einer intra-hepatischen Hormonabbaustörung, sondern erhöhter Östrogen-Ausschüttung (GINSBURG u. BROWN; MARMORSTON et al.) bzw. hypophysärer Überfunktion zuzuschreiben (WHEELER et al.; LATTERI u. Mitarb.). Die Gynäkomastie ist häufiger als das Pendant, der beim paraneoplastischen Hyperkortizismus weiblicher Bronchialkrebspatienten gelegentlich beobachtete Virilismus (HÄNZE u. PIERACH). Inwieweit es sich dabei um einen direkten tumorbiologischen Effekt handelt, ist unbekannt.

Das gilt gleichermaßen für den bei Bronchialkrebskranken vereinzelt beschriebenen Hyperthyreoidismus (DE GENNES, BRICAIRE u. LEPRAT; BARIÉTY et coll.; LATTERI et al.), der bei dem von BARIÉTY u. Mitarb. beobachteten 61jährigen Patienten 18 Monate vor der Entdeckung des anaplastischen Krebses als Vollbild des Morbus Basedow mit bi-lateralem Exophthalmus in Erscheinung trat. Wegen der Seltenheit dieser Koinzidenz ist ein zufälliges Zusammentreffen nicht auszuschließen. Es erscheint jedenfalls fraglich, ob die Einordnung der Schilddrüsenüberfunktion unter die paraneoplastischen Phäno-mene (LATTERI et al.) pathophysiologisch berechtigt ist.

Tabelle 101. Häufigkeitsrelation der verschiedenen Formen paraneoplastischer Neuromyopathien bei Bronchial-krebskranken. [Nach MORTON, D. L., H. H. ITABASHI u. O. F. GRIMES: Nonmetastatic neurological complications of bronchogenic carcinoma: the carcinomatous neuromyopathies. J. thorac. cardiovasc. Surg. **51**, 14—28 (1966), Tabelle 1]

Syndrom	Eigene Patienten		Literaturfälle		Gesamtmaterial	
	Anzahl	%	Anzahl	%	Anzahl	%
Karzinomatöse Myopathie	12	55	89	61	101	61
Polyneuropathie	6	26	28	20	34	20
Sensorische Neuropathie	3	13	16	11	19	13
Subakute zerebellare Degeneration	9	39	16	11	25	15
Enzephalomyelopathie	11	48	21	15	32	19
Insgesamt	23		142		165	

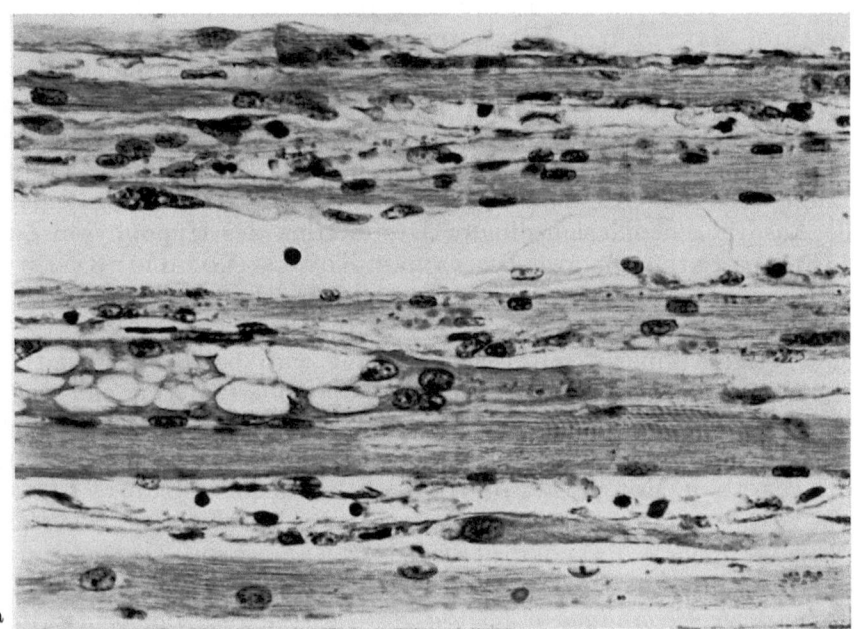

Abb. 154 a—d. *Paraneoplastische Veränderungen des Muskel- und Nervengewebes.* a *Paraneoplastische Myo-pathie.* Hochgradige Atrophie der Oberschenkelmuskulatur bei faustgroßem, wenig differenzierten Pflasterzell-karzinom des Lungenoberlappenbronchus. Vergr. 330:1. K. D., 70jähr.♂ (Sekt.-Nr. 266/60 Pathol. Inst. d. Univ. Zürich, damal. Direktor: Prof. UEHLINGER). b—d *Paraneoplastische Neuropathie.* b Spinalganglion mit Untergang der Ganglienzellen und lymphozytärer Infiltration. Vergr. 90:1. c Rückenmarksquerschnitt mit Ausfall der Hinterstränge. Vergr. 7,5:1. d Nervus femoralis mit ausgedehnter Auflösung der Markscheiden. Vergr. 90:1. K. S., 58jähr.♀ (Sekt.-Nr. 279/57 Pathol. Inst. d. Univ. Zürich, damal. Direktor: Prof. UEHLIN-GER). (Aus ECK, H., HAUPT, R., ROTHE, G.: Die gut- und bösartigen Lungengeschwülste. In: Handbuch der speziellen pathologischen Anatomie und Histologie, Bd. III/4, Abb. 156 u. 157. Berlin-Heidelberg-New York: Springer 1969)

2. Paraneoplastische Neuro-Myopathien

Die Mitteilung von DENNY-BROWN lenkte erstmals die Aufmerksamkeit auf nicht-metastatische neuro-muskuläre Funktionsstörungen bei Bronchuskarzinomträgern. Als häufige Vorboten des noch unerkannten Geschwulstleidens fanden die verschiedenen neurologisch-psychiatrischen Erscheinungsformen des paraneoplastischen Syndroms seit-her zunehmende Beachtung (MYBURN-MASON; LENNOX u. PRITCHARD; HEATFIELD u. WILLIAMS; HENSON, RUSSEL u. WILKINGSON; RICHARDSON; SMITH u. WHITFIELD; BRAIN, DANIEL u. GREENFIELD; McCAUGHEY u. MILLER; LASSEN u. MUNCK; MURDOCH u. WAL-

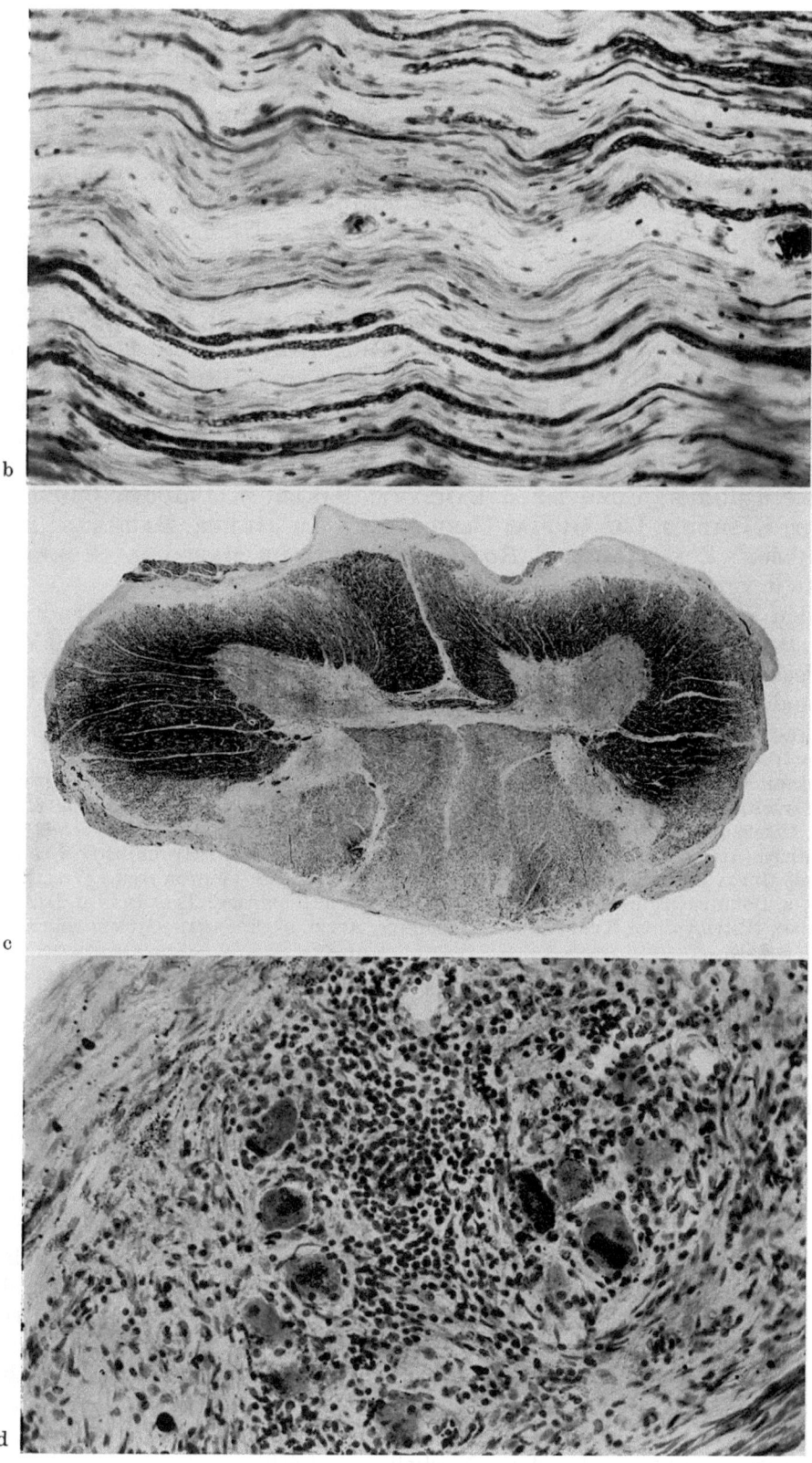

Abb. 154 b—d

KER; BOCIAN u. ZEALER; DYCK, BAILEY u. OLSZEWSKI; HENSON; BRAIN u. HENSON;
WILLIAMS; BRAIN u. NORRIS; JEWESBURY; CHARTON u. BRIERLY; KNOWLES u. SMITH;
DIAMOND; OELBAUM u. STATHAM; BORUCHOW; BRAIN; GREENBERG, DIVERTIE u. WOOL-
NER; NEWMAN u. GUCOMP; MANCALL u. ROSALES; KENNEDY; HEGGLIN; LÜTHY; MEES-
SEN; KOLÁŘ, PALEČEK u. SKÁLOVÁ; GIBBS; TSCHABITSCHER u. HEVES; WILKINGSON;
BARRAQUER-BORDAS u. LOWENTHAL; STRAUSS, SEGAL, HSU, BURKHOLDER, NSTUK u.
OSSERMAN; WILKINGSON u. ZERONSKI; ELKINGTON u. HENSON; LEA; WEBER u. HILL;
KREMER u. PRATT; DESTUNIS u. ZAHNERT; RICHWIEN; UEHLINGER; BODECHTEL; MU-
MENTHALER; SHAFAR; GUICHARD, CABANNE, TOMMASI u. FAYOLLE; GARDE, TOMMASI u.
AIMARD; BALMÈS; SIGUERA, BETOURNE, MISSIAS u. GODEAU; ZBINDEN; MANNES, BOU-
LANGER u. DELPORTE; ALAJUOANINE, BERTRAND u. SAMSON; BOUDING, PÉPIN, BRION,
LABET, LAURAS u. LYON; BARIÉTY, COURY u. RULLIÈRE; MORTON, ITABASHI u. GRIMES;
ANDERSON, CHURCHILL-DAVIDSON u. RICHARDSON; CROFT; ROOKE, EATON, LAMBERT u.
HODGSON; EATON u. LAMBERT; WISE; LATTERI et al.; THIBAULT; BOUDIN; VULTERINI;
DAYAN; SMITH; ANDERSON u. BERNATZ; LAMBERT, ROOKE, EATON u. HODGSON; WISE
u. MACDERMONT; LAMBERT u. ROOKE; LAMBERT; HOFMANN, KUNDIN u. FARRELL;
MCQUILLEN u. JOHNS; ELMQVIST u. LAMBERT; BAKER; KLINGDON; CROFT, URICH u.
WILKINSON; KASHEF u. DAS GUPTA; ULRICH, SPIESS u. HUBER; BAUMANN; KENNEDY u.
JIMENEZ-PABON; ECK, HAUPT u. ROTHE; FRANKE; DE MARCO u. SCORETTI; HILLS;
DAUBRESSE u. VAN CAUTER; BLAHA, BIRNBERGER u. FLIEGE u.a.).

Über den diagnostischen Indizienwert der neuro-myopathischen Syndrome hinaus
ergeben sich auch praktisch-therapeutische Konsequenzen insofern, als das Vorkommnis
myasthenischer Reaktionen im Operationsfall bei der Anwendung von Myorelaxantien
während endotrachealer Narkose besondere Vorsichtsmaßnahmen erfordert (S. 309).

Gleichartige *neuro-muskuläre Veränderungen nicht-metastatischen Ursprungs* beobachtet man *auch bei
anderen Neoplasien* (DENNY-BROWN; ADAMS, DENNY-BROWN u. PEARSON; CHRISTIANSON, BRUNSTING u.
PERRY; WALTON u. ADAMS; WINKELMAN, MULDER, LAMBERT, HOWARD u. DIESSNER; RODIN, LARSON u.
ROBERTS; HARRISON u. SCHERBEL; GUTRECHT, ESPINOSA u. DYCK u.a.), insbesondere beim *Morbus Hodgkin*
(DOLMAN u. CAIRNS; NEWCASTLE; HAYNAL u. REGLI; MUMENTHALER; WILLIAMS et al.), bei anderen
Retikuloseformen (ALLISON u. GORDON; ÅSTRÖM, MANCALL u. RICHARDSON; HUTCHINSON, LEONARD, MAUDS-
LEY u. YATES; GUPTA u. MITTAL; KLINGSDON u.a.), beim *Plasmozytom* (VICTOR et al.; WILLIAMS u. Mitarb.;
SILVERSTEIN u. DONIGER; AGUAYO et al.; ROHMER, MENGUS u. BUCHHEIT; TALERMAN u. BATESON) und bei
Thymoblastomen (Polymyositis: KERN, GOOTLIEB, MONES, APPEL u. OSSERMAN; MUMENTHALER; Myasthenie
s. Bd. IX/4c, S. 241).

Nach anatomisch-klinischen Kriterien unterscheidet man folgende Grundformen:

1. die karzinombedingte *Myopathie*,
2. die *periphere Neuropathie* sensorischen und/oder motorischen Charakters einschließlich *radikulärer Erscheinungen vom Typ Guillain-Barré* und degenerativer Läsionen des
peripheren autonomen Nervensystems,
3. die *vorwiegend spinale* Schädigungsform inklusive der relativ seltenen *akuten
nekrotisierenden Myelopathie*,
4. die *subakute zerebellare Degeneration* und
5. den *rein zerebralen* oder gemischt *enzephalo-myelopathischen Typ*.

Die paraneoplastische *Myopathie* steht der Häufigkeit nach an erster Stelle. Sie wird
leicht übersehen, weil man die Muskelschwäche eher dem konsumierenden Leiden als
einer spezifischen Affektion zuschreibt (MORTON, ITABASHI u. GRIMES). Andererseits
kommen zum Bild der *Polymyositis* (Ermüdbarkeit, Schwund und Schmerzhaftigkeit der
Muskulatur vor allem des Beckengürtels und der Oberschenkel) oft Parästhesien und
Hyporeflexie hinzu, so daß sich die Phänomene mit denen der peripheren Neuropathie
überschneiden. Die mit erhöhter Kreatinausscheidung im Harn (> 100 mg/die) (DAU-
BRESSE u. VAN CAUTER) verbundene Muskelläsion tritt jedoch öfter isoliert als in Be-
gleitung oder als Folge symptomatischer Polyneuritis auf (DENNY-BROWN; BRAIN u.
HENSON; NEWMAN u. GUCOMP; HEATHFIELD u. WILKINGSON; HENSON, RUSSELL u.
WILKINGSON; CROFT u. WILKINGSON; DYCK, BAILEY u. OLSZEWSKI; ROOKE, EATON, LAM-

BERT u. HODGSON; ANDERSON, CHURCHILL-DAVIDSON u. RICHARDSON; CROFT; WISE; SIGUERA, BETOURNE, MISSIAS u. GODEAU; DE MARCO u. SCORETTI; MORTON et al.) (Tabelle 101). Im Hinblick auf die Differentialdiagnose hilo-mediastinaler Lymphknoten-schwellungen im Röntgenbild ist es wissenswert, daß der *Skeletmuskelbefall beim Boeck-schen Sarkoid* ebenfalls zu progressiver Adynamie führt (BAMMER; CROMPTON u. MAC DERMONT; MYERS et al.; MORITZ; ROSSEEL; HINTERBÜCHNER u. HINTERBÜCHNER; CHAN-DOR et al.; MUMENTHALER u.a.) und *mit Hyperkalzämie verbunden* sein kann (GOLDEN-BERG u. GREENSPAN; GOETZ; BELL, GILL u. BARTTER; CUSHARD, SIMON, CANTERBURY u. REISS (S. 304).

Der *anatomische Befund* (degenerativer Schwund, unterschiedliche Faserdicke und Fibrillenatrophie der betroffenen Muskelfasern, Kontur- und Strukturverwaschenheit bis zum Verlust der Querstreifung, verminderte Färbbarkeit bzw. Verplumpung oder Unter-gang der Sarkolemm-Kerne, hyaline Fibrose im Atrophiebereich sowie Fett-Vakatwuche-rung und polymorphkernige Leukozyteninfiltration der Myosepten, stellenweise auch be-gleitende Degeneration der neuro-muskulären Endapparate) (Abb. 154a) entspricht in seinem Ausmaß nicht immer der Schwere der Symptome.

Diese nehmen bei manchen Patienten den Charakter einer *myasthenischen Reaktion* an, die sich mit auffallender Ermüdbarkeit, Erschwernis des Aufrichtens und Treppensteigens oder mit Gangstörungen äußert, die für die echte Myasthenie typische Beteiligung der Lid-, Bulbus- und Schlundmuskulatur aber vermissen läßt und auch im Elektromyo-gramm abweichende Veränderungen zeigt (EATON u. LAMBERT; ANDERSON et al.; ROOKE u. Mitarb.; LAMBERT et al.; CROFT; WISE; SHAFAR; ZBINDEN; MANNES, BOULANGER u. DELPORTE; WISE u. MACDERMONT; BRAIN u. NORRIS; HOFMANN, KUNDIN u. FARRELL; MCQUILLEN u. JOHNS; ELMQVIST u. LAMBERT; MORTON et al.; LATTES et al.). Das myasthenische Syndrom *(Eaton-Lambert-Syndrom)* verdient im Operationsfall besondere Beachtung seitens des Anaesthesisten, weil bei den Betroffenen die Gabe von curare-ähnlichen bzw. depolarisierenden Myorelaxantien (Pantolax, Tubocurarin, Succinylcholin, Dekamethonium-bromid etc.) durch einen neuro-muskulären Block langanhaltende, gegenüber Neostigmin relativ refraktäre Apnoe auslösen kann (ANDERSON et al.; BOOKE u. Mitarb.; EATON u. LAMBERT; CROFT; WISE; MORTON, ITABASHI u. GRIMES) und in Analogie zur Myasthenia gravis die *Gefahr akuter Narkosetodesfälle* birgt (PATERSON u. HELLER).

Die *Neuropathien peripheren und radikulären Typs* kommen mit senso-motorischen Ausfällen und sensiblen Reizsymptomen zur Geltung (DENNY-BROWN; WYBURN-MASON; WEBER u. HILL; LENNOX u. PRITCHARD; ELKINGTON u. HENSON; BRAIN; LEA; HEATH-FIELD u. WILLIAMS; BRAIN, DANIEL u. GREENFIELD; HENSON, RUSSELL u. WILKINGSON; CIRIO; WYBURN-MASON u. CAMB; BRAIN u. HENSON; WILLIAMS; HENSON; DESTUNIS u. ZAHNERT; LASSEN u. MUNCK; MURDOCH u. WALKER; DYCK, BAILEY u. OLSZEWSKI; JEWESBURY; CROFT u. WILKINGSON; SMITH u. WHITHFIELD; KNOWLES u. SMITH; DIA-MOND; BORUCHOW; NEWMAN u. GUCOMP; KENNEDY; BODECHTEL; HEGGLIN; LÜTHY; KOLÁŘ, PALEČEK u. SKÁLOVÁ; GREENBERG, DIVERTIE u. WOOLNER; GIBBS; TSCHABIT-SCHER u. HEVES; RICHWIEN; GARDE, TOMMASI u. AIMARD; GUICHARD et al.; DYCK u. LAMBERT; LOPEZ GARCIA et al.; MARSHALL; KLINGSDON; MORTON, ITABASHI u. GRIMES; MUMENTHALER; CROFT, URICH u. WILKINSON; KASHEF u. DAS GUPTA; BAUMANN; DAUBRESSE u. VAN CAUTER u.a.). *Feingeweblich* ergeben sich charakteristische Verände-rungen: degenerative Auflösung von Ganglienzellen des Rückenmarks und der Hinter-wurzeln mit Neuronophagie bzw. Lipophagozytose, reaktiver Gliawucherung und knöt-chenförmigen Rundzellinfiltraten, systematisierte Demyelinisation der Achsenzylinder und Faserschwund spinaler Bahnen — vor allem der Hinterstränge — und peripherer Nerven sowie entsprechende Vorgänge an den vegetativen Ganglien und Nervenfasern (DENNY-BROWN; HEATHFIELD u. WILLIAMS; CROFT u. WILKINGSON; WEBER u. HILL; HENSON; BRAIN; UEHLINGER; MEESSEN; BAUMANN; MORTON, ITABASHI u. GRIMES; ECK, HAUPT u. ROTHE u.a.) (Abb. 154b—d).

Die *sensorische Neuropathie* verursacht Parästhesien, unter Umständen das schmerzhafte Gefühl „brennender Füße", in die Extremitäten einschießende Schmerzen, Oberflächen-Hypästhesie, ferner rasch fortschreitende Beeinträchtigung der Tiefensensibilität mit tabesartiger Gangstörung infolge sensorischer Ataxie mit positivem Romberg-Phänomen sowie Herabsetzung des Temperatursinnes und Vibrationsempfindens nach Art einer Syringomyelie. Auch bei der *polyneuritischen Form* klagen die Patienten über Ameisenkribbeln, Taubheit und Schmerzen in Armen und Beinen, teils auch über ischialgiforme Reizerscheinungen, doch steht im Vordergrund die Schädigung des peripheren motorischen Neuron (Abschwächung der Sehnenreflexe bis zu völliger Areflexie, Hypotonie, fibrilläre Faszikulation und Atrophie der Extremitätenmuskulatur, schlaffe Lähmungen).

Die *chronische Neuro-Myelopathie* mit Hinterstrangbeteiligung ist ungleich häufiger als die *akute nekrotisierende Myelopathie* (MANCALL u. ROSALES 1964: 2 eigene und 3 Literaturfälle). Die ausgedehnte Nekrose der grauen und weißen Rückenmarkbestandteile ist nicht systematisiert und verläuft ohne stärkere entzündliche Begleitreaktion. Sie äußert sich klinisch als rasch fortschreitende Paraplegie mit segmentalen Ausfällen aller sensiblen Funktionen und fakultativer Sphinkterparalyse.

Die peripheren und *zerebro-spinalen Läsionen* findet man oft kombiniert. Die letztgenannten Typen sind histologisch durch *degenerativen Ganglienzelluntergang in der Groß und Kleinhirnrinde und im Rückenmark mit systemartiger Entmarkung zerebro-spinaler Bahnen* gekennzeichnet (GREENFIELD; WEBER u. HILL; HEATFIELD u. WILLIAMS; BRAIN; McCAUGHEY u. MILLER; UEHLINGER; MEESSEN; BOCIAN u. ZEALER; MUMENTHALER; MORTON, ITABASHI u. GRIMES; ECK, HAUPT u. ROTHE u.a.). *Polio- und Leukozephalopathie* sowie *subakute Kleinhirnrindenatrophie* (BRAIN, DANIEL u. GREENFIELD; BARRAQUER-BORDAS u. LOWENTHAL u.a.) können das *klinische Bild* beherrschen und als zerebellare Ataxie mit Drehschwindel und Nystagmus, ferner als Diplopie, reflektorische Starre oder Seitendifferenz der Pupillen, Dysarthrie, paretische Muskelatrophie, halbseitige Dyspraxie, Gedächtnisverlust, Persönlichkeitsabbau bis zur Demenz, auffällige Euphorie, anhaltende Depression oder akute Psychose imponieren (GREENFIELD; OPPENHEIMER; HEATHFIELD u. WILLIAMS; HENSON; BRAIN *et al.*; OELBAUM u. STATHAM; KNOWLES u. SMITH; BORUCHOW; BOCIAN u. ZEALER; GIBBS; BARIÉTY, COURY u. RULLIÈRE; GREENBERG, DIVERTIE u. WOOLNER; KOLÁŘ, PALEČEK u. SKÁLOVÁ; CHARATON u. BRIERLY; MUMENTHALER; TSCHABITSCHER u. HEVES; MORTON, ITABASHI u. GRIMMES; ULRICH, SPIESS u. HUBER u.a.).

Die *Pathogenese* der neuromuskulären Degenerationsprozesse, über deren Häufigkeitsrelation die statistische Zusammenstellung von MORTON, ITABASHI u. GRIMES informiert (insgesamt 175 Fälle des Schrifttums, darunter 23 eigene Beobachtungen) (Tabelle 101), ist problematisch. HENSON vermutet, es könne sich um der Neoplasie *koordinierte Folgeschäden langfristig einwirkender karzinogener Noxen* handeln. Andere Autoren nehmen eine durch Tumorzerfallsprodukte oder poststenotische Entzündungsvorgänge hervorgerufene *toxische Zell-Läsion* an (HEATHFIELD u. WILLIAMS; KNOWLES u. SMITH; KOLÁŘ u. Mitarb.; BORUCHOW; TSCHABITSCHER u. HEVES; MEESSEN; GIBBS u.a.) Dagegen spricht die Unabhängigkeit der Symptomatik von der Tumorgröße und ihre spontane Rückbildungsfähigkeit trotz fortschreitenden Krebswachstums und zunehmender Intensität von Krebskachexie und entzündlicher Komplikationen (MORTON, ITABASHI u. GRIMES). Auch die *Virusätiologie* erscheint fragwürdig (MORTON *et al.*). Neuere tierexperimentelle Ergebnisse (Erzeugung allergischer Enzephalomyelitiden mit Antigen aus Tumorgewebe: SCHEINBERG u. LEE) und serologische Befunde (Nachweis gegen Nervengewebe gerichteter Antikörper im Serum von Patienten mit paraneoplastischer Neuromyopathie: WILKINGSON; WILKINGSON u. ZEROMSKI; Immunfluoreszenz-Nachweis muskelspezifischer komplementbindender Serumglobulin-Bestandteile bei Myasthenikern: STRAUSS, SEGAL, HSU, BURKHOLDER, NASTUK u. OSSERMAN; s. auch FISCHER u. Mitarb.; VIETS; MUMENTHALER; BEUTNER, LEFF, FAZEKAS u. WITEBSKY) deuten eher auf einen Effekt *autoimmunisatorischer Vorgänge* hin (MORTON u. Mitarb.).

Tabelle 102. Relative Häufigkeit paraneoplastischer Neuromyopathien bei Patienten mit Bronchialkrebsen verschiedener histologischer Bauart. [Nach MORTON, D. L., H. H. ITABASHI u. O. F. GRIMES; Nonmetastatic neurological complications of bronchogenic carcinoma: the carcinomatous neuromyopathies. J. thorac. cardiovasc. Surg. 15, 14—28 (1966), Tabelle 2]

Geschwulsttyp	23 eigene und 92 fremde Beobachtungen bis 1966	
	Anzahl	%
Plattenepithelkarzinom	25	22
Adenokarzinom	6	5
Anaplastische Krebse	18	16
oat cell-Karzinom	65	56
Lungenadenomatose	1	1
Insgesamt	115	

Tabelle 103. Beziehungen zwischen paraneoplastischer Neuromyopathie und Ausdehnung der Bronchialkrebsmetastasen. [Nach MORTON, D. L., H. H. ITABASHI u. O. F. GRIMES : Nonmetastatic neurological complications of bronchogenic carcinoma: the carcinomatous neuromyopathies. J. thorac. cardiovasc. Surg. 51, 14—28 (1966) Tabelle 3]

Metastasenbefund	Patienten *ohne* neuromuskuläre Störungen		Patienten *mit* Neuromyopathie	
	Anzahl	%	Anzahl	%
Keine oder ausschließlich *endothorakale* Absiedlungen	35	35	7	30
Extrathorakale Metastasen	66	65	16	70
Insgesamt	101		23	

Inwieweit dabei tumoreigene organspezifische Absonderungen eine Rolle spielen, die man in anderem Zusammenhang vor allem den oat cell-Karzinomen zuschreibt (s. S. 300, 302, 303 u. 311), ist unklar. Es ist jedenfalls bemerkenswert, daß dieser Bronchialkrebstyp bei den Kranken mit paraneoplastischer Polyneuro-Myopathie in weit höherem Maße vertreten ist, als seiner allgemeinen Häufigkeit entspricht (RICHWIEN; UEHLINGER; MORTON, ITABASHI u. GRIMES u.a.) (s. Tabelle 102; vgl. Tabelle 38, Abb. 52 u. S. 111).

Nach autoptischen Kontrollbefunden ist das Auftreten der paraneoplastischen Neuromyopathie weder an einen bestimmten Tumorumfang gebunden noch mit der Metastasenausdehnung korreliert: *bei einem Drittel der Patienten* mit entsprechenden Symptomen sind *Krebsabsiedlungen zu vermissen oder auf den Brustraum beschränkt* (Tabelle 103).

Bei einem gleich hohen Prozentsatz der Kranken erweist sich der *initiale Thorax-Röntgenbefund* als *unverdächtig* (Tabelle 104).

Der Beginn des *neuromuskulären Syndroms geht auch der klinischen Krebsmanifestation in über 80% der Fälle um Monate bis Jahre* (!) *voraus* (DENNY-BROWN; KREMER u. PRATT; HEATHFIELD u. WILLIAMS; HENSON; DYCK, BAILEY u. OLSZEWSKI; MORTON et al.) (Tabelle 105). MORTON u. Mitarb. registrierten nur bei 13% ihrer Patienten früheres Einsetzen oder zeitliche Koinzidenz lokaler oder metastatischer Tumorsymptome. Insgesamt *fehlten in 47% der Fälle klinische Anzeichen der Neoplasie.*

Obgleich die zugrundeliegende anatomische Läsion irreversibel ist, wird nicht nur über *spontane Regression der neuromuskulären Funktionsstörungen*, sondern auch über weitgehende *Rückbildung nach Tumorresektion* berichtet (WYBURN-MASON; WEBER u. HILL; BRAIN; LENNOX u. PRITCHARD; BRAIN u. NORRIS; HEATHFIELD u. WILLIAMS; HENSON; BARIÉTY, COURY u. RULLIÈRE; MORTON, ITABASHI u. GRIMES u.a.).

Tabelle 104. Ergebnisse röntgenologischer Erstuntersuchungen der Thoraxorgane bei Bronchialkrebskranken mit paraneoplastischer Neuromyopathie. [Zusammenstellung von 23 Eigenbeobachtungen und 70 Literatur-fällen nach MORTON, D. L., H. H., ITABASHI u. O. F. GRIMES: Nonmetastatic neurological complications of bronchogenic carcinoma: the carcinomatous neuromyopathies. J. thorac. cardiovasc. Surg. **51**, 14—28 (1966), Tabelle 5]

Thoraxröntgenbefund	Eigene und fremde Beobachtungen bis 1966	
	Anzahl	%
Unauffällig	31	33
Pathologisch	61	67
Insgesamt	93	

Tabelle 105. Intervalldauer zwischen Beginn neuromuskulärer Störungen und Initialsymptomen oder Diagnose bronchogener Karzinome. [Nach MORTON, D. L., H. H. ITABASHI u. O. F. GRIMES: Nonmetastatic neurological complications of bronchogenic carcinoma: the carcinomatous neuromyopathies. J. thorac. cardiovasc. Surg. **51**, 14—28 (1966), Tabelle 4]

Zeitintervall	Eigene und fremde Beobachtungen bis 1966	
	Anzahl	%
1—5 Monate	28	33
6—12 Monate	16	19
1—2 Jahre	16	19
2—3 Jahre	3	4
Über 3 Jahre	7	8
Zusammen	70	83
Kranke mit Bronchialkrebsmanifestation *vor* Auftreten der Neuromyopathie	14	17
Insgesamt	84	

Die *Häufigkeit* des Degenerationsprozesses wurde von manchen Autoren recht gering eingeschätzt (LENNOX u. PRITCHARD: 1,7 %; LEA: 2,3 %; MEESSEN: 4 %). Nach neueren Angaben wird etwa *jeder 6. Bronchialkrebskranke* betroffen (MORTON, ITABASHI u. GRIMES: 14 % von 175 Patienten; WILKINGSON: 16 % von 250 Kranken). Es handelt sich demnach wohl um die *häufigste nicht-metastatische Manifestation des Geschwulstleidens* außerhalb des Brustkorbs (MORTON et al.) (Tabelle 102).

MORTON u. Mitarb. messen der symptomatischen Myopathie, insbesondere der *myasthenischen Reaktion gleiche Bedeutung für die Aufspürung und Differentialdiagnose röntgenologisch inapparenter bzw. uncharakteristisch wirkender Bronchuskarzinome* zu, *wie sie der Myasthenia gravis pseudoparalytica zur Früherkennung thymogener Tumoren zukommt* (GOLD; SEYBOLD, McDONALD, CLAGETT u. GOOD; BLALOCK; MURRAY u. McDONALD; CASTLEMAN u. NORRIS; GOOD; RINGERTZ u. LIDHOLM; CLAGETT u. EATON; NORRIS; BLALOCK, MASON, MORGAN u. RIVENS; BELL; HARPER u. KEMP; KASTRUP, KNY u. WILHELM; FEIND; COCCHI; GREMMEL u. VIETEN; GIMES; BOHLIG; BULLO, DE DONATO, ROCK u. SIRTORI; ROOKE, EATON, LAMBERT u. HODGSON; OSSERMAN; VIETS; MASSON u. CAMBIER; VIETS u. SCHWAB; SCHULZE; RUPNOW u.a.) (s. Bd. IX/4c, S. 241).

Der Nachweis initialer neurologischer Störungen ist nicht weniger aufschlußreich. Da die Prodromi bei einem Drittel der Patienten bemerkbar sind, ehe sich der Tumor auf dem Thoraxübersichtsbild röntgenologisch zu erkennen gibt, sollten die *Neuromyopathien* als *wertvolles Leitsyndrom zur Frühdiagnose und Frühbehandlung bronchogener Karzinome* besonders beachtet werden. Trotz ihrer Mannigfaltigkeit sind die Erscheinungen nach dem Urteil erfahrener Sachkenner „so charakteristisch, daß ausnahmslos eine Broncho-skopie vorgenommen werden sollte, selbst wenn der Thoraxröntgenbefund nichts Anor-males zeigt" (HEATHFIELD u. WILLIAMS).

3. Osteo-kutane Veränderungen

a) Das Bamberger-Marie-Syndrom

ist als fakulative Begleiterscheinung heterogener Geschwulsterkrankungen, angeborener Anomalien und chronisch-entzündlicher Prozesse seit Jahrzehnten bekannt. Die *Bronchus-karzinome haben heute den Vorrang unter den konkurrierenden Grundleiden der Ostéo-arthropathie hypertrophiante pneumique* (gutartige und maligne Pleuratumoren, Bronchial-adenome, Lungenadenomatose, autochthone und metastatische Karzinome und Sarkome der Brustorgane, der Mamma und des Nasopharynx, thymogene und sonstige Mediastinal-geschwülste, Darmpolypen, Leukosen, Lungentuberkulose, Bronchiektasie, Lungen-abszesse, broncho-pulmonale Mykosen und andere chronisch-entzündliche Lungenerkran-kungen, arterio-venöse Fisteln im kleinen Kreislauf, kongenitale Herzfehler, bakterielle Endokarditis, Aortenaneurysmen, biliäre Leberzirrhose und chronische Darmwegsinfekte) (BEZANÇON u. DE JONG; ADLER; LOCKE; CAMPBELL, SACASA u. CAMP; DEUTSCHBERGER, MAGLIONE u. GILL; PENITSCHKA; CUSHING; PHEMISTER; MILLER; FRANKE; MUYLDER; WIERMAN, CLAGETT u. McDONALD; FISCHL; KAPLAN; RAY u. FISHER; BARIÉTY u. COURY; COURY; BALL u. ALAMARTINE; BERG; KESSEL; MENDLOWITZ; VAN HAZEL; SHAW u. COOPER; CORTON; WHITE u. SPRAGUE; SCHLICKE u. BARGEN; MAUER; BÜRGER; RICKLIN; HARPER u. PATTERSON; DERRA u. DREWES; KESSEL; MILLER; LÁNYI u. DARMO; LIPMAN u. MASSIE; ROSSI u. IORIO; AGRIFOGLIO, CANEPA u. PELIZZA; HAN u. COLLINS; PIERCE u. WEIR u.a.) (s. Bd. IX/4c, S. 31 u. 476/477 u. Abb. 266c).

Der Anteil bronchogener Krebse betrug nach LOCKE *1915 nur 7 %* (10 von 144 Fällen), stieg nach Angaben von PENITSCHKA *1938 auf 21 %* (38 von 187 Fällen) und wurde von RICKLIN *1955* mit *82,5 %* beziffert (98 von 119 Fällen). Nach HAMMARSTEN u. O'LEARY waren im gesichteten englischen Schrifttum bis *1956 86,8 %* (79 von 91 Fällen), im eigenen Beobachtungsgut *90,9 %* (20 von 22 Fällen) *der Skeletveränderungen durch Bronchial-karzinome bedingt.*

LEBERTH wies schon 1877 auf das *Zusammentreffen von Bronchuskrebs und Trommel-schlegelfingern* hin. In zahlreichen späteren Berichten wurde die *Kombination mit dem Vollbild des Bamberger-Marie-Syndroms* beschrieben (LOCK zit. nach DINER; WEIN-BERGER; WELLER; MAXWELL u. NICHOLSON; MILLER u. JONES; KÜHNE u. GERSTEL; CRAIG; PALUGYAY; GOVAERTS, LEQUIME u. BASTENIE; BIGAMI u. AGATI; REMOLAR; NÖLCKE; CAMPBELL, SACASA u. CAMP; GUICHARD, ROCHE u. MOINECOURT; JAFFE; WYBURN-MASON; FRIED; POPPE; WALTHER; OTERO u. CAUBARRERE; TEMPLE u. JASPIN; WEENS u. BROWN; KLINE; HOLMES, BAUMANN u. RAGAN; ALVAREZ; FISCHL; WIKLUND; PATTISON, BECK u. MILLER; CUDKOWICZ u. WRAITH; CECIL u. LOEB; HANSEN; RAS-MUSSEN; FRANK; FORSCHBACH u. HOFFMANN; FLAVELL; RAY u. FISHER; HAMMARSTEN u. O'LEARY; MENDLOWITZ; HUGUENIN u. FAUVET; VOLIN; HUGUENIN, FAUVET u. PIERART; PATE, CAMPBELL u. HUGHES; GEHRIG u. KAULBACH; NESIS u. PORTNOV; HARPER u. WATKIN; ELLMAN; SCHMUÑIS; MUYLDER; WIERMAN, CLAGETT u. McDONALD; HARPER u. PATTERSON; RICKLIN; BÜRGER; FORSCHBACH; UEHLINGER; MÜLLY; BARIÉTY u. COURY; GOLD u. SHNIDER; COURY; THIBAULT; BOUDIN; VULTERINI; FREGONARA u. PISANI; PERKO u. MOGGI; NAVARRETE; BERONIADE, ARRESTEANU u. ANTONESCU; STEN-SETH, CLAGETT u. WOOLNER; SEMPLE u. McCLUSKIE; DOR, CUTTOLI u. JOUVE; BARIÉTY, PAILLAS, POULET u. MOREL-MAROGER; BERMAN; AMATI; ADAGLIO u. AGATI; ANAVERI u. CAVALLO; COURY, ROISIN u. COULIBOEUF; CHAULET, BARCELO, LEVI-VALENSI u. ORIF; LUCHERINI; GINSBURG u. BROWN; ANDERSON u. BERNATZ; DE SEZE u. JURMAND; RUG-GIERI; POLETTI u. RIVA; MARGINEANU; MARCOZZI; LOCASCIO; PESCI u. SANGIORGIO;

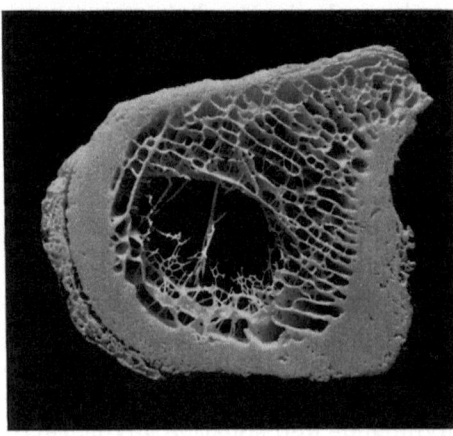

Abb. 155. *Ostéoarthropathie hypertrophiante pneumique bei Bronchuskarzinom im linken Unterlappen.* Periostitis ossificans. Querschnitt durch einen Metatarsus. G. O., 48jähr., ♂. Sekt.-Nr. 787/54 Pathol. Inst. d. Univ. Zürich (damal. Direktor: Prof. E. UEHLINGER). [Nach UEHLINGER, E.: Zur Diagnose und Differentialdiagnose des Lungenkarzinoms. Regensburger Jahrb. f. ärztl. Fortbildg. 5, 1—15 (1956/57), Abb. 19]

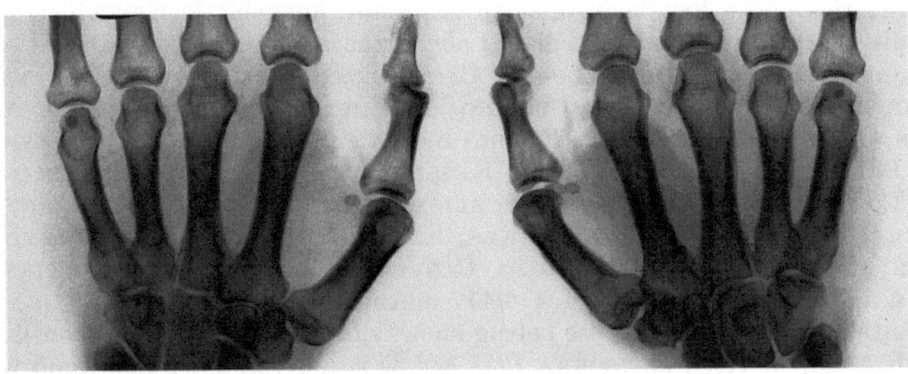

a

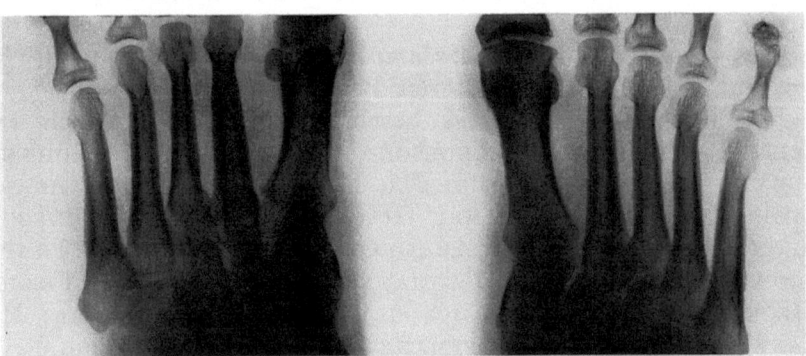

b

Abb. 156a—d. *Ostéoarthropathie hypertrophiante pneumique bei Bronchialkarzinom des Mittellappens* mit typischer Periostverknöcherung an den Röhrenknochenschäften der Hände (a), Füße (b), Unterarme (c) und Unterschenkel (d). Seit 2 Jahren rheumatoide Beschwerden in den Knöchel- und Kniegelenken, später auch in den Handwurzeln und Ellenbogen ohne Weichteilschwellung. Erst 3 Monate vor Entdeckung der zum Operationszeitpunkt bereits in den Herzbeutel eingebrochenen Geschwulst trockener Husten und zeitweilige Schmerzen in der rechten Brustwand. Thoraxröntgenbefund: massive Mittellappenverschattung bei neoplastischer Blockade des Lobärbronchus mit regionalen Lymphomen an der Lappenwurzel. Trotz örtlicher Ausbreitung konnte der Tumor durch Pneumonektomie am 16. 9. 64 in der Chir. Klinik d. Krhs. Nordwest Frankfurt/M. (Direktor: Prof. UNGEHEUER) radikal entfernt werden. Histologisch: unverhornter Plattenepithelkrebs, stellenweise im Sinne eines papillären Adenokarzinoms differenziert mit Einschluß stark an-

KOLÁŘ, PALEČEK u. SKÁLOVÁ; LÁNYI u. DARMO; GREENBERG, DIVERTIE u. WOOLNER; COURT, BINET, LEMOINE u. MATHEY; GIBBS; LATTERI, ROMEO, DI BENEDETTO, DEODONATO u. ALBERTI; GREENFIELD, SCHORSCH u. SHKOLNIK; HOLLING u. BRODEY; GREENFIELD, ESCAMILLA u. SCHORSCH; HOLLING, BRODAY u. BOLAND; DINER; REMACLE; VON WICHERT; BRUNNER; STEINER, DAHLBÄCK u. WALDENSTRÖM; SCHIASSI; TOBLER; YACOUB; THALMAN; DAUBRESSE u. VAN CAUTER; ECK, HAUPT u. ROTHE u.a.).

Das Krankheitsbild der *Ostéo-arthropathie hypertrophiante pneumique* (Synonyma: Akropachie, hyperplastisch-porotische Osteoperiostitis, generalisierte Osteophytose, Dysakromelie — GRAFE u. SCHNEIDER; STECKELMACHER; WEINBERGER; CRUMP; KÜHNE u. GERSTEL; BARIÉTY u. COURY; COURY, ROISIN u. COULIBOEUF) ist durch folgende *Trias* gekennzeichnet:

a) *Periostitis ossificans hyperplastica an den Diaphysen der Röhrenknochen* (Abb. 155 u. 156).

b) *Polyarthritis subacuta oder chronica mit Knochenatrophie* der benachbarten Gelenkabschnitte *und periartikulärer Weichteilschwellung* auch großer Gelenke und

c) *trommelschlegelartige Endphalangenverdickung* („Clubbing" infolge Pachydermie (Vermehrung des subkutanen und parungualen Bindegewebes) sowie Ausbildung von *Uhrglasnägeln („hippokratische Nagelkrümmung")* mit Atrophie des Nagelbetts, Verschwinden der subungualen Lunula, polsterartiger Schwellung, Glanzhaut und leichter Zyanose an den Nagelfalzrändern (BÜRGER; COURY; UEHLINGER; BARIÉTY u. COURY; GRAFE u. SCHNEIDER; CRUMP; TOBLER; GALL, BENNET u. BAUER; STECKELMACHER; GREENFIELD *et al.*; HOLLING u. Mitarb. u.a.) (Abb. 157).

Als fakultative Begleiterscheinung kann ein *vasomotorisches und neurovegetatives Syndrom* hinzukommen, das sich klinisch mit ausgeprägter *Akrozyanose, Hyperthermie,* örtlicher *Hyperhidrosis, Ödembildung, Pigmentation* und *Sensibilitätsstörungen* an Händen und Füßen (Hyper- oder Parästhesien) äußert (LATTERI *et al.*).

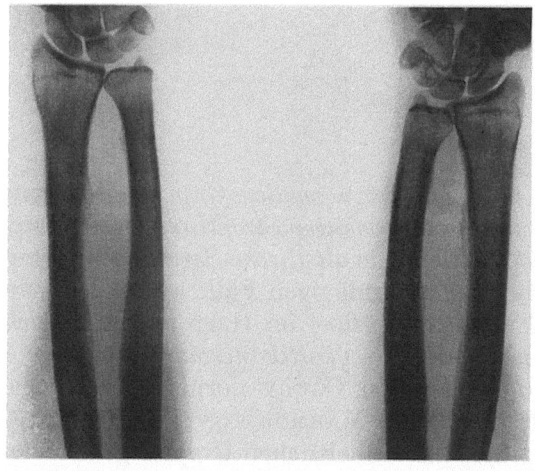
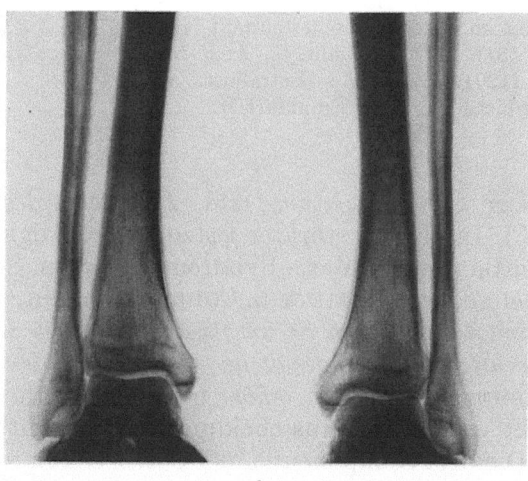

c   d

Abb. 156c u. d

thrakotisch pigmentierter Bindegewebszüge (vermutlich Narbenkarzinom) (E.-Nr. 4500/64 Patholog. Inst. d. Krhs. Nordwest Frankfurt/M., Direktor: Prof. KAHLAU). J. G., 52jähr. ♂. Arch.-Nr. 2707 12241 Radiolog. Zentralinstitut d. Krhs. Nordwest Frankfurt/M.

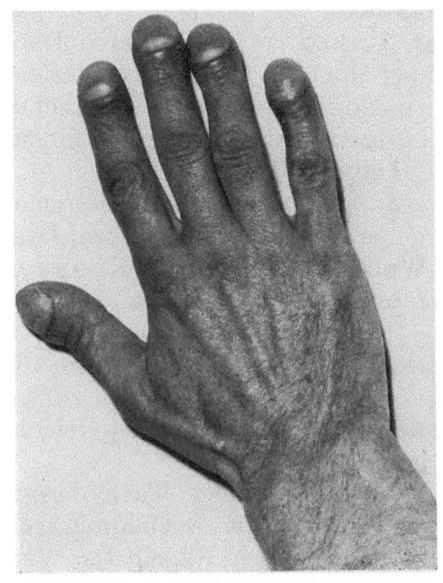

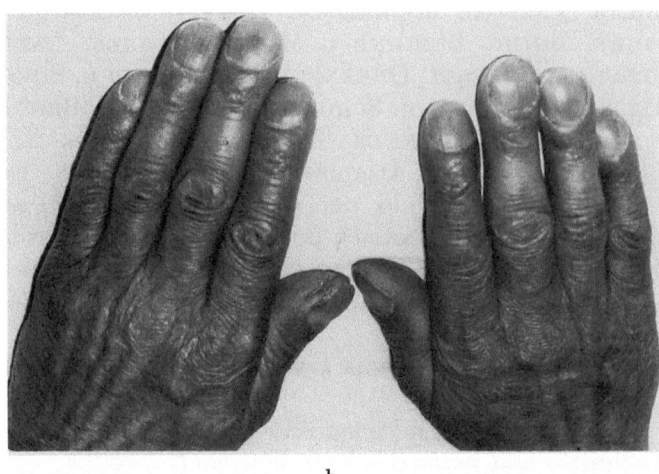

b

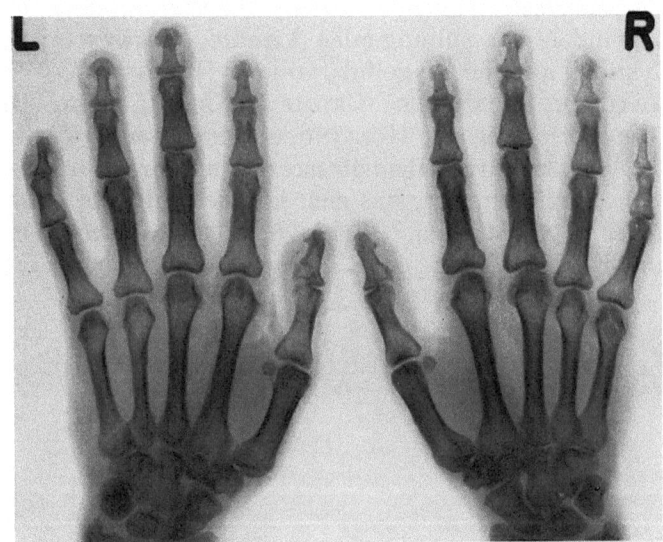

c

Abb. 157 a—c. *Trommelschlegelfinger und hippokratische Uhrglasnägel bei Bronchialkrebskranken.* Die in a wiedergegebene Dysakromelie mit ausgeprägtem Clubbing machte sich bereits 5 Jahre vor zufälliger röntgenologischer Entdeckung eines geschlossenen wachsenden Plattenepithelkarzinoms im linken Unterlappen bemerkbar (vgl. Abb. 403). P. J., 61jähr.♂. Arch.-Nr. 2305 03361 Radiolog. Zentralinst. d. Krhs. Nordwest Frankfurt/M. Beim zweiten Patienten wurde erst nach 4jährigem Bestehen der im Photo (b) und Röntgenbild (c) dargestellten Veränderungen ein apfelgroßer Bronchialkrebsknoten im Mittellappen festgestellt (vgl. Abb. 551). F. F., 59jähr.♂. Arch.-Nr. 1912 11201 Radiolog. Zentralinst. d. Krhs. Nordwest Frankfurt/M.

Der *Serum-Kalzium-* und *-Phosphorspiegel* hält sich *in normalen Grenzen* (LATTERI et al.). Infolge verstärkter Osteoblastentätigkeit, die auch *positive Strontium-Scanbefunde* beim Bamberger-Marie-Syndrom erklärt (s. S. 671), pflegt die *alkalische Serumphosphatase erhöht* zu sein. BARIÉTY u. COURY fanden in 64 % ihrer einschlägigen Fälle auch *gesteigerte Aktivität der sauren Serumphosphatase.* Die *Kalziumausscheidung* im Harn ist dabei *nicht vermehrt.* Der *Uringehalt an 17-Ketosteroiden und 17-Hydroxykortikosteroiden* wurde von GINSBURG u. BROWN *erhöht* gefunden, während BARIÉTY u. COURY normale oder sogar leicht erniedrigte Ausscheidungswerte ermittelten (s. auch MARMORSTON u. Mitarb.).

Die drei Komponenten der Osteo-Dermatopathie sind einheitlichen Ursprungs, können jedoch getrennt voneinander auftreten (GOLÉ zit. nach FRIED; BEZANÇON u. DE JONG; RAY u. FISHER; MENDLOWITZ; BÜRGER; BARIÉTY u. COURY; COURY; LIPMAN u. MASSIE u.a.). Trommelschlegelphalangen weisen allerdings immer abnorme Nagelkrümmung auf, und Uhrglasnägel pflegen bei Bronchialkrebskranken kaum isoliert vorzukommen (BÜRGER). Die *Gelenkbeschwerden* werden *meist schon längere Zeit vor* der *röntgenologischen Manifestation ossaler Veränderungen* angegeben (periostale Apposition an den Röhren-

Tabelle 106. Relative Häufigkeit der Trias des Bamberger-Marie-Syndroms bei Bronchialkrebskranken

Autoren	Gesamtzahl der Bronchialkrebs-fälle	Anteil der Fälle mit entsprechenden Symptomen %
1. Ostéo-arthropathie hypertrophiante pneumique:		
BARIETY et al. (1964)	250	1,6
RICKLIN (1955)	108	2,0
BRANCADORO (zit. n. LATTERI et al.)	536	2,4
LATTERI et al. (1966)	85	4,7
WIERMAN, CLAGETT u. McDONALD (1954)	481	5,2
MARCOZZI et al. (1956)	500	5,8
SHAPIRO (zit. n. LATTERI et al.)	50	8,0
STENSETH, CLAGETT u. WOONLER (1967)	—	9,2
RAY u. FISHER (1953)	139	10,0
HANSEN (1952)	100	12,0
ALVAREZ (zit. n. LATTERI et al.)	145	12,2
WIKLUND (1951)	251	18,0
IRURZUN et al. (zit. n. LATTERI et al.)	47	25,0
2. Poly- oder Monarthritis bzw. Arthralgie:		
LATTERI et al. (1966)	85	5,9
McBURNEY, McDONALD u. CLAGETT (1951) (kleinzellige Karzinome)	90	6,6
SALZER, WENZL, JENNY u. STANGL (1952)	930	11,0
RUGGIERI (1953)	168	15,5
NAVARRETE (1954)	40	17,5
BRANCADORO (zit. n. LATTERI et al.)	536	34,4
3. Trommelschlegelphalangen und Uhrglasnägel:		
NAVARRETE (1958)	40	15,0
MAXWELL u. NICHOLSON (1930)	—	18,0
WIKLUND (1951)	251	22,4
WELLER (1929)	—	25,0
FRIED (1948)	391	30,0
MILLER u. JONES (1930)	—	40,0
COURY (1960)	—	40,0
BÜRGER (1956)	24	54,1

knochenschäften, Halisterese im Bereich der epi-metaphysären Abschnitte, Schwund der Processus unguiculares oder charakteristische Deformität der Nagelendplatten, Verschmälerung und Konturunregelmäßigkeit der Gelenkspalten) (ZIMMER; WEENS u. BROWN u.a.). Die Arthralgie ist in der Regel Vorläufer des klassischen Vollbildes der Dysakromelie.

Während *hippokratische Nagelformen als familiäre Variante* seit langem geläufig sind (BÜRGER; UEHLINGER; COURY u.a.), und *Clubs* mit entsprechender Nagelkrümmung nicht selten *als dominante Erbanomalie* vorkommen (WITERSPOON; HYMAN; weitere Lit. s. BÜRGER), wurde die mit Chromosomen-Veränderungen verbundene *idiopathische Form des Bamberger-Marie-Syndroms* nur in Einzelfällen beobachtet (TZONEVA-MANEVA; BOSA-JIEVA u. PETROV). In diesem Zusammenhang ist auf familiäre Häufung der sog. „*Pachydermoperiostitis*" hinzuweisen (HOLLING u. BRODEY; JAFFE; GREENFIELD, SCHORSCH u. SHKOLNIK). Die in der Pubertät auftretende und innerhalb weniger Jahre spontan verschwindende Anomalie entsteht aus ungeklärter Ursache. Sie führt zur Hautverdickung und Kortikalisverbreiterung der Röhrenknochenschäfte, vor allem im Bereich der Unterarme, seltener zur Hyperostose des Stirnbeins (JAFFE).

Nach *anamnestisch-klinischen Angaben* sind Clubs mit Uhrglasnägeln bei Bronchialkarzinomträgern fast doppelt so häufig anzutreffen wie die ossifizierende Periostose und artikuläre Symptome (Tabellen 92, 94 u. 106). Die leichteren Formen der Dysacromelia thoracica sind zunächst flüchtig und auf Hände und Füße beschränkt (FREGONARA u. PISANI; BARIÉTY u. COURY; JARNIOU, MOREAU, BOURDET u. GARRIGOU; MARTELLI; RUGGIERI; HANSEN; RASSMUSSEN; RICKLIN u.a.). In anderen Fällen werden auch die proximalen Gelenke vor allem der unteren Extremitäten von entzündlicher Exsudation und Schwellung betroffen. Gleichartige Erscheinungen ergeben sich bei symmetrischer Anordnung metastatischer Knochenprozesse in den Gelenken (KASZA) und Endphalangen (RENANDER; SCHIASSI; KOLÁŘ, PALEČEK u. SKÁLOVÁ; JAKOUBKOVÁ, KÁCL u. VANČURA; VANČURA, JAKOUBKOVÁ u. KOLÁŘ; PFEIFFER u.a.) (s. S. 290). Die rezidivierende oder anhaltende *Arthralgie* steht bei manchen Patienten *im Vordergrund des klinischen Bildes*; sie kann so quälend sein, daß man geradezu von der „*osteoarthropathischen Form*" des *Bronchialkarzinoms* spricht (REMOLAR; OTERO u. CAUBARRERE), die Anlaß zu besonderen *therapeutischen Maßnahmen* (Vagotomie, Durchtrennung von Interkostalnerven) gab (FLAVELL; BREA; HUCKSTEP; HOLMAN; BARIÉTY u. COURY; KOURILSKY, PIERON, BONNET, JACQUILLAT, DERNAY, LÉVY, HIVET u. VERLEY; HUCKSTEP u. BODKIN; DINER; GREENFIELD et al.) (s. S. 205 u. 319).

Die *Gelenksymptome* machen sich bisweilen *schon monatelang*, ja sogar *mehrere Jahre vor der klinischen Tumormanifestation bemerkbar* (CRAIG; FRIED; BERG; VAN HAZEL; GUICHARD, ROCHE u. MOINECOURT; WIKLUND; WYBURN-MASON; ALVAREZ; PATTISON, BECK u. MILLER; HANSEN; RASMUSSEN; HARPER u. WATKINS; FLAVELL; RUGGIERI; FORSCHBACH u. HOFFMANN; COURY; ANAVERI u. CAVALLO; BARIÉTY u. COURY; BOUDIN; THIBAULT; BERMAN; BARIÉTY, PAILLAS, POULET u. MOREL-MAROGER; RUGGIERI; LATTERI et al.; SCHMUÑIS; OTERO u. CAUBARRERE; ELLMAN; NAVARRETE; HARPER u. PATTERSON; RAY u. FISHER; RICKLIN; WIERMAN, CLAGETT u. McDONALD; UEHLINGER; MÜLLY; GREENBERG, DIVERTIE u. WOOLNER; GIBBS; BRUNNER; HOLLING u. Mitarb.; GREENFIELD et al.; ECK, HAUPT u. ROTHE u.a.) (Tabelle 107). Sie geben als *Initialzeichen* der Neoplasie vielfach Anlaß zum ersten Arztbesuch, werden allerdings wegen ihrer *Ähnlichkeit mit rheumatischer Polyarthritis* leicht fehlgedeutet (GUICHARD, ROCHE u. MOINECOURT; ELLMAN; NAVARRETE; RICKLIN; RASMUSSEN; HANSEN; RUGGIERI; ANAVERI u. CAVALLO; POLETTI u. RIVA; JARNIOU, MOREAU, BOURDET u. GARRIGOU; MARTELLI; BRUNNER u.a.). Die Schmerzen sind im Gegensatz zur rheumatischen Affektion medikamentös kaum beeinflußbar. Sie gleichen in dieser Hinsicht den parinfektiösen bzw. allergischen *Gelenkbeschwerden bei Tuberkulose (Poncet-Rheumatoid) und bei Pneumokoniosen (Caplan-Syndrom)* (CAPLAN, PAYNE u. WITHAY; CAPLAN, COWEN u. GOUGH; MOESCHLIN; HUMPERDINCK; SEPKE; GIESE; FELLMANN, ALPSTÄG u. DEL BUONO; DIHLMANN; TELLESON u.a.), die *bei Vorliegen grobnodulärer Solitärgranulome (Tuberkulome bzw. Silikome) auch in der röntgenologischen Differentialdiagnose peripherer Bronchialkrebse mit begleitender Osteoarthropathie* eine Rolle spielen (s. Bd. IX/4, S. 344). Dieser Sachverhalt ist beachtenswert, weil sich die *Trias von Bamberger-Marie* — grundsätzlich an keine bestimmte Tumorlokalisation gebunden — *bevorzugt bei langsam wachsenden Krebsknoten des Lungenmantels* einzustellen scheint (SEMPLE u. McCLUSKIE; WIERMAN, CLAGETT u. McDONALD; DAVIS, PEABODY u. KATZ; UEHLINGER; YACOUB; RAY u. FISHER).

Schmerzhaftigkeit, Gelenkschwellung und Trommelschlegelphalangen pflegen in kurzer Zeit nach der Tumorexstirpation zu verschwinden (FRIED; WYBURN-MASON; HANSEN; ELLMAN; FLAVELL; HOLMES, BAUMAN u. RAGAN; WIERMAN, CLAGETT u. McDONALD; RAY u. FISHER; HAMMARSTEN u. O'LEARY; BARIÉTY u. COURY; DE SEZE u. JURMAND; FREGONARA u. PISANI; GREENBERG, DIVERTIE u. WOOLNER; LATTERI et al.), während die Rückbildung der Periostose Monate in Anspruch nimmt (UEHLINGER; HOLMES, BAUMAN u. RAGAN). Ein Krebsrezidiv hat gewöhnlich den Rückfall der osteo-kutanen Veränderungen zur Folge.

Dramatische Besserungen wurden auch bei inoperablen Bronchuskrebskranken beobachtet, nachdem im Rahmen der Probethorakotomie eine sorgfältige Präparation der Hilusgebilde (HANSEN; BREA u.a.) oder Ligaturen der Lungenschlagader vorgenommen

Tabelle 107. Das Zeitintervall bis zur klinisch-röntgenologischen Krebsdiagnose bei Manifestation osteo-kutaner Veränderungen des Bamberger-Marie-Syndroms im präklinischen Bronchialkrebsstadium

Autoren	Anzahl der Fälle		Zeitraum bis zur Entdeckung der Neoplasie (Monate)
	Insgesamt	mit Frühmanifestation osteokutaner Symptome	
WIERMAN, CLAGETT u. McDONALD (1954)	481	9	2—36
HANSEN (1952)	100	4	—
ALVAREZ (1949)	47	12	—
CRAIG (1937)	—	4	5—10
VAN HAZEL (1940)	—	7	2—20
FLAVELL (1953)	—	3	5—12
PATTISON, BECK u. MILLER (1951)	—	6	2— 8
RASMUSSEN (1952)	—	1	16
RICKLIN (1955)	75	1	5

worden waren (WYBURN-MASON). In der Annahme, es handele sich dabei um *Denervierungseffekte*, führte FLAVELL in mehreren Fällen die einseitige *Vagusdurchtrennung* durch. Er konnte mit dieser Palliativmaßnahme zuvor unerträgliche Gelenkschmerzen rasch und nachhaltig beseitigen (s. auch HUCKSTEP u. BODKIN; BARIÉTY u. COURY; KOURILSKI, PIERON, BONNET, JACQUILLAT, DERNAY, LÉVY, HIVET u. VERLAY; DINER). HOLMAN erzielte die gleiche *Linderung durch Interkostalnerven-Durchschneidung* (s. S. 205).

Welche Bedeutung *nervalen Einflüssen in der Pathogenese der Osteoarthropathie* zukommt (STENSETH, CLAGETT u. WOOLNER; BARIÉTY u. COURY; LATTERI et al.), ist noch nicht sicher zu entscheiden. Die *Ursachen* der erworbenen Periost-Bindegewebswucherung sind bis heute unbekannt, nachdem zahlreiche Versuche, ihre Entstehung tierexperimentell zu ergründen, fehlschlugen und keine Klärung erbrachten (BAMBERGER; PHEMISTER; COMPERE, ADAMS u. COMPERE; HARTER u. CHURCHILL; MENDLOWITZ u. LESLIE; THIERS; RAY u. FISHER; FREGONARA u. PISANI; MERLI). Die auslösenden Faktoren wurden zunächst in *infektiös-toxischen Schäden* (MARIE; BOUDIN u.a.), sodann in *Störung der örtlichen Sauerstoffversorgung* gesucht (O_2-Mangel infolge neoplastischer Pulmonalvenendrosselung, Hypoventilation großer Lungensektoren, Verödung der terminalen Lungenstrombahn, Eröffnung arterio-venöser Anastomosen im kleinen Kreislauf und sonstiger extra- bzw. intrakardialer Kurzschlüsse mit Mischblutzyanose, qualitative Blutveränderungen, Erweiterung bzw. Stauung und passive Hyperämie peripherer Kapillaren) (BÉCLÈRE; CAMPBELL, SACASA u. CAMP; VAN HAZEL; REDISCH; RÖSSLER; FRIED; MENDLOWITZ; CUDKOWICZ u. ARMSTRONG; CUDKOWICZ u. WRAITH; MAUER; FISCHBACH; PATTISON, BECK u. MILLER; LIPMAN u. MASSIE; weitere Lit. s. BÜRGER; BARIÉTY u. COURY; LATTERI et al.). Klinische Indizien sprechen ferner für einen ursächlichen Zusammenhang mit *hypophysärer Dysregulation* (FIELD; FRIED; BLOOM; EDWARDS; BERNARD u. KOVACS; MOEHLIG; COURY, ROISIN u. COULIBOEUF; REMACLE u.a.): die relativ häufige *Kombination von Ostéoarthropathie hypertrophiante mit Gynäkomastie* (s. S. 305), *Hirsutismus* (FRIED u.a.) oder *akromegaloiden Veränderungen* (Vergröberung der Physiognomie und Größenzunahme von Händen und Füßen infolge abnormen Spitzenwachstums, Makroglossie, Splanchnomegalie) (MARIE; DEL CASTILLO, DE LA BALZE u. MEMBRIVES; FRIED; BERNARD u. KOVACS; BLOOM; MOEHLIG; GOURAUD; MARIS; BARIÉTY u. Mitarb.; LATTERI et al.; REMACLE; THALMANN; STEINER, DAHLBÄCK u. WALDENSTRÖM). Die Gynäkomastie ist nach GINSBURG u. BROWN Folge nachweislich verstärkter Östrogenproduktion (s. auch MARMORSTON et al.; ECK, HAUPT u. ROTHE). Darüber hinaus scheint die *vermehrte Absonderung von Wachstumshormon* eine Rolle zu spielen (STEINER, DAHLBÄCK u. WALDENSTRÖM), auf Grund deren eine enge formalgenetische Beziehung zwischen Dysakromelie und Akromegalie (s. S. 305) anzunehmen wäre. Inwieweit Analogien der endokrinen Dysfunktion zur — pathophysiologisch gleichfalls noch unklaren — Schädeldachosteopachie des *Morgagni-Stewart-Morell-Syndroms* bestehen (MOORE; ŠILINKOVÁ-MÁLKOVÁ u. MÁLEK u.a.), ist bisher nicht geklärt.

Für die Ansicht von CARLISLE, McDONALD u. HARRINGTON, nach thoraxchirurgischer Erfahrung sei die Ostéoarthropathie hypertrophiante pneumique der Bronchialkrebspatienten als prognostisch ungünstig zu bewerten (hohe Inoperabilitätsquote), findet sich im übrigen Schrifttum kein Pendant.

b) Sonstige Hautveränderungen

sind teils als unmittelbare Krankheitszeichen des Krebsleidens aufzufassen, teils ätiologisch unklaren Dermatosen zuzuordnen, die auch andere Neoplasien begleiten können (CORMIA u. DOMONKOS; SMITH; GREENBERG, DIVERTIE u. WOOLNER; KOLÁŘ, PALEČEK u. SKÁLOVÁ; CURTIS, BLAYLOCK u. HARRELL; MONTGOMERY, STIRLING u. HAMER; MILLS; REINERT-DILTHEY; DAUBRESSE u. VAN CAUTER u.a.).

Zur ersten Gruppe gehören — außer Hautmetastasen und dem *symptomatischen Herpes zoster* im Segmentareal metastatisch befallener Spinalganglien — die im Rahmen der endokrinen Semiotik auftretenden *Unterhautödeme* und kutanen *Pigmentablagerungen*. Beim paraneoplastischen Cushing-Syndrom wurde wiederholt eine auffallend dunkle, eigentümlich grau-bräunliche Pigmentierung des Gesichts, der Gliedmaßen und des Körperstamms beschrieben, deren Kolorit eine gewisse Ähnlichkeit mit der Hautpigmentierung beim *Albright-Syndrom* aufwies (McBURNEY, McDONALD u. CLAGETT; VOGEL, KEATING u. BAHN; LATTERI *et al.*). McBURNEY u. Mitarb. erhoben diesen Befund bei 3 von 90 Patienten mit bronchogenen oat cell-Karzinomen (Tabelle 95). Im Verein mit auffälliger Ermüdbarkeit kann die Pigmentierung der Mundschleimhaut, Hand- und Fußflächen andererseits Ausdruck des *symptomatischen Addisonismus* sein und eine Nebennierenmetastasierung ankündigen (SELLORS u.a.) (s. S. 292).

Auf *halbseitige Störung der Schweißabsonderung* (Hyper- bzw. Anhidrosis) und des *Pigmentierungsvermögens* nach Ultraviolettbelichtung (S. 303), *flush-artige vasomotorische Erytheme* (S. 272) und äußerlich sichtbare *Phlebektasie* am Rumpf (Sahlischer Venenkranz, ausgeprägte Erweiterung venöser Kollateralen) (S. 276) wurde früher hingewiesen.

Eine relativ seltene Erscheinungsform bildet die *Purpura cutanea*, die — vereinzelt als Initialsymptom — bei Bronchialkrebspatienten mit endokriner Dysfunktion in Gestalt regionaler Ekchymosen (VOGEL, KEATING u. BAHN) oder aus verschiedenen pathogenetischen Ursachen als generalisierte Kapillarblutung vom Typ Henoch-Schönlein auftreten kann (KOLÁŘ *et al.*; SMITH; GREENBERG, DIVERTIE u. WOOLNER) (s. S. 323 u. 361).

Das *Zusammentreffen systematisierter Kollagenosen mit Bronchuskarzinom* (Dermatomyositis, Sklerodermie: HOLLÓSI u. SZÁM; BATSAKIS u. JOHNSON; JOHNSON u. HOUSER; MONTGOMERY, STIRLING u. HAMER; BORUCHOW; KOLÁŘ *et al.* GREENBERG, DIVERTIE u. WOOLNER; LATTERI *et al.*; CAPLAN; JACKMAN, GOOD, CLAGETT u. WOOLNER; HEGGLIN; LÜTHY; SMITH; RICHARDS u. MILNE; COLLINS, DARKE u. DODGE; MEYER u. LIEBOW; MILLS; MELLO u. MELLO; MÜLLER, HRABAL, KUNKOVÁ u. VLČKOVÁ; DAUBRESSE u. VAN CAUTER) ist nach Literaturangaben seltener als die Kombination mit Lungenadenomatose (ZATUCHNI, CAMPBELL u. ZARAFONETIS; HOLLÓSI, SZÁM u. GERÖ; SPAIN; RAEBURN u. SPENCER; CAPLAN; PERNOD, SORS u. BOUSQUET; WILLIAMS; TOMPKIN; WEAVER; MONTGOMERY, STIRLING u. HAMER; WEAVER, DIVERTIE u. TITUS; CHRISTIANSON, BRUNSTING u. PERRY; GRACE u. DAO; ARUNDELL, WILKINSON u. HASERICK; GUTRECHT, ESPINOSA u. DYCK u.a.) (s. Bd. IX/4c, S. 50 u. Abb. 20). In den bisher beobachteten Einzelfällen dürfte die Annahme sekundärer Narbenkrebsbildung auf dem Boden fibrosklerotischer Lungengerüstveränderungen zutreffen (S. 72). Es erscheint dagegen fraglich, ob generelle pathogenetische Beziehungen im Sinne von BORUCHOWs Einteilungsschema bestehen, das die Kollagenosen unter den paraneoplastischen Syndromen aufführt, oder ob die Kollagenkrankheiten wegen gehäufter Verknüpfung mit malignen Prozessen

(WILLIAMS: 15%; BUREAU et al.: 10%) als Präkanzerose gelten können (CURTIS, BLAY-
LOCK u. HARRELL; RUNDLE u. SPARKS u.a.). Zweifellos trifft diese Ansicht für die *Acan-
thosis nigricans* zu, die eine bemerkenswert hohe Koinzidenzquote mit bösartigen Ge-
schwülsten — vor allem mit Karzinomen des Darmtrakts (CURTH-OLLENDORF; ROSCHER;
BEM u. BIRECKA; BRATZKE u. Mitarb.; DAUBRESSE u. VAN CAUTER u.a.) — aufweist und
gelegentlich *in Kombination mit Bronchuskarzinomen* in Erscheinung tritt (SPEAR; SMITH;
GREENBERG, DIVERTIE u. WOOLNER). Der Kausalnexus ist pathophysiologisch allerdings
nicht näher ergründet (JADASSOHN; SPEAR; CURTH; ROCHER; BRATZKE, SUCHOWSKY u.
TRAUTMANN; BEM u. BIRECKA; KOLÁŘ, PALEČEK u. SKÁLOVÁ; GREENBERG, DIVERTIE u.
WOOLNER; GIBBS; LATTERI et al.). Das gilt auch für pellagroide und andere Dermatosen,
die als paraneoplastische Phänomene bei Bronchuskrebskranken beobachtet wurden, wie
unvermittelt auftretender *Pruritus universalis, Hypertrichosis, Ichthyosis, Erythema gyra-
tum repens* (MCRAW u. MCGOWERN; KOLÁŘ et al.; GREENBERG, DIVERTIE u. WOOLNER;
GIBBS; LATTERI et al.; MIGUÉRÈS et al.; MÜLLER, HRABEL, KUNKOVÁ u. VLČKOVÁ),
generalisierte Erythembildung (THIERS; POLLET; LATTERI et al.), *Dermatitis exfoliativa*
(SCHWEIGL; MCRAW u. MCGOWERN; LATTERI et al.), *Urticaria* (HILLS) und bullöse
Veränderungen nach Art der *Dermatitis herpetiformis* DUHRING (BOLGERT; LATTERI
et al.; REINERT-DILTHEY).

4. Kardio-vaskuläre Störungen

nicht-metastatischen, aber mittelbar neoplastischen Ursprungs sind im Erscheinungsbild
bronchogener und anderer Karzinome keineswegs ungewöhnlich.

Eine relativ häufige Komplikation sind *Lungeninfarkte,* die HANBURY, CURETON u.
SIMON *bei ca. 10% der Bronchialkrebskranken* verzeichneten (s. auch FRIED; UEHLINGER;
BARIÉTY, PAILLAS u. LEGRENDRE; MÜLLY; FREY u. LÜDEKE; BALÓ, JUHÁSZ u. TEMES;
GALY, BRUNE, LOIRE u. COLLOMBEL, BYRD, DIVERTIE u. SPRITTEL; ECK, HAUPT u.
ROTHE). Wie auch sonst üblich, pflegt das Infarktereignis eher unterschwellig als fulmi-
nant zu verlaufen. Die Infarzierung kann von Geschwulstemboli nach Tumoreinbruch in
die arterielle Lungenstrombahn ausgelöst werden, doch handelt es sich in der Regel um
eine *Folge von Fernthrombosen* bzw. *Thrombophlebitis migrans.*

Etwa ein Drittel aller Krebspatienten erkrankt an thrombotischen Fernkomplika-
tionen (UEHLINGER). Blande oder entzündliche Venenthrombosen mit konsekutiver Lungenembolie beobachtet man vor allem bei Tumoren des Pankreasschwanzes und -körpers
sowie des Magens (TROSSEAU; THOENES; SPROUL; KENNEY; STAHL u. STEPHAN; BARKER;
COOPER u. BARKERS; HUBAY u. HOLDEN; THOMPSON; MILLER, BAGGENSTOSS u. COM-
FORT; JENNINGS u. RUSSELL; BROWN, MOSELY, PRATT u. PRATT; UEHLINGER; MOSER;
THOMPSON u. RODGERS; JAMES u. MATHESON; UMLAUFF; SMITH; EDWARDS u.a.), nächst-
häufig beim Bronchialkarzinom, und zwar *insbesondere beim zylinderzelligen Krebstyp*
(FISHER, HOCHBERG u. WOLENSKY; PERLOW u. DANIELS; UEHLINGER; MÜLLY; LEMÉNA-
GER, BOBECK, OPATRNÝ u. CAZL; KOLÁŘ, PALEČEK u. SKÁLOVÁ; FRIED; STAHL u.
STEPHAN; BARIÉTY, PAILLAS u. LEGRENDRE; BALÓ, JUHÁSZ u. TEMES; BERNE, IKINS,
STRAEHLEY u. BUGDEN; GIBBS; LIBERMANN u. Mitarb., zit. nach GREENBERG, DIVERTIE
u. WOOLNER; POKORNY; ROHNER, PRIOR u. SIPPLE; LEMÉNAGER, PORIN u. VILLEY;
BARIÉTY, PAILLAS, POULET u. MOREL-MAROGER; THIBAULT; BOUDIN; VULTERINI; LAT-
TERI et al.; GALY, BRUNE, LOIRE u. COLLOMBEL; BYRD, DIVERTIE u. SPRITTEL; OSSOWSKA,
PAWLICKA u. SZYMANSKA; DAUBRESSE u. VAN CAUTER), vereinzelt auch bei der Lungen-
adenomatose (PRYDE) (s. Bd. IX/4c, S. 328). Die Ferntrombose kann sich *schon Wochen bis Monate vor Beginn örtlicher Bronchialkrebssymptome* entwickeln (FISHER et al.; UEHLINGER; MÜLLY; LEMÉNAGER; LIBER-
MAN et al.; SMITH; BERNE et al.; KOLÁŘ et al.). Die Abscheidungsthromben entstehen
ohne ersichtlichen Zusammenhang mit regionaler Abflußstörung (Varizen etc.) bevorzugt iliofemoral, gelegentlich auch im Zuflußgebiet der oberen Hohlvene. Die Neigung zu thrombotischen Prozessen pflegt mit der Tumorresektion zu verschwinden.

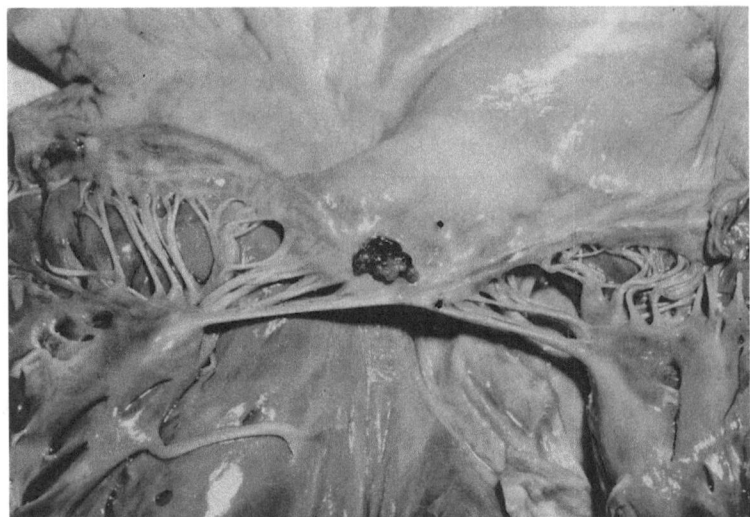

Abb. 158. *Marantische Endokarditis.* Verruköse Auflagerungen auf den Segelklappen des Mitralostiums bei Bronchuskarzinom des linken Oberlappens. Klinisch und röntgenologisch keine Anzeichen eines Mitralvitiums. Photo des Sektionspräparats (Sekt.-Nr. 198/71 Patholog. Inst. d. Krhs. Nordwest, Direktor: Prof. KAHLAU). J. S., 80jähr.♂. Arch.-Nr. 3010 90751 Radiolog. Zentralinst. d. Krhs. Nordwest Frankfurt/M.

Ebenso akut und schmerzhaft wie die banale Thrombophlebitis, ist die paraneoplastische Affektion (ECK, HAUPT u. ROTHE: „*Phlebitis caerulea dolens*") gegenüber Antikoagulantien-therapie meist refraktär. Der Name „*Thrombophlebitis migrans sive saltans*" kennzeichnet die ausgesprochene Tendenz, in anderen Gefäßprovinzen als an der ursprünglich betroffenen Strecke wiederzukehren. Die davon ausgehenden Lungenembolien verlaufen gewöhnlich blande, nehmen aber mitunter den Charakter septikämischer Metastasierung an (HERBEUVAL, DEBRY u. CURY). In manchen Fällen greift der Entzündungsprozeß auf den arteriellen Kreislaufschenkel über und führt zum Bild der *Thrombarteriitis obliterans* (UEHLINGER). Hierzu sei bemerkt, daß nach CARNEIRO auch die Ostéoarthropathie hypertrophiante pneumique die Symptome einer arteriellen Ischämie der Extremitäten nachzuahmen vermag.

UEHLINGER faßt das Resumé seiner Erfahrungen in folgendem Leitsatz zusammen: „*Bei der aus voller Gesundheit sich entwickelnden rezidivierenden Thrombophlebitis migrans jenseits des 35. Lebensjahres muß immer an ein Karzinom gedacht werden*, und zwar solange, bis eine eindeutig nicht-karzinomatöse Grundlage der Thrombophlebitis nachgewiesen werden kann". Die richtige Interpretation der Kausalbeziehung solcher Frühthrombosen gewährleistet allerdings nicht unbedingt eine „Frühdiagnose" des auslösenden Tumors: trotz ihres stummen Verhaltens befindet sich die Neoplasie zum Zeitpunkt der Entdeckung oft bereits in einem fortgeschrittenen Stadium, und der Patient in mehr oder weniger kachektischem Zustand (PERLOW u. DANIELS: unter 10 Fällen mit Fernthrombosen nur 1 resezierbarer Tumor gegenüber 2 fraglich operablen und 7 primär inoperablen Bronchuskarzinomen).

Die von karzinomatöser Gefäßwandinfiltration hervorgerufene Thrombenbildung (UEHLINGER) dürfte dem Krankheitsgeschehen nur in Ausnahmefällen zugrundeliegen (HUBAY u. HOLDEN). Eher sind indirekte humorale Auswirkungen des Geschwulstleidens in Betracht zu ziehen (s. S. 310 u. 360/361), über deren *pathogenetischen Mechanismus* noch keine volle Klarheit besteht. In Analogie zur „thrombotischen thrombozytopenischen Purpura" (Verbrauchskoagulopathie) im Verlauf der Mikroangiopathie Krebskranker könnte es sich um die Folge einer *Autoimmun-Reaktion* handeln (COOPER, STICKNEY, PEASE u. BENNET u.a.; BROOK u. KONWALER) (s. S. 323, 349 u. 352). UEHLINGER hält eine *Gefäßendothelschädigung durch Tumorstoffwechselprodukte* für die auslösende Ursache. HUBAY u. HOLDEN nehmen eine *durch Tumornekrose erhöhte Gerinnungsbereitschaft an,* die nach anderen Autoren von abnormer Klebrigkeit der Blutplättchen infolge Absonderung eines physiko-chemisch wirksamen Agens *(„Thrombozytosin")* aus zerfallenden Geschwulstbezirken herrühren soll (MOOLTON; THOMPSON u. RODGERS) (s. Bd. IX/4c, S. 328). AMUNDSEN u. Mitarb. führen die bei Karzinomträgern nachgewiesene *Beschleunigung der Thrombo-plastinbildung* auf einen globulinähnlichen Antihämophilie-Faktor im Blutplasma zurück (zit. nach GREENBERG, DIVERTIE u. WOOLNER).

Die thrombotische Abscheidung am Gefäßendothel bildet offenbar eine pathogenetische Entität mit der *bei Bronchialkrebsen überwiegend zylinderzelligen Typs* (GREENBERG *et al.*) und anderen konsumierenden Tumorerkrankungen beschriebenen *sterilen verrukösen Endo-karditis* (sog. *„marantische Endokarditis"*) (KOLÁŘ, PALEČEK u. SKÁLOVÁ; GREENBERG *et al.*; GIBBS; SMITH; ROHNER, PRIOR u. SIPPLE; LATTERI u. Mitarb.) (Abb. 158). Die *begleitende abakterielle Myokarditis* ist wahrscheinlich ebenfalls allergischen oder toxischen Ursprungs und dysproteinämischen Myokardosen (WUHRMANN; LETTERER; WUHRMANN u. MÄRKI u.a.) an die Seite zu stellen. Die Endokardläsion entwickelt sich bevorzugt, aber nicht ausschließlich am Mitralostium und betrifft sowohl die Klappen als auch chordale und parietale Anteile. Je nach der Topographie des Prozesses führt die gelegent-liche Thrombenablösung von endokarditischen Wärzchen der Klappenränder zum Lungen-infarkt oder zur Embolie in Organen des großen Kreislaufs (KOLÁŘ *et al.*; ROHNER, PRIOR u. SIPPLE).

5. Hämatologische Veränderungen

mit dem Leitsymptom *„erhöhte Blutungstendenz"* sind offensichtlich heterogenen Ursprungs (s. S. 360). Ein *diffuser metastatischer Knochenmarkbefall* kann mit *akuter thrombozyto-penischer Purpura* bei Bronchuskarzinomen (CONE u. NAYER) und anderen Organkrebsen in Erscheinung treten (ADELHEIM; KOHN; JARCHO; LANIER; WILLIS; SCHATTENBURG u. RYAN; JONSSON; RUNDLESS u. JONSSON u.a.). Die ohne nachweisliche Skeletmetastasen auftretenden *petechialen Hämorrhagien der Haut, Schleimhäute und Viszera* können nach immunelektrophoretischen Studien Folge einer *Verbrauchs-Koagulopathie auf Grund einer Antigen-Antikörperreaktion mit sekundärer thrombotischer Mikroangiopathie* sein (KOMORI; BROOK u. KONWALER; BRAIN *et al.*; BULL u. BRAIN; JOSEPH, DAY, SHERWIN u. SCHWARTZ; STRATFORD u. TANAKA; COOPER u. Mitarb. u.a.) oder durch *tumorbedingte Dysproteinämie* hervorgerufen werden (CURTZ; WUHRMANN u. MÄRKI; ASCHENBACH; STREIF; RIECHE; BAGNOUD; BARIÉTY u. BOISSON; LATTERI *et al.*). BORUCHOW führt die purpuraartigen Blutungen auf *gesteigerte Fibrinolyse* zurück (s. auch GREENBERG, DIVERTIE u. WOOLNER), die auch bei anderen Malignomen in gleicher Weise hervortritt (TAGNON, WHITMORE u. SHULMAN; BAKER, RUBENBERG, DACIE u. BRAIN u.a.). Nach Ansicht mancher Autoren spielt eine *Störung der Fibrinogenproduktion infolge nachlassender Thromboplastinbildung im Lungengewebe* eine wesentlich mitwirkende Rolle (SCHULZ; COON u. HODGSON; PAN-KRATOVKA; MAJUMDAR u. ZAHN; FOUNTAIN u. HOLMAN zit. nach KOLÁŘ *et al.*; GIBBS u.a.). Wie die übrigen paraneoplastischen Phänomene manifestiert sich das Blutungsübel bisweilen schon Monate vor dem zugrunde liegenden Krebsleiden (KOLÁŘ u. Mitarb.).

Das gilt auch für die *symptomatische Erythrämie,* die beim Bronchialkarzinom — analog der Erythropoetin-Reaktion hypernephroider Geschwülste — ein *indirektes Leit- und Frühzeichen stummer Nierenmetastasen* sein kann (DAUMON, HOLUB, MELICON u. USON; VIDEBAEK; KOLÁŘ *et al.*; GIBBS; MELLIN; SMITH; MARQUARDT u.a.). Die karzinom-bedingte Polyglobulie wird auf gesteigerte Erythropoetin-Bildung in der Leber zu-rückgeführt (GREMMELE; GURNEY; KELLER u.a.) und sowohl bei Primärtumoren wie *auch bei metastatischem Krebsbefall der Leber* beobachtet (WUHRMANN u. MÄRKI; GREENBERG, DIVERTIE u. WOOLNER u.a.) (s. auch S. 347). Sie unterscheidet sich von genuiner und sekundärer Polycythaemia vera durch das Fehlen von Milzvergrößerung und Hypertonie, normale O_2-Sättigung des Blutes und hämatologisch insofern, als lediglich Erythrozytenzahl und Plasmavolumen vermehrt sind, während die Leuko- und Thrombozytenwerte im Normbereich bleiben (GREENBERG, DIVERTIE u. WOOLNER). Über isolierte *Thrombozythämie* bei Bronchialkrebskranken liegen nur einzelne Berichte vor (LEITNER; BOUSSER; LATTERI *et al.*).

Auf die bei Bronchuskrebsen wie bei anderen bösartigen Geschwülsten nicht seltene *Eosinophilie*, von den Tumoren ausgelösten *leukämoide Reaktionen* und sonstige symptomatische Abweichungen im Zellbild des strömenden Blutes und des Knochenmarks wird später eingegangen (s. S. 351).

γ) Irrtumsquellen trügerischer Symptome

birgt die Bronchialkrebsentwicklung in allen Evolutionsphasen. Die Vielfalt klinischer und röntgenologischer Masken, hinter denen sich die Neoplasie verbergen kann, erschwert die rechtzeitige Erkenntnis (JUNGHANNS; FISCHER; BÜRGER; OVERHOLT u. WILSON; SCHÜTZE; BERG; BECKER; BURDZIK; FROMMHOLD u. SCHLUNGBAUM; BRONFIN; FRO-BOESE; KAHLAU; NEUGEBAUER; KNIPPING; ECK; GOOD; HEDINGER; HAEHNER u. SCHMUTTE; ZADEK; SHAKTER; CRAUSAZ; LIEBOW; JOHNSON, CLAGETT u. GOOD; STERN-BERG; OCHSNER u. DE BAKEY; HENNEMANN, FALCK u. STOBBE; MOLL; STROEBE; RIGLER; STRNAD; BRUNNER; COCCHI; PROTZEK; FARRELL; COTTON; OVERHOLT; HOLLMANN u. SCHNEIDER; HUGUENIN u. LINDEUX; HAEHNER, MÜLLER u. SCHMUTTE; BROCARD u. CHOFFEL; GERM; NEGOVSKY, TAVONIUS u. VINNER; LEA; KLUGE; HOLMAN u. PIERSON; POPPE; LASZIO, COLMER, SILVER u. STANDARD; REINBERG; RINK; LINDIG; BALMÈS u. THÉVENET; BARIÉTY, POULET, MONOD u. PAILLAS; REIF; BAUMANN, VERDOUX u. CHRISTIANI; ROSENBLATT, LISA u. TRINIDAD; STARICKHOV; SWENSON u. LEAMING; SAWITZKY; ROTTE u. EICHHORN; SAUVAGE, PIAZZA u. BOCACCIO; LEADER u. BERGERSON; NEGOVSKY u. KRUK; VERHAEGHE, CLARY, DUPONT u. DAMAILLE; DAPRÀ, AASSALDI, MONATERI u. PICCO; BRINDLEY; SWANSON; LOCATELLI; GROSSE; MÜLLY; JANIAK u. MAURER; HAUPT u. ZÖMISCH; JOSEPH; SCHULZE u.a.) (s. S. 944ff.).

Die Irrtumsquellen sind nicht allein in der Proteusnatur des Geschwulstleidens zu suchen. KNIPPINGs kritisches Bemerken, die *herkömmliche Lehrbuchdarstellung* der Bronchialkrebssemiotik sei im wesentlichen *vom klassischen Spätbild geprägt*, statt die Aufmerksamkeit nachdrücklich auf Frühzeichen zu lenken, deutet auf erkenntnistheoretische Mängel der Orientierungsdaten klinisch-diagnostischer Ausbildung hin. Das Bestreben, der Schilderung hoffnungsloser Endstadien ein festumrissenes *Leitbild der Frühphase* gegenüberzustellen, ist indessen schwer zu verwirklichen, weil die *initialen Lokalsymptome uncharakteristisch, vieldeutig und oft zu banal* erscheinen, um sogleich Besorgnis zu erwecken. Die klinische Methodik bietet in praxi allenfalls die Voraussetzung für eine Verdachtsdiagnose, aber keine Gewähr, die therapeutisch aussichtsreichen Anfänge des Krebsleidens zu erkennen. Selbst wenn sich das Tumorwachstum vor Eintritt der Metastasierung örtlich bemerkbar macht, und die Zeichen richtig gedeutet werden, sind die operativen Heilungschancen geringer als in der vorausgehenden stummen Entwicklungsphase, in der die Neoplasie nur an Hand indirekter Hinweiszeichen nicht-metastatischer „paraneoplastischer" Folgezustände (s. S. 296ff.) oder mittels exfoliativ-zytologischer bzw. radiologischer Präventivuntersuchung aufzuspüren ist (s. S. 438ff. u. 455ff.).

Von Fernabsiedlungen herrührende Initialerscheinungen sonst asymptomatischer Gewächse sind besonders geeignet, den Untersucher irrezuleiten (STERNBERG; KRANZFELD; LEADER u. BERGERSON; FROBOESE; KLUGE; HAUPT u. ZÖMISCH u.a.) (S. 269 u. 288ff.). FROBOESE spricht geradezu von „*Vexiermetastasen*", die selbst dem Pathologen Rätsel aufgeben. Er kennzeichnet damit z.B. die Schwierigkeit, solitäre Skeletmetastasen eines verborgenen Bronchuskarzinoms von autochthonen Knochentumoren zu unterscheiden. Die *Verkennung metastatischer Tochterherde als Primärgeschwülste* oder andere Erkrankung der in Mitleidenschaft gezogenen Organe (Lymphknoten, Gehirn, Leber und sonstige innere Organe) trägt nach epikritischer Prüfung klinischer Angaben zur Todesursache durch den Pathologen vielfach dazu bei, daß der Bronchialkrebs als eigentlicher Ausgangs-

Tabelle 108. Fehldiagnosen beim Bronchialkarzinom durch verkannte Metastasen. [Nach HAUPT, R. u. J. ZÖMISCH: Negative und positive Fehldiagnosen beim Bronchialkarzinom. Z. Tuberk. **126**, 67—80 (1967). Tabelle 5]

Negative Fehldiagnosen	Männer		Frauen		Gesamt
	1925—39	1949—63	1925—39	1949—63	1925—63
Magenkrebs	—	24	—	4	35
zerebrale Erkrankung (außer Tumor)	7	19	1	5	31
Hirntumor	6	20	—	1	23
Leberkrebs	2	17	—	3	23
Pankreaskrebs	3	13	—	2	15
Darmkrebs	—	11	2	2	15
Gallenkrebs	—	11	1	1	13
Knochensarkom	—	8	2	3	13
Hypernephrom	—	8	—	2	10
Lymphosarkom	—	3	1	2	6
Hautkrebs	—	4	—	1	5
Ösophaguskrebs	1	1	—	1	3
Schilddrüsenkrebs	—	1	—	2	3
Uteruskrebs	—	—	—	2	2
Ovarialkrebs	—	—	—	2	2
Beckensarkom	2	—	—	—	2
Thymom	1	—	—	—	1
Larynxkrebs	—	1	—	—	1
Osteomyelitis	—	1	—	—	1
Parotistumor	—	1	—	—	1
					205

Tabelle 109. Negative Fehldiagnosen des Bronchialkarzinoms durch andere Lungenerkrankungen. [Nach HAUPT, R., u. J. ZÖMISCH: Negative und positive Fehldiagnosen beim Bronchialkarzinom. Z. Tuberk. **126**, 67—80 (1967), Tabelle 6]

Klinische Diagnose	Männer		Frauen		Gesamt
	1925—39	1949—63	1925—39	1949—63	1925—63
Tuberkulose	9	40	2	13	64
Pneumonie	5	31	3	5	44
Mediastinaltumor	5	17	—	9	31
Chron. Bronchitis	2	12	—	1	15
Pleuritis, Pleuraempyem, -erguß	8	9	—	7	24
unklarer Lungenbefund	2	9	—	—	11
Lungenabszeß	3	5	—	1	9
Pleuratumoren	1	2	—	3	6
Silikose	—	3	—	—	3
Bronchiektasen	1	2	—	—	3
Lungenemphysem	1	1	—	1	3
Lungenfibrose	—	1	—	—	1
Asthma bronchiale	—	—	—	1	1
	37	132	5	41	215

punkt des Krankheitsgeschehens übersehen wird (GROSSE: 26%; HAUPT u. ZÖMISCH: 30% = 205 von 526 negativen Fehldiagnosen) (Tabelle 108).

Die Komplikationen der Tumorausbreitung im Brustkorb können ebenso auf falsche Fährten locken und die Diagnose hinauszögern. Nach Sektionsstatistiken werden *Krankheitsäußerungen der endothorakalen Verlaufsform noch häufiger fehlgedeutet* als metastatische Syndrome (HAUPT u. ZÖMISCH: 40,8% = 215 von 526 negativen Fehldiagnosen;

Tabelle 110. Verzeichnis der klinischen Fehldiagnosen bei 179 von 250 autoptisch verifizierten Bronchialkrebsen. [Nach (a) A. MOLL 1949 = 54 von 114 Sektionsfällen d. Path. Inst. d. Städt. Krankenanst. Bremen 1940—1949; (b) L. LOCATELLI 1956 = 54 von 88 Autopsiefällen d. Path. Inst. Osp. Magg. Bergamo 1923—1954 und (c) W. H. BECKER 1950 = 71 von 148 Obduktionsfällen d. Path. Inst. Univ. Gießen 1928—1948; in Anlehnung an A. MOLL, Dtsch. Arch. klin. Med. **194**, 530—549 (1949), Tabelle 2]

Klinisches Syndrom		Fehldiagnose	Anzahl der Fälle		
			(a)	(b)	(c)
Intrathorakale Verlaufsform (127 Fälle)	*Pulmonale* Form (82 Fälle)	Lungentuberkulose	3	15	5
		Pneumonie	7	5	8
		Lungenabszeß	1	6	3
		Pleuritis exsudativa	3	5	6 (Pleuritis + Pleuraempyem)
		Pleuraempyem	5	.1	
		metastatischer Lungentumor	1	1	
		Trachealstenose	1		
		Bronchialasthma	1		
		Grippe			1
		chron. Bronchitis		1	
		Bronchiektasie			1
		Lungen-Fibrose		1	
		Silikose			1
	Mediastinale Form (45 Fälle)	Mediastinaltumor	3	1	4
		Lymphogranulomatose	1		3
		Lymphosarkom		1	
		Struma maligna	1		2
		Ösophaguskarzinom			1
		Herzinsuffizienz	5		4
		dekompens. Vitium cordis	1	1	
		Myokardsklerose		1	
		Myokarditis bei Septikopyämie		1	
		Aortenaneurysma	1		1
		Mesaortitis luetica			1
Verlaufsform bei *Fernmetastasen* und *nicht-metastatischen Fernwirkungen* (55 Fälle)	*Abdominelle* Form (21 Fälle)	Leberzirrhose	1		1
		zirrhotisches Leberkarzinom		1	
		Leberkarzinom			4
		Magenkarzinom	1		
		Pankreaskarzinom	1		
		Colon-bzw. Rektumkarzinom	1		1
		Hypernephrom			1
		Uteruskarzinom			1
		Abdominaltumor			7
		Ileus	1		
	ZNS-Form (23 Fälle)	Hirntumor	5	3	5 (Hirntumor + Apoplexie)
		Apoplexie	1	3	
		unklarer Hirnprozeß	1		
		Bulbärparalyse		1	
		Myelitis transversa	1	1	
		Rückenmarktumor	2		
	Skelett-Form (11 Fälle)	Schambein-Tumor	1		1
		Sternaltumor	1		
		Wirbelsäulentumor		1	3
		Spondylitis tbc.			1
		Coxitis tbc.			1
		Polyarthritis			2
	Sonstiges (4 Fälle)	Leukämie			1
		Diabetes			1
		Prostatahypertrophie	1		
		primäres Karzinom unklar	1		

MOLL; LOCATELLI; BECKER u.a.) (Tabellen 109 u. 110). Derartige Trugschlüsse sind wegen etwaiger therapeutischer Versäumnisse gravierender als die Verwechselung metastatischer Herde.

In einem beachtlichen Prozentsatz wird das Geschwulstleiden über den hervorstechenden Symptomen begleitender *Pleuritis exsudativa* verkannt (NEGOVSKY, TAVONIUS u. VINNER: 10—30%; s. auch SOKOLOV; ZADEK), zumal der Erguß den Krebsherd und selbst eine umfängliche tumordistale Parenchymanschoppung auch im Strahlenrelief der Brustorgane völlig überlagern kann (s. Tabelle 110, S. 285, 523 u. 698ff.).

Keine geringere Rolle spielt die *Fehldiagnose Lungentuberkulose* (HAUPT u. ZÖMISCH: 12,2% von 526 negativen Fehldiagnosen; s. auch BERBLINGER; KIKUTH; LENK; SILBER-STEIN u. SINGER; WÄTJEN; FRIEDLÄNDER; KONJETZNY; BRUNNER; MAYTUM u. VINSON; ZADEK; BÜRGER; SCHRÖDER; BECKER; LACATELLI; MOLL; NAWROCKI; BARTH; REIF; POHLE u. RITCHIE; KOURILSKY, REVAUD u. DECROIX; WILLMANN; LIAVAAG; WOODRUFF u. KELLEY; REY, REY u. MASSE; VIDAL, MICHEL u. VINCENT; MORGANA; PICCIOCHI u. PISANO; DI BERNARDO u. PALOZZI; CHIPPS u. KRAUL; DONTAS u. GALLANAN; FISCHER; SCARINCI; RINK) (Abb. 168, Tabellen 109 u. 110). Der Irrtum kann sich aus falscher Interpretation direkter und indirekter Tumorsymptome des Röntgenbildes ergeben (isolierte Geschwulstherde, Tumorkavernen, fleckige Initialstadien poststenotischer Parenchymanschoppung besonders in den Oberlappen) (s. Abb. 159, 259, 272, 356, 492, 516 u. 568, S. 965ff.), bei örtlichem Zusammentreffen beider Krankheiten aber auch in der Unvollständigkeit der „richtigen Teildiagnose" (HAUPT u. ZÖMISCH; WILKESMANN u. BLAHA) liegen und im Koinzidenzfall von Exazerbationszeichen des spezifischen Prozesses begünstigt werden (Ausscheidung säurefester Stäbchen im Auswurf s. S. 335).

Im gleichen Zusammenhang ist die *Bagatellisierung als chronische Bronchitis* (HAUPT u. ZÖMISCH: 6,9% von 526 negativen Fehldiagnosen; s. auch DELORD: „bronchitische" Erscheinungsform der primären Karzinome großer Bronchien) und die *Fehlbewertung retentionspneumonischer Prozesse jenseits der Tumorstenose als Krankheit sui generis* zu nennen (HAUPT u. ZÖMISCH: 8,4% von 526 negativen Fehldiagnosen; s. auch BERBLINGER; KIKUTH; WÄTJEN; BÜRGER; FRIEDLÄNDER; HACKL; BECKER; KLUGE; BUDINGER; DENK; WACHS; DEIST; SEUSING; DUDIK; SWENSON u. LEAMING; WOLFF u. BERNDT).

Die oft gehörte Mahnung, jede über 2 Wochen andauernde Pneumonie müsse — zumal bei Männern jenseits des 40. Lebensjahres — solange als krebsverdächtig angesehen werden, bis das Gegenteil erwiesen sei, wird zweifellos noch immer zu wenig beachtet. Andererseits haben *chronisch verlaufende Pneumonien nicht-neoplastischen Ursprungs* seit Beginn der chemotherapeutischen Ära merklich an Häufigkeit zugenommen (BRUNNER; KRAFT; HEGGLIN; BRUNNER u. TANNER; NEUGEBAUER; WOLFF u. BERNDT; SCHRÖDER u. HAENTSCH; SULLIVAN, FERRARO, MONGIARDI u. JOHNSON; BERNDT u. SCHWARZ; PADULA u. STAYMAN; VÖLKER; MORONE, ORLANDI u. FORNI; RUBINO; RADERMECKER; MAGONY u. KISS u.a.) (Bd. IX/4c, S. 312). Da sich das Symptomenbild mit dem obstruktionsbedingter Anschoppung beim Bronchuskarzinom deckt (Abb. 160), und die Senkungsbeschleunigung bei beiden Affektionen gleiches Ausmaß erreichen kann (Abb. 161), ist mit klinischen Mitteln allein keine Klarheit zu gewinnen. Die *Differentialdiagnose chronische Pneumonie — Bronchialkrebs* bereitet auch röntgenologisch, mitunter selbst bei bronchographischer Darstellung Schwierigkeiten (Abb. 162 u. 163, vgl. Abb. 473 u. 564) und ist sogar intra operationem recht problematisch (BREWER, JONES u. DOLLEY; ACKERMAN, ELLIOTT u. ALANIS; HINKEL; WACHS; BRUNNER u. TANNER; DENK; REITTER; SWENSON u. LEAMING; ZDANSKY; KEIL u. SCHISSEL; BAUER; MORVAY; DEIST; SEUSING; DUDIK; THOMAS u. RIEN-HOFF; FRIEDLANDER u. WOLPAW; BROWN u. BISKIND; KESZTELE; VOLK, LOSNER, LE-WITAN u. NATHANSON; LEB; JANES; RUBINO; ŠÁLEK, ŽAHOUREK u. PRÁŠIL; NEUGEBAUER; RADERMECKER; MORONE, ORLANDI u. FORNI; PADULA u. STAYMAN; SULLIVAN, FERRARO, MONGIARDI u. JOHNSON; SCHRÖDER u. HAENTSCH; WOLFF u. BERNDT; HEGGLIN; BRUN-NER; VÖLKER; BECKER u. KNOTHE; SCHULZE u.a.) (s. S. 949ff., Abb. 562 u. 564 sowie Bd. IX/4c, Abb. 166 u. S. 316).

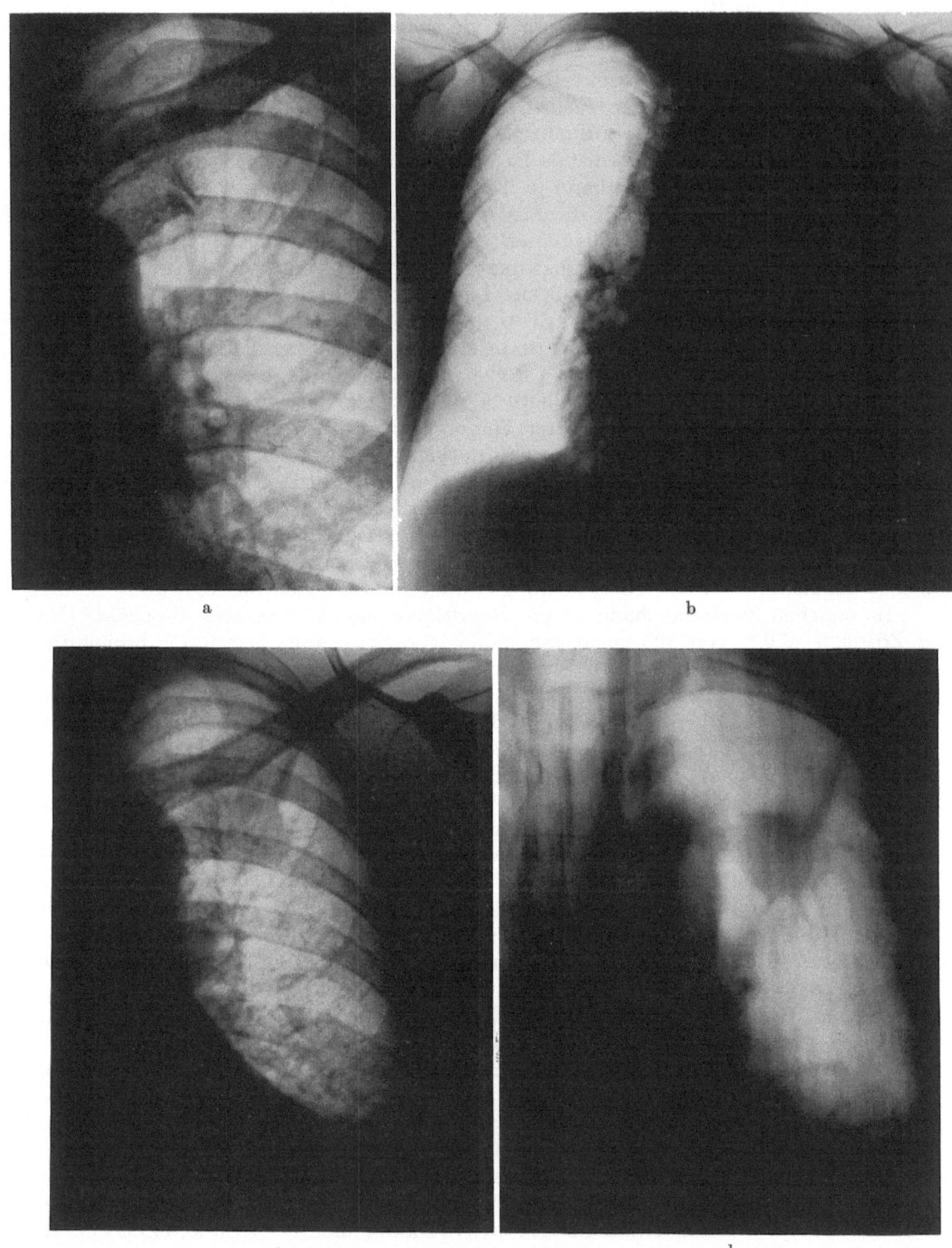

a   b

c   d

Abb. 159a—d. *Torpide Entwicklung eines als induriertes tuberkulöses Infiltrat gedeuteten peripheren Bronchuskarzinoms (Narbenkrebs?).* 1965 Heilstättenbehandlung wegen eines tuberkuloseverdächtigen Schattens im linken Oberlappen, anschließend langfristige ambulante Chemotherapie unter fortgesetzter lungenfachärztlicher Kontrolle. Der im Ausschnitt des Übersichtsbildes vom 1. 9. 1966 dargestellte haselnußgroße „Rundherd" (a) wurde als indurativ umgewandeltes „infraklavikuläres Infiltrat" beschrieben. Nach dem letzten Be-

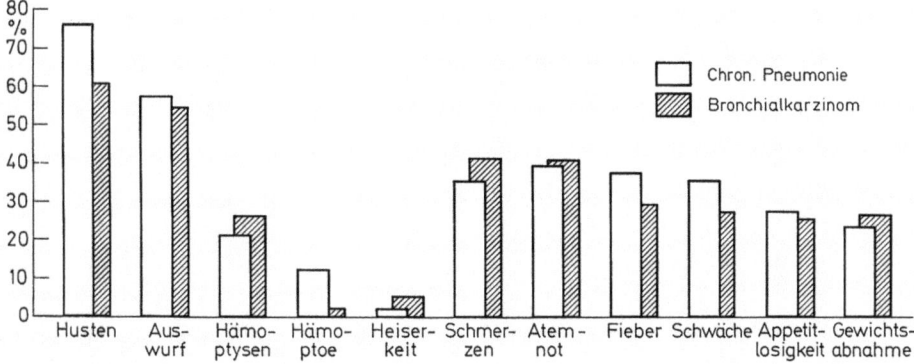

Abb. 160. *Prozentuale Relation der häufigsten Krankheitserscheinungen bei chronischer Pneumonie* (98 operierte Patienten) *und beim Bronchialkarzinom* (1669 operierte Patienten). [Nach WOLFF, M. u. H. BERNDT: Die chronische Pneumonie. Z. Tuberk. **120**, 282 (1963)]

Abb. 161. *Prozentuale Verteilung des mittleren Blutsenkungswertes bei chronischer Pneumonie* (98 operierte Patienten) *und beim Bronchialkarzinom* (1669 operierte Patienten). [Nach WOLFF, M. u. H. BERNDT: Die chronische Pneumonie. Z. Tuberk. **120**, 282 (1963)]

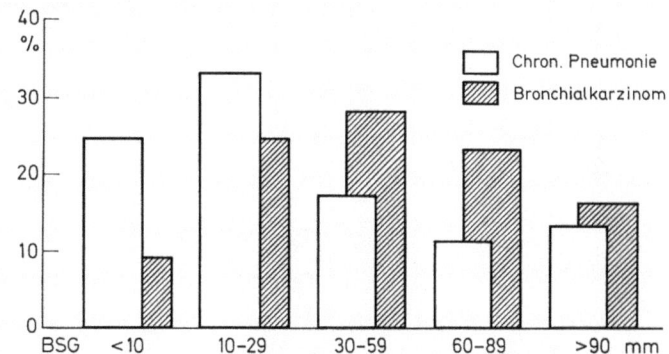

Zur Verschleierung des wahren Sachverhalts in der „fatalen Pause" tragen außer *Bagatellisierung der Beschwerden* auch *therapeutische Scheinerfolge* bei (Fieberrückgang und Aufhellung zuvor verschatteter Lungensektoren nach Gabe von Antibioticis, Nachlassen des Hustenreizes unter einschlägiger Medikation etc.) (DENCK u. WURNIG; ORTMANN; WURNIG; MELONI; HEGEMANN; OCHSNER; LUNDSGAARD-HANSEN; PEARSON, THOMPSON u. DELARUE; RINK; SCHUBERT u. Mitarb. u.a.) (Abb. 164, 259 u. 279, S. 265, 355, 358, 471 u. 496).

Das Ausbleiben zielstrebiger Fahndung im Krankheitsbeginn beruht ferner nicht selten auf suggestiver *Diagnoseablenkung durch irreführende anamnestisch-klinische Daten* (berufliche Staubexposition, familiäre Tuberkulosebelastung, langjährig vorbestehende Bronchitis etc.). Für die Unterlassung weiterführender Untersuchungen kann schließlich die fälschliche Gewißheit *fehlender Allgemeinreaktion (normale Blutsenkungsgeschwindig-*

fund vom Oktober 1967 wurde die Überwachung wegen mutmaßlicher Inaktivität des Prozesses auf Nachuntersuchungen in längeren Zeitabständen beschränkt. Zunächst anhaltend subjektives Wohlbefinden wie zuvor. Seit März 1968 Verschlechterung des Allgemeinzustandes mit zunehmender Kurzatmigkeit, Stechen in der linken Brustkorbseite und Schwäche. Klinikeinweisung wegen linksseitiger Pleuritis exsudativa. Thoraxröntgenbefund nach Aufnahme am 10. 6. 68: Halbseitenverschattung mit Verdrängungssymptomen infolge eines massiven Pleuraergusses mit kompletter Atelektase des linken Lungenflügels (b). Kontrolle am 14. 6. 68 nach mehrfacher ausgiebiger Entlastungspunktion (insgesamt 3,5 l eines hämorrhagischen Exsudats): Im Vergleich zum Vorbefund von 1966 deutliche Größenzunahme des fraglichen Herdschattens mit jetzt ausgeprägter streifiger Konturauffaserung (c und d Übersichtsaufnahme p.-a. und Schichtbild 7 cm a.-p.). Die Diagnose eines neoplastischen „Rundherdes" (peripheres Bronchuskarzinom) wurde durch den Nachweis maligner Zellverbände im Pleurapunktat bestätigt (E.-Nr. 7296/68 Patholog. Inst. d. Krhs. Nordwest, Direktor: Prof. KAHLAU). M. S., 60jähr.♂. Arch.-Nr. 1002 08721 Radiolog. Zentralinst. d. Krhs. Nordwest Frankfurt/M.

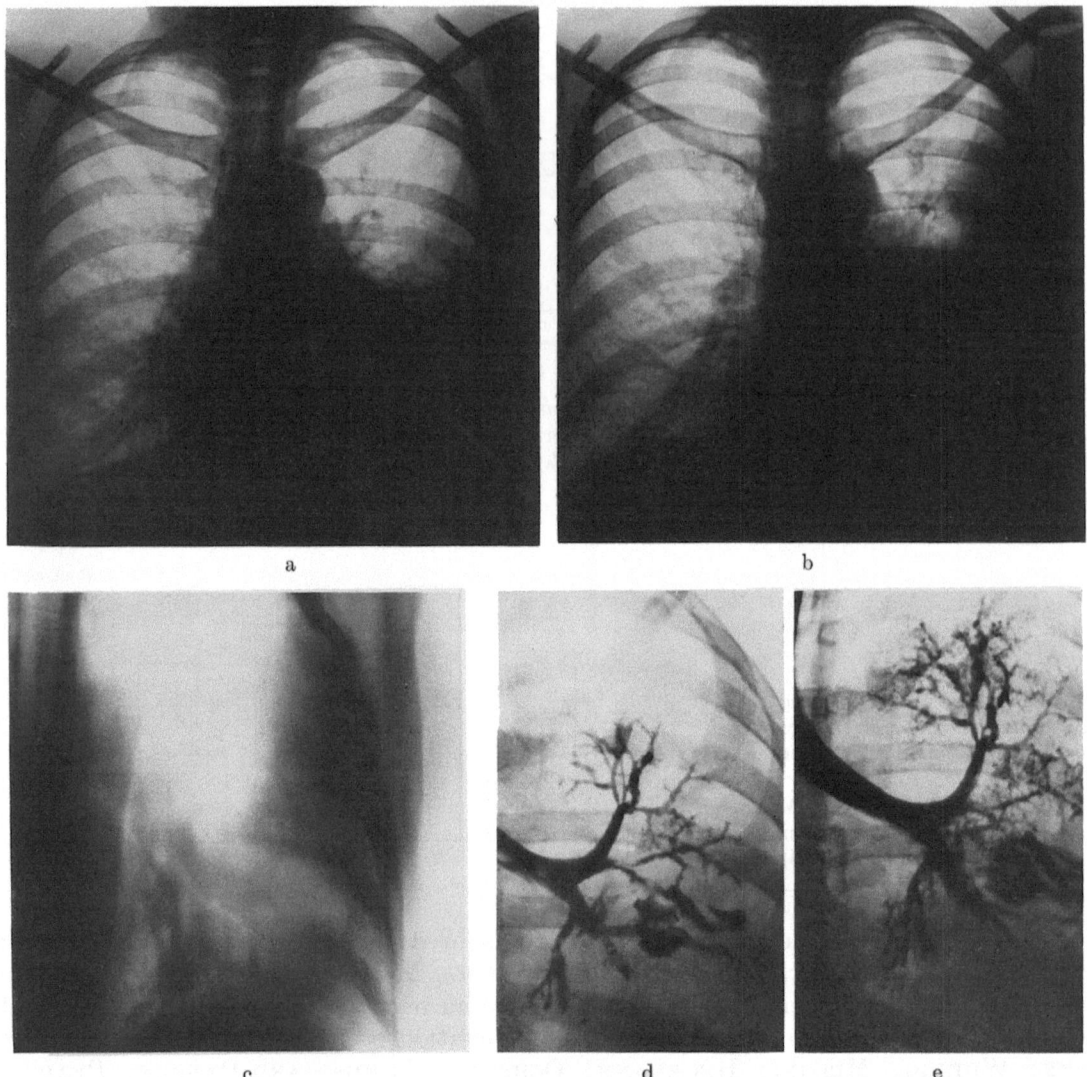

Abb. 162a—e. *Chronische interstitielle, stellenweise suppurative Pneumonie auf dem Boden eitriger Bronchitis und Bronchiektasie.* Im Juli 1963 hochfieberhafte Erkrankung mit massiver Parenchymverdichtung des linken Unterlappens und Begleiterguß (a Nativbild vom 23. 7. 63). Unter antibiotischer Therapie Fieberabfall, aber keine Lösung der Pneumonie. Weiterhin subfebrile Temperatur, anhaltende Leukozytose, extreme Blutsenkungsbeschleunigung (125/150 mm n.W.), gelblicher Auswurf und Gewichtsabnahme. Nach mehrmonatigem Krankheitsverlauf hatte der pulmonale Prozeß bei Klinikaufnahme die Lingula und Oberlappenbasis einbezogen (b Kontrollaufnahme vom 3. 2. 64). Tomographisch kein zentraler Bronchusverschluß, jedoch Verengung des Unterlappenbronchus mit Ektasie lufthaltiger basaler Segmentäste (c Schichtbild 8 cm a.-p.). Bronchographie: Hochgradige entzündlich destruierende Läsion des linken Bronchialbaums mit starker Kaliberschwankung, poststenotischer Zerfallshöhle im unteren Lingulasegment, zylindrischer Ektasie der nur unvollständig gefüllten, leicht auseinander gedrängten Basalzweige des englumigen Unterlappenbronchus und glattrandiger trunkulärer Stenose des Oberlappenbronchus (d und e). Der bronchographische Aspekt wies auf tiefgreifende entzündliche Bronchialveränderungen mit zusätzlicher Kompression durch regionäre Lymphome bei chronischer, stellenweise einschmelzender Pneumonie hin, doch war ein begleitender neoplastischer Prozeß als Ursache der Stenose an der Lingulagabel und des Füllungsausfalls basaler Unterlappensegmentäste nicht auszuschließen. Bronchoskopische Probeexzision: Erhebliche chronische Bronchitis mit Plattenepithelmetaplasie (E.-Nr. 440/64 Patholog. Inst. d. Krhs. Nordwest, Direktor: Prof. KAHLAU). Das gezielt entnommene Bronchialsekret und mehrere Sputumproben enthielten geschwulstverdächtige Elemente (Plattenepithelkarzinom) E.-Nr. 440, 478 u. 534/64). Anatomischer Befund des Resektionspräparats: Chronische eitrige Bronchitis mit chronischer, vorwiegend interstitieller, stellenweise xanthöser Pneumonie und chronisch entzündlicher Hyperplasie der stark vergrößerten regionären Lymphknoten (E.-Nr. 763/64). A.D. 50jähr. ♀.
Arch.-Nr. 1801 14122 Radiolog. Zentralinst. d. Krhs. Nordwest Frankfurt/M.

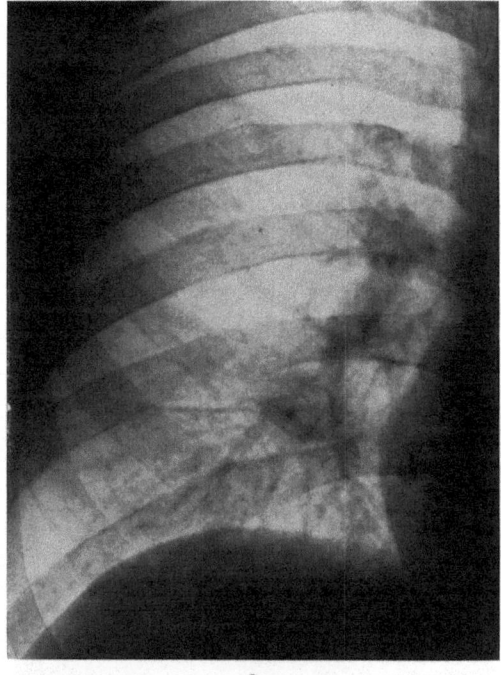

a

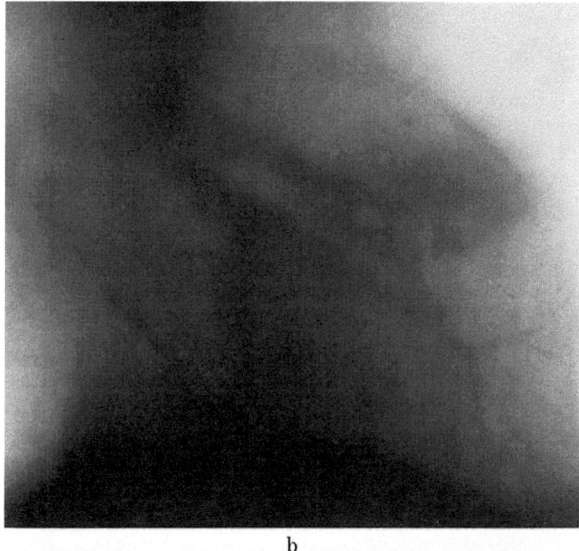

b

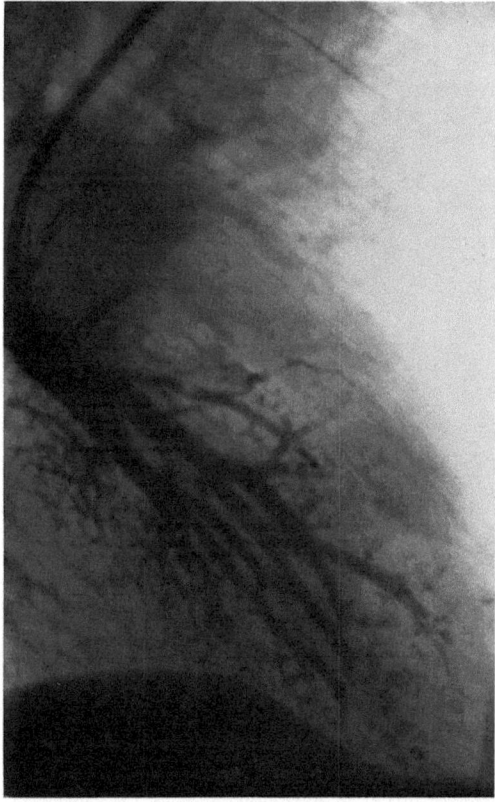

c

Abb. 163a—c. *Herdförmig karnifizierte Pneumonie im Mittellappen.* Seit 3 Monaten Krankheitsgefühl mit Husten, schleimigem Auswurf und Stechen in der rechten Brustwand. Kein Fieber, keine Hämoptysen. Bei hausärztlicher Untersuchung und nach Klinikaufnahme mittlere Beschleunigung der Blutsenkungsgeschwindigkeit (24/49 mm n.W.). Überweisung nach Feststellung eines tumorverdächtigen ovalären Schattens im medialen Mittellappensegment, der bei stationärer Röntgenkontrolle unverändert, unscharf begrenzt und im Summationsbild (a Ausschnitt der Übersichtsaufnahme p.-a. vom 1. 11. 65) wie tomographisch an den Rändern leicht aufgefasert schien (b seitliches Schichtbild vom gleichen Tage). Bronchographisch unauffällige Darstellung der lappeneigenen Bronchien bis zu den Subsegmentästen bei Aussparung des weiter peripher liegenden Verdichtungsbezirks (c seitliches Bronchogramm vom 3. 11. 65). Der bronchographische Befund ließ ein Karzinom als Schattenkorrelat weder verifizieren noch ausschließen (vgl. Abb. 408). Da mehrere Sputumproben tumorzellverdächtige Elemente (Plattenepithelkarzinom) enthielten (E.-Nr. 8506, 8554 u. 8699/65 Patholog. Inst. d. Krhs. Nordwest, Direktor: Prof. KAHLAU), wurde am 10. 11. 65 eine Probethorakotomie durchgeführt. Der gut walnußgroße subpleurale Herd war palpatorisch gut abzugrenzen und wirkte ziemlich derb. Die Probeexzision ergab kein Geschwulstgewebe (Schnellschnittbefund E.-Nr. 9007/65), doch erweckte das Gebilde im Anschnitt makroskopisch den Eindruck eines Malignoms. Der resezierte Lappen wies einen im Durchmesser 2 cm großen luftleeren Bezirk auf, der sich histologisch als chronische karnifizierte Pneumonie mit obliterierender Endarteriitis und ausgedehnter Gewebsnekrose erwies (E.-Nr. 9023/65). J. G., 36jähr.♂. Arch.-Nr. 1505 29251 Radiolog. Zentralinst. d. Krhs. Nordwest Frankfurt/M.

keit bei ca. 10 % der Bronchialkrebskranken!) (Tabelle 115) oder *scheinbar pathognomonischer Laborbefunde* ausschlaggebend sein, die an sich geeignet wären, das vorliegende Symptomenbild in anderem, nicht unbedingt harmlosen Sinne zu erklären.

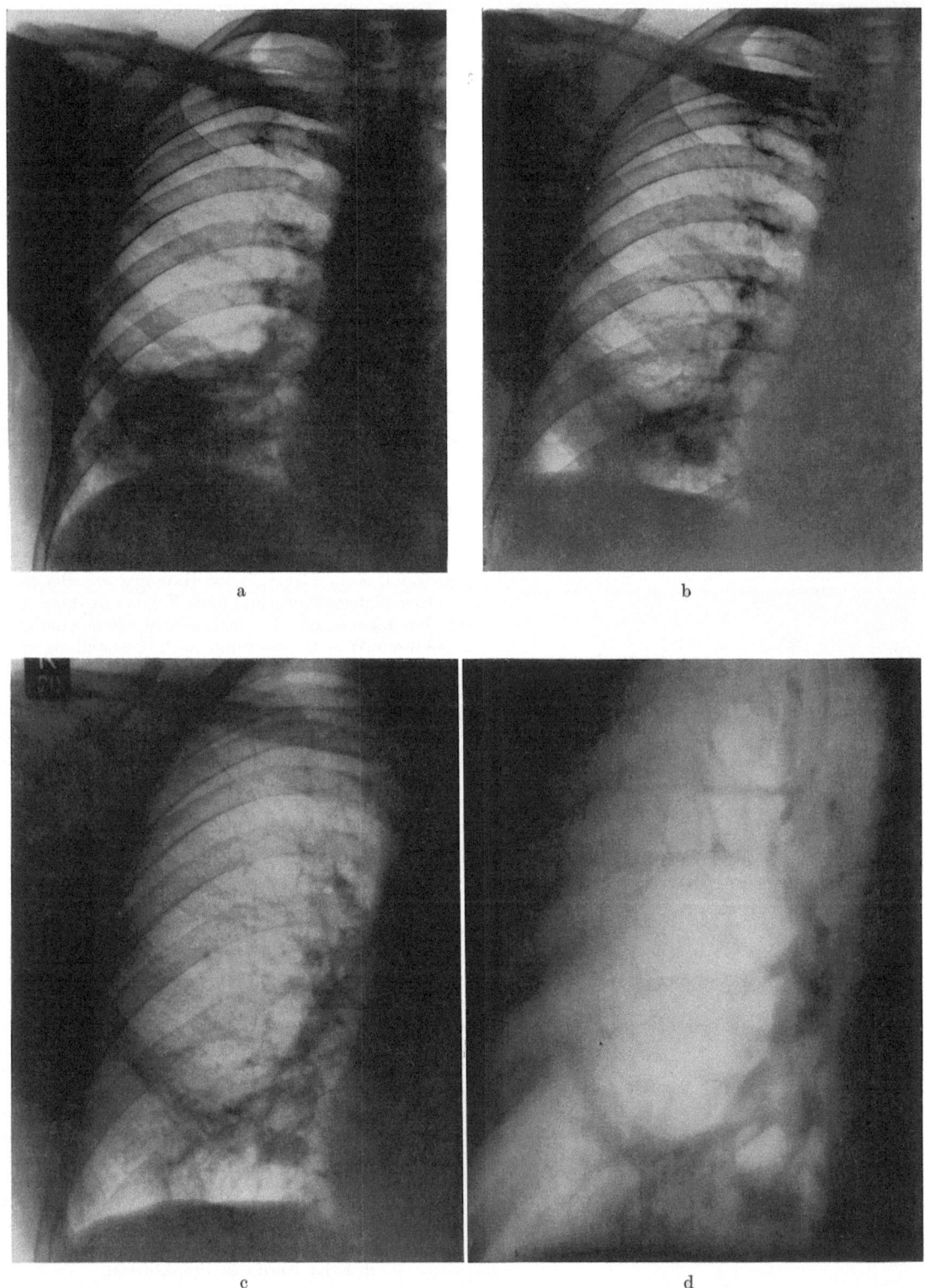

a

b

c

d

Abb. 164a—k. *Diagnoseverschleierung durch antibiotische Therapieeffekte bei karzinombedingten Obstruktions-*
pneumonien. Fall I (a—e): Nach akutem hochfieberhaftem Krankheitsbeginn am 10. 6. 70 mit Reizhusten
und stechendem Brustwandschmerz rechts Einweisung unter Pneumonieverdacht in die I. Med. Klinik d.
Städt. Krhs. Frankfurt/M.-Höchst (Direktor: Dr. BECKER). Bei Aufnahme schwerkranker febriler Zustand,

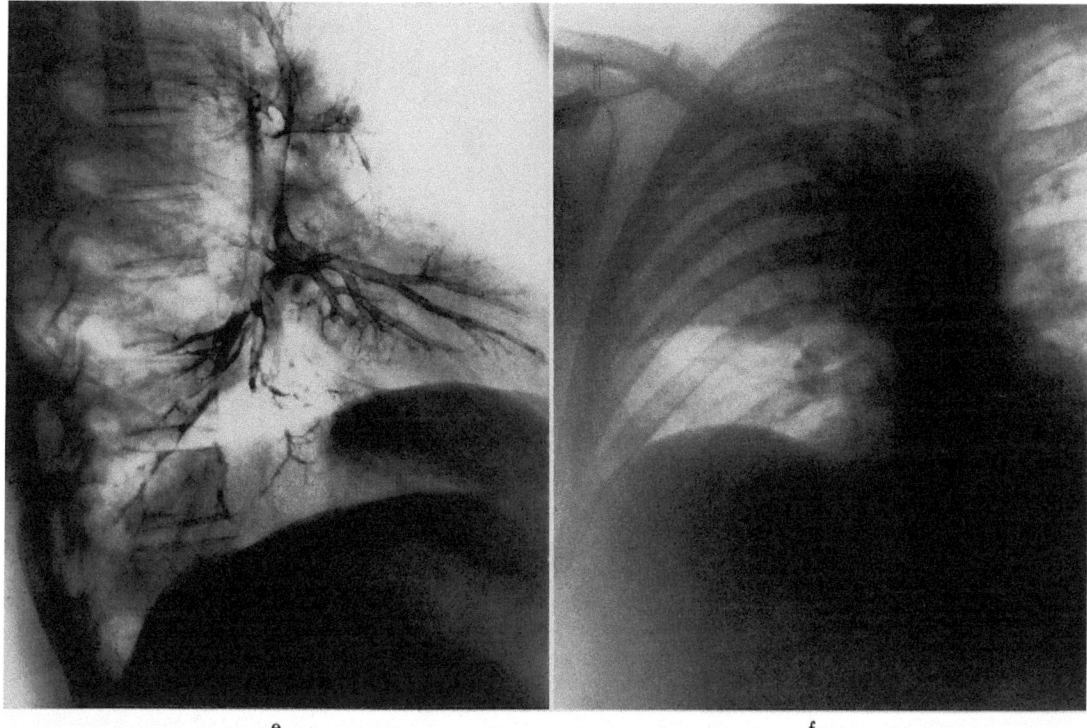

e   f

Leukozytose und erhebliche Blutsenkungsbeschleunigung (Einstundenwert über 100 mm n.W.). Unter antibiotischer Medikation Entfieberung, Normalisierung der Blutsenkungsgeschwindigkeit und Rückbildung der zuvor konfluierenden Verdichtung im volumenreduzierten rechten Unterlappen (a und b Ausschnitte der Übersichtsaufnahmen p.-a. vom 25. 6. und 10. 7. 70) bis auf einen wolkig-streifigen Infiltrationsrest mit persistierendem kleinen Kernschatten (c und ·d Kontrollaufnahme p.-a. und Schichtbild 9 cm a.-p. vom 19. 8. 70). Trotz des Therapieeffekts und vergeblicher Suche nach Geschwulstzellen im Auswurf erweckten die Schattenrelikte im Verein mit dem bronchographischen Befund multifokaler Stenosen der basalen Unterlappenäste Tumorverdacht (e seitliches Bronchogramm vom 28. 7. 70) (vgl. hierzu Abb. 279). Der Patient wurde daher zur Klärung und Durchführung thoraxchirurgischer Maßnahmen in die Chir. Klinik d. Krhs. Nordwest verlegt. Bronchoskopie: kein Stenosenachweis, im gezielt entnommenen Bronchialsekret jedoch Befund zahlreicher kleiner Geschwulstzellen (kleinzelliges Bronchialkarzinom) (E.-Nr. 14428/70. Patholog. Inst. d. Krhs. Nordwest, Direktor: Prof. KAHLAU). Pathologisch-anatomischer Befund am Resektionspräparat: Nahezu vollständige Zerstörung der Bronchialwand jenseits der basalen Unterlappensegmentgabel durch ein infiltrativ-destruierend wachsendes kleinzelliges Bronchuskarzinom mit metastatischem Befall der exstirpierten Hiluslymphknoten (E.-Nr. 14662/70). A.B., 42jähr., ♂. Arch.-Nr. 280716 Radiolog. Zentralinst. d. Städt. Krhs. Frankfurt/M.-Höchst (Direktor: Prof. KRAUS). Fall II (f—k): Nach fast 8wöchiger Krankheitsperiode (Husten, Brustwandschmerzen, Fieberschübe) wurde bei lungenfachärztlicher Röntgenuntersuchung am 9. 8. 73 eine massive Verschattung des rechten Oberlappens testgestellt (f Nativaufnahme p.-a.), die sich unter stationärer antibiotischer Behandlung auflockerte, aber nicht völlig zurückging (g und h Kontrollaufnahmen p.-a. vom 27. 8. und 11. 9. 73, Röntgenabtlg. d. St.Vincenz-Krhs. Hanau/M.). Trotz bronchographischer Darstellung eines höckerigen Füllungsabbruchs am Ostium des Lappenbronchus (i und j Bronchogramme vom 19. 9. 73, Röntgenabtlg. d. Stadtkrhs. Hanau/M., Chefarzt: Prof. LAUBENBERGER) wurde die konservative Behandlung unter dem Eindruck des Scheinerfolgs antibiotischer Medikation fortgesetzt, nachdem der bronchographische Tumorverdacht weder bronchoskopisch noch durch Sputumzellanalysen bestätigt worden war. Am 11. 12. 73 wurde der Patient wegen Verschlechterung des Befindens zur ambulanten Nachuntersuchung in das Krhs. Nordwest überwiesen und stationär aufgenommen, denn Röntgenkontrolle und bronchographischer Vorbefund ließen keinen Zweifel an einem zwischenzeitlich beträchtlich angewachsenen Bronchuskarzinom, das sich als gänseeigroßer knolliger Kernschatten an der Wurzel des partiell wiederbelüfteten, aber inkomplett entfalteten Oberlappens darstellte (k Kontrollaufnahme p.-a. vom 11. 12. 73). Trotz hilopetal fortgeschrittener Evolution während halbjähriger Krankheitsdauer konnte der Tumor durch Pneumonektomie (Op.: O.A. Dr. MÄRZ) entfernt werden. Anatomischer Befund: 5×4,5 cm großer Geschwulstknoten eines undifferenzierten Bronchialkarzinoms, das kleinere Pulmonalarterienäste einbezogen und die perivaskulären Lymphspalten infiltriert, in den exstirpierten Hiluslymphknoten aber noch keine Metastasen hervorgerufen hat (E.-Nr. 24 416/73 Patholog. Inst. d. Krhs. Nordwest, Direktor: Prof. HÖER). F. O., 48jähr.♂. Arch.-Nr. 1003 35201 Radiolog. Zentralinst. d. Krhs. Nordwest Frankfurt/M.

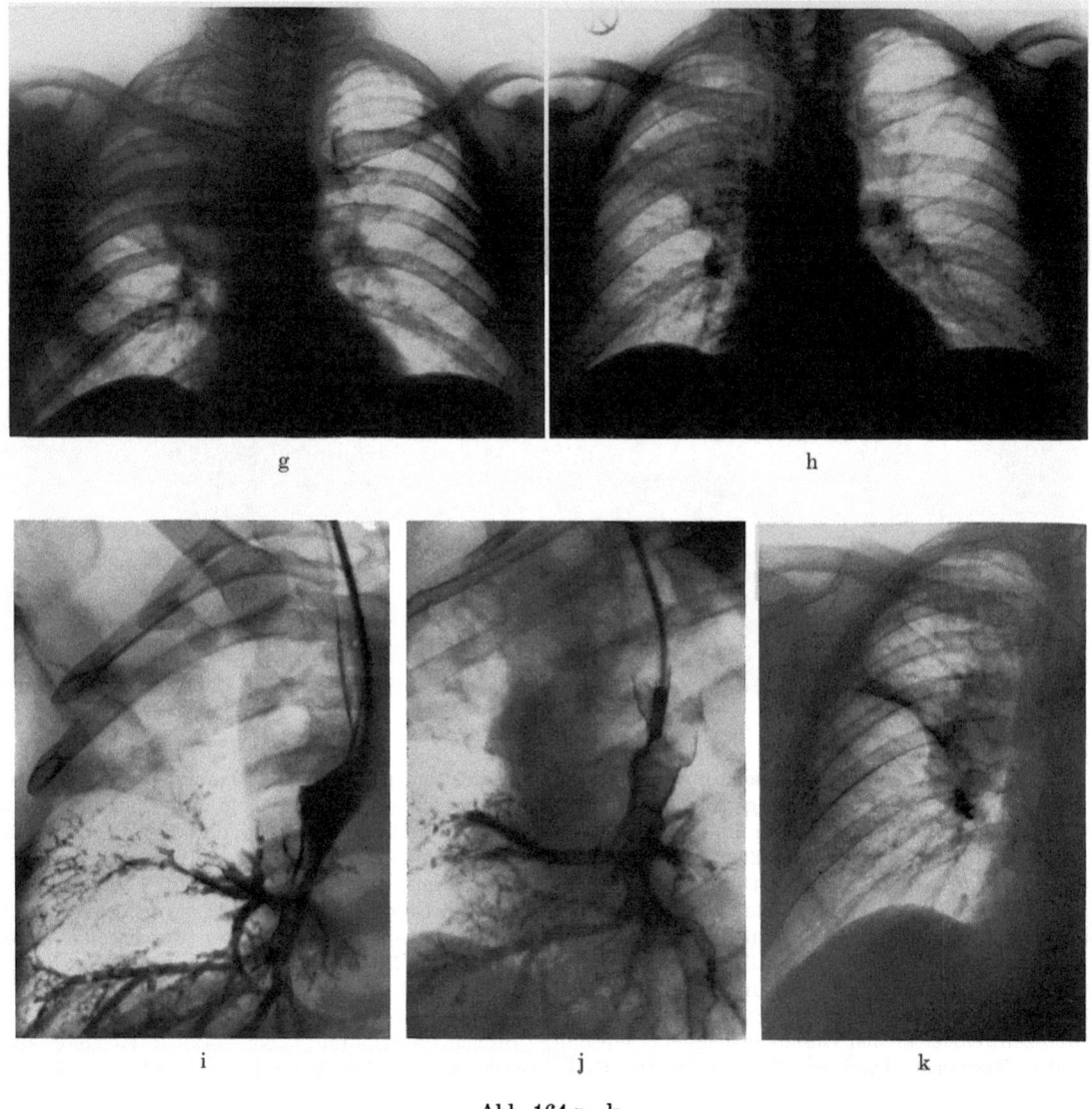

g   h

i   j   k

Abb. 164 g—k

Hierzu gehört der *Nachweis von Tuberkelbazillen oder Pilzen im Auswurf*, dessen
zwingender Eindruck allzu leicht vergessen läßt, daß damit ein neoplastischer Prozeß
keineswegs ausgeschlossen ist. Positive bakteriologisch-kulturelle Sputumbefunde bieten
somit keinen triftigen Grund, einen sonst naheliegenden Tumorverdacht ohne weiteres
fallen zu lassen. Sie sind *beim Bronchialkarzinom* wegen der häufigen Koinzidenz mit
Lungentuberkulose (s. S. 78ff.) und der Neigung indurierter spezifischer Altherde, unter
dem Einfluß der hinzutretenden Neoplasie wieder aufzuflackern, durchaus *nicht unge-
wöhnlich* (MAXWELL: 10% der selbst beobachteten Fälle; s. auch GOOD, CARR u. WEEN;
BÜRGER; ZADEK; LICKINT; WEHRLIN; FOURESTIER; DRYMALSKY u. SWEANEY; DELAHAYE,
JACOB u. TREPS; STEINBERG, HOLZBERGER u. SCHWARTZ; DELARUE u. PAILLAS; WENZL;
HARANGHY; PAY FA; GIESE; MÜLLY; FANCONI; HAMMER; NEUGEBAUER; REIF; WILKES-
MAN u. BLAHA u.a.) und *gelegentlich auch bei Bronchialadenomen* zu erheben (ZORINI;
TROISIER *et al.*; FLETCHER u. LOMBARD; MÜLLY; LAUSTELA; LE MELLETIER; HORÁNYI u.
KERÉNYI; SASHEGYI, KOVÁCS u. MATUS, ACETO u. CHAKRAVATY; DENCK u. WUKETICH;
SCHULZE u. BECKER) (s. Bd. IX/3, S. 357 u. Bd. IX/4c, S. 111).

Tabelle 111. Anteil der negativen Bronchialkrebs-Fehldiagnosen absolut und prozentual, bezogen auf die im gleichen Zeitraum obduzierten Bronchuskarzinome. Sektionsstatistik des Pathol.-Bakt. Inst. d. Krhs. St. Georg Leipzig (Leiter: Dr. med. habil. H. Eck). [Nach Haupt, R., u. J. Zömisch: Negative und positive Fehldiagnosen beim Bronchialkarzinom. Z. Tuberk. **126**, 67—80 (1967), Tabelle 3]

Jahr	Gesamt			Männer			Frauen		
	obduz. Broka	neg. FD	FD %	obduz. Broka	neg. FD	FD %	obduz. Broka	neg. FD	FD %
1925—29	32	15	46,8	27	12	44,4	5	3	60,0
1930—34	59	27	45,7	50	23	46,0	9	4	44,4
1935—39	115	40	34,7	103	33	32,0	12	7	58,3
1925—39	206	82	39,8	180	68	37,7	26	14	53,8
1949—53	267	101	37,8	224	77	34,3	43	24	55,8
1954—58	445	127	28,5	393	101	25,6	52	26	50,0
1959—63	715	216	30,2	633	174	27,4	82	42	51,2
1949—63	1427	444	31,1	1250	352	28,1	177	92	51,9

Tabelle 112. Anteil der positiven Bronchialkrebs-Fehldiagnosen absolut und prozentual, bezogen auf die im gleichen Zeitraum obduzierten Bronchuskarzinome. Sektionsstatistik des Pathol.-Bakt. Inst. d. Krhs. St. Georg Leipzig (Leiter: Dr. med. habil. H. Eck). [Nach Haupt, R., u. J. Zömisch: Negative und positive Fehldiagnosen beim Bronchialkarzinom. Z. Tuberk. **126**, 67—80 (1967), Tabelle 11]

Jahr	Gesamt			Männer			Frauen		
	obduz. Broka	pos. FD	%	obduz. Broka	pos. FD	%	obduz. Broka	pos. FD	%
1925—29	32	34	106,3	27	23	85,2	5	11	225,1
1930—34	59	34	57,6	50	25	50,0	9	9	100,0
1935—39	115	39	33,9	103	27	26,2	12	12	100,0
1925—39	206	107	51,9	180	75	41,7	26	32	123,3
1949—53	267	44	16,5	224	33	14,7	43	11	25,6
1954—58	445	60	13,5	393	48	12,2	52	12	23,1
1959—63	715	113	15,8	633	87	13,7	82	26	31,7
1949—63	1427	217	15,2	1250	168	13,4	177	49	27,7

Die *mikroskopische Feststellung säurefester Stäbchen* im Auswurf ist übrigens *nicht beweisend für* das Vorliegen einer *offenen Begleittuberkulose* (Good, Carr u. Ween u.a.). Das bezeugen die Beobachtungen von Drymalsky u. Sweaney, die bei 15 von 57 Bronchialkrebskranken bakteriologische Treffer dieser Art verzeichneten, aber nur bei 7 der 15 Patienten autoptisch tuberkulöse Veränderungen nachweisen konnten. Offenbar handelt es sich in einem Teil der Fälle um den Befund *harmloser Saprophyten* vom Typ der Smegmabazillen (Fraenkel; Pappenheim; Rabinowitsch; Terbrüggen; Litzner; Baldwin; Lüchtrath; Cory) oder um fakultativ pathogene Keime im Sinne *säurefester chromogener Bazillen* (Tarshis u. Frisch; Buhler u. Pollack; Trimpe u. Runyon; Pinner; Collins; Penso zit. nach Young; Neugebauer; Kovacs; Gallwas; Reif u.a.). Sie gehören zu der *Bakterienflora, die bevorzugt poststenotische Bronchialabschnitte und Bronchiektasen zu besiedeln pflegt* (Schmorl; Fraenkel; Pappenheim; Terbrüggen; Cummins u. Williams; Baldwin; Cummins u. Silver; Mankowski; Lüder; Eichhorn u. Mitarb.) (s. Bd.IX/3, S. 356/357). Diese Keime sind nicht nur in tumorblockierten Bronchialprovinzen, sondern auch bei anderen broncho-pulmonalen Affektionen anzutreffen (jenseits von Fremdkörperstenosen: Nitti u. Rickler; bei Lungengangrän: Rabinowitsch; in Lungenabszessen: Wehrlin; Young; bei chronischer Pneumonitis: Baldwin; beim chronischen

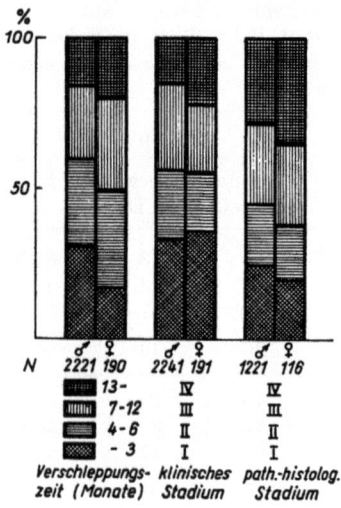

Abb. 165. *Diagnostische Verschleppungszeit und Tumorevolutions-stadium bei 2241 männlichen und 191 weiblichen Bronchuskarzinom-kranken des Instituts für Krebsforschung der Deutschen Akademie der Wissenschaften zu Berlin* (Robert Rössle-Klinik). [Nach Berndt, H.: Das Bronchialkarzinom der Frau. Dtsch. med. Wochenschr. **90**, 594—601 (1965), Abb. 4]

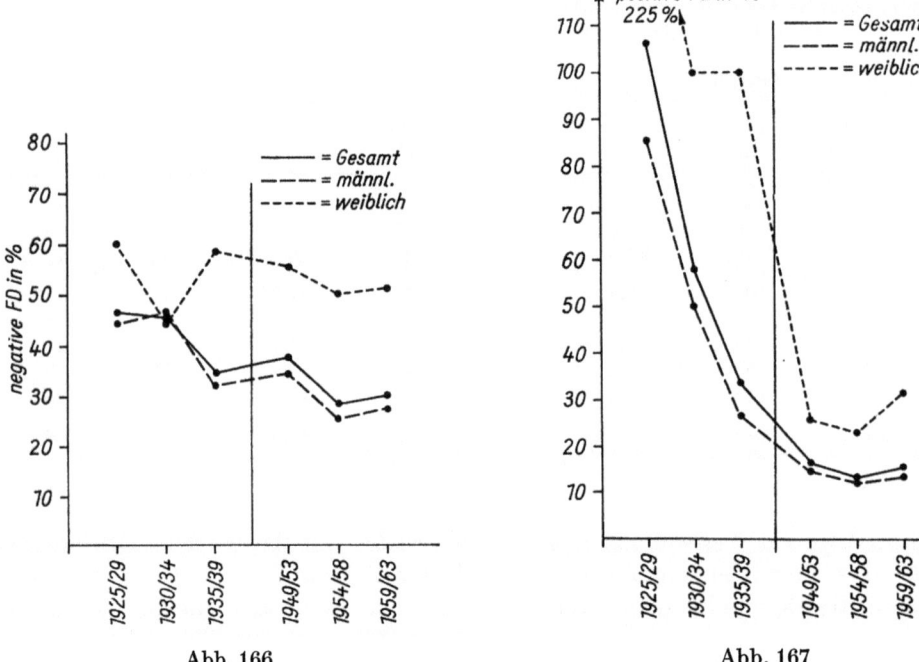

Abb. 166   Abb. 167

Abb. 166. *Negative Fehldiagnosen bei Bronchialkarzinomen in den einzelnen Untersuchungs-Jahrfünften.* Sektionsstatistik des Pathol.-Bakt. Inst. d. Krhs. St. Georg Leipzig (Prosektor: Dr. med. habil. H. Eck). [Nach Haupt, R., u. J. Zömisch: Negative und positive Fehldiagnosen beim Bronchialkarzinom. Z. Tuberk. **126**, 67—80 (1967), Abb. 1]

Abb. 167. *Positive Fehldiagnosen bei Bronchialkarzinomen in den einzelnen Untersuchungs-Jahrfünften.* Sektionsstatistik des Pathol.-Bakt. Inst. d. Krhs. St. Georg Leipzig (Prosektor: Dr. med. habil. H. Eck). [Nach Haupt, R., u. J. Zömisch: Negative und positive Fehldiagnosen beim Bronchialkarzinom. Z. Tuberk. **126**, 67—80 (1967), Abb. 4]

Aspirationssyndrom: Rothstein u. Pirkle; bei Infarktpneumonien: Wehrlin; in minderbelüfteten Lungensektoren bei Lymphogranulomatose der Hiluslymphknoten: Wehrlin). Die Verwertung mykologischer Sputumbefunde erfordert gleiche Reserve, da es

Tabellen 113a—c. Häufigkeit negativer Bronchialkrebsfehldiagnosen (a), wichtigste pathologisch-anatomische Befunde in Fällen fälschlich positiver Bronchialkrebsdiagnosen (b) und relative Häufigkeitsunterschiede negativer Fehldiagnosen bei den einzelnen histologischen Bronchialkrebstypen (c). (Zusammenstellung pathologisch-anatomischer Angaben nach HAUPT, R. ZÖMISCH, J.: Negative und positive Fehldiagnosen beim Bronchialkarzinom. Z. Tuberk. **126**, 67—80 (1967), Tabellen 4, 10 und 12)

Tabelle 113a

Autor	Zeit	Fehldiagnosen-häufigkeit in %
JEUTHER	1894—99	100,0
PETERS	1905—09	96,2
JUNGHANNS	1908—12	90,0
	1928—29	52,0
KIKUTH	1925	55,2
v. ZALKA	1919—27	75,7
KRANZFELD	1928	42,7
PETERS	1927—31	55,8
WÄTJEN	1931—38	47,8
FISCHER	1949	~50,0
JEUTHER	1940—43	37,0
GROSSE	1933—51	41,6
	1933	52,4
	1951	26,2
EINFALT	1925—50	37,5
DÜBEN	1945—54	27,2
LESCHKE	1957	31,8
KLUGE	1959	22,6
HAUPT u. ZÖMISCH	1925—39	39,8
	1949—63	31,1

im chronisch entzündlich veränderten Versorgungsgebiet krebsbefallener Bronchien nicht selten zu sekundärer Pilzbesiedlung kommt (WEGMANN; MOHR; HELM; MANKOWSKI; TOMŠÍKOVÁ, ŠACH, HOŘEJŠÍ, MECL, MALÝ u. NOVÁČKOVÁ u.a.) (s. auch Bd. IX/4c, S. 307).

Eine weitere gedankliche Fehlerquelle liegt in der empirischen Assoziation zwischen Bronchialkrebs und bevorzugtem Befall des männlichen Geschlechts begründet. Die ernste Bedeutung etwaiger *Hinweissymptome* wird daher *bei Frauen* im allgemeinen *häufiger verkannt* (Tabelle 111 u. Abb. 166), und die *Diagnose durchschnittlich länger verschleppt* (s. Tabelle 165) als bei Männern (FISCHER; PANZNER u. LAMMEL; PODOLSKAJA; BERNDT; SCHRÖDER u. HÄNTZSCH; KLUGE; HAUPT u. ZÖMISCH u.a.).

Wie sehr die *Eigenart der Geschlechtsverteilung von der Diagnose bronchogener Karzinome ablenkt*, erweist die Studie von PODOLSKAJA. Nach katamnestisch-epikritischen Ermittlungen der russischen Autorin ist die *diagnostische Fehlerquote bei Frauen doppelt so hoch* zu veranschlagen. Die Angabe bezieht sich auf die Auswertung von Röntgenbefunden. Für klinische Belange vergleichbare Ziffern ergeben sich aus der Geschlechtsdifferenz negativer und positiver Fehldiagnosen in der Sektionsstatistik von HAUPT u. ZÖMISCH (Tabellen 111 u. 112, Abb. 166 u. 167). Der Prozentsatz übersehener oder falsch gedeuteter weiblicher Bronchialkrebsfälle wurde demnach — anders als bei den Männern — im Zeitraum von 1925—1963 nicht kleiner, und die Quote fälschlich positiver Urteile blieb trotz fallender Tendenz bei Frauen merklich über den Vergleichsziffern des männlichen Geschlechts.

In diesem Zusammenhang sei vorgreifend auf Ursachen und Problematik *röntgenologischer Fehldiagnosen bronchogener Karzinome* eingegangen (SCHÜTZE; RIGLER; PENDERGRASS; ZADEK; PODOLSKAJA; DONNAN; EPSTEIN u. WILLIAMS; SHAKTER; SMITH; NEGOVSKY, TAVONIUS u. VINNER; BRJUM u. LUŠKIKOV; HAUPT u. ZÖMISCH; PIAZZA; BOCACCIO; SCHERMULY; SCHRÖDER; SCHULTE-BRINKMANN; SCHULZE u.a.; s. auch S. 471, 487ff., 519, 547, 585, 599, 622, 681ff. u. 944ff.). Sie sind teils auf falsche Interpretation des formal richtig

Tabelle 113 b

Path.-anat. Diagnosen	Männer		Frauen		Gesamt
	1925—39	1949—63	1925—39	1949—63	1925—63
Lungentuberkulose	18	22	5	8	53
Pneumonie	8	20	11	2	41
Magenkrebs	4	11	1	5	21
mediastinales Lymphosarkom	18	1	—	1	20
Bronchitis	2	12	1	3	18
Pleuraempyem, -erguß, -schwarte, Pleuritis	—	12	1	4	17
Lungeninfarkt	3	8	1	3	15
Herzwandaneurysma	1	10	1	1	12
Nierenkrebs-Hypernephrom	1	10	—	—	11
Lungenabszeß, -gangrän	4	4	1	2	11
Pleuraendotheliom	2	5	1	2	10
Bronchiektasen	1	4	—	2	7
Darmkrebs	—	2	3	1	6
Ösophaguskrebs	3	2	—	—	5
Prostatakrebs	1	4	—	—	5
Pankreaskrebs	—	5	—	—	5
Lymphogranulomatose	—	2	1	2	5
Retothelsarkom	—	4	—	1	5
Aortenaneurysma	4	—	—	—	4
Leberkrebs und -zirrhose	—	4	—	—	4
Endo- und Perikarditis	—	3	1	—	4
Lungenembolie	—	3	—	—	3
Schilddrüsenkrebs	—	2	—	1	3
Nephritis	—	1	—	2	3
Ovarialkrebs	—	—	1	2	3
Pneumokoniose	2	—	—	--	2
Lungensarkom	1	—	—	1	2
retroperitoneales Sarkom	—	2	—	—	2
Gallenblasenkarzinom	—	1	—	1	2
Myokardfibrose	—	2	—	—	2
Mammakarzinom	—	—	1	1	2

Tabelle 113 c

Histologischer Typ	1925—39		1949—63		1925—63		Gesamt	% der neg. FD
	Männer	Frauen	Männer	Frauen	Männer	Frauen		
kleinzell. undiff. Karzinom	13	2	149	22	162	24	186	35,4
polymorphzell. undiff. Karzinom	27	4	71	32	98	36	134	25,5
Plattenepithelkarzinom								
verhornend	3	—	21	6	24	6	134	25,5
nicht verhornend	20	2	70	12	90	14		
Adenokarzinom	2	4	21	10	23	14	37	7,0
Alveolarzellkarzinom	2	2	10	7	12	9	21	4,0
ohne Histologie	1	—	10	3	3	11	14	2,7

gesehenen Befundes, teils auf unvollständige Erfassung krankhafter Veränderungen infolge untersuchungstaktischer Mängel (Nichtwahrnehmung dynamischer Phänomene und Fehlen räumlicher Information durch einseitige Betrachtung und Verzicht auf orientierende Durchleuchtung in wechselnder Projektion etc.) oder unzureichender Bildanalyse zurückzuführen, nur selten eingeschränkten Untersuchungsbedingungen (Thoraxaufnahmen Schwerkranker im Liegen ohne Durchleuchtung, Diagnoseerschwernis durch überlagernde Pleuraergüsse, hochgradige skoliotische Thoraxdeformität, angeborene Situsanomalien etc.) (S. 618ff.) zuzuschreiben (SCHÜTZE; BERNSTEIN; SAUERBRUCH; SYLLA; REINHARDT; RIGLER;

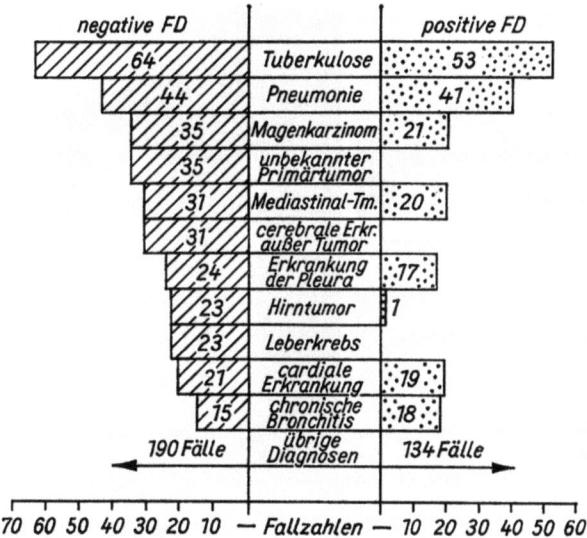

Abb. 168. *Zusammenstellung autoptisch kontrollierter negativer und positiver Bronchialkrebsfehldiagnosen.* Nach Sektionsprotokollen des Pathol.-Bakt. Inst. am Krhs. St. Georg Leipzig (Prosektor: Dr. med. habil. H. Eck). [Nach Haupt, R., Zömisch, J.: Negative und positive Fehldiagnosen beim Bronchialkarzinom. Z. Tuberk. **126**, 67—80 (1967), Abb. 5]

Pendergrass; Meier; Thompson; Šťastný; Hansen; Schulze u. a.). Unabhängig von der Erfahrung und Qualifikation des Untersuchers hat die erstgenannte Fehlerkategorie schon deshalb das größte Gewicht, weil sie die ganze Skala differentialdiagnostischer Entgleisungen umschließt (Abb. 168 sowie Tabellen 108, 110, 113 u. 195).

Im Verhältnis zu den *fälschlich negativen Urteilen*, die auf Übersehen manifester Veränderungen, Verwechselung tumorbedingter mit nicht-neoplastischen Läsionen, Fehlbewertung indirekter Tumorzeichen (poststenotische Bronchiektasie und Retentionspneumonie) als Erkrankung sui generis oder auf methodisch-technischen Unterlassungssünden beruhen, spielen *falsch positive Bronchialkrebsdiagnosen* (Abb. 168) wohl eine untergeordnete Rolle. Die nach angelsächsischem Sprachgebrauch als „Hyperdiagnostik" bezeichneten Irrtümer sind allerdings — entgegen der von Haupt u. Zömisch verzeichneten Abnahmetendenz (Tabelle 112 u. Abb. 167) — in den vergangenen Jahrzehnten nach vorherrschender Ansicht *relativ häufiger geworden* (Huguenin u. Lindeux; Shakter; Swenson u. Leaming; Brewer, Jones u. Dolley; van den Straeten; Houart; Sauvage u. Garbay; Gottlieb u. Sharlin; Villar; Daprà, Aassaldi, Monateri u. Picco; Schulze u. a.) (s. auch Tabelle 158). Die Gründe hierfür sind im Anstieg der Morbiditätsziffern zu suchen, die den Bronchialkrebs in der Differentialdiagnose bronchopulmonaler Erkrankungen immer mehr in den Vordergrund treten läßt.

Die Verfehlung unterschwelliger Geschwulststadien gehört in den Bereich *unvermeidlicher Agnosis.* Selbst im transparenten Lungengewebe ist das beginnende Tumorinfiltrat erst von einer gewissen Größenordnung an optisch aufzulösen (s. S. 458 u. 679). Minimalbefunde an der Schwelle sinnesphysiologischen Wahrnehmungsvermögens sind bei der Nativuntersuchung leicht zu übersehen und sogar im konkreten zytologischen Verdachtsfall nur mit Hilfe spezieller Suchmethoden zu verifizieren (s. Abb. 212, S. 392 ff.). Auch in späteren Entwicklungsstadien ist die Tumoridentität suspekter Röntgenbefunde ohne zusätzliche diagnostische Maßnahmen nicht sicher zu erweisen, denn die *krebsbedingten Veränderungen im Strahlenrelief der Brustorgane sind nicht „krebsspezifisch"* und zu vielfältig, um ätiologisch immer stichhaltige Indizien zu liefern (Abb. 169). Insofern sind der Erkenntnismöglichkeit durch strahlenphysikalische Gesetze und das unterschiedliche biologische Verhalten der Gewächse natürliche Grenzen gesetzt (Wurnig; Rigler; Glumm; Schulze

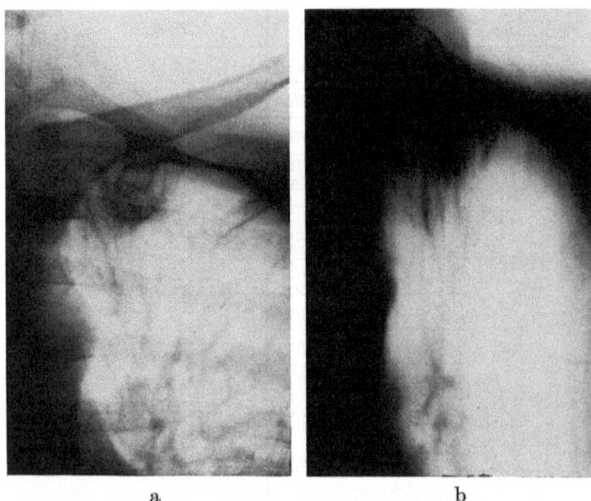

a   b

Abb. 169 a u. b. *Fälschlicher Narbenkrebsverdacht im Bereich eines vermeintlich alttuberkulösen Spitzenherdes bei unspezifischer Parenchyminduration mit Pleurakuppelschwiele.* Klinikeinweisung auf Grund eines tumorsuspekten Röntgenbefundes in der linken Thorakuppel bei hartnäckiger Bronchitis und Schmerzen in der linken Schulter. Röntgenkontrolle nach Aufnahme: Im derbstreifig verdichteten Schrumpfungsgebiet des apikalen Oberlappensegments subpleuraler rundlicher Schatten von Kleinkirschgröße mit aufgefaserter Randkontur unter einer apiko-mediastinalen Pleuraschwiele (a Zielaufnahme p.-a. in Lordosehaltung, b Schichtbild 9 cm a.-p.). Keine Anzeichen kostovertebraler Destruktion. Sputum und gezielt entnommenes Bronchialsekret enthielten atypische Zellelemente, wahrscheinlich von einer malignen Geschwulst (Plattenepithelkarzinom) stammend (E.-Nr. 6078 u. 7129/71 Path. Inst. d. Krhs. Nordwest, Direktor: Prof. KAHLAU). Auch intra operationem erweckte der nach Lösung von der Pleurakuppelschwarte tastbare derbe Knoten in der apikalen Rindenschicht Tumorverdacht. Anatomischer Befund des Resektionspräparats: Bei Anschnitt im Durchmesser 6×5 cm großer indurierter Bezirk von fester Konsistenz und grauer Farbe in der Oberlappenspitze. Histologie: Erhebliche chronisch-entzündliche bindegewebige Lungeninduration mit Anthrakose und chronisch eitriger Bronchitis. Kein Anhalt für Geschwulstbildung. Chronisch-entzündliche Hyperplasie und Anthrakose der mitentfernten regionären Lymphknoten ohne nachweisliche neoplastische Veränderung (E.-Nr. 7631/71).
J. B., 50jähr. ♂. Arch.-Nr. 2510 20051 Radiolog. Zentralinst. d. Krhs. Nordwest Frankfurt/M.

u. a.). Das gilt vor allem für anaplastische Karzinome, die mit ihrem — dem infiltrierenden Wuchstyp entsprechend — verwaschenen oder wegen des geringen Umfangs im Schattenbild verborgenen Primärherd und ausgeprägten Metastasensyndromen röntgenologisch wie klinisch häufiger Anlaß zur Fehldeutung geben als örtlich knotenbildende Geschwülste von höherem Differenzierungsgrad und geringerer Absiedlungstendenz (Tabelle 113 c, Abb. 164).

Unbeschadet dessen nimmt die Strahlendiagnostik eine Schlüsselstellung bei der Bronchialkrebsentdeckung ein, weil sie als erste objektivierende Suchmethode die Krankheitsäußerungen früher, treffsicherer und sinnfälliger wahrnehmen läßt als die klassischen physikalischen Untersuchungsverfahren der Klinik. Die ätiologische Indifferenz erlaubt zwar letztlich nur eine *röntgenologische Wahrscheinlichkeitsdiagnose*, die erst durch bestätigende Biopsiebefunde Sicherheit gewinnt. Diese Einschränkung setzt den Wert des Röntgennachweises aber keineswegs herab, gibt den Dingen vielmehr das rechte Maß. Sie unterstreicht im Grunde nur, wie sehr die *diagnostische Ausbeute von der Aufmerksamkeit und kritischen Urteilskraft des Untersuchers abhängt.*

Um das vielgestaltige Schattenkorrelat des Bronchialkarzinoms einschließlich seiner Folgezustände kennen und von röntgenmorphologisch ähnlichen Krankheitsprozessen anderer Genese unterscheiden zu lernen, bedarf es ständiger Vergleiche mit dem anatomischen Präparat. Die anschauliche Selbstkontrolle ist für die Urteilsbildung des angehenden Röntgenologen unerläßlich. Der geschulte Blick vermag manche Verdachtsmomente auf Anhieb zu erfassen, die dem Unkundigen verborgen oder unklar bleiben. Wer mit der

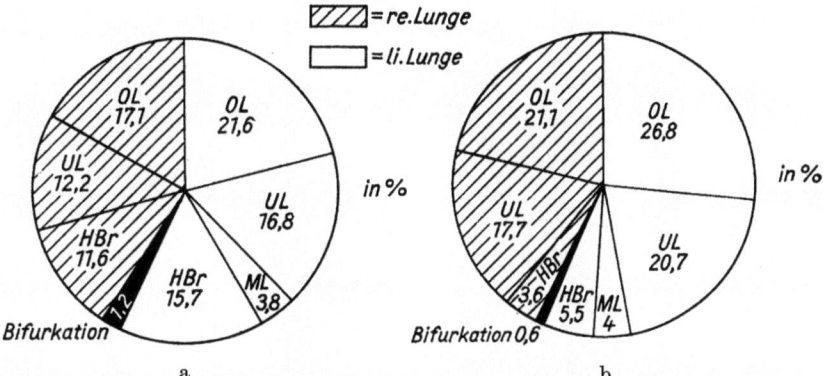

Abb. 170 a u. b. *Bronchialkrebslokalisation und relative Häufigkeit negativer Fehldiagnosen.* Prozentuale Verteilung von 1615 obduzierten Bronchuskarzinomen nach dem Tumorsitz (a) und der Lokalisation von 526 im Obduktionsgut enthaltenen Bronchuskrebsen, in denen in vivo eine negative Fehldiagnose gestellt wurde (b). Sektionsstatistik des Pathol.-Bakt. Inst. d. Krhs. St. Georg Leipzig (Prosektor: Dr. med. habil. H. Eck) aus den Berichtszeiträumen 1925—1939 und 1949—1963. [Nach HAUPT, R., ZÖMISCH, J.: Negative und positive Fehldiagnosen beim Bronchialkarzinom. Z. Tuberk. **126**, 67—80 (1967), Abb. 2a und b.] (Vgl. Abb. 353)

Polymorphie bronchogener Krebse vertraut ist, läßt sich von indifferent erscheinenden Trugbildern oder überlagernden Schatten pleuro-pulmonaler Komplikationen nicht so leicht über den wahren Sachverhalt täuschen. Je reicher die persönliche Erfahrung des Untersuchers ist, desto sicherer wird er schon am Durchleuchtungsschirm direkte und indirekte Leitsymptome beachten, mit gezieltem Einsatz weiterführender Spezialmethoden die verfügbaren Informationsmöglichkeiten ausschöpfen, bei der Befundanalyse die richtige differentialdiagnostische Auswahl treffen und den jeweiligen Wahrscheinlichkeitsgrad des Tumorverdachts abschätzen können. Seine lokalisatorischen Hinweise tragen schließlich dazu bei, daß mit gezielter Gewebsentnahme aus röntgenologisch suspekten Wandbezirken selbst bei geringer Tumorinfiltration ein höheres Maß diagnostischer Treffsicherheit erreicht wird (s. Legende zu Abb. 212 u. 346).

Die prinzipielle Leistungsfähigkeit der Strahlendiagnostik wird durch den stetigen Anstieg der Trefferquoten bezeugt, die heute manchenorts über 90 % betragen (Tabelle 158). Die Verbesserung der Ergebnisse ist nicht nur methodisch-technischen Fortschritten zu verdanken oder gar mit einer Häufung bloßer Zufallstreffer zu erklären, in denen sich einfach ein der zunehmenden Bronchialkrebsmorbidität angepaßter Wandel der differentialdiagnostischen Erwägungen widerspiegelt, denn die Tumoren werden durchschnittlich in früheren Entwicklungsstadien entdeckt als in vergangenen Jahrzehnten (s. Abb. 226, Tabelle 144, S. 457/458).

Entscheidenden Anteil hatten die systematischen Studien des strukturanatomischen Lungenbauplans, die erst die solide Grundlage für eine verfeinerte Lungenröntgendiagnostik schufen. Die Kenntnis der segmentalen Gliederung des bronchopulmonalen Systems ermöglichte im Verein mit gezielter Tomo- und Bronchographie schon in vivo genauere Strukturanalysen. Die Entwicklung hat den Blick des Röntgenologen für morphologische und funktionelle Veränderungen im Brustraum, insbesondere für die ominösen Seitendifferenzphänomene der Ventilation und Perfusion wesentlich geschärft. Seither werden die Schattensymbole des regionalen Ventilemphysems und obstruktiver Atelektase mit den Begleiterscheinungen des dynamischen Raumausgleichs als indirekte Anzeichen latenter Bronchostenose mehr beachtet. Die Befundauswertung wurde dadurch verläßlicher, und mancher herkömmliche Irrtum vermeidbar, wie z. B. die Verwechselung exzessiver Lappenschrumpfung mit Pleuraschwarten (s. S. 490 u. Abb. 283 u. 355; s. auch Bd. IX/3, S. 279/280, 291, 303 u. 371—375).

In dieser Hinsicht ist der von HAUPT u. ZÖMISCH aufgezeigte Zusammenhang zwischen *Tumorlokalisation und relativer Häufigkeit negativer Fehldiagnosen* kaum zufällig (Abb. 170

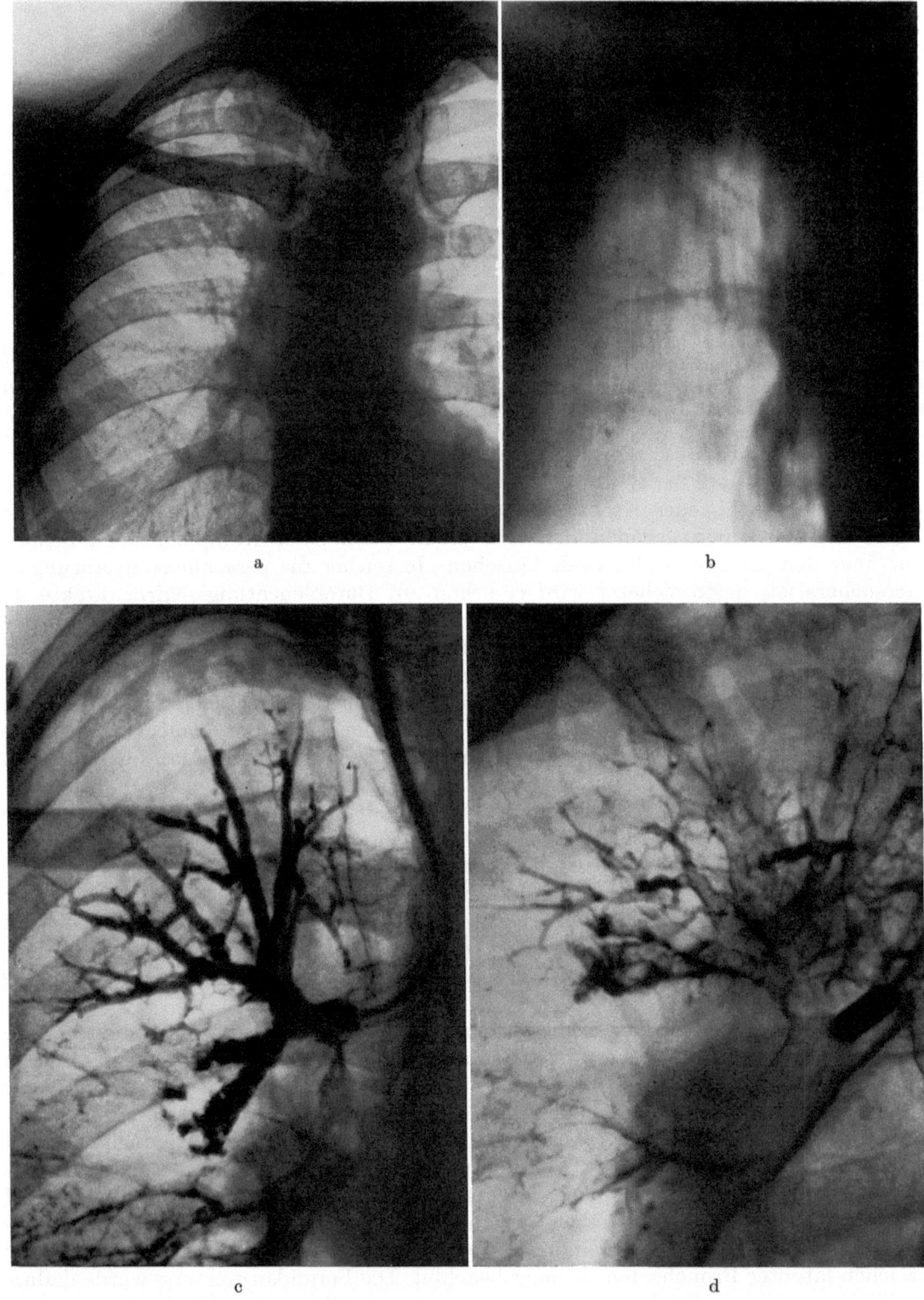

a

b

c

d

Abb. 171 a—d (Legende s. S. 343)

u. 353): gemessen an ihrem Prozentanteil unter allen Lokalisationsformen werden *Karzi-nome der Unterlappen unverhältnismäßig oft verkannt*, weil ihr Schatten im obigen Sinne fehlgedeutet oder — besonders linksseitig — infolge retrokardialer Parenchymretraktion

Abb. 171a—e. *Partielle Oberlappenschrumpfung mit regionaler Bronchiektasie bei unspezifisch-entzündlicher Lappenbronchusstenose.* Aufnahme in der Nervenklinik d. Krhs. Nordwest Frankfurt/M. (Direktor: Prof. Duus) wegen anfallartigen Drehschwindels infolge akuter Labyrinthitis. Nach dem Ergebnis neurologischer und anderer spezieller Untersuchungen (Echo- und Elektroenzephalographie, Hirnszintigraphie) kein Anhalt für Hirntumor oder zerebrale Metastasen. Die Thorax-Röntgenkontrolle zeigte jedoch einen tumorverdächtigen Schatten im re. oberen Tracheobronchialwinkel mit schrumpfender Verdichtung der benachbarten Oberlappenabschnitte (a Ausschnitt d. Nativbildes p.-a. vom 29. 5. 65) und tomographisch nachweislicher Lumeneinengung an der Segmenttrifurkation des Oberlappenbronchus (b Schichtbild 12 cm a.-p.). Bronchographie: konische trunkuläre Stenose mit zylindrischer Ektasie der poststenotischen anterioren und apikalen Segmentäste (c—e Bronchogramme im 2. schrägen und seitlichen Strahlengang). Trotz auffallend grobhöckeriger Kontur war die Wand des trichterförmig eingezogenen Wurzelstücks respiratorisch beweglich, eine entzündlich-narbige Stenose daher wahrscheinlicher als ein zirkuläres Karzinom, zumal die Parenchymschrumpfung retrospektiv auf einer auswärtigen Vergleichsaufnahme von 1962 gleichen Umfang hatte. Nach mehreren zytologisch verdächtigen Sputumanalysen (E.-Nr. 2565 u. 4089/65) ergab die endoskopische Probeexzision aus dem Stenosetrichter aber einen positiven histologischen Befund im Sinne einer sub-

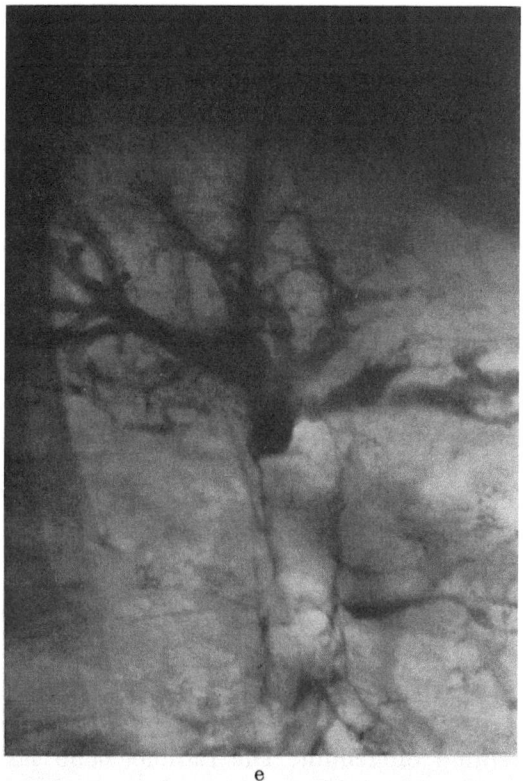

e

mukösen Lymphangiosis carcinomatosa bei chronischer unspezifischer Bronchitis mit ausgedehnter Metaplasie des Oberflächenepithels (E.-Nr. 4281/65 Pathol. Inst. d. Krhs. Nordwest, Direktor: Prof. KAHLAU). Die eingehende histologische Durchmusterung des durch Lobektomie entfernten Lappens (Op.: O.A. Dr. MÄRZ, Chirurgische Klinik d. Krhs. Nordwest, Direktor: Prof. UNGEHEUER) erbrachte keine Bestätigung der Krebsdiagnose: es fand sich lediglich eine schrumpfende bindegewebige Parenchyminduration, stellenweise einer muskulären Lungenzirrhose gleichend, bei schweren entzündlich-narbigen Bronchialveränderungen mit teils erheblicher Stenose, teils diffuser Ektasie und Rundzellinfiltraten in der kollagenfaserig verdickten Wand. Bei dem zelligen Inhalt der erweiterten submukösen Lymphgefäße handelte es sich nicht — wie an Hand der Bronchusexzision angenommen — um eine Lymphangiosis carcinomatosa, sondern um eine atypische Proliferation des Lymphgefäßendothels (E.-Nr. 4970/65). D. D., 42jähr. ♂. Arch.-Nr. 2905 22131 Radiolog. Zentralinst. d. Krhs. Nordwest Frankfurt/M.

auf dem sagittalen Thoraxübersichtsbild ebensowenig wahrgenommen wird wie die vikariierende Ausdehnung der Restlunge (s. Abb. 348, 349, 467, 468, 480 u. 481). Unter den fälschlich negativen Urteilen über Bronchuskarzinome mit scheinbar „unauffälligem Röntgenbefund" sind gerade Irrtümer dieser Art auffallend häufig vertreten (s. S. 153 u. 682ff.).

Es gibt viele Gründe dafür, warum das heute ohne übermäßigen apparativen Aufwand erzielbare diagnostische Niveau bei der Bronchialkrebsentdeckung nicht überall erreicht, und noch immer echte Heilungschancen durch *Diagnoseverzögerung infolge vermeidbarer Fehlurteile* über das Schattenbild oder unbekümmerter „Verlaufsbeobachtung" pulmonaler „Rundherde" verpaßt werden (S. 427, 471 u. 494). Hierzulande ist nicht zuletzt die *unzureichende Vorbildung für die — jedem approbierten Arzt ohne besonderen Qualifikationsnachweis offenstehende — röntgendiagnostische Tätigkeit* verantwortlich zu machen, ein Versäumnis, das in der ebenso fatalen wie *schwer ausrottbaren Ansicht* wurzelt, *man könne die Strahlendiagnostik en passant erlernen* und ausüben (SCHULZE).

Die Irrtumsmöglichkeiten beschränken sich im übrigen nicht auf die an der präoperativen Klärung beteiligten Disziplinen. *Intraoperative Fehldiagnosen* im positiven und negativen Sinne sind beim Bronchialkarzinom keineswegs ungewöhnlich (BECKER u. KNOTHE u. a.) (s. S. 174, 395 u. 427), wobei insbesondere die mit regionärer Lymphknotenschwellung

(Bürger; Rink; Haupt u. Zömisch u.a.) verbundene chronisch-indurative Obstruktionspneumonitis erfahrungsgemäß leicht als Neoplasie fehlgedeutet wird (Abb. 92 u. 171;
s. auch S. 485 u. 950ff.). Die bei der Probethorakotomie unterlaufenden Irrtümer können
qualitativer wie quantitativer Art sein (S. 427). So wird die entzündlich-reaktive Schwellung der Abflußlymphknoten nach dem Tastbefund nicht selten für metastasenbedingt
gehalten (s. S. 172, 427, 529 u. 950, Abb. 92), und mitunter auch die tatsächliche Tumorausdehnung überschätzt, wie die von Ochsner in 7,2 % seiner „Palliativ-Resektionen"
verzeichnete 5-Jahres-Heilungsquote vermuten läßt.

Die „tuberkuloide Reaktion" im Lymphabflußgebiet krebsbefallener Bronchien kann bei
der Beurteilung mediastinoskopisch gewonnener Gewebsproben aus den endothorakalen
Lymphknoten zur fälschlichen Annahme einer epitheloidzelligen Granulomatose vom Typ
des Boeckschen Sarkoids führen und so die Krebsdiagnose verschleiern (Reif; Kahlau u.a.)
(s. S. 378 u. Abb. 190). Selten ergeben sich sogar falsch positive Trugschlüsse aus dem
feingeweblichen Bild bioptischen Untersuchungsmaterials (Rosenblatt, Lisa u. Trinidad),
wenn atypische Deckzellproliferationen ein Karzinom vortäuschen, wie im Fall der
Abb. 171 demonstriert. Irrtumsquellen und Fehlerquoten der Sputumzytodiagnostik werden
an anderer Stelle eingehend erörtert (s. S. 439 u. 443, Tabelle 139 u. Abb. 211).

δ) Klinischer Untersuchungsbefund

αα) Allgemeine physikalische Untersuchung

Da der Bronchialkrebs in seinen Anfängen „eher gesehen als gehört werden kann"
(Zadek), haben die klassischen Untersuchungsverfahren der Klinik ihre einstige Vorrang-
stellung eingebüßt. Die radiologische Exploration bietet dank größerer Treffsicherheit
die Chance, die Tumoren noch in der klinisch stummen Phase zu entdecken und exakt zu
lokalisieren. Sie weist den Weg zu gezielter Biopsie und liefert zudem manche Aufschlüsse
für die Operabilitätsbeurteilung (S. 718ff.), die anders nicht zu erlangen sind.

Der Inspektion und Palpation zugänglichen Erscheinungen des Geschwulstleidens zählen
ausnahmslos zum therapeutisch hoffnungslosen Endstadium. Wie der Tastbefund einer
Metastasenleber und oberflächennaher Lymphome (Brock; Schulz u. Riessbeck;
Tachino) (S. 286) bedeutet die Feststellung fortgeschrittener Tumorkachexie, eines meta-
statisch bedingten Ikterus, der Voussure im Bereich transthorakal durchgebrochener
Krebsausläufer (S. 271, 273 u. 285), okulo-pupillärer Zeichen des Hornerschen Komplexes
(S. 272) und zyanotischer Verfärbung oder Einflußstauung in der oberen Körperhälfte
(S. 275), daß das Schicksal des Patienten besiegelt ist. Nicht anders verhält es sich mit
den Vorboten metastatischer Osteolyse, der umschriebenen Spontan- oder Klopfempfind-
lichkeit eines Skeletabschnitts und dem durch bimanuellen Druck ausgelösten Thorax-
kompressionsschmerz (S. 266). Gleiche Bedeutung hat der Nachweis eines ausgeprägten
Sahlischen Venenkranzes am Rippenbogen als Indiz venöser Abflußstörung (S. 276) und
der einseitige Ausfall des Littenschen Phänomens bei Lähmung eines Hemidiaphragma
durch Tumorläsion der endothorakalen Phrenikusbahn (S. 285). Während die sichtbaren
paraneoplastischen Fernsymptome nach vorherrschender Ansicht der Frühdiagnose förderlich sind, da sie oft der lokalen Krebsmanifestation vorauseilen (S. 296ff.), halten Carlisle,
McDonald u. Harrington die artikulären Anzeichen der Ostéoarthropathie hypertrophiante pneumique und den Befund begleitender Trommelschlegelphalangen für
ominös (S. 320).

Mittels Perkussion faßbare Krankheitsäußerungen sind gleichfalls überwiegend als Spätsymptome zu werten. Unilateraler Hochstand und Unbeweglichkeit der basalen Lungengrenze
müssen Verdacht auf neoplasiebedingte Phrenikusparalyse erwecken. Intensive Schallverkür-
zung über einem mehr oder weniger großen Brustwandbezirk ist meist ein signum mali ominis,
gleich, ob sie von obstruktiver Parenchymverdichtung, massiver Pleuraexsudation oder
von einem zur Lungenrinde herangewachsenen umfänglichen Krebsknoten herrührt. Das
gilt auch für das Schalläquivalent ausgedehnter Oberlappenatelektasen, die Neumannsche

Tabelle 114. Hervorstechende physikalische Symptome bei 90 Patienten mit kleinzelligem Bronchialkarzinom. [Nach MCBURNEY, R. P., J. R. MCDONALD u. O. T. CLAGETT: Bronchogenic small cell-carcinoma, J. thorac. Surg. **22**, 63—70 (1951), Tabelle 4]

Physikalisches Krankheitssymptom	Anzahl der Fälle
Dämpfung über der betreffenden Seite	56
Abschwächung oder Fehlen des Atemgeräusches über der betreffenden Seite	45
Minderung der Atembewegung der betreffenden Seite	16
Rasselgeräusche im Brustkorb über der betreffenden Seite	11
palpable supraklavikuläre oder axilläre Lymphknoten	13
Stimmbandlähmung	6
Anzeichen der Vena cava superior-Obstruktion	4
Abmagerung	4
Bronchialatmen über der betreffenden Seite	3
Pigmentierung an Rumpf, Gesicht oder Gliedmaßen	2
palpable Lebervergrößerung	2
hörbarer Stridor	2
Deviation der Luftröhre	2
Mißempfindung in der Brustwand	2
Zyanose	1
palpable Resistenz im Leib	1
Knoten in der Bauchdecke	1
Trommelschlegelphalangen bzw. Uhrglasnägel	1
Zwerchfellunbeweglichkeit	1
Schwäche eines Beines	1
negativer physikalischer Befund	5
Fehlen physikalischer Symptome mit Ausnahme von:	
Schultersteife	1
Gewichtsverlust	1
kleine derbe Lymphknotenkette am Hals	1

infraklavikuläre Dämpfungszone, die BENNHOLD — zum Teil „über den kontralateralen Sternalrand hinaus reichend" — bei 50 von 131 Bronchialkrebskranken (darunter 88 Oberlappenkarzinome) fand und als „einfaches, auch vom Hausarzt jederzeit feststellbares Symptom" hervorhob (BENNHOLD, KLINK u. ROTH; s. auch WEBER). Obgleich nach seiner Erfahrung „die Mehrzahl der Patienten wohl bereits im Stadium der Inoperabilität sein wird", sprach er dem Befund „sehr großen diagnostischen Wert" zu. Das Prädikat unterstreicht nur die Fragwürdigkeit der am Lehrbuchbild fortgeschrittener Tumorphasen orientierten Bronchialkrebsdiagnostik, deren verspätete Ausbeute — therapeutisch nutzlos — der Fehldiagnose gleichkommt (BÜRGER). Um dem Dilemma nachhinkender Erkenntnis zu entrinnen, bedarf es nicht zuletzt kritischer Einsicht in die allzu begrenzte Leistungsfähigkeit klinisch-physikalischer Untersuchungsmethoden für die Frühdiagnose.

Gewiß können bestimmte akustische Leitphänomene bei sorgfältiger *Auskultation* auf die Spur initialer Bronchialkrebsstenosen führen. Dabei ist vor allem der Nachweis eines *in- und exspiratorischen Atemstridors* (JACKSON; WIKLUND; FARRELL; HUIZINGA; ZADEK; HOLINGER u. ANDREWS; D'ALFONSO u. MELILLO; STEINMANN; ESCHER; MÜLLY) und an gleicher Stelle konstant hervortretender *umschriebener Rasselgeräusche im Bereich poststenotischer Retentionsbronchitis* zu nennen (KNIPPING; MCBURNEY, MCDONALD u. CLAGETT; ZADEK; ORNSTEIN u. LERCHER; MOLL). Diese Symptome können aber nur bedingt als therapeutisch nutzbare Frühzeichen gelten. Stridorös keuchende Atmung und *symptomatisches Bronchialasthma* kommen oft durch bifurkationsnahe Tumoren zustande, die schon aus lokalisatorischen Gründen nicht radikal zu entfernen sind (s. S. 261, 267 u. 269 sowie Bd. IX/3, Abb. 9, S. 15ff.). Ihr Korrelat — das *regionale Ventilemphysem* — ist bei geringem Umfang perkutorisch kaum faßbar, am Durchleuchtungsschirm dagegen unschwer zu erkennen. Die fakultativen Frühsymptome werden zudem leichter verfehlt als andere akustisch wahrnehmbare Stenosefolgen, die bereits auf stärkere Ausdehnung des neoplastischen Prozesses hindeuten und zum Teil ebenso ungünstig zu bewerten sind wie das Symptom „Heiserkeit" (S. 283).

Im Spektrum physikalischer Untersuchungsbefunde von McBurney, McDonald u. Clagett (Tabelle 95) treten Stridor (1,8%) und zirkumskripte Rhonchi (12%) gegenüber *massiver Dämpfung* (62,2%) und *Abschwächung bzw. Fehlen des Atemgeräuschs* (50%) in den Hintergrund. Auch Moll beziffert in einer analogen Zusammenstellung den Befund umschriebener bronchitischer Geräusche nur mit 10%, während das Vorkommnis einseitiger Dämpfung (73%), abgeschwächten bzw. aufgehobenen Atemgeräuschs (46,5%) und lauten *Bronchialatmens* (18,5%) mehrfach häufiger verzeichnet ist. Die Behauptung von Ornstein u. Lercher, die Auskultation sei „die beste Methode zur Frühdiagnose des Bronchuskarzinoms", erscheint daher sehr fragwürdig, auch wenn man die akustisch stummen, röntgenologisch aber schon früh sichtbaren Krebse des Lungenmantels außer Betracht läßt.

Die zur physikalischen Untersuchungsmethodik gehörige *Messung von Körpertemperatur und -gewicht* ist für die Frühdiagnose unergiebig. Fieber ist zwar eine häufige, aber keineswegs eine obligate Begleiterscheinung bronchogener Karzinome. Eine *Temperaturerhöhung* tritt gewöhnlich erst infolge entzündlicher Parenchymkomplikationen jenseits stärkergradiger Bronchostenosen oder nach nekrobiotischem Tumorzerfall auf. Sie ist somit — nur bei ca. 15% der Patienten im klinischen Krankheitsbeginn nachweisbar — kein ausgesprochenes Frühsymptom und in etwa $^1/_3$—$^1/_4$ der Fälle bis zum tödlichen Ausgang des Leidens ganz zu vermissen (Tabelle 97). Der afebrile Verlauf kennzeichnet vor allem nicht-zerfallende periphere Krebsformen und die rasch fernmetastasierenden kleinzelligen Karzinome. Ein merklicher *Gewichtsverlust* ist erfahrungsgemäß in der Frühphase ungewöhnlich, und etwaige Tumorkachexie erst im Terminalstadium zu erwarten (Zadek; Haehner, Müller u. Schmutte; Lauda; Salzer, Wenzl, Jenny u. Stangl; Schulz u. Riessbeck; Schubert u. Mitarb.; u.a.). Nach systematischen Gewichtsmessungen an Bronchuskrebs Verstorbener ist die relative Gewichtseinbuße beim Plattenepithelkarzinom — vermutlich wegen längerer Krankheitsdauer bzw. relativer Häufung entzündlich-toxischer Stenosefolgen (S. 264) — größer als bei undifferenzierten Bronchialkrebsen (Geyer; Eck, Haupt u. Rothe).

Die *arterielle Blutdruckmessung* Krebskranker ergibt häufig eine — im Verhältnis zum Lebensalter — *relative Hypotonie* (Zadek; Gohrbandt; Wauer; Leibetseder), während ein Hochdruck nur selten nachweisbar ist (nach Wauer lediglich bei 17 von 468 krebsbefallenen Patienten höherer Altersstufen = 3,5%). Zadek unterstreicht in seinen diagnostischen Merksätzen ausdrücklich das *Fehlen der Hypertension bei Bronchialkarzinomträgern.* Nach seiner Beobachtung sinkt bei Hypertonikern der zuvor erhöhte Blutdruck mit der Entwicklung des Karzinoms auf normale oder subnormale Werte ab. Dem entspricht die *autoptisch auffallende Seltenheit hochgradiger Gefäßsklerose bei Bronchialkrebspatienten* (Plenge zit. nach Wauer; Wanscher, Clemmesen u. Nielsen; Lea; Grosse; Kaufmann; Dauer; Pohl; dagegen: Abd el Hamid, Hempel u. Lange; Lange, Hempel u. Müller; Hempel u. Lange) respektive eine für die kalendarischen Daten ungewöhnlich zarte Beschaffenheit ihres Gefäßsystems (nach Wauer in 68%). Wie immer auch der von Wauer ursächlich erörterte Sachverhalt mit hereditär-konstitutionellen, alimentären oder tumorspezifischen Einflüssen zusammenhängen mag, der Meßbefund ist nur im Verdachtsfall als differentialdiagnostisches Mosaik verwertbar, hat aber keine eigene diagnostische Bedeutung für die Entdeckung der Neoplasie.

Obgleich die blutige *Venendruckmessung* nicht zum Repertoire der physikalischen Allgemeinuntersuchung zählt, sei an dieser Stelle auf den Nachweis *seitendifferenter Venendruckerhöhung* im Einflußgebiet der oberen Hohlvene eingegangen, die bei Meßwerten über 200 mm H_2O ein nahezu sicheres Anzeichen der Inoperabilität darstellt (Bürger; Wagner u. Buchholz; Franke; v. Fragstein u. Ferber; Schulz u. Riess-

BECK; BARTH u. BOSSE; BARTHEL) (Abb. 142 u. S. 276). Ein Venendruckanstieg zwischen 100 und 200 mm Wasser muß nicht unbedingt ein Indiz mediastinaler Lymphknotenmetastasen oder kontinuierlicher Tumorummauerung der großen Venenstämme sein. Es kann sich auch um eine Folge latenter Herzinsuffizienz handeln, die mit dem Druckabfall nach probatorischen Strophantingaben nachzuweisen ist (BARTH u. BOSSE). Ähnliche Rückschlüsse ergeben sich aus dem *Veritoltest:* nach BARTHEL ist es „ein Zeichen der Behandlungsbedürftigkeit des Herzens" und somit zugleich ein Indiz der Inoperabilität, wenn „ein zunächst normaler Venendruck nach der Injektion von 1 cm³ Veritol auf Werte über 100 mm H$_2$O ansteigt". Mit der *Strophanthinprobe* kann man allerdings nur bis zu einem gewissen Grade zwischen kardialen und tumormechanischen Ursachen der Venendruckerhöhung unterscheiden. Eine pharmakologisch ausgelöste Senkung erhöhter Druckwerte läßt jedenfalls die Anwesenheit intramediastinaler Metastasen ebensowenig ausschließen wie die Feststellung eines a priori normalen Venendrucks (WAGNER u. BUCHHOLZ; BARTH u. BOSSE). Die Venendruckmessung ist demgemäß im Rahmen der präoperativen Diagnostik nur bedingt zur Indikationsbeurteilung chirurgischer Eingriffe verwertbar (v. FRAGSTEIN u. FERBER; FREY u. LÜDEKE; BARTHEL).

Die physikalische Untersuchungsmethodik erscheint insgesamt für die Früherkennung bronchogener Karzinome zu unverläßlich. Je mehr ihr Ergebnis nach äußerem Augenschein, Hör- und Tastbefund einen anamnestisch begründeten Verdacht bestärkt, desto geringer pflegen die Heilungsaussichten zu sein. Die klinische Allgemeinuntersuchung ist mit ihren speziellen Hilfsmethoden aber unentbehrlich, um die Chancen und Risiken operativen Vorgehens abzuschätzen (s. S. 421 ff.).

ββ) Laboratoriumsdiagnostik und andere klinische Spezialuntersuchungen

1. Hämatologisch-serologische Diagnostik und Untersuchung von Punktionsflüssigkeiten

Wie die hämatologische Morphologie spielen chemisch-physikalische Analysen des Blutes und anderer Körperflüssigkeiten in der Diagnose und Differentialdiagnose bronchogener Karzinome eine weit geringere Rolle als exfoliativ-zytologische und histologische Biopsiebefunde. Sie können jedoch auf manche Veränderung aufmerksam machen, deren Kenntnis für die Operationsindikation bedeutungsvoll ist (SCHOEN u. SÜDHOFF; KULPE u. a.). Ihre Ergebnisse werden überdies zur Information über etwaige präoperative Therapieerfordernisse benötigt.

Die *zirkulierende Blutmenge* wird vom Geschwulstleiden gewöhnlich kaum beeinflußt (BATEMAN; CLARK, NELSON, LYON, MAYERSON u. DE CAMP; KYLLÖNEN). KYLLÖNEN stellte bei 44 Bronchialkrebskranken eine leichte Erhöhung (7,3 %) der durch Farbstoffverdünnung (Evans blue) ermittelten Werte im Vergleich zur Kontrollgruppe Gesunder fest. Plasma- und Erythrozytenvolumina standen in keiner festen Korrelation zur Größe und Lage der Tumoren. Das Volumen der roten Blutkörperchen war bei Patienten mit Lebermetastasen etwas vermindert, ohne daß sich daraus bindende prognostische Schlüsse ableiten ließen.

Die Erythrozyten- und Plasmamenge kann andererseits im Rahmen *symptomatischer Polyglobulie* infolge gesteigerter Erythropoetinbildung bei Metastasenbefall der Leber (GREENBERG, DIVERTIE u. WOOLNER; WUHRMANN u. MÄRKI; GRUNZE; KOLÁŘ et al.; MARQUARDT; VIDEBAEK; REMMELE; LATTERI et al.) oder der Nieren beachtlich zunehmen (DAUMON, HOLUB, MELICON u. USON; KOLÁŘ, PALEČEK u. SKÁLOVÁ; GIGER; REMMELE u.a.). Der ursächliche Zusammenhang mit diesem nicht von respiratorischer Insuffizienz herrührenden Polyglobulie-Typ gibt dem Bronchialkarzinom eine ähnliche Sonderstellung (GROSS) wie dem Hypernephrom („*Forssell-Syndrom*") (FORSSELL; NIXON, O'ROURKE, RUPE u. KORST; WAYS, HUFF, KOSMALER u. YOUNG; BRABAND u. KLEMM; STECHER u. REINHARDT). Die symptomatische Polyglobulie ist allerdings selten und im Gegensatz zur Polycythaemia vera weder mit Splenomegalie noch mit arteriellem Hochdruck oder Leuko- bzw. Thrombozytenvermehrung verbunden. MOLL verzeichnete

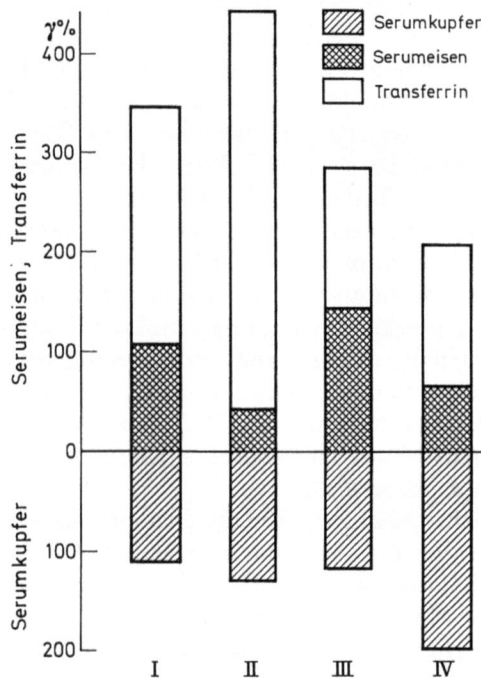

Abb. 172. *Serumeisen, Transferrin und Serumkupfer bei verschiedenen Anämieformen.* I Normal. II Eisenmangel. III Perniziöse Anämie. IV Infekte, Neoplasmen, Hämoblastosen. [Nach GISINGER, E.: Prognostisch-therapeutische Probleme bei der Tumoranämie. Monatskurse f. d. ärztl. Fortbildg. 14, 35—38 (1964), Abb. 2]

bei 20 % von 114 autoptisch gesicherten Bronchuskarzinomfällen *übernormale Hämoglobinwerte*, doch bleibt sein Befund wegen fehlender Angabe der Hämatokrit Vergleichsziffern pathogenetisch unklar.

Die Blutbildung ist in den Krankheitsanfängen unbeeinträchtigt. Zum Zeitpunkt der Diagnosestellung findet man etwa bei einem Drittel der Patienten *sekundäre Anämien* leichten bis mittleren Schweregrades (GROSS; RITTER u. KLEIN; RENFER; SHEN u. HOMBURGER; NAEGELI; HEILMEYER; KLIMA; DAUBRESSE u. VAN CAUTER u.a.). Es handelt sich überwiegend um *hypo- bis normochrome Formen* mit Anisozytose — morphologisch gekennzeichnet durch mikro-, anulo- und poikilozytäre Blutkörperchen (FORSHAW u. HARWOOD; GALEN u. KERN; NORCROSS u.a.) —, gering erhöhten Retikulozytenwerten und normalem Serumbilirubinspiegel. Der nachweislichen *Sideropenie* liegt eine *Eisen-Bindungsstörung infolge verminderten Transferringehalts im Serum* zugrunde (Abb. 172 u. 178). Anders als die echte Eisenmangelanämie mit abnorm hohen Transferrinwert pflegen daher Tumor- und chronische Infektanämien nur schlecht auf Eisenmedikation anzusprechen, während die Kobaltchlorid-Therapie günstig wirken kann (WINTROBE; BROCK u. HUNTER; SHEN u. HOMBURGER; WEISSBECKER u. MAURER; BROCK; MOORE u. BROWN; ROBINSON, WATSON u. KARK; BORTWELL u. FINCH; BERK, BURCHENAL u. CASTLE; GISINGER u.a.).

Ursächlich haben Knochenmarkschäden durch Tumorzerfalls- und Entzündungsprodukte (,,*toxische Myelopathie*") sowie geschwulstbedingte Verwertungsstörungen im Eisenumsatz größere Bedeutung als relativer Eisenmangel, der vom Blutverlust nach gehäuften Hämoptysen herrühren und mit Verdrängung bzw. Destruktion blutbildenden Gewebes durch Knochenmarkmetastasen verbunden sein kann (APPELBERG; STRAUSS u. ROHNSTEIN; BÜRGER; SCHILLING; HOCHBERG; WINTROBE; SHEN u. HOMBURGER; CASTLE u. MINOT; HEILMEYER; FRIED; SALZER u. Mitarb.; COMMONS u. STRAUSS; BROCK u. HUNTER; KOLÁŘ et al.; PINEY u. WYARD u.a.).

Hämolytische Tumoranämien sind bei Bronchialkrebskranken wesentlich seltener (LUCEY; ELLIS u. WESTERMANN; BRAIN, AZZOPARDI, BAKER, PINEO, ROBERTS u. DACIE; GEHRMANN; HECK, FELD u. GEHRMANN u.a.). Bei der von Isolysinen ausgelösten (BÜRGER) oder durch Skeletkarzinose hervorgerufenen Hämolyseneigung (WAUGH; SHEN u. HOM-BURGER) kann sich eine *leuko-erythroblastische Anämie* mit ausgiebiger extramedullärer Hämopoese entwickeln (LUCEY; GHIRON; GUGLIELMO; KURPJUWEIT; ROHR u. HEGGLIN; BÜRGER; LOEPER, MALLARMÉ u. BRAULT; GORIN; CHABROL, CACHIN u. MAURICE; GIRAUD, CAZAL u. MALEKI; TAPIE, LAPORTE, RUFFIE u. GONTIER; PÄTIÄLÄ; JONSSON u. RUNDLESS; NORCROSS; CONE u. NAYER; HENNEKEUSER u. FISCHER; KOURILSKY; GREENBERG, DIVERTIE u. WOOLNER; SUSSMAN; SCHUDEL; KOLÁŘ *et al.*; GIBBS u.a.). Nach neuerer Erkenntnis wird der erhöhte Erythrozytenumsatz — wie die damit verknüpfte Konsumptions-Koagulopathie — vor allem einer generalisierten *thrombotischen Mikroangio-pathie als Folge einer Autoimmun-Reaktion* zugeschrieben (ELLIS u. WESTERMANN; BRAIN u. Mitarb.; JOSEPH, DAY, SHERWIN u. SCHWARTZ; LEVANTO; STATS, ROSENTHAL u. WASSERMANN; BROOK u. KONWALER; COOPER *et al.*; BULL u. BRAIN; STRATFORD u. TANAKA; GEHRMANN; HECK, FELD u. GEHRMANN u.a. (s. S. 322 u. 361). Analog der para-neoplastischen Thromboseneigung in großen Gefäßen (s. S. 321 u. Bd. IX/4c, S. 327) tritt die Komplikation häufiger bei schleimbildenden Adenokarzinomen in Erscheinung (BRAIN *et al.*; HECK, FELD u. GEHRMANN u. a.) als bei anderen Tumorvarianten (TAPP u. RALSTON: Plattenepithelkarzinom). Die von AGNEW u. SUTTER bei einem autoptisch metastasenfreien Bronchialkrebskranken beobachtete hämolytische Anämie war ohne Anzeichen autoimmunisatorischer Vorgänge entstanden (negativer Coombs-Test). Die Autoren führen die Hämolysebereitschaft auf das Zusammenwirken anormaler Zelleigen-schaften („intrinsic defect") der Erythrozyten und toxischer Tumorzerfallsprodukte zurück.

Die vom Krebsleiden bewirkten *Veränderungen des weißen Blutbildes und des Knochen-marks* sind in zahlreichen Beiträgen des Schrifttums abgehandelt (VELPEAU; BERARD; STRAUSS u. ROHNSTEIN; KURPJUWEIT; ARNETH; LÖWIT; ESCHERICH; KRUMBHAAR; FRESE; FAHEY; KAPPIS; TÜRK; NAEGELI; BARADULIN; GALAMBOS; STRISOWER; SALTZ-MAN; WALEDINSKI; NEUDÖRFER; APPELBERG; MOEWES; NAKAHARA; WEINBERG; HOMMA; STENIUS; BONNIN; LAVEDAN; SOKOLOFF; SAXÉN; SONNENFELD; LESZLER; MORRISON; SCHILLING; ADLIWANKINA; BARTA; MARKOFF; MURPHY; AULER; KLIMA; HENNING u. KEILHACK; SCHULTEN; ZADEK; ROHR u. HEGGLIN; SEGERDAHL; REDEL; BOUCHMANN; FLEISCHHACKER u. KLIMA; KRUMMEL u. STODTMEISTER; JACKSON; ANNONI; GERSTEN-BERG; HEILMEYER; HASS; ROHR; LISA, SOLOMON u. GORDON; THADDEA; STICKNEY u. HECK; KIENLE; JEGHER; HOCHBERG; ISAACSON u. RAPOPORT; PENDL; HITTMAIR; FRIED; HAAHTI; PINNEY u. WYARD; WALTHER; WEISBERGER u. HEINLE; HILL u. DUNCAN; KOURILSKY; BRÜGGEMANN u. SOESTMEYER; BENDA u. URQUIA; SCHULZ u. KERRINNES; KLOCSKOV; KREYBERG u. POPPE; GRUNER; MAUTNER; MURRAY; PÄTIÄLÄ; WIKLUND; CUSTER; LANIER; JONSSON u. RUNDLESS; HENNEMANN, FALCK u. STOBBE; GRUNZE; BARIÉTY u. BOISSON; PÄTIÄLÄ u. TURUNEN; GREWE u. SCHLITTEN; DURKEE u. WILSON; BLANCHON; BUCHET u. SCHAEFFER; KENÉZ u. THOROCZKAY; RUBINSTEIN u. SMELIN; PAPILLON, PINET u. COLIN; KLEIMANS; AMY u. JAIMET; THEMEL; KORINTH; SEIGE u. JANSSEN; LINKE; DÖDERLEIN; ŠVEJDA, SVOBODA, MRKOS u. KOŠTEJNÍK; EMERSON u. FINKEL; MARINKOV u. ACKETA; STONIER u. EVANS; STACHER u. BÖHNEL; BERNDT; HENNEKEUSER u. FISCHER; BERNDT u. WOLF; NIEBURGS, GOLDBERG, BERTINI, SILAGI, PACHECO u. REISMAN; HYMAN u. HARVEY; BERKHEISER; FRANKE; SELBERG; WHANG; PINET; SLAGER u. REILLY; NORCROSS; SCHUMANN u.a.).

Das myeloische System sowie der lymphatische und retikulo-endotheliale Apparat sind während der initialen Tumorphase und bei unkomplizierten Bronchuskarzinomen nicht oder nur geringfügig alteriert. Nach Eintritt poststenotischer Komplikationen nachweisliche quantitative oder qualitative Verschiebungen im Hämo- und Myelo-gramm sind vorwiegend sekundärer Infektion oder kolliquationsnekrotischem Tumor-zerfall zuzuschreiben. Sie sind teils auch unmittelbar durch ausgedehnte Absiedlung in Lymphknoten und Knochenmark bedingt, im Grunde aber nicht krebsspezifisch und insofern der Früherkennung und Differentialdiagnose klinisch stummer Läsionen

mit suspektem Schattenbild wenig förderlich. Einen *differentialdiagnostischen Hinweis*
gibt allenfalls das *Zusammentreffen von neutrophiler Leukozytose ohne Linksverschie-
bung mit starker Senkungsbeschleunigung bei fieberfreiem Krankheitszustand:* die von
BENDA, ORINSTEIN u. AUBIN sog. „*dissociation sédio-granulaire*" ist in dubio *tumor-
verdächtig* und spricht z.B. angesichts intrapulmonaler Zerfallshöhlen eher für eine Ge-
schwulstkaverne als für einen Hohlraum nicht-neoplastischen Ursprungs (kavernöse
Tuberkulose, metapneumonischer Abszeß, Infarktkaverne etc.) (BENDA, ORINSTEIN u.
AUBIN; KOURILSKY, DECROIX u. DUWOOS; BARIÉTY u. BOISSON; BENDA u. URQUIA;
FRIED; ZADEK; HOCHBERG; PÄTIÄLÄ u.a.). Hinsichtlich der *Beziehungen zwischen Leuko-
zyten- und Blutsenkungsreaktion* wird auf S. 356/357 verwiesen.

Die relativ späte Entdeckung der meisten Bronchuskrebse erklärt die Erfahrungstatsache, daß bei der Mehrheit der Kranken die *Gesamtzahl der weißen Blutkörperchen*
im Vergleich zu Gesunden entsprechender Altersstufen erhöht ist. PÄTIÄLÄ fand bei zwei
Dritteln seiner Patienten eine *Leukozytose* (Mittelwertzahl: 9520/mm³) (Kapillarblut-
Kammerzählung, Pipettenmethode), die in 42% mittelgradig war (8000—12000/mm³)
und in 21,5% höhere Werte erreichte (> 12000/mm³), während eine *Leukopenie* nur in
1,5% der Fälle vorlag. GROSS verzeichnete nur bei 30% der Bronchialkrebskranken eine
Leukozytose über 10000/mm³.

Die monographische Studie von PÄTIÄLÄ über den differentialdiagnostischen Wert
hämatologischer Veränderungen beim Bronchuskarzinom enthält eigene und fremde
Untersuchungsergebnisse, die mit dem jeweiligen Röntgenbefund konfrontiert wurden.
Demnach herrscht im *Differentialblutbild* eine reifzellige, d.h. *segmentkernige Neutrophilie*
(mittlerer Relativwert: 42,5%; Absolutwert: 58%) mit Prozentanteilen segmentkerniger
Leukozyten von 60—75% vor. Im Gegensatz zur floriden Tuberkulose und anderen entzündlichen Lungenprozessen ist üblicherweise *weder toxische Granulation noch Linksver-
schiebung* (nur in 5 bis < 10%) nachweisbar. Der Anteil der neutrophilen Stabkernigen ist
nach PÄTIÄLÄ in 88% normal oder erniedrigt (Mittelwertzahl: 3,3%). Unreife neutrophile
Vorstufen (Metamyelozyten, Myelozyten) werden im strömenden Blut ebenso selten
beobachtet (1%) wie eine *Neutropenie* (0,5%).

Das Verhalten der Eosinophilen und Basophilen ist uneinheitlich. Bei über 50% ergeben sich normale Eosinophilenwerte (1—4%). In knapp der Hälfte aller Fälle PÄTIÄLÄs
bestand eine *relative Eosinophilie* geringen (31,5%) oder stärkeren Grades (12%). Sie
kann bis zu 30—50% der granulozytären Blutbestandteile betragen und gilt als Ausdruck
der Abwehrreaktion gegen heterologe Körperproteine aus zerfallendem oder metastatisch
gestreutem Tumorgewebe, die auch im Geschwulststroma histologisch in Erscheinung
tritt (KAPPIS; TÜRK; GALAMBOS; LAVEDAN; HOMMA; MORRISON; SCHILLING; SCHULTEN;
GERSTENBERG; FRIED; ANNONI; FAHEY; JEGHER; STICKNEY u. HECK; ISAACSON u.
RAPOPORT; WIKLUND; HEILMEYER; SCHULZ u. KERRINNES; MURRAY; MICHENFELDER;
DÖDERLEIN; LAUSTELA; PÄTIÄLÄ; GREWE u. SCHLITTER; GRUNZE; KENÉZ u. THOROCZKAY
u.a.) (S. 101) (Eosinophilie im neoplastischen Pleuraexsudat s. S. 364). Entgegen früherer
Annahme, daß ein bösartiges Geschwulstleiden bei vorliegender Eosinophilie unwahrscheinlich sei (GALAMBOS; APPELBERG u.a.), halten MORRISON; FRIED; WIKLUND; DAUBRESSE
u. VAN CAUTER und andere Autoren die *Eosinophilie* neben neutrophiler Leukozytose
geradezu für ein exquisites Verdachtsmoment maligner Tumoren. Ein völliges *Fehlen
der Eosinophilen* konstatierte PÄTIÄLÄ in 18%. Nach seiner Angabe waren *basophile
Leukozyten* in ca. 60% zu vermissen und nur in 3% über den Normanteil (0,5—1%)
vermehrt.

Die Zunahme der Granulozyten erfolgt auf Kosten der lympho-monozytären Elemente
(STRAUSS u. ROHNSTEIN; BARADULIN; TÜRK; NAEGELI; APPELBERG; REDEL; PÄTIÄLÄ;
LAUSTELA; PÄTIÄLÄ u. TURUNEN; SCHULZ u. KERRINNES; HENNEMANN, FALCK u.
STOBBE; GREWE u. SCHLITTER u.a.). Im Material PÄTIÄLÄs überwiegt die *relative Lympho-
penie* mit 53% gegenüber dem Befund normaler Lymphozytenwerte (44%) und relativer
Lymphozytose (3%) deutlich. Das Absinken der Lymphozytenzahlen ist nicht neoplasti-

scher Lymphknotenzerstörung zuzuschreiben, die beim Lymphosarkom als wesentliche Ursache der ominösen Lymphopenie im Blut und Knochenmark gilt (BÜRGER u.a.), denn die Verhältnisziffer lymphatischer Blutzellen pflegt sich nach der Tumorresektion unter Rückgang der vorherigen neutrophilen Leukozytose zu normalisieren (PÄTIÄLÄ; PÄTIÄLÄ u. TURUNEN). Im Einklang mit der alten Lehrmeinung, daß hohe Lymphozytenziffern bei Trägern bösartiger Geschwülste ein prognostisch günstiges Zeichen seien (MOEWES; WEINBERG; HASS; KAMBE zit. nach PÄTIÄLÄ), bewerten die finnischen Autoren die relative Lymphopenie — zumal bei Abwesenheit entzündlicher Begleitreaktionen — vice versa als signum mali ominis.

Die von PÄTIÄLÄ ermittelten Relativzahlen der Monozyten waren in 39% vermindert, bei ungefähr der Hälfte der Kranken normal und nur in 17% erhöht. Die *Monozytopenie* kann beim metastasierenden Bronchuskarzinom in eine hochgradige *Vermehrung der mononukleären Zellen* umschlagen (REINBACH; STRAUSS u. ROHNSTEIN; KURPJUWEIT; APPELBERG; MORRISON; REDEL; HITTMAIR; O'NEILL BARRETT u.a.), doch ist dieser Befund ebenso selten wie die von KAST u. ARNETH beschriebene „*lymphatische Reaktion*". GRUNER betrachtet verschiedenartige Plasmaeinschlüsse (*,,Mitosekörperchen"*) und andere Veränderungen am Plasma und Kern zirkulierender Monozyten als krebsspezifisch. (Bezüglich der Annahme *tumorbedingter qualitativer Anomalien des Zellbildes lympho- und leukozytärer Blutelemente*, der *Knochenmarkzellen* sowie der Mund- und Bronchialschleimhautepithelien s. auch RICHTER u. SHERWIN; NIEBURGS, GOLDBERG, BERTINI, SILAGI, PACHECO u. REISMAN; NIEBURGS u. GOLDBERG) (s. S. 454).

Abgesehen vom Vorkommnis leuko-erythroblastischer Anämien (*,,Leukanämien"*) (s. S. 349) wurde wiederholt über *metachrones Auftreten von Bronchuskarzinom und Leukosen bzw. leukämoider Reaktion myeloischen Charakters* (FAHEY; BARIÉTY u. BOISSON; ISAACSON u. RAPOPORT; KAPPIS zit. nach LATTERI et al.; HENNEKEUSER u. FISCHER; BUCHET u. SCHAEFFER; BLANCHON; PECHERY u. WIRIOT zit. nach KENÉZ u. THOROCZKAY; KLOCSKOV) *und lymphatischen Typs* berichtet (HENKIN: 1 von 36 Autopsien; JACKSON; LISA, SOLOMON u. GORDON; KOURILSKY; ROUJEAU u. PÉRALDI; EVEN, VIBERT u. COURY). Für die *Kombination Bronchialkrebs — Lymphadenose* ist kein gemeinsamer Kausalnexus zu finden (MAUTNER; KAHLAU; ŠVEJDA et al.; BOUSSER u. MATHE; THEMEL). Die ursächliche Beziehung zwischen myeloischer Reaktion und Krebsleiden ist ebenso problematisch wie die Abgrenzung gegenüber leukämischer bzw. aleukämischer Myelose (ROHR; ROHR u. HEGGLIN; HENKIN; JACKSON; SCHULTEN; HEILMEYER u. BEGEMANN; SCHOEN u. TISCHENDORF; MOESCHLIN u. ROHR; KUGELMEIER; REICH; KAST; RENOVANZ; FRITZ-HUGH; MÜLLER u. WERTHEMANN; KRUMMEL u. STODTMEISTER; FORKNER; WINTROBE; LISA, SOLOMON u. GORDON; HECK u. HALL; HILL u. DUNCAN; LINKE; SEIGE u. JANSSEN; MOERTEL u. HAGEDORN; WALTHER; ROUJEAU u. PÉRALDI; DU BOIS; REDEL; WHIPMAN; MEYER u. ROTTER; STAUCHER u. BÖHNEL u.a.).

Die reaktiv ausgeschwemmten Vorstufen der roten und weißen Blutzellreihen entstammen vornehmlich aus extramedullärer Hämopoese in Milz und Leber, die nach vorherrschender Ansicht durch metastatische Knochenmarkbesiedlung in Gang gesetzt wird (FRESE; KRUMBHAAR; ROHR; NAEGELI; MOESCHLIN u. ROHR; SCHOEN u. TISCHENDORF; HENKIN; JACKSON; LISA et al.; HENNEKEUSER u. FISCHER; TEUBNER; DAUBRESSE u. VAN CAUTER; MOERTEL u. HAGEDORN; HILL u. DUNCAN; KENÉZ u. THOROCZKAY u.a.). Gemessen an der hohen Metastasierungsquote bronchogener Karzinome ist das Ereignis auffallend selten. Da in manchen Fällen Skeletmetastasen selbst autoptisch vermißt werden (FAHEY: 5 von 160 einschlägigen Fällen) oder ihrem geringen Umfang nach in keinem Verhältnis zum hämatologischen Befund stehen (HENNEKEUSER u. FISCHER u.a.), erscheint es fraglich, ob die leukämoide Reaktion ausschließlich extramedullären Ursprungs ist und ob sie nur durch neoplastische Markverdrängung ausgelöst wird. Als konkurrierende Ursachen zieht man einen indirekten Reizeffekt von Entzündungsprodukten oder aus Tumornekrobiose hervorgehender bzw. vom intakten Geschwulstgewebe abgesonderter Substanzen myelopoetischer Wirksamkeit in Betracht, die sowohl die noch unversehrten

Knochenmarkprovinzen als auch extramedulläre Blutbildungsstätten stimulieren (SON-
NENFELD; KUGELMEIER; DUSTIN; FAHEY; CHEN u. WALZ; BANIHASCHEMI u. KANZOW;
HENNEKEUSER u. FISCHER u.a.). KAHLAU hält bei der kleinen Zahl einschlägiger Beob-
achtungen den von FAHEY erörterten Kausalzusammenhang für unbewiesen und ein Spiel
des Zufalls nicht für ausgeschlossen (s. auch WHIPMAN; BERESFORD; BOUSSER u. MATHE;
MOERTEL u. HAGEDORN; WALTHER; FARBER u. KULAKOV; FABER u. BORUM; HYMAN,
ULTMANN u. SLANETZ; DAMESHEK u. GUNZ; GUNZ u. ANGUS; KNICK u. SCHILLING;
LAWRENCE u. DONALD).

Pathogenetisch unklar ist auch die seltene *sekundäre Thrombozythämie* Bronchialkrebs-
kranker (LEITNER; BOUSSER; LATTERI et al.), soweit sie nicht in Analogie zu manchen
Formen *symptomatischer Thrombozytopenie* mit der daraus resultierenden Blutungsneigung
(CONE u. NAYER) (s. S. 322/323 u. 361) auf metastatischem Skeletbefall beruht.

In vielen Arbeiten wurde der Einfluß der Neoplasie auf den *bioptischen Knochenmark-
befund* untersucht (SEYFARTH; ROHR; SCHULTEN; KLIMA; ROHR u. HEGGLIN; BARTA;
NORDENSON; HENNING u. KEILHACK; FLEISCHHACKER u. KLIMA; MARKOFF; SEGERDAHL;
BRÜGGEMANN u. SOESTMEYER; PÄTIÄLÄ; PINEY; THADDEA; KIENLE; ZADEK; PINEY u.
WYARD; JONSSON u. RUNDLES; EMERSON u. FINKEL; MARINKOV u. ACKETA; KORINTH;
STONIER u. EVANS; SLAGER u. REILLY; ELLIS, JENSEN u. WESTERMAN; WHANG u.a.).
Beim örtlich beschränkten Bronchuskarzinom und vor Eintritt entzündlicher post-
stenotischer Komplikationen unterscheidet sich das Punktat hinsichtlich Zellgehalt und
Zusammensetzung nicht von dem Gesunder (PÄTIÄLÄ u.a.). Mit zunehmender Tumoranämie ändert sich das Verhältnis kernhaltiger roter Vorstufen zur myeloischen Reihe
(Normalwert des Index ca. 1:5) um so mehr zu Ungunsten der Erythroblasten, je geringer
die Regenerationstendenz ist (LEITNER; PÄTIÄLÄ). Im Verlauf fortschreitender Tumorevolution kommt es zu *reaktiver Vermehrung der Retikulum- und Plasmazellen*, die vor
allem bei Knochenmarkmetastasen kennzeichnend ist und plasmozytomähnliche Bilder
liefern kann (ROHR u. HEGGLIN; FLEISCHHACKER; ROHR; NORDENSON; LEITNER; PÄTIÄLÄ;
AHERNE; PEAR u.a.). Abgesehen von den oben erwähnten myeloisch-leukämoiden Reaktionen treten die weißen Stammzellen in den Hintergrund gegenüber reiferen Formen,
namentlich neutrophilen Segmentkernigen, deren Prozentanteil unter den granulozytären
Elementen besonders anwächst (PÄTIÄLÄ). Die Eosinophilie macht sich bisweilen auch
im Knochenmark bemerkbar, doch ist die Zahl eosino- und basophiler Leukozyten
häufiger erniedrigt. Das gleiche gilt für die Lympho- und Monozyten sowie für Mega-
karyozyten, wenn auch gelegentlich ein von den Blutwerten unabhängiger Lympho-
zytenanstieg vorkommt (PÄTIÄLÄ). Während man in Umgebung intramedullärer Krebs-
zellnester eine umschriebene oder ausgedehnte Hyperplasie retikulo-plasmazellulärer und
myeloischer Elemente findet, führt die massive Skeletmetastasierung — mechanisch
und/oder durch toxische Effekte — zu weitgehendem Schwund aller ortsständigen Mark-
bestandteile.

Abgesehen von *gezielter Knochenbiopsie* bei makroskopischen Metastasen (BARTEL-
HEIMER u. PAHLKE; PAHLKE) wird die Verläßlichkeit des unmittelbaren *Tumorzellnach-
weises im Knochenmarkpunktat* unterschiedlich beurteilt (PINET; SEGERDAHL; ROHR u.
HEGGLIN; SCHULTEN; KLIMA; HENNING u. KEILHACK; ROHR; WEISBERGER u. HEINLE;
LEITNER, BRITTON u. NEUMARK; JONSSON u. RUNDLESS; FREID; ZADEK; PÄTIÄLÄ;
BRÜGGEMANN u. SOESTMEYER; WEISBERGER u. DUMM; GRUNZE; CONE u. NAYER;
KORINTH; WHANG; MARINKOV u. ACKETA; EMERSON u. FINKEL; STONIER u. EVANS;
RUBINSTEIN u. SMELIN; ELLIS, JENSEN u. WESTERMAN; BOLL u.a.). Zell- und Formenreichtum des Untersuchungsmaterials erschweren die Identifizierung maligner Einzel-
zellen, deren Strukturatypien im Verband kleiner Zellnester sinnfälliger werden (ROHR
u. HEGGLIN; ROHR; KLIMA; HENNING u. KEILHACK; SCHULTEN; BRÜGGEMANN u. SOEST-
MEYER; EMERSON u. FINKEL; STONIER u. EVANS). Viele Autoren verzeichnen relativ be-
scheidene Trefferzahlen, andere berichten über diagnostisch ausschlaggebende Über-
raschungsbefunde, die bei klinisch und röntgenologisch inapparenter Skeletbeteiligung

— vor allem beim oat cell-Typ bronchogener Karzinome (HANSEN u. MUGGIA) — erzielt wurden. Der Aspekt im Myelogramm zufällig entdeckter Tumorzellindividuen ermöglicht keine Artdiagnose, läßt also keinen Rückschluß auf Sitz und Bauart der Primärgeschwulst zu. Gleiches gilt ceteris paribus für den *Geschwulstzellennachweis im Liquor cerebrospinalis* (STAMMLER u. Mitarb.; SIMON; KENDEL u. MEIER-EWERT; SPAAR u. BAUER u. a.).

Die *Erkennung von Krebszellen im strömenden Blut* stößt auf zwei prinzipielle Schwierigkeiten: einmal die zytologische Identifizierung, insbesondere die einwandfreie Abgrenzung von ausgeschwemmten Blutstammzellen (s. Bd. IX/4 c, S. 390ff.), zum anderen die bei peripherer Blutentnahme durch erhebliche Verdünnung verringerte Treffsicherheit. Das letztere, stärker ins Gewicht fallende Problem versuchte man mit verschiedenen Anreicherungsmethoden zu lösen (ROBINSON et al.; KUPER; McGREW; KUPER, NEDELKOPF u. Mitarb.; SAKURAI, KLASSEN u. SELBACH; SCHEININ; MOORE, SANDBERG u. SCHULBARG; KUPER u. BIGNALL; LUDWIG; HAYATA et coll.; WÜST u. BIRK; MAGDON, GUMMEL u. BAUDACH; BAUDACH u. MAGDON; PAULETE-VANRELL u. a.). Der Nachweis gelingt am ehesten in Blutproben aus frischem Resektionsmaterial krebsbefallener Lungenteile (BAUDACH u. MAGDON) und insbesondere *im intra operationem entnommenen Pulmonalvenenblut* (KUPER u. BIGNALL; HAYATA et al.; KÜHNERT u. ZIMMER).

Die Feststellung *spontaner oder intraoperativ entstandener Tumorzelleinschwemmung ist nicht gleichbedeutend mit hämatogener Fernmetastasierung* (SCHMIDT; TAKAHASHI TADENUMA; BÜNGELER; ENGEL; BIENENGRÄBER; BÜNGELER u. ALAYON; KRÜGER; u. RUCKES; MADDEN u. KARPAS; SELLWOOD, KUPER, PAYNE u. BURN; ALARCON u. a.) (s. S. 199). Der in seinen homoiostatischen Mechanismen noch nicht geschädigte Organismus verfügt über zelluläre Abwehrkräfte, die in die Blutbahn gelangte Geschwulstelemente vernichten oder durch fibröse Arretierung im Kapillarfilter unschädlich machen können. Nur so ist es erklärlich, daß 24% der Bronchialkrebskranken des Toronto General Hospital mit schwimmenden Karzinomzellen im regionalen oder peripheren Blut noch 2—5 Jahre nach der Radikaloperation überlebten (DELARUE, WATTERS, ANDERSON, THOMPSON, BROWN, FALK, LANSKY, FIELDEN, LAU u. STEELE; DELARUE u. STRASBERG). Der positive zytodiagnostische Blutbefund besagt daher im Einzelfall nicht unbedingt, daß keine Aussicht auf kurative Resektionsbehandlung mehr besteht (DELARUE u. STRASBERG). Die *Chance des Dauererfolges ist jedoch geringer, wenn eine Gefäßbeteiligung vorliegt* (s. S. 198): JOHNSON, KIRBY u. BLAKEMORE erzielten bei entsprechendem Befund im Resektionspräparat nur in 6% 5-Jahres-Heilungen gegenüber 75% in den Fällen, in denen der resezierte Lungenabschnitt keine vaskuläre Tumorinvasion erkennen ließ. Auch die Operationsstatistik von SANGER deutet auf die ominöse Bedeutung zirkulierender Tumorzellen im Blutstrom hin, denn keiner der Bronchuskarzinompatienten mit einschlägigem Befund überlebte die 2-Jahres-Frist nach der Radikaloperation. Auf die unterschiedliche *prognostische Bewertung des Krebszellennachweises im strömenden Blut* wird an anderer Stelle näher eingegangen (s. S. 199 u. 238 sowie IX/4c, S. 390).

Nach den Untersuchungen von HAYATA et coll. und anderer Autoren ist nicht zu bezweifeln, daß die *lungenchirurgische Manipulation den Geschwulstzellenübertritt ins Blut auszulösen vermag.* Um die weitere Verschleppung und Einnistung zu verhüten, empfiehlt sich die einleitende Lungenvenenligatur zu Beginn der operativen Hilusdarstellung (HASCHE; AYLWIN; FREY u. LÜDEKE) sowie nachfolgende zytostatische Medikation (s. S. 238ff.). Auf die prophylaktische Möglichkeit einer „lokalen Sterilisierung" durch Vorbestrahlung des Tumorareals und seines Lymphabflußgebiets wird andernorts hingewiesen (s. S. 227ff.).

Eines der diagnostisch und differentialdiagnostisch am häufigsten zu Rate gezogenen serologischen Kriterien ist das Maß der *Blutsenkungsgeschwindigkeit.* Die Probe wird nicht nur ihrer Einfachheit halber, sondern auch wegen ihrer relativen Zuverlässigkeit als Suchreaktion bevorzugt. Nach vergleichenden Untersuchungen von RITTER u. KLEIN wird sie „in der Häufigkeit ihres Ansprechens beim Karzinom von keiner der sonst üblichen

Tabelle 115. Häufigkeit normaler Blutsenkungswerte (<10 mm/h nach Westergren) bei Bronchuskarzinom-kranken

Autoren	Gesamtzahl der Bronchialkrebs-kranken	Anteil der Patienten mit normaler Blutsenkung %
Lickint (1928)	200	10,0
Gerlach (1941)	178	6,2
Moll (1948)	114	9,0
Wiklund (1951)	259	6,2
Pätiälä (1951)	200	5,5
Kourilsky, Decroix u. Duwoos (1951)	77	22,0
Salzer, Wenzl, Jenny u. Stangl (1951)	795	10,3
Heintzelmann (1952)	81	25,0
Frenzel u. Schulz (1952)	608	15,8
Lührs, Lindemann u. Arlt (1952)	31	5,5
Meyer-Laack (1952)	138	5,8
Hennemann, Falck u. Stobbe (1954)	166	2,4
Hegemann u. Hoferichter (1960)	—	3,5
Remé u. Behnck (1963)	100	8,0[a] (19,0)[b]
Ritter u. Klein (1966)	306	7,8
Gross (1967)	400	7,0

[a] Bei Klinikaufnahme.
[b] Nach symptomatischer Behandlung.

Tabelle 116. Blutsenkungsgeschwindigkeit und Leukozytenzahl bei 100 Bronchialkrebskranken in Abhängigkeit von der Dauer subjektiver Beschwerden. Gruppe I (31 Pat.): bis 4 Wochen; Gruppe II (35 Pat.): bis 6 Monate; Gruppe III (34 Pat.): über 6 Monate. [Nach Remé, H., u. P. Behnck, Tägl. Praxis 4, 537—542 (1963), Tabelle 4]

BSG in mm/h Leuko in mm³	Zahl der Patienten			
	Gruppe I	Gruppe II	Gruppe III	Insgesamt
BSG 10	8	0	0	8
Leuko 8000	12	8	12	32
BSG 20	7	3	6	16
Leuko 10000	5	6	10	21
BSG 40	7	11	6	24
Leuko 15000	9	16	8	33
BSG 80	6	14	15	35
Leuko 18000	5	4	4	13
BSG über 80	3	7	7	17
Leuko über 18000	0	1	0	1
Gesamtzahl der Fälle			BSG	100
			Leuko	100

klinisch-chemischen und hämatologischen Methoden erreicht". Auch Gross mißt der Blutsenkung im Verein mit Serumelektrophorese und Thoraxröntgenuntersuchung größten Wert für die Verbesserung der Frühdiagnose bronchogener Karzinome bei. Die drei Grundmethoden der Krankenuntersuchung ergeben ein einfaches, überall durchführbares Screening-Testprogramm von insgesamt beachtlicher Treffsicherheit: nach Auswertung eines Materials von 400 stationären Bronchialkrebskranken der Medizinischen Universitätsklinik Köln hatten „7% bei der Aufnahme eine normale Blutsenkung, 2% sowohl

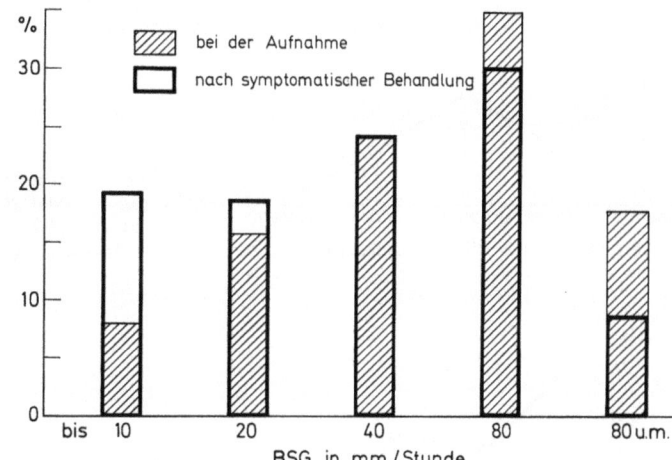

Abb. 173. *Relative Häufigkeit, Ausmaß und unspezifisch-therapeutische Beeinflußbarkeit der Blutsenkungsbeschleunigung bei Bronchialkrebskranken.* [Nach REMÉ, H. u. P. BEHNCK: Blutsenkungsgeschwindigkeit und Bronchialkarzinom. Tägl. Praxis 4, 537—542 (1963), Tabelle 2]

eine normale BSG als auch normale Elektrophorese, und nur 0,4% normale Befunde in der Trias: Senkung, Elektrophorese, Thoraxaufnahme" (GROSS).

Obgleich nach klinischer Erfahrung metastasierende Geschwülste mit sekundärer Tumoranämie häufigste Ursache *exzessiv gesteigerter Sedimentationsgeschwindigkeit* sind (ZACHARSKY u. KYLE; KOSTER), ist die Senkungsreaktion allein allerdings kein untrügliches Hilfsmittel zur Früentdeckung eines neoplastischen Prozesses im Bronchialbaum. Die in den differentialdiagnostischen Merksätzen ZADEKs enthaltene Formulierung „Jede Form und Lokalisation des Lungenkrebses geht mit stark beschleunigter Blutsenkung einher — Eine physiologische Blutsenkung schließt ein Bronchialkarzinom aus!" ist leider unzutreffend. Tatsächlich sprechen niedrige Senkungswerte keineswegs gegen das Vorliegen eines bronchogenen Malignoms (WIKLUND; KOURILSKY, DECROIX u. DUWOOS; EBBINGHAUS u. BIRKE; REUSCH u. BAUER; FRENZEL u. SCHULZ; WUHRMANN u. MÄRKI; OESER u. BIRKEL; RITTER u. KLEIN; REMÉ u. BEHNCK; GROSS u.a.). Ein *normales Verhalten der Blutsenkungsreaktion* wird nach Literaturangaben im Durchschnitt *bei etwa 10% aller Bronchialkrebspatienten* beobachtet (Tabelle 115), und zwar *auch in inoperablen Fällen* (WIKLUND: 2 von 7 Patienten mit Werten von <5 mm/h nach WESTERGREN). Das Fehlen der Senkungsbeschleunigung bei metastasierenden Bronchuskarzinomen — manchenorts mit 16% der Fälle beziffert (REUSCH u. BAUER; FRENZEL u. SCHULZ) — ist zum Teil Folge symptomatischer Polyglobulie (s. S. 347), die den Effekt der allenfalls in 2—3% zu vermissenden Dysproteinämie verschleiert (WUHRMANN u. MÄRKI). Der Einfluß des korpuskulären Faktors — Anämie oder Polyglobulie — auf die Sedimentationsgeschwindigkeit der roten Blutkörperchen kommt auch bei anderen Krankheiten zur Geltung (SAUER; BÜRGER; BITTORF u.a.). Auf die wesentliche Bedeutung suspensionsstabilisierender Faktoren im Serum wird unten eingegangen (s. S. 358).

Die im Diagramm von REMÉ u. BEHNCK wiedergegebene Häufigkeitsrelation geringer, mittlerer, starker und extremer Senkungsbeschleunigung entspricht etwa den andernorts ermittelten Werten (Abb. 173). Die Abbildung weist überdies auf eine Irrtumsquelle hin, die von der Verdachtsdiagnose ablenken kann, nämlich die *Normalisierung der Blutsenkung nach symptomatischer Behandlung entzündlicher Komplikationen.* Im Untersuchungsmaterial von REMÉ u. BEHNCK stieg der Anteil Bronchialkrebskranker mit normalen Senkungswerten von 8% bei Klinikaufnahme unter rein konservativen Maßnahmen (Inhalation, Gabe von Expektorantien, Antibioticis etc.) auf 19%! Der irreführende Sachverhalt ist also keineswegs ungewöhnlich und sollte bei den differentialdiagnostischen Erwägungen stets berücksichtigt werden (s. S. 265, 329, 358, 471 u. 496).

Der unspezifische Therapieeffekt ist zugleich Angelpunkt der Diskussion über die *Ursachen des Senkungsanstiegs bei Bronchuskarzinomträgern* (KLIMA u. BODART; WIK-

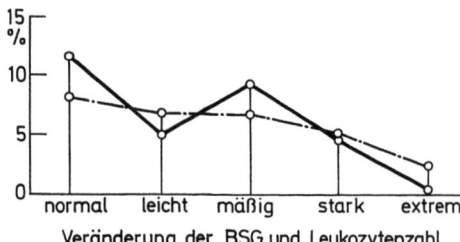

Abb. 174. *Häufigkeitsrelation von Veränderungen der Blut-senkungsgeschwindigkeit* (o——o) *und der Leukozytenzahl* (o——·—o) *bei 100 Bronchialkrebskranken.* [Nach Remé, H. u. P. Behnck, Tägl. Praxis 4, 537—542 (1963), Abb. 1]

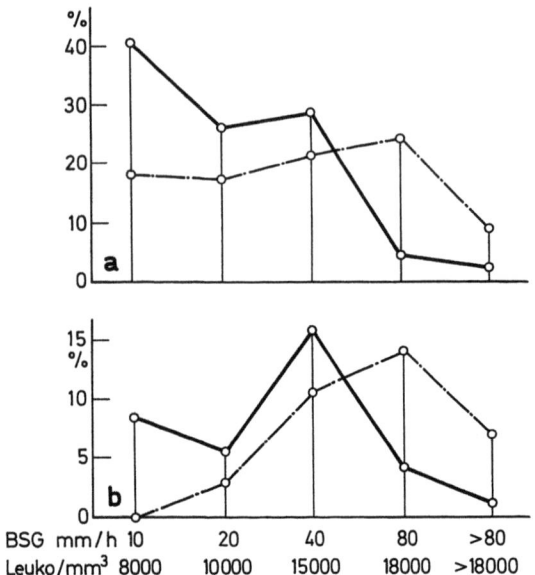

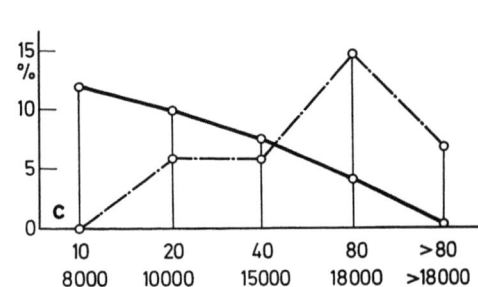

Abb. 175a—c. *Verhalten von Blutsenkungsgeschwindigkeit* (o——o) *und Leukozytenzahl* (o——·—o) *in Beziehung zur Dauer subjektiver Beschwerden.* a bis 4 Wochen, b bis 6 Monate, c über 6 Monate (Gruppeneinteilung wie Tabelle 116). [Nach Remé, H. u. P. Behnck, Tägl. Praxis 4, 537—542 (1963), Abb. 2—4]

LUND; HARTUNG u. STEINMETZ; HENNEMANN, FALCK u. STOBBE; LEZIUS; SCHULZ; SCHULZ u. WAGNER; FELDMANN; ANGSTER; HEGEMANN u. HOFERICHTER; LINDEN-SCHMIDT u. HERRNRING; LÜHRS u. GUMMEL; REMÉ; KOURILSKY, DECROIX u. DUWOOS; LÜHRS, LINDEMANN u. ARLT; DUWOOS; ZETTEL, KNEDEL u. ENDRESS; ZUKSCHWERT, KNEDEL u. ZETTEL; REMÉ u. BEHNCK; WOLFF u. BERNDT; ZACHARSKI u. KYLE u.a.). Viele Autoren halten es für fraglich, ob die Geschwulst per se für den Reaktionsausfall ausschlaggebend ist, obgleich sie durch *Dysproteinämie* und Absinken des Hämatokrit-wertes infolge späterer *Tumoranämie* indirekt zur Senkungsbeschleunigung führt (BÜRGER; GERLACH; KOURILSKY, DECROIX u. DUWOSS; RITTER u. KLEIN; REMÉ u. BEHNCK; BERNDT u.a.). Selbst Fernmetastasierung und kolliquationsnekrotischer *Tumorzerfall* sind mit normalem Senkungswert vereinbar (GERLACH: 5,6% von 54 febrilen Bronchial-krebskranken mit röntgenologisch sichtbaren Zerfallserscheinungen) (s. Tabelle 97, S. 264).

Anscheinend haben *Tumornekrobiose* sowie durch Sekretstau und Sekundärinfektion ausgelöste *poststenotische Entzündungsvorgänge überragende Bedeutung* (KOURILSKY et al.; REMÉ u. BEHNCK; DONTENWILL, RANZ u. MOHR; GROSS u.a.). Dafür sprechen einmal thoraxchirurgische Beobachtungen (WIKLUND u.a.), zum anderen die enge *Korrelation von Senkungswert und Serumfibrinogenspiegel* (WESTERGREN) und schließlich die Eigenart im *Verhalten der Blutsenkung in bezug auf Leukozytenwerte, Anamnesedauer und entzündliche Komplikationsrate* (MÄRKI; WUHRMANN u. MÄRKI u.a.) (s. Tabellen 116 u. 117, Abb. 175). Die mit der Länge der Vorgeschichte zunehmende Diskrepanz zwischen Senkungsbe-

Tabelle 117. Veränderungen der Blutsenkungsgeschwindigkeit bei 100 Bronchialkrebskranken in Abhängigkeit vom Vorhandensein oder Fehlen entzündlicher Komplikationen. [Nach Remé, H., u. P. Behnck, Tägl. Praxis 4, 537—542 (1963), Tabelle 5]

BSG	mit Komplikationen		ohne Komplikationen	
	Fälle	%	Fälle	%
normal	1	1,2	0	53
leicht	7	8,4	9	35
mäßig	22	26,5	6	12
stark	36	43,4	2	0
extrem	17	20,5	0	0
Insgesamt	83	100	17	100

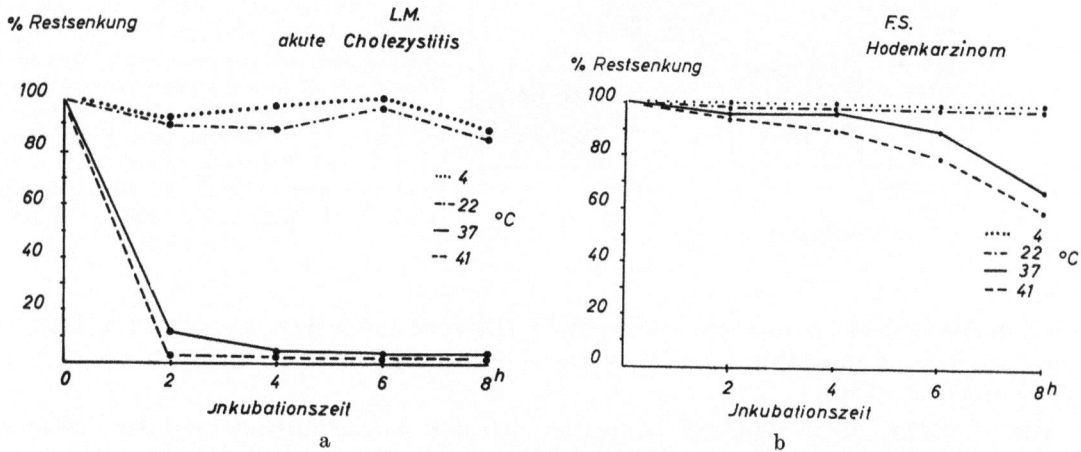

Abb. 176a u. b. *Beispiele für die Wärmestabilisierung der Blutsenkung in Abhängigkeit von Zeit und Temperatur.* a Akute Cholezystitis: besonders starke Wärmeinaktivierung nach Inkubation gegenüber dem Ausgangswert (Kontrollsenkung I = 100%). b Metastasierendes Hodenkarzinom: besonders geringe Inaktivierung nach Inkubation gegenüber Senkungswert I (= 100%). [Nach Gross, R., W. Gerhard u. G. Rassner: Eine einfache Methode zur Trennung tumor- und entzündungsbedingter Senkungsbeschleunigungen. Dtsch. Med. Wschr. **91**, 1869—1873 (1966), Abb. 1a und b]

schleunigung und relativer Geringfügigkeit granulozytärer Reaktion gilt als beachtenswertes Unterscheidungsmerkmal neoplastischer gegenüber floriden tuberkulösen und abszedierenden Lungenprozessen (Kourilsky, Decroix u. Duwoos; Benda, Orinstein u. Aubin; Duwoos; Zadek; Pätiälä u. a.) (s. S. 350). Remé u. Behnck sehen diese Dissoziation als Ausdruck der vom subakuten in einen chronisch fortschwelenden Zustand übergehenden Begleitentzündung im blockierten Lungensektor an, die zwar einen dysproteinämischen Senkungsanstieg verursacht, aber keine im anfänglichen Ausmaß fortbestehende Leukozytose unterhält. Darauf beruht die bekannte Schwierigkeit, die in ihren klinisch-röntgenologischen Erscheinungen weitgehend übereinstimmenden Obstruktionsfolgen stenosierender Bronchuskarzinome von verzögert lösenden bzw. karnifizierten Pneumonien nichtneoplastischen Ursprungs nach den Blutsenkungs- und Leukozytenwerten zu unterscheiden (Wolff u. Berndt u.a.) (s. Abb. 160 u. 161, S. 327). Ebenso läßt die Blutsenkungsprobe erfahrungsgemäß oft bei der Abgrenzung peripherer Bronchialkrebsknoten von indurativ umgewandelten entzündlichen Granulomen im Stich (s. Bd. IX/4c, S. 286ff.). Auch sonst ist ihr differentialdiagnostischer Erkenntniswert wegen des nicht seltenen Ausbleibens der humoralen Reaktion und insbesondere wegen der Täuschungsmöglichkeit

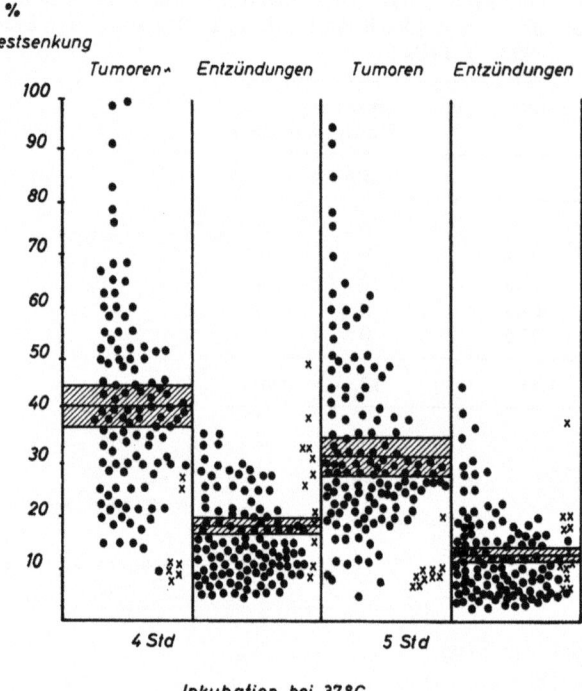

Abb. 177. *Rest-Senkungen* (Senkungen II in % der nicht inkubierten Kontrollsenkung I) *bei Tumorleiden und Entzündungen nach 4- und 5stündiger Inkubation bei 37° C.* Die überstehenden Linien geben das arithmetische Mittel, die getönten Felder den mittleren Fehler des Mittelwertes an. Fälle von malignen Lymphomen und von akuter oder chronischer Hepatitis sind in den entsprechenden Spalten durch $\times$ hervorgehoben. [Nach GROSS, R., W. GERHARD u. G. RASSNER: Eine einfache Methode zur Trennung tumor- und entzündungsbedingter Senkungsbeschleunigungen. Dtsch. med. Wschr. **91**, 1869—1873 (1966), Abb. 2]

durch unspezifische Therapieeffekte begrenzt (LUNDSGAARD-HANSEN; REMÉ u. BEHNCK; OCHSNER; HEGEMANN; WURNIG; ORTMANN; DENCK u. WURNIG; MELONI u.a.) (s. S. 265, 329, 355, 471 u. 496).

GROSS, GERHARD u. RASSNER bedienten sich der *Wärmeinaktivierung der Sedimentationsbereitschaft zur Unterscheidung entzündlicher und neoplasiebedingter Senkungsbeschleunigung:* Im Vergleich zu den nach leicht modifizierter Westergren-Methodik mit frischem Zitratblut (3 Teile Blut auf 1 Teil 3,8%iges Natrium citricum) ermittelten 2 Std-Senkungswerten I (= Kontroll-Bezugswerte mit frischem Plasma) waren die parallel dazu abgelesenen 2 Std-Werte der mit wärmeinaktiviertem Plasma angesetzten Restsenkung (= Senkung II mit über 4 Std bei 37°C inkubiertem Plasma) bei 800 Patienten mit entzündlichen Krankheiten verschiedener Art und Stadien signifikant niedriger als bei 300 Tumorkranken, deren Restsenkung wegen des schwächeren „Wärmestabilisierungs"-Effekts auf die Erythrozyten-Suspension (= geringere Tendenz der roten Blutkörperchen zur Desaggregation unter Wärmeeinfluß) weniger oder kaum abfiel (Abb. 176 u. 177).

Das von GROSS u. Mitarb. beschriebene Verfahren beruht auf der experimentellen Erkenntnis, daß die Sedimentationsgeschwindigkeit weniger vom Grad der elektrophoretisch meßbaren Dysproteinämie als vom Einfluß spezieller Plasma-Senkungsfaktoren bestimmt wird, welche die Erythrozyten-Suspensionsstabilität erhöhen und mindern können (FÅHRAEUS; FRIMBERGER; NASS u. RUHENSTROTH-BAUER; GROSS u. Mitarb.). Besondere Bedeutung hat ein lipoproteinartiger Profaktor („Senkungsproinhibitor"), der unter spezifischer Fermenteinwirkung („S-Lipase") in den eigentlichen Senkungsinhibitor, ein in der Serumalbuminfraktion enthaltenes Phosphatid („Lysolezithin") umgewandelt wird. Welche Ursachen den signifikanten Reaktionsabweichungen des temperaturabhängigen Vorgangs zugrundeliegen, die entzündliche von tumorbedingten Senkungsbeschleunigungen mit etwa 80%iger Treffsicherheit unterscheiden lassen, ist noch unbekannt (GROSS u. Mitarb.).

Das Verhalten der *Bluteiweißkörper* ist beim Bronchuskarzinom in diagnostischer wie therapeutischer Hinsicht von Interesse (SEIBERT, SEIBERT, ATNO u. CAMPBELL; HUGGINS; TOENNIES; HUGGINS, MILLER u. JENSEN; LINDENSCHMIDT u. HERRNRING; EISENREICH u. DEININGER; AUERSWALD u. WENZL; GROMOTKA u. ARRIS; KNEDEL u. ZETTEL; LEZIUS; PÄTIÄLÄ u. TURUNEN; JEGHER; BENNHOLD; ZADEK; BENNHOLD, KLINK u. ROTH; KNEDEL; VERLEUR; BERNDT; VERLEUR u. STOLK; GERRITS, STOLK u. VERLEUR; HUG-

GINS u. BAKER; SCHULZ; HUGGINS, CLEVELAND u. JENSEN; TORNISER; ZETTEL, KNEDEL, ENDRESS u. ENDRESS; LIENER; JAHNKE u. SCHOLTAN; HAIJE, HAALEN u. KROESE; BERG; LÜHRS, LINDEMANN u. ARLT; RITTER u. KLEIN; REMÉ u. BEHNCK; MIDER, ALLING u. MORTON; BOYLAND, BUTLER u. CONWAY; GOMBERT; LOCHNER; GOMBERT u. LOOK; BAUER, OTT u. PILLER; GOHR; STERN u. WILHELM; LACKNER; GROSS; STARLINGER u. WINANDS; BÜRGER; SCHULZ u. RIESSBECK; SCHULZ u. WAGNER; GIETZELT; LÜHRS u. GUMMEL; HEILMEYER; LENGGENHAGER; FUCHS; WUHRMANN u. MÄRKI; HEEPE; WUHRMANN u. WUNDERLY; RIVA; EDSALL; GREENFIELD; WIERMANN; NITSCHE; SALZER u. Mitarb.; FREY u. LÜDEKE; UNGEHEUER u. HARTEL; GUTMANN; BODECHTEL; WILD; ESSER, HEINZ u. WILD; LUZEYER; ROTTE; EMMRICH; DEMLING; GLÄSER u. LOHMANN; BERNDT; WETTER; MENDELSOHN u. BODANSKY; POPPER u. SCHAFFNER; BERNDT u. SCHWARZ; WOLFF u. BERNDT; PFÄNDER; THOMAS; HUNTER; SIMONS u.a.).

Schon in frühen Geschwulststadien kann die Dysproteinämie die Blutsenkungsgeschwindigkeit und die Ergebnisse anderer *chemisch-physikalischer Untersuchungsmethoden des Serums* merklich beeinflussen (refrakto- oder kjeldahlometrische Ermittlung des Gesamteiweißgehalts im Serum, Analyse der Serumproteinfraktionen mittels Ultrazentrifuge oder Elektrophorese (Tiselius-Verfahren, Mikromethode nach ANTWEILER, Modifikationen nach GRASSMANN, HANNIG, KNEDEL u.a.), Nephelometrie, kjeldahlometrische Bestimmung des Fibringehalts im Blutplasma nach CULLEN u. VAN SLYKE, Serumlabilitäts- und -fällungsreaktionen: Cadmiumsulfat-Reaktion nach WUHRMANN u. WUNDERLY, Zinksulfat-Reaktion, Weltmannsches Koagulationsband, Thymol-Trübungsreaktion nach MACLAGAN, abgestufte Takata-Reaktion nach MANCKE u. SOMMER, Grossche Flockungsprobe, Kephalin-Cholesterin-Reaktion nach HANGER, Formolgel-Reaktion (MILHAUD u. Mitarb.; LINKE), Hitzekoagulationsprobe nach HUGGINS, Kürtensche Kochprobe, Euglobulin-Reaktion (= Sia-Reaktion), γ-Globulinbestimmung nach KUNKEL u.a.).

Je nach der Stickstoffbilanz findet man einen *normalen oder nur gering erniedrigten Gesamteiweißgehalt des Serums* (LEZIUS; WENZL; AUERSWALD u. WENZL; LINDENSCHMIDT u. HERRNRING; EISENREICH u. DEININGER; KNEDEL u. ZETTEL; WUHRMANN u. MÄRKI; PÄTIÄLÄ u. TURUNEN; RITTER u. KLEIN u.a.). Bei der Beurteilung ist der Alternswandel des Serumeiweißbildes zu berücksichtigen (BÜRGER; BOCK; NÖCKER; SCHULZE u.a.).

Das Gros der Bronchuskarzinomkranken weist mehr oder weniger ausgeprägte *Verschiebungen im Serumprotein-Spektrum* auf, die elektrophoretisch durch

a) beachtliche *Hypalbuminämie*,

b) klare *Abtrennung der α_1-Globulinzacke* vom Albumingipfel,

c) *Vermehrung der α_1-Globuline*,

d) *Anstieg der α_2-Globulinzacke* bis zur Höhe der β_1-Globulinspitze,

e) fakultative *Zweigipfeligkeit der α_2-Globulinzacke*,

f) tiefen *Kurveneinschnitt zwischen den Zacken der α_2- und β_1-Globuline* und

g) γ-*Globulinvermehrung*

gekennzeichnet sind (GERRITS, STOLK u. VERLEUR u.a.). Die β-Globulinfraktion ist meist unverändert (LINDENSCHMIDT u. HERRNRING; KNEDEL u. ZETTEL; GERRITS *et coll.* u.a.). GROSS fand bei 400 Bronchialkrebspatienten, von denen weniger als 5% normale Elektrophoresewerte zeigten, die $\alpha_1\alpha_2$- und $\alpha_2\gamma$-Dysproteinämien gleich häufig vertreten.

Die Vergrößerung des α-Globulinanteils kann sich mit Verkürzung des Weltmann-Bandes und pathologischer Cadmiumsulfat-Reaktion äußern. Sie ist gewöhnlich stärker als die γ-Globulinzunahme, die durch Verlängerung des Weltmannschen Koagulationsbandes sowie positiven Ausfall von Takata-Reaktion, Thymoltest, Formolgel-Probe und Sia-Reaktion angezeigt wird.

Die trotz ausreichender präoperativer Eiweißsubstitution *therapieresistente Hypalbuminämie* ist nach klinischer Erfahrung ein signum mali ominis (LINDENSCHMIDT u. HERRNRING; LEZIUS; KNEDEL u. ZETTEL u.a.). Die Verschlechterung des Bluteiweißbildes nach Abklingen der *postoperativ gewöhnlich zeitweilig verstärkten Dysproteinämie* gilt als Verdachtsmoment metastatischer Ausbreitung (ZETTEL, KNEDEL, ENDRESS u. ENDRESS; WUHRMANN u. MÄRKI u.a.). Während HUGGINS u. Mitarb. wegen der unterschiedlichen Thermokoagulabilität eine abweichende Konstitution der Serumalbumine Krebskranker vermuten, halten andere Autoren die Albuminabnahme für eine unspezifische Folge kataboler Stoffwechseltendenz.

Die auffallende Koinzidenz mit Tumorzerfall und entzündlichen Stenosefolgen läßt auch die α- *und γ-Hyperglobulinämie* als reaktiven Vorgang erscheinen (LINDENSCHMIDT u. HERRNRING; KNEDEL u. ZETTEL; DONTENWILL, RANZ u. MOHR u.a.). Dasselbe gilt für die bei Karzinomträgern allgemein (STARLINGER u. WINANDS) und insbesondere bei Bronchialkrebskranken nachweisliche *Hyperfibrinogenämie* (SCHULZ; BÜRGER; SCHULZ u. RIESSBECK; GIETZELT; JAHNKE u. SCHOLTAN; LÜHRS u. GUMMEL; LENGGENHAGER; FUCHS; NITSCHE; MICHAELY u. FRIGYES; RIECHE u. BERNDT; RIECHE; GROSS u.a.). Es ist jedoch nicht sicher zu entscheiden, inwieweit in den betreffenden Proteinfraktionen auch *neoplastische Paraglobuline* enthalten sind (LINDENSCHMIDT u. HERRNRING; KNEDEL u. ZETTEL; LYNCH u. JOSKE; LOHMANN, ZIMMERMANN u. GLÄSER u.a.). Bemerkenswert ist das chemisch-physikalisch unterschiedliche Verhalten von Blutfibrinflocken, das SCHULZ bei entsprechenden Untersuchungen Pneumonie-, Leber- und Bronchuskarzinomkranker feststellen konnte.

Im gleichen Zusammenhang ist auf die *Zunahme säurelöslicher Serumeiweiß-Komponenten* hinzuweisen, die man bei kataphoretischer Analyse im niedrigen pH-Bereich antrifft und *verstärkter Mukoproteid-Bildung* (erhöhter Mukopolysaccharidgehalt karzinomatöser Primärtumoren und Metastasen s. SCHULZE; BAGNOUD) als Effekt tumoreigener histiolytischer Fermentsysteme zuschreibt (PETERMANN u. HOGNESS; PETERMANN, YOUNG u. HOGNESS; MEHL; FAVILLI; AUERSWALD u. WENZL; MORIYA u. KANEKO). Dieser Serumbestandteil pflegt nach Radikaloperation zu verschwinden, bleibt nach Probethorakotomie aber unverändert nachweisbar (AUERSWALD u. WENZL). Mukoproteide gleicher Wanderungsgeschwindigkeit im elektrischen Feld (ca. $2{,}7 \cdot 10^{-5}$ cm/sec/Volt bei pH 4,1 im Veronal-Na-Azetat-Oxalat-HCl-Puffer) sind allerdings auch bei konsumierenden Krankheiten nicht-neoplastischer Natur zu beobachten (AUERSWALD u. WENZL).

Das Serum Krebskranker enthält oft vermehrt sog. *C-reaktives Protein*, das mit dem Pneumokokken-C-Polysaccharid präzipitiert (MCCARTHY; SCHOEN u. SÜDHOFF; ZACH; WUHRMANN u. MÄRKI). Über das Verhalten der *eiweißgebundenen Kohlehydrat- und Lipidbestandteile des Serums* bei Bronchuskarzinomträgern geben die Untersuchungen von ZERLETT, TOUSSAINT u. SCHMIDT sowie von FORTEZA u. BAGUENA Auskunft (s. auch MORIYA u. KANEKO).

Der Einfluß des Tumorwachstums auf die *Nukleoproteide* von Geschwulst- und anderem Organgewebe sowie des Blutes und Knochenmarks wurde mit verschiedenen Methoden untersucht. Entsprechend der durch Tracer-Etikettierung (^{32}P) ermittelten Steigerung der Nukleinsäurensynthese (VON EULER u. VON HEVESY u.a.) sind in menschlichen und tierexperimentell erzeugten Tumoren der Nukleotid- und Nukleosidgehalt, das Gesamt-Purin und der Purin-Quotient (= prozentualer Anteil am Gesamt-Stickstoff) signifikant erhöht (BARRENSCHEEN u. PEHAN; EDLBACHER u. JUCKER u.a.). Wie der Nukleinsäuren-Anteil am gesamten Zelleiweiß (KELLEY; CASPERSSON, NYSTRÖM u. SANTESSON; MASAYAMA u. YOKOHAMA u.a.) ist der Anteil des *Nukleinphosphors im Verhältnis zum Lipidphosphor in Geschwülsten und im Lebergewebe von Tumorträgern vermehrt* (WOLTER; ROFFO u. PILONE; RONDONI u. GOLDFISCH). RONDONI u. GOLDFISCH halten diese im Leberstoffwechsel von Ratten mit Benzpyren-Sarkomen nachweisliche Veränderung für tumorspezifisch (,,chemische Metastasen''). Die *Purinkörper- und Harnsäurewerte des Blutes und Urins* zeigen bei Krebskranken — zumal unter Strahlentherapie — erhebliche Schwankungen. Ihr Verhalten ist differentialdiagnostisch nicht schlüssig (ŠULA u. JEDLIČKA; MYERS u. THRONE; BENTIVOGLIO; ROYER; WEBER u. SCHULER; PENDL u.a.). PENDL fand *im Knochenmark* von Karzinomträgern eine im Durchschnitt beträchtliche *Erhöhung des Purinstickstoffgehalts* auf $0{,}256$ g-% $\pm\ 0{,}042$ (mittlerer Normwert: $0{,}102 \pm 0{,}003$) *und des Purin-Quotienten* auf $8{,}33 \pm 1{,}54$ (mittlerer Normwert: $3{,}21 \pm 0{,}11$). Die Abweichung ist nur als neoplasieverdächtig zu bewerten, wenn eine Niereninsuffizienz sowie Störungen der Erythro- und Granulopoese ausgeschlossen werden können.

Die Geschwulsterkrankung kann die *hämostatischen Funktionen* auf verschiedene Weise und in divergenter Richtung ändern. Eine umfassende Analyse der vielfältigen *Wechselbeziehungen zwischen Krebs und Gerinnungsfaktoren* findet man im Übersichtsreferat von KEIL (s. auch WOOD, HOLYOKE u. YARDLEY; RIECHE; BAGNOUD). Der pathophysiologische Zusammenhang beruht nicht zuletzt auf der *Regulation der Zellteilung durch Akzeleratoren und Inhibitoren des Gerinnungsvorganges* (HEILBRUNN; WILSON; INOUÉ; LETTRÉ; KEIL). Ein krebsbedingter Einfluß auf die Gerinnungsfunktionen ist schon in der mehr oder weniger ausgeprägten Dysproteinämie der Tumorträger begründet. Die Verschiebung der Serumproteine zur grobdispersen Phase geht mit einer durch Abbaustörung verursachten *Zunahme des Plasma-Fibrinogen- bzw. -Fibringehalts* einher (s. oben u. Tabelle 137). Da die Serummukopolysaccharide gleichfalls vermehrt sind (LUSTIG; LANGER; WEISBROD; SEIBERT; SHEATLER; SEIBERT, SEIBERT, ATNO u. CAMPBELL; POLONOWSKI), kommt es zu *verstärkter Bildung gerinnungsfördernder Glukoproteide*, zu denen unter anderen das Prothrombin zählt (SCHULZ;POLONOWSKI). Hyperfibrinogenämie

(SCHULZ; BÜRGER; SCHULZ u. RIESSBECK; GIETZELT u.a.), *Erhöhung des Prothrombin-Potentials* (GIETZELT; BOGDASAROW, ROVIDA u. GEFEN; BELLER; SPECHTLER; KLEIN) und *relative Thrombozytenvermehrung*, die man bei inneren Organkrebsen häufig antrifft (HAYEM; BÜRGER; ZADEK u.a.), haben zur Folge, daß die *Blutgerinnung bei über 80%* *der Krebskranken beschleunigt*, und die *Blutungszeit verkürzt* ist (FRISCH; STARLINGER; KEIL u.a.). BOCK und RANSCHE betrachten diesen Sachverhalt geradezu als pathognomonisch für ein bösartiges Geschwulstleiden. Diese und andere früher erwähnte Ursachen erhöhter Gerinnungsbereitschaft (gesteigerte Thrombozyten-,,Klebrigkeit" infolge Bildung von ,,*Thrombozytosin*" in nekrotischem Tumorgewebe s. S. 323) erklären die relative Häufung von *Fernthrombosen*, ominöser *Thrombophlebitis migrans* und konsekutiver *postembolischer Lungeninfarkte* beim Bronchialkarzinom (s. S. 321ff.).

Das Vorkommnis der gegensinnigen Folgeerscheinung — eines *symptomatischen Blutungsübels* — wurde unter den paraneoplastischen Phänomenen aufgeführt (s. S. 320 u. 323). Die Blutungsneigung kann sich bei *diffuser Skeletkarzinose* in Form *akuter thrombopenischer Purpura* äußern (SCHOEN; CONE u. NAYER; KOLÁŘ, PALEČEK u. SKÁLOVÁ; GIBBS u.a.) oder aus anderen pathophysiologischen Zusammenhängen im Verlauf kapillarthrombotischer Verbrauchs-Koagulopathie und humoraler Dyskrasie entstehen (*dys- bzw. paraproteinämische Angiopathie, allergisch-toxische Kapillarläsion* unter dem Bild der Schönlein-Henochschen Purpura (STRAUSS u. SAPHIR; BRAIN et al.; BULL u. BRAIN; KOMORI u. a.), *gesteigerte Fibrinolyse* (SMITH; RITZOW; CLIFFTON u. GROSSI; GREENBERG, DIVERTIE u. WOOLNER; DAUBRESSE u. VAN CAUTER u.a.) oder *Fibrinogenmangel infolge nachlassender Thromboplastinproduktion im Lungenparenchym*) (siehe S. 323).

Über Wert und Leistungsgrenzen *serologischer Diagnostik zum Nachweis von Lebermetastasen* informiert ein reichhaltiges Untersuchungsmaterial (GREENE, McVICAR, WALTERS u. ROWNTREE; BARGEN u. RANKIN; WEVER, ALTHAUSEN, BISKIND u. KERR; FLOOD, GUTMAN u. GUTMAN; MERANZE, MERANZE u. ROTHMAN; FREEMAN, CHEN u. IVY; SCHIFFMANN u. WINKELMANN; KALK; GUTMAN, OLSON, GUTMAN u. FLOOD; GALLUZZI, WEINGARTEN, REGAN u. DOERNER; ABELS, REKERS, BINKLEY, PACK u. RHOADS; PAULSON u. WYLER; KLOTZ; BULLARD; LEY, LEWIS u. DAVIDSON; ARIEL u. SHAHON; CLEVELAND, RICHFIELD, GALL u. SCHIFF; POPPER u. SCHAFFNER; BURKE; MENDELSOHN u. BODANSKY; HOBURG u. HOHENADEL; PHILLIPS, KARNOFSKY, HAMILTON u. NICKSON; TAKATA; SIMONS; LÜHRS, GUMMEL u. KINDERMANN; POPPER; HUNTER; RUTENBERG, PINEDA, FISCHBEIN u. GOLDBARG; BIRZLE; SMITH, VARON, RACE, PAULSON, URSCHEL u. MALLAMS; KÄRCHER; GOLLIN et al.; HEEPE; KÄRCHER, ZUM WINKEL u. GEORGI; BESSLER u. JUCKER; WATSON u. TORRANCE; GEHRING, KEMPE, KIMPEL u. SIMONS; MIRKHODZHEAV, ARIPOV u. POPOV; POULOUSE, REBA, DELAND u. WAGNER u.a.). Die Mehrzahl der geprüften Methoden (Bestimmung der Serum-Gesamtproteine und ihrer Einzelfraktionen, des Serum-Bilirubins, des Serum-Gesamtcholesterins sowie der freien und veresterten Cholesterinanteile und des Blut-Harnstoffs, ferner Takata-Reaktion, Thymol-Test, Kephalin-Cholesterin-Flockungsprobe, Aktivitätsbestimmung verschiedener Serum-Enzyme) liefert für die spezielle Frage kein ausreichend schlüssiges Resultat (MENDELSOHN u. BODANSKY; POPPER u. SCHAFFNER; KLOTZ; PHILLIPPS u. Mitarb.; TAKATA; LÜHRS, GUMMEL u. KINDERMANN; SIMONS; HUNTER; POPPER; BIRZLE u.a.). Mit dem *Bromsulfalein-Test* erhält man zwar bei fortgeschrittenen metastatischen Prozessen meist stark erhöhte Retentionswerte (PHILLIPS et al.: bei allen 36 untersuchten Patienten positiv; nach anderen Autoren in 50—75% der Fälle positiv — BARGEN u. RANKIN; PAULSON u. WYLER; WADE u. RICHMAN; ARIEL u. SHAHON; MENDELSOHN u. BODANSKY; s. auch HOBURG u. HOHENADEL; NEUMEISTER u. SÜSS), doch versagt das Verfahren gerade bei Patienten, die noch keine krebsbedingte Hepatomegalie aufweisen (MENDELSOHN u. BODANSKY). Ein pathologischer Ausfall der chemischen Laborproben ist gewöhnlich erst zu erwarten, wenn 70—80% der funktionellen Kapazität durch den Untergang des Lebergewebes geschwunden sind (KALK u.a.).

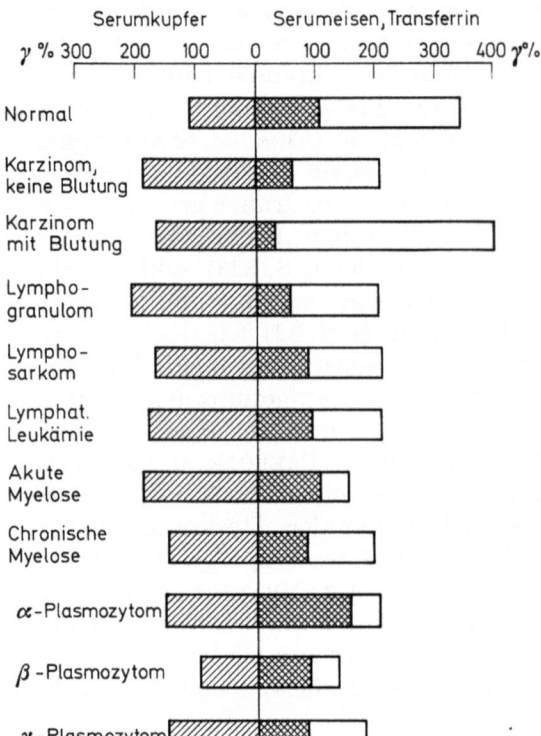

Abb. 178. *Serumeisen, Transferrin und Serumkupfer bei verschiedenen neoplastischen Erkrankungen* (Zeichenerklärung bei Abb. 172). [Nach GISINGER, E.: Prognostisch-therapeutische Probleme bei der Tumoranämie. Monatskurse f. d. ärztl. Fortbildg. 14, 35—38 (1964), Abb. 3]

Größere Bedeutung wird dem *Aktivitätsanstieg der alkalischen Serumphosphatase* beigemessen (Normwerte je nach Bestimmungsmethode: 10—13 King-Armstrong-Einheiten, 4 Bodansky-Einheiten bzw. 10 Huggins-Einheiten) (BODANSKY; FLOOD, GUTMAN u. GUTMAN; MERANZE, MERANZE u. ROTHMAN; FREEMAN, CHEN u. IVY; SCHIFFMANN u. WINKELMANN; GUTMAN, OLSON, GUTMAN u. FLOOD; BULLARD; ARIEL u. SHAHON; CLEVELAND *et al.*; POPPER u. SCHAFFNER; BURKE; MENDELSOHN u. BODANSKY; THOMAS; POPPER; PHILLIPS *et al.*; SIMONS; LÜHRS, GUMMEL u. KINDERMANN; HUNTER; BIRZLE; STICH; SMITH, VARON, RACE, PAULSON, URSCHEL u. MALLAMS u.a.). Die meisten Autoren stellten bei anikterischen Patienten mit metastatischem Leberbefall in relativ großem Prozentsatz erhöhte Phosphatasewerte fest (MERANZE *et al.*: 94% von 16 Fällen; GUTMAN *et coll.*: 90% von 42 Patienten; KLOTZ: 64% von 11 Kranken; BULLARD: 58% von 24 Patienten; BURKE: 88,8%; PHILLIPS *et al.*: 93,3% von 36 Fällen; MENDELSOHN u. BODANSKY: 78% aller 50 Patienten mit Lebermetastasen, 91% der Fälle mit ausgedehntem Metastasenbefund; dagegen: ARIEL u. SHAHON: nur 20%; POULOUSE, REBA, DELAND u. WAGNER: 56%). Die Aktivitätssteigerung ist nur als Verdachtsmoment für die Krebsabsiedlung im Leberparenchym verwertbar, wenn eine Skeletkarzinose ausgeschlossen ist. Die Reaktion wird auf örtlichen Verschluß intrahepatischer Gallenwege durch den Druck metastatischer Geschwulstknoten zurückgeführt und verhält sich daher in etwa konkordant zur Größe und Zahl der Tochterherde (MENDELSOHN u. BODANSKY u.a.). Die Probe ist aber keineswegs krebsspezifisch und fällt auch bei cholostatischen Zuständen anderer Ursache positiv aus. Nach histochemischen Befunden (Organpunktate, Autopsiematerial, Tiergewebe) enthalten Tumorzellen im übrigen weniger alkalische Phosphatase als intakte Leberzellen und das normale Ursprungsgewebe der Neoplasmen (CLEVELAND, RICHFIELD, GALL u. SCHIFF; GREENSTEIN; WACHSTEIN u. ZAK; MENDELSOHN u. BODANSKY). (Bezüglich des *Phosphatase-Index im Pleuraexsudat und Aszites* s. S. 365).

Als feinere Indikatoren gelten nach neueren Untersuchungsergebnissen bestimmte Serum-Peptidasen *(Leuzin-Aminopeptidase, γ-Glutamyl-Transpeptidase)* (RUTENBERG,

PINEDA, FISCHBEIN u. GOLDBARG; BIRZLE; KÄRCHER; GERLACH; MATZEL u. HASCHEN u.a.) und insbesondere die *Serum-5'-Nukleotidase* (SMITH, VARON, RACE, PAULSON, URSCHEL u. MALLAMS) (s. S. 437). Diese physiologischerweise über das Gallenwegsystem ausgeschiedenen Enzyme reagieren bei örtlicher Cholostase infolge knotiger Lebermetastasen früher als die alkalische Phosphatase und andere mit klinischen Methoden prüfbare Fermentsysteme (KÄRCHER u.a.), wie etwa *Transaminasen* (BIRZLE; RUTENBERG *et al.*; GAULT u. Mitarb.; WROBLEWSKY u. LADUE; BUCHELT u. HESS; NEUMEISTER u. SÜSS u.a.), Milchsäuredehydrogenase (LANGVAD) oder *Diastase*, deren Aktivitätssteigerung LÜHR als Frühsymptom des Bronchialkarzinoms bewertete (s. auch WISSFELD).

Die bei Trägern bronchogener und anderer Malignome nachweisliche *Verschiebung der Serumkupfer/Serumeisen-Relation* (PIRIE; KEIDERLING u. SCHARPF; GISINGER; PALUKIE-WICZ, JAKUBOWSKI u. TURCZYNOWSKI; WILJASALO u. HAIKONEN u.a.) ist mit einer Änderung von Bindungsvermögen bzw. Transportfunktion der Serumproteine verbunden (Abnahme des Serum-Transferringehalts s. S. 348) (Abb. 178). Diese und weitere symptomatische *Störungen des Elektrolyt- und Wasserhaushalts* werden an anderer Stelle besprochen (s. S. 294 u. 304). Bezüglich *endokriner Anomalien des Stoffwechsels*, die als paraneoplastische Phänomene oder infolge metastatischer Absiedlung in Erscheinung treten können, wird auf S. 293 u. 303 verwiesen. Untersuchungen von VOGT u. KNY informieren über die Möglichkeit, tumorbedingte *Störungen der Nebennierenfunktion* mit klinischen Labor- bzw. Belastungsproben aufzudecken (s. auch: BERNHARDT; FRANKE; KÜCHMEISTER; VANDEWIELE u. LIEBERMAN; PINCUS u. VOLLMER; OERTEL; RIESBECK). BERNDT, FRANZ u. WOLFF stellten bei 63 Bronchialkrebskranken eine signifikante *Zunahme der Natriumkonzentration im Schweiß* fest, ohne eine vermutete genetische Beziehung zwischen Neoplasie und Mukoviszidose bestätigt zu finden (S. 24). Über die pathophysiologischen Ursachen der Dyshidrosis und etwaige Zusammenhänge mit den beim karzinomatösen Pancoast-Syndrom vorkommenden — regionalen oder seitendifferenten — Schweißsekretionsanomalien (S. 272) ist nichts bekannt.

Die *Harnuntersuchung* ist für die Diagnose und Differentialdiagnose bronchogener Karzinome unergiebig. Als indirekte Auswirkung des Geschwulstleidens ist am ehesten verstärkte *Urobilinogenurie* zu verzeichnen, während Albuminurie und Leukozytenbeimengungen im Sediment zumeist von infektiösen Begleiterkrankungen oder Relikten alter Nephropathien herrühren (MEYER-LAACK). Die Tubulusläsion (Nephrokalzinose) bei paraneoplastischem Hyperparathyreoidismus kann zur Minderung des Konzentrationsvermögens der Nieren führen, doch bleibt die mikroskopisch nachweisbare Kalkablagerung (Abb. 152) röntgenologisch unterschwellig. Der Nachweis einer durch Knochenabsiedlung bedingten *Bence Jones-Proteinurie* (HUGHES) ist beim Bronchialkrebs ungewöhnlich, und von Metastasen im uropoetischen System (ONUIGBO; ROSS; MAQUINAY; MELLIN u. MULLER; BISCHOPS u.a.) ausgelöste *Hämaturie* sehr selten (KOLÁŘ, PALEČEK u. SKÁLOVÁ; MELLIN; ROSS u.a.). Die Suche nach *Geschwulstelementen im Urinsediment* dürfte in solchen Fällen noch geringere Trefferchancen haben als bei primären Malignomen der Nieren und ableitenden Harnwege (PAPANICOLAOU u. MARSHALL; DANT; McDONALD; MELLIN u.a.). Die *osteolytische Skeletkarzinose* kann infolge Mobilisation der Knochenmineralien zu *erhöhter Kalkausscheidung im Urin* führen *(Sulkowitsch-Probe)* und sich durch vermehrten Kollagenabbau bei Zerstörung der organischen Knochenmatrix mit einem *Anstieg des Hydroxyprolin-Harnspiegels* äußern (PLATT, DOOLITTLE u. HARTSHORN; BURKHARDT u. Mitarb.; BOTTERMANN u. OBERLÄNDER; RAAB u.a.). Das Ergebnis des Hypronosticon-Harntests (Altersnormwerte in mg/24 h/m² Körperoberfläche nach ANDERSON, BANNISTER u. TOMLINSON: im 1. Lebensjahr 55—200, Mittel 100, Kinder vom 1.—13. Lebensjahr 25—80, Mittel 50, Erwachsene von 22—65 Jahren 6—22, über 65 Jahre 5—17, Mittel 12) ist nur nach kollagenfreier Diät verwertbar und erfordert den Ausschluß einer Vielzahl konkurrierender Erkrankungen mit gesteigerter Hydroxyprolinausscheidung (Frakturen, entzündliche Destruktionsprozesse und Systemerkrankungen des Skelets (Ostitis deformans Paget), schwere Osteoporose und Osteomalazie, hereditäre

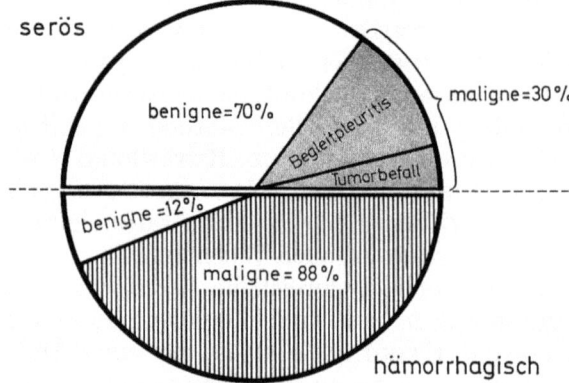

Abb. 179. *Exsudatcharakter bei Pleuraergüssen verschiedener Ätiologie.* Aufgliederung der Ergebnisse von 200 Pleurapunktaten benigner und maligner Ursache nach der Ergußbeschaffenheit. (Statistik der Chirurgischen Univ.-Klinik Heidelberg über 85 Fälle mit gutartigem Grundleiden und 115 maligne Erkrankungen, darunter 97 Bronchialkarzinome.) [Nach Vogt-Moykopf, I., E. Böke u. U. Zentgraf: Chirurgische Diagnostik bei Pleuraergüssen. Dtsch. Ärztebl. 68, 941—944 (1971), Abb. 1]

Tabelle 118. Exsudatbeschaffenheit und histologischer Typ bei 97 Bronchialkarzinomen mit Pleuraergüssen. [Nach Vogt-Moykopf, I., E. Böke u. U. Zentgraf: Chirurgische Diagnostik bei Pleuraergüssen. Dtsch. Ärztebl. 68, 941—944 (1971), Tabelle 2]

Bronchialkarzinom	Summe	serös	hämorrhagisch
Kleinzelliges Karzinom	46	3	43
Plattenepithelkrazinom	24	10	14
Adenokarzinom	23	5	18
Alveolarzellkarzinom	4	1	3
	97	19	78

Reifungsanomalien der elastischen Gewebe (Marfan-Syndrom), primär chronische Polyarthritis, viszero-kutane Kollagenosen, Psoriasis und andere Dermatosen, endokrine Störungen (Hyperthyreose, Hyperparathyreoidismus, Cushing-Syndrom, Akromegalie), Leberzirrhose, Malabsorption bzw. Unterernährung, familiäre Hydroxyprolinämie) (Lit. s. Raab; Burkhardt u. Mitarb.).

Unter den *Laboruntersuchungen von Punktionsflüssigkeiten* hat die Analyse von Pleuraexsudaten beim Bronchialkrebs wegen ihrer Häufigkeit und therapeutischen Konsequenzen den Vorrang. Wie die Pathogenese ist die *Beschaffenheit begleitender Pleuraergüsse verschiedenartig.* Das Auftreten von *serösem bzw. sero-fibrinösem Exsudat* kann von entzündlichen Parenchymkomplikationen stenosierender Bronchuskarzinome herrühren, stellt also *keine grundsätzliche Kontraindikation* zum chirurgischen Eingriff dar (s. S. 422), *schließt allerdings den Tumorbefall der Serosa nicht aus* (Abb. 179 u. Tabelle 118). Der sanguinolente Charakter der Flüssigkeit ist andererseits allein noch kein Beweis für den neoplastischen Ursprung der Exsudation (hämorrhagische Pleuritis tuberkulöser, unspezifisch-entzündlicher oder parasitärer Genese: Zadek; Jaccard; Vogt-Moykopf, Böke u. Zentgraf u.a.; blutiges Exsudat nach Bronchographie: Golli u. Mitarb.).

Ein *hämorrhagischer Erguß* ist aber bei älteren Menschen zumeist Folge maligner Geschwulstabsiedlung (Sahn, Leichtling u. Bass; Quensel; Zadek; Cabit; Goldman; Luse u. Reagan; Graham, McDonald, Clagett u. Schmidt; Moersch, McDonald u. Holman; Davis, Katz u. Peabody; Jaccard; Brouet, Chrétien u. Pariente; Zwicker; Kuntz; Voigt-Moykoff et al.; Tagaki u.a.). Bei gesichertem Bronchialkrebs ist der Befund praktisch immer Ausdruck der Geschwulstaussaat und insofern als Indiz der Inoperabilität zu werten (s. S. 422). Das gleiche gilt für die *metastatische Perikarditis,* deren röntgenologischer Aspekt keine nähere Differenzierung erlaubt und ergänzender Zytodiagnostik bedarf, um die Ursache zu ergründen (Dalicho u.a.).

Ein weiteres indirektes Verdachtsmoment ist die bei karzinomatöser Pleuritis bronchogener Herkunft nicht seltene *Eosinophilie des Exsudats* (Bernard u. Marie u.a.) (s. auch

Tabelle 119. Serum-N/Aszites-N-Quotient bei verschiedenen Aszitesformen. (Mittelwerte von 220 Fällen der Med. Univ.-Klinik Leipzig (damal. Direktor: Prof. M. Bürger). [Nach SEIDEL, K.: Der Serum-Stickstoff/Aszites-Stickstoff-Quotient, ein differentialdiagnostischer Hinweis. Dtsch. med. Wschr. 68, 1089—1091 (1954), Tabelle 1]

1.	Aszites bei Hypoproteinämie			(insgesamt 29 Fälle)
	Mittelwert für Serum-N	696 mg-%		
	Mittelwert für Aszites-N	110 mg-%		
	Serum-N-/Aszites-N- Quotient	6,33		(Schwankungsbreite 5,2—14,8)
2.	Aszites bei Pfortaderthrombose			(insgesamt 7 Fälle)
	Mittelwert für Serum-N	942 mg-%		
	Mittelwert für Aszites-N	157 mg-%		
	Serum-N-/Aszites-N- Quotient	6,0		(Schwankungsbreite 5,3—7.1)
3.	Aszites bei Leberzirrhose			(insgesamt 66 Fälle)
	Mittelwert für Serum-N	1030 mg-%		
	Mittelwert für Aszites-N	251 mg-%		
	Serum-N-/Aszites-N- Quotient	4,10		(Schwankungsbreite 2,0—5,6)
4.	Kardialer Aszites			(insgesamt 31 Fälle)
	Mittelwert für Serum-N	1023 mg-%		
	Mittelwert für Aszites-N	493 mg-%		
	Serum-N-/Aszites-N- Quotient	2,08		(Schwankungsbreite 1,9—3,6)
5.	Aszites bei Karzinom			(insgesamt 74 Fälle)
	Mittelwert für Serum-N	1015 mg-%		
	Mittelwert für Aszites-N	641 mg-%		
	Serum-N-/Aszites-N- Quotient	1,58		(Schwankungsbreite 1,0—2,4)
6.	Aszites bei Peritonitis tuberculosa			(insgesamt 13 Fälle)
	Mittelwert für Serum-N	996 mg-%		
	Mittelwert für Aszites-N	693 mg-%		
	Serum-N-/Aszites-N- Quotient	1,44		(Schwankungsbreite 1,3—1,6)

S. 350), sofern sich andere — häufigere — Ursachen ausschließen lassen (McMURRAY, KATZ u. ZIMMERMANN). Der durch kontinuierliches Tumorwachstum oder lymphogene Metastasierung bedingte Befall des Ductus thoracicus (s. S. 158 u. 621) kann zum *Chylothorax*, die intraabdominelle Geschwulstausbreitung zum *Chylaszites* führen (NIX, ALBERT, DUGAS u. WENDT; LAUMONIER *et al.*; SCHMIDT; COE u. AIKAWA; NELIUS; LAPLANE, LHERMETTE u. BILLARD; YATER; LAMEER; ROY, CARR u. PAYNE; SCHOEN u.a.).

Die Bestimmung des *Stickstoffquotienten Serum/Ergußflüssigkeit* vermag zur ätiologischen Klärung seröser Exsudate im Brust- und Bauchraum beizutragen, läßt allerdings bei stark erniedrigtem N-Quotienten keine sichere Unterscheidung zwischen karzinomatösen und entzündlichen Prozessen spezifischer oder unspezifischer Genese zu (BÜRGER; KÖPPEN; SCHMID; SEIDEL) (Tabelle 119). Gleicher Einschränkung unterliegt die biochemische Differenzierung krebsiger und nicht-neoplastischer Ergüsse auf Grund der *Relation des Zink-, Kupfer- und Eisengehalts des Exsudats* (DINES, ELVEBACK u. McCALL). TRAUB versuchte, die Pathogenese von Höhlenergüssen mit der *Weltmann-Reaktion in der Punktionsflüssigkeit* zu ergründen. LÜBBERS wies auf den *Phosphatase-Index* im Pleura- und Aszitespunktat als differentialdiagnostisches Hilfsmittel hin.

Nach experimentellen und klinischen Erfahrungen der letzten Jahre hat die *Ermittlung des immunbiologischen Status* Bronchialkrebskranker im Hinblick auf die Prognose und

Behandlung, insbesondere auch als *Voraussetzung zur Immuntherapie* (s. S. 253ff.) zunehmendes Interesse und praktische Bedeutung gewonnen (ISRAËL u. Mitarb.; TAKITA; RITTS; DUCOS et coll.; ASHIKAWA et al.; ALTH u. Mitarb.; LOPEZ CARDOZO u. HARTING; BRUGAROLAS u. TAKITA; KRANT et al.; SELAWRY; HAN u. TAKITA; PEREZ u.a.). Zu den methodischen Informationsquellen des „Immunprofils" (ALTH et al.) gehören *Intrakutantests* (Tuberkulin-Probe nach MENDEL-MANTOUX, Chlor-Dinitrobenzol-Hauttest, Hautreaktion nach Injektion von Candidin und Mumps-Antigen) (ISRAËL u. Mitarb.; ALTH u. Mitarb.; BRUGAROLAS u. TAKITA; ASHIKAWA et al.; HUGHES u. MACKAY; LOPEZ CARDOZO u. HARTING; KRANT et al.), der *Lymphozyten-Transformationstest mit Phytohämagglutinin* und die mit verschiedenen Antigenzusätzen (Tuberkulin, enzephalitogenes Protein, gereinigte Proteinderivate, zur Immuntherapie verwandte Tumorextrakte, Streptodornase und Streptokinase) bewirkte *Hemmung der Lymphozytenwanderung in vitro* (FIELD u. CASPARY; HARRIS u. UKAEJIOFIO; BROWN et al.; ISRAËL; SÖBORG; ROSENBERG u. DAVID; FALK et al.; JUNGE, HOEKSTRA u. DEINHARDT; NILSSON; CASPARY u. FIELD; ALTH u. Mitarb.; TAKITA u. BRUGAROLAS; HAN u. TAKITA; SELAWRY u.a.). Weitere Parameter liefern die Daten des Serum-Elektrophoresediagramms einschließlich der *Immunelektrophorese* sowie die Suche nach *präzipitierenden Antikörpern im Serum* (ALTH u. Mitarb.).

In Analogie zu anderen Neoplasien beobachtet man bei Bronchialkarzinomen eine *immunsuppressive Tumorwirkung*, die schon in frühen Krankheitsstadien an der Abschwächung zellvermittelter Immunreaktionen kenntlich ist (*Anergie bei intrakutanen Tuberkulin-Test:* HUGHES u. MACKAY; ISRAËL u. Mitarb.; ASHIKAWA et al.; KRANT et al.; ALTH u. Mitarb.; BRUGAROLAS u. TAKITA; LOPEZ CARDOZO u. HARTING; *biologisch abweichendes Verhalten in vitro isolierter Lymphozyten* unter Antigeneinfluß: FIELD u. CASPARY; BROWN et al.; FALK u. Mitarb.; DUCOS et coll.; HAN u. TAKITA; AL-SARRAF, SARDESAI u. VAITKEVICIUS; ISRAËL u.a.). Nach klinischen Untersuchungsreihen spricht ein negativer oder schwacher Reaktionsausfall der Tuberkulin-Probe bei den Krebskranken eher für das Vorliegen metastatischer Absiedlungen als eine deutlich positive Reizantwort ($\geq$ 1 cm $\varnothing$) (ISRAËL). Damit stimmt die von ISRAËL, MUGICA u. CHAHINIAN *statistisch gesicherte Korrelation der Überlebensrate radikaloperierter Bronchialkrebspatienten mit dem Resultat präoperativer Tuberkulinreaktionen* überein, deren graduelles Ausmaß auch BRUGAROLAS u. TAKITA als wesentliches Kriterium zur klinischen Stadienbeurteilung ansehen.

Die an sich gleichsinnig immunsuppressiven Effekte der Neoplasie und einschlägiger Chemotherapie (s. S. 245 u. 255) pflegen — nach der Intensität der Kutanreaktionen zu schließen — nicht notwendigerweise additiv zu kumulieren. Der tumorbedingte Einfluß auf die immunbiologische Reaktionsbereitschaft kann durch Interferenz krebswirksamer Behandlung aufgehoben werden (ISRAËL). HERSH u. Mitarb. konnten bei Patienten mit chemotherapeutisch sensiblen Geschwülsten während der Medikation einen Wandel von negativen bzw. abgeschwächten zu positiven Kutantest-Reaktionen feststellen, während bei therapieresistentem Verhalten der Neoplasie ein Umschlagen zuvor positiver Immunreaktionen in die Anergie zu verzeichnen war.

ISRAËL und andere Autoren empfehlen deshalb, die präoperativ geprüften Immunreaktionen während der nachfolgenden Behandlung in 2—3monatigen Intervallen zu wiederholen, um aus dem jeweiligen Verhalten Rückschlüsse auf die Wirksamkeit wechselnder chemotherapeutischer Kombinationen, auf das Ansprechen des Tumors und auf die weitere Prognose ableiten zu können.

2. Punktions- und Exzisionsbiopsie sowie endoskopische Diagnostik

Zur *zytologischen Analyse von Pleuraexsudaten, Perikardergüssen* und Aszitesflüssigkeit bei Verdacht auf Serosakarzinose kann das Material verschiedenartig aufbereitet und gefärbt werden (QUENSEL; ZEMANSKY; GOLDMAN; ZADEK u. KARP; GRAHAM; FOOT; SCHLESINGER; MCDONALD u. BRODERS; SILVERSTOLPE; KAHLAU; WIHMANN;

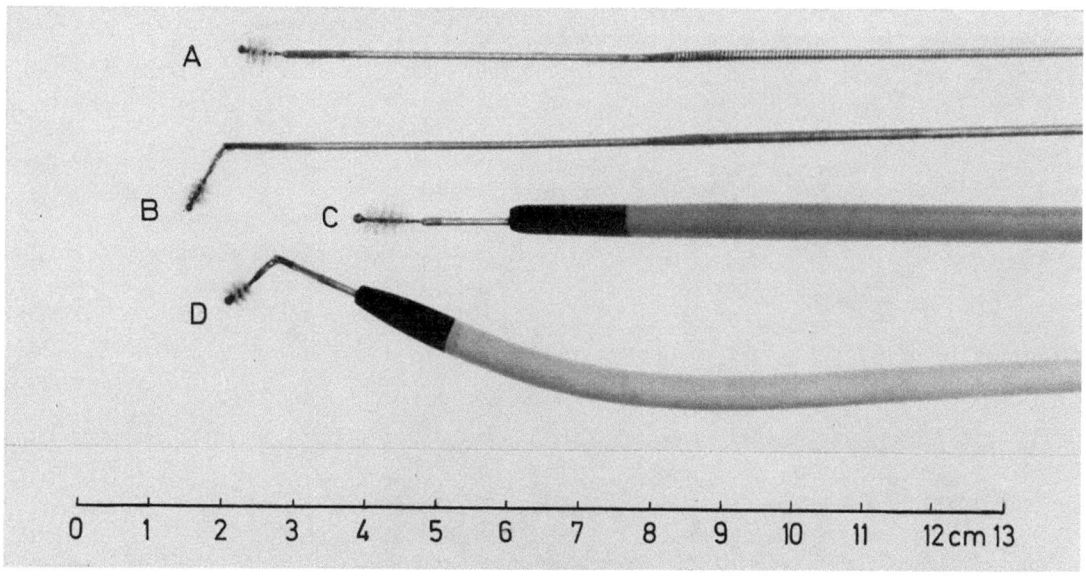

Abb. 180. *Nylonbürsten-Mandrins zur gezielten Herdsondierung nach der Abstrichmethode von* HATTORI u. Mitarb.
A gestreckter Bürstenmandrin, *B* flexible Bürste mit Platingelenk (Durchmesser jeweils 1,2 mm). *C* und *D*
beide Bürstenmandrins in Métras-Katheter eingeführt. [Nach HATTORI, S., M. MATSUDA, T. SUGIYAMA,
A. WADA u. T. TERAZAWA: Cytologic diagnosis of early lung cancer: an improved television-brushing method
and a review of negative results. Dis. Chest 48, 123—129 (1965), Fig. 1]

TURTON; RIGATTI; HONIGMAN; HELWIG; BAMFORTH; SAPHIR; GRAHAM, McDONALD,
CLAGETT u. SCHMIDT; STREICHER; LUSE u. REAGAN; REINBERG; LENT; ZWICKER;
SPRIGGS; BAHRENBURG; FOOD u. YOUNGSBERG; GOLD u. CARRIE; HUNTER u. RICHARD-
SON; JETER, EPPS u. HART; JOSEFSON; MILLER; PHILLIPS u. McDONALD; WARREN;
MORAWETZ; TAGAKI u. a.). Zur Anreicherung neoplastischer Elemente empfiehlt sich die
histologische Paraffinschnitt-Untersuchung eingebetteter Zentrifugate von ausgefällten Eiweiß-
und Zellbestandteilen (MANDELBAUM; SCHENKEN u. McCORD; THANNHAUSER; SILVER-
STOLPE; KAHLAU; CHAPMAN u. WHALEN; WIHMANN; FRUHLING u. WACKENHEIM; SATTEN-
SPIEL; BIRGE, McMULLEN u. DAVIS; BAGANZ u. EHRICH; HILDEBRAND u. CHEATLE; LUSE
u. REAGAN; SCHEPERS; WEISS u. a.) (s. auch S. 441). Leistungsgrenzen und Irrtumsquellen
der Diagnostik abgeschilferter Tumorzellen in serösen Ergüssen, welche die Verläßlichkeit
der Methode im Vergleich zur *pleuroskopischen Gewebsentnahme* (DAVIS, KATZ u. PEABODY;
BÜRGI u. WYSS; ABRAMS; COPE; HEINE; HAUSSER; WYSS; SCHIESSLE u. GERMES-
HAUSEN; SCHAUB; WENDEL, KOCHAN u. KRÖGER; WEISS; MÜRTZ u. BEGENAT u. a.) ein-
schränken, sind aus den Kapiteln „Sekundäre Lungengeschwülste" (Bd. IX/4 c, S. 390)
und „Pleurageschwülste" (Bd. IX/4 c, S. 481/482) ersichtlich. Eindeutig positive Befunde
(MOERSCH, McDONALD u. HOLMAN: 50%; OZGELEN, BRODSKY u. DE GROAT: 51,3%;
WEISS: 62%) sind sichere Indizien der Inoperabilität (DAVIS, KATZ u. PEABODY u. a.).
    Den *exfoliativ-zytologischen, exzisions- und aspirationsbioptischen Untersuchungsver-
fahren* des bronchopulmonalen Systems kommt wegen ihres Erkenntniswertes in früheren
Tumorstadien vorrangige Bedeutung zu. Methodische Einzelheiten und Ergebnisse der
Krebszellfahndung im Auswurf werden im Zusammenhang mit den „Möglichkeiten der
Frühdiagnostik" durch prophylaktische Suchaktionen besprochen (S. 438ff.). (Bezüglich
der Resultate *bronchoskopischer Probeexzision* s. S. 390ff. u. Tabellen 130—132.)
    Hier sei ergänzend auf die technischen Modifikationen *gezielter Bronchialsekretgewin-
nung und Gewebsentnahme bei Tumoren außerhalb des bronchoskopischen Blickfeldes* eingegangen. Bronchialspülung und -absaugung mit Métras-Kathetern und anderen Spezialsonden können *unter Durchleuchtungskontrolle* (HENGSTMANN; HENGSTMANN u. WITTE-

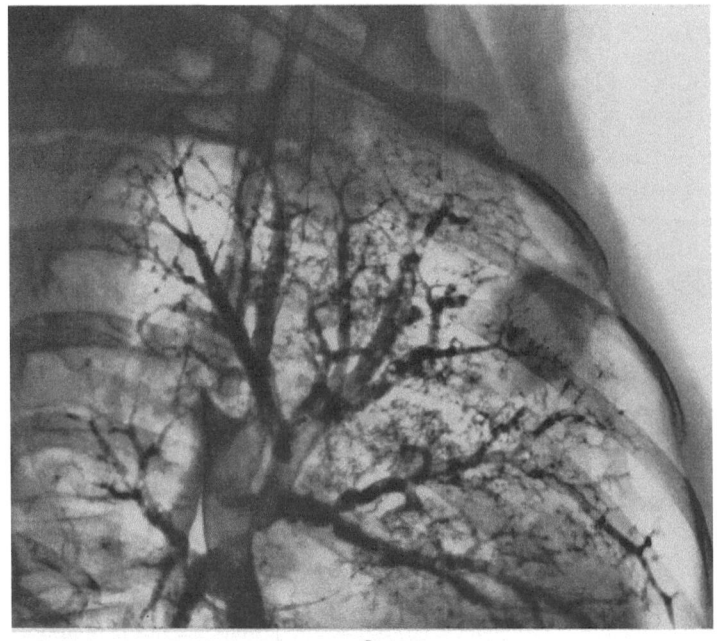

a

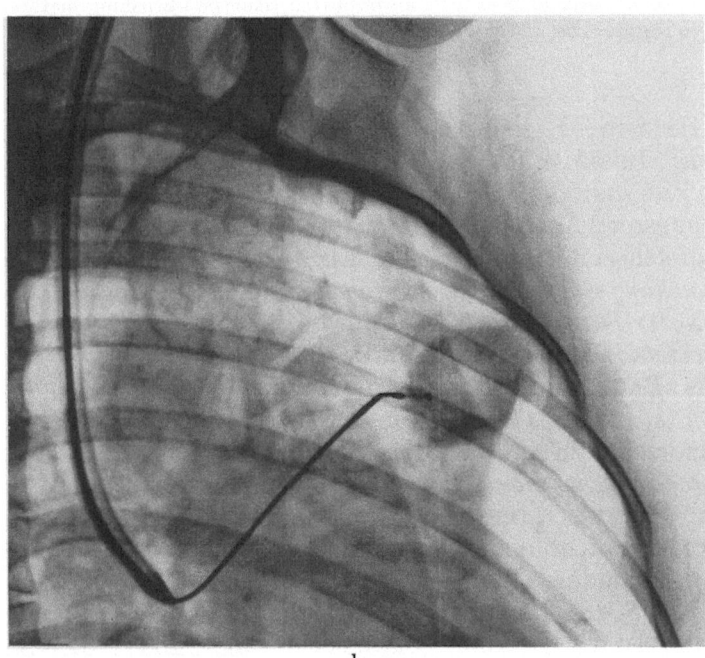

b

Abb. 181a u. b. *Anwendung der Bürstenabstrichmethode bei einem peripheren Bronchialkrebsknoten im anterioren Oberlappensegment links.* a Bronchographischer Füllungsausfall kleinkalibriger Bronchien 5. und höherer Ordnung im Tumorareal. b Darstellung des unter Durchleuchtungskontrolle bis zum Geschwulstherd vorgeschobenen flexiblen Bürstenmandrins in situ. [Nach HATTORI, S., M. MATSUDA, T. SUGIYAMA, A. WADA u. T. TERAZAWA: Cytologic diagnosis of early lung cancer: an improved television-brushing method and a review of negative results. Dis. Chest 48, 123—129 (1965), Fig.2A u. B]

KIND; MÉTRAS u. CHARPIN; HUGUENIN; ROSS, GARCIA u. BURKE; HATTORI *et al.*; TSUBOI; PINET u. Mitarb.; ZIMMER; SCHULZE u.a.), kombiniert *endoskopisch-röntgenologisch* (HECHT; SCHNEIDER u.a.) und ausschließlich auf *bronchoskopischem* Wege vorgenommen werden (CLERF u. HERBUT; HECKNER; BARIÉTY, LESOBRE u. OURIE; DIETZEL; DELARUE u. ORCEL; ESCHER u. STRUPLER; DELPORTE, MANNES u. DERRIKS; FELLINGER; DIJKSTRA; FLORENTIN, GIRARD u. PIERSON; KRAAN; REUSCH u. BAUER; WITTE; NAUMANN; SCHAAF; PINTO; FRENZEL u. PAPAGEORGIOU; UMIKER; BRANDT; GRUNZE; FREY u. LÜDEKE; IVANOVA, KOZHEVNIKOVA u. ZAGNITKOVSKAYA u.a.). Zur Materialgewinnung aus Ge-

Tabelle 120. Ergebnisse einmaliger Katheter-Saugbiopsie in 122 Bronchialkrebs-Verdachtsfällen. (Nach MAAS-SEN, W.: Ergebnisse und Bedeutung der Mediastinoskopie und anderer thoraxbioptischer Verfahren, Tabelle 1. Berlin-Heidelberg-New York: Springer 1967)

	Zahl	Bioptischer Krebsbefund				
		a) sicher	b) dringend verdächtig	(a) und (b) (%)	c) gewisser Verdacht	d) negativ
Zentrale Bronchuskarzinome außerhalb bronchoskopischer Sichtweite	13	9	3	(92,3)	1	—
Periphere Bronchuskarzinome						
insgesamt	50	20	12	(64,0)	8	10
gesichert	37	20	6		6	5
wahrscheinlich	13	—	6		2	5
Sondierbare Karzinome	63	29	15		9	10
Nicht sondierbare Karzinome	12					
Alle Karzinome T1	88	38	18	(63,5)	?	?
Unspezifische Lungenveränderungen, benigne Tumoren	23	—	—		4	17

schwülsten jenseits endoskopischer Sicht bedient man sich der *Bronchialkürettage* (ROSE; LÜSCHER; RIECKER; HECHT; BRANDT; GRUNZE; TSUBOI, IKEDA, TAJIMA et al.; BARTH, MEYER, LÜDER, PODLESCH u. STEPHAN; FREY u. LÜDEKE; MEYER, BARTH, LÜDER, PODLESCH u. STEPHAN u. a.) (S. 387), der *Schwammbiopsie* (GLADSTONE; CARTER, NESBIT u. PIPER; GLADSTONE u. Mitarb.) oder der Anfertigung von *Abstrichpräparaten mit Nylongazetupfer-Trägern* (GRUNZE u. a.).

Eine größere Reichweite hat die röntgenologisch kontrollierte *Abstrichmethode mit flexiblen Nylonbürsten-Mandrins* (Abb. 180), die selbst *aus peripheren Tumorknoten* gut identifizierbare Partikel liefert (HATTORI, MATSUDA, SUGUIYAMA u. MATSUDA; TSUBOI; FENNESSY; HATTORI, MATSUDA, SUGUIYAMA, WADA u. TERAZAWA; PINET, AMIEL, WOEHRLE, POIZAT u. BONNEVIE; TSUBOI, IKEDA u. ISHIKAWA; SUZUKI, KATSUBE, ISHIKAWA, SHIMADA u. ANNO; WILSON u. ESKRIDGE; WILSON, ESKRIDGE u. SCOTT u. a.). Das von japanischen Autoren benutzte Hilfsinstrument wird — je nach dem Tumorsitz mit gestreckter oder abgekrümmter Mandrinspitze — durch die in situ gebrachte Métras-Sonde eingeführt und über die engkalibrigen Zufuhrbronchien des verdächtigen Herdes bis zur Lungenrinde vorgeschoben (Abb. 181). Amerikanische Untersucher verwenden zur gezielten Bürstenbiopsie andere Spezialsonden (Fennessy-Katheter, Medi Tech-Bronchialkatheter), die mittels des von COOK entwickelten Katheter-Deflektors unter Durchleuchtungskontrolle in die zum suspekten Lungenmantelknoten führenden Bronchialäste dirigiert werden (THIEDE u. BANASZAK u. a.). WILSON u. Mitarb. bereicherten das Biopsie-Instrumentarium durch Konstruktion *lenkbarer tip-deflection Katheter und* verschiedenartiger *Spiraldrahtzangen zur scharfen oder stumpfen Gewebsentnahme aus distalen Bronchialzweigen* (sog. „Bronchial-Auger" bzw. „cutting-tip-helicon"). HATTORI u. Mitarb. erzielten mit ihrem Verfahren in 27 von 31 operativ gesicherten Fällen primärer, jenseits der Subsegmentgabeln gelegener Bronchuskarzinome positive Resultate, die vielfach eine histologische Verifizierung des Krebstyps gestatteten. Noch höher liegt die von TSUBOI u. Mitarb. angegebene Trefferquote (durchschnittlich 80,6% bei 196 peripheren Krebsknoten, 92,8% bei Tumoren über 2 cm Durchmesser!) und das von WILSON et al. mitgeteilte Ergebnis (90% histologisch sichere Befunde bei 47 peripheren Karzinomen nach Biopsie mittels Spiraldrahtzange).

Das Vorgehen der genannten Autoren konkurriert mit der kurz zuvor *von* FRIEDEL *entwickelten Katheter-Saugbiopsie* (Abb. 182), die als endoskopisch-röntgenologisches Kombinationsverfahren gleichfalls die *gezielte Sondierung peripherer Herde* (Abb. 183) mit

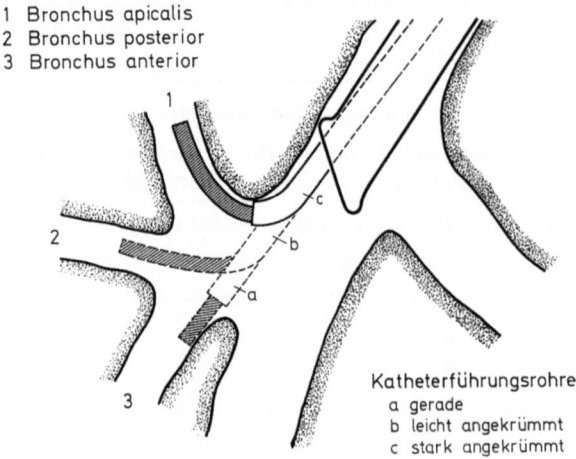

1 Bronchus apicalis
2 Bronchus posterior
3 Bronchus anterior

Katheterführungsrohre
a gerade
b leicht angekrümmt
c stark angekrümmt

Abb. 182. *Schematische Darstellung der Katheter-einführung in die rechten Oberlappensegment-bronchien.* (Nach H. FRIEDEL: Die Katheter-biopsie des peripheren Lungenrundherdes. Leip-zig: J.A. Barth 1961)

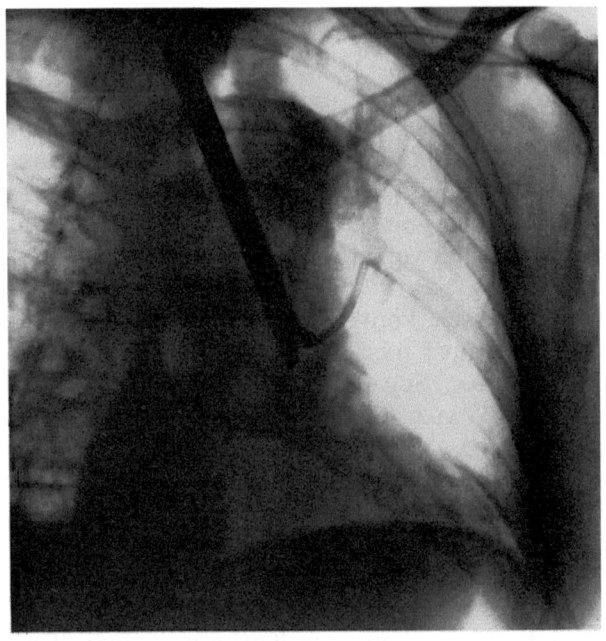

Abb. 183. *Kathetersaugbiopsie nach* FRIEDEL *bei peripherem Bronchuskarzinom im dorsalen Oberlappensegment links.* [Nach LAUBENTHAL, F. u. W. MAASSEN: Differenzphänomen am Thorax als Hinweise auf stenosierende Bron-chialprozesse. Radiologe 4, 226—232 (1964), Abb. 11]

Entnahme histologisch verwertbarer Gewebsproben aus Tumor- und Granulomknoten unter scharfem Sog ermöglicht (FRIEDEL; MAASSEN; MAASSEN u. MÜLLER; STEINBRÜCK u. FRIEDEL; GLASENAPP; KRAUSE u. PADÁNYI; LAUBENTHAL u. MAASSEN; MOTSCH; JELKE; BUTTENBERG u. NEUTSCH; FRENZEL u. VON WICHERT; OTTE, SCHIESSLE u. KÖNN u.a.) (Abb. 184).

MAASSEN konnte fast zwei Drittel der außerhalb bronchoskopischer Sichtweite ge-legenen Bronchuskarzinome in 122 Verdachtsfällen aspirationsbioptisch identifizieren (Resektionsquote 45%!) und bei einem Teil nicht-neoplastischer Herde die Ätio-logie feingeweblich ergründen (Tabelle 120). Mit Hilfe doppelspiralig gekrümmter Spezial-katheter erreichte JELKE eine gleich hohe diagnostische Ausbeute wie die japanischen Autoren (Abb. 185). FRIEDEL u. Mitarb. verwenden die Methode auch zur bakterio-logischen Klärung tuberkulöser Foci.

Katheter-Saugbiopsie und Bürstenwischverfahren können gleichermaßen entscheidend zur Lösung der differentialdiagnostischen Problematik asymptomatischer „Rundschatten" im Lungenmantel beitragen (s. S. 715ff. u. Bd. IX/4c, S. 286ff.). Da man mit konservativen

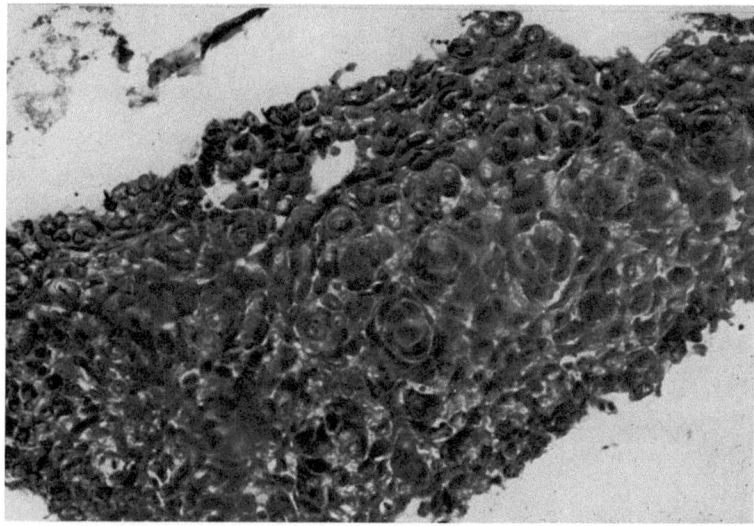

Abb. 184. *Durch Kathetersaugbiopsie gewonnene Gewebsprobe aus einem verhornten Plattenepithelkarzinom des Lungenmantels.* (Gezielte Herdsondierung: Priv.-Doz. Dr. W. MAASSEN, Chefarzt d. Ruhrlandklinik Essen-Heidhausen. Histolog. Befund: E.-Nr. 6612/63 Patholog. Inst. d. Klinikums Essen der Ruhruniversität Bochum, Direktor: Prof. W. MÜLLER)

Abb. 185. *Treffsicherheit gezielter Katheterbiopsie bei 124 peripheren Bronchialkarzinomen im Vergleich zur exfoliativzytologischen Diagnostik.* [Nach JELKE, G.: Diagnostik des Bronchialkarzinoms. Bronchologische Methodik unter Berücksichtigung der Lokalisation. Thoraxchirurgie **19**, 267—273 (1971), Abb. 11]

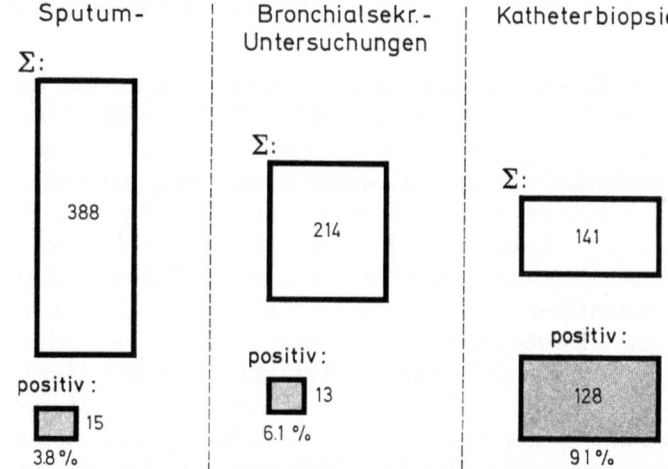

Mitteln anders kaum volle Gewißheit über das jeweilige anatomische Substrat erhält, dürfte beiden Nachweismethoden künftig wachsende Bedeutung im Dienste der Bronchialkrebsdiagnostik zukommen.

Als Ergänzung der Broncho- und Mediastinoskopie und im Verein mit deren Informationsmöglichkeiten bieten sie vollwertigen Ersatz für die *transparietale Nadelbiopsie*, die viele Chirurgen und Pathologen für bedenklich halten oder strikt ablehnen (SAUERBRUCH; FREY; OCHSNER u. DE BAKEY; OVERHOLT; GIBBON; RIENHOFF; DOLLEY u. JONES; WIKLUND; SALZER u. Mitarb.; VOSSSCHULTE; BRUNNER; LINDER u. JAGDSCHIAN; GAUBATZ; DAVIS, KATZ u. PEABODY; SOMMER; REINKE; WALTHER; MCLEAN u. SUGIURA; MAASSEN; FREISE u. SCHÜLER; FREISE u. RENSCH; v. DROSTE u.a.). ROSEMOND, BURNETT u. HALL verzeichneten bei 272 Lungenpunktionen 6 tödliche und 14 mittelschwere Zwischenfälle, die durch Luftembolie, Spannungspneumothorax, Blutung, Kreislaufschock und Koronarthrombose bedingt waren. Außer diesen *fatalen Komplikationen*

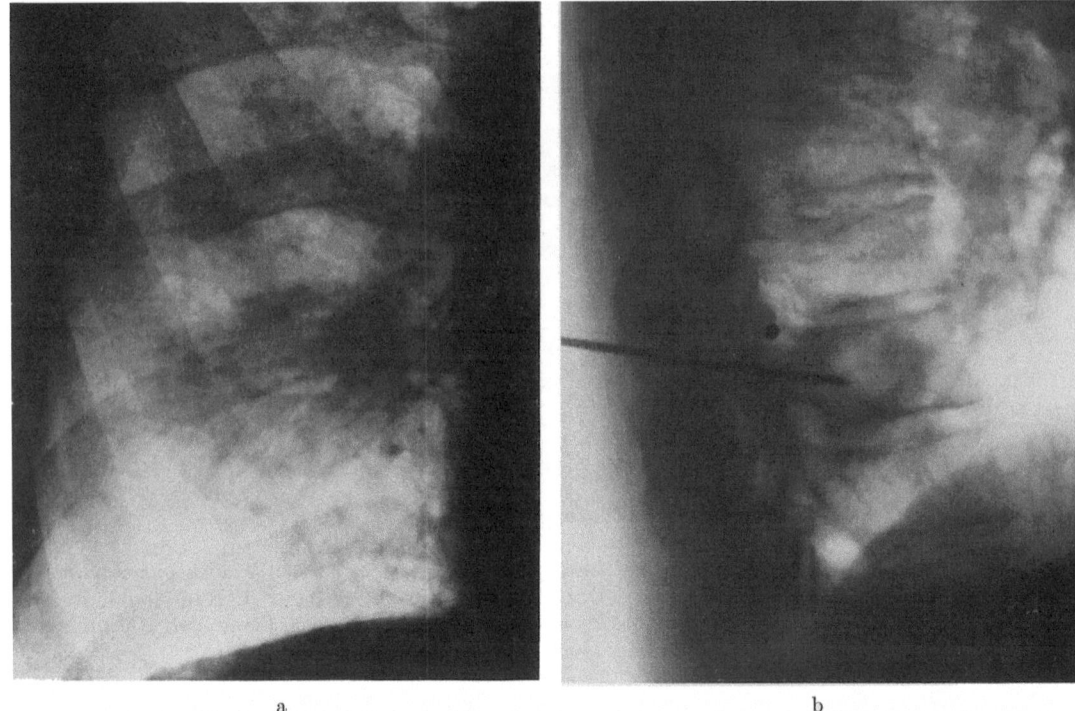

a   b

Abb. 186a u. b (Legende s. S. 373)

(s. auch MEYER, FERRUCCHI u. JANOWER) und der Infektionsgefahr beim Anstich entzündlicher Lungenherde (nachfolgende Komplikationen: Pleuraempyem, Mediastinitis, Brustwandphlegmone) wird vor allem das unabsehbare *Risiko der Tumorzellverschleppung im Stichkanal* als Kontraindikation genannt, denn das spätere Angehen von *Impfmetastasen* (DOLLEY u. JONES; OCHSNER u. DE BAKEY; ARONOVITCH, CHARTIER, KAHANA, MEAKINS u. GROSZMAN; LÜDEKE; DUTRA u. GERACI; FREISE u. SCHÜLER; FREISE u. RENSCH; SCHICKEDANZ; ROTE; s. auch REINKE: Impfmetastasen nach Punktion bei karzinomatöser Pleuritis) macht den therapeutischen Nutzen des diagnostischen Eingriffs zunichte. Diesbezügliche Bedenken erhielten neuerdings Nachdruck durch den Bericht von LINDSTROM, COLLINS u. BYFIELD über die Gewinnung lebensfähiger Tumorzellen durch perkutane Nadelbiopsie der Lungen. GRUNZE sieht nur im Emphysem eine strikte Gegenanzeige zur Nadelbiopsie, deren Komplikationen er im übrigen technischen Mängeln zuschreibt (zu dicke Punktionskanülen, Untersuchung in Lokalanaesthesie) und bei sachgemäßem Vorgehen für vermeidbar hält (Vornahme in endotrachealer Allgemeinnarkose, dünnere Biopsienadeln von weniger als $1^1/_2$—2 mm Kaliber, Aspiration im geschlossenen System, anschließende Antibiotika-Applikation in den Stichkanal) (s. auch BRANDT, ATAY u. GABLER). Wenn dadurch auch manche unliebsamen Zwischenfälle zu verhüten sind, bleiben doch unkalkulierbare Gefahren mit dem Eingriff verbunden (REMÉ, EBERT u. SCHWARZER; KNOCHE; HAUSSER; ROTTE; STEVENS et al.; ROTTE, MATEEV u. EICHHORN u.a.), weil dabei „im Gegensatz zur peripheren Herddiagnostik mittels Katheterbiopsie der Organbereich überschritten und zusätzlich innerhalb der Lunge besondere Bedingungen etwa für eine örtliche oder embolische Verschleppung geschaffen werden" (MAASSEN).

Die *transthorakale Lungenpunktion* ist nach ZADEK, RINK und anderen Autoren allenfalls bei sicherer Pleuraobliteration und brustwandnahem Sitz neoplasieverdächtiger Knoten vertretbar. LÜDEKE beschränkt die Punktion auf eindeutig inoperable Tumoren, um die Strahlentherapie auf eine histologische Diagnose zu gründen. SIDERYS u. PITTMAN

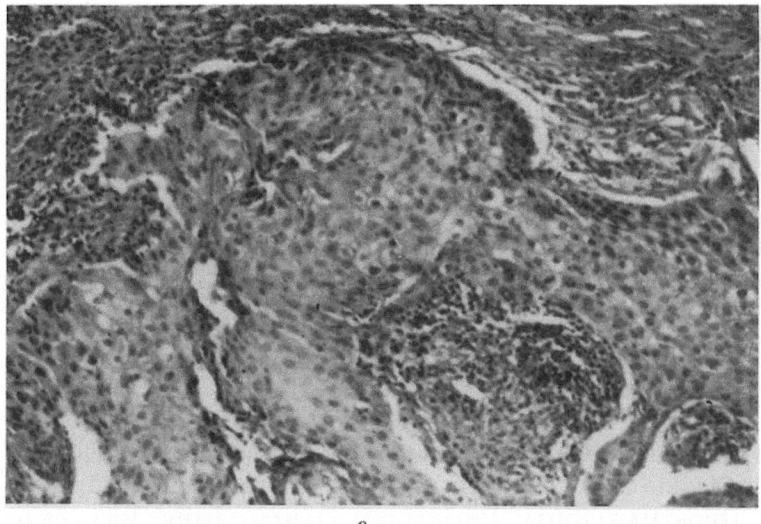

c

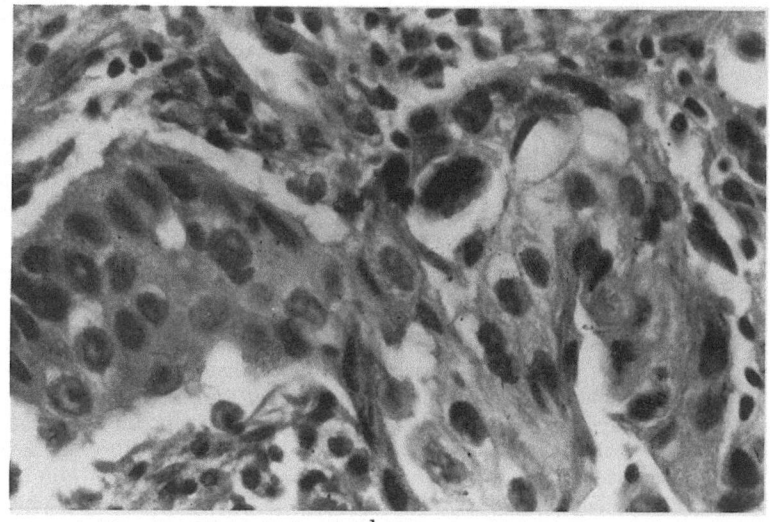

Abb. 186a—d. *Transthora-
kale Punktion eines zerfallenden Plattenepithelkarzinoms
im Kern des rechten Unterlappens.* Nativaufnahmen der
rechten Lungenbasis p.-a. (a)
und sinistro-dextral während
der Biopsie (b). Mikroskopische Schnitte des eingebet-
teten Punktats (c und d):
nicht verhornter Platten-
epithelkrebs. F. S., 52jähr. ♂.
Röntgenabtlg. d. Evangel.
Krhs. Mühlheim/Ruhr (Chefarzt: Dr. K. G. THEMEL)

d

empfehlen die diagnostische Maßnahme bei Verdacht auf neoplastisches Pancoast-
Syndrom. Der Biopsieversuch paramediastinaler oder in atelektatischen Lungensektoren
gelegener Tumorherde scheitert vielfach an lokalisatorischen Schwierigkeiten und unge-
nügender Ausbeute von repräsentativem Gewebsmaterial (BRANDT u. KUND; GRUNZE;
RINK u.a.). Die Literaturangaben über die lungenbioptische *Trefferquote* maligner Pro-
zesse schwanken zwischen 45 bis über 90% (LAUBY, BURNETT, ROSEMOND u. TYSON:
45%; KOPPENSTEIN u. FARKAS: 47%; ROSEMOND u. LAUBY: 50,4%; SCHIESSLE u.
GERMESHAUSEN: 60%; GLEDHILL, SPRIGGS u. BINFORD: 78,5%; NORDENSTRÖM: 80%;
REMÉ, EBERT u. SCHWARZER: 80%; REMÉ, DAHM u. EBERT: 81,4%; BRANDT, ATAY u.
GABLER: 81,5%; EBERT: 82%; HAUSSER: 96%) (Tabelle 121).

Trotz aller Einwände wird der Eingriff immer wieder empfohlen und vielenorts
praktiziert (SWIERENGA u. VERSTEEGH; MARTIN u. ELLIS; SHARP; CRAVER; CRAVER u.
BINKLEY; RADNER; LÜDIN; GLEDHILL *et al.*; ROSEMOND u. Mitarb.; STOREY u. REYNOLDS;
UMIKER; WOOLF; DUTRA; GODLOWSKI; BRANDT; SCHUMANN; THEODOS, ALBRITTEN u.
BRECKENRIDGE; MORISON; KOPPENSTEIN u. FARKAS; THEMEL; GATTNER; SCHAUB;
BÜRGI; EFFLER, VAN ORDSTRAND, McCORMACK u. GANCEDO; MONOD u. HOUYOUN;

Tabelle 121. Ergebnisse transthorakaler Lungenpunktion bei Bronchialkarzinomen im Vergleich zur diagnostischen Ausbeute der Bronchoskopie. [Nach Remé, H., (Mitarb. Dahm, P., Ebert, H.): Die transthorakale Lungenpunktion. Thoraxchirurgie 19, 278—282 (1971), Abb. 7]

Histologisch gesicherte Krebsfälle		545
Gesamtzahl der Lungenpunktionen		313
von 205 punktierten Ca-Fällen	richtig positiv	167
	falsch negativ und anders berichtigt	38
von 301 bronchoskopierten Ca-Fällen	richtig positiv	175
	falsch negativ und anders berichtigt	126
Durch beide Verfahren falsch positiv		0

Grant u. Trivedi; Dutra u. Geraci; Stein u. Evans; Bürgi u. Wyss; Brouet, Chrétien u. Roussel; Andrews u. Kendrey; Aronovitch, Carter, Kahana, Meaking u. Groszman; Smith, Pearsons u. Daniel; Rink; Brandt u. Kund; Langston; Grunze; Habicht; Alnor u. Wanke; Neutsch; Schanz; Vollhaber; Delarue u. Strangway; Hausser; Brouet u. Roussel; Knoche; Brandt, Atay u. Gabler; Nordenström; Perttala, Leppänen u. Wiljasalo; Dahlgren u. Nordenström; Pucci; Ostadal; Pfeffer, Hamm u. Gaensler; Lauby, Burnett, Rosemond u. Tyson; Stevens et al.; Sabour, Osman, Le Golvan u. Ishak; Siderys u. Pittman; Gernez-Rieux u. Mitarb.; Shields; Berndt u. Wolff; Blaha; Buttenberg u. Neutsch; Ebert; Remé, Ebert u. Schwarzer; Morawetz; Maruf; Grunder; Turner u. Sarbent; Manfredi u. Krumholz; Blaha, Clauberg u. Cujnik; Felsch, Kühne u. Regel; McGoon; Rüttimann; Mürtz u. Begenat; Schumann; Weill, Ledoux, Oppermann, Bonneville, Prevotat, Ricatte u. Jacquey; Otte, Schiessle u. Könn; Otto u. Frick; Rotte; Pichlmaier u. Junginger; Herberg; Siemon u.a.).

Da die elektrische Spannung tierischer und menschlicher Gewebe in Abhängigkeit von der Konzentration bzw. Wanderung freier Radikale mit ihrer Proliferationstendenz zunimmt, versuchte Nordenström neuerdings, die *Nadelbiopsie* pulmonaler Herde über die gezielte Gewebsentnahme hinaus *als differenzierendes biophysikalisches Meßverfahren zellulärer Membranpotentiale* auszubauen. Im Gegensatz zu lufthaltigem Parenchym und nekrotischen Bezirken weisen neoplastische und entzündliche Prozesse hohe elektrische Potentiale auf. Das Verhalten bronchogener Karzinome ist jedoch uneinheitlich, zumal die Meßwerte einen Potentialabfall vom Randgebiet zum Kern peripherer Krebsknoten wie tuberkulöser Granulome zeigen. Die bei verschiedenartigen Lungenveränderungen gewonnenen Ergebnisse lassen daher nach bisheriger Auswertung keine sicheren differentialdiagnostischen Rückschlüsse zu.

Weniger gebräuchlich ist die *transtracheo-bronchiale Punktion*. Der parakarinale Einstich dient gewöhnlich der *Gewebsentnahme aus bifurkalen Lymphknoten* (Brouet, Paley, Marche u. Lavergne; Chrétien, Muller u. Lemoine; Rabin, Selikoff u. Kramer; Swierenga u. Versteegh; Schiepatti; Radner; Pignot u. Francis; Cioni; Auersbach, Grunze u. Trautmann; Brocard u. Choffel; Grunze; Habicht; Šimeček; Schiessle; Brocard, Choffel u. Solignac; Knoche; Brandt, Atay u. Gabler; Szymánski; Hürzeler; Drukin u. Kovnator; Matthes u. Mitarb.; Siemon; Wetzer u.a.), doch wird die Methode manchenorts auch *zur Materialgewinnung aus intrapulmonalen Knoten unter Röntgenkontrolle* durchgeführt (Franceen; Lopes-Cardozo; Rosemond; Brandt, Atay u. Gabler; Grunze; Erpenbeck, Pichlmayer u. Finsterer; Pichlmayer, Spelsberg u. Finsterer). Die letztgenannten Autoren geben in 221 histologisch gesicherten Tumorfällen eine Diagnostikquote von 97,7% an, die zu 75% mit der Nadelbiopsie, zu 50% mittels Kathetersaugbiopsie nach Friedel erzielt wurde. Nach ihrer Ansicht steht das Risiko der Tumorzellverschleppung und anderer Komplikationen (häufige Hämoptysen, in 6—8% Pneumothorax, in einem Fall mit bedrohlicher Symptomatik eines Spannungspneumothorax) in keinem Verhältnis zum diagnostischen Zeitgewinn. In welcher Relation sich die positiven

Punktionsergebnisse auf den Nachweis pulmonaler Primärherde oder mediastinaler Lymphknoten aufgliedern, ist aus der Statistik ebensowenig zu ersehen wie der Anteil vergeblicher oder mehrfacher Punktionsversuche. Nach Mitteilungen anderer Untersucher schwankt die Trefferausbeute beträchtlich (SCHIEPATTI: 37,5% von 60 Biopsien; KAPSENBERG: 46%; HÜRZELER: nur 5,9% positive Biopsien in 34 Fällen bei sonst ergebnislosen oder nichtssagenden Befunden und sechsmaliger Blutaspiration). Das Verfahren wird dadurch in seinem Wert geschmälert und begegnet im übrigen den gleichen Bedenken wie das transthorakale Vorgehen. Die Nadelbiopsie erscheint im Hinblick auf die Erkenntnismöglichkeiten gezielter Kathetersondierung tumorverdächtiger Lungenherde (s. S. 369) und anderer Methoden entbehrlich, die einen direkten Zugang zu den tiefen zerviko-mediastinalen Lymphknoten mit Probeexzision unter Sicht erlauben, ergo verläßlichere Kontrolle auch nicht vergrößerter Lymphonoduli und nötigenfalls örtliche Anwendung antibiotischer oder zytostatischer Substanzen im Wundbett gestatten.

Die supraklavikulären Lymphknoten haben als zentrale Filterstation und Ausgangspunkt weiterer Streuung bei Malignomen des Brust- und Bauchraums ominöse Bedeutung (VIRCHOW; TROISIER; BOYD; VIACLAVA u. PACK u.a.) (s. S. 152 u. 268). Ihr Krebsbefall ist der Fernmetastasierung gleichzusetzen (S. 150, 171, 267, 381, 422 u. 721) und relativ häufig: STRÄULI fand bei systematischer postmortaler Untersuchung in 40% mikroskopische Ableger karzinomatöser Gewächse. Die Absiedlung wird bei routinemäßiger Palpation nur in etwa 10% erkannt (RIEBEN u.a.), da die Lymphknoten Metastasen enthalten können, ohne anzuschwellen, und im präskalenischen Fettkörper hinter dem M. sternocleidomastoideus versteckt liegen.

Die *Scalenus-Biopsie nach* DANIELS fand rasche Verbreitung, weil die Aufspürung latenter Metastasen eine verläßlichere Operabilitätsbeurteilung bronchogener Karzinome verhieß (DANIELS; SMITH, PARSONS u. DANIELS; SHEFTS, TERRIL u. SWINDELL; STOREY u. REYNOLDS; SEGHERS, ORIE u. HADDERS; HARKEN, BLACK, CLAUSS u. FARRAND; DENCK u. WURNIG; MAASSEN; REYNDERS; UMIKER, DE WEESE u. LAWRENCE; SCHWIPPERT u. McMANUS; HEDVALL; BANSMER, LAWRENCE u. HILL; SCOTT; PERRY; RIEBEN; PINKERS u. LAURENCE; GEBEL; VALE; LEES u. McSWAN; TARNOWSKI; MORGAN u. SCOTT; FELTON; MAASSEN u. Mitarb.; BORRI; THÜMMLER; SKINNER, HALL, CARR u. ROBBINS; DELARUE; KLINGENBERG; BERGER; BOYD u. STRIEDER; FREISE u. RENSCH; BUTTENBERG u. NEUTSCH; LECKIE, McCORMACK u. WALBAUM; SARAZIN u. VOOG; GAURIE u. FRIEDELL; FELTON u. SPEAR; YANG; WILSON, LAFORET u. STRIEDER; WILLIAMS u. WEBB; WEY; SHERMAN; SCHUKAREVA u. VAGNER; NOHL; ROCHLIN u. ENTERLINE; SCHIFF u. WARREN; SHAPIRO u. PALUMBO; MASENTI; LUI, GLAS u. LANSING; KOVÁCS u. KOVÁCS; MALONEY, FRANKS, MAKOFF u. SHERMAN; JAMPLIS, MILLS u. LILLINGTON; KHARCHENKO, GOROKHOVA u. RYABINKINA; HORWITZ u. FINDLAY; FORSCHBACH; HORNOWSKI; ERDMANNI; RICHTER; FEÓFILOW; UMIKER; MEYER u. UMIKER; LAL u. POOL; OTTOSEN, FLYGENRING u. SØNDERGAARD; CUYKENDALL; CRUZE, HOFFMAN, HAYDEN u. BYRON; CRUFT, MUCHA u. WARDEN; VAN DEN BERGH, DIERICKX u. BUYSSENS; ARZT, HÖRING u. SPECHT; BOSMAN, ORIE u. HADDERS; CONNAR; CHAUVET; MATZKER; BLAIR u. HUGHES; PALUMBO u. SHARPE; OTTE, SCHIESSLE u. KÖNN u.a.).

Bei der *Seitenwahl* zum Eingriff ist die Eigenart des Lymphabflusses aus den verschiedenen Lungenarealen (MAASSEN; KUBIK u. Mitarb.; CORDIER *et al.*: HOFFMANN; MUNKA; KUTSUNA; GRESCHUCHNA u. MAASSEN) zu berücksichtigen (Abb. 84 u. 187). Alle bronchogenen Krebse können sich über die regionären und nachgeordneten Filterstationen auf der Seite des Tumorsitzes ausbreiten. Die *ipsilaterale Metastasierung* herrscht bei Karzinomen des rechten Oberlappens vor und erfolgt teils auf dem Wege der paratrachealen Kette, teils über die bifurkale Gruppe. Bei Tumoren des linken Unterlappens, der Lingula und mitunter des anterioren Oberlappensegments findet man wegen der *subkarinalen Kreuzung des Lymphstroms über die Mittellinie* oft auch kontralaterale Absiedlungen (ROUVIÈRE; WARREN u. DRINKER; OTTAVIANI; CORDIER, PAPAMILTIADES u. CÉDARD; BOYD; SIMER; NOHL; ONUIGBO; KLINGENBERG; SINNER u. SCHINZ; STRÄULI; CAHAN; MAASSEN; FREISE

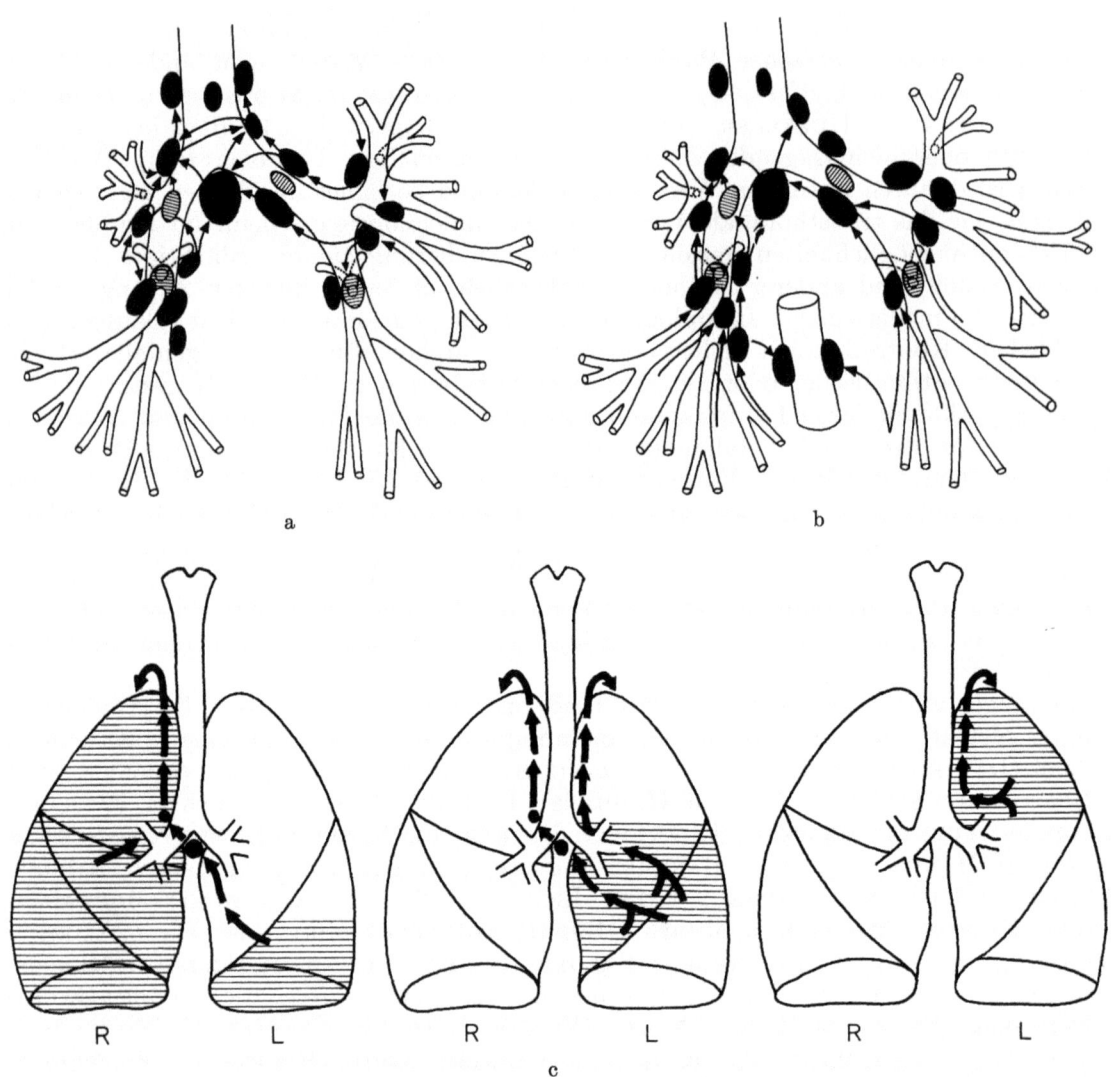

Abb. 187a—c. *Die Metastasierung des Bronchialkarzinoms über die Lymphwege bei Tumorsitz in den Ober-lappen* (a) *sowie in den Unterlappen und im rechten Mittellappen* (b). (Nach SPENCER, H.: Pathology of the lung. Oxford: Pergamon Press 1963) und *Schema der pulmonalen Lymphabflußwege in Abhängigkeit von der Lappen- und Segmenttopographie* (c). ⸢[Nach KLINGENBERG, I.: Histopathologic findings in the prescalene tissue from 1000 post-mortem cases. Acta chir. scand. 127, 57—64 (1964)]

u. RENSCH; RINK; RIEBEN; DAPRÁ; ŠIMEČEK; HOFFMANN u.a.). Da die Revision der rech-ten Scalenuslymphknoten beim Krebsbefall beider Lungenflügel positive Befunde liefern kann, wird sie meist als ergiebiger bevorzugt und nur bei negativem Resultat durch Untersuchung der Gegenseite vervollständigt (GRUNZE; RIEBEN; SCOTT; RINK u.a.).

Die *kontralaterale Ausbreitung* vollzieht sich aber nicht in der von ROUVIÉRE und anderen Autoren betonten Ausschließlichkeit von links nach rechts (Abb. 187a). Tier-experimentelle, anatomische und klinische Untersuchungsergebnisse weisen vielmehr nachdrücklich auf das bislang kaum beachtete linksseitige Pendant gekreuzter Drainage hin (ONUIGBO; KUBIK u. TÖMBOL; BROCK u. WHYTEHEAD; MAASSEN; BAIRD u.a.). Man muß somit auch bei Neoplasmen der rechten Lunge mit *bilateraler Metastasierung* rechnen, und zwar unabhängig von der primären Lappenlokalisation. Sie wird am häufigsten bei Mittellappenkarzinomen beobachtet (MAASSEN), kommt aber auch bei rechtsseitigen

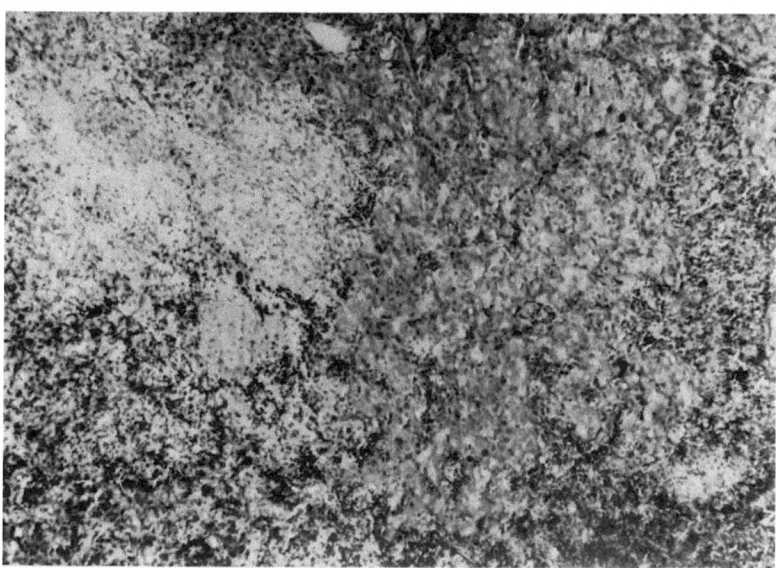

Abb. 188. *Krebsmetastase und miliare Epitheloidzellengranulomatose (,,tuberkuloide Reaktion") im Mediastinal-lymphknoten bei peripherem Plattenepithelkarzinom.* Das histologische Präparat (H.-E.-Färbung) des bei Mediastinoskopie exzidierten Lymphknotens zeigt nur noch geringe Reste erhaltener Lymphstrukturen (rechts unten) bei metastatischer Krebsinfiltration (Zentrum) in unmittelbarer Nachbarschaft eines epitheloidzelligen Granuloms (Aufhellungszone links oben). (E.-Nr. 11 161/70 Pathol. Inst. d. Krhs. Nordwest Frankfurt/M., Direktor: Prof. KAHLAU.) (Vgl. den zugehörigen Röntgenbefund in Abb. 357 u. 430.) H. K., 65jähr. ♂. Arch.-Nr. 2503 05421 Radiolog. Zentralinst. d. Krhs. Nordwest Frankfurt/M.

Oberlappenkrebsen vor, die vermutlich vom subpleuralen Plexus über anteromediastinale bzw. prätracheale Lymphbahnbrücken in die linke Schlüsselbeingrube streuen können (ONUIGBO; SIMER; NOHL; BROCK u. WHYTEHEAD; MAASSEN; BAIRD) (s. S. 152).

Die anatomischen Schemata des Lymphabflusses geben demnach nur allgemeine Anhaltspunkte zur Seitenwahl des Eingriffs nach der vorherrschenden Metastasenroute, aber keine konkret verbindlichen Richtlinien, was besonders bei der Absiedlung segmental lokalisierter Neoplasmen beachtenswert ist (MAASSEN; KUBIK, VIZKELETY u. BÁLINT; CORDIER, PAPAMILTIADES u. CEDARD; HOFFMANN; MUNKA). Manchenorts wurde daher die beiderseitige Scalenus-Biopsie propagiert. Andere Untersucher lehnen dagegen die ursprüngliche Forderung nach genereller präoperativer Vornahme des Eingriffs ab und beschränken sich auf bestimmte Indikationen (Nachweis undifferenzierter Krebsformen, Anzeichen hilo-mediastinaler oder palpabler Lymphome, Tumorsitz in den apikalen Segmenten, klinisch fragliche Operabilität) (SHIELDS u. SHOCKET; TASCA u. TRAVAGLINI u.a.).

Die anfängliche Erwartung, eine zuverlässige präoperative Auswahl geeigneter Resektionsfälle treffen zu können, weicht zunehmender Skepsis über den *Erkenntniswert der Scalenusbiopsie* (SCOTT; MORGAN u. SCOTT; SHIELDS u. SHOCKET; BERGER, BOYD u. STRIEDER; PINKERS u. LAURENCE; LECKIE, McCORMACK u. WALBAUM; MAASSEN; TASCA u. TRAVAGLINI; RINK; BLAIR u. HUGHES; UMIKER; MATTHES u. Mitarb.; MEYER u. UMIKER; HORNOWSKI u.a.). Ein *negativer Biopsiebefund bietet keine Gewähr für die technische Operabilität:* bei fast jedem 2. Bronchialkrebskranken mit unverdächtigem Resultat erweist sich die Radikalentfernung des Tumors als undurchführbar (REYNDERS: 105 von 223 Patienten = 47,5%; s. auch RINK; MAASSEN). *Positive Ergebnisse* sind zwar als *Indiz der Inoperabilität* zu werten, weil das fortgeschrittene Geschwulststadium ein chirurgisches Vorgehen wegen der geringen Erfolgschancen nicht mehr rechtfertigt (JENNY; SARAZIN u. VOOG; SCHNITZLER u. BACSA; MAASSEN; RINK u.a.). Sie haben auch für den Strahlentherapeuten ominöse Bedeutung (HUBER, DE GIRGI, LEVITT u. KING).

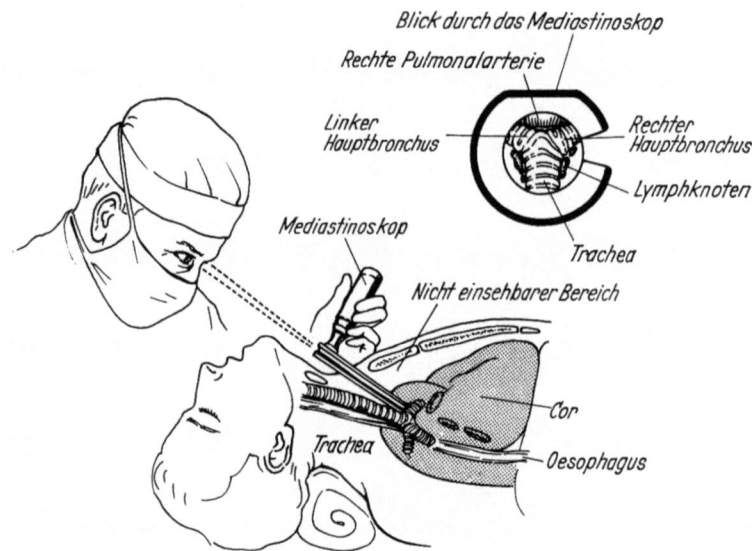

Abb. 189. *Schematische Darstellung des mediastinoskopischen Eingriffs und des Blickfeldes im Bifurkationsgebiet* bei der Untersuchung nach CARLENS. (Nach MAASSEN, W.: Ergebnisse und Bedeutung der Mediastinoskopie und anderer thoraxbioptischer Verfahren, Abb. 14. Berlin-Heidelberg-New York: Springer 1967)

Der histologische Metastasennachweis in nicht palpablen Lymphknoten der Schlüsselbeingrube gelingt aber bei Bronchuskarzinompatienten nur *in ca. 20—25%* (FREISE u. RENSCH: 17,1%; RINK: 18% von 100 Fällen; Sammelstatistik von REYNDERS (10 Autoren): 19,3%; UMIKER: 20,8%; BURDETTE u. EVANS: 25%; Zusammenstellung von MAASSEN über Erfolgsberichte von 29 Autoren: 399 von 1592 Bronchialkrebsfällen = 25,1%), während die Trefferquote bei anderen metastasierenden Malignomen mehr als ein Drittel erreicht (Zusammenstellung von MAASSEN: 63 von 171 Fällen = 36%).

Zur Reserve veranlassen ferner die *Irrtumsmöglichkeiten bei der Befundauswertung*. So kann der *konkurrierende Befund alter tuberkulöser Lymphknotenprozesse* bei fehlendem Metastasennachweis von der 'zutreffenden Diagnose eines Bronchuskarzinoms ablenken (BOSMAN, ORIE u. HADDERS; SHEFTS, TERRIL u. SWINDELL; SEGHERS, ORIE, HADDERS u. MINDENHOUT; MAASSEN). Eine weitere Fehlerquelle sind *epitheloidzellige „tuberkuloide" Granulome bzw. sarkoidartige Lymphknotenveränderungen im Abflußgebiet neoplastischer Herde*, die als spodogene Reaktion auf Tumorzerfalls- oder Entzündungsprodukte poststenotischer Komplikationen aufgefaßt werden und von echter Sarkoidose oft schwer zu unterscheiden sind (HERXHEIMER; KAHLAU; FISCHER; NICKERSON; ANDERSON, JAMES, PETERS u. THOMSON; ENGLE; GORTON u. LINELL; LEVIJ; MORGAN u. SCOTT; NADEL u. ACKERMAN; SPECHT; SYMMERS; GREGORIE, OTHERSON u. MOORE; WOLF, LEWIS u. McCORMACK; WUKETICH; HEINZMANN; LENNERT; MAASSEN) (Abb. 188). Die Verwechselung kann ebenfalls zum Aufschub der Tumordiagnose führen (REIF). Gleiche Trugschlüsse sind auch bei mediastinaler Lymphknotenbiopsie möglich (KAHLAU; MAASSEN; QUARZ).

Die zerviko-mediastinale Erweiterung des Eingriffs in Form der *Mediastinoskopie nach HARKEN, BLACK, CLAUSS u. FARRAND* und die von einer supraklavikulären oder parasternalen Inzision aus vorgenommene *laterale Mediastinoskopie* (MIHALJEVIC; STEMMER, CALVIN, CHANDOR u. CONNOLLY) sind wegen der tieferen Reichweite ergiebiger als die Danielssche Methode. Sie sind aber wie diese seitengebunden und insofern in ihrem Informationswert beschränkt, selbst wenn man die Untersuchung nach dem Vorschlag von BERNE, IKINS, STRAEHLEY u. BUGDEN mit einem diagnostischen Pneumomediastinum vorbereitet.

Tabelle 122. Verläßlichkeit der Mediastinoskopie zur Operabiltätsbeurteilung gemessen an den Operations-möglichkeiten bei 280 Bronchialkrebskranken. (Nach MAASSEN, W.: Ergebnisse und Bedeutung der Mediastino-skopie und anderer thoraxbioptischer Verfahren, Tabelle S. 57. Berlin-Heidelberg-New York: Springer 1967)

Lungenresektion möglich, Konkordanz der Befunde bei Mediastinoskopie und Thorako-tomie, lokal kurative Resektion	234mal = 83%
Lungenresektion, Diskordanz der Befunde	13mal = 5%
Resektion oder Thorakotomie (Absiedlung außerhalb des mediastinoskopisch zu-gänglichen Bereichs, z.B. parösophageale Lymphknotenmetastasen oder Übergreifen des Tumors auf die Brustwand oder andere Nachbarorgane, teilweise lokal kurativ)	33mal = 12%

Dieser Nachteil entfällt bei der *Mediastinoskopie nach* CARLENS, bei der man von einem transversalen Jugulumschnitt aus digital und instrumentell unter stumpfem Ab-drängen der prätrachealen Strukturen bis zur Bifurkation vordringt. Falls nicht Schwarten oder diffuse Infiltration das präparative Vorgehen behindern, ergibt sich ein übersicht-licher Einblick in den prä- und paratrachealen Raum (Abb. 189). Dabei wird die paratracheale Lymphknotenkette beider Seiten und die subkarinale Gruppe gezielter Exzision zugänglich. Noch bessere Möglichkeiten, die Filterstationen der Hauptmeta-stasierungsroute zu kontrollieren, verspricht das verlängerte *Mediastinoskop in der Mo-difikation von* SPECHT (UNGEHEUER u. HARTEL u.a.).

Da der bioptische Krebsnachweis in den paratrachealen und kontralateralen Lymph-knoten oder in den oberen Mediastinalstrukturen die Inoperabilität erweist, hat sich die Mediastinoskopie rasch eingebürgert, um dem Patienten eine Probethorakotomie zu er-sparen (CARLENS; SHIELDS u. SHOCKETT; PALVA; REYNDERS; MAASSEN; RINK; HARKEN, BLACK, CLAUSS u. FARRAND; SEPPÄLÄ; PALVA u. VIIKARI; KERSTNER; PEARSON; SPECHT; REYNDERS, GROEN u. WIEBERDINK; MAASSEN, KIRSCH, SPECHT u. THÜMMLER; AMG-WERD; KNOCHE u. RINK; BLAHA; MAASSEN, KIRSCH, SPECHT, THÜMMLER u. v. WIND-HEIM; KIRSCH; THÜMMLER; LEMOINE u. LA MOTTE-PICQUET; BURDETTE u. EVANS; BLAHA, UNGEHEUER u. KAHLAU; AKOVBIANTZ u. AEBERHARD; BERG, RYDBERG u. SCHERSTÉN; LUI, GLAS u. LANSING; DIETZEL; NICKLING; HECHT; NICKLING u. HOMME-RICH; LEMOINE u. MATHEY; NICKLING, KANDL, GRUNZE u. SCHETTLER; GRUNZE; HA-BICHT; AMGWERD u. LARGIADÈR; BARIÉTY, COURY u. MONOD; DENCK; GIRONES; FREISE; UNGEHEUER u. HARTEL; SCHÜLKE; MATUS, SCHNITZLER u. SZENTKERESZTY; KRAUSE u. SCHERSTÉN; JEPSEN; KOSKINEN u. LINDEN; QUARZ; LINDER; BLAHA; COBLENTZ, PETIT, WEILL, JENEY u. FORSTER; AMER, MINKOWITZ u. DENNIS; VAN DER SCHAAR u. VAN ZANTEN; SARRAZIN u. VOOG; SANTORO u. RICCI; MUÑOZ, GONZÁLEZ u. VÁSQUEZ; KRÜ-GER; AKOVBIANTZ u. LINDER; KONRAD u. SCHULTE; LÜDEKE; SCHULTE u. KONRAD; STEMMER, CALVIN, CHANDOR u. CONNOLLY; NACHBUR; MAASSEN u. GRESCHUCHNA; DENCK; UNGEHEUER; DENCK, OLBERT u. ZWINTZ; SCHÜLKE u. MÜLLER; GIRONÉS; ŘEHÁK u. BOHUT; FERRERO *et al.*; WISEUR; MATTHES u. Mitarb.; BLAHA, CLAUBERG u. CUJNIK; SCHADE; BUTTENBERG u. NEUTSCH; AKOVBIANTZ u. SENNING; SCHULTE, KONRAD u. TARBIAT; HÁJEK u. HOMAN VAN DER HEIDE; OTTE, SCHIESSLE u. KÖNN u.a.).

Die indikationsentscheidende Bedeutung der Mediastinoskopie ist aus den von DELA-RUE u. STRASBERG angegebenen Verhältniszahlen probatorischer Thorakozentesen zu den Bronchialkrebs-Resektionen im Zeitraum von 1934—1965 ersichtlich: während der Pro-zentsatz der Probethorakotomien bei strengerer klinisch-röntgenologischer Auslese von 1945—1956 nur von 43 auf 36% abnahm und später mit Hilfe der Scalenus-Biopsie und mediastino-pulmonaler Angiographie auf 30 bzw. 23% reduziert werden konnte, erbrachte die mediastinoskopische Exploration eine Senkung auf 6%. Auch REYNDERS verzeichnete nach Einführung der Mediastinoskopie eine Verminderung der Probethorakotomie-Quote von 40 auf 9%. AKOVBIANTZ u. AEBERHARD konnten in 26 von 58 Bronchialkrebsfällen ohne Anhalt für Inoperabilität mit dem mediastinoskopischen Nachweis paratrachealer Lymphknotenmetastasen die bis dahin noch nicht histologisch bestätigte Verdachts-

Tabelle 123. Lagebeziehung zwischen mediastinoskopischem Krebsbefund und Sitz des Primärtumors. (Nach MAASSEN, W.: Ergebnisse und Bedeutung der Mediastinoskopie und anderer thoraxbioptischer Verfahren, Tabelle 23. Berlin-Heidelberg-New York: Springer (1967)

direkter Tumoreinbruch	15	} 139 = 59%
ipsilaterale Lymphknotenmetastasen	124	
kontralaterale Lymphknotenmetastasen	17	} 45 = 19%
bilaterale Lymphknotenmetastasen	28	
bifurkale Lymphknotenmetastasen	52	= 22%

Tabelle 124. Häufigkeit des mediastinoskopischen Metastasennachweises in Abhängigkeit vom histologischen Geschwulsttyp. (Nach MAASSEN, W.: Ergebnisse und Bedeutung der Mediastinoskopie und anderer thoraxbioptischer Verfahren, Tabelle 24a. Berlin-Heidelberg-New York: Springer 1967)

	Zahl	Biopsie positiv	negativ
differenzierte Bronchuskrebse	439	142 = 32%	297
undifferenzierte Bronchuskrebse	154	93 = 60%	61
keine Untersuchung oder Differenzierungsmöglichkeit	82	1	

Tabelle 125. Häufigkeit mediastinoskopischer Metastasenbefunde bei zentralen und peripheren Bronchuskarzinomen nach — unkorrigierter — Stadienunterteilung gemäß den Richtlinien der Deutschen Röntgengesellschaft. (Nach MAASSEN, W.: Ergebnisse und Bedeutung der Mediastinoskopie und anderer thoraxbioptischer Verfahren, Tabelle 21. Berlin-Heidelberg-New York: Springer 1967)

	Gesamt-zahl	Mediastinalbiopsie positiv	negativ
Zentrale Bronchialkarzinome	303	128 = 42%	175
45% { Stadium I	20	5	15
Stadium II	185	67 = 36%	118
Stadium III	98	56 = 57%	42
Periphere Bronchialkarzinome	372	108 = 29%	264
55% { Stadium I	138	31 = 22%	107
Stadium II	180	44 = 24%	136
Stadium III	54	33 = 61%	21
Zentrale und periphere Formen	675	236 = 35%	439

Tabelle 126. Ergebnisse der Mediastinalbiopsie bei Bronchialkarzinomen der Stadien I/II sowie III. (Nach MAASSEN, W.: Ergebnisse und Bedeutung der Mediastinoskopie und anderer thoraxbioptischer Verfahren, Tabelle 22. Berlin-Heidelberg-New York: Springer 1967)

	Gesamt-zahl	Biopsie positiv	negativ
Zentrale Tumoren Stadium I/II	205	72 = 35%	133
Periphere Tumoren Stadium I/II	318	75 = 24%	243
Alle Tumoren Stadium I/II	523	147 = 28%	376
Alle Tumoren Stadium III	152	89 = 59%	63
Insgesamt	675	236 = 35%	439

diagnose sichern und in 44,8% die fruchtlose Probethorakotomie vermeiden. FREISE u. RENSCH betonen dagegen, sie hätten mit der Mediastinoskopie nur einen unwesentlichen Prozentabfall probatorischer Eingriffe erreicht (von 20,5 auf 17,4%).

Die resignierende Feststellung widerspricht der allgemeinen Erfahrung: im Schrifttum werden durchschnittlich *in etwa 30—40% positive Biopsiebefunde mediastinaler Bronchialkrebsmetastasen oder direkter Tumorinvasion des Mediastinums* mitgeteilt, die fast ausnahmslos den Status der Inoperabilität ankündigen. So geben RINK in 31,4% von 191 Fällen, UNGEHEUER u. HARTEL in 37% der von SCHÜLKE untersuchten Patienten, REYNDERS in 36,9% (40 von 111 Fällen) und DENCK in 46,3% von 903 Fällen den Nachweis neoplastischer Absiedlungen in paratrachealen Lymphknoten oder unmittelbarer Tumorausläufer an. Diese Ziffern und die von MAASSEN für rechts- und linksseitige Bronchuskarzinome getrennt aufgeführten Trefferquoten von 39 bzw. 30% (Tabelle 127) entsprechen im wesentlichen den Beobachtungen anderer Autoren.

Wie ein Krebsbefall der dem mediastinoskopischen Zugriff entzogenen intrapulmonalen Filterstationen sind *isolierte Metastasenbefunde in parabronchialen und tracheo-bronchialen Lymphknoten nicht unbedingt* als *Anzeichen der Inoperabilität* zu werten (DELARUE u. STRASBERG; MATTHES u. Mitarb. u.a.). Abweichungen zwischen den Ergebnissen der Mediastinoskopie und anschließender Thorakotomie kommen vor allem durch metastatische Ableger in parösophagealen und anderen Lymphknoten der hinteren Mediastinalloge zustande. Der Prozentsatz dieser *außerhalb des mediastinoskopischen Bereichs liegenden Metastasen*, die vornehmlich Unterlappenkarzinomen entstammen und zum Teil *mit selektiver Azygographie nachzuweisen* sind (s. S. 598), wird von MAASSEN *auf 12% beziffert*. Die Vergleichszahl von RINK lautet 11,4% von 79 operierten Bronchialkrebskranken mit unauffälligem Mediastinoskopiebefund. Das negative Biopsieergebnis schließt somit eine Krebsbesiedlung extrapulmonaler Lymphknoten nicht mit völliger Gewißheit aus. Welchen Informationswert die Methode trotz dieser Einschränkung besitzt, erweist die *in 80—90% bestehende Konkordanz zwischen den mediastinoskopischen und den durch Probethorakotomie bestätigten Inoperabilitäts-Kriterien* (Tabelle 122).

MAASSEN konstatierte *in 31% der positiven Biopsien kontra- und bilaterale Metastasen* (Tabelle 123). Seine nach verschiedenen Gesichtspunkten aufgegliederte Untersuchungsstatistik ist in vieler Hinsicht aufschlußreich. Im Einklang mit Sektionsergebnissen (Tabelle 58) sind *mediastinale Lymphknotenmetastasen bei undifferenzierten Karzinomen fast doppelt so häufig nachweisbar wie bei Gewächsen höheren Differenzierungsgrades* (Tabelle 124).

Im gleichen Verhältnis *überwiegen positive Mediastinalbiopsiebefunde bei zentralen Karzinomen gegenüber peripheren Tumoren bei vergleichbaren klinisch-röntgenologischen Maßstäben der Stadieneinteilung* (Tabellen 54 u. 125) (s. auch RINK: Relationsziffer positiver mediastinoskopischer Resultate bei 148 zentralen und 48 peripheren Bronchialkarzinomen 35,7:18%).

Die von MAASSEN mitgeteilten Ergebnisse sind bezüglich der Häufigkeitsschwankung mediastinoskopischer Biopsiebefunde in Abhängigkeit von der Primärtumorlokalisation in den Lungenlappen (Tabelle 127) nicht statistisch signifikant.

Bemerkenswert ist die von MAASSEN getroffene Feststellung, daß die — vom Auftreten erster Röntgensymptome oder subjektiver Beschwerden bis zum Untersuchungszeitpunkt der Mediastinoskopie bemessene — *Verschleppungszeit bei peripheren Bronchuskarzinomen ohne mediastinoskopischen Metastasennachweis länger ist als bei Tumoren gleicher Lage mit positivem Biopsieergebnis* (Tabelle 128). Dieser von thoraxchirurgischer Seite oft bestätigte Sachverhalt, der schon im Zusammenhang mit allgemeinen Problemen der Prognose erörtert wurde (S. 154 u. 195), deutet unmißverständlich auf die vorrangige prognostische Bedeutung des histo-biologischen Malignitätsfaktors hin.

Erhöhte Blutungsgefahr und Erschwernis der Präparation schränken das Anwendungsgebiet der Mediastinoskopie ein. Die Untersuchung kann daher nicht wiederholt werden und verbietet sich bei Einflußstauung infolge Tumorobstruktion der oberen Hohlvene, Tauchstrumen und starker Trachealverlagerung durch Schwartenzug oder kyphoskoliotische Thoraxdeformität (REYNDERS; MAASSEN; RINK; AKOVBIANTZ u. AEBERHARD; SCHÜLKE; MÜLLER; BLAHA u.a.). Bei Beachtung der *Gegenanzeigen* und Einhaltung der

Tabelle 127. Ergiebigkeit der mediastinoskopischen Untersuchung, bezogen auf den Ursprungsort bronchogener Karzinome. (Nach MAASSEN, W.: Ergebnisse und Bedeutung der Mediastinoskopie und anderer thoraxbioptischer Verfahren, Tabelle 25. Berlin-Heidelberg-New York: Springer 1967)

	Gesamt-zahl	Biopsie positiv	negativ
Oberlappenkarzinome insgesamt	465	150 = 32%	315
rechts	230	81 = 35%	149
links	235	69 = 29%	166
Unterlappenkarzinome insgesamt	165	63 = 38%	102
rechts	101	42 = 42%	59
links	64	21 = 33%	43
Mittellappenkarzinome	19	11 = 58%	8
Zwischenbronchuskarzinome	9	4	5
Hauptbronchuskarzinome insgesamt	17	8	9
rechts	7	4	3
links	10	4	6
Rechtsseitige Bronchuskarzinome	366	142 = 39%	224
Linksseitige Bronchuskarzinome	309	94 = 30%	215
Insgesamt	675	236 = 34,9%	439

Tabelle 128. Häufigkeit des mediastinoskopischen Metastasennachweises, bezogen auf die diagnostische Verschleppungszeit. (Nach MAASSEN, W.: Ergebnisse und Bedeutung der Mediastinoskopie und anderer thoraxbioptischer Verfahren, Tabelle 24 b. Berlin-Heidelberg-New York: Springer 1967)

alle *zentralen* Tumoren	5,1 Monate
mit *positiver* Mediastinalbiopise	5,5 Monate
mit *negativer* Mediastinalbiopsie	5,0 Monate
alle *peripheren* Tumoren	5,7 Monate
mit *positiver* Mediastinalbiopsie	4,8 Monate
mit *negativer* Mediastinalbiopsie	6,4 Monate
alle Bronchialkarzinome *mit* Metastasennachweis	5,1 Monate
alle Bronchialkarzinome *ohne* Metastasennachweis	5,7 Monate

gebotenen Vorsicht (schonendes Vorgehen nach Eröffnung der Fascia colli profunda ohne brüske instrumentelle Manipulation, sorgfältige Unterscheidung von Lymphknoten und vaskulären Strukturen, im Zweifelsfall Probepunktion vor Anwendung der Exzisionszange, strenge Asepsis, nötigenfalls lokale Applikation von Antibioticis) lassen sich *Komplikationen* in Form von *Blutung, Nervenläsion und aszendierender Mediastinalinfektion* auf ein Minimum herabsetzen. Besondere Aufmerksamkeit erfordert das Präparieren im Untersuchungsgebiet links der Trachea und in den Tracheobronchialwinkeln, um eine *Verletzung des N. recurrens oder der V. azygos* zu vermeiden. Tabelle 129 enthält eine Zusammenstellung der bei einer größeren Zahl von Mediastinoskopien von 5 Untersuchern (MAASSEN; KIRSCH; SPECHT; v. WINDHEIM; THÜMMLER) beobachteten Schäden einschließlich tödlicher *Anaesthesiezwischenfälle*.

Unter den im Schrifttum genannten seltenen Komplikationen ist eine von SPECHT bei erweiterter Mediastinoskopie beobachtete *Verletzung des Ductus thoracicus* und das vereinzelte Vorkommnis *späterer Metastasenbildung in der Mediastinoskopienarbe* erwähnenswert (FREISE u. RENSCH; MÜLLER; REYNDERS; LACQUET; FARROW et al., zit. nach BRANDT, ATAY u. GABLER). FREISE u. RENSCH fanden Impfmetastasen am Jugulum bei 2 von 136 mediastinoskopisch untersuchten Bronchialkrebskranken. BRANDT u. Mitarb. stellten

Tabelle 129. Zwischenfälle und Komplikationen bei 1 625 Mediastinoskopien. (Nach Maassen, W.: Ergebnisse und Bedeutung der Mediastinoskopie und anderer thoraxbioptischer Verfahren, Tabelle S. 77. Berlin-Heidelberg-New York: Springer 1967)

	Insgesamt	Verstorben
Anästhesiezwischenfälle	4	2
stärkere Blutung, Tamponade	5	—
Verletzung der V. azygos, durch Thorakotomie beherrscht	1	—
Mediastinalinfektion	2	1
Ösophagusverletzung mit konsekutiver Mediastinitis, konservativ-antibiotische Therapie	1	—
temporäre Rekurrensparesen	3	—
apikaler Pneumothorax	3	—
Insgesamt	19 = 1,1 %	3 = 0,19 %

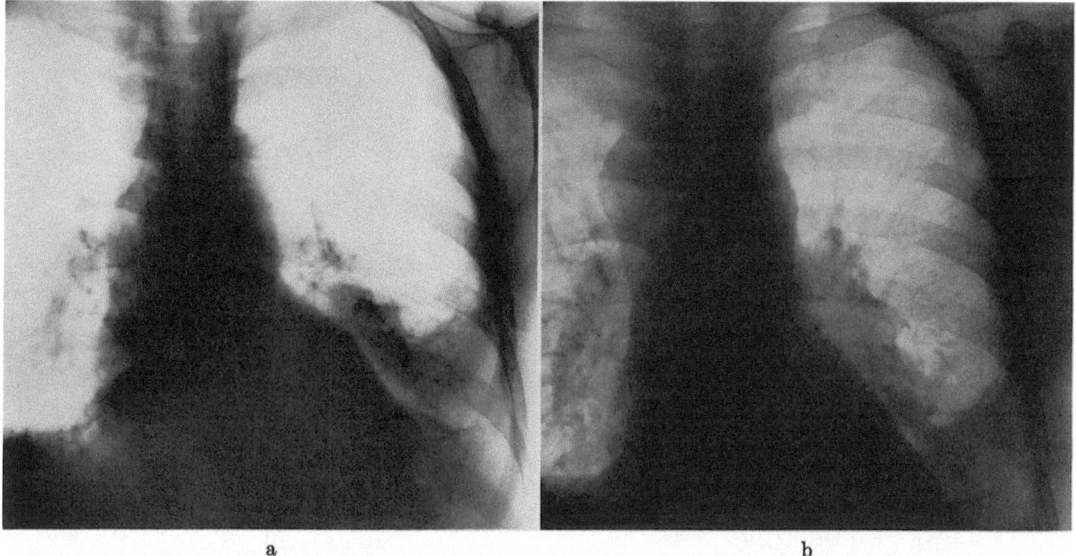

a b

Abb. 190a u. b. *Vortäuschung paratrachealer Lymphome durch Hämatombildung nach mediastinoskopischer Biopsie.* Der Patient wurde wegen eines linksseitigen Unterlappenbronchuskarzinoms (a Ausschnitt der Übersichtsaufnahme vom 28. 1. 71, Röntgenabtlg. (Chefarzt: Dr. Kutting) des St. Katharinen-Hospitals Frankfurt/M.) am 5. 2. 71 zu ambulanter Mediastinoskopie überwiesen. Die Exzision eines im Nativbild unsichtbaren, histologisch nicht krebsbefallenen Lymphknotens der unteren paratrachealen Kette rechts löste eine Sickerblutung aus, die durch Tamponade gestillt wurde. Bei Kontrolluntersuchung 8 Tage später nach Klinikaufnahme vom oberen Tracheobronchialwinkel kranialwärts reichende Vorwölbung der rechten Mediastinalkontur durch das Resthämatom, röntgenmorphologisch kontralaterale Lymphome imitierend. Tumorentfernung durch Pneumonektomie am 15. 2. 71. Histologie: Plattenepithelkarzinom (E.-Nr. 2779/71 Patholog. Inst. d. Krhs. Nordwest, Direktor: Prof. Kahlau). J. W., 56jähr. ♂. Arch.-Nr. 1902 14931 Radiolog. Zentralinst. d. Krhs. Nordwest Frankfurt/M.

aus Literaturangaben über 4 487 Mediastinoskopien 9 einschlägige Beobachtungen (= 0,2 %) zusammen. Die Autoren zweifeln nicht, daß es sich um eine Folge iatrogener Tumorzellimplantation handelt. Nach Ansicht von Freise u. Rensch ist der Einsatz der Methode nur bedingt vertretbar wegen der Gefahr, die Überlebenschancen durch Propagation eines funktionell und anatomisch operablen Tumors zu schmälern. Da die Autoren überdies in 10 von 30 präoperativ ungeklärten, mediastinoskopisch negativen Fällen doch Lymphknotenmetastasen fanden, bevorzugen sie bei Bronchialkrebsverdacht die unverzügliche Vornahme der Probethorakotomie. Sie verwenden die Mediastinoskopie nur noch bei kleinzelligen Bronchuskarzinomen zur Entscheidung, ob operiert oder bestrahlt werden

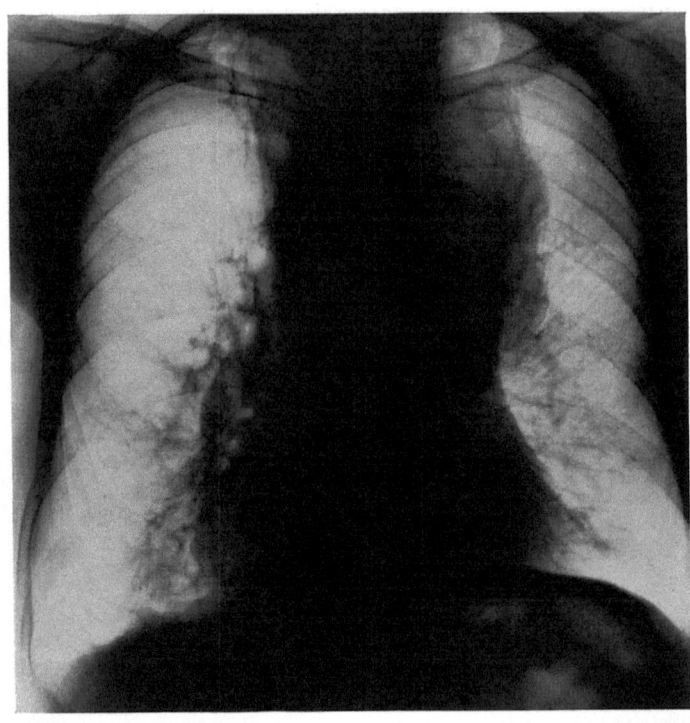

a

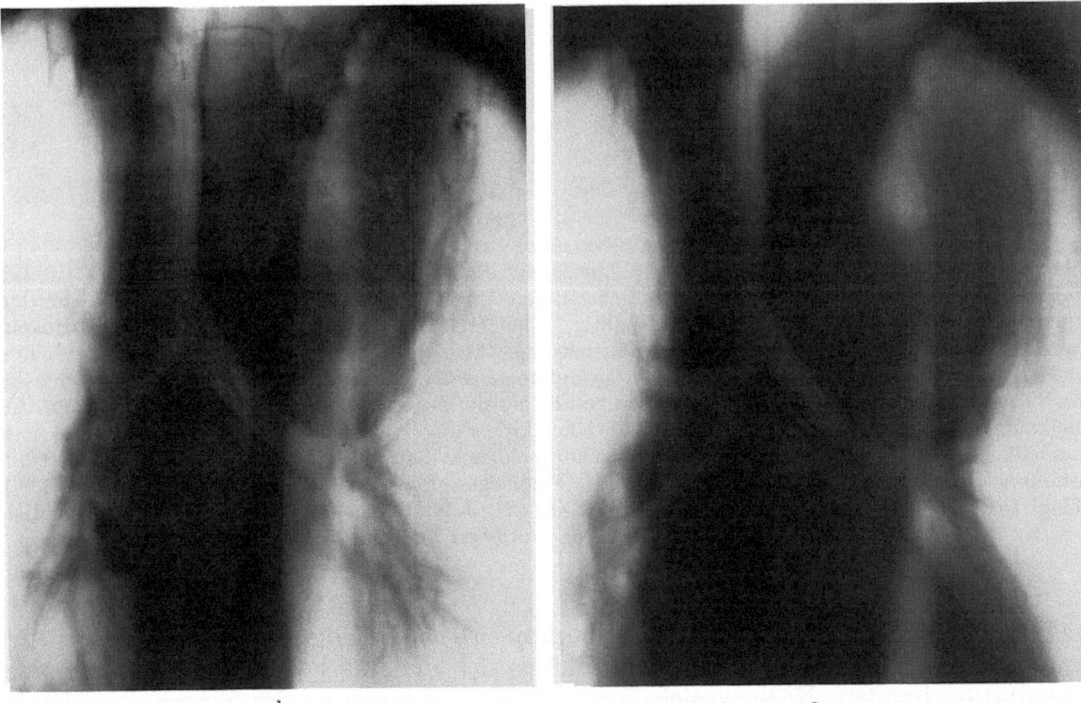

b   c

Abb. 191a—c. *Ausgedehnte Lymphogranulomatose der Mediastinallymphknoten mit partieller Obstruktions-*
atelektase des linken Oberlappens unter dem röntgenologischen Aspekt eines fortgeschrittenen Bronchuskarzinoms
(„Mediastinaltumorform"). Klinische Symptome und Röntgenbefund des Nativbildes (a) sowie der Schichtaufnahmen a.-p. in 10 cm (b) und 11 cm Schichttiefe (c) wiesen auf ein — vermutlich vom apikalen Oberlappensegment links — ausgehendes Bronchuskarzinom mit Beteiligung auch kontralateraler paratrachealer
Lymphknoten und linksseitiger Phrenikusparese hin, obgleich mehrfache Sputumzellanalysen keinen Tumor-

soll, und in klinisch inoperablen Fällen, um dem Strahlentherapeuten Anhaltspunkte für den Bestrahlungsplan zu geben. Die verfügbare Literatur enthält außer den von FREISE u. RENSCH sowie von MÜLLER mitgeteilten Beobachtungen kein Pendant für das Auftreten von Impfmetastasen nach Mediastinoskopie und für die daraus abgeleiteten Konsequenzen. MAASSEN und andere mit dem Verfahren vertraute Untersucher betonen vor allem das Blutungsrisiko, beziffern den Anteil ernstlicher Komplikationen jedoch niedrig (Tabelle 129) (Lit. s. auch BRANDT, ATAY u. GABLER) und weisen auf die höhere Letalität der Probethorakotomie hin (s. auch DELARUE u. STRASBERG) (S. 425 u. Tabelle 136).

Als *röntgendiagnostisch beachtenswerte Irrtumsquelle* ist die *vorübergehende Verbreiterung der Mediastinalsilhouette nach mediastinoskopischen Eingriffen* hervorzuheben (Abb. 190). Gleich, ob durch ödematös-entzündliche Gewebsreaktion oder Blutung hervorgerufen, kann sie einen unzutreffenden Bronchialkrebsverdacht durch Vortäuschung endothorakaler Lymphome fälschlich bestärken, andererseits die Objektdetails tatsächlich vorhandener mediastinaler Lymphknotenmetastasen im Schattenbild diskreter Bronchuskarzinome zeitweilig deutlicher machen.

Abgesehen von der Operabilitätsbeurteilung bereits histologisch verifizierter bronchogener Karzinome liefert die Mediastinoskopie wertvolle *Aufschlüsse für die Differentialdiagnose gegenüber anderen raumfordernden Mediastinalprozessen mit ähnlichem Röntgenbefund.* Sie bietet z.B. die Möglichkeit, die Neoplasie von durch Teilatelektasen komplizierten Aortenaneurysmen und lymphomatösen Systemerkrankungen zu unterscheiden (Abb. 191), die früher Anlaß zur Probethorakotomie gaben (LEECH, MECKSTROTH u. KLASSEN). Ihre Ergebnisse können zur ätiologischen Klärung seröser bzw. sero-fibrinöser Pleuraergüsse (RINK) und disseminierter hilo-pulmonaler Veränderungen, insbesondere zur Differenzierung metastatischer und entzündlich-granulomatöser Herde entscheidend sein (s. Bd. IX/4 c, S. 393).

Gleichen Zwecken dienlich, wird die *Thorakoskopie* vor allem zum Nachweis extrapulmonaler Geschwülste der Brusthöhle (Pleuratumoren, Lipome, Zysten etc.) und expansiver Mediastinalprozesse verwendet (JACOBAEUS; CHANDLER u. MORLOCK; SATTLER; BALOGH; MLZOCH; HARRINGTON; HEINE u. HILLEBRAND; BREA, TAIKA u. CANONICA; GERACI u. BRIZZOLARA; BRANDT; TOJA u. MARIANI; BRANDT u. KUND; AUERSBACH, GRUNZE u. TRAUTMANN; DELARUE u. DEPIERRE; LOB; LLOYD; TIVENIUS; MATZEL; LOB u. WEISS; TOURAINE; OTTE, SCHIESSLE u. KÖNN u.a.) (s. Bd. IX/4 c, S. 39 u. 482). Obgleich die Methode *mit gezielter Lungenpunktion* kortikale Tumorknoten erfassen läßt, spielt sie in der Bronchialkrebsdiagnostik keine wesentliche Rolle (WIKLUND; VOSSSCHULTE; MATZEL; BRANDT; GRUNZE; MAASSEN; VILLAR; MATSON; RINK). Wie die bioptische Ausbeute von BRANDT bei Bronchuskarzinomen (Stadium I und II: 4 von 23 Fällen, spätere Stadien: 4 von 11 Fällen) bezeugt, ist die diagnostische Leistungsfähigkeit im Vergleich zur Katheter-Saugbiopsie gering. Anders als bei *laparoskopischer Metastasensuche* (BLAHA, UNGEHEUER u. KAHLAU; WOLFF u. BERNDT; YASHAR; BELL; WINSTANLEY; HANSEN u. MUGGIA; MATTHEWS; KANHOUWA, PICKREN u. ROBINETTE; BLAHA, CLAUBERG u. CUJNIK; CARR u.a.) besteht jedoch relative Treffsicherheit bei der *Verifizierung neoplastischer Absiedlungen im Pleuraraum* (CHANDLER u. MORLOCK; MATSON; WIKLUND; MLZOCH; MATZEL u.a.) (s. Bd. IX/4 c, S. 393 u. 482). Unter diesen Umständen erheben sich keine Einwände

Legende zu Abb. 131 a—c (Forts.)
zellnachweis erbrachten (E.-Nr. 7744—7746/67 Patholog. Institut d. Krhs. Nordwest Frankfurt/M., Direktor: Prof. KAHLAU). Der Verdacht erschien um so näher liegend, als der Patient nach Kriegsende fast ein Jahrzehnt als Häuer in den Urangruben von Jáchymov gearbeitet hatte (!). Da Tumorausdehnung sowie Anzeichen pulmonaler Hypertension bei schwerem Obstruktionsemphysem beider Lungen die Operabilität von vornherein in Frage stellten, wurde lediglich zur Klärung eine zerviko-mediastinale Lymphknotenbiopsie vorgenommen (Op.: OA. Dr. GASTEYER, Chirurg. Klinik d. Krhs. Nordwest, Direktor: Prof. UNGEHEUER). Histologisch fanden sich keine Krebsabsiedlungen, vielmehr lautete die Überraschungsdiagnose „Lymphogranulomatose" (E.-Nr. 7775/67). J. K., 56jähr.♂. Arch.-Nr. 0301 11451 Radiolog. Zentralinstitut d. Krhs. Nordwest Frankfurt/M.

gegen die *Gewebsentnahme unter thorakoskopischer Sicht*, die in Zweifelsfällen rasch Klarheit bringt (BRANDT u. KUND; GREUEL; HEINE; MLZOCH; MATZEL; AUERSBACH, GRUNZE u. TRAUTMANN; GRUNZE u.a.).

Der Schwerpunkt endoskopischer Bronchialkrebsfahndung liegt nach wie vor auf der *Bronchoskopie* (VINSON, MOERSCH u. KIRKLIN; JACKSON; SOULAS; JACKSON u. KONZELMANN; VINSON; BALLON u. BALLON; GERLINGS; BUCKLES; ARBUCKLE u. STUTSMAN; KRAMER u. SOM; HOLINGER; BROYLES u. FISHER; HOLINGER u. RADNER; BETTS; JACKSON u. MANTSHIK; SOULAS u. MOUNIER-KUHN; LEMOINE u. BRUNINX; HUIZINGA; ZÜLLIG; RÜEDI; DIJKSTRA, ENNEKING u. STRUYCKEN; LELL; CATHIE; EWART; MARMET *et al.*; WIKLUND; BJÖRK; WESSLING; TAILLENS; DIETZEL; LEMOINE; HUECK u. KUGEL; RIECKER; SCHNEIDER; WELLENS u. DE GRAEVE; LINK u. STRNAD; OCHSNER u. Mitarb.; BOYCE; ADELBERGER u. BLAHA; HASCHE; BLAHA; MAASSEN; DIETZEL u. FLEISCHER; MANZOCCHI u. VAGO; EICHHORN u. Mitarb.; BAUDOT; KOELSCH; PUTNEY; HOFFHEINZ; SCARINCI u. ZUCCONI; BARTH, BOSSE u. PFEIFER; FREY u. LÜDEKE; BARTH u. KIESSLING; NAUMANN; HUZLY; BÖHM; HAGER; BORGSCHULTE; OUDET, BURGHARD u. RUEBSAMEN; UMIKER, DE WEESE u. LAWRENCE; STOREY u. REYNOLDS; WELIN; ONO; ISHIKAWA; BATTICELLI u. ZMAJEVICH; BELLION, CONCINA u. PERACINO; HARTMANN, GREVEN u. DREWES; HORLAY u. MECS; GEISSLER u. PARCHWITZ; MATZKER; SAVINO u. MERLO; SZYMANSKY; GRUNZE; ADELBERGER u. WÖRN; BLAHA, CLAUBERG u. CUJNIK; CHRISTRUP; FABRIKANT; FIORETTI; HECHT; HÖCHST; LAGUNDOVA; LEMOINE, CHRÉTIEN u. BROUET; NEIMARK; MOIGNETAU, VERAN, LENNE *et al.*; MENNE; POPPE; PASTORELLI; POOL; WIEMERS; VERSTEEGH; SOMMER, DOUGLAS, HILLS u. MARKS; ROSE; JOANNOU; HORATZ u. LAWIN; SIEBERT; LAGUNOVA; REARDON; ROSE; SOMMER *et al.*; SPASEKAJA; VOLLHABER; UMIKER; MEYER u. UMIKER; SANQUIRICO; BARTH, SIEGEL, LÜDER, RITZOW u. RITZOW; BOHN, KREY u. BUSER; BARTH, MEYER, LÜDER, PODLESCH u. STEPHAN; BARTH; SIEGEL; AWATAGUCHI; SCHMID; IKEDA, YANAI u. ISHIKAWA; QUARZ; NEEF u.a.). Die Hauptaufgaben der Untersuchung sind klar umrissen (LINK u. STRNAD; FREY u. LÜDEKE; HUZLY u.a.):

1. *Erkennung des Tumors*,
2. *bioptische Sicherung der Diagnose* und
3. *Abschätzung der Operabilität* nach Lage und proximaler Ausdehnung des Tumors und etwaigen Indizien extrapulmonaler Geschwulstausbreitung.

Unter den bronchoskopischen *Kriterien der Inoperabilität* haben direkte Anzeichen der Tumorinfiltration größeres Gewicht als mittelbare Verdrängungssymptome, wie *relative Bewegungsstarre* oder *umschriebene Wandeinwölbung der Luftröhre und ihrer Bifurkation*, die auch von entzündlicher Begleitreaktion anliegender Lymphknoten herrühren kann (SOULAS u. MOUNIER-KUHN; SALZER u. Mitarb.; JENNY; HUZLY; HECHT; VERSTEEGH; SVANDBERG, ARBORÉLIUS u. CHATTERJEE; KRAMER u. SOM; HOFFMANN, LAUX u. STENGEL; GLUM; VERSTEEGH u. SWIERENGA u.a.) (s. Abb. 92 u. 382). Bei Oberlappenschrumpfung jeglicher Genese kann der Atelektasesog bzw. Narbenzug die bifurkale Carina verziehen und den Bifurkationswinkel spreizen (s. Abb. 379), doch zeigt eine *starre sattelförmige Auftreibung des trachealen Carinasporns* gewöhnlich subcarinale Tumorausläufer oder einen metastatischen Befall der Birfurkationslymphknoten an (Abb. 79, 377, 378 u. 525). Ein *auf 1,5—2 cm verringerter Abstand zwischen sichtbarer oberer Tumorgrenze und Carina* sowie Anzeichen bifurkationsnaher *Karzinose der Bronchialschleimhaut* (HUZLY) (s. Abb. 74) kennzeichnen die Geschwulst als inoperabel, weil der Bronchus nicht mehr im gesunden Gewebe abgesetzt werden kann.

Eine größere Distanz bietet hierfür keineswegs sichere Gewähr, denn der Krebs kann sich proximal des Tumoroberrandes in den submukösen Lymphspalten unsichtbar fortentwickeln (JACKSON; SOULAS; KRAMER u. SOM; GOLDMAN u. FREEMAN; McCRAE, FUNK u. JACKSON; GRIESS, McDONALD u. CLAGETT; LANGE-CORDES; KOCH; GIESE; KNY u. LANGE-CORDES; LEZIUS; ROTHE u. FLEMMING; FREY u. LÜDEKE; MAASSEN; RINK; BÖRGER u. MÜLLER; MEYER-SIEM; BARTHEL; PELLICER-ERASO; DU FOUR u. FELETTI u.a.)

(s. Abb. 74 u. S. 136). Um prekärer Überraschung vom Befund des Resektionspräparats vorzubeugen und präoperativ Gewißheit über das zur Radikalentfernung notwendige Ausmaß der Parenchymeinbuße zu erlangen, empfiehlt sich daher die Vornahme einer „blinden Probeexzision im Gesunden" oberhalb der makroskopischen Geschwulstgrenze (MAASSEN; DENCK u. WURNIG; LABÁS u. MIHÓK; MANZOCCHI u. VAGO; RINK u.a.). Im Einklang mit anderen Autoren hält MAASSEN den bioptischen Tumorzellnachweis in den Lymphbahnen äußerlich unverdächtiger Schleimhautbezirke der Hauptbronchien für eine Gegenanzeige zur chirurgischen Behandlung, weil die Neoplasie dann bereits die Organgrenze überschritten hat, und der Wert postoperativer Chemotherapie zur Prophylaxe eines Lokalrezidivs bzw. weiterer Ausbreitung zweifelhaft erscheint.

Auch für die Bronchoskopie gibt es absolute und relative Kontraindikationen. Sie ergeben sich aus Zuständen, bei denen die Einführung des Instruments zu riskant oder sinnlos wäre, weil eine endoskopisch gesicherte Krebsdiagnose keine therapeutischen Konsequenzen hätte. Als Gegenanzeigen sind zu nennen: hochgradige Thoraxdeformität, beträchtliche diffuse oder aneurysmatische Aortektasie, kardiale Dekompensation, floride Entzündungsprozesse des Larynx, fortgeschrittene Tumorevolution, insbesondere im Mediastinum, und andere inkurable, die Operabilität von vornherein in Frage stellende Leiden (FREY u. LÜDEKE).

Der Eingriff ist unter der jetzt wohl allgemein üblichen Allgemeinnarkose-Beatmungstechnik im Verein mit Myorelaxantien störungsfrei durchzuführen (RIECKER; HOLZER; MÜNDNICH u. HOFLEHNER; BLAHA; EICKHOFF u. NOLTE; JACOB; MITTAG; LINK; KOVACS; SAFAR; HART, DONEKER u. ARNOLD; OKINAKA; SCHOENSTADT, DONEKER, ARNOLD u. SWISHER; BERQUO u. CARDOSO; CARNES u. FABIAN; BLAHA u. WEBER; NEIMARK; SIEBERT; UMIKER; REINICKE u.a.). Die modernen Anaesthesieverfahren und die ständige Vervollkommnung des Instrumentariums (verschiedene Modifikationen doppelläufiger Katheterbronchoskope, auswechselbare Winkeloptiken, distale Beleuchtung, Glasfiber-Bronchoskope, flexible Exzisionszangen, diverse Bronchusküretten, -bürsten und Spezialsonden zur Saugbiopsie) (RIECKER; KATSCHMANN; CHASE; LÜSCHER; BARTH; ROSE; FRIEDEL; HATTORI u. Mitarb.; STEINBRÜCK u. FRIEDEL; WIEMERS; BARTH, MEYER, LÜDER, PODLESCH u. STEPHAN; JELKE; RINK; OTTE, SCHIESSLE u. KÖNN; IKEDA u. Mitarb.; QUARZ u.a.) kommen der Bildgüte bei der Schleimhautbetrachtung und der bioptischen Treffsicherheit zugute (BARTH, BOSSE u. PFEIFER u.a.).

Die Ergiebigkeit bronchoskopischer Krebsfahndung hängt von mehreren Faktoren ab, unter denen Geschick und persönliche Erfahrung des Untersuchenden keine geringe Rolle spielen (SALZER et al.). Trotz vergrößerter instrumenteller Sichtweite bleibt die Möglichkeit des Karzinomnachweises unter direktem Augenschein auf die tracheale Bifurkation, Hauptbronchien, Abgänge der Lappenbronchien und Segmentostien besonders der basalen Äste begrenzt (HECHT; MAASSEN; RINK; BORGSCHULTE u.a.), sofern nicht das kostspielige Instrumentarium moderner Glasfiber-Bronchoskope zur Verfügung steht, die dank ihrer Flexibilität, geringen Durchmessers (2,5 mm) und optischer Vorzüge auch Subsegmentbronchien bis zu den Teilungsstellen in die Betrachtung einbeziehen lassen (IKEDA u. Mitarb.; QUARZ u.a.) (Abb. 192). Der Einblick mit herkömmlicher Optik wird durch die anatomischen Verhältnisse, oft auch von aus der Tiefe hervorquellenden Schleim-Eitermassen und durch Lumenenge infolge kollateraler entzündlicher Schwellung erschwert, die den eigentlichen Tumorbefund gänzlich verdecken können. Die Gewebsentnahme aus dem Randödem führt nicht selten zu trügerisch negativen Resultaten.

Blinde Zangenbiopsie und Kürettage hinter dem Ödemwall oder jenseits einsehbarer Ostien sind von fraglichem Wert, weil der Entnahmeort nicht zu kontrollieren ist (KUNZ; MAASSEN u.a.). MAASSEN erzielte auf diesem Wege „gelegentlich und nur bei Tumoren direkt jenseits eines Segmentostiums noch ein verwertbares histologisches Ergebnis". Er begründet die „mangelnde Leistungsfähigkeit" dieses Verfahrens mit folgenden Sätzen: „Einmal bleibt der Weg des Instruments dem Zufall überlassen, zum anderen verringert das zur Peripherie hin enger werdende Bronchuslumen den Öffnungswinkel des Zangen-

Tabelle 130. Prozentuale Häufigkeit makroskopischer und exzisionsbioptischer Tumordiagnosen bei bronchoskopischer Untersuchung Bronchialkrebskranker

Autoren	Zahl der Untersuchten	Tumor-lokalisation	Tumornachweis	
			makroskopisch (%)	histologisch (%)
Cathie (1945)	308			42
Wiklund (1947)	195			76,2
Björk (1947)	202		70	63,8
	135	zentral	88,2	89,7
	44	intermediär	48	39
	23	peripher	0	0
Brunner (1947)	162		77	59
Ochsner, de Bakey u. Dixon (1947)	161			37,9
Grow, Bradford u. Mahon (1948)	200			50
Wessling (1948)	23			73,9
Gibbon, Clerf, Herbut u. de Tuerk (1948)	118		64	44
Smidt (1949)	188		72,3	45,2
Denk (1950)	155			43
Kaunitz (1950)	69		38	22
Woolner u. McDonald (1950)	147			41
Ströbe u. Wolpersdorf (1952)	70		77	47
Dietzel (1952)	75			43
Salzer u. Mitarb. (1952)	324		62,4	46,2
Hueck u. Kugel (1952)	455			40
Ochsner et al. (1952)	278		62	43,5
Dietzel u. Fleischer (1952)	97		77	53
Hartmann, Greven u. Drewes (1953)	160		69	
Therkelsen u. Sørensen (1953)	329		54,7	30
davon: inoperable Fälle	241		53,9	28,6
operable Fälle	88		56,8	37,5
Horlay (1953)	122		73	61
Barth, Bosse u. Pfeifer (1955)	300			64
Borgschulte (1956)	121		75	50
Labis u. Mitarb. (1956)	300			58
davon: Resektionsfälle	158			42
Barth u. Kiessling (1956)				
1951/1952	34			47
1952	62			56
1953	101			60
1954	132			77
1955	151			80
Navarrete (1957)	74		48	75,8
Höchst (1957)	80			63,3
Brewer, Bai, Little, Rabago u. Pardo (1958)	71	Hauptbronchien		100
	155	Lappenbr. und Segmentostien		33
	31	peripher		0
Svandberg, Arborelius u. Chatterjee (1959)	52			68
Eichhorn u. Bohndorf (1959)	293			69
davon: Resektionsfälle	224			46
Sommer, Douglas, Hill u. Marks (1959)	276			61
Battigelli u. Zmajevich (1959)	282		73	
Pietrantoni u. Romagnoli (1960)	—			50
Meyer u. Umiker (1961)	—			45,7
Grunze (1962)	300			34,3
Wiemers (1962/63)	525			57,2
Horatz u. Lawin (1963)	216		58,2	14,9
Umiker (1966)	—			36,0
Awataguchi (1970)	316		37,3	22,7
Remé et al. (1971)	301			58,1

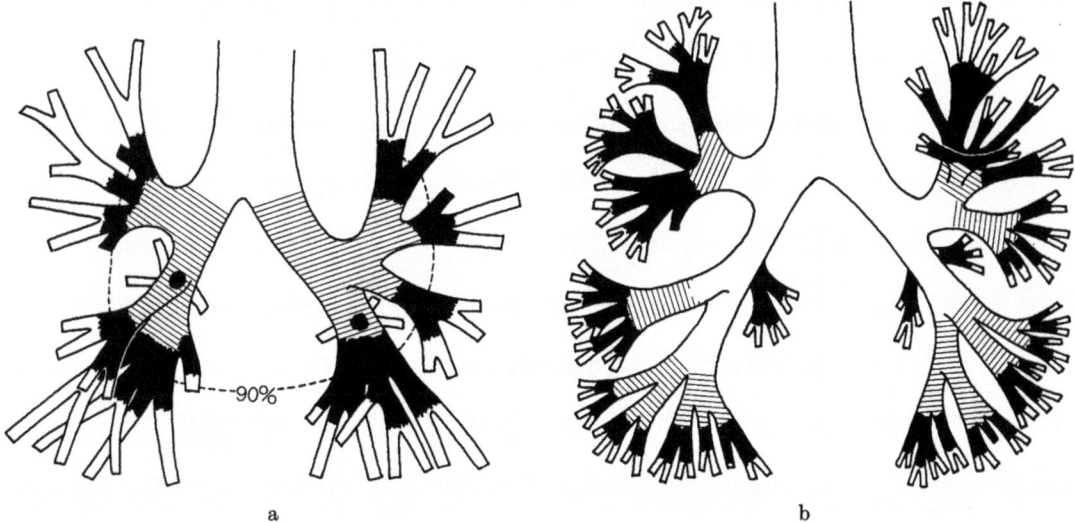

a   b

Abb. 192a u. b. *Vergleich der zu verläßlicher Bronchialkrebsdiagnostik ungefähr nutzbaren Reichweite bronchologischer Untersuchungsverfahren.* a *Bronchoskopie* mit bisher gebräuchlichem Instrumentarium konventionellen
Typs (schräg schraffiert) *und Bronchographie* (schwarz ausgezogen). [Nach EICHHORN, H. J.: Über die Möglichkeiten und Grenzen einiger röntgenologischer Methoden und der Bronchoskopie für die Diagnostik des Bronchialkarzinoms. Dtsch. Gesundh.-Wes. 9, 71—76 (1954), Abb. 10]. b Staffelung der *bronchoskopischen Sichtweite in Abhängigkeit vom Instrumentarium.* weiß = einsehbarer Bereich konventioneller Optiken mit Glüh-
birnenbeleuchtung; schraffiert = einsehbarer Bereich neuer Optiken mit Kaltlichtsystem; schwarz = einsehbarer Bereich flexibler Bronchofiberskope. [Nach IKEDA, S., YANAI, N., ISHIKAWA, S.: Keio J. Med. 17, 1
(1968) aus QUARZ, W.: Endoscopy 3, 171—175 (1971), Abb. 1]

mauls und damit die Möglichkeit, überhaupt Gewebe zu gewinnen. Weiterhin hakt die
Zange an den Teilungsstellen kleinerer Bronchien fest, ohne das Herdgebiet selbst zu
erreichen".

Bei den außer Sichtweite liegenden Tumoren bietet die blinde endoskopische Biopsie
keinen Vorteil gegenüber der Materialgewinnung unter Durchleuchtungskontrolle mittels
Kathetersaugbiopsie nach FRIEDEL, (s. S. 369/370), der Bürstenabstrichmethode von
HATTORI u. Mitarb. (S. 369) oder gezielter Sekretentnahme bzw. Bronchialspülung mit der
Métras-Sonde vor Bronchographie, deren Trefferquote die der exfoliativ-zytologischen
Sputumanalysen allerdings nicht übersteigt (s. S. 448).

Trotz des Nachteils der Blickfeldeinschränkung hat sich der Nachdruck bei der Klärung
bronchialkrebsverdächtiger Röntgenbefunde schon vor Anwendung flexibler Glasfiber-
instrumente immer mehr auf die Bronchoskopie verlagert. Wenn dem Verfahren in der
Reihenfolge bronchologischer Methoden heute meist der zeitliche Vorrang eingeräumt, und
die Bronchographie nur als nachträgliche Ergänzung bei unergiebigem Resultat herangezogen wird (EWART; SCHNEIDER; WESSLING; MARMET *et al.*; HUECK u. KUGEL; ROTHE
u. FLEMMING; HASCHE; HOFFHEINZ; BÖRGER u. MÜLLER; SCARINCI u. ZUCCONI; PUTNEY;
ADELBERGER u. BLAHA; KUNZ; SIEBERT; GEISSLER u. PARCHWITZ; VOLLHABER; HUZLY;
BORGSCHULTE; HECHT u.a.), so hat dies mehrere Gründe. Die Bronchoskopie hat den un-
streitigen Vorteil, die Diagnose histologisch sichern zu können. Ihr primärer Einsatz bedeutet daher eine Zeitersparnis. Zum anderen sprechen manche Autoren der endoskopischen
Betrachtung prinzipiell höheren Erkenntniswert zu und sind überzeugt, nur auf diesem Wege
eine Frühdiagnose zytologisch positiver Karzinome mit diskretem Röntgenbefund oder ok-
kultem Sitz erzielen zu können (EWART; SCHNEIDER; WESSLING; MARMET *et al.*; HASCHE;
ADELBERGER u. BLAHA; LERNER, ROSBACH, FRANKE u. FLEISCHNER; HOLMAN u. OKI-
NAKA u.a.). Diese Ansicht und praktische Erwägungen veranlassen heute viele Untersucher, beide Eingriffe in einer Sitzung unter Endotrachealnarkose durchzuführen

Tabelle 131 a u. b. Abhängigkeit der endoskopisch-histologischen Verifizierung bronchogener Karzinome von der Anamnesedauer (a) und vom Tumorsitz (b). (Nach SALZER, G., M. WENZL, R. H. JENNY, u. A. STANGL: Das Bronchuskarzinom. Wien: Springer 1952)

Tabelle 131a

Anamnesedauer (Monate)	Gesamtzahl der untersuchten Fälle	davon histologisch gesichert (%)
weniger als 6	184	46,7
6—12	67	49,2
über 12	36	86,1

Tabelle 131b

Lokalisation	Seite	Gesamtzahl der untersuchten Fälle	davon histologisch gesichert Zahl	%
Hauptbronchus	rechts	25	19	76,0
	links	15	14	93,3
	zusammen	40	33	82,5
Oberlappenbronchus	rechts	86	27	31,3
	links	61	15	24,6
	zusammen	147	42	28,5
Mittellappen- bzw. Lingulabronchus	rechts	7	2	28,5
	links	7	3	42,8
	zusammen	14	5	35,7
Unterlappenbronchus	rechts	67	38	56,7
	links	56	32	57,1
	zusammen	123	70	56,9

(s. S. 573). Das kombinierte Standardverfahren läßt der Endoskopie grundsätzlich den Vortritt. Die nachträgliche Kontrastfüllung wird vom bronchoskopischen Resultat abhängig, und ihre Vornahme in Allgemeinnarkose zum Prinzip gemacht. Die Einwände gegen ein derart starr festgelegtes Vorgehen sollten nicht als müßiger Prioritätsstreit mißverstanden werden, denn sie entspringen begründeten Zweifeln, ob damit das erreichbare Optimum an diagnostischer Treffsicherheit zum Nachweis von Miniaturkarzinomen der Bronchialwand gewährleistet ist (SCHULZE) (s. S. 542 u. 573, Abb. 212, 262, 272 u. 346).

Nach tomographischem Aspekt in der optischen Längsachse liegende oder mit der Winkeloptik zugängliche Tumoren wird man gewiß ohne weiteres identifizieren können. Unberücksichtigt bleibt aber die Tatsache, daß mit der Sichtweite bislang gebräuchlicher Instrumente die *Leistungsfähigkeit der Bronchoskopie in der Bronchuskarzinomdiagnostik* begrenzt wird. Die prozentuale Streubreite endoskopisch erfaßter Geschwülste schwankt in den Statistiken beträchtlich: im Durchschnitt sind etwa zwei Drittel der durch direkte Einsicht nachgewiesenen Tumoren bioptisch zu verifizieren (Tabelle 130).

Die *diagnostische Ausbeute variiert mit dem Ursprungsort und Entwicklungsstadium der Neoplasie* (Tabellen 130 u. 131, S. 122) stärker als die Treffsicherheit der Bronchographie (Abb. 194 c). Sie nimmt mit der Dauer der Krankheitsvorgeschichte zu: SALZER u. Mitarb. gelang die histologische Sicherung bronchogener Krebse mit über einjährigen Anamnesefristen in 86,1%, bei Tumoren mit einer Symptomendauer von weniger als 6 Monaten

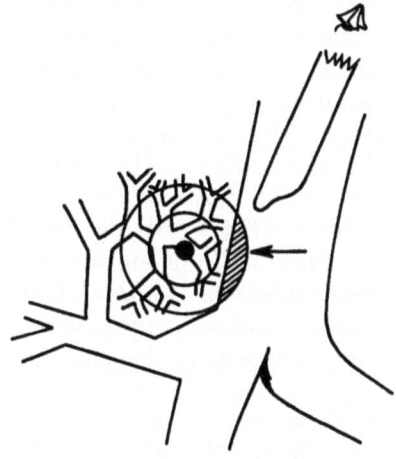

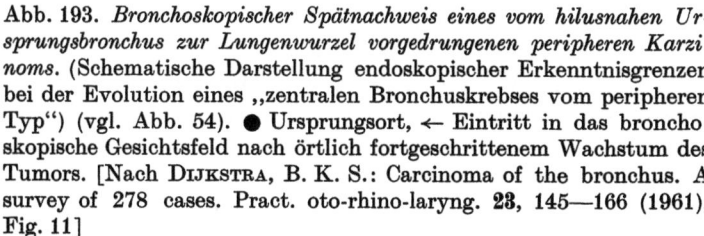

Abb. 193. *Bronchoskopischer Spätnachweis eines vom hilusnahen Ursprungsbronchus zur Lungenwurzel vorgedrungenen peripheren Karzinoms.* (Schematische Darstellung endoskopischer Erkenntnisgrenzen bei der Evolution eines „zentralen Bronchuskrebses vom peripheren Typ") (vgl. Abb. 54). ● Ursprungsort, ← Eintritt in das bronchoskopische Gesichtsfeld nach örtlich fortgeschrittenem Wachstum des Tumors. [Nach DIJKSTRA, B. K. S.: Carcinoma of the bronchus. A survey of 278 cases. Pract. oto-rhino-laryng. **23**, 145—166 (1961), Fig. 11]

dagegen nur in 46,7 %. Dieser Umstand ist nicht überraschend, denn nach heutiger Erkenntnis handelt es sich bei den *Karzinomen proximaler Bronchialzweige vielfach* um *fortgeschrittene Stadien hilopetal eingewachsener Geschwülste, die von den Segmentbronchien ausgehen* und vornehmlich an den Carinae ihrer Abgangs- und Teilungsstellen entstehen (SALZER u. Mitarb.; ANACKER; POHL; DIJKSTRA; TORETTA u. FARINET; MACHOLDA u. BOREK; RIGLER; GARLAND, BEIER, COULSON, HEALD u. STEIN; BOUCOT, COOPER, WEISS u. CARNAHAN; WESTERMARK; BOREK, MACHOLDA u. LHOTKA; SCHULZE u.a.). Die Forcierung der Frühdiagnostik hat daher den Prozentanteil positiver bronchoskopischer Befunde mit konventionellem Instrumentarium erheblich verringert (DAVIS, KATZ u. PEABODY; MAASSEN u.a.) (S. 119, 457 u. 493).

Der endoskopische Nachweis von Stamm- und Zwischenbronchuskrebsen, deren Anteil nach topographischer Aufgliederung von 8050 Tumoren verschiedener Sektions- und Operationsstatistiken etwa 20 % beträgt (s. Abb. 53), hat wegen der schlechten Prognose nur geringen therapeutischen Nutzen. Im bronchoskopischen Blickfeld faßbare Karzinome sind zwar nicht generell inoperabel, wie man in der frühen thoraxchirurgischen Ära annahm (EDWARDS u.a.), bieten aber hinsichtlich der Resektionsfähigkeit und Spätergebnisse ungünstigere Aussichten als endoskopisch stumme oder außerhalb des Sichtbereichs gelegene Tumoren (BOUCOT u. SOKOLOFF; DELARUE u. STRASBERG u.a.). Die hohe *Treffsicherheit der Bronchoskopie beim Nachweis zentraler Karzinome gibt* demnach noch *keinen Aufschluß über den praktischen Nutzwert* der Methode (Abb. 193).

Maßgeblich ist vielmehr ihre *Eignung zur Frühdiagnose,* d.h. zur rechtzeitigen Erfassung noch radikal operabler Tumoren. OCHSNER, DE CAMP u. DE BAKEY äußern sich in ihrem Erfahrungsbericht diesbezüglich recht skeptisch, obgleich sie der Bronchoskopie zunächst vorrangigen Wert beigemessen hatten. Sie empfehlen den Einsatz bei allen Verdachtsfällen, unterstreichen aber, daß „nach allgemeiner Erfahrung der *Prozentsatz damit gestellter Tumordiagnosen recht klein* ist, weil die meisten Bronchialkarzinome entweder *in der Peripherie oder in den Oberlappenbronchien* liegen". Die Lokalisation im Oberlappenareal, die für etwa 40—50 % aller bronchogenen Karzinome zutrifft (BRUNNER: 40,7 %; BORGSCHULTE: 42 %; eigene Zusammenstellung (s. Abb. 53): 43,6 %; DIETZEL u. FLEISCHER sowie SIEBERT: 48 %; HORATZ u. LAWIN: 48,6 %; TAILLENS sowie BOHN u. Mitarb.: 50 %; FRENZEL u. SCHULZ: 55,8 %) (s. auch Tabelle 44), vermindert selbst bei verfeinerter Untersuchungstechnik die effektive Trefferquote im Vergleich zum basalen Lokalisationstyp beträchtlich (Tabelle 131). BOHN, KREY u. BUSER berichten über entsprechende *Schwankungen des Prozentanteils der bioptischen Ausbeute in den einzelnen Lappenbronchien* (rechter Oberlappen 43 %, linker Oberlappen und Lingula 42 %, Mittellappen 38 %, linker Unterlappen 57 %, rechter Unterlappen 65 %). Auch andere namhafte Bronchologen und Thoraxchirurgen weisen nachdrücklich auf die *Grenzen* hin, die *der bronchoskopischen Erkenntnis* von der Geschwulsttopographie gezogen sind (HUIZINGA; SALZER u. Mitarb.; SOULAS u. MOUNIER-KUHN; ROGER; WELIN; TAILLENS; SWIERENGA; DIETZEL u. FLEISCHER; HOFFMANN u. STENGEL; HASCHE; BÖHM; DAVIS, KATZ u. PEABODY; BARTH; CATHIE; KRAUS, STRNAD u. EHBRECHT; MAASSEN; RINK; BORG-SCHULTE; HECHT; KOELSCH; HOFFHEINZ; GROW, BRADFORD u. MAHON; LABIS, EICHHORN u. IGLAUER; BENDA, ORINSTEIN u. AUBIN; EICHHORN u. BOHNDORF; HORATZ u. LAWIN; PASTORELLI u. ZMAJEVICH; POPPE; SIEBERT; JELKE u.a.).

Nicht zuletzt gilt dies für die *kritische Intermediärzone der Segmentbronchien*, der als bevorzugtem Ursprungsort *besondere Aufmerksamkeit bei der Fahndung nach inzipienten Bronchialkrebsen gebührt*. Unbeschadet seiner Wertschätzung der Bronchoskopie bezeichnet BORGSCHULTE dieses Terrain als „*Domäne der Bronchographie*". Die Bronchien 3. Ordnung liegen bei Untersuchungen mit konventionellem Instrumentarium im *Grenzgebiet des endoskopischen Gesichtsfeldes* (Abb. 192). Selbst für Geübte und bei Verwendung entsprechender Winkeloptiken sind Tumoren der Oberlappenzweige — vor allem linksseitig — und der Mittellappen- bzw. Lingulaäste nur bedingt einzusehen, auch wenn die Sicht nicht durch Sekretobturation oder peritumorales Ödem behindert ist. Eine Probeexzision aus diesen Abschnitten ist technisch schwierig, oft unmöglich (HUECK u. KUGEL; SALZER *et al.*; MAASSEN; BENDA u. Mitarb.; BORGSCHULTE u.a.). Vielfach bleibt der Versuch einer bioptischen Klärung auf „*blinde*" *Sekretabsaugung* beschränkt, die *weniger aufschlußreich ist als gezielte Gewebsentnahme auf Grund lokalisatorischer Hinweise des bronchographischen Befundes* (Kurettage bzw. „gezielte Blindbiopsie") (HUIZINGA; WELIN; SWIERENGA; TAILLENS; SCHULZE), weil der Tumorzellnachweis im Bronchialsekret *wegen der Kontamination* aus anderen Bronchialprovinzen noch *keine exakte Lagebestimmung okkulter Karzinome* erlaubt (WIERMAN, MCDONALD u. CLAGETT; NEIDHARDT, MONZEN, GRIFFITH u. RUNELL; PEARSON, THOMPSON u. DELARUE; SCHULZE u.a.) (s. S. 449ff.).

Durch Einführung flexibler Bronchofiberskope, die auch Bronchien 3. und 4. Ordnung dem Einblick zugänglich (Abb. 192b) machen und eine gezielte Biopsie peripherer Krebsherde mit lenkbaren Abstrichbürsten unter Durchleuchtungskontrolle gestatten (Abb. 181), konnte die *endoskopische Trefferquote visuell erfaßter Karzinome auf 73,8 % verdoppelt* (IKEDA, YANAI u. ISHIKAWA; s. auch QUARZ), und die histologische Ausbeute beträchtlich erhöht werden. Solange der methodische Fortschritt gegenüber den bisher gebräuchlichen bronchologischen Nachweisverfahren nicht im wünschenswerten Umfang genützt wird, bleibt der Wert bronchoskopischer Krebsdiagnostik durch die instrumentell begrenzte Sichtweite beschränkt.

EICHHORN u. Mitarb. kamen bei statistischer Auswertung der Untersuchungsergebnisse von 1000 histologisch verifizierten Bronchuskarzinomen zu dem Schluß, daß die *Bronchographie den effektiven Wert der Bronchoskopie merklich steigert*. Bei 300 Tumoren aller Lokalisationen, die mit beiden Methoden untersucht wurden, konnte die Zahl zutreffender Diagnosen nach endoskopischem Urteil von 58 % durch Bronchographie auf 85 % erhöht werden (Abb. 194a). Bei 158 resektionsfähigen Krebsen reduzieren sich die Vergleichsziffern richtiger Urteile auf 42 % für die Bronchoskopie und auf 78 % für die Bronchographie (Abb. 194b).

Noch eindrucksvoller erscheint die Relationsverschiebung, wenn man die jeweiligen Trefferquoten in Abhängigkeit vom Tumorsitz miteinander vergleicht: mittels Bronchoskopie bzw. Bronchographie wurden Tumoren der Haupt- und Lappenbronchien (Zone I = 156 Fälle) in 84 bzw. 97 %, Krebse der Segmentbronchien (Zone II = 99 Fälle) in 36 % (!) bzw. 86 % (!) und Karzinome des Lungenmantels (Zone III = 38 Fälle) in 11 bzw. 32 % erkannt (Abb. 194c).

Maßgebliche Bewährungsprobe bronchologischer Untersuchungsmethoden ist die *Entdeckung beginnender asymptomatischer Bronchialkarzinome*, deren Resektion die besten Überlebensaussichten bietet (s. S. 458 u. 573). Die Aufspürung ihres Verstecks im weitverzweigten Bronchialsystem fällt besonders schwer bei Miniaturgeschwülsten, die sich

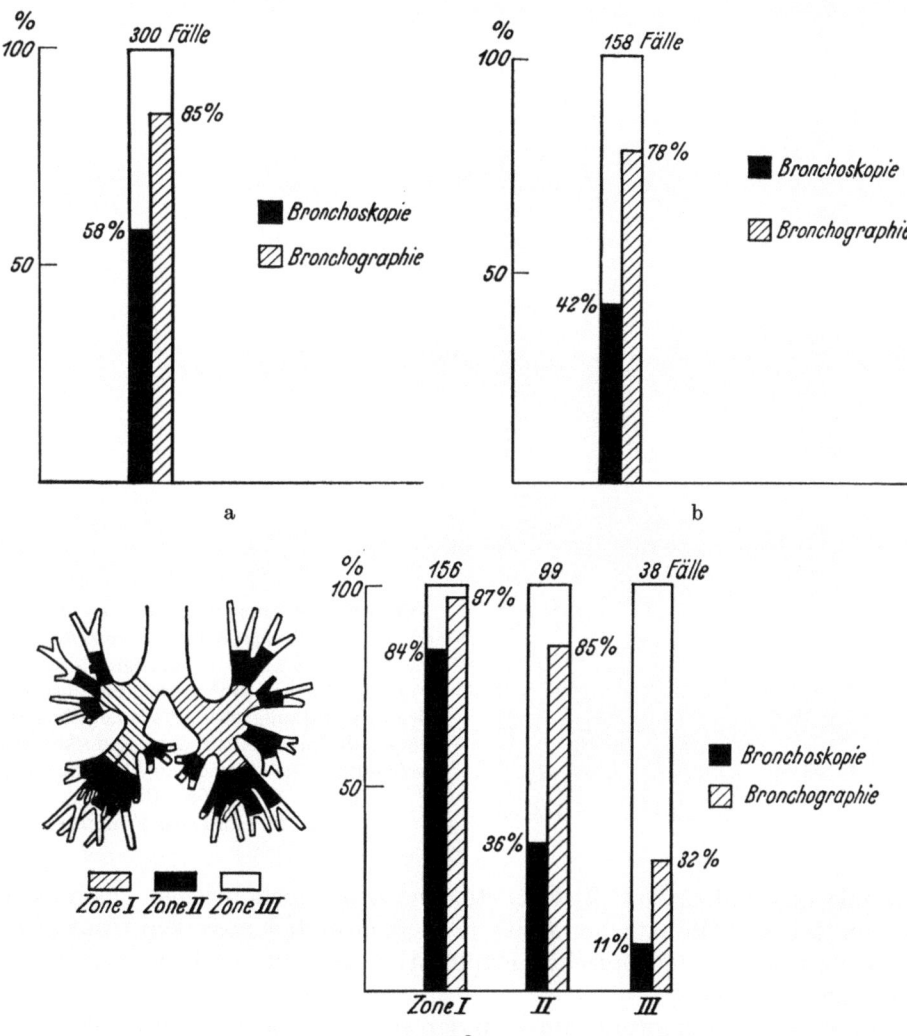

Abb. 194a—c. *Diagnostische Trefferquote bronchoskopischer und bronchographischer Bronchialkrebsfahndung.*
Vergleich der in insgesamt 300 Tumorfällen (a) und bei einer Teilgruppe von 158 Resektionsfällen (b) erzielten
Ergebnisse sowie der Treffsicherheit bronchoskopischer und bronchographischer Diagnostik bei 193 Bronchial-
karzinomen in Abhängigkeit von der Tumorlokalisation (c). [Nach EICHHORN, H. J., BOHNDORF, W.: Unter-
suchungen über die Bedeutung einiger wichtiger Röntgendiagnostikmethoden beim Bronchialkarzinom.
Fortschr. Röntgenstr. **90**, 657—664 (1959), Abb. 3—5]

nur durch konstante Abschilferung von Geschwulstelementen im Auswurf zu erkennen
geben, im nativen Röntgenbild aber. verborgen bleiben. Bronchologen und Radiologen
sehen sich bei Zunahme zytodiagnostischer Prophylaxe immer häufiger vor die Aufgabe
gestellt, solche okkulten Tumoren zu orten (s. auch S. 449ff. u. 573).

HASCHE hält die Bronchoskopie für die sicherste Methode, um einen exfoliativ-zyto-
logisch begründeten Tumorverdacht zu erhärten und die vermutete Neubildung zu
lokalisieren. Er belegt seine Meinung mit dem Hinweis auf zwei beginnende Oberlappen-
krebse orifizieller Lage, deren Wandinfiltration endoskopisch, aber weder tomographisch
noch — retrospektiv — im Kontrastbild erkannt wurde. Auch ADELBERGER u. BLAHA
messen unter diesen Umständen der direkten Besichtigung des Bronchialbaums vorrangige Bedeutung zu. PEARSON, THOMPSON u. DELARUE sind der gleichen Ansicht, da
sie 9 von 19 „okkulten" Bronchuskarzinomen endoskopisch entdeckten, während die

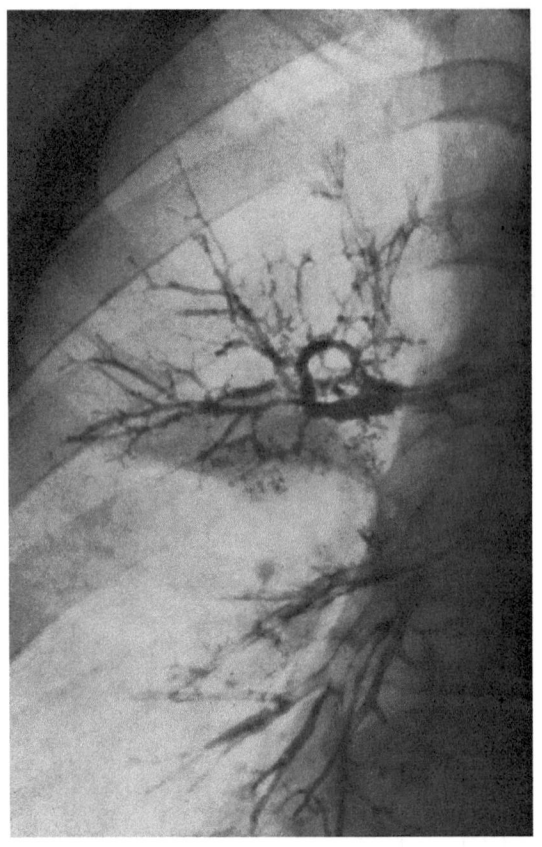

Abb. 195. *Krebsverschluß an der Aufzweigung des anterioren Oberlappensegmentbronchus bei Subsegmentatelektase.* Der bronchographisch dargestellte Füllungsabbruch war durch ein histologisch verifiziertes walnußgroßes Plattenepithelkarzinom bedingt, dessen Stenose dem endoskopischen Nachweis entging (s. Legende zu Abb. 484). E. M., 55jähr. ♂. Arch.-Nr. 1610 08551 Radiolog. Zentralinst. d. Krhs. Nordwest Frankfurt/M.

Bronchographie in 5 Fällen zum Ziel führte. Die bronchoskopischen Diagnosen wurden allerdings zum Teil erst Monate bis Jahre nach dem ersten positiven Sputumzellbefund auf Grund mehrfacher endoskopischer Exploration gestellt, und zwar ausnahmslos bei Tumoren proximaler Lage.

Die Prädilektion des Tumorursprungs an den segmentalen Teilungsspornen beschränkt die Möglichkeiten konventioneller endoskopischer Frühdiagnostik (Abb. 195 u. 226), sind doch bereits röntgenologisch evidente Karzinome der mittelkalibrigen Ober- und Mittellappenäste nur zu etwa einem Drittel auf diesem Wege faßbar (Tabelle 131). Um so fraglicher erscheint es, ob die Bronchoskopie mit starren Instrumenten allein ausreichende Gewähr für den Nachweis neoplastischer Initialläsionen der intermediären Bronchialprovinz bietet, deren Wandverdickung selbst am anatomischen Präparat wegen der Geringfügigkeit des Befundes (diskrete Verfärbung, flache Erhabenheit oder seichte Erosion der Schleimhaut) schwer wahrzunehmen ist (ECK; WERNER; HOLINGER; BENDA, ORINSTEIN u. AUBIN u.a.) (s. S. 131).

SALZER u. Mitarb. warnen vor übertriebenen Hoffnungen mit dem Hinweis auf GROW, BRADFORD u. MAHON, nach deren Erfahrung „die *Begrenztheit der Bronchoskopie bei beginnenden karzinomatösen Prozessen* nicht genügend betont worden" sei. BENDA, ORINSTEIN u. AUBIN heben den geringen Anteil endoskopisch erkennbarer „Geschwulstknospen" („bougeons bronchiques") initialer Bronchuskrebse hervor. In seinem Sammelbericht über die 1950—1967 an der Spezial-Lungenklinik Hemer erhobenen bronchologischen Befunde (39 428 Bronchoskopien und 5574 Bronchographien) gibt SIEBERT der Bronchoskopie diagnostischen Vorrang, kommt aber zu folgendem Schluß: „Mit der Bronchoskopie eine Frühdiagnose des Bronchialkarzinoms stellen zu wollen, hieße ihre Leistungsfähigkeit verkennen, denn *zum Zeitpunkt der bronchoskopisch möglichen Erfassung hat der Krebs sein Frühstadium längst überschritten*".

Tabelle 132. Diagnostische Maßnahmen zur histologischen Bronchialkrebssicherung in 61 Tumorfällen. Statistik der Robert Rößle-Klinik am Institut für Krebsforschung der Deutschen Akademie der Wissenschaften Berlin-Buch. [Nach ROTTE, K.-H., B. MATEEV u. K. H. EICHHORN: Zum Aussagewert der Bronchographie in der Diagnostik und Differentialdiagnostik des Bronchialkarzinoms. Fortschr. Röntgenstr. **114**, 197—207 (1971), Tabelle 4]

Sicherung durch gezielte Erstbronchoskopie	4
Sicherung durch gezielte Zweitbronchoskopie	12
Sicherung durch gezielte Zweitbronchoskopie nach Tumorlokalisation durch Bronchographie	10
Operation (Resektion, explor. Thorakotomie)	32
Sektion	1
Mediastinoskopie	1
PE eines Lymphknotens aus der Supraklavikulargrube	1
	61

Das Handikap beschränkter Sichtweite ist weniger hinderlich, wenn man sich vom *bronchographischen Befund als „Wegweiser zur gezielten Bronchoskopie und Biopsie"* (HOFFMANN u. STENGEL) leiten läßt. (s. S. 450, 551, 573 u. 677). Das Verfahren kürzt die Suche ab und kann *gerade in Frühfällen und beim Tumorsitz in den Segmentästen ausschlaggebend* sein (HUIZINGA; KRAUS, STRNAD u. EHBRECHT; TAILLENS; SWIERENGA; WELIN; WIENERS; ZISMOR; WILT u. Mitarb.; ROTTE, MATEEV u. EICHHORN; SCHULZE u.a.), da es die „*gezielte Blindexzision aus endoskopisch unauffälligen, bronchographisch aber verdächtigen Wandbezirken*" ermöglicht (HUIZINGA; SWIERENGA; SCHULZE) (s. Abb. 212). Der Wert dieses Vorgehens, mit dem HUIZINGA seine überragende Trefferquote erzielte (bioptischer Tumornachweis mittels Bronchoskopie in 80%!), ist um so höher zu veranschlagen, als Miniaturkarzinome selbst intra operationem der Palpation entgehen und wegen der lokalisatorischen Ungewißheit auch der Exzisionsbiopsie entzogen sind (SALZER u. Mitarb. u.a.).

Der Verzicht auf diese Orientierungshilfe kann die diagnostische Ausbeute schmälern, da man ohne Vorkenntnis suspekter Konturanomalien geringfügige oder an der Grenze des Blickfeldes gelegene Veränderungen eher übersieht und keinen Anhalt zur „gezielten Blindbiopsie" besitzt. Die Umkehr in der Reihenfolge bronchologischer Untersuchungen nach dem oben genannten Kombinations-Standardverfahren (HARE u. BENNET; SIGHARDT u. KÖNIG; SIEGEL; NAUMANN u.a.) (S. 389) bringt überdies einen Zeitverlust, wenn das Ergebnis bronchographischer Nachkontrolle eines „negativen" Bronchoskopiebefundes die *Wiederholung des endoskopischen Eingriffs* erforderlich macht (s. Tabelle 132 und Legende zu Abb. 212). Schließlich hat die vorausgehende endobronchiale Manipulation den Nachteil, daß die gegebenenfalls anschließende Kontrastfüllung in Allgemeinnarkose, also ohne aktive Mitwirkung des Patienten unter Ausschaltung der Spontanatmung vorgenommen werden muß. Eine nachfolgende Bronchographie in Lokalanaesthesie wird zumindest verzögert und unnötig erschwert, so daß die Nutzung ihrer für die Information und bildanalytische Detailerkennbarkeit von Minimalbefunden ausschlaggebenden untersuchungstaktischen und strahlengeometrischen Vorteile (s. S. 542ff.) in Frage gestellt wird.

Unter den histologischen Nachweisverfahren ist schließlich die *Muskelbiopsie* anzuführen, die neuerdings Bedeutung *zur differentialdiagnostischen Klärung neuromuskulärer Erkrankungen* erlangt hat. Das Interesse gilt dabei vor allem der *Abgrenzung bronchogener Karzinome von der Sarkoidose*, deren Erscheinungsbilder sich hinsichtlich der endothorakalen Manifestationsformen bisweilen mit denen des Geschwulstleidens überschneiden (s. S. 932, 980 u. Abb. 577). Die epitheloidzellige Granulomatose verdient nicht allein wegen der irreführenden Ähnlichkeit mit spodogenen Reaktionen in den Abflußlymphknoten neoplastischer Herde besondere Beachtung (s. S. 378 u. Abb. 188). In Analogie zum Bronchuskrebs kann der Morbus Boeck auch zu symptomatischer Hyperkalzämie (s. S. 304 u. 309), zu arthralgischen Beschwerden (HYERS *et al.*; ROSSEEL), zu neurologischen Störungen

(MORITZ; WOLTER) und zu akut oder chronisch-progressiv verlaufenden Affektionen der
Skeletmuskulatur führen, deren Symptome denen paraneoplastischer Myopathie gleichen
(s. S. 309), auf Grund feingeweblicher Untersuchung aber eindeutig als krankheitsspe-
zifische Muskelläsion zu identifizieren sind (WALLACE, LATTES, MALIA u. RAGAN: bioptischer Nachweis granulomatöser Myositis bei 23 von 42 Sarkoidosekranken; SILVERSTEIN
u. SILTZBACH: positive Biopsiebefunde in 8 von 25 Fällen; s. auch WOLTER u. BINGAS;
MYERS et al.; MORITZ; BAMMER; CROMPTON u. MacDERMOT; HINTERBÜCHNER u. HINTER-
BÜCHNER; CHANDOR et al.; DYKEN; SEITZ; WOLTER; RUDOLF; SELROOS).

3. Präoperative Funktionsdiagnostik und klinische Beurteilung der Operabilität

Nach Sicherung der Bronchialkrebsdiagnose ist es Aufgabe der klinischen Allgemeinuntersuchung, die voraussichtlichen Chancen der Resektionsbehandlung und das jeweilige
Operationsrisiko abzuschätzen. Die Operationsindikation hängt von drei Grundvoraus-
setzungen ab (UNGEHEUER u. HARTEL): es muß begründete Aussicht bestehen, daß

a) das Tumorgewebe vollständig oder wenigstens bis auf geringe, strahlen- und/oder
chemotherapeutisch beeinflußbare Reste entfernt werden kann,

b) das verkleinerte Lungenareal einen ausreichenden Gasaustausch gewährleistet, und

c) der Gesamtorganismus, vor allem Herz und Kreislauf der zusätzlichen Belastung
durch den Eingriff und die Auswirkung des Parenchymverlustes gewachsen sind.

Die richtige Auswahl erfordert nähere Kenntnis über die Grenzen der örtlichen und
allgemeinen Karzinomentwicklung, andererseits möglichst verläßlichen Aufschluß über
die nach etwaiger Resektion verbleibende Leistungsreserve der Restlunge, über die
regulative Anpassungsfähigkeit der Lungenstrombahn und rechten Herzkammer sowie
über den körperlichen Gesamtzustand des Kranken.

Es ist zu bedenken, daß die Funktionseinbuße nach Pneumonektomie über das Ausmaß der resektions-
bedingten Verringerung der Gasaustauschfläche hinausgeht, weil die Totraumvergrößerung im Gefolge der
Mediastinalverziehung das Mischungsverhältnis zwischen Atemzugvolumen und Residualluft verschlechtert
und den ventilatorischen Wirkungsgrad der Restlunge trotz kompensatorisch verstärkter Perfusion mindert
(s. Bd. IX/3, S. 43 u. 79). Die Atemreserve kann im Verlauf postoperativer Komplikationen lebensbedrohlich
absinken (Anschoppungsatelektasen infolge Narkosegasinhalation, bronchoplegischer Schleimretention oder
schmerz- bzw. medikationsbedingt flacher Atmung, Parenchymverdrängung durch Erguß, Blutung oder
Spontanpneumothorax) (s. Bd. IX/3, S. 79 u. 190) oder später durch fortschreitenden emphysematösen Struk-
turwandel der Restlunge so eingeschränkt werden, daß — akut oder allmählich — eine respiratorische Insuffizienz mit hypoventilationsbedingtem Hochdruck im Lungenkreislauf entsteht (COURNAND, HIMMELSTEIN u.
RILEY; KNIPPING; COMROE et al.; ROSSIER, BÜHLMANN u. WIESINGER; LESTER, COURNAND u. RILEY; KNIP-
PING u. RINK; BOLT; SEMISCH; GAENSLER u. STRIEDER; MAIER u. COURNAND; ROSSIER u. BÜHLMANN; COUR-
NAND, RILEY, HIMMELSTEIN u. AUSTRIAN; COURNAND, RILEY u. HIMMELSTEIN; PRINZMETAL, BRILL u. LEAKE;
NEUHOF u. NABATOFF; ANTHONY u. VENRATH; MAURATH; MERTENS; RINK; STANISCHEFF; MOUNIER-KUHN
u. MOUNIER-KUHN; BJÖRK u. ENGSTRÖM; MOUNIER-KUHN, MOUNIER-KUHN u. BRESSON; SØRENSEN; ADAMS
u. PERKINS; FRIEND; FREY; WENZL; FREY u. LÜDEKE; UNGEHEUER u. HARTEL; BIRATH, CRAFOORD u.
RUSTRÖM; BIE, ERIKSON u. REFRUM; BARTELS, BÜCHERL, HERTZ, RODEWALD u. SCHWAB; SCHERRER; LEWIS
u. WELCH; COMROE, FORSTER, DU BOIS, BRISCOE u. CARLSEN; GORDON, CARLETON u. FABER; BENDIXEN et al.;
LAWIN; BATES u. CHRISTIE; SYKES u. Mitarb.; RODEWALD u. HARMS; BRATTSTRÖM; FOWLER u. BLAKEMORE;
WASSNER; BABICH; RICKLER; DI MARIA; SARTORELLI; RUGGIERI; MARRA u. DEL TORRE; LONG, WESTER u.
OPPENHEIMER; DI MARIA, CARACCIOLO, DE BERNART, CARDACI, MINASI, RAMACCIOTTI, RANZINI u. SCIUTO;
MARRA u. RICKLER; ANGELINO, AQUARO, MAGGI u. ROLFO; CARLON, TASCA, GIULIANI u. TRAVAGLINI; CANDI-
ANI, DE GASPERIS u. ROVELLI; PARACCHIA, GALMARINI u. PISANI; CHARBON u. ADAMS; TAUBER, KEYSSLER
u. PARHOFER; ADAMS, PERKINS u. HARRISON; KUNZ, MUHAR u. WENZL; JONES, ROBINSON u. MOTLEY; HERTZ;
BURROWS, HARRISON, ADAMS, HUMPHREYS, LONG u. REIMANN; LEVY, SEABURY u. HULL; L'ALLEMAND
PFLÜGER; BURROWS, HARRISON, ADAMS, HUMPHREYS, LONG u. REIMANN; JOUVAL u. PORCIUNCULA COUTINHO;
CHERNIAK u. CHERNIAK; GEELEN; BADGER; BENEDETTO u. POLETTI; HUFNAGEL; FURY u. KROPÁČEK; GOOD
u. ZASLAWSKI; KUGEL; KROPÁČEK, TÁBORSKÁ u. Mitarb.; GAMAIN, COBY u. POUILLARD; PETERS, ROOS, BLACK
u. BURFORD; PECORA; HOFFMANN; BISHOP; MAIER; WAGENFELD; KRÄMER u. UHL; GAMAIN, TIP-MAM u.
MATHEY; SHIMIZU u. LEWIS; ZIMMERMANN u. FISCHERMANN; MIYAMOTO, OHATA, SEZAI u. IWAMURA; BIANCA-
LANA u. CELLERINO; WASSNER, LINDEN u. VEELKEN; GIBBON u. NEALON; MATTHES; THURMAYER u. BRÜCKNER;
ZAHNERT, LICHTERFELD, GUMMEL u. KRAUTWALD; ZINDLER; EISENREICH; SAVIČ u. WÜLFING; JURICIC;
HERTZOG u. KELLER; FILLEY; UHL; RANSON BITKER et al.; SCHADE; SCHÜLKE u. SCHADE; ZIMMERMANN,
FISCHERMANN u. KLÖSS u.a.). Die intensive Strahlentherapie erfordert nicht minder sorgfältige Funktions-

analysen (RITZOW u.a.), da eine zusätzliche radiogene Schädigung des kontralateralen Lungenkerns (BENNETT, MILLION u. ACKERMAN; CONCOURDE et al. u.a.) oder des Herzens (TAKOAKA u.a.) bei alters- oder emphysembedingter Schmälerung der Leistungsreserven schwerwiegende Folgen haben kann (s. S. 219). Diesem Sachverhalt ist, zumal bei älteren Patienten mit chronischer Emphysembronchitis, bei der Indikationsstellung zur Resektions- und Strahlenbehandlung Rechnung zu tragen.

Zunächst bedarf es eingehender *präoperativer Lungenfunktionsprüfung*. Die Dauer des *maximalen Atemanhaltevermögens* kann als subjektiver Meßwert nur grobe Orientierungshilfe geben (MITHOEFFER u.a.). Immerhin weist die anhaltende Verkürzung der Apnoezeit unter 15—20 sec bei wiederholter Probe auf eine beachtliche Ventilations- oder Diffusionsstörung hin (SALZER, WENZL, JENNY u. STANGL; FREY u. LÜDEKE; BARTHEL u.a.). Die Messung der *Vitalkapazität* gibt allein noch keine hinlängliche Information, weil ihre Größe in keinem festen Verhältnis zum funktionellen Totraum und zur Sauerstoffaufnahmekapazität steht (COMROE et al.; GYURECH-VÁGÓ u. SCHERRER; BOLT u. VENRATH; GROSS; ZEILHOFER; DOLL; KAPFERER; HILDEBRANDT u. HANKE u.a.). Meßergebnisse unter 2 000 cm³ bei Erwachsenen bzw. unter 50% des altersentsprechenden Sollwertes der in- und exspiratorischen Vitalkapazität zeigen zwar eine erhebliche Funktionseinbuße an, die thoraxchirurgische Maßnahmen in Frage stellt (FREY u. LÜDEKE; BARTHEL; HARMS u. RODEWALD; MAURATH; UNGEHEUER u. HARTEL u.a.). Größere Atemzugvolumina von 2—3 Litern bieten aber noch keine Gewähr für ausreichende Atemreserven bzw. für ein adäquates O_2-Aufnahmevermögen (BARTHEL; GYURECH-VÁGÓ u. SCHERRER u.a.). Auch bei Patienten, deren kardiopulmonale Funktionsminderung eine relative Kontraindikation zum chirurgischen Eingriff darstellt, kann die Vitalkapazität — bezogen auf das Lebensalter — noch normal oder nur wenig eingeschränkt sein (BOLT u. VENRATH; GROSS u.a.).

Erst das Ergebnis der *spirographischen* bzw. *bronchospirometrischen Untersuchung* läßt erkennen, inwieweit die respiratorischen Funktionen intakt oder geschmälert sind. Die ausgefeilten Methoden bringen in vieler Hinsicht maßgebliche Aufschlüsse. Sie gestatten, das Verhältnis der einzelnen Lungenvolumina, insbesondere den Prozentanteil des Residualvolumens bzw. der *funktionellen Residualkapazität* (= Residualvolumen plus exspiratorisches Reservevolumen) an der gesamten Lungenfaßkraft und die *dynamischen Atemgrößen* zu ermitteln (*Atemgrenzwert* = maximale Ventilationsgröße/min, exspiratorische *Atem-Zeitkapazität* pro Sekunde nach TIFFENEAU und HADORN, *Bestimmung des endobronchialen Strömungswiderstandes und* des intrapulmonalen Gasvolumens *mittels Ganzkörper-Plethysmographie*), ferner das *Sauerstoffaufnahmevermögen* beider Lungen getrennt zu messen, gegebenenfalls auch die *spiroergometrischen Leistungsgrenzen* zu testen und die histomechanische Lungencharakteristik im *simultanen Druck-Volumen-Diagramm* abzulesen (COMROE et al.; COURNAND u. Mitarb.; LESTER, COURNAND u. RILEY; KNIPPING; ROSSIER, BÜHLMANN u. WIESINGER; BOLT, VALENTIN, VENRATH u. WEBER; ROSSIER u. BÜHLMANN; MAURATH; ROSSIER; ULMER; BÜHLMANN u. BEHN; SCHÜRMEYER; SCHERRER; ULMER u. REIF; LECHTENBÖRGER, VALENTIN u. VENRATH; BÜHLMANN; HERTZ; ANTHONY u. VENRATH; SVANBERG; HARMS u. RODEWALD; BARTELS, BÜCHERL u. SCHWAB; DE REUCK u. O'CONNOR; FENN u. RAHN; SCHMIDT, KOSTYAL u. SCHERRER; ZEILHOFER; GYURECH-VÁGÓ u. SCHERRER; BARTELS, BÜCHERL, HERTZ, RODEWALD u. SCHWAB; NEEDHAM, ROGAN u. McDONALD; JULICH; STEVENSON u. REID; DIRNAGL; DU BOIS et al.; JAEGER u. Mitarb.; BACHOFEN u. SCHERRER; PODLESCH u. ULMER; NOLTE; FRUHMANN u. KLOTZER-VIERHUB; BACHOFEN; ANDERSON et al.; AMREIN u. Mitarb.; WYLICIL u. WEBER; KELLER u. HERZOG; WEHRMANN; KUNZ, MUHAR u. WENZL; MUHAR u. ZACHERL; BADGER; PINNER u. ZAVOD; GAESLER, WATSON u. PATTON; MARTIN; DURIEU, DE CLERC, BOLLAERT, DE COSTER u. GOLARD; weitere Lit. s. Bd. IX/3, S. 40ff.). Stärkere bronchospirometrische Seitendifferenzen der Diffusionskapazität können sowohl Ausdruck neoplastischer Ventilationssperre sein als auch tumorbedingte Stenosen oder Verschlüsse eines Hauptasts der Pulmonalarterie anzeigen (STEVENSON u. REID; GYURECH-VÁGÓ u. SCHERRER; VACCAREZZA, SOUBRIE, LANARI, MOLINS u. BAROUSSE).

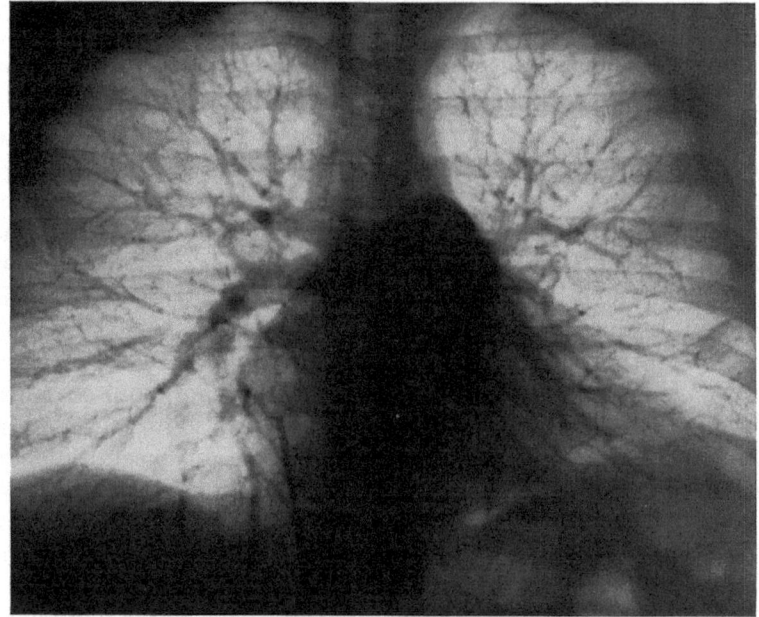

a

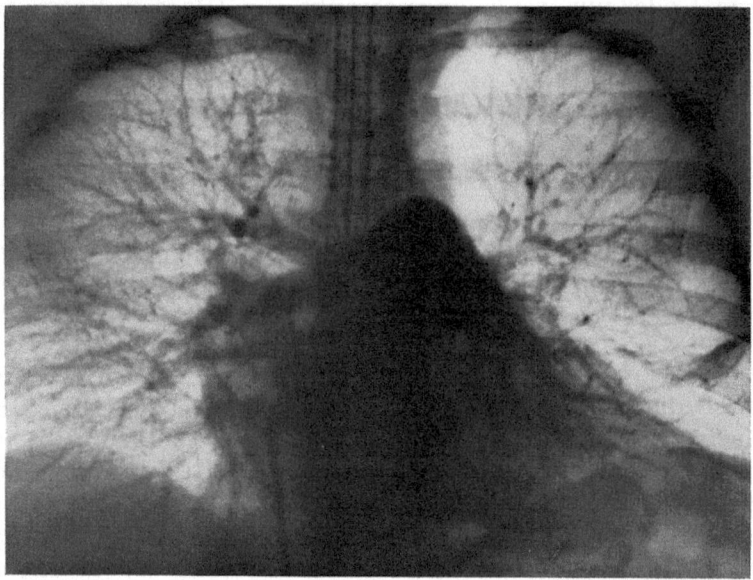

b

Abb. 196a u. b. *Vergleichende Pulmonalarteriographie vor und nach „funktioneller Pneumonektomie" links durch einseitige Zufuhr eines sauerstoffarmen Gasgemischs.* Gegenüber dem Ausgangsbefund (a seitengleiche Luftbeatmung) zeigt das in vergleichbarer Füllungsphase angefertigte Angiogramm nach ventilatorischer Ausschaltung der linken Lunge durch 15-minütige Sauerstoffmangelbeatmung mittels eines doppelläufigen Carlens-Katheters (b) eine ausgiebige regulative Verteilungsänderung des im kleinen Kreislauf zirkulierenden Blutvolumens: Engstellung der linksseitigen Strombahnperipherie mit entsprechender Transparenzzunahme des linken Lungenflügels bei Eintrübung der rechten Lunge durch kompensatorisch verstärkte Perfusion. [Nach FELIX, R., P. GEISLER u. A. DÜX: Pulmonalarteriographische Untersuchungen bei Ausschaltung einer Lunge vom Gasaustausch. „Funktionelle Pneumonektomie". Z. Kreislaufforsch. **56**, 147—157 (1967), Abb. 2b und 2c]

Wie die Verlängerung der mittels elektrischer Meßkammer bestimmbaren *Fremdgas-Mischungszeit* (Helium, Wasserstoff; Normwerte der Wasserstoffmischungszeit nach KNIPPING 50—100 sec) läßt die Abnahme des *Ventilationsleistungskoeffizienten* (= Relation des Atemgrenzwertes in Prozent des Ist- vom Sollwert zur prozentualen Vergleichsgröße der Vitalkapazität; Normwert 1,0) obstruktive Ventilationsstörungen nachweisen und den Wirkungsgrad latenter Bronchostenosen beurteilen (KNIPPING; BOLT u. Mitarb.; LECHTENBÖRGER, VALENTIN u. VENRATH; ORINIUS u. STÅHLE; BERSTERMANN u. EMSLANDER).

Wesentliche Kriterien liefert die Messung der *Alkalireserve* (= CO_2-Gehalt des Blutes bei 40 mm pCO_2), des *Säuren-Basen-Haushalts* (Mikromethode nach ASTRUP u. a. Verfahren) und des *arteriellen O_2-Partialdrucks* unter Luft- und Sauerstoffatmung, zumal, wenn die Blutgasanalysen vor und nach Ballonkatheter-Okklusion des Pulmonalarterienstammes der kranken Lunge erfolgen (CARLENS; CARLENS, HANSON u. NORDENSTRÖM; HANSON; NORDENSTRÖM; BARTELS; BARTELS u. LAUÉ; BARTELS, BURGER, ESCHWEILER u. LAUÉ; BARTELS u. RODEWALD; KRALL, RODEWALD u. HOFFHEINZ; RODEWALD; DAVIS, GORDON, HAYES u. WASLEY; BARTHEL; BOLT, VALENTIN, VENRATH u. WEBER; NEMIR, STONE, MACKRELL u. HAWTHORNE; BÜHLMANN; SCHWAB). Wie die *temporäre Blockade der ipsilateralen Pulmonalarterie* (s. S. 417) bewährt sich zur Abschätzung der Restfunktion besonders der *Bronchus-Blockadetest* (AUERSWALD, STRAHBERGER u. WENZL; NEMIR, STONE, MACKRELL u. HAWTHORNE; BENZER u. STOLZER; FREY u. LÜDEKE; JENNY u. BUCHBERGER; MEAD u. WHITTENBERGER): die ventilatorische Ausschaltung bzw. Perfusionsdrosselung des betreffenden Lungenflügels imitiert weitgehend die nach Pneumonektomie zu erwartenden Bedingungen. Die Auswirkung des unilateralen Funktionsausfalls auf Ventilationsgröße, Gaswechsel bzw. Blutgaskonzentration sowie Druck und Förderleistung des rechten Ventrikels ist exakt zu registrieren. Der Störeffekt postoperativer Atem- und Lungenkreislaufkomplikationen (Atelektasen der Restlunge als Folge postnarkotisch flacher Atemtätigkeit, späterer Schleimobstruktion oder schmerzbedingter Atemerschwernis, Lungeninfarktbildung mit Begleitpleuritis) ist damit allerdings nicht simulierbar (DE WITT ANDRUS; MOORE; PETERS u. ROOS; BJÖRK u. SALÉN; PETERS, LORING u. SPRUNT; AVIADO; CAMISHION, OTA, CUDDY u. GIBBON; MACVAUGH, HARDESTY, DEMUTH u. BLAKEMORE; AHMED u. HARRISON; WOODSON, RAAB u. FERGUSON; NIDEN; ELEBÜTE, MASOOD, FAULKNER, YU u. SCHWARTZ u. a.).

Das gilt auch für die „*funktionelle Pneumonektomie*" *durch einseitige Sauerstoffmangel-Beatmung über einen doppelläufigen Carlens-Katheter* nach dem Verfahren von FELIX, GEISLER u. DÜX (Abb. 196 u. 203). Der normal belüftete gesunde Lungenflügel vermag die nach etwa 20minütiger Zufuhr eines sauerstoffarmen Gasgemischs (5 Vol.-% O_2 und 7 Vol.-% CO_2 in Stickstoff) bewirkte Hemmung des physiologischen Atemgasaustauschs in der zur Resektion vorgesehenen Lunge mit reaktiver Funktionssteigerung voll auszugleichen (Anstieg der Diffusionsgröße durch vermehrten Blutzufluß nach dem Prinzip des alveolo-vaskulären Hypoxie-Reflexes) (v. EULER u. LILJESTRAND; ROSSIER, BÜHLMANN u. WIESINGER; ATWELL, HICKAM, PRIOR u. PAGE; DIRKEN u. HEEMSTRA; FISHMAN, HIMMELSTEIN, FRITTS u. COURNAND; RAHN u. BAHNSON; STROUD u. RAHN; HERTZ; DEFARES, LUDIN, ARBORELIUS, STROMBLAD u. SVANBERG; STROUD u. CONN; BORST, WHITTENBERGER, BERGLUND u. MCGREGOR; VENRATH, LECHTENBÖRGER, VALENTIN u. BOLT; ULMER u. WENKE; RAHN u. FARHI; LANARI-ZUBIAUR u. HAMILTON; SCARINCI; FISHMAN; STAUB; GEISLER; FELIX, GEISLER u. DÜX; FELIX u. DÜX; FELIX, DÜX, GEISLER, WINKLER u. THURN; FELIX, HAHN, DÜX, GEISLER u. DRAZNIN; BARER, HOWARD u. MCCURRIE; BERGOFSKY u. HOLTZMAN; ISAWA u. Mitarb.; LOPEZ-MAJANO, WAGNER, TWINING et al.; FLOHR u. WÜRDINGER; YU; COMROE; YU, GLICK, SCHREINER u. MURPHY; HARRIS u.a.) (s. auch Bd. IX/3, S. 180). Für die Beurteilung ist neben den Ergebnissen differenzierender Blutgasanalysen das hämodynamische Verhalten im pulmonalen Funktionskreislauf maßgeblich. Der physiologische kreislaufmechanische Effekt unilateraler Hypoxie äußert sich — vergleichbar der Erhöhung des exspiratorischen Atemdrucks in einem Lungenflügel (s. Abb. 496) und analog den Bedingungen des einseitigen Lungenemphysems (s. Bd. IX/3, S. 136ff.) — mit *röntgenologisch sichtbarer vasokonstriktorischer Zirkulationsdrosselung des mangelbeatmeten Lungenflügels und entsprechendem Perfusionszuwachs der Gegenseite.* Die Umleitung des Blutstroms ist im nativen Röntgenbild *am Aspekt der „einseitig hellen Lunge"* mit oligämiebedingter Hypovaskularisation bei verstärkter Gefäßzeichnung der anderen Lunge kenntlich (s. S. 652ff., 837ff., 851ff., 995 u. 1001ff.). Noch sinnfälliger ist die *gegensinnige Querschnittsveränderung der pulmonalen Strombahnen im Lungenangiogramm* beim Vergleich der vor und nach Adaptation an die seitendifferente Gaszufuhr gewonnenen Kontrastfüllungsbilder nachzuweisen (FELIX, THURN, DÜX, WINKLER, GEISLER, BOLDT u. AKHTAR) (Abb. 196 u. 203).

Die regulative Verschiebung des Stromzeitvolumens wird durch verschiedene extra-
und intravasale Faktoren eingeschränkt (Atelektase, Obstruktionsemphysem, restriktive
Folgen obliterierender Bronchiolitis und Gerüstfibrose, Minderentfaltung bronchiektatisch
geschrumpfter Lappen, Arteriosklerose bei pulmonaler Hypertonie, von mechanischem
Atemhemmnis fesselnder Pleuraschwarten oder interstitiellem Narbenzug herrührende
Verminderung des Lungenkapillarenquerschnitts etc.). Man kann auf diese Weise die
ventilatorische und zirkulatorische Anpassungsfähigkeit der verbleibenden Lunge an den
kontralateralen Funktionsausfall präoperativ prüfen. Das Verfahren ermöglicht insbesondere eine Auslese der Kranken, die nach umfänglicher Parenchymresektion von konsekutiver Widerstandserhöhung im kleinen Kreislauf bedroht sind.

Eine Resektion ist nur in Betracht zu ziehen, falls spirometrische und blutgasanalyti-
sche Werte eine ausreichende Sauerstoffsättigung des Blutes durch die Restlunge auch
unter mäßiger Belastung verbürgen. Schon die ventilatorische Verteilungsstörung und
Abnahme der Diffusionskapazität beim Obstruktionsemphysem im Stadium der Partial-
insuffizienz mahnen zur Zurückhaltung. Eine Gegenanzeige zur Pneumonektomie liegt
vor, wenn der Atemgrenzwert unter 50 Liter absinkt, das Residualvolumen 40% der
Totalkapazität erreicht oder gar überschreitet, und die Probebelastung zu arterieller
Hypoxämie bzw. zu einem spirographischen O_2-Defizit führt („primär pulmonale respira-
torische Arbeitsinsuffizienz") (VENRATH, VALENTIN u. BOLT; ROSSIER, BÜHLMANN u.
WIESINGER; FREY u. LÜDEKE u.a.). Selbstverständlich verbietet sich jegliche thorax-
chirurgische Intervention unter den Vita minima-Bedingungen respiratorischer Global-
insuffizienz (alveoläre Hypoventilation mit anhaltender arterieller O_2-Untersättigung und
Hyperkapnie, pulmonalem Hochdruck und Cor pulmonale) (ROSSIER, BÜHLMANN u.
WIESINGER; FREY u. LÜDEKE; UNGEHEUER u. HARTEL u.a.).

Außer dem klinischen Befund kann die *Röntgenuntersuchung* zum Nachweis einer
Widerstandserhöhung im kleinen Kreislauf und zur Abschätzung des Emphysemschwere-
grades herangezogen werden (KNOTT u. CHRISTIE; FRASER *et al.*; FRIK, HESSE u. ZEIL-
HOFER; REID; SIMON; KALINOWSKI u. Mitarb.; BARNHARD *et al.*; MANECKE, WICKE u.
HAMM; BROGHAMMER u. STOLTZE; SCHRÖDER u. RITZOW; EVEN *et al.*; GALY; SIMON u.
REID; DULFANO *et al.*; American Thoracic Society 1962; TORELLI; SCHRÖDER; KHOURY
et al.; LAUR; ISRAËL-ASSELAIN; MILNE u. BASS; RODMAN u. STERLING; BIGNON u. Mitarb.;
WOOLF u. SAMAD; LAWNS u. HEARD; BERNADAC *et al.*; WILLIAMS u. SHERIFF; SÁNCHEZ
u. MOSCA; NICKLAUS u. Mitarb.; HORN; O'LOUGHLIN; MORI *et al.*; ORLANDINI u. Mitarb.;
THURLBECK; WORTH, MUYSERS u. SMIDT; GILDENHORN u. HALLETT; LLOYD *et al.*; SARTO-
RELLI u. BELLINI; SESSA; SUTINEN *et al.*; JACOBSON, TURNER u. BALCHUM; NISHIMOTO
u. Mitarb.; SUPRENANT u. VANCE; PAPAGNI; GÜNTHER; SCHULZE u.a.; s. auch Bd. IX/3,
S. 83/85 u. 96—98). Neben der konventionellen Nativuntersuchung steht hierfür als spezielles
Verfahren die *fluoro- bzw. videodensitometrische Radiopulmonographie* zur Verfügung, um
aus photoelektrisch bzw. elektronisch registrierten Helligkeitsschwankungen und auf Grund
graphischer Pulswellenanalyse die ventilatorische Lungenfunktion sowie den pulmonal-
arteriellen Druck zu beurteilen (MARCHAL; KOURILSKY, MARCHAL u. MARCHAL; BRENER;
MIURA; SMALL, MILLER, LEINER, STRAUSS u. ABRAMOWITZ; URBÁNSKA-BONENBERG;
ANGERSTEIN; ODERR; VANSELOW u. HEUCK; HEUCK u. VANSELOW; RIEMANN; KAR-
WOWSKI; LAWNS u. STEINER u.a.) (s. S. 509 u. 624). Die densitometrisch ermittelten
Ventilationsgrößen zeigen beachtliche Übereinstimmung mit spirometrischen Ergebnissen
(ODERR; LAWNS u. STEINER; KARWOWSKI u.a.).

Das gilt auch für die modernen *nuklearmedizinischen Methoden*, die in den letzten
Jahren *zur Prüfung der pulmonalen Ventilations- und Kreislauffunktion* entwickelt
wurden und außer zur densitometrischen Analyse für die Abschätzung des im Organ
zirkulierenden Blutvolumens geeignet sind. Die Pionierarbeiten von KNIPPING und seinen
Schülern (Edelgas-Isotopenthorakographie mit Iso-Xenon und Radio-Argon), von TAL-
BOT, QUIMBY u. BARACH (Inhalation vernebelter Salzlösungen von radioaktivem Natrium)
und von MÜLLER u. ROSSIER sowie von MÜLLER, ROSSIER u. MAIER) (selektive Perfusions-

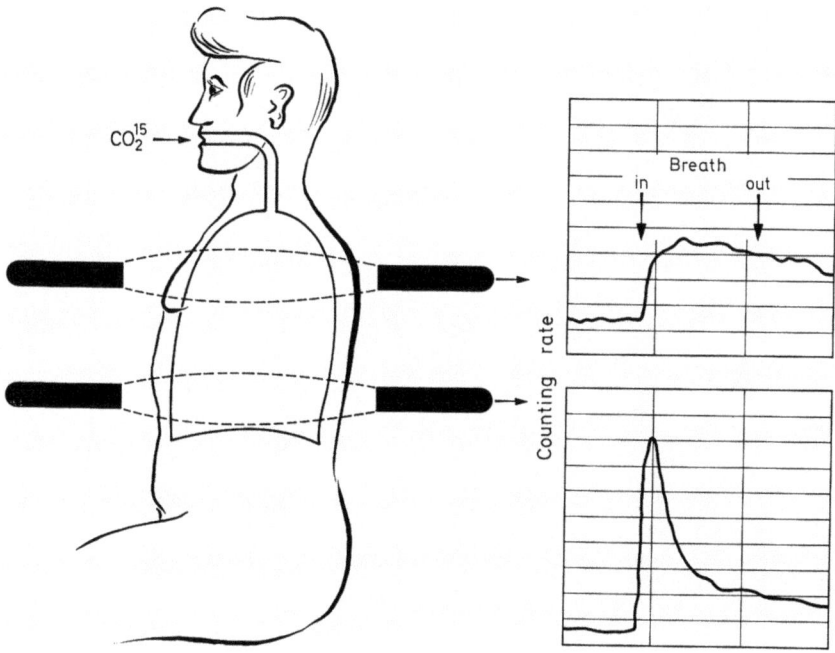

Abb. 197. *Ventilations- und Perfusionsanalyse der kranialen und basalen Lungenabschnitte mittels Zählrohrmessung der Impulsrate nach Inhalation von $C^{15}O_2$ (ein Atemzug) und während anschließender Apnoe.* Der inspiratorische Impulsanstieg verhält sich proportional zum registrierten Parenchymvolumen und seiner Belüftungsintensität. Der diffusionsbedingte Impulsabfall in der Atemstillstandsperiode ist ein Maß der regionalen Blutdurchflußgröße. Die Abweichungen im Kurvenverlauf über der oberen und unteren Lungenetage entspricht echten Differenzen der Ventilations- und Zirkulationsvolumina. (Nach WEST, J.B.: Pulmonary function studies with O^{15}, C^{11} and N^{13}. In: Dynamic clinical studies with radioisotopes. Proc. of a symposium held at the Oak Ridge Institute of Nuclear Studies, 21.—25. 10. 1963. U.S. AEC, Division of Technical Information 1964)

therapie des Bronchialkrebses mit ^{36}Zn- und ^{198}Au-Präzipitat in Eigenblut, Pektinlösung und Holzkohlesuspension) (s. S. 252) wiesen bereits verschiedene Wege zu *differenzierender Verteilungs- und Intensitätsmessung in die Lungenalveolen bzw. -kapillaren eingebrachter künstlicher Radionuklide* unterschiedlicher Gammaenergie. Dieses Prinzip ist allen nachstehend aufgeführten methodischen Modifikationen gemeinsam.

Meßtechnik und Applikationsweise variieren mit der *physikalischen Beschaffenheit der Tracer* (schwer lösliche Edelgasisotope bzw. rasch resorbierbare etikettierte Atemgase, in isotonischer Flüssigkeit physikalisch gelöste radioaktive Gase, isotopenmarkierte Kolloide bzw. Teilchensuspensionen) entsprechend der Zerfallsgeschwindigkeit und biologischen Elimination der Nuklide.

Die *Impulsrate* der inhalierten, vom Blut in die Alveolen diffundierten oder intrakapillär fixierten Gammastrahler kann mit paarig angeordneten Zählrohren in Form *seitengetrennter Kurvenbilder über korrespondierenden Lungenabschnitten fortlaufend registriert* werden (KNIPPING u. Mitarb.; TAPLIN *et al.*; WAGNER u. Mitarb.; FELTEN, KNIPPING u. LIESE; LOPEZ-MAJANO u. Mitarb.; WEST *et al.*; BALL *et coll.*; MATTHEWS u. DOLLERY; DUMON *et coll.*; CELLERINO u. Mitarb.; TAUXE, BURCHELL u. BLACK; OESER, ERNST u. KRÜGER; RESCIGNO u.a.) (Abb. 197). Man kann aus der mit Linienschreibern aufgezeichneten Intensitätsschwankung Zeitablauf (Einstrom- und Mischungszeit, „wash out"- bzw. Entmischungsgeschwindigkeit, Durchflußzeit), Ausmaß und örtliche Störungen des Gaswechsels und/oder der Zirkulationsvorgänge im Bereich der jeweiligen Ableitungsstelle ersehen. Topographische Verteilung sowie strömungsproportionale numerische Größen länger anhaltender Aktivitätsspeicherung (radioaktive Partikel) werden anschau-

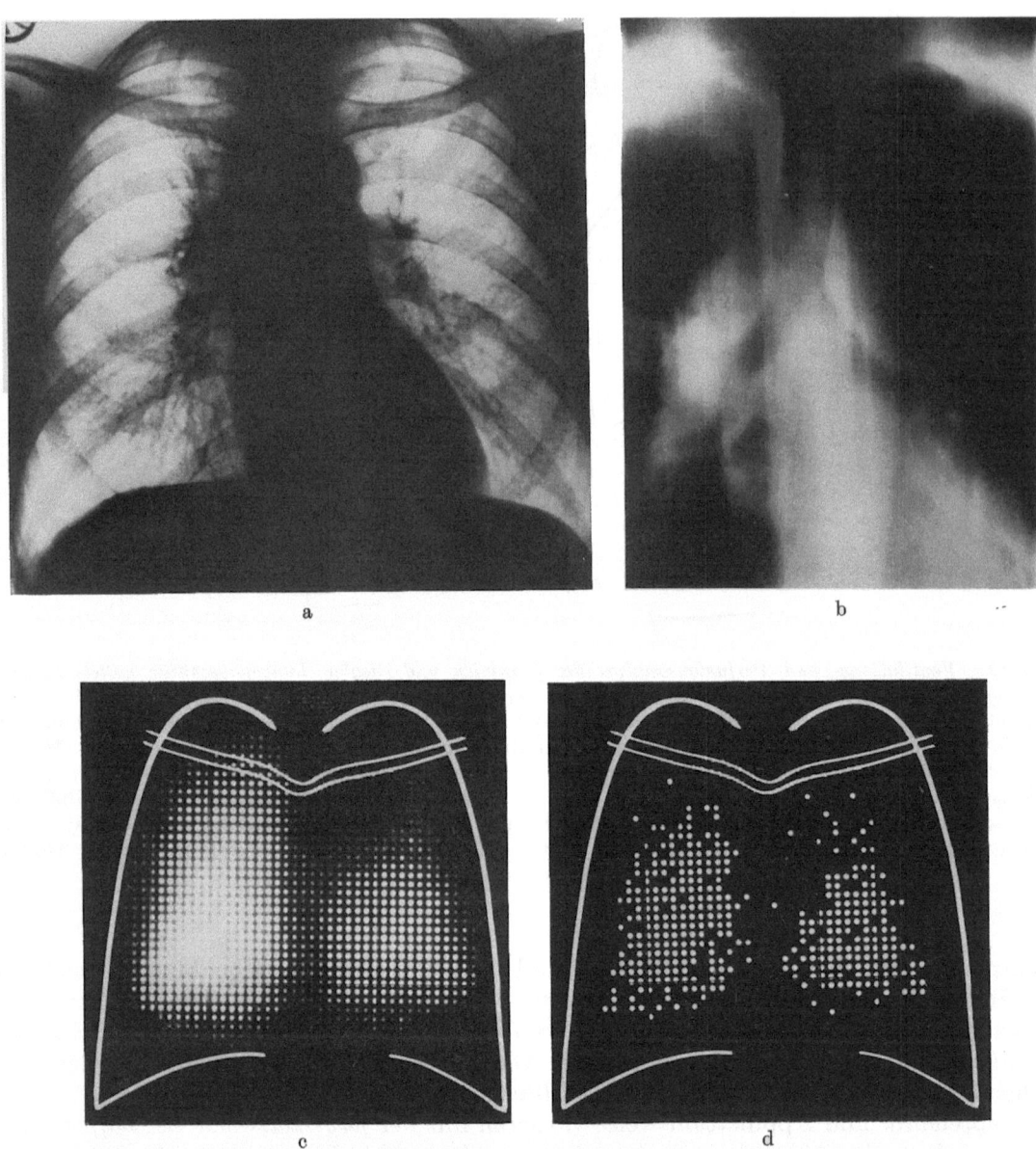

Abb. 198a—f. *Szintigraphische Darstellung regionaler Perfusions- und Ventilationsstörung bei lobärer Krebs-blockade*. a Übersichtsaufnahme p.-a. bei zentralem Bronchuskarzinom rechts. b Tomographischer Nachweis der Tumorobstruktion des Oberlappenbronchus und distaler Lumeneinengung des Zwischenbronchus. c Kamera-Szintigramm (Dorsalebene!) nach i.v.-Partikelinjektion: Perfusionsausfall im tumorblockierten Oberlappen-areal bei insgesamt herabgesetzter Perfusion der rechten Lunge. d—f Kamera-Szintigramme nach i.v.-Radio-xenoninjektion. d 0—15 sec nach Tracerinjektion: Aktivitätsverteilung entsprechend den Perfusionsverhältnissen im Partikelscan. e 85—100 sec post injectionem bei freier Atmung: Eintritt des Testgases durch Diffusion und interalveolären Gasaustausch auch in den perfusionsgestörten und minderbelüfteten Bereich. f 185—200 sec p.i.: weitgehende Abatmung („Auswaschung") des Testgases in den funktionell überwiegend intakten Lungen-abschnitten bei prolongierter Gasretention („Trappingeffekt") in dem am meisten ventilationsgestörten Bereich. [Nach WINKLER, C.: Lungenszintigraphie in der Diagnostik des Bronchialkarzinoms. Röntgenblätter **27**, 173—180 (1974), Abb. 5a—f]

licher im *szintigraphischen Flächenbild* erfaßt, das auch bei gasförmigen Tracern mit Hilfe der Szintillationskamera zu gewinnen ist und eine elektronische Datenverarbeitung zuläßt (ACKERMAN u. HAZELRIG; BROWN; PIRCHER *et al.*; TAUXE; CHARLESTON, BECK,

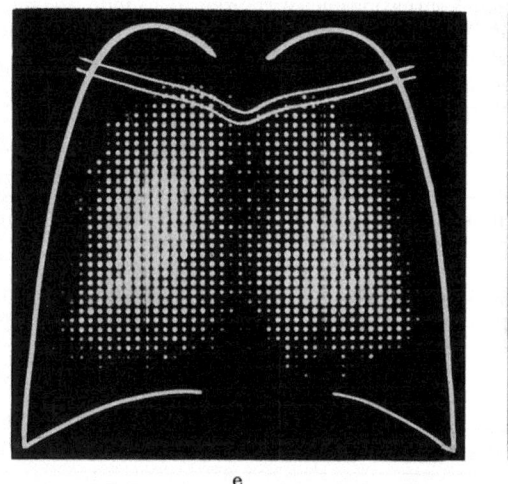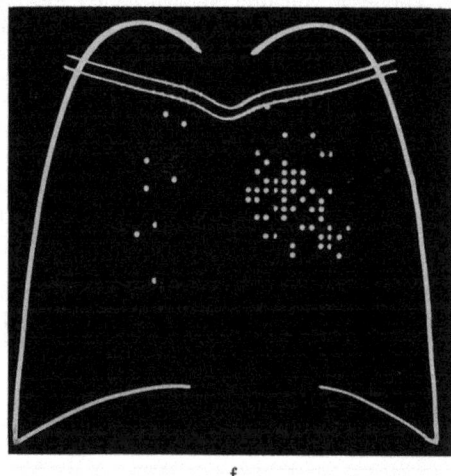

e   f

Abb. 198e u. f

EIDELBERG u. SCHUH; DONATO, GIUNTINI, BIANCHI u. MASERI; MATTHEWS u. DOLLERY; VITEK, BIANCHI u. DONATO; MALLARD u. PEACHEY; LORENZ u. ADAM; ISAWA; BEHREND, DOMBROWSKI u. WÜRDINGER; PRÄG; WINKLER; DE ROO, GORIS, COSEMANS, GYSELEN, BILLIET u. VAN DER SCHUEREN; WINKLER u.a.) (Abb. 198). Gegenüber der einfachen Schwarz-Weiß-Druckmarkenszintigraphie erleichtert die *Colorscan-Technik* die quantitative Analyse örtlicher Fixationsunterschiede durch einen Farbwechsel innerhalb der Regenbogenskala bei Aktivitätsdifferenzen von jeweils 11 %, während das *Photo-Scanning*, die *Computer-Szintigraphie* und die *Sequenzszintigraphie mit der Gammakamera ("Gamma-Densigraphie")* eine vergleichende densitometrische Auswertung ermöglichen (TAPLIN et al.; ANGER; ANGER u. BENDER; LAMY, MARTIN, ANTHOINE, REBEIX, VAILLANT u. VAILLANT; WINKLER; OESER, ERNST u. KRÜGER; FEINE, ASSMANN u. HILPERT; TAUXE, BURCHELL, CHAAPEL u. SPRAU; ZUM WINKEL u. FEINE; ZITA u. BRENNING; KARNOFSKI; DUMON et coll.; ISAWA; WOLF u. FISCHER; UCHIYAMA u. HITCHCOCK; HINE; OZEKI; WESTERMAN u. GLASS; CHARKES u. GERSHON-COHEN; FELIX u. Mitarb.; ZELEFSKY u. SCHULZ; POTCHEN, EVENS, HILL, ADATEPE, LINDEMAN u. MARKHAM; ZELEFSKY, SCHULZ u. FREEMAN; HUTCHINSON et al.; KRÖNERT u. WOLF; POLL, BECHTOLD u. STRÖTTGES; FEINE u. ZUM WINKEL; LOKEN u. WESTGATE; MOLINA, MEYNIEL, CHEMINAT, PLAGNE, BRUN u. MERCIER; NEWHOUSE, WRIGHT, INGHAM et al.; QUINLAN u. WAGNER; STRUCHKOV, GRIGORYAN, SPESIVTSEVA, RUBIN, NEDVETSKAYA u. PROKHOROV; BISCHOF-DELALOYE u. DELALOYE; CENTI COLELLA; TORIZUKA; KORHOLÁ; LOCHER u. Mitarb.; KONIETZKO u. Mitarb.; RÖSLER u. Mitarb.; WINKLER u.a.).

Bezüglich der Applikationsart sind vier methodische Varianten nukleardiagnostischer Lungenfunktionsprüfung zu unterscheiden. In der chronologischen Reihenfolge der Verfahrensentwicklung steht an erster Stelle die *Isotopenthorakographie mit gasförmigen Tracern* (Aerosol- und Perfusionsszintigraphie mit radioaktiv markierten Partikeln s. S. 406ff.), die entweder

a) *als Beimischung zur Atemluft im geschlossenen System eingeatmet*, je nach Diffusibilität rasch in die pulmonalen Netzkapillaren übertreten bzw. — unter allmählicher Einstellung des Partialdruck-Gleichgewichts zwischen System- und Alveolarluft — bis zum Abschalten des Zustroms in der Atemkammer verbleiben und dann aus dem alveolären Gasgemisch entweichen, oder,

b) *intravenös in physikalischer Lösung eingebracht* (Solutio Ringer), beim Durchfluß der Lungenstrombahn fast vollständig in die Alveolen diffundieren (LOPEZ-MAJANO u. Mitarb.; CHERNICK et al.; GURTNER, BRISCOE u. COURNAND; WEST; MATTHEWS u. DOL-

Tabelle 133. Vergleich von drei verschiedenen [133]Xenon-Ventilationsmeßverfahren (Gesunde in aufrechter Sitzhaltung und Ruhe). (Nach BATES, D. V., W. C. Ball, and A. C. BRYAN: Use of xenon-133 in studying the ventilation of the lung. In: Dynamic clinical studies with radioisotopes, S. 237—247. U.S. Atomic Energy Commission, Division of Technical Information 1964, Tabelle 3)

| | Meßregion über dem Brustkorb | | | | | |
| | obere Zone | | mittlere Zone | | basale Zone | |
	rechts	links	rechts	links	rechts	links
Messung nach einem Atemzug:						
Tidal-Index	59 ± 9	60 ± 10	69 ± 9	78 ± 12	90 ± 14	105 ± 08
inspiratorischer Kapazitäts-Index	70 ± 5	77 ± 9	84 ± 5	94 ± 9	100 ± 8	113 ± 10
"wash in" von kontinuierlich inhaliertem [133]Xe:						
Mischungszeit bis zum (90%) Gleichgewicht (sec)	98	96	71	68	57	56
dynamischer Index	60 ± 19	61 ± 15	83 ± 21	86 ± 18	103 ± 17	103 ± 18
"wash out" von i.v. injiziertem [133]Xe:						
Zeit bis zur (50%) Entmischung (sec)	42	51	31	30	22	22
wash out-Index	57 ± 32	49 ± 28	80 ± 32	83 ± 31	105 ± 32	109 ± 40

LERY; WAGNER; ARBORELIUS; BALL et al.; BATES, BALL u. BRYAN; RESCIGNO; CELLERINO u. Mitarb.; LOKEN u. WESTGATE u.a.).

KNIPPING inaugurierte das *Inhalationsverfahren mit radioaktiven Edelgasen (*[133]*Xe,* [47]*Ar)* zur regionalen Ventilationsanalyse. Das Ziel war, mit vergleichender Zählrohrmessung — ohne spirometrische Volumenregistrierung — Ausmaß und etwaige örtliche Störungen der Belüftungsintensität zu ergründen und vor allem latente Bronchostenosen auf Grund der Seitendifferenz korrespondierender Kurvenscharen über beiden Brustkorbhälften (Impulsunterdrückung oder Verzögerung von Einstrom- und Mischungszeit als Ausdruck ventilatorischer Blockade bzw. poststenotischer Hypoventilation) zu lokalisieren (KNIPPING; KNIPPING, MAURER u. NIKLAS; KNIPPING, BOLT, VALENTIN, VENRATH u. ENDLER; KNIPPING, LIESE u. SCHMUTTE; ALMEIDA, KNIPPING u. LIESE; KNIPPING, BOLT, VENRATH, VALENTIN, LUDES u. ENDLER; FELTEN, KNIPPING u. LIESE; VENRATH u. RINK; LIESE; ANTHONY u. VENRATH; RINK; ENDLER; GRUNZE). Die Methode der *Radiospirometrie* wurde von anderen Autoren übernommen und in mancher Hinsicht abgewandelt (WEST; MATTHEWS u. DOLLERY; WEST u. DOLLERY; BALL, STEWART, NEWSHAM u. BATES; MALONEY; BENTIVOGLIO, BEEREL, STEWART u. ZIDULKA; DOLLERY, HUGH-JONES u. MATTHEWS; BENTIVOGLIO, BEEREL, BRYAN, STEWART, ROSE u. BATES; BENTIVOGLIO, BEEREL, STEWART, BRYAN, BALL u. BATES; BATES, BALL u. BRYAN; ANTHONISEN, BASS, HECKSCHER, ORIOL u. BATES; DONATO; FERUGLIO u. ZARDINI; LOKEN u. WESTGATE; LASSEN; LOKEN u. BUGBY; NEWHOUSE u. Mitarb.; KIVILUOTO et al.; MIÖRNER; KJELLMAN; LOKEN, MEDINA, L'HEUREUX, LILLEHEI, KUSH u. EBERT; KANEGAMI; TOFFOLO u. BEEREL; PAUWELS et al.; MISHKIN, BRASHEAR u. REESE; KRÖNERT u. WOLF; WOLF u. KRÖNERT; SIMON, POTCHEN u. LE MAY; POLL, BECHTOLD u. STRÖTTGES; RÖSLER u. Mitarb.; TORIZUKA; LOCHER u. Mitarb.; WINKLER; INGRISCH u. Mitarb.; KONIETZKO et al. u.a.).

BATES, BALL u. BRYAN analysierten mittels ^{133}Xe-Inhalation bei Gesunden in sitzender Körperhaltung die nach einem Atemzug in kurzfristiger Apnoe erhaltenen „wash in"-Kurven zur Bestimmung der regionalen Tidal- und Kapazitätsindices, ferner die über den verschiedenen Lungenetagen während kontinuierlicher Isoxenon-Beatmung bis zum (90%) Gasdruck-Gleichgewicht gemessenen Mischungszeiten (dynamischer Index) und schließlich die nach *intravenöser* [133]*Xe-Applikation* in physiologischer Kochsalzlösung beim Gasübertritt in die Alveolen gewonnenen „wash out"-Kurven (Entmischungszeit bzw. „wash out"-Index) (Tabelle 133).

LOKEN u. WESTGATE sowie NEWHOUSE u. Mitarb., KIVILUOTO et al. und POLL, BECHTOLD u. STRÖTTGES benutzten bei gleichartigen Studien die Szintillationskamera, um die exhalatorische Clearance und die kapilläre Alveolardiffusion auf szintigraphischen Thoraxbildern zu registrieren.

Einstrom und Mischungszeiten des inhalierten Edelgases spiegeln die örtliche Ventilationssituation, ,,wash out"-Kurven des intravenös verabfolgten Indikators die lokale Durchblutungs- und Diffusionsgröße (O_2-Aufnahmekapazität) im Meßbereich wider (WEST; MATTHEWS u. DOLLERY; BATES, BALL u. BRYAN; ANTHONISEN et al.; FERUGLIO u. ZARDINI; LOKEN u. WESTGATE; MIÖRNER; LEVANT, BASS, ANTHONISEN u. FRASER u.a.). Die radiospirometrischen Ergebnisse zeigen weitgehende Übereinstimmung mit $C^{15}O_2$-Vergleichsmeßwerten, Bronchospirometriebefunden und den an isolierten Hundelungen strömungsmechanisch ermittelten Durchflußvolumina (WEST; BATES, BALL u. BRYAN u.a.). Die aus Tabelle 133 ersichtlichen Differenzen der Verhältnisziffern in den oberen und basalen Lungenetagen entsprechen echten, auch bronchospirometrisch und szintigraphisch nachweisbaren Unterschieden der volumenbezogenen Belüftungs- und Durchblutungsintensität. Sie können sich unter physiologischen Einflüssen ausgleichen (Lagewechsel, Arbeit, Preßatmung bzw. Atemstillstand) (SVANBERG; BATES, BALL u. BRYAN; LOPEZ-MAJANO u. Mitarb.; WEST; CELLERINO et al.; TAUXE, BURCHELL u. BLACK; DAWSON; GLAISTER; KONIETZKO u. Mitarb. u.a.), bei krankhafter Störung der örtlichen Lüftungsmechanik, Zirkulation oder Diffusionsverhältnisse auch gegensinnig ändern (z.B. Minderbelüftung und Mangeldurchblutung im Funktionskreislauf der Unterlappen bei bronchiektatischer Lobärschrumpfung, regionale Drosselung des Luft- und Blutstroms jenseits von Bronchostenosen bzw. thrombo-embolischer Gefäßverschlüsse oder im Bereich arteriovenöser Fistelkurzschlüsse entsprechender Lage, basale Oligämie mit Kranialverlagerung des Zirkulationsvolumens in der Mitralfehler-Stauungslunge als Effekt reflektorischer Vasokonstriktion infolge Diffusionsminderung in den von kongestiver Gerüstverdickung bevorzugt betroffenen Unterlappen) (MCMICHAEL; WEST; TAPLIN u. POE; WAGNER; TAUXE, BURCHELL u. BLACK u.a.) (vgl. Bd. IX/3, Abb. 74 u. S. 113/114).

Zur Isotopenthorakographie mit inhalierten Gasen ist ^{133}Xe (γ-Energie 81 keV) dank seiner längeren physikalischen Halbwertzeit (5,27 d) ein leichter praktikabler Indikator als radioaktiv markierte Atemgase ($^{15}O_2$, $C^{15}O_2$, $^{11}CO_2$, $^{13}N_2$) (WEST; WEST u. DOLLERY; HUGH-JONES; MCMICHAEL; DYSON, HUGH-JONES, NEWBERY, SINCLAIR u. WEST; MATTHEWS u. DOLLERY; GREEN, HOOP ,u. KAZEMI) und etikettierter Wasserdampf ($H^{15}O_2$) (WEST; LASSEN). Wegen der Kurzlebigkeit der radioaktiven Komponenten (physikalische Halbwertzeiten: ^{15}O 2 min; ^{13}N 10 min; ^{11}C 20 min) sind diese Tracer nur in unmittelbarer Verbindung mit einem Zyklotron bei simultaner Impulsregistrierung (Mehrfach-Zählrohre, Gammakamera) zu verwenden, angesichts des raschen Gasübertritts in das Blut aber zur lungenszintigraphischen Darstellung unbrauchbar (PIRCHER, TEMPLE, KIRSCH u. REEVES u.a.). Die Zählrohrmessung der Aktivität inhalierter Respirationsgase gestattet jedoch gerade wegen ihrer hohen Diffusibilität eine wirklichkeitsgetreue Analyse der lokalen Atem- und Durchblutungsverhältnisse, wie die von der Arbeitsgruppe des Londoner Hammersmith Hospital unter entsprechender Voraussetzung (Zyklotron im Kliniksgelände) durchgeführten Studien bezeugen. Der durch Einstrom des jeweiligen gasförmigen Tracers nach einem Atemzug registrierte unvermittelte Impulsanstieg verhält sich proportional zum Ventilationsvolumen. Der Abfall des Kurvenverlaufs während anschließender Apnoe (Clearance-Rate) ist ein verläßliches Maß von Zirkulationsgröße und Sauerstoffaufnahmekapazität im Meßbereich (Abb. 197), wie tierexperimentelle Vergleiche mit den wahren Blutstromvolumina isolierter Hundelungen erwiesen (WEST). Unter Berücksichtigung der normalen Etagenunterschiede und der Lageabhängigkeit von Lüftungs- und Zirkulationsvorgängen im Lungenparenchym (MCMICHAEL et al.; KAGAWA u.a.; vgl. Bd. IX/3, S. 2 u. 113) gibt der Nachweis regionaler, insbesondere seitendifferenter Abweichungen von Impulshöhe und Diffusionsschwund näheren Aufschluß über örtliche Störungen des Gasaustauschs, die durch organische oder funktionelle Minderung des Blutdurchflusses, des

Ventilationsmechanismus und/oder der Membranpermeabilität bedingt sein können (McMichael; Hugh-Jones; West u.a.). Die Fremdgas-Inhalationsmethode ist im Vergleich zur unten beschriebenen pulmonalen Partikelszintigraphie ein feinerer Indikator und Gradmesser örtlicher Belüftungsanomalien, da mit Radio-Xenon noch eine deutliche Restfunktion im Partikelscan unventiliert scheinender Lungenabschnitte nachzuweisen ist (Shibel, Landis u. Moser).

Wertvolle Informationen über die regionale Lungenfunktion liefert auch die Analyse von *Auswaschkurven intravenös instillierter gasförmiger Radionuklide.* Man verwendet hierzu ^{133}Xe (West; Bates, Ball u. Bryan; Matthews u. Dollery; Anthonisen, Bass, Heckscher, Oriol u. Bates; Feruglio u. Zardini; Loken; Selkurt u. Wathen; Loken u. Westgate; Lassen; Ball, Stewart, Newsham u. Bates), $^{13}N_2$ (Matthews u. Dollery; West), ^3H (Giuntini, Guerini, Mariani, Maseri u. Menichini) und vor allem ^{85}Kr (physikalische HWZ: 10,3 a; Gamma-Energie 0,54 MeV (Lopez-Majano, Chernick, Wagner u. Dutton; Chernick, Lopez-Majano, Wagner u. Dutton; Wagner; Cellerino u. Catolla Cavalcanti; Cellerino, Catolla Cavalcanti, Gaetini u. Banaudi; Arborelius; Doerr, Wolf, Brock u. Storck), ^{81m}Kr (Yano, McRae u. Anger) oder neuerdings eine Kombination von Helium und ^{85}Kr (Cellerino, Gaetini, Rosso u. Banaudi). Das in physiologischer Kochsalzlösung intrakubital injizierte oder mittels Katheter in die Blutbahn eingebrachte Gas entweicht beim Lungengesunden während der pulmonalen Kapillarpassage zu 98% in die Alveolen und wird dort allmählich abgeatmet. *Vergleichbar den röntgenologischen „air trapping“-Phänomenen jenseits inkompletter neoplastischer Bronchostenosen* ist die Minderbelüftung und Zirkulationsdrosselung tumordistaler Lungenabschnitte im Radioxenon-Sequenzszintigramm — nach „Auswaschung“ funktionell intakter Parenchymprovinzen — an *örtlich prolongierter Retention* des in den hypoventilierten Alveolarraum diffundierten Tracers kenntlich (Locher u. Mitarb.; Rösler u. Mitarb.; Winkler u.a.) (Abb. 198e u. f).

Das im Zeitablauf mit Szintillationsdetektoren oder mit der Gamma-Kamera über beiden Lungen kontinuierlich meßbare Dosiskonzentrationsgefälle steht in linearer Proportion zum aktuellen kapillären Durchflußvolumen (Wagner u.a.) und zur korrespondierenden Ventilationsgröße des betreffenden Lungensektors. Nach bronchospirometrischen Vergleichskontrollen ist die Höhe der anteiligen Radiokrypton-Clearance und das Maß der „end-tidal“-Konzentration eng korreliert mit dem Umfang des örtlichen Blutgasaustauschs, d.h. mit den differenzierenden Spirometriewerten der Sauerstoffaufnahme und Kohlensäureabgabe (Lopez-Majano et al.; Chernick u. Mitarb.; Cellerino et al.; West; Arborelius; Matthews u. Dollery; Bates, Ball u. Bryan; Doerr, Wolf, Brock u. Storck; Rescigno; Lassen u.a.). Außer der Turnover-Rate der Atemgase können nach dem radiospirometrischen Meßergebnis auch Blutverteilung und Atemintensität sowie Verhältnisgröße und Relationsstörungen von Perfusion und Ventilation beider Lungen ziemlich genau abgeschätzt werden (Gurtner, Briscoe u. Cournand; Wagner; Dyson, Hugh-Jones, Newbery, Sinclair u. West; Rahn u. Fahri; Cellerino et al.; West; Bates, Ball u. Bryan; Anthonisen et al.; Loken u. Westgate; Rogers, Kuhl, Hyde u. Maycock; Pauwels u. Mitarb.; Yano et al. u.a.).

Weitere Verbreitung als die regionale Lungenfunktionsanalyse mit gasförmigen Radioisotopen fand die *Partikel-Scantechnik,* bei der nach dem Applikationsmodus wieder zwei Verfahrenswege in Betracht kommen:

a) Die *pulmonale Inhalationsszintigraphie mit Radioalbumin-Aerosolen und -Ultraschallnebeln,* deren Teilchen (Durchmesser < 2 mµ) *sich zu etwa 10—20% der vernebelten Dosis in den tiefen Atemwegen niederschlagen* (Altenbrunn, Ritzow u. Schleicher; Quinn u. Head; Taplin u. Poe; Taplin, Poe u. Greenberg; Temple, Pircher u. Sieker; Pircher, Temple, Kirsch u. Reeves; Altenbrunn; Pircher, Knight, Barry, Temple u. Kirsch; Altenbrunn, Georgi u. Rotte; Dumon, Brouillet-Gabriel u. Dumon; Blanquet et al.; Fréour, Blanquet, Bernadou u. Beck; Quinn u. Head; Dumon, Brouillet-Gabriel, Dumon, Léonardelli u. Alland; Temple, Kirsch u. Reeves; Dumon,

BROUILLET-GABRIEL, LÉONARDELLI, PAULIN u. CHARRIER; PLAGNE, MEYNIEL u. BLAN-
QUET; JAMES, QUINN u. HEAD; QUINN u. WHITLEY; ISAWA u.a.) (Abb. 199) und

b) die *intravenöse Perfusionszintigraphie der Lungen mit radioaktiv markierten Mikro-
partikeln*, die bei entsprechender, möglichst gleichmäßiger Teilchengröße (ca. 30—50 μ
Durchmesser) nach Art von Mikroemboli im ersten Durchgang *zu etwa 90% in den
Lungenkapillaren fixiert* werden (TAPLIN, DORE u. JOHNSON; TAPLIN, JOHNSON, DORE u.
KAPLAN; TAPLIN, DORE, POE, SWANSON, JOHNSON u. GREENBERG; JOHNSON, LIU,
ACKAY u. TAPLIN; TAPLIN, GRISWOLD, JOHNSON, KAPLAN, DORE u. ACKAY; WAGNER
et al.; SABISTON u. WAGNER; GIBEL u. Mitarb.; PIRCHER *et al.*; TEMPLE u. Mitarb.; ERNST
u. Mitarb.; DUMON *et coll.*; TOW, WAGNER, LOPEZ-MAJANO, SMITH u. MIGITA; UEDA *et al.*;
DWORKIN u. Mitarb.; KRÜGER u. ERNST; OESER u. ERNST; OESER, ERNST u. KRÜGER;
GERSTENBERG u. ERNST; FEINE, ASSMANN u. HILPERT; QUINN u. Mitarb.; HAYNIE *et al.*;
HENDERSON u. Mitarb.; LOKEN u. RUGBY; SUTHERLAND, DE NARDO u. BROWN; VIDAL
et al.; RÖSLER u. BOURQUIN; TAUXE *et al.*; ISAWA; JONES, GOODRICH u. SABISTON; DEL
OLMO, GANCEDO, GALLARDO, MEROÑO u. DURÁN; POE, SWANSON u. TAPLIN; HOLAN;
SUPRENANT; GEST, DEBAUD, KATEB u. MONOD u.a.).

Beide Methoden können als *Doppel-Lungenscan-Technik* zur vergleichenden Unter-
suchung kombiniert werden (Abb. 200), wenn man zwei Indikatoren von ausreichend unter-
scheidbarer Gamma-Energie wählt (*Multinuklid-Szintigraphie*: TAPLIN u. POE; TAPLIN,
POE u. GREENBERG; WAGNER *et al.*; TEMPLE u. Mitarb.; PIRCHER *et al.*; DUMON u. Koll.;
ALTENBRUNN, GEORGI u. ROTTE; JOHNSON, LIU, ACKAY u. TAPLIN; RÖSLER u. BOUR-
QUIN; DOERR, WOLF, BROCK u. STORCK; SCHENCK, LANGE u. SCHNABEL; NOLTE, GREBE
u. SCHRAUB u.a.). Besonders informativ ist die Impulsaufzeichnung in verschiedenen
Aufnahmerichtungen (,,*Multiple view-scanning*") nach dem Vorschlag von SASAHARA,
BELKO u. SIMPSON: die Koppelung opponierender Szintillationsdetektoren mit getrennten
Schreibern und erhöhter Registriergeschwindigkeit (ca. 450 cm/min) ermöglicht selbst bei
Schwerkranken, jeweils das a.-p. und das p.-a. Bild in Rückenlage und beide Frontal-
scans in Seitenlage zugleich zu gewinnen (s. auch MISHKIN; SUPRENANT; BELL, FERGUSON,
MCILRATH u. WEAVER; MACK, WELLMAN, SAENGER u. FRIEDMAN).

Als *Radionuklid-Träger* dienten zunächst Eigenblut, 4%ige Pektinlösung und Sus-
pensionen von Holzkohlepartikeln (MÜLLER u. ROSSIER; MÜLLER, ROSSIER u. MAIER;
SPODE u. PRÖSCH; GIBEL u. Mitarb.; ERNST, IGLAUER, KRONSCHWITZ u. SPODE; EL-
SAADANI, EL-GARHY, EL-BAYOUMY, EL-GENGEHY u. ABOU-TALEB). Später verwandte
man Stärkekörnchen (ALTENBRUNN u. STOBER), Keramikkügelchen (sog. Mikrosphären)
(YA, GUZMAN, LOKEN u. PERRY; HAYNIE *et al.*; KIM, LA FAVRE, MCLEAN u. PERRY u.a.),
Gelatine-Kolloide (OTTO u. RIEHLE) und Aluminiumhydroxyd-Teilchen (TROW, BROWN,
AHRENS, CLEAVELAND u. LEE u.a.). Gebräuchlicher wurden die ursprünglich zu Phago-
zytoseversuchen (BENACERAFF, BIOZZI, HALPERN u. STIFFEL) benutzen *Makroaggregate
von denaturiertem menschlichen Serumalbumin* (abgekürzt MAA bzw. MAP = Makro-
albuminaggregat bzw. Makroalbuminpartikel) in der Herstellungstechnik von TAPLIN,
JOHNSON, DORE u. KAPLAN und in den letzten Jahren eingeführte *Humanalbumin-
Mikrosphären* (abgekürzt HAM oder MISA) von gleichmäßiger Größe (40 μ Durchmesser)
(ZOLLE *et al.*; PASQUALINI u. Mitarb.; BURDINE *et al.*; BÖRNER; LÜTGEMEIER u. HEBE-
STREIT u.a.).

Die Eiweißstoffe verlieren durch Erhitzen in leicht saurem Milieu ihre Antigen-Eigenschaft (seltene Über-
empfindlichkeitsreaktion: DWORKIN, SMITH u. BULL; VINCENT, GOLDBERG u. DESILETS) und werden bei
8stündiger ,,half-life localisation" (TAPLIN *et al.*; TAUXE u. Mitarb.) teils fermentativ abgebaut, teils via
Lymphstrom bzw. Bronchialgefäßsystem abtransportiert (TAPLIN *et al.*; PIRCHER u. Mitarb.; FURTH, OKINAKA,
FOCHT u. BECKER; GILLESPIE u. LEE; DE LAND; KRÜGER u. ERNST; MURPHY, CERVANTES u. MASS; TAUXE,
BURCHELL u. BLACK; RÖSLER u. BOURQUIN; OESER, ERNST u. KRÜGER; HOLMAN; ISAWA; MURPHY, CER-
VANTES u. MAASS; u.a.). Sie beeinträchtigen bei üblicher Dosis (2—3 mg) weder Kreislauf noch Atmung, da
nur 1,0—0,1% des Querschnitts der Lungenkapillaren von ca. 10 μ Kaliber vorübergehend verlegt wird, und
die kleine Volumenmenge der vernebelten Lösung (3—4 ml) bei 10—20%iger Retention nach mikroautoradio-
graphischen Befunden nur einen schwachen Aerosolbeschlag in den tiefen Atemwegen ergibt (TAPLIN; TAPLIN

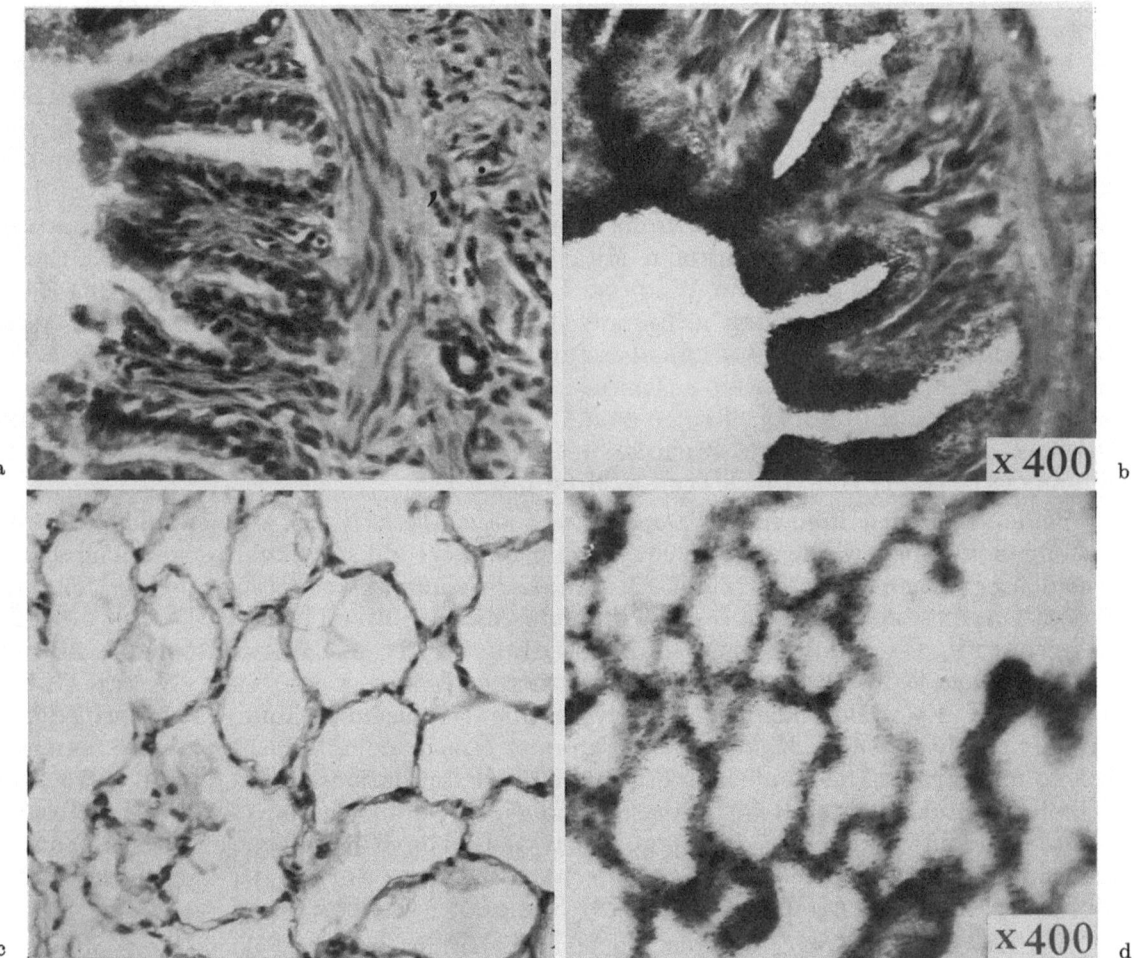

Abb. 199a—d. *Histologischer Aspekt und Mikro-Autoradiogramme von Bronchialschleimhaut und Lungengewebe eines Hundes vor (a und c) und nach Inhalation von* ^{125}J*-Aerosol (b und d) bei 400facher Vergrößerung.* [Nach TAPLIN, G.V., N. D. POE u. A. GREENBERG: Lung scanning following radioaerosol inhalation. J. Nucl. Med. 7, 77—87 (1966), Fig. 7]

u. POE; TAPLIN, POE u. GREENBERG u.a.) (Abb. 199). Die Radioalbumine eignen sich daher sowohl zur vaskulären Szintigraphie (TAPLIN *et al.*; WAGNER u. Mitarb.; PIRCHER *et al.*; SABISTON u. WAGNER; TEMPLE u. Mitarb.; DUMON u. Koll.; QUINN u. WHITLEY; ERNST u. KRÜGER; OESER u. Mitarb.; QUINN, WHITLEY, HUDSPETH u. PRICHARD; VIDAL, POURQUIER, GARY-BOBO, BELOTTE, THIBAUD u. MICHEL; TOW, WAGNER, LOPEZ-MAJANO, SMITH u. MIGITA; BLANQUET *et al.*; KRÜGER u. ERNST; PETERSON u. BONTE; FEINE, ASSMANN u. HILPERT; VAN VARENBERGH u. SCHELSTRAETE; SUTHERLAND, DE NARDO u. BROWN; ROSENTHAL; ATWOOD, BURCHELL u. TAUXE; BELLION u. CHIARLE; ALTENBRUNN u. Mitarb.; TAUXE *et al.*; LOKEN u. RUGBY; SODEE; SIENIEWICZ, ROSENTHALL, HERBA u. BURGESS; RESCIGNO; ISAWA; TOW u. WAGNER; HENNIG, WOLLER u. FRANKE; FEINE u. ZUM WINKEL; GRÉBE, NOLTE u. SCHRAUB; BAGLIANI u. MELDOLESI SUÁREZ; HASUDA; BOMPIANI, GUALDI u. PIGERINI; KOSKELA, VARPELA u. WILJASALO u.a.) wie auch zur Aerosol-Anwendung (TAPLIN *et al.*; TEMPLE u. Mitarb.; DUMON, BROUILLET-GABRIEL, LÉONARDELLI, PAULIN u. CHARRIER; PIRCHER u. Mitarb.; ALTENBRUNN, GEORGI u. ROTTE; QUINN u. HEAD; BLANQUET *et al.*; PLAGNE, MEYNIEL u. BLANQUET; JAMES, QUINN u. HEAD; RÖSLER u. BOURQUIN; DOERR, WOLF, BROCK u. STORCK; ISAWA u.a.).

Die *Etikettierung* erfolgte zunächst vornehmlich *mit* ^{198}Au *und* ^{131}J, das nach vorheriger Schilddrüsenblockade mit Lugolscher Lösung innerhalb von 3 Tagen aus dem Körper eliminiert wird, so daß sich die Strahlenbelastung bei Applikation von etwa 100—300 μCi in den Grenzen der röntgendiagnostischen Strahlenexposition hält. Beide Nuklide sind besser geeignet als die versuchsweise erprobten Tracer ^{125}J (TAPLIN u. POE; WAGNER u.a.) und ^{197}Hg (TAPLIN u. POE; WOLF; RYMER, ISAAC, RAYNAUD, KELLERSHOHN u. MONOD;

MONOD, RAYNAUD, ISAAC u. RYMER; RAYNAUD, ISAAC, RYMER, BLANCHON, MONOD u. KELLERSHOHN; LAMY, BURG, MARTIN, ANTHOINE, BERTHEAU, MONNEAU, VAILLANT u. VAILLANT; ISAAC, RAYNAUD u. KELLERSHOHN), wegen der geringen Energiedifferenz ihrer Gammastrahlung allerdings nicht zur Doppelscan-Technik verwendbar. Neuerdings wird ^{99m}Tc zur Mikrosphären-Perfusionsszintigraphie und für das Aerosol-Scanning in kurzfristiger Kombination mit intravenöser ^{131}J-MAA-Lungenszintigraphie bevorzugt, weil sich das inhalierte Radionuklid mit seiner 140 keV-Gammastrahlung von der des Radiojods deutlich genug abhebt und dank kurzer Halbwertzeit nur eine geringe Strahlenexposition bedingt (TAPLIN u. POE; TAPLIN, POE u. GREENBERG; McAFEE u. Mitarb.; VAN VARENBERGH u. SCHELSTRAETE; PIRCHER et al.; DUMON et coll.; LOKEN u. RUGBY; OESER, ERNST u. KRÜGER; VERNEJOUL, RUFF, EVEN, KELLERSHOHN u. BROUET; LOKEN, TELANDER u. SALMON; JOHNSON u. GOLLIAN; YEH, DELAHAY u. KRISS; BRUNO u. WILLIAMS; SURPRENANT, WEBBER u. BENNETT; SHIBEL, LANDIS u. MOSTER; CRAGIN, WEBBER, VICTERY u. PINTAURO; POTCHEN et al.; PETERSON u. BONTE; BURDINE et al.; BÖRNER; LÜTGEMEIER u. HEBESTREIT u.a.). Zu den kurzlebigen Radioisotopen mit mittelharter Gamma-Energie, die — wegen der minimalen Strahlenbelastung in relativ hoher Dosis applizierbar — Szintigramme von guter Bildqualität liefern, gehören ferner ^{113m}In und ^{115m}In (POTCHEN; OTTO u. RIEHLE; CISCATO, NICOLINI u. PALCOS; BRUNO, SORSHAHL u. WILLIAMS; RHODES, ZOLLE, BUCHANAN u. WAGNER; TROW, BROWN, AHRENS, CLEAVELAND u. LEE; BÖRNER). Die von OTTO u. RIEHLE in Phantomversuchen und lungenszintigraphisch geprüften Radioindium-Eisenhydroxyd-Verbindungen ergeben bei optimaler Kollimation eine bessere Tiefenauflösung als ^{99m}Tc (s. auch TORI, CABASA, MARABINI u. FRANCHI; BRASHEAR, MISHKIN u. ROSS; YANO, McRAE, HONBOE u. ANGER). Über die Eignung des in Tierversuchen erprobten Positronenstrahlers ^{68}Ga (ANGHILERI u. PRPIC; COLOMBETTI, GOODWIN u. TOGAMI) für die Lungenszintigraphie beim Menschen liegen noch keine Erfahrungen vor.

Wie bei der Isotopenthorakographie mit gasförmigen Tracern verhält sich die nach Einatmung bzw. intravenöser Injektion partikelgebundener Radionuklide über den Lungen nachweisliche *Aktivität im Meßbereich intensitätsproportional zur regionalen Ventilationsgröße* (TAPLIN u. Mitarb.; POE, SWANSON u. TAPLIN; LOPEZ-MAJANO, CHERNICK, WAGNER u. DUTTON; TEMPLE, KIRSCH u. REEVES; LÉVI-VALENSI, DESJARDINS, GIROULLE, ABRIC, DEBEAUX u. GEST; PIRCHER, TEMPLE, KIRSCH u. REEVES; HERTZOG, FRIDRICH u. BAUMANN; WESTGATE u. LOKEN; REEVES; LAVAL, VIGNE, KLEISBAUER u. ROSSELLO; TEMPLE, PIRCHER u. SIEKER; TEMPLE, PIRCHER, KIRSCH u. SIEKER; DUMON, PAULIN, BROUILLET-GABRIEL u. DUMON; OKA et al.; KATEB u. Mitarb.; QUINN; BOHNER et al.; ISAWA et al.; HERZOG, FRIDRICH, BAUMANN u. ENDREI; TELEFSKY, SCHULZ u. FREEMAN; SEMPREBENE, PAVONI u. PIGORINI; HERRANZ CRESPO; KONIETZKO u. Mitarb. u.a.) *und zum Umfang des örtlichen Lungenzirkulationsvolumens* (TAPLIN, POE, SWANSON, JOHNSON u. GREENBERG; WAGNER, SABISTON, IIO, McAFEE, MEYER u. LANGAN; POE, SWANSON u. TAPLIN; KRÜGER u. ERNST; OESER u. Mitarb.; UEDA, IIO u. KAIHARA; ATWOOD, BURCHELL u. TAUXE; ALTENBRUNN u. STOBER; VAN VARENBERGH u. SCHELSTRAETE; TEMPLE, PIRCHER u. SIEKER; DUMON, PAULIN, BROUILLET-GABRIEL, ROUX u. DUMON; BLANQUET, FRÉOUR, BECK u. BARNADOUX; DUMON, BROUILLET-GABRIEL u. DUMON; DOERR, WOLF, BROCK u. STORCK; ROGERS, KUHL, HYDE u. MAYCOCK; WÜRDINGER u. FLOHR; WIEDERMAN, CHARAMZA, ORAL, KUBAŠTA, KUBA, ZMEŠKAL, VYKYDAL u. BARBOŘÍK; BRĂILEANU, POP u. POPESCU; McCONNELL; TWIGG u. LOIACONO; BERNADOU, BECK, FRÉOUR u. BLANQUET; QUINN; MISHKIN; FEINE, HAYDUCK, GERHARDT u. HOFFMANN; BRANDENBURG u. v. WINDHEIM; SIENIEWICZ, ROSENTHALL, HERBA u. BURGESS; METHLIN et al.; OLLAGNIER et coll.; FELIX u. Mitarb.; SCHENCK, LANGE u. SCHNABEL; JOSEPH, GRAUL u. KUNI; WEIMANN, ADAM, BITTER u. MILEWSKI; NOLTE, GREBE u. SCHRAUB; ADAM, WEIMANN, SCHLEHE u. LORENZ; WOLF u. KRÖNERT; CENTI COLELLA u.a.). Die Aktivitätsverteilung pulmonaler Inhalations- und Perfusionsszintigramme stimmt unter physiologischen Bedingungen weitgehend überein.

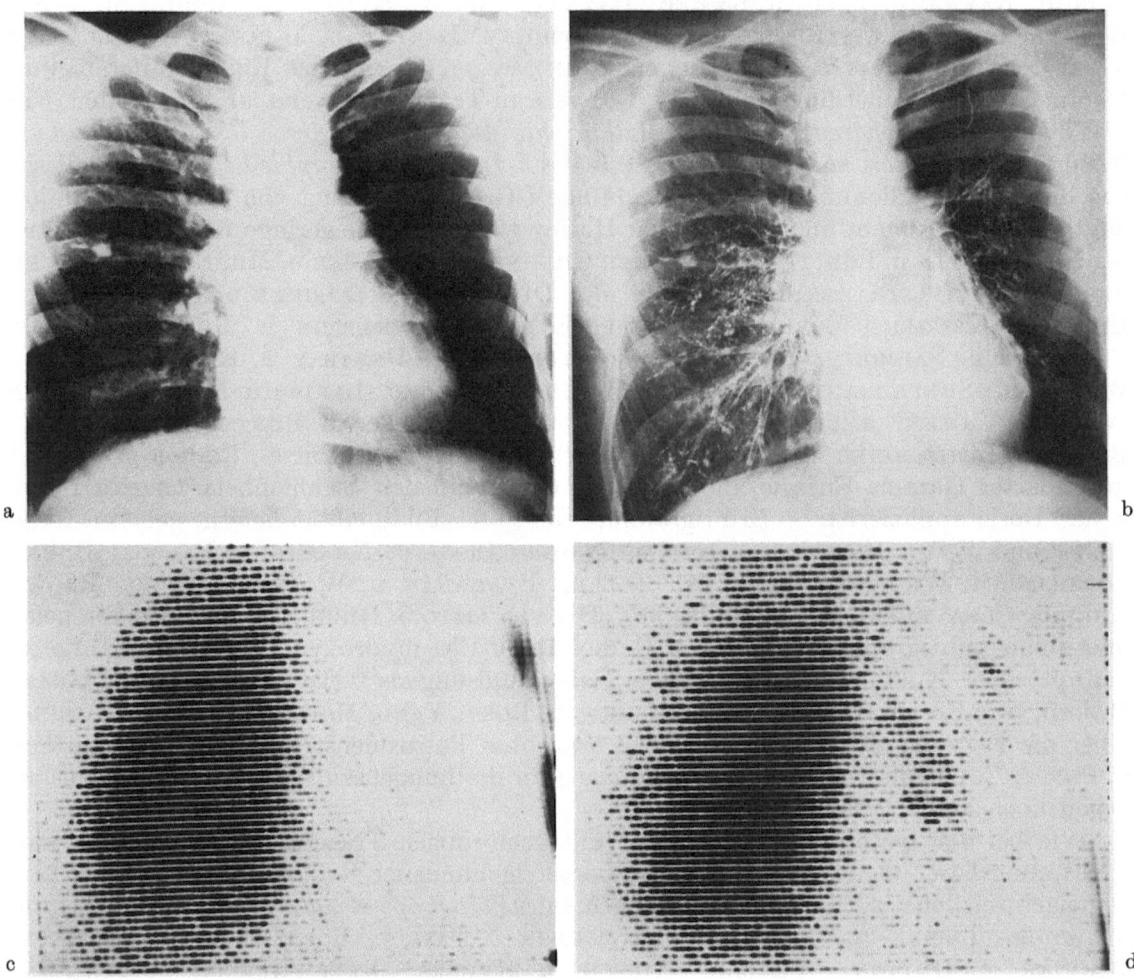

Abb. 200 a—d. *Vergleich von Perfusions-Szintigramm* (c) *und Inhalations-Scan* (d) *mit dem nativen Thorax-röntgenbefund* (a) *und Übersichtsbronchogramm* (b) *bei unilateralem Emphysem der linken Lunge.* Bei normaler vaskulärer und intraalveolärer Aktivitätsspeicherung auf der rechten Seite zeigt die minderdurchblutete linke Lunge einen kompletten kapillären Fixationsdefekt und nur geringe Aerosolablagerung in den Abschnitten mit bronchographisch normalkalibrigen Luftwegen. [Nach TAPLIN, G. V., N. D. POE u. A. GREENBERG: Lung scanning following radioaerosol inhalation. J. Nucl. Med. 7, 77—87 (1966), Fig. 9]

Eine Diskrepanz der Impulsmuster kann trotz der funktionellen Koppelung von Gas-austausch und Lungenkreislauf infolge passagerer Schleimverschlüsse und anderer funk-tioneller Obstruktionsmechanismen in den distalen Luftwegen bei chronischer Bronchitis entstehen (ISAWA, BENFIELD, JOHNSON u. TAPLIN), sofern die vorübergehende Störung der Aerodynamik die örtliche Lungenzirkulation nicht beeinträchtigt. Wie die kurz-fristige Retention unvollständig exhalierter markierter Fremdgase in blasigen Parenchym-bezirken mit der Szintillationskamera als umschriebene Aktivitätszone darzustellen ist, kommt der durch Schleimobstruktion oder Bronchospastik verzögerte Einstrom inhalierter Radionuklidpartikel im Flächenszintigramm als ,,Impulszentralisation'' zur Geltung, ohne daß der intravenöse Partikelscan eine entsprechende Minderdurchblutung anzeigen muß (KRÖNERT u. WOLF). Eine gegensinnige Abweichung demonstriert das von TAPLIN, POE u. GREENBERG abgebildete Beispiel eines linksseitigen Lungenemphysems bei zylin-drischer Unterlappen-Bronchiektasie in Abb. 200: im bronchographisch unauffälligen Areal des kompensatorisch überdehnten linken Oberlappens findet man verminderte,

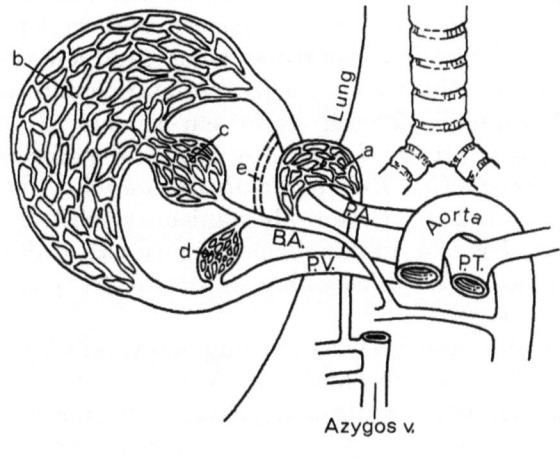

a

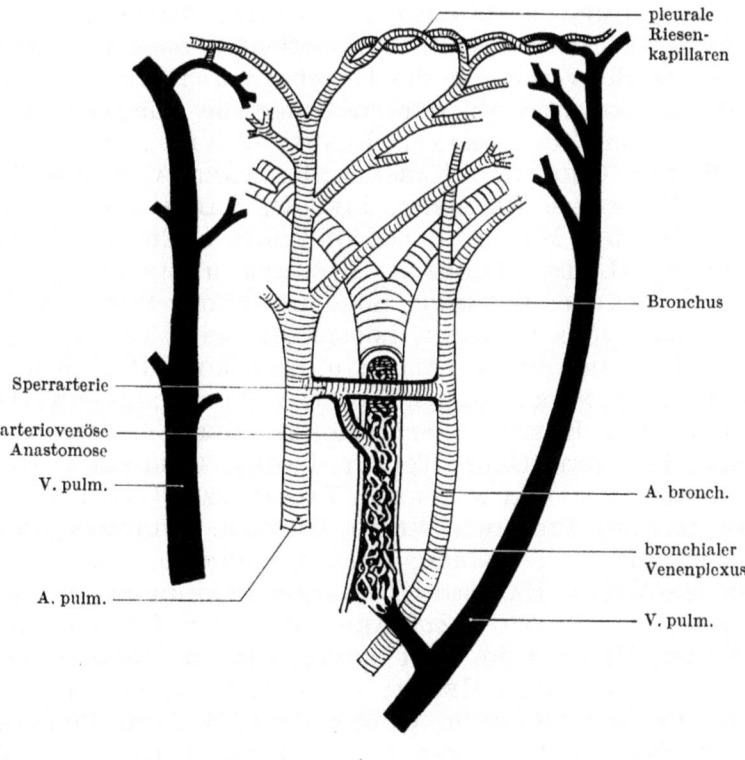

b

Abb. 201. a *Die Blutversorgung der Lunge. B.A.* Bronchialarterien; *P.A.* Pulmonalarterien; *P.V.* Pulmonal-
venen; a hilusnaher Kapillarplexus als Verbindung zwischen Bronchialarterien und -venen; b pulmonaler
Kapillarplexus; c bronchialer Kapillarplexus mit (b) kommunizierend; e präkapilläre Anastomosen zwischen
Bronchial- und Pulmonalarterien. [Schematische Darstellung nach ELLIS, F. H., J. H. GRINDLAY, and J. E.
EDWARDS: The bronchial arteries. I. Experimental occlusion. Surgery (St. Louis, Mo.) **30**, 810—826 (1951)].
b *Schema arterio-arterieller und arterio-venöser Kurzschlußverbindungen zwischen der terminalen Lungenstrombahn
eines Lobulus mit den Systemgefäßen.* [Aus SINNER, W. u. H. R. SCHINZ: Metastasenstraßen. In: Ergebnisse der
medizinischen Strahlenforschung. Neue Folge, Bd. I, S. 415—486, Abb. 10a. Stuttgart: G. Thieme 1964. Ge-
zeichnet nach SEMISCH, R.: Neue Ansichten über die periphere Lungenzirkulation und ihre Folgerungen bezüglich der Metastasierung, Fett- und Thromboembolie. Langenbecks Arch. klin. Chir. **292**, 294 (1959)]

aber noch deutlich wahrnehmbare bronchiale und intraalveoläre Speicherung, während der Perfusionsscan einen völligen kapillären Fixationsausfall in der linken Lunge erkennen läßt. Die Inkongruenz erweckt den Eindruck einer graduell dissoziierten Funktionsstörung im Sinne kompletter Zirkulationssperre bei stark gedrosselter, aber partiell erhaltener Ventilation. Pathophysiologisch kann ein solcher *Speicherungsdefekt in den Kapillaren lufthaltiger Lungensektoren durch Stase bzw. Strömungsumkehr in der terminalen Lungenstrombahn infolge verstärkten Kollateralzuflusses aus den Bronchialarterien* bedingt sein (SCHULZE) (Abb. 201 u. 202). Dieser Mechanismus wird im Verein mit örtlicher Vasokonstriktion auch als Ursache umfänglicher Fixationsausfälle im Lungenmantel bei der Perfusionsszintigraphie nach Mikroembolien diskutiert (EATON, JAMES, GREENE, FYONS, POTSAID u. FLEISCHNER).

Während die pulmonalarterielle Durchblutung irreversibel geschädigter und atemfunktionell ausgeschalteter Lungenabschnitte im Verlauf anhaltender interstitieller Entzündungsvorgänge, insbesondere bei Bronchiektasen, chronischen Atelektasen und indurativen pneumonischen Prozessen jeglicher Ätiologie immer spärlicher wird (DE WITT ANDRUS; MOORE; LOOSLI, ADAMS u. THORNTON; BJÖRK u. SALÉN; PETERS u. ROOS; DALE u. RAHN; HINSHAW u. EMERSON; PETERS, LORING u. SPRUNT; AVIADO; CAMISHION, OTA, CUDDY u. GIBBON; MCVAUGH, HARDESTY, DEMUTH u. BLAKEMORE; WOODSON, RAAB u. FERGUSON; AHMED u. HARRISON; ELEBUTE, MASOOD, FAULKNER, YU u. SCHWARTZ; NIDEN u. a.), erhöht sich das Zirkulationsvolumen im nutritiven Kreislauf beträchtlich, wobei die Blutversorgung des Gewebes durch Eröffnung bronchial-pulmonaler Anastomosen („Sperrarterien") retrograd über die Lungenendstrombahn erfolgt (BERRY u. DE BURGH DALY; ZUCKERKANDL; BRAUS; DE WITT ANDRUS; DE BURGH DALY; BERRY; MOORE; MILLER; GHOREIB u. KARSNER; POLICARD; V. HAYEK; VERLOOP; LAPP; WATZKA; MATHES, HOLMAN u. REICHERT; LIEBOW, HALES u. LINDSKOG; MARCHAND, GILROY u. WILSON; WOOD u. MILLER; ELLIS, GRINDLAY u. EDWARDS; COCKETT u. VASS; CUDKOWICZ; LIEBOW, HALES, HARRISON, BLOOMER u. LINDSKOG; DELARUE, SORS, MIGNOT u. PAILLAS; COCKETT; DELARUE, SORS u. MIGNOT; BRENNER; BÜCHERL; ARMSTRONG u. CUDKOWICZ; BJÖRK u. SALÉN; LOOSLI, ADAMS u. THORNTON; VASS; ADAMS; DELARUE, SORS u. PAILLAS; SHEDD, ALLEY u. LINDSKOG; PETERS u. ROOS; DALE u. RAHN; ROOSENBURG u. DEENSTRA; ADAMS, HRDINA u. DOSTAL; LIEBOW, HALES, LINDSKOG u. BLOOMER; HINSHAW u. EMERSON; STAUDACHER, BELLI u. AMBROSINI; LATARJET; FLORANGE; TOBIN; FROMENT, GALY, TOLLOT, CAHEN, GARDÈRE u. UGNAT; LAVENNE u. MEERSSMAN; LATARJET u. JUTTIN; VIOLA, VACCAREZZA, UGO u. VISCARDI; TURNER-WARWICK; SMITH, HYLAND, PIEMME u. WELLS; ORELL u. HULTGREN; PUMP; NAKAMURA u. Mitarb.; KESZLER; MÜLLER; WEIBEL; PETERS, LORING u. SPRUNT; CAMISHON, OTA, CUDDY u. GIBBON; MACVAUGH, HARDESTY, DEMUTH u. BLAKEMORE; AVIADO; VACCAREZZA, VIOLA, VACCAREZZA, UGO, VICARIO u. ZUFFARDI; WOODSON, RAAB u. FERGUSON; AHMED u. HARRISON; NIDEN; VIOLA, UGO, VACCAREZZA, DIAZ u. VICARIO; GOETZ, ROHMAN, DEE, HALLER u. STATE; HARRIS u. HEATH; DU BOIS, SONI, FEISAL u. KIMBEL; GOETZ, ROHMAN u. STATE; FISHMAN; SEMISCH; OUDET, REYS, MORAND, BOHNER u. PETITJEAN; DELARUE; ELEBUTE, MASOOD, FAULKNER, YU u. SCHWARTZ; LANGBEIN, TOBIN u. GROLLMAN; TURNER; QUIRING; SCHOEDEL u. Mitarb.; LUZSA u. a.) (s. Bd. IX/3, S. 180/181). Gleiche Auswirkungen hat der *Kurzschluß pulmonaler Kapillaren mit pleuro-parietalen Gefäßen bei* Pleuraschwarten (DE CAMP u. HATCH) und *neoplastischer Brustwandinfiltration* (BOTENGA; NEYAZAKI; BOREK u. Mitarb.; SOSSAI) (s. S. 154 u. 576).

Die rückläufige Füllung des Kapillarnetzes luftleerer bzw. respiratorisch stillgelegter, aber lufthaltiger Lungenabschnitte aus den Systemgefäßen verhindert mit der funktionellen Durchflußblockade einen Rechts-Links-Shunt. Das Zustandekommen einer *bronchial-pulmonalen Kollateralzirkulation* unter diesen Bedingungen konnte *blutgasanalytisch* (GILROY, WILSON u. MARCHAND; BJÖRK u. SALÉN; ROOSENBURG u. DEENSTRA; CAVALHO; RIVIER, RAYMOND u. DESBAILLETS; NYYAZAKI u. a.) *und angiographisch nachgewiesen* werden (retrograde Kontrastdarstellung der Pulmonalarterien bei thorakaler Aortographie bzw.

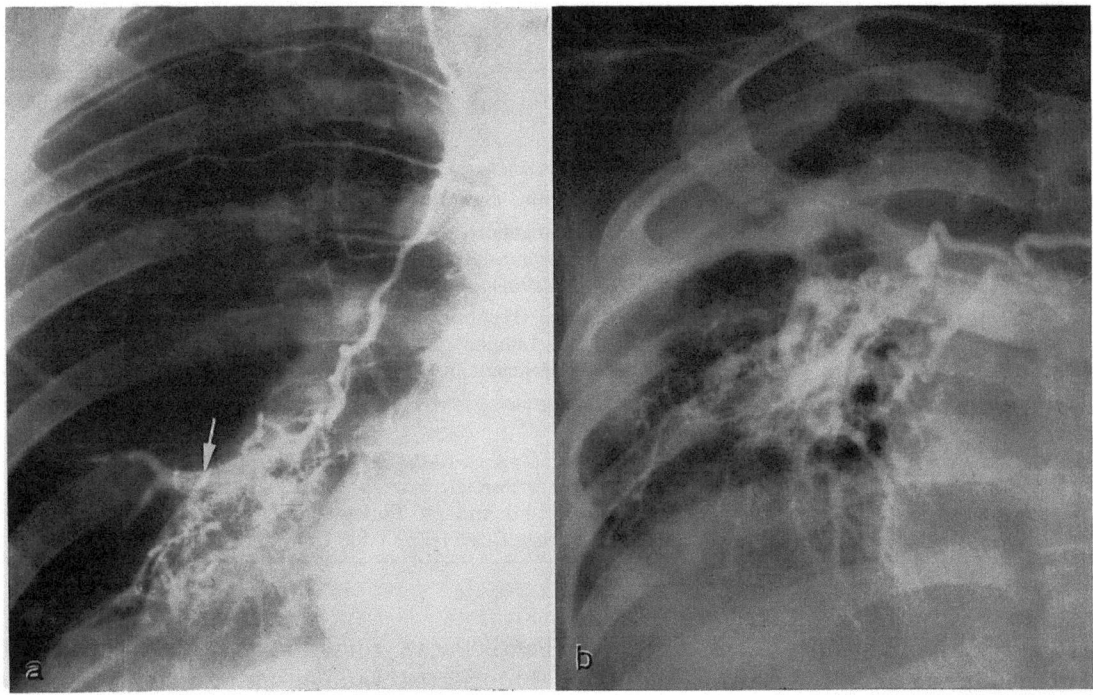

Abb. 202a u. b. *Dilatation der Bronchialarterien und retrograde Kollateralzirkulation im kleinen Kreislauf bei Bronchialkarzinom* (a) *und fortgeschrittener Lungentuberkulose* (b). Bei selektiver Kontrastdarstellung der erweiterten Systemgefäße rückläufige Füllung größerer Äste (a: Pfeilmarkierung) bzw. des rechten Stammes der Pulmonalarterie (b). [Nach IKEDA, M., T. NEYAZAKI, S. CHIBA, M. YONETI u. C. SUZUKI: Bronchial vascular pattern in various pulmonary diseases with particular emphasis on its diagnostic value in pulmonary cancer. J. thorac. cardiovasc. Surg. **55**, 642—652 (1968), Fig. 3 und 9]

selektiver Bronchialarteriographie bei Patienten mit chronischen Lungengerüsterkrankungen, Bronchiektasen und Bronchuskarzinom) (LIEBOW, HALES, HARRISON, BLOOMER u. LINDSKOG; ALLEY, STRANAHAN, KLAUSEL, FORMEL u. VAN MIEROP; BROCARD, GALLOUÉDEC u. VANNIER; NEYAZAKI; SHEDD, ALLEY u. LINDSKOG; BROCARD, GALLOUÉDEC, VANNIER, ARNAL, LEMAIRE u. PATTE; OUDET, PETITJEAN u. WEITZENBLUM; GALLOUÉDEC, VANNIER, SAVIER, HUGUES u. BROCARD; IKEDA, NEYAZAKI, CHIBA, YONETI u. SUZUKI; TURNER; MORAND, LAFFOND, VAILLAUD u. HOUËL; VAILLAUD, MORAND u. HOUËL; BROCARD, VANNIER u. GALLOUÉDEC; SOSSAI; CAMARRI u. MARINI; VANNIER, CALVEZ, FELLOUS u. BROCARD; MORAND, LAFFOND, VAILLAUD u. HOUËL; VANNIER, GALLOUÉDEC, SAVIER, DUREPAIRE u. BROCARD; WAGEN-VOORTH, HEATH u. EDWARDS; DARKE u. LEWTAS; MIYAZAWA, KATORI, JSHIKAWA, YAMAKI, TSUIKI, MATSUNAGA et al.; DAUSSY u. ABELANET; VACCAREZZA, VIOLA, VACCAREZZA, UGO, VICARIO u. ZUFFARDI; LE RUDULIER; VANNIER et al.; KOVÁCS; VIOLA, UGO, VACCAREZZA, DIAZ u. VICARIO; BOTENGA u.a.) (s. Abb. 202).

Der „Leerspüleffekt" des bronchialarteriellen Zustroms kann im Pulmonalisangiogramm neoplastisch blockierter Lungensektoren eine Hypovaskularisation vortäuschen (MARK; NEYAZAKI; MASSUMI, RIOS u. DONOHOE; IKEDA et al.; DARKE u. LEWTAS; BUCKINGHAM, CUGELL, SUTTON u. MESZAROS; VACCAREZZA, VOILA, VACCAREZZA, VICARIO u. ZUFFARDI; CRUCITTI, LOJACONO, MARIN, CASTAGNETO u. ALMA; PADOVANI, MORAND, CLÉMENT u. HOUËL u.a.) (S. 577 u. 585). Über den analogen Einfluß der „*Aortalisation des Lungenkreislaufs*" (s. Bd. IX/3, S. 45 u. 181) auf die Partikelfixation im pulmonalen Kapillarfilter gibt die *retrograde Lungen-Perfusionsszintigraphie* quantitativen Aufschluß: An Stelle der

Tabelle 134. Ursachen kapillärer Fixationsstörungen im intravenösen Perfusionsszintigramm der Lungen.
(In Anlehnung an KRÜGER, J., u. H. ERNST: Die Lungenszintigraphie. Dtsch. Röntgenkongress Baden-Baden
1967)

1. *Ersatz oder Verdrängung des Lungenparenchyms* durch Luft, Flüssigkeit oder Fremdgewebe (einschließlich
   der Auswirkung einseitigen Zwerchfellhochstandes),

2. *Organisch oder reflektorisch bedingte Änderung der Lungendurchblutung* durch

   a) *Gefäßverschluß oder -stenose* infolge Thromboembolie, Tumorkompression oder Geschwulsteinbruch,

   b) *vaskulären Kurzschluß im kleinen Kreislauf* bei angeborenen arterio-venösen Fisteln, Eröffnung arterio-
      venöser bzw. Ausbildung arterio-arterieller Anastomosen zwischen System- und Funktionskreislauf der
      Lunge, oder *Kapillarerweiterung in der Lungenendstrombahn*,

   c) *angeborene Gefäßanomalien und Lungenmißbildung* (Hypoplasie oder Atresie von Pulmonalarterienästen,
      Sack- und Wabenlunge, komplexe Fehlanlage von Lungen-, Bronchial- und Gefäßstrukturen im Sinne des
      MacLEOD-Syndroms) ("idiopathic unilateral hyperlucent lung" s. S. 651, 760ff. und Bd. IX/3 S. 163ff.),

   d) *Kapillarabbau bei obstruktivem bzw. bullösem Lungenemphysem* oder restriktiven Lungengerüstprozessen,
      oder

   e) *reflektorische Vasokonstriktion infolge alveolärer Hypoventilation bei stärkergradigem Lungenemphysem*
      (v. EULERscher Hypoxiereflex bei respiratorischer Partial- bzw. Globalinsuffizienz), *regionaler Minder-
      belüftung jenseits neoplastischer Bronchostenosen* und anderer Passagehindernisse des Luftstroms (oder
      infolge druckbedingter Vagusirritation durch hilusnahe Geschwülste oder Lymphknotenschwellung?)

örtlichen Impulsausfälle im intravenösen Partikelscan zeigt sich im Bereich bronchiektatisch geschrumpfter bzw. entzündlich indurierter Lungensektoren *nach Katheter-
instillation radioaktiv markierter Humanalbuminpartikel in die Bronchialarterien* bzw.
in den proximalen Schenkel der absteigenden Brustaorta eine Aktivitätsanreicherung,
deren Intensität dem Ausmaß der Kollateraldurchblutung entspricht (MASSUMI, JUST,
RIOS u. TAWWAKOL; KANEKO, SASAKI, KIDO u. SATO; s. auch AOKI; BERTELLI *et al.*;
FREITAS E COSTA; SCHULZE).

Im Vergleich zur normalen Speicherung sind mit dem — aus technischen Gründen
meistgebräuchlichen — intravenösen Perfusionsszintigramm der Lungen Aktivitätsdifferenzen von etwa 10% nachweisbar (KRÜGER u. ERNST; KLEMM u.a.). Je nach dem pathogenetischen Mechanismus kann die Störung der Partikelfixation nicht nur graduell,
sondern auch in der räumlichen Anordnung sehr variieren (umschriebene bzw. segmentale,
lobäre, halbseitige oder bilaterale Impulsausfälle) (Tabelle 134).

Da sich das Durchflußvolumen nach dem Hagen-Poiseuilleschen Gesetz proportional
zur 4. Potenz des Gefäßradius verhält, ist die *lokale Zirkulationsdrosselung im Lungenparenchym schon bei einer Minderung des Gefäßquerschnitts um ca. 3% szintigraphisch
erkennbar* und bei einer Kaliberabnahme um etwa 15% deutlich ausgeprägt zu sehen
(KRÜGER u. ERNST). Wenn die topographische Anordnung *lungenszintigraphischer Fixa-
tionsdefekte* auch *keine Auskunft über Art und Ursache der zugrundeliegenden anatomischen
oder funktionellen Läsion gibt*, so ermöglicht die Methode doch den zuverlässigen *Nachweis
angiographisch noch unterschwelliger Störungen im kleinen Kreislauf* (KRÜGER u. ERNST;
JONES, GOODRICH u. SABISTON u.a.). Ihre Ergebnisse bilden in vieler Hinsicht eine wertvolle *Ergänzung der röntgenologischen Lungendiagnostik* (OESER, ERNST u. KRÜGER; FEINE,
ASSMANN u. HILPERT; KRÜGER u. ERNST; HOLMAN u.a.), wenn man die speziellen Fehlerquellen des Verfahrens berücksichtigt (ungleichmäßige Speicherung infolge zu großer
Differenz der Teilchengröße, Lageabhängigkeit der Partikelverteilung, durch Bewegungen
des Patienten während des Photoscanning verursachte Täuschungseffekte, Unterbelich-
tung des Films beim konventionellen Photoscan etc.) (MOSER u. MIALE).

Die Perfusionsszintigraphie hat sich vor allem bei der *Entdeckung frischer Lungenembolien und -infarkte*
als einfaches, schonendes und treffsicheres „bedside-Verfahren" bewährt (WAGNER; WAGNER, SABISTON,
McAFEE u. TOW; TAPLIN u. Mitarb.; WHITLEY, QUINN, HUDSPETH u. PRICHARD; WAGNER, SABISTON u. IIO;
SABISTON u. WAGNER; HAYNIE, HENDRICK u. SCHREIBER; HAYNIE, CALHOON, NASLJET u. NOFAL; QUINN,
WHITLEY, HUDSPETH u. WATTS; WAGNER, SABISTON, McAFEE, TOW u. STERN; KRÜGER u. ERNST; OESER
u. Mitarb.; VAN VARENBERGH u. SCHELSTRAETE; SHIBATA, ROSS, STEPHENS-NEWSHAM u. MacLEAN; RÖSLER

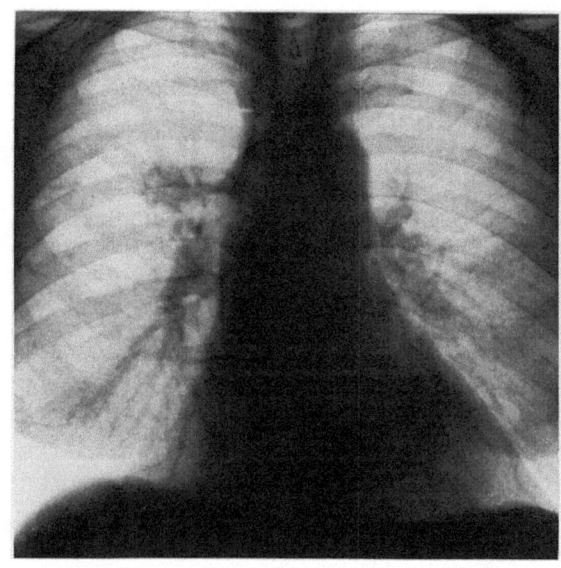

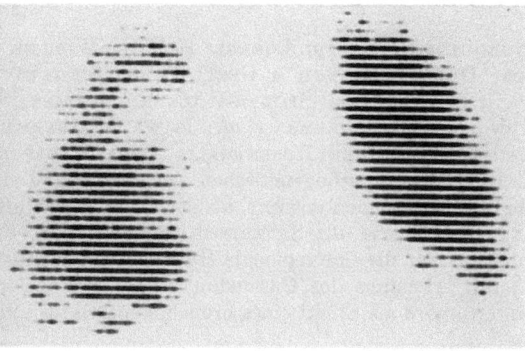

d

a

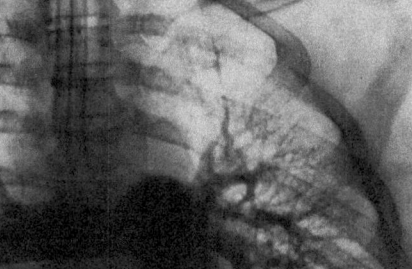

b

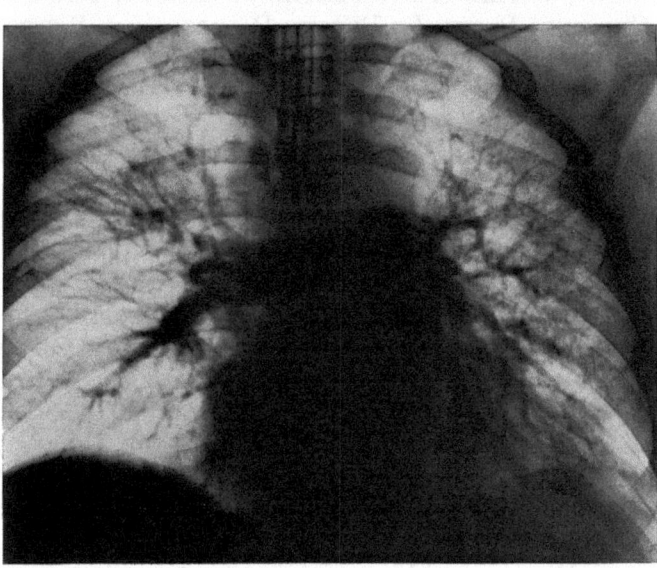

c

Abb. 203a—d. *Vergleich von Röntgen-nativbefund, Pulmangiogramm, Perfu-sionsszintigramm der Lungen und Blut-gasanalyse bei Bronchialkarzinom.* Die Thoraxnativaufnahme zeigt den Tumor-schatten im anterioren Oberlappenseg-ment rechts ohne wesentliche Seitendif-ferenz der pulmonalen Gefäßzeichnung (a), während das Pulmangiogramm unter seitengleicher Beatmung in Fluo-thane-Narkose bei kaum geschmälerter Vaskularisation des tumortragenden Segments primär ausgeprägte Eng-stellung der rechten peripheren Lungen-strombahn erkennen läßt (b). Keine nennenswerte Änderung des angio-graphischen Aspekts im Kontroll-Pulm-angiogramm nach 15minütiger ein-seitiger O_2-Mangelbeatmung zur funk-tionellen Ausschaltung der rechten Lunge (c). Im ventralen Perfusions-szintigramm umschriebener Speiche-rungsdefekt im Tumorareal und Fixa-tionsminderung im rechten Kuppel-raum, infolge linksseitiger Interposition des Herzens aber keine dem angio-graphischen Befund entsprechende Im-pulsratendifferenz im Bereich der Lun-genbasen (d). Die Seitenrelation der Aktivitätsverteilung während rechts-seitiger Hypoxie-Beatmung (re:li = 44:56) entspricht der Verteilung des blutgasanalytisch nach HERTZ be-stimmten Herz-Zeitvolumens im Lun-genkreislauf (re:li = 43:57). [Nach R. FELIX, P. THURN, A. DÜX, C. WINK-LER, P. GEISLER, C. BOLDT u. M. AKHTAR: Vergleichende Wertung des Informationsgehalts von Pulmonalis-angiogramm, Lungenszintigramm und Blutgasanalyse. Fschr. Röntgenstr. **107**, 585—600 (1967), Abb. 2a—d]

u. BOURQUIN; DOERING u. LORENZ; HENNIG, WOLLER u. FRANKE; MOSER, TISI, RHODES, LANDES u. MIALE; KATEB, DEBAUD, MONOD u. GEST; FRED, BURINEJV, GONZALEZ, LOCKHARDT, PEABODY u. ALEXANDER; FEINE u. ZUM WINKEL; SECKER-WALKER; MCLEAN, SHIBATA, MCLEAN, SKINNER u. GUTELIUS; SPENCER, SEATON u. LITTLE; FREEMAN et al.; ISAWA, WASSERMAN u. TAPLIN; SCHERMULY u. WEBER; EATON, JAMES, POTSAID u. FLEISCHNER; ROSENTHALL; ISAWA, HAYES u. TAPLIN; BISCHOF-DELALOYE, HEDINGER u. DELALOYE u.a.). Im gleichen pathogenetischen Zusammenhang sind auch die Ergebnisse pulmonaler Inhalationsszintigraphie insofern bemerkenswert, als der Gefäßverschluß die örtliche Ventilation zeitweilig beeinflußt (ISAWA, CRILEY, BEAZELL et al.; SEVERINGHAUS, SWENSON, FINLEY u. Mitarb.): die Änderung des alveolären Verteilungsmusters, die eine regionale Hypoventilation (ISAWA, HAYES u. TAPLIN; DE NARDO, GOODWIN, RAVASIM et al.) mit Abnahme des Gasaustauschs im embolisierten Lungensektor anzeigt (BASS, HECKSCHER u. ANTHONISEN), wird als Effekt eines bronchokonstriktorischen Reflexmechanismus gedeutet (GUREWICH, THOMAS, STEIN et al.).

Darüber hinaus leistet die Lungenszintigraphie wertvolle Hilfe bei der *Erkennung und Operabilitätsbeurteilung stenosierender zentraler Bronchialkarzinome* (TAPLIN et al.; WAGNER, LOPEZ-MAJANO, TOW u. LANGAN; HAYNIE, CALHOON, NASLJET, NOFAL u. BEIERWALTES; ERNST, BÄUMER u. MEISSNER; ERNST u. KRÜGER; OESER, ERNST u. MOTZKUS; GIBEL, ALTENBRUNN u. MATTHES; HATCH, MAXFIELD u. OCHSNER; PIRCHER, TEMPLE, KIRSCH u. REEVES; GERSTENBERG u. ERNST; OESER, ERNST u. KRÜGER- BLANQUET, FRÉOUR, BECK u. BERNADOU; FEINE, ASSMANN u. HILPERT; ALTENBRUNN, GEORGI u. ROTTE; KATEB, GEST, DEBAUD, THIBAULT u. MONOD; MELDOLESI u. TAROLO; CELLERINO, CATOLLA CAVALCANTI, GAETINI u. BANAUDI; CARBORIN, GECO, ZECCHI u. GAMBASSI; DUMON, BROUILLET-GABRIEL, LÉONARDELLI, PAULIN u. CHARRIER; WOLF; SIENNIEWICZ, ROSENTHALL, HERBA u. BURGESS; FEINE; GARY-BOBO u. THIBAUD; RÖSLER u. BOURQUIN; VAN VARENBERGH u. SCHELSTRAETE; HENNIG, ANSTETT, WOLLER, FRANKE u. KNOLL; LAMY, MARTIN, ANTHOINE, REBEIX, VAILLANT u. VAILLANT; KRÜGER, ERNST u. VESSAL; GALASSI, CAMPANINI u. CIACCIA; BELL, FERGUSON, MCILRATH u. WEAVER; TRITTO, RESCIGNO, CORREALE, TESAURO u. CARRATU; RINK; LAVAL, VIGNE, LEISBAUER u. ROSSELO; DOR, YUMON, BOUTIN, ALLAND, DUMON u. DOR; ESTEBAN, GALVEZ, HERRANZ, LASA u. PEREZ-MODREGO; MOLINA, MEYNIEL, CHEMINAT, PLAGNE u. BRUN; KLEMM; OESER, ERNST u. GERSTENBERG; BERNADOU, BLANQUET, FRÉOUR u. COURNAUD; BAHN u. LUTZ; AOKI; SÚAREZ; WEIMANN, ADAM, BITTER u. ZANKER; VASSALLO, GEE, WHOLEY u. VESTER; KRAUS; WIENERS u. NOVAK; ORTIZ BERROCAL, ARNAIZ, CRESPO DIEZ u. PEDRAZA MURIEL; ERNST, KOPPENHAGEN u. KRÜGER; KRAUS; WALKER u. PROVAN; PAYFA, YERNAULT u. VANDERHOEFT; FRASER, MACLEOD, GARNETT u. GODDARD; RAVASINI et al.; GAUDINO; SCHULZE u.a.) (s. S. 641ff.).

Wie die *Fixationsstörung infolge eines begleitenden Obstruktionsemphysems* beider Lungen (GURTNER, BRISCOE u. COURNAND; TAPLIN et al.; TEMPLE u. Mitarb.; PIRCHER et al.; BLANQUET et coll.; BELLION u. CHIARLE; PATTI, LO PRESTI, PALAZZOLO u. SARNO; KRÜGER u. ERNST; FEINE, ASSMANN u. HILPERT; HENNIG u. Mitarb.; BENTIVOGLIO et al.; POULOUSE, REBA u. WAGNER; SAMAD, WOOD, SANDERS, SUERO u. WOOLF; FELIX, HAVERS, WINKLER, DÜX, BOLDT, THUFN, CLAUSSEN u. FREIBERGER; DORE, POE, ELLESTAD u. TAPLIN; ERNST, HERXHEIMER, KOPPENHAGEN u. NIEDING; ORLOV, ZHAROV, SAID-GALIEVA, BAICHOROV u. SCHERBATKIN; BRYANT et al.; SAMAD u. Mitarb. u.a.) oder bronchitischer Schleimverschlüsse (ISAWA, BENFIELD, JOHNSON u. TAPLIN) ist die *hypoventilationsbedingte Änderung der Zirkulationsdynamik in tumordistalen, noch lufthaltigen Lungenprovinzen* aus dem oft sehr umfänglichen Speicherungsausfall *szintigraphisch sinnfälliger und früher zu erkennen* als nach dem statischen Aspekt der Lungengefäßzeichnung *im nativen Röntgenbild* (ERNST u. KRÜGER; GERSTENBERG u. ERNST; KRÜGER u. ERNST; OESER u. Mitarb.; DUMON et al.; BLANQUET u. Mitarb.; FEINE, ASSMANN u. HILPERT; ALTENBRUNN, GEORGI u. ROTTE; KATEB et al.; FELIX, THURN, DÜX, WINKLER, GEISLER, BOLDT u. AKHTAR; LAMY et al.; HENNIG u. Mitarb.; KRAUS; FRASER, MACLEOD, GARNETT u. GODDARD; POZMOGOV; SCHULZE u.a.) (s. S. 646, 652, 837ff. u. 851ff.). Dennoch wird der effektive *Wert der Perfusionsszintigraphie für die Frühdiagnose bronchogener Karzinome* unterschiedlich eingeschätzt (s. S. 641). Nach bisheriger Er fahrung deutet das Ausmaß der im Scanbefund nachweisbaren Minderdurchblutung *bei halbseitigem Fixations-*

defekt (,,*hémithorax muet*") auf *Inoperabilität* hin (LAMY, MARTIN, ANTHOINE, REBEIX, VAILLANT u. VAILLANT; DOR, DUMON, BOUTIN, ALLAND, DUMON u. DOR; MOLINA, MEYNIEL, CHEMINAT, PLAGNE u. BRUN; WALKER u. PROVAN; SCHULZE u.a.) (s. S. 509, 625 u. 653).

Die *präoperative Beurteilung von Herz und Kreislauf* ist im Hinblick auf die Resektion eines Lungenlappens oder -flügels nicht weniger verantwortungsvoll und in mancher Hinsicht problematischer als die Abschätzung der respiratorischen Reserve. Gewiß werden Insuffizienzzeichen und gravierende Rhythmus- oder Durchblutungsstörungen, welche die Operationsanzeige in Frage stellen, schwerlich übersehen. Sofern der anamnestisch-klinische Aspekt ein aktives Vorgehen zu riskant erscheinen läßt, erübrigen sich weiterführende diagnostische Maßnahmen. Art und Schwere manifester kardio-vaskulärer Erkrankungen sind andernfalls mit *Kreislauffunktionsproben, elektrokardiographischer und röntgenologischer Untersuchung* und anderen Registriermethoden (Phonokardiographie, Oszillographie) näher zu ergründen. Auf die zusätzlichen Erkenntnismöglichkeiten der *Radioisotopen-Zirkulographie* (VEAL, PEARSON, HANLEY u. LOWE; DONATO *et al.*; TAPLIN u. Mitarb.; STRAUSS *et al.*) wurde auf den vorstehenden Seiten hingewiesen.

Als Kontraindikationen kommen hämodynamisch wirksame Klappenfehler, Cor pulmonale, exzessiver Hochdruck im großen Kreislauf, Myodegeneratio cordis, postinfarzielle Myokardläsion bei fortgeschrittener Koronarsklerose, Aortenaneurysmen und schwere Aortensklerose sowie stenosierende periphere Gefäßprozesse in Betracht.

Das Fehlen offensichtlicher Krankheitssymptome bedeutet nicht unbedingt, daß Herz und Gefäßsystem der operativen und postoperativen Belastung gewachsen sind. Unter den im voraus kaum kalkulierbaren Gefahrenmomenten sind vor allem klinisch und elektrokardiographisch *stumme Koronarveränderungen* als ernster Unsicherheitsfaktor bei Gewohnheitsrauchern und älteren Menschen zu nennen (K. H. BAUER; SALZER, WENZL, JENNY u. STANGL; FREY u. LÜDEKE u.a.). Das funktionelle Spätresultat, das dem unwägbaren Einfluß altersbedingter Minderung der kardio-pulmonalen Leistungsbreite unterliegt (BÜRGER; KNIPPING), ist erst im weiteren Verlauf aus eingehenden Kontrolluntersuchungen ersichtlich (GAENSLER u. STRIEDER; SEMISCH; DENOLIN, DE COSTER, DUMONT u. CASTINIEAUX-DUWAERTS; BIRATH, CRAFOORD u. RUDSTRÖM; COURNAND, RILEY, HIMMELSTEIN u. AUSTRIAN; RICKLER; CANDIANI, DE GASPERIS u. ROVELLI; DI MARIA; PERACCHIA, GALMARINI u. PISANI; DI MARIA *et al.*; ANGELINO, AQUARO, MAGGI u. ROLFO u.a.).

In Zweifelsfällen empfiehlt sich eine *Funktionsanalyse des rechten Herzens und der Lungenstrombahn*, um die Kraftreserve und Anpassungsfähigkeit zu prüfen. Zur Vornahme der erforderlichen Druck- und Blutgasmessungen eignen sich der einfache *Herzkatheterismus* (BOLT, FORSSMANN u. RINK; KNIPPING; COURNAND *et al.*; COMROE u. Mitarb.; BOLT, VALENTIN, VENRATH u. WEBER u.a.) und die Sondierung mit einem Doppellumen-Ballonkatheter zur *temporären unilateralen Pulmonalarterienblockade* (CARLENS; CARLENS, HANSON u. NORDENSTRÖM; HANSON; NORDENSTRÖM; DAVIS, GORDON, HAYESS u. WASLEY; AUERSWALD u. WENZL; BOLT, VALENTIN, VENRATH u. WEBER; BARTELS; BARTELS u. LAUÉ; BARTELS, BURGER, ESCHWEILER u. LAUÉ; BARTELS u. RODEWALD; RODEWALD; KRALL, RODEWALD u. HOFFHEINZ; BARTHEL; NEMIR, STONE, MACKRELL u. HAWTHORNE; TORI u. PETRUCCI; SALZER, WENZL, JENNY u. STANGL). Beide Methoden geben die Möglichkeit, mit anschließender *selektiver Lungenangiographie* weitere funktionsdiagnostische Aufschlüsse zu erhalten (DOTTER u. STEINBERG; DOTTER, STEINBERG u. HOLMAN; STEINBERG u. DOTTER; BOLT; BOLT u. RINK; BOLT, STANISCHEFF u. ZORN; KEIL u. SCHISSEL; WEISS u. WITZ; SEMISCH; SEMISCH, KÖLLING u. WITTIG; SAUVAGE, HATT u. MERLIER; SEMISCH, GESSNER, KÖLLING u. WITTIG; SCHISSEL u. KEIL; KEIL, VOELKER u. SCHISSEL; DE CLERCQ, DE COSTER, MELOT, BOLLAERT, DUMONT u. DUPREZ; SLESSER, BRITT u. FREER; MELOT, BOLLAERT, DE COSTER, DUMONT u. DUPREZ; BARIÉTY, MONOD, CHOUBRAC u. JOLY; WYMAN u. WILKINS; DENOLIN; AMUNDSEN u. SÖRENSEN; KRALL; TAMAKI; DURIEU, DE CLERCQ, BOLLAERT, DE COSTER u. GOLARD; MARMORSHTEJN; DE CLERCQ, BOLLAERT, DENOLIN u. ENGLERT; SCARINCI; BOLT, VALENTIN, VENRATH u. WEBER; SOAVE u. POSSENTI; HERZOG, ISRAËL, TORY u. PERSONNE; VACCAREZZA, SOUBRIE, LANARI, MOLINS u. BAROUSSE; SKOP u. KRČÍLEK; VIETEN; VIETEN u. WILLMANN; FARAH; HOFFHEINZ; NABATOFF; YAMAZOE; FROMENT, BAILLY, PERRIN u. BRUN; BOMPIANI;

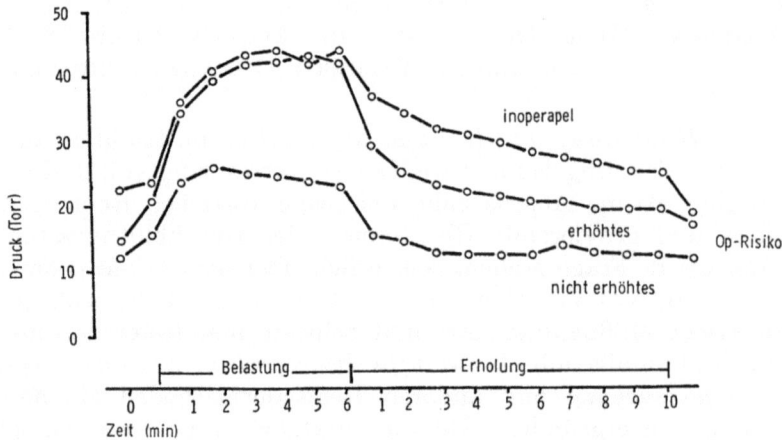

Abb. 204. *Pulmonalarteriendruck und Operabilität Bronchialkrebskranker.* Mit der Mikrokathetermethode nach GRANDJEAN gemessene Druckwerte. [Nach HARTEL, W., J. LENZ, W. RIEBER, G. SCHUSTER, P. WYLICIL u. J. WEHRMANN: Die Bedeutung der Pulmonaldruckmessung innerhalb der Lungenfunktion vor und nach Lungenresektionen. Thoraxchirurgie 18, 445—450 (1970), Abb. 1]

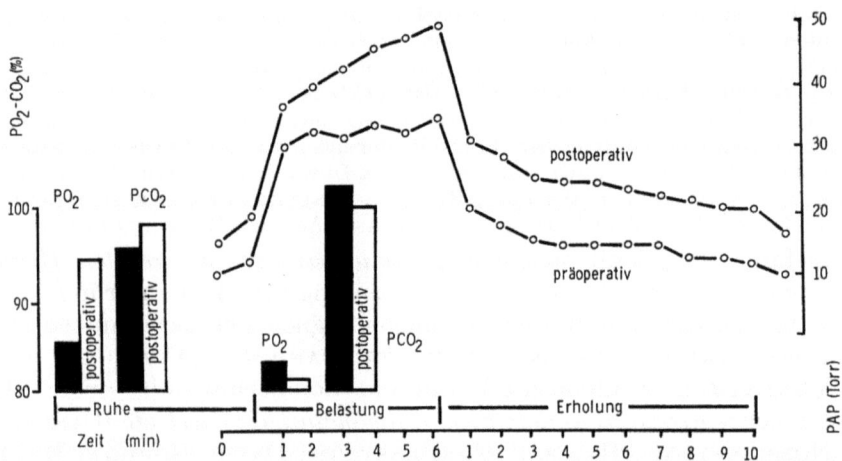

Abb. 205. *Pulmonalarteriendruck vor und nach Lungenresektion in Relation zu den Blutgaswerten.* Mikrokathetermethode nach GRANDJEAN. [Nach HARTEL, W., J. LENZ, W. RIEBER, G. SCHUSTER, P. WYLICIL u. J. WEHRMANN: Die Bedeutung der Pulmonaldruckmessung innerhalb der Lungenfunktion vor und nach Lungenresektionen. Thoraxchirurgie 18, 445—450 (1970), Abb. 2]

NÖUHOF, SUSSMAN u. NABATOFF; NOWIKOW, MARMORSHTEJN u. TRACHTENBERG; MARUYAMA, WILKINS u. WYMAN; BATTEZZATI, SOAVE, TAGLIAFERRO, MACARINI, OLIVA u. TIAZZA; TORI u. PETRUCCI; ANDERSEN u. ANDERSEN; RICCI, SARACCA, BOSURGI u. SARTI; GARKOVA; CRUCITTI, PUCHETTI, GIUSTI u. PETRONIO; BOMPIANI u. GAMBACCINI; SCARINCI, GALETTO u. GIANTURCO; PEDROTE GUINEA u.a.) (s. auch S. 399 u. 588).

Die ohne röntgenologische Durchleuchtungskontrolle vorgenommene *transkubitale Sondierung der Lungenschlagader mit Mikrokathetern,* deren Spitze vom venösen Blutstrom durch das rechte Herz eingeschwemmt wird (FITZPATRICK, SCHNABEL u. PETERSON; RUDOLPH u. PAUL; ZOHMAN u. WILLIAMS; SNYDER, MARCUS, GOODWIN, RYAN u. WOOLEY;

Tabelle 135. Klinische Kontraindikationen chirurgischer Bronchialkrebsbehandlung

	Bedingte Kontraindikation bzw. fragliche Indikations-einschränkung	*Strikte* Kontraindikation
1. *Geschwulstunabhängige* Kontraindikationen:		
a) Beeinträchtigung des *Allgemeinzustandes*	senile *Hinfälligkeit*, *Kachexie* mit therapie-resistenter *Dysproteinämie*, erhebliche *Fettsucht*, schwerer *Diabetes mellitus*	
b) spezielle *Organschäden* oder *Funktionseinbußen*		*pulmonale: ungenügende Atemreserven, Läsion der kontralateralen Lunge* (schweres Obstruktionsemphysem, disseminierter Gerüstprozeß, starke Thoraxdeformität, schwartige Fesselung, floride Tuberkulose) *kardio-zirkulatorische: Herzinsuffizienz* bei Klappenfehler, nach Infarkt, bei Myo-degeneratio cordis, exzessiver Hochdruck, pulmonale Hypertension, schwere *Rhythmusstörung*, fortgeschrittene *Koronarsklerose* und periphere Gefäß-sklerose Erkrankung *anderer Organe*: Leberzirrhose, chronische Nephritis, Nephrosklerose
2. *Tumorbedingte* Kontraindikationen:		
a) hoher *Malignitätsgrad*	*oat-cell* bzw. *kleinzellige* Bronchuskrebse	
b) *proximaler Tumorsitz*		*bifurkationsnahe Infiltration des Hauptbron-chus, Einbeziehung* bzw. Wandstarre *von Trachea, Bifurkation oder Ösophagus*
c) *Übergreifen auf die Nachbarorgane*	*hämorrhagische Pleuritis* *ipsilaterale Mediastinal-lymphknoten-Metastasen* *zirkumskripte Perikard-infiltration* ipsilaterale *Phrenikus-* oder *Rekurrensparese*	*sichere Pleurakarzinose* *Metastasenbefall kontralateraler* und unzu-gänglicher *Mediastinallymphknoten* sowie *extrathorakaler Lymphknoten* *breiter Einbruch in Peri- und Myokard oder Herzinnenräume, Ummauerung großer Gefäße* (A. pulmonalis, Aorta, V. cava sup.) *Durchbruch in die Brustwand* *Übergreifen auf Zwerchfell und Brustwirbel*
d) hämatogene *Fern-metastasen*		*Fernmetastasen jeglicher Lokalisation*

BRANCATO, WEINSTEIN, CANETE, PALLINI u. ANTONIUS; DOTTER u. STRAUBE; BRADLEY; VOGEL, KELMINSON u. COTTON; GRANDJEAN; GRANDJEAN u. HAHN; WELLER, WALTER u. ULMER; WELLER, ULMER u. WALKENHORST; ULMER, REICHEL u. NOLTE; HARTEL u. SCHÜLKE; HARTEL, LENZ u. SCHUSTER; HARTEL, LENZ, RIEBER, SCHUSTER, WYLICIL u. WEHRMANN; HARTEL, LENZ, RIEBER, WYLICIL u. WEHRMANN; LENZ u. Mitarb.; GAIS-MEIER, KLAUS, SADOWSKI, GAUSS u. TRÜBESTEIN) (Abb. 204), wird neuerdings als ein-fache „bedside-Methode" *zur fortlaufenden Messung des pulmonalarteriellen Druckes vor und nach Lungenresektionen* angewandt (WELLER u. Mitarb.; ULMER u. Mitarb.; HARTEL u. Mitarb.) (Abb. 205).

　　Das Absinken des arteriellen Sauerstoffdruckes unter 60 mm Hg im Blockadetest nach CARLENS (BARTHEL u.a.) und pulmonale Hypertension mit Druckwerten über

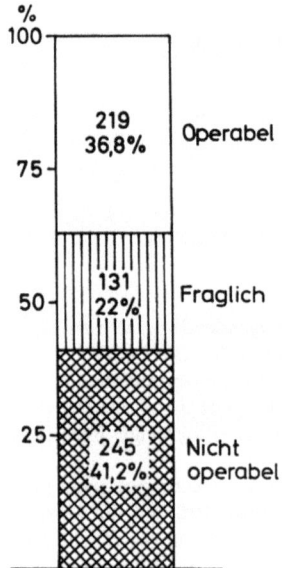

Abb. 206. *Die Beurteilung der Operabilität bei 595 Bronchialkrebskranken auf Grund der Ergebnisse der Lungenfunktionsprüfung.* (Nach RINK, H.: Der Lungenkrebs. Klinik–Praxis–Problematik, Abb. 183. Stuttgart: F. K. Schattauer 1965)

45—50 mm Hg bei Ruhe sind als strikte Gegenanzeigen für größere Eingriffe (Lobektomie, Pneumonektomie) zu bewerten (BOLT, VALENTIN, VENRATH u. WEBER u.a.). Auf die prognostische Bedeutung pulmangiographischer Befunde wird später eingegangen (s. S. 584 ff.).

Bei leichteren Atem- und Herz-Kreislaufstörungen kann die Operationsfähigkeit mit intensiver Vorbehandlung erreicht werden. Ebenso sind manche Allgemeinschäden, die sich aus *Laboratoriumsanalysen des Blutes und anderer Körperflüssigkeiten* ergeben (Tumoranämie, Hypalbuminämie, Elektrolytverschiebungen, Wasserhaushalts- und Stoffwechselstörungen) durch geeignete Maßnahmen präoperativ auszugleichen (Bluttransfusion, Albuminersatz, Zufuhr von Kalium und anderen Elektrolyten, Insulingaben etc.) (SALZER, WENZL, JENNY u. STANGL; AUERSWALD u. WENZL; LINDENSCHMIDT u. HERRNRING; JENNY u. BUCHBERGER; EISENREICH u. DEININGER; PAULY; LEUTSCHAFT; REYNOLDS; GIBBON u. NEALON; WUHRMANN u. MÄRKI; FREY u. LÜDEKE; UNGEHEUER u. HARTEL u.a.). Läßt die *Leber-* oder *Nierenfunktionsprüfung* auf eine Parenchymläsion bzw. Funktionseinbuße dieser Organe schließen, liegt ein schlecht einstellbarer *Diabetes mellitus* vor, oder findet sich eine *aktive Tuberkulose im kontralateralen Lungenflügel,* so muß die Operationsentscheidung nach dem Schweregrad des jeweiligen Befundes getroffen werden.

Bereits der Gesamteindruck des Patienten kann auf eine *primäre Inoperabilität* infolge Altershinfälligkeit, schlechter körperlicher Verfassung, spezieller Organschäden oder fortgeschrittener Tumorevolution hinweisen. Außer dem Allgemeinbefund, den vorgenannten Funktions- und Laboratoriumsproben tragen endoskopische und strahlendiagnostische Informationen (röntgenologische Inoperabilitätszeichen s. S. 720ff.) sowie das Ergebnis bioptisch-szintigraphischer Metastasensuche (Ergußpunktion bei karzinomatöser Pleuritis, Sternalpunktion bei generalisierter Knochenmarkskarzinose, mediastinoskopische Lymphknotenbiopsie etc.) zur präoperativen Orientierung bei. Der tatsächliche Entwicklungsstand der Neoplasie ist indessen weder klinisch noch mit speziellen Hilfsmethoden sicher bestimmbar (s. S. 172ff.). Der Erfolg einer für radikal erachteten Resektion kann stets durch okkulte Fernmetastasen nachträglich zunichte gemacht werden. Ob die vollständige Entfernung des Primärtumors gelingen wird, oder ob der Eingriff palliativ bleiben bzw. erfolglos abgebrochen werden muß, vermag der Operateur oft erst nach längerem Präparieren zu entscheiden. Dabei erweisen sich manche Tumoren als resezierbar, die zunächst als inoperabel gegolten hatten. Andererseits muß man auch in scheinbar aussichtsreichen Fällen mit der Feststellung *technischer Inoperabilität* rechnen. Nach chirurgischen Statistiken wird die Inoperabilität häufiger primär als erst nach Probethorakotomie erkannt (Verhältnisziffern primärer und sekundärer Inoperabilität nach BARTHEL: 57,7 % : 42,3 % bei 175 inoperablen Bronchialkrebspatienten; OCHSNER, DE CAMP, DE BAKEY u. RAY: 68,1 % : 31,9 % (insgesamt 565 inoperable Kranke); Sammelstatistik von 10 amerikanischen Autoren über 1518 inoperable Fälle nach BARTHEL: 76,9 % : 23,1 %).

Es gibt viele Gründe, die von vornherein für eine erhöhte Operationsgefährdung sprechen, unter Umständen schon die probatorische Thorakozentese bedenklich und eine radikale Tumorexstirpation zweifelhaft oder unmöglich erscheinen lassen. Die im chirurgischen Schrifttum genannten bedingten und strikten Gegenanzeigen sind in Tabelle 135 zusammengestellt (GRAHAM; BROCK; CHURCHILL u. Mitarb.; OVERHOLT; CRAFOORD; WIKLUND; BJÖRK; OCHSNER, DE CAMP, DE BAKEY u. RAY; MASON; CARLSON u. BALLON; LIAVAAG; SELLORS, CRUICKSHANK u. BILLMORE; NISSEN; BRUNNER; SALZER, WENZL JENNY u. STANGL; EERLAND; LEZIUS; DERRA; FREY u. LÜDEKE; KIRKLIN *et al.*; SØRENSEN u. THERKELSEN; GIBBON, CLERF, HERBUT u. DE TUERK; LINDER; NEUHOF u. AUFSES; GRINQVIST, CLAGETT u. McDONALD; OCHSNER, DIXON u. DE BAKEY; BADGER; JENNY u. BUCHBERGER; WENZL u. WURNIG; BARTHEL; PAULSON u. SHAW; UNGEHEUER u. HARTEL; GERRITT; GIBBON, STOKES u. McKEOWN; NICKSON, CLIFFTON u. SELBY; HOFFMANN, LAUX u. STENGEL; BOEREMA; NUBOER; SCHWAIGER; GUMMEL; WAGENFELD; FRIEDE u. REUSCH; PINKERS u. LAWRENCE; PACK; GUMPERT; CONTI). Unter den *relativen und absoluten Kontraindikationen* spielen Allgemein- und Organschäden nicht-neoplastischen Ursprungs, insbesondere das obstruktive Lungenemphysem keine geringere Rolle als örtliche Ausbreitung oder Fernabsiedlung der Geschwulst (MATTHES u. Mitarb.: Gründe primärer Inoperabilität bei 1975 Bronchialkrebskranken: Operationsverweigerung 9,4 %, lokale Tumorausdehnung 37,3 %, Fernmetastasen 27 %, allgemeine klinische Kontraindikationen 21 %; s. auch BARTHEL; JENNY u. BUCHBERGER; RINK; GAMAIN, COBY u. POUILLARD; GROSSE; BADGER; SPOHN u.a.) (Abb. 206).

Im Hinblick auf das *Tumorstadium* (S. 161ff.) sind nur die Bronchuskarzinome sicher operabel, die auf die Lunge beschränkt bzw. bis zur Pleura herangewachsen sind, die Rippenfellschranke aber nicht durchbrochen und noch keine oder lediglich regionäre Lymphknotenmetastasen hervorgebracht haben (TNM-Schema: T_1 und $T_2 + N_a$ oder N_b; Klassifikation nach SALZER u. Mitarb.: A_1 und B_1 oder A_2 und B_2). Mit Überschreiten der Lungengrenze und Vordringen in die mediastinale Lymphknotenkette wird die Operationseignung prognostisch fragwürdig, auch wenn im Einzelfall die Exstirpation mit radikalen Methoden technisch möglich ist (TNM-Schema: $T_3 + N_c$; Klassifikation nach SALZER *et al.*: C_2) (MATTHES u. Mitarb. u.a.). Breites Übergreifen auf die Nachbarschaft, Tumorbefall abgelegener Lymphknotengruppen und hämatogene Fernmetastasen sind Indizien primärer Inoperabilität (TNM-Schema: $T_4 + N_c + M$; Klassifikation nach SALZER *et al.*: C_3 und C_4) (s. Abb. 90 u. 91).

Abgesehen von der Ungewißheit präoperativer Stadienbeurteilung kann sich die thoraxchirurgische Indikation nicht auf einen allgemein verbindlichen Einteilungsstandard gründen (s. S. 161ff.). Es fehlt bis heute ein einheitlicher Katalog *klinischer Inoperabilitätszeichen* des Bronchuskarzinoms, weil manche Krankheitssymptome in ihrer Bedeutung anders bewertet, und die Grenzen des operativen Vorgehens unterschiedlich weit gezogen werden.

Manche Chirurgen halten ein *hohes Lebensalter* allein nicht für einen limitierenden Faktor (BOEREMA; NUBOER u.a.), während andere die Indikation wegen der erhöhten Resektionsmortalität sehr zurückhaltend stellen und sich allenfalls zur Lobektomie entschließen, wenn der Patient die 8. Lebensdekade erreicht oder gar überschritten hat (BROCK; MASON; SALZER, WENZL, JENNY u. STANGL; EERLAND; JENNY; OCHSNER; FREY u. LÜDEKE; SØRENSEN; WENZL u. WURNIG; NISSEN; JENNY u. BUCHBERGER u.a.) (s. S. 206).

Die begleitende *sero-fibrinöse Pleuraexsudation* schließt einen kurativen Eingriff keineswegs aus, es sei denn, daß der Erguß Krebszellen enthält (GOLDMAN; GRAHAM, MCDONALD, CLAGETT u. SCHMIDT; GERRITT; OVERHOLT; OCHSNER *et al.*; BJÖRK; WIKLUND; KIRKLIN *et al.*; MOERSCH, MCDONALD u. HOLMAN; DAVIS, KATZ u. PEABODY; THERKELSEN u. SØRENSEN; SALZER u. Mitarb.; FREY u. LÜDEKE; NICKSON, CLIFFTON u. SELBY; BARTHEL; UNGEHEUER u. HARTEL; TANDON; VOGT-MOYKOPF, BÖKE u. ZENTGRAF; PERESLEGIN u. BARKANOV u.a.). Die Operationsaussichten sind allerdings auch bei negativem Tumorzellbefund im Begleiterguß vermindert (GRAHAM, MCDONALD, CLAGETT u. SCHMIDT: 4,2%) (s. S. 286). Die *hämorrhagische Pleuritis* ist nur ausnahmsweise Folge entzündlicher Stenosekomplikationen im tumorblockierten Parenchym (MASON; SELLORS, CRUICKSHANK u. BILLMORE), in der Regel vielmehr karzinomatösen Ursprungs und damit definitives Zeichen der Inoperabilität (LIAVAAG; BJÖRK; OCHSNER *et al.*; THERKELSEN u. SØRENSEN; FREY u. LÜDEKE; JENNY u. BUCHBERGER; CHABIT; SAHN, LEICHTLING u. BASS; GERRITT; DAVIS, KATZ u. PEABODY; VOGT-MOYKOPF, BÖKE u. ZENTGRAF; TANDON; GUMPERT u.a.) (s. S. 364 u. Abb. 179). Der Versuch einer Pleuropneumonektomie, die man neuerdings bei bösartigen Pleuramesotheliomen durchführt (COTTON; SALZER; JAGDSCHIAN; HUZLY u. REISNER u.a.), erscheint selbst bei beetförmiger Serosainfiltration fragwürdig, sobald „der Tumor einmal Anschluß an das Lymphsystem der Pleura gewonnen hat" (UNGEHEUER u. HARTEL).

Der *metastatische Befall der Mediastinallymphknoten* ist prä- und intraoperativ nicht ohne weiteres von entzündlichen Reaktionsfolgen poststenotischer Obstruktionspneumonitis zu unterscheiden (BROCK; EDWARDS; LIEBOW; THERKELSEN u. SØRENSEN; SALZER u. Mitarb.; FREY u. LÜDEKE; VOSSSCHULTE; MAASSEN; ZDANSKY; v. WINDHEIM u. MAASSEN u.a.) (s. S. 172, 427 u. 950, Abb. 92). WEINBERG empfiehlt die Vitalfärbung des Lymphknotengewebes mit 4%igem Pontamine-sky-blue unter Hyaluronidasezusatz, um ausgesparte Metastasenherde zu kennzeichnen. Nach Ansicht vieler Autoren besteht bei Metastasierung über die *regionären Lymphknoten* der 1. Filterstation hinaus keine erfolgversprechende Operationsmöglichkeit mehr (WIKLUND; BØÖRK; SALZER u. Mitarb.; LINDER; PINKERS u. LAWRENCE; LAUSTELA; JENNY; MAASSEN; REYNDERS; PALVA; HECHT; NICKLING; SPECHT; BARRET *et al.*; BORRIE; BRÜCKNER; KOLB u. STRAHBERGER; SELLORS; DOTTER; FREISE u. RENSCH u.a.). Im Rahmen der erweiterten Pneumonektomie gelingt zwar die Ausräumung ipsilateraler tracheobronchialer und bifurkaler Lymphome (BROCK; CAHAN, WATSON u. POOL; HIGGINSON; THERKELSEN u. SØRENSEN; SALZER u. Mitarb.; FREY u. LÜDEKE; JENNY u. BUCHBERGER; GLUM; UNGEHEUER u. HARTEL; DELARUE u. STRASBERG; MAASSEN; GABLER u. FREISE u.a.), doch sind die tiefen parösophagealen und *kontralateralen Lymphknoten* der broncho-pulmonalen Gruppe und der paratrachealen Kette dem Zugriff entzogen. Ein entsprechender mediastinoskopischer Befund und der Nachweis *extrathorakaler Lymphknotenmetastasen* ersparen dem Patienten die dann aussichtslose Thorakotomie (WIKLUND; BJÖRK; FREY u. LÜDEKE; CARLSEN; MAASSEN; RINK; UNGEHEUER u. HARTEL u.a.) (s. S. 150, 171 u. 375ff.).

Bei der *Geschwulstausdehnung auf die Nachbarorgane* wird die individuell unterschiedliche Weite der Indikationsstellung besonders deutlich (BLADES u. GARBY u.a.). Die Exzision umschriebener Krebsinfiltrate im *Perikard* und in der *Vorhofwand* ist seit langem gebräuchlich. Manchenorts schreckt man nicht vor dem Versuch zurück, auch Tumorausläufer in anderen Nachbarstrukturen (obere Hohlvene, äußere Ösophagusschicht, Brustwand, Zwerchfell) mit dem betroffenen Lungensektor zu resezieren. Die Ergebnisse der *erweiterten Pneumonektomie* (BROCK; ALLISON; WATSON; GIBBON; SMITH; KIRKLIN u. JAMPOLIS; SWEET; CAHAN; CHAMBERLAIN, MCNEILL, PARNASSA u. EDSALL; BROCK u. WHYTEHEAD; ABBOTT; PAULSON u. SHAW; GIBBON, STOKES u. MCKEOWN; MERLIER u. CRESSON; CAHAN, WATSON u. POOL) und zusätzlicher *partieller Brustwand- bzw. Zwerchfellresektion* (GIBBON; HIGGINSON; SALZER u. Mitarb.; OCHSNER, DE CAMP, DE BAKEY u. RAY; KIRKLIN *et al.*; LEZIUS; COTTON u. PENIDO; GRILLO, GREENBERG u. WILKINS; SELLORS, CRUICKSHANK u. BILLMORE; DE BAKEY; GRINQVIST, CLAGETT u. MCDONALD; FREY u. LÜDEKE; WEINBERG; LAWRENCE, WALKER u. PINKERS; COLEMAN; PAULSON;

SHAW, PAULSON u. KEE; GEHA, BERNATZ u. WOOLNER; WEBER) sind nicht ermutigend
(s. S. 205). Erfahrungsgemäß bleibt das radikale Vorgehen in den Risikofällen zumeist
„dennoch nur palliativ" (UNGEHEUER u. HARTEL; s. auch JENNY; MAASSEN). Es ist zudem
mit einem beträchtlichen Anstieg der primären Operationsmortalität belastet (CHAMBER-
LEIN, MCNEILL, PARNASSA u. EDSALL: 9,1% auf 18,6%; bei weiter gestellter Indikation
30% und höher: GIBBON; OVERHOLT u. BOUGAS; SPERLING; LAWRENCE, WALKER u.
PINKERS u. a.). GIBBON verzeichnete bei 13 Brustwandresezierten, von denen keiner länger
als 18 Monate überlebte, eine doppelt so hohe Resektionssterblichkeit als bei den Eingriffen
zur Entfernung sonstiger extrapulmonaler Krebsausläufer. Nach der Bilanz von GRIN-
QVIST, CLAGETT u. MCDONALD ist die Kombination von Pneumonektomie und Thorax-
wandresektion nur erfolgversprechend, wenn der neoplastische Prozeß auf die Pleura
parietalis beschränkt ist. 10 ihrer 16 operierten Patienten, bei denen die Serosaschranke
überschritten war, verstarben innerhalb von 2—14 Monaten nach dem Eingriff. Das *Übergreifen auf den Plexus brachialis*, das *Sternum* oder die *Brustwirbelsäule* bildet wegen der
Aussichtslosigkeit chirurgischer Maßnahmen eine absolute Kontraindikation. Die auf
Grund tierexperimenteller Studien STRAHBERGERs 1952 von SALZER u. Mitarb. gehegte
Hoffnung, daß die karzinombedingte *Cavastenose* künftig nicht mehr zu den unüberwind-
lichen Hindernissen der Resektionstherapie zählen werde, hat sich nicht erfüllt. Der
Erfolgsbericht von SMITH, der bei 6 Kranken mit neoplastischer Cavaobstruktion die
Tumoren unter *Teilresektion und plastischer Überbrückung der krebsbefallenen Hohlvenen-
strecke* exstirpiert hatte, wird von UNGEHEUER u. HARTEL rückblickend als „glück-
liche Einzelleistung" bewertet (s. auch GOTHMAN u. ANDERSON; SKINNER, SALTZMAN u.
SCANNELL).

Venöse Einflußstauung und Dysphagie infolge *Ummauerung oder Tumoreinbruch in
die obere Hohlvene und Speiseröhre* sind nach wie vor unbedingte Kriterien der Inoperabilität, gleich, ob die Symptome durch lymphogene oder kontinuierliche Geschwulstausbreitung zustande kommen. Das gilt auch für die *Einbeziehung der Luftröhre, Bifurkation
und trachealen Carina*, die endoskopisch und röntgenologisch an respiratorischer Wand-
starre, höckeriger Schleimhautinfiltration bzw. Konturunregelmäßigkeit und sattelför-
miger Verbreiterung des Carinasporns kenntlich ist (s. Abb. 79, 374, 377, 378 u. 525). Desgleichen ist die *bifurkationsnahe Krebsinfiltration eines Hauptbronchus* als Indiz der Inoperabilität zu werten, da die Neoplasie — bronchoskopisch unsichtbar — in der Submukosa etwa 2—3 cm proximal der makroskopischen Tumorgrenze fortzukriechen pflegt
(GRIESS, MCDONALD u. CLAGETT; KOCH; LANGE-CORDES; MAASSEN; PELLICER-ERASO;
KNY u. LANGE-CORDES; WALTNER; MEYER-SIEM; BARTHEL; NICKSON, CLIFFTON u. SELBY;
FREY u. LÜDEKE; UNGEHEUER u. HARTEL u. a.) (s. Abb. 74). Es fehlt dann die Möglich-
keit, den zur Bronchusdurchtrennung im Gesunden erforderlichen Sicherheitsabstand der
Resektionslinie am Stumpf einzuhalten. Die *Tracheal- und Bifurkationsplastik* bietet nach
den tierexperimentellen und operativen Fehlschlägen der Vergangenheit nur in Einzel-
fällen Erfolgsaussichten (BJÖRK; GEBAUER; PAULSON; PAULSON u. SHAW; BELSEY;
MÜLLY; CLAGETT, MOERSCH u. GRINDLAY; GIBBON; GRILLO, DIGNAN u. MIURA; MATHEY,
BINET, GALEY, EVRARD, LEMOINE u. DENIS; MULLIKEN u. GRILLO; JENNY u. BUCHBERGER;
NAEF u. a.). Die *infiltrationsbedingte Abstumpfung des spitzen trachealen Teilungssporns*
ist streng von der *Ausweitung des Bifurkationswinkels* zu trennen, die beim stenosierenden
Oberlappenkarzinom allein durch *Kranialverziehung des ipsilateralen Hauptbronchus in-
folge des Atelektasesogs bzw. lobärer Schrumpfung* verursacht wird (WIKLUND; BJÖRK;
THERKELSEN u. SØRENSEN; HASCHE; JENNY u. BUCHBERGER; ZDANSKY; LINK u. STRNAD;
ANACKER; SCHULZE u. a.) (s. S. 724 u. Abb. 379). Die verstärkte Spreizung der Bifurkation läßt allein ebensowenig auf Inoperabilität schließen wie die bloße Trachealimpres-
sion oder eine röntgenologisch nachweisbare Eindellung des oberen Tracheobronchial-
winkels durch vergrößerte Lymphknoten (s. S. 511 u. 726).

Angesichts einer *Rekurrensparese*, die vor allem bei paraortaler Ausbreitung linksseitiger Oberlappenkarzinome auftritt, gilt der Tumor gewöhnlich als nicht mehr
resezierbar (WIKLUND; BJÖRK; SALZER u. Mitarb.; GIBBON; JENNY u. BUCHBERGER;

FREY u. LÜDEKE; NICKSON, CLIFFTON u. SELBY; BARRETT *et al.*; BORRIE; DOTTER; BRÜCK-
NER; KOLB u. STRAHBERGER; SELLORS; JENNY; MAASSEN; BARTHEL; UNGEHEUER u. HAR-
TEL u. a.) (S. 283 u. 723). Die theoretische Möglichkeit, daß die Stimmbandlähmung aus unbekannter akzidenteller Ursache (SALZER *et al.*) oder als Folge brüsker Bronchoskopie auftritt (GRAHAM zit. n. FREY u. LÜDEKE), ist gegenüber der neoplastischen Ätiologie praktisch bedeutungslos. GIBBON und DE BAKEY berichteten übereinstimmend über das Miß-
lingen jeglicher Resektionsversuche in einschlägigen Fällen. BROCK sieht in der unilateralen Rekurrensparalyse keine unbedingte Kontraindikation, da er mit radikaler Pneumonektomie — teils sogar unter Erhaltung des Nervenstranges — bei einigen Patienten
zum Ziele gelangte (s. auch PRICE-THOMAS; ADELBERGER u. WÖRN).

Die gleichseitige *Phrenikusparese* wird prognostisch unterschiedlich eingeschätzt. Der
Befund galt lange als absolute Kontraindikation zur Operation (NISSEN; BRUNNER;
SALZER, WENZL, JENNY u. STANGL; BURNETT, ROSEMOND u. HALL; NICKSON, CLIFFTON
u. SELBY u. a.). Andere Chirurgen berichten über erfolgreiche Versuche, den Nerven um-
wachsende Krebsausläufer vor dem Hilus bzw. am Herzbeutel mit dem gesamten Tumor
en bloc zu resezieren (CHURCHILL; MASON; OCHSNER, DE CAMP, DE BAKEY u. RAY; PRICE-
THOMAS; ADELBERGER u. WÖRN; FREY u. LÜDEKE; BARTHEL; UNGEHEUER u. HARTEL
u. a.).

Die Lähmung ist daher kein sicheres Indiz inoperabler Mediastinalinfiltrierung. Sie
kann überdies schon vor und ohne Kausalzusammenhang mit dem Geschwulstleiden entstehen und symptomlos persistieren. Außer den sog. „*idiopathischen Formen*" einseitiger
Zwerchfellparese kommen unbemerkte *Folgen peri- und postnataler Traumen* sowie *entzünd-
lich-narbiger und degenerativer Schädigung radikulärer oder endothorakaler Phrenikus-Nerven-
fasern* in Betracht (Relikte ERBscher Lähmung nach Geburtstraumen und späterer Ple-
xusverletzung, zervikale Spondylochondrose, perilymphadenitische Schwielen nach alter
Lymphknotentuberkulose, Läsionen im Gefolge pneumonischer Prozesse, metapleuriti-
scher bzw. pleuro-perikardialer Schwartenzug etc.) (EPPINGER; ZELIGS; MORAWITZ; SER-
GENT, DE MASSARY u. BENDA; REICH; TESCHENDORF; STEINITZ; KÖNIGER; MICHELSON;
MOREAU; MORRISON; MONSAINGEON; MORISON u. WOODBURN; VARA-LOPEZ; KOESTER;
WILLIAM; STEPHANY u. STEPHANY; ENCISO u. BRAVO-OLALLA; WISCHOFF; STEINBERG;
RAMSEYER; GRZAN; BLUTH u. STEGER; WELS; VARPELA, POPPIUS, TIKKA u. LEHTO-
VAARA u. a.) (s. S. 513).

Wie bei der röntgenologischen Differentialdiagnose des „gespreizten Bifurkationswinkels" (s. Abb. 377—379) ist im übrigen scharf zwischen dem paralytischen Hochstand
des betreffenden Hemidiaphragma mit typischem Waagebalkenphänomen (Abb. 237, 375
u. 383) und der lediglich *durch Sog einer Oberlappenatelektase bedingten Elevation* der
gleichseitigen Zwerchfellhälfte zu unterscheiden (Abb. 236), die allenfalls verminderte
Atemexkursionsbreite zeigt, aber keine Bewegungsparadoxie im Schnupfversuch aufweist
(s. S. 510 u. 723). Schließlich muß bei der Röntgenuntersuchung die *Vortäuschung eines
unilateralen Zwerchfellhochstandes durch infrapulmonale Ergußansammlung* (LIPSCHUETZ;
MORR; ROTHSTEIN u. LANDIS; PETERSEN; PEZZINATI; WACHTLER; DE MORAES; WILSON;
LARDANCHET *et al.*; YATER u. RODIG; DE MUSSY; TAGUCHI u. DRESSLER u. a.) mit geeigneten Maßnahmen ausgeschlossen werden (Lagewechsel, Flächenkymographie mit verti-
kaler Rasterstellung bei Apnoe) (s. S. 513 u. 624 u. Bd. IX/4c Abb. 291).

Das gelegentliche Vorkommnis eines *Zweitkarzinoms im anderen Lungenflügel*, das
JENNY u. BUCHBERGER bei 7 ihrer 1945 nichtoperierten Bronchialkrebskranken konstatierten, läßt bei entsprechendem Entwicklungsstadium der Tumoren allenfalls den Resek-
tionsversuch durch bilaterale Lobektomie zu (CAHAN u. a.) (s. auch S. 204). Der Nachweis
von *Fernmetastasen jeglicher Lokalisation* macht thoraxchirurgische Bemühungen hinfällig.

Der *histologische Geschwulsttyp* ist wegen des unterschiedlich hohen *Risikos latenter
Fernmetastasen* für die therapeutischen Erwägungen bedeutsam (NICKSON, CLIFFTON u.
SELBY u. a.). *Bei kleinzelligen Bronchuskrebsen* ist besondere Vorsicht bei der Indikations-
stellung zur Resektion geboten (BLAHA, UNGEHEUER u. KAHLAU u. a.). Ob die bioptisch

gestellte Diagnose eines haferkornzelligen Bronchialkarzinoms zur Unterlassung chirurgischer Maßnahmen aus grundsätzlicher Resignation berechtigt, ist — wie oben erörtert (S. 174 u. 192) — strittig. Wegen der ausgeprägten Differenzierungsschwankung und Polymorphie bronchogener Krebse erscheint es zumindest fraglich, ob der mit feingeweblicher Untersuchung von Gewebsproben erhobene Teilbefund den biologisch-histologischen Charakter der Gesamtgeschwulst verläßlich repräsentiert und bindende Rückschlüsse für die therapeutische Entscheidung gestattet (UEHLINGER; SALZER; ŠIMEČEK u. MUSIL u.a) (s. auch S. 193, 429 u. 447).

γγ) Intraoperative Diagnostik und Operabilitätsabschätzung

Ist ein krebsverdächtiger Lungen-Röntgenbefund mit den verfügbaren präoperativen Untersuchungsverfahren nicht zu klären, oder bestehen Zweifel an der technischen Resektionsfähigkeit, so bleibt die *Probethorakotomie* als ultima ratio zur

1. *Sicherung der Diagnose* und
2. *definitiven Operabilitätsbeurteilung.*

Der Prozentsatz der nur auf diesem Wege verifizierbaren Bronchuskarzinome wurde vor 15 Jahren mit 20—25 % beziffert (ZENKER, HEBERER u. LÖHR; CLAGETT; BERNATZ u. CLAGETT). UNGEHEUER u. HARTEL halten diese Zahlenangabe über die dem präoperativen Nachweis entzogenen Tumoren nicht mehr für allgemein gültig. Der Anteil der zur Abschätzung der Operabilität vorgenommenen und als Probeeingriff beendeten Thorakotomien lag mit durchschnittlich 40—50 % noch höher (OVERHOLT u. SCHMIDT; CHURCHILL u. Mitarb.; DELARUE u. STRASBERG u.a.), konnte aber dank der Fortschritte präoperativer Diagnostik gesenkt werden [PACK u. ARIEL (1964): 24 %; JENNY u. BUCHBERGER (1962): 11,3 %; DELARUE u. STRASBERG (1966): 6 %; MATTHES u. Mitarb. (1969) 6 %; ZEIDLER u. LINDER (1973) 5 %]. Die *Abnahme der Thorakotomie-Quote* von 40 auf 6 % in der Statistik von REYNDERS ist vor allem ein *Erfolg der Mediastinoskopie,* die mit dem Nachweis lymphogener bzw. kontinuierlicher Tumorausbreitung jenseits der Lungengrenzen vielen inoperablen Patienten den schwerer wiegenden Eingriff erspart (s. S. 378ff.). Die vorausgehende *Metastasensuche im Bauchraum* (Szintigraphie, Angiographie, Laparoskopie, Probelaparotomie) (BELL; HANSEN u. MUGGIA; MATTHES *et al.*; WINSTANLEY; KANHOUWA; CARR; UNGEHEUER u. HARTEL; DELARUE u. STRASBERG) (s. S. 286, 385, 428, 602ff. u. 654ff.) ermöglicht es heute, die Indikation zur Probethorakotomie besonders bei undifferenzierten Bronchialkrebsformen noch weiter zu straffen. Die genannten Methoden liefern die zur Operationsentscheidung benötigten Informationen auf schonendere Art und machen bei positivem Befund die Thorakotomie vermeidbar.

Gegenüber diesem Bestreben ist das Prinzip, „man sollte jedem Patienten mit einem Neoplasma der Lungen eine Chance geben und eine Thorakotomie durchführen, auch wenn die Untersuchungen an der Resektionsmöglichkeit erhebliche Zweifel aufkommen lassen" (MAURATH u. WERBER), wegen der relativ hohen *Letalitätsrate* der als Probethorakotomie abgebrochenen Resektionsversuche (Tabelle 136) nicht mehr zu rechtfertigen. Gerade für hinfällige Patienten in fortgeschrittenen Tumorstadien bedeutet die exploratorische Brustkorberöffnung eine beachtliche Gefährdung: postoperative Funktionseinbußen (Einschränkung der Atemreserven und arterielle Hypoxämie infolge schmerzbedingter Atemabflachung, Schleimobstruktion, Hemmung der Zwerchfellbeweglichkeit und Pleuraexsudation) oder andere Komplikationen (massive Lungenembolie, Koronarthrombose, akutes Herzversagen, Pleuraempyembildung) können auch ohne unmittelbar tödlichen Ausgang die Lebenserwartung herabsetzen (MAURATH u. WERBER; GUNN u. ROSS; DELARUE u. STRASBERG).

Zur Senkung des *erhöhten Letalitätsrisikos vermeidbarer Probethorakotomien,* deren anatomische Folgen zudem den Effekt ausschließender Strahlentherapie unnötig schmälern (VIETEN u. GREMMEL) (S. 211), sollten auch *röntgenologische Inoperabilitätskriterien* (S. 720) nicht ignoriert werden. DELARUE u. STRASBERG erwähnen in ihrem Erfahrungs-

Tabelle 136. Letalität der Probethorakotomie bei Bronchialkrebskranken

Autoren	Letalitäts-quote (%)
OVERHOLT u. BOUGAS (1955)	
1933—1940	28,0
1941—1945	12,0
1946—1950	8,5
1951—1953	1,3
BERNATZ u. CLAGETT (1953)	1,7
MAURATH U. WERBER (1953/54)	11,6
BROMLEY u. SZUR (1959)	10,0
SHAW u. PAULSON (1959)	8,0
JENNY u. BUCHBERGER (1962)	11,3
AKOVBIANTZ u. AEBERHARD (1964)	10,0—15,0
BELCHER u. ANDERSON (1965)	4,0
DELARUE u. STRASBERG (1966)	
1939—1952	14,0
1953—1956	2,3
1954—1964	4,6
MATTHES u. Mitarb. (1969)	
1949—1963	13,0
1964—1968	6,0
ZEIDLER u. LINDER (1973)	
1949	31,0
1948—1968	13,2
1968	5,0

bericht ausdrücklich eigene Fehlschläge, die sich aus mangelnder Einsicht in die Verläßlichkeit entsprechender radiologischer Hinweise ergeben.

Da die Probeexzision aus tiefliegenden Tumoren nur gelingt, wenn die Thorakotomie „zu einer sparsamen Resektion, meist einer Lobektomie, erweitert" wird (UNGEHEUER u. HARTEL), müssen die für lungenchirurgische Maßnahmen geltenden *klinischen Gegenanzeigen*, insbesondere Einbußen der kardio-pulmonalen Leistungsreserven von vornherein strikt beobachtet werden. Daß sich die probatorische Thorakozentese bei nachweislicher Absiedlung in extrathorakale Lymphknoten oder Anzeichen hämatogener Fernmetastasen erübrigt, versteht sich von selbst. Mit strenger Auslese, d.h. nach Ausschöpfung aller präoperativ verfügbaren diagnostischen Hilfsmittel konnte die Mortalitätsquote in den beiden letzten Jahrzehnten dank *Vermeidung „fruchtloser" Thorakotomien* merklich verringert werden (DELARUE u. STRASBERG) (Tabelle 136).

Unverminderte Bedeutung hat die *Probethorakotomie zur Klärung asymptomatischer Lungen-Solitärherde* bei negativem Ergebnis exfoliativ-zytologischer und aspirationsbioptischer Fahndung (SHARP u. KINSELLA; O'BRIEN, TUTTLE u. FERKANEY; THORNTON, ADAMS u. BLOCH; EFFLER, BLADES u. MARKS; KRAMPE; PASCALIS; DAVIS u. KLEPSER; GROW, BRADFORD u. MAHON; JOHNSON, CLAGETT u. GOOD; ABBOTT, HOPKINS u. VAN FLEIT; CLAGETT; EFFLER; BELL u. SEALY; ABELES u. CHAVES; UMIKER u. STOREY; CRUICKSHANK; HOOD, GOOD, CLAGETT u. MCDONALD; HODGSON u. MCDONALD; OVERHOLT, BOUGAS u. WOODS; WIERMAN, CLAGETT u. MCDONALD; GOOD u. MCDONALD; RIGLER; JONES u. CLEVE; DAVIS, HAMPTON, BICKHAM u. WINSHIP; BELCHER; OCHSNER et al.; SALZER u. Mitarb.; MECKSTROTH, ANDREWS u. KLASSEN; ARBUCKLE; CREECH, OVERTON u. DE BAKEY; RIGLER u. MERNER; HUSFELDT u. CARLSEN; BERNATZ u. CLAGETT; SANTY; OVERHOLT; JONES; OVERHOLT u. SCHMIDT; LÖHR u. SODER; IRMER u. MOHR; SCHLUNGBAUM u. SCHONDORF; SPRINGER, GEIGER u. LANGSTON; HERINK u. LINDER; IRMER u. SCHULTE-BRINKMANN; PELLETT u. GALE; LINDER u. JAGDSCHIAN; DAVIS, KATZ u. PEABODY; HEGEMANN; BRUNNER; FREY u. LÜDEKE; UNGEHEUER u. HARTEL;

KAUNITZ; RICCI u. BURNACCINI; DELARUE u. STRASBERG; BLAHA u. Mitarb. u. a.). Die *zwingende Notwendigkeit unverzüglicher Exploration* wird aus der Operationsstatistik offenbar, denn fast die Hälfte der sog. Rundherde ist bösartig, und die nicht-neoplastischen Formen geben eine zumindest relative Indikation zu chirurgischer Behandlung ab (s. Bd. IX/4c, Tabelle 19). Ein exspektatives Verhalten ist bei Fehlen klinischer Gegenanzeigen um so weniger zu verantworten, als es sich in 30—40% um periphere Bronchuskarzinome mit weit überdurchschnittlichen Dauererfolgschancen frühzeitiger Resektion handelt (OVERHOLT; CHURCHILL u. Mitarb.; OCHSNER *et al.*; JOHNSON, KIRBY u. BLAKEMORE; THERKELSEN; BERNATZ u. CLAGETT; LINDER u. JAGDSCHIAN; SØRENSEN u. THERKELSEN; BRUNNER; FREY u. LÜDEKE; JACKMAN, GOOD, CLAGETT u. WOOLNER; DELARUE u. STRASBERG u. a.), die unter abwartender Verlaufsbeobachtung unmerklich absiedeln und inoperabel sein können, wenn der Nachweis maligner Wachstumstendenz erbracht ist.

Im Vergleich zu hiluswärts fortgeschrittenen Bronchialkrebsen mit obstruktiven Parenchymkomplikationen ist das *Risiko der diagnostischen Probethorakotomie bei peripheren Initialläsionen gering*; die Letalität übertrifft jedenfalls nicht die der im Zweifelsfall seit langem gebräuchlichen Probelaparotomie (BERNATZ u. CLAGETT; MÜLLY; UNGEHEUER u. HARTEL; DELARUE u. STRASBERG; MATTHES u. Mitarb. u. a.). Die nachdrückliche Mahnung von BERNATZ u. CLAGETT, daß „*die Politik des „wait and see" nicht länger zu rechtfertigen ist*", hat heute gleiche Aktualität wie vor 15 Jahren, und nach wie vor gilt das Postulat: „*Der Arzt, nicht die Zeit sollte die Diagnose der Lungenerkrankung stellen.*"

Bei kortikalem Sitz des fraglichen Herdes gibt die *diagnostische Probethorakotomie* durch *Schnellschnittuntersuchung einer Gewebsprobe* rasch Gewißheit (SALZER u. Mitarb.; BERNATZ u. CLAGETT; DAVIS, KATZ u. PEABODY; HUSFELDT u. CARLSEN; KAHLAU; DREWES; PROTZEK; v. POLTZER-HODITZ u. SCHEIDEGGER; KAHLAU; UNGEHEUER u. HARTEL; DELARUE u. STRASBERG; CLAGETT; FASSKE u. v. WINDHEIM; SHIVAS u. FRASER u. a.). Findet sich eine gutartige Geschwulst, ein Granulom oder sonstiger Entzündungsprozeß (herdförmig karnifizierte Pneumonie, Abszeß, ischämische Nekrose etc.), so kann man sich mit sparsamer Resektion (einfache Enukleation, Keil- oder Segmentresektion, nötigenfalls Lobektomie) begnügen. Im Falle des Karzinomnachweises richtet sich das weitere Vorgehen nach dem Gesamtzustand des Patienten, dem Ergebnis präoperativer Funktionsdiagnostik und dem endothorakal erkennbaren Ausbreitungsstand der Neoplasie.

Zur *Abschätzung der Operabilität* am eröffneten Brustkorb sind bloßer Augenschein und Palpation allein nicht verläßlich genug, um zwischen entzündlicher Schwellung und metastatischem Befall der regionären und nachgeordneten Lymphknotengruppen unterscheiden zu können (s. S. 172, 344, 529 u. 951, Abb. 92). In dubio muß die therapeutische Entscheidung auch hinsichtlich der *lymphonodulären Beteiligung vom histologischen Resultat abhängig* gemacht werden.

Biopsie und Tastbefund können zu *negativen wie positiven intraoperativen Fehldiagnosen* führen (SALZER u. Mitarb.; BECKER u. KNOTHE; GIBBON, CLERF, HERBUT u. DE TUERK; NISSEN; UNGEHEUER u. HARTEL u. a.). Örtlich beschränkte Miniaturkrebse sind dem palpatorischen Nachweis entzogen und allein auf Grund präoperativer Lokalisation entfernbar. SALZER u. Mitarb. betonen daher ausdrücklich, daß „*durch die Probethorakotomie die Diagnostik des beginnenden zentralen Karzinoms nicht vorangetrieben werden kann*". Die Einschränkung gilt auch für Initialherde im Lungenmantel, die schlecht zu tasten und bioptischer Untersuchung meist nur zugänglich sind, wenn der vorherige Röntgenbefund dem Operateur exakten Aufschluß über die Segmentlokalisation gibt. Die Gefahr, durch zu oberflächliche *Probeexzision aus der Tumorumgebung bzw. entzündlich veränderten poststenotischen Parenchymsektoren* irregeleitet zu werden, ist bei tiefliegenden Karzinomen größer als bei oberflächennahen Krebsknoten. Äußerer Aspekt und derbe Konsistenz *chronischer Obstruktionspneumonitis nicht-neoplastischen Ursprungs* können andererseits Anlaß zu *fälschlichem Tumorverdacht* geben, zumal man dabei oft reaktiv-entzündlich vergrößerte Lymphknoten in den Filterstationen antrifft (BREWER, JONES u. DOLLEY; ACKERMAN; ELLIOTT u. ALAMIS; HINKEL; WACHS; BRUNNER u. TANNER; DENK;

REITTER; SWENSON u. LEAMING; ZDANSKY; KEIL u. SCHISSEL; BAUER; SPATH u. CAIT-
HAML; MORAVY; DEIST; SEUSING; DUDIK; THOMAS u. RIENHOFF; FRIEDLÄNDER u. WOL-
PAW; BROWN u. BISKIND; KESZTELE; VOLK, LOSNER, LEWITAN u. NATHANSON; LEB;
JANES; RUBINO; ŠÁLEK, ŽAHOUREK u. PRÁŠIL u.a.) (s. Legenden zu Abb. 92, 171, 562
u. 564).

Da die Oberbauchorgane, insbesondere Leber, Nebennieren und retroperitoneale
Lymphknoten mit einer durchschnittlichen Beteiligung von über 30—50% wesentlich
häufiger hämatogene bzw. retrograd-lymphogene Krebsabsiedlungen (ONUIGBO; OCHS-
NER u.a.) (s. S. 156 u. 287) aufweisen als die in etwa 6—10% betroffenen supraklavikulären Lymphknoten (HUGHES, PATE, CAMPBELL; OCHSNER u. DE BAKEY; ENGELMAN u.
MCNAMARA; MOORE u. COLE; YASHAR u. MICOLONGHI; BURFORD, CENTER u. FERGUSON;
YASHAR u. a.) (s. Tabelle 53), ist es nur konsequent, daß nach der ursprünglich so verheißungs-
voll scheinenden Scalenus-Biopsie in letzter Zeit die *intraabdominelle Metastasensuche* als
zusätzliche Informationsquelle zur Prüfung der Operabilität forciert wurde. Hierzu be-
diente man sich nicht nur der Laparoskopie und radiologischer Untersuchungsmethoden
(Organ- bzw. Lymphknotenszintigraphie, selektive Angiographie). BELL, GIBBONS u.
TOLSTED nahmen nach Abschluß der präoperativen Diagnostik *Probelaparotomien* vor
und verzeichneten in 20% einen Tumorbefall von (perigastrischen, periportalen oder im
Ligamentum falciforme gelegenen) Lymphknoten oder drüsigen Organen des Oberbauchs.
Die stärker belastende Probeeröffnung des Brustkorbs blieb den durchschnittlich nur
noch $3^1/_2$ Monate überlebenden Patienten erspart. YASHAR wählte zum gleichen Zweck
die *transdiaphragmale Exploration während der Probethorakotomie:* Im Falle technischer
Resektionseignung untersuchte er von einem Radiärschnitt im Zentrum des Hemidiaphragma aus das Hypochondrium und führte bei fehlenden Verdachtsmomenten nach der
Zwerchfellnaht die vorgesehene Lungenresektion durch. Bei 14,9% von 127 Patienten
erbrachte die Biopsie aus suspekten Bezirken der Leberoberfläche und sonstigen sub-
diaphragmalen Strukturen einen Metastasenbefund und damit den Nachweis der Inoperabilität.

DELARUE u. STRASBERG halten dieses Vorgehen für ein logisches Pendant mediastinoskopischer Fahndung. Sie würdigen den Wert der dadurch gewonnenen Aufschlüsse, meinen
aber, die intraabdominelle Exploration entbehren zu können, weil sich die Tendenz zu so
ausgiebiger lymphangischer Tumorausbreitung zum Oberbauch bzw. Retroperitonealraum hin in der Regel mit ebenso markanter Besiedelung endothorakaler Lymphknoten
verbinde, und die Inoperabilität dann schon mediastinoskopisch nachweisbar sei.

h) Problematik und Möglichkeiten der Frühdiagnose und Prophylaxe bronchogener Karzinome

Wie bei allen bösartigen Geschwülsten innerer Organe hängt die Überlebensaussicht
des Tumorträgers nicht allein von der Stellung der richtigen Diagnose schlechthin, sondern ganz entscheidend vom Entwicklungsstand der Neoplasie zu dem Zeitpunkt ab, an
dem diagnostische Gewißheit erzielt wird und zu therapeutischen Konsequenzen führt.
Die *verfehlte Frühdiagnose bronchogener Karzinome kommt in praxi der Fehldiagnose gleich*
(BÜRGER). Obgleich der Prozentsatz intra vitam erkannter Bronchuskrebse seit der Jahrhundertwende von ca. 3—5% heute manchenorts auf über 90% gestiegen ist (Tabelle 158),
hatte die Erhöhung der Trefferquote kein entsprechendes Absinken der Sterbeziffern zur
Folge, weil das Nachhinken der richtigen Erkenntnis die thoraxchirurgischen Heilungschancen bislang nur unvollkommen ausnützen ließ.

Das Dilemma der Bronchialkrebsbekämpfung hat zahlreiche Wurzeln. Gemessen an
der verfeinerten gynäkologischen Krebsdiagnostik, die mit ihren prophylaktisch eingesetzten Suchmethoden maßgeblich zum erfreulich guten Behandlungserfolg des Kollum-
karzinoms beitrug, ist die Erkenntnissituation schon aus anatomischen Gründen ungleich
schwieriger. Das „carcinoma in situ" der Portio uteri ist zytologischer und kolpo-endo-

zervikoskopischer Fahndung zugänglich, im weitverzweigten Bronchialbaum dem Nachweis in vivo aber entzogen und selbst histologisch nur durch Zufall oder zeitraubende Durchmusterung von Serienschnitten faßbar (BLACK u. ACKERMAN; PAPANICOLAOU u. KOPROWSKA; WIERMAN, McDONALD u. CALGETT u. a.). Auch nach Invasion der Bronchialwand sind die Miniaturkrebse weder röntgenologisch noch endoskopisch mit annähernd gleicher Treffsicherheit aufzuspüren, bleiben sie doch am sorgfältig eröffneten anatomischen Präparat dem unbewaffneten Auge noch leicht verborgen (ECK; WERNER; WOOLNER, ANDERSEN u. BERNATZ; PELLEGRINI; HILGER u. a.) (s. S. 131).

Hinzu kommt die tückische Eigenart mancher Bronchialkrebstypen, schon bald nach ihrem Beginn ausgiebig zu metastasieren und erst danach — wenn überhaupt — mit Lokalsymptomen hervorzutreten. Bei oat cell-Karzinomen, deren Primärtumor eben erst die Schwelle diagnostischer Wahrnehmbarkeit überschritten hat und nach dem Aspekt seiner geringen Dimension und günstigen Lage radikal entfernbar scheint, ist die nachträgliche Feststellung ausgedehnter Fernmetastasen leider keine Ausnahme. Die Operationsstatistiken bezeugen die besondere Bösartigkeit der unreifen kleinzelligen Varianten: in der großen Mehrzahl der Fälle, in denen bereits Tumorsymptome vorliegen, kommt der lungenchirurgische Eingriff erfahrungsgemäß zu spät (s. S. 189ff. u. 431).

Dieses biologische Verhalten läßt für eine „Frühdiagnose" mit herkömmlichen Mitteln der Individualuntersuchung wenig Spielraum. Es erweist zudem den relativen Bedeutungswert dieses Begriffs, wenn selbst der Nachweis einer winzigen Primärgeschwulst eine Frühdiagnose mit dem erstrebten Behandlungserfolg nicht gewährleistet.

Die Bezeichnung „Frühdiagnose" ist dabei inhaltlich unklar, denn nach landläufigem Sprachgebrauch der praktischen Medizin kann sie ausdrücken, daß das Geschwulstleiden kurz nach seiner klinischen Manifestation oder in einer anatomisch wenig fortgeschrittenen Evolutionsphase entdeckt wurde. Beim Bronchuskrebs ist der Begriff nicht einfach mit dem geringen Umfang des in vivo erkannten Gewächses oder mit der Kürze seiner Krankheitsanamnese gleichzusetzen. Vice versa sprechen beachtliche Größe und längeres Bestehen nicht unbedingt dagegen, daß sich die Neoplasie noch im örtlich begrenzten Entwicklungsstadium (I oder II) befindet. Wegen der Definitionsschwierigkeiten bevorzugen manche Autoren den Ausdruck „rechtzeitige Diagnose", wobei sich das bewertende Epitheton auf die Operabilität bezieht (KAHLAU u. a.). Indessen ist auch die Operabilität per se noch kein verläßliches Kriterium für die Rechtzeitigkeit der Diagnose, da sie den Heilungserfolg nicht verbürgt (EBBINGHAUS u. BIRKE). Erst das Spätergebnis des postoperativen Verlaufs vermag sicheren Aufschluß zu geben, ob die chirurgische Intervention einer extrapulmonalen Krebsausbreitung zuvorkam oder nicht. Angesichts des Unvermögens, mit klinischen Methoden eine okkulte Fernmetastasierung zum Operationszeitpunkt auszuschließen und das tatsächlich erreichte Entwicklungsstadium exakt zu ergründen (s. S. 172ff.), kann über die Frage der Frühdiagnose nur retrospektiv — nach Ablauf einer angemessenen Wartefrist — geurteilt werden (KAHLAU).

Viele Thoraxchirurgen halten die operative Behandlung für aussichtslos, wenn die Probebiopsie ein kleinzelliges Bronchuskarzinom ergibt, andere sehen in diesem Befund keine strikte Gegenanzeige für ein aktives Vorgehen, nur die Mahnung zu vorsichtiger Indikationsstellung (BECK, KAY u. BROOKS; JONES, KERN, CHAPMAN, MEYER u. LINDESMITH; KARRER u. WURNIG; LIAVAAG; HUTSCHENREUTER u. SCHAMANN; JACKMAN, GOOD, CLAGETT u. WOOLNER; LENNOX, FLAVELL, POLLOCK, THOMPSON u. WILKINS; BLAHA, UNGEHEUER u. KAHLAU u. a.) (s. S. 174, 192, 424/425 u. 447). Die letztgenannten Autoren betonen, der bioptisch analysierte Geschwulstanteil müsse feingeweblich nicht unbedingt mit dem vorherrschenden Strukturbild des Gesamttumors übereinstimmen, das erst rückblickend an der in toto exstirpierten Geschwulst definitiv zu beurteilen sei (s. auch SALZER). Die Vorwegnahme einer negativen Entscheidung könne sich als therapeutisch verhängnisvoller Fehlschluß erweisen, zumal es sehr wohl kleinzellige Formen mit relativ langer Überlebenszeit gebe, und erhebliche Variationen der „klinischen Malignität" innerhalb eines Zelltyps durchaus geläufig seien (s. auch UEHLINGER). Gewiß bietet der bio-

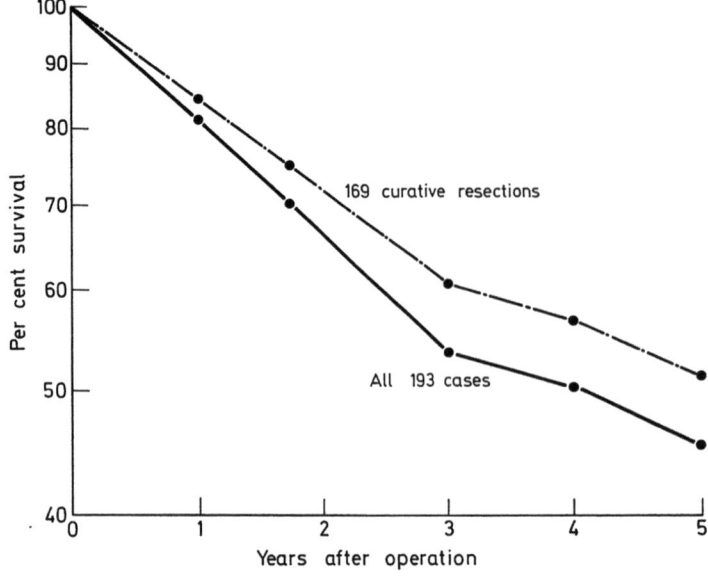

Abb. 207. *Überlebensrate von 193 Patienten mit peripheren Bronchuskarzinomen* (92% klinisch stumme „Lungenrundherde" von bis zu 4 cm Durchmesser) bei 169 kurativen Resektionen. [Nach JACKMAN, R. J., C. A. GOOD, O. T. CLAGETT u. L. B. WOOLNER: Survival rates in peripheral bronchogenic carcinomas up to four centimeters in diameter presenting as solitary pulmonary nodules. J. thorac. cyrdiovasc. Surg. **57**, 1—8 (1969), Fig. 1]

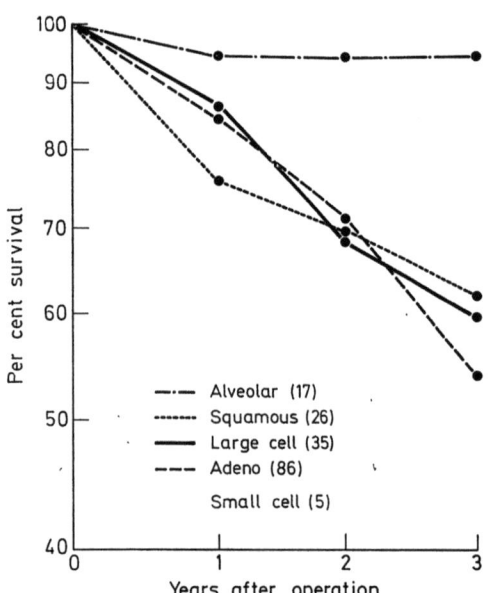

Abb. 208. *Überlebensrate und Zelltyp von 169 kurativ resezierten peripheren Bronchuskarzinomen.* Von 5 Patienten mit kleinzelligen Krebsen überlebten zwei 9 Jahre nach der Operation. [Nach JACKMAN, R. J., C. A. GOOD, O. T. CLAGETT u. L. B. WOOLNER: J. thorac. cardiovasc. Surg. **57**, 1—8 (1969), Fig. 4]

logische Geschwulstcharakter, der seinen morphologischen Ausdruck im Zelltyp, Reifegrad und histologischen Aufbau findet und mit dem zeitlichen Stadienablauf für die Prognose maßgeblich ist, nach allgemeiner Erfahrung bei den kleinzelligen Varianten die durchschnittlich geringsten Chancen für den Erfolg diagnostisch-therapeutischer Bemühungen (KIRKLIN, McDONALD, CLAGETT, MOERSCH u. GAGE; COLLIER, BLAKEMORE, KYLE, ENTERLINE u. KIRBY; SPJUT, ROPER u. BUTCHER; GALOFRÉ, PAYNE, WOOLNER, CLAGETT u. GAGE; OCHSNER *et al.*, BROOKS; UNGEHEUER u. HARTEL; VANCE, GOOD, HODGSON, KIRKLIN u. GAGE; JACKMAN, GOOD, CLAGETT u. WOOLNER u.a.). Immerhin überlebten von 159 Patienten mit oat cell-Karzinomen der Resektionsstatistik von LENNOX, FLAVELL, POLLOCK, THOMPSON u. WILKINS 18% der Lobektomierten und 7,2% der Pneumonektomierten den Eingriff mehr als 5 Jahre (10-Jahres-Überlebensziffern: Lobektomierte 6%, Pneumonektomierte 2%).

Demnach erscheint die verbreitete Auffassung unangebracht, nach heutigem Erkenntnisstand bestehe keine Aussicht, die Behandlungsresultate unreifzelliger Bronchus-

karzinome zu verbessern, so daß ein beträchtlicher Teil der Patienten dem hoffnungslosen Schicksal überlassen bleiben müsse. Die Resignation verführt nur zu weiterem
laisser faire im Denken und Handeln, das hinsichtlich der Einsicht in die zwingende Notwendigkeit gesundheitspolitischer Prophylaxe ohnedies zu beklagen ist (s. S. 476ff.). Die
fatalistische Einstellung ist um so weniger am Platz, als zahlreiche Operationsstatistiken
der letzten Jahre den Beweis erbrachten, daß *über 50% der im asymptomatischen Stadium
entdeckten und ohne Zeitverlust resezierten Bronchialkrebse aller (!) Zelltypen und Reifegrade chirurgisch heilbar* sind (OVERHOLT; CHURCHILL u. Mitarb.; SØRENSEN u. THERKEL-
SEN; COLLIER et al.; JOHNSON, KIRBY u. BLAKEMORE; DAVIS, PEABODY u. KATZ; THER-
KELSEN; VANCE, GOOD, HOGDSON, KIRKLIN u. GAGE; O'CONNOR, LEPLEY, WEISEL u.
WATSON; DELARUE u. STRASBERG; HITCHCOCK u. SULLIVAN; JACKMAN, GOOD, CLAGETT
u. WOOLNER) (Abb. 98, 207 u. 208). DELARUE u. STRASBERG rechnen bei präklinischen,
durch zytologische bzw. röntgenologische Präventivuntersuchungen erkannten Bronchuskarzinomen sogar mit *Dauerheilungschancen von 75—100%.* Sie selbst verzeichneten in
54% von 107 einschlägigen Fällen 5-Jahresheilungen (JACKMAN u. Mitarb.: 53,5% bei
193 peripheren Bronchuskrebsen), doch erzielten andere Autoren unter den genannten
Bedingungen bereits Heilungsziffern von 75% (SØRENSEN u. THERKELSEN; JOHNSON,
KIRBY u. BLAKEMORE), O'CONNOR u. Mitarb. bei 46 Patienten sogar 93% Dauerheilungen
(s. auch SANTE; CARBONE u. Mitarb.; STEELE et al.; BERNDT).

Diese Erfolgsberichte sollten Ansporn sein, die heute gebotenen Möglichkeiten prophylaktischer Untersuchungsverfahren intensiver und systematischer als bisher auszuschöpfen, statt sich weiter mit der *therapeutisch unbefriedigenden, weil hoffnungslos nachhinkenden Bronchialkrebsdiagnostik auf Grund klinischer Verdachtssymptome* zu begnügen.
Die klinische Nachweismethodik vermochte nach den von WULFF gesichteten Spätergeb-
nissen großer Operationsserien den Anteil der wegen lokaler Ausdehnung oder Fernmetastasen inoperablen Bronchuskarzinome in den beiden letzten Jahrzehnten nicht unter
40% zu senken. Der *Beginn subjektiver und objektiver Krankheitszeichen* kündigt *in etwa
70% der Fälle* an, daß die Neoplasie die *Lungengrenzen bereits überschritten* hat (OVER-
HOLT; OCHSNER, DE CAMP u. DE BAKEY u.a.). Bei Patienten mit tumorbedingten Beschwerden ist ein *metastatischer Lymphknotenbefall 3fach häufiger* festzustellen *als in
asymptomatischen Fällen* (RIGLER; OCHSNER u. a.) (s. S. 191 u. 196). Diese thoraxchirurgische Erfahrung kann nicht nachdrücklich genug unterstrichen werden.

Logische Konsequenz dieser Erkenntnis ist die Forderung nach verstärktem Einsatz
präventiver Untersuchungen mit dem unverrückbaren *Ziel, den Tumor in seinem Versteck aufzuspüren, bevor überhaupt klinische Symptome vorliegen.* Es bedarf allerdings mehr
als nur der Initiative Einzelner, soll diese Aufgabe gelöst werden. Die Schwankungen des
biologischen Verhaltens und zeitlichen Entwicklungsverlaufs liefern genügend Anhaltspunkte für die Erwartung, mit zielstrebigem Vorgehen die Heilungsziffern generell erhöhen
zu können. Wenn sich Anamnesedauer und Operabilität nach chirurgischer Erfahrung
keineswegs symbath verhalten (s. S. 181), so bedeutet dies, daß ein Teil der Geschwülste
noch nach längerem, unter Umständen mehrjährigem Wachstum und selbst nach langfristiger (– Fehldeutung der –) Krankeitsvorgeschichte noch radikal zu entfernen ist
(SILVERBERG, MELAMED u. BEATTIE u.a.). Insbesondere beim epidermoiden Plattenepithelkrebs als häufigsten Prototyp der ausgereiften Formen kann der Primärtumor bis zur Entdeckung unbemerkt zu erheblichem Umfang heranwachsen, ohne zwischenzeitlich abge-
siedelt zu haben. Die relativ torpide Verlaufsart verspricht hier prinzipiell gute Erfolgschancen für den *systematischen, in angemessenen Zeitabständen zu wiederholenden Einsatz
geeigneter Vorsorgeuntersuchungen subjektiv Gesunder im krebsgefährdeten Alter,* ehe das
Schicksal der Patienten durch Einbruch in die Nachbarorgane oder Fernmetastasierung
besiegelt ist. Auch bei den übrigen Bronchialkrebsformen erscheint die Hoffnung durchaus nicht abwegig, auf diese Weise die Behandlungsresultate verbessern zu können. Dafür
spricht nicht nur der bei „survey cases" mit bronchogenen Karzinomen jeglicher Bauart erzielte Erfolg weit überdurchschnittlicher 5-Jahres-Heilungsziffern. Richtungs-

weisend ist auch die aus neueren Größenwachstumsmessungen gewonnene Erkenntnis, daß die Evolutionsdauer der Tumoren beträchtlich über die bislang gehegten Vorstellungen hinausgeht. So beziffert GARLAND die Anlaufzeiten peripherer Adenokarzinome bis zu einem Herddurchmesser von 2 cm mit 8—16 Jahren. Der längste Zeitabschnitt der Tumorentwicklung fällt zwar in das primäre Latenzstadium, dessen Anfänge dem Einblick entzogen sind. Innerhalb der Latenzphase steht jedoch ein diagnostisch nutzbares Intervall zwischen dem Sichtbarwerden röntgenologischer Anzeichen und der klinischen Manifestation zur Verfügung (s. S. 177): RIGLER wies an einer epikritischen Untersuchungsreihe nach, daß sich 90% der Geschwülste bereits 9—12 Monate(!) vor dem Auftreten erster Krankheitssymptome röntgenologisch bemerkbar machen.

Dieser Spielraum muß daher den zeitlichen Angelpunkt für die Bemühungen bilden, die in einem therapeutisch noch aussichtsreichen Stadium befindlichen Neoplasmen mit regelmäßig wiederholten Katasteruntersuchungen systematisch zu erfassen. Der praktische Nutzen solcher prophylaktischen Maßnahmen ist aus den Vergleichsziffern zufällig entdeckter Bronchialkrebsfälle im Krankengut der Heidelberger Chirurgischen Univ.-Klinik (ZEIDLER u. LINDER: im Zeitraum von 1943—1968 nur 85 von 2000 Patienten = 3,9%) und der durch Schirmbildaktionen aufgespürten asymptomatischen Tumorfälle der Robert Rössle-Klinik Berlin-Buch ersichtlich, deren Anteil gegenüber 1949—1954 (2% von 497 stationären Patienten) seit Einführung obligatorischer Schirmbilduntersuchungen 1962 in den Jahren 1964—1968 auf 39% von 1041 Bronchuskarzinomkranken anstieg. Der erforderliche finanzielle, technische und personelle Aufwand ist natürlich nur sinnvoll, wenn die *individuelle Klärung verdächtiger Befunde und die Einleitung der Therapie ohne vermeidbaren Zeitverlust und mit gleicher Vordringlichkeit* erfolgen, *wie* sie *bei der Entdeckung offener Lungentuberkulose* und anderer ansteckender Krankheiten seit langem selbstverständlich geworden sind.

Zur Lösung dieser Aufgabe stehen theoretisch drei Verfahrenswege offen:

α) der *humorale Karzinomnachweis* mit biochemischen bzw. biophysikalischen Suchmethoden,

β) die *Zytodiagnostik im Auswurf* und

γ) die *Röntgen-Reihenuntersuchung.*

α) Biologische Krebstests

haben als Suchmethoden nur praktischen Wert, wenn sie technisch einfach, rasch durchzuführen, leicht reproduzierbar und dank ihrer Spezifität verläßlich genug sind, um Tumoren schon in der Frühphase anzukündigen und weder falsche Sicherheit noch irrige Besorgnis zu erwecken. Nach DUNN u. GREENHOUSE ist für eine zu Massenuntersuchungen brauchbare Krebsreaktion zu fordern, daß sie bei Krebskranken in mindestens 90% positiv ausfällt, andererseits bei Gesunden bzw. nicht an bösartigen Geschwülsten Erkrankten weniger als 5% fälschlich positive Resultate liefert (Tabelle 137).

Schon die Vielzahl der in den letzten Jahrzehnten empfohlenen Testmethoden deutet die Schwierigkeit des Unterfangens an, maligne Tumoren mittels *spezifischer Reaktionsproben* (Kutantests: MAHNERT u. MOSER; GRUSKIN; WIEGENSTEIN u. HAIN; RUMMEL u.a.) oder *physiko-chemischer Veränderungen der Körpersäfte* und Ausscheidungen zu entdecken. Die meisten Versuche gingen von der Erwartung aus, die *stoffliche Autonomie des Krebsgewebes kennzeichnende Umsatz- und Abbauprodukte* oder *immun-biologische Vorgänge* als Folge seiner — qualitativ wie quantitativ — abartigen Zusammensetzung mit geeigneten Verfahren im Blut, Serum, Plasma oder Harn bereits in frühen Entwicklungsstadien nachweisen zu können (ASCOLI; ABDERHALDEN; WALDSCHMIDT-LEITZ u. Mitarb.; DISCHREIT; WEIL u. BRAUN; MANN u. WELKER; GRAHAM u. GRAHAM; MENKÈS; MEYER-HECK; MISCHEL; WEDEMEYER u. DAMM; HUGGINS; FREUND u. KAMINER; BOSHAMER u. KOCH; CASTELLI u. BAGGINI; HOLMGREN, DENTON, LEVINSON, IVY u. GRUBGELD; SANCHEZ; TUÑO; NAGAKAWA u. TAKASUKI; TETZNER; KUPPI; SCHWARZL; WÖLBER; THURZO u. MANICOVA; RONDONI u. Mitarb.; KÜSTER; STICH; WITTIG u. TEICHMANN; MERTEN; GUTSCHMIDT u.a.). Ferner hoffte man, *geschwulsteigentümliche Abweichungen in der Morphologie der strömenden Blutzellen* bzw. *des Blutgerinnungsmusters* (FONTI; NIEBURGS u. Mitarb.; BOLEN; BLOCK u. DOVIFAT; ENGEL; GLOECKNER; DE GASTRO BARBOSA u.a.) und in den Bestandteilen *des Urinrückstandes* zu finden (SCHMIDT-ÜBERREITER u. a.) oder krebsspezifische Indikatormethoden mit Hilfe tumoraffiner Stoffe zu entwickeln.

Tabelle 137. Treffsicherheit sog. Krebsreaktionen. [In Anlehnung an F. H. SCHULZ (1954) ergänzt nach W. H. HAUSS u. S. RITTER (1962)]

Reaktion	Autoren	Falsch positiv (%)	Falsch negativ (%)
Für eine brauchbare Krebsreaktion geforderte Treffsicherheit	DUNN u. GREENHOUSE	<5,0	<10,0

1. Immunbiologische Reaktionen

a) Nachweis spezifischer blastogener Substanzen im Serum bzw. Plasma:

Makari-Reaktion (= Schultz-Dale-Test zum	MAKARI	4,8	3,2
Nachweis von Krebsantigen im Serum)	BURROWS	3,0	3,0
LEHMANN-FACIUS und WITTING (= Ninhydrinreaktion zum Nachweis von Tumorprotein im Plasma)	WEISS	12,0	20,0

b) Spezifische Antikörperreaktionen gegen Tumoreiweiß:

Komplementablenkungstests:

v. DUNGERN	v. DUNGERN	7,0—30,0	10,0—25,0
HIRZFELD	HIRZFELD	—	40,0—50,0
Komplementbindungsreaktion mit Organkrebsantigen nach HECHT	HECHT	—	Bronchus-Ca. 31,0 andere Ca 14,9
Präzipitationstests: nach FREUND u. KAMINER	FREUND u. KAMINER	—	10,0—30,0
	STAMMLER	14,0	16,0
	PLONSKIER u. CYTERMAN-KON	11,3	5,6
nach GRUSKIN	HOLMGREN, DENTON		
	LEVINSON, IVY u. GRUBGELD	45,0	5,0
Ballungsreaktion nach LEHMANN-FACIUS	BERNHARD u. KÖHLER	37,9	29,0
	ALBERS	24,0	15,0
Antigen-Flockungstest nach EISENSTAEDT	EISENSTAEDT	♂ 5,9[a] ♀ 7,4[a] ♂10,5[b] ♀14,0[b]	10,0 6,0
Intrakutantests: nach FREUND u. KAMINER	FREUND u. KAMINER	84,8	3,5
nach ELSBERG, NEUHOF u. GEIST	ELSBERG et al.	3,0	0,0
nach GRUSKIN	WIEGENSTEIN u. HAIN	unspezifisch	unspezifisch
nach HOFF u. SCHWARTZ	WIEGENSTEIN u. HAIN	unspezifisch	unspezifisch
nach BOSHAMER u. KOCH	BOSHAMER u. KOCH	10,0	3,7

c) „Krebsferment"-Reaktionen:

Abwehrproteinasen-Reaktion nach ABDERHALDEN	ABERHALDEN u. FABIAN	30,0	15,0
	TETZNER	—	13,0
	TUÑO	—	11,0
Plasma-Fibrolysintest nach Fuchs	FUCHS	31,0	5,0
	HINSBERG	5,0—33,0	4,0—34,0
	WOODHOUSE	10,8	14,1
	KRETZ	15,0	9,0
	WRIGHT u. WOLF	14,0	14,0
	BERNHARD u. KÖHLER	9,7	9,7
Harn-Fibrolysintest nach NITSCHE	SCHULER	unspezifisch	6,0

[a] Gesunde.
[b] Nicht neoplastisch Erkrankte.

Tabelle 137 (Fortsetzung)

Reaktion	Autoren	Falsch positiv (%)	Falsch negativ (%)
Antiferment-Nachweis	BRIEGER u. TREBING	—	5,0—20,0
	SHAW-MACKENZIE	30,0	10,0—20,0
d) Zytolytische Reaktionen:			
Zytolysereaktion nach FREUND u. KAMINER bzw. NEUBERG	FREUND u. KAMINER	40,0	20,0
	STERN u. WILHEIM	15,0	15,0
Hämolysereaktion nach ASCOLI	ASCOLI u. BARD	—	15,0
	KAHN u. POTTHOFF	—	15,0—30,0
2. Unspezifische Fermentreaktionen im Serum:			
Erythrozyten-Glykolysetest nach ASCOLI (und MEYER-HECK)	ASCOLI	—	25,0—30,0
	HINSBERG	8,0	23,0
Milchsäuredehydrogenase-Aktivität	HAUSS u. RITTER	unspezifisch	19,0
Transaminase-Aktivität	HAUSS u. RITTER	unspezifisch	70,0
Aldolase-Aktivität	HAUSS u. RITTER	unspezifisch	37,0
Cholinesterase-Aktivität	HAUSS u. RITTER	unspezifisch	34,0
Lipase-Aktivität	BERNHARD u. KÖHLER	10,0	23,3
Phosphatase-Aktivität	ALBERS	31,0	15,0
Diastase-Aktivität	LÜHR	13,8	Bronchus-Krebse 6,3 andere Krebse 98,2
	STEINMANN, WIDMER u. KAMMER	unspezifisch (Bronchial-asthma im Anfall)	
	WISSFELD	unspezifisch	unspezifisch
Pentolyse-Reaktion nach MENKES	WERLE u. KÖSSEL	unspezifisch	unspezifisch
	KUBKOWITZ u. WIEDING	unspezifisch	unspezifisch
	MISCHEL	unspezifisch	unspezifisch
3. Unspezifische Bluteiweißreaktionen:			
Senkungsgeschwindigkeit der Erythrozyten	BERNDT	unspezifisch	12,0
	HAUSS u. RITTER	unspezifisch	Bronchus-Krebs 10,0
	HILL, STOWELL u. MULFORD	5,0[a]	Bronchus-Ca 13,0
		26,0[b]	alle Ca 59,0 davon: Stad. I 79,0 Stad. II—III 55,0 Stad. IV 33,0
	RUBIN	unspezifisch	unspezifisch
	SCHMIDT-ÜBERREITER	unspezifisch	unspezifisch
Fraktionierte Blutkörperchensenkungs-reaktion nach KOSTER u. FELDMANN	KOSTER u. FELDMANN	—	5,4
	MOESCHLIN	29,0	39,0
	IGARASHI	5,0—6,0	5,0—8,0
Hyperfibrinogenämie	SCHULZ u. RIESSBECK	unspezifisch	unspezifisch
4. Reaktionen mit unübersichtlichem Mechanismus:			
Polarographische Krebsdiagnose (WALDSCHMIDT-LEITZ, BRDIČKA)	WALDSCHMIDT-LEITZ	4,0	22,5
	HINSBERG	42,0	17,0
	BUCHNER u. LICKINT	unspezifisch	0,0
	FORSSBERG u. NORDLANDER	unspezifisch	unspezifisch
	WEDEMEYER u. DAMM	unspezifisch	unspezifisch

[b] Gesunde.
[a] Nicht neoplastisch Erkrankte.

Tabelle 137 (Fortsetzung)

Reaktion	Autoren	Falsch positiv (%)	Falsch negativ (%)
Cauda-Reaktion	RICHTER, HEEPE u. SCHMIDT	unspezifisch	23,0
Blutgerinnungsmuster-Test nach BOLEN	BOLEN	0—5,0	3,5
	KRONSBEIN	unspezifisch	15,0
	ZUM WINKEL	8,0	21,0
	OSTEN	unspezifisch	unspezifisch
	SCHMIDT-ÜBERREITER	6,6	8,0
	SOMMER	unspezifisch	unspezifisch
	ENGEL	36,0	34,0
	PABST u. KRELL	unspezifisch	unspezifisch
	KUPPI	unspezifisch	41,6
	NORMAN u. SILVER	unspezifisch	unspezifisch
	CERRONI u. DONI	46,0	20,0
	STICH	unspezifisch	unspezifisch
Hämatologische Krebsdiagnose nach FONTI (intra- und extraglobuläre Veränderungen des Erythrozytenbildes im speziell gefärbten Trockenblutausstrich)	FONTI (1954)	26,4	13,5
Blut- Kupferchlorid-Kristallmuster-Test nach PFEIFFER	SELAWRY u. LIPPOLD	—	6,0
	GRUNER	unspezifisch	unspezifisch
Gärungsprobe nach HERRMANN	ZUM WINKEL	0,0	35,1
Milchsäure-Gelierungsreaktion nach KOPACZEWSKY	HEEPE	unspezifisch	unspezifisch
Methylenblau-Reduktionsprobe im Plasma nach BLACK	TEPERSON	unspezifisch	unspezifisch
	HILL, STOWELL u. MULFORD	5,0[a] 36,0[b]	55,0
	ERIKSEN	26,0	52,0
Neutralrot-Serumprobe nach ROFFO	HILL, STOWELL u. MULFORD	5,0[a] 24,0[b]	58,0
Kongorot-Kolloidschutzreaktion nach MUNRO	HILL, STOWELL u. MULFORD	5,0[a] 30,0[b]	74,0
Serumprotein-Präzipitationstest mit angesäuertem Natrium-orthovanadat nach BENDIEN	ERIKSEN	67,0	
	ELLERBROOK u. LIPPINCOTT		14,0
Serum-Agglutinationsreaktion mit Oidium albicans-Aufschwemmungen nach CASTELLI u. GAGGINI	KLOSE u. SCHÜRMANN	—	93,5
	VERHAGEN u. HOFFMANN	unspezifisch	unspezifisch
Clostridien-Antikörperreaktion	MÖSE; KRONBERGER	unspezifisch	unspezifisch
Sexualhormon-Quaddelreaktion nach MAHNERT, MOSER u. RATZENHOFER	RUMMEL	unspezifisch	unspezifisch
	JUDMAIER	unspezifisch	unspezifisch
Serum-Trübungsreaktion nach KNÜCHEL	WÖLBER	—	17,7
	HAUBRICH	unspezifisch	unspezifisch
Serum-Flockungs-Trübungsreaktion nach KAHN	STICH	unspezifisch	unspezifisch
Serum-Kochprobe nach KÜRTEN	WALTHER	unspezifisch	unspezifisch
Hitze-Trübungsreaktion nach EHRENTHAL u. WEISS-OSTBORN	HEEPE	unspezifisch	unspezifisch

[a] Gesunde.
[b] Nicht neoplastisch Erkrankte.

Tabelle 137 (Fortsetzung)

Reaktion	Autoren	Falsch positiv (%)	Falsch negativ (%)
Hitzekoagulation-Resistenztest des Plasma nach BLACK, KLEINER u. BOLKER	BLACK, KLEINER u. BOLKER	14,0	38,0
	STETTNER, BARROW, LOWENSTEIN, GREEN-WALD, MERSHEIMER u. KLEINER	10,0	20,0
	HILL, STOWELL u. MULFORD	5,0[a] 28,0[b]	58,0
	ERIKSEN, ELLENBROOK, MEEK u. LIPPINCOTT	42,0	47,0
	TEPERSON	unspezifisch	unspezifisch
Hemmung der Serum-Hitzekoagulation durch Jodazetat nach HIGGINS, MILLER u. JENSEN	HIGGINS et al.	0,0[a] 16,0[b]	0,0
	BOGANSKY u. MCINNES	0,0[a] 6,0[b]	74,0
	CLIFFTON	23,0[a] 65,0[b]	17,0
	JACKSON	26,0[a] 80,0[b]	36,0
	ders. (Modifikation)	59,0[a] 0,0[b]	43,0
	HOMBURGER, PFEIFFER, PAGE, RIZZONE u. BENOTTI	70,0	7,0
	dies. (Modifikation)	23,3	21,5
	KIEFER, SULLIVAN u. LITTLEFIELD	0,8	24,0
	THURZO u. MANICOVA	63,0	
Krebsdiagnostik aus dem Harnfällungs-präparat (Nachweis von Drusen- und Schollenformen bzw. Kristallablagerungen anorganischen Phosphors im Aceton-Harn-rückstand)	SCHMIDT-ÜBERREITER	unspezifisch	unspezifisch

[a] Gesunde.
[b] Nicht neoplastisch Erkrankte.

Nach den Ergebnissen systematischer Nachprüfungen *erfüllt keine der bisher ange-gebenen Krebsreaktionen alle Voraussetzungen* des obigen Postulats (HINSBERG; DUNN u. GREENHOUSE; MAVER; WIEGENSTEIN u. HAIN; WOODHOUSE und andere Untersucher des National Cancer Institute; HOMBURGER; ERIKSEN; HILL, STOWELL u. MULFORD; BING u. MARANGOS; ELPINGER; K. H. BAUER; CLIFFTON; BOYD; VERHAGEN u. HOFFMANN; BLACK u. SPEER; F. H. SCHULZ; HAUSS u. RITTER; GREENSTEIN; EMMRICH; LACASSAGNE, BODANSKY; SCHERER u. HESS; v. EULER u. SKARYNSKI; DANNENBERG; HEEPE; RIVA; HOMBURGER u. Mitarb.; MOESCHLIN; STILWELL; OSTEN; HELLER; KIEFER *et al.*; ALBERS; THURZO u. MANICOVA; LÜHRS; JACKSON; HEILMANN; GROSS; KULPE; TEPERSON; STETTNER *et al.*; LAVEDAN; KUBKOWITZ u. WIEDING; WRIGHT u. WOLF; SPRUNT u.a.). Das gilt insbesondere auch für die in Tabelle 137 aufgeführten Reaktionen mit unüber-sichtlichem Mechanismus, für die hämatologische Krebsdiagnostik im Dunkelfeld (SCHNEL-LER), ferner für die *Änderung der Kupfer-Eisen-Relation im Serum* im Sinne gegenläufiger Konzentrationsverschiebung (Hyperkuprämie — Hyposiderämie) (PIRIE; KEIDERLING u.

SCHARPF; GISINGER; WILJASALO u. HAIKONEN; PALUKIEWICZ, JAKUBOWSKI u. TURCZYN-
KOWSKI) (s. S. 363) sowie für die *Abnahme der arterio-venösen O₂-Differenz*, die bei Absinken des Extinktionsquotienten des arteriellen und des venösen O_2-Drucks unter 2,0
nach TRIEBEL u. EMMRICH für das Vorliegen einer Neoplasie sprechen soll.

Nicht anders verhält es sich mit den *Indikatormethoden*, bei denen man eine *Änderung
des Reduktionspotentials des Serums (Methylenblau-Probe: BLACK; ERIKSEN; Neutralrot-
Test: ROFFO u. Mitarb.)* oder die *Tumoraffinität bestimmter Fluoreszenzfarbstoffe* (Fluo-
rescein-Natrium, Dijodfluorescein, Atebrin, Trypaflavin, Eosin, Tetrazykline, Hämato-
porphyrin und andere Metallo-Porphyrine) (HAVLICEK; MOORE; SHAPIRO u. LANDING;
BOYLAND *et al.*; ALBERTH, BULBO u. DAVEY; BRILMAYER; CRAMER u. BRILMAYER; BIN-
GOLD, BRILMAYER u. MACK; BRILMAYER, KOHLER u. MACK; CRAMER; BECKER u. STORCK;
STICH; BRILMAYER, KUGEL u. MACK; HELLER; BRILMAYER, KOHLER, MACK u. STOR-
DEUR; AULER u. BANZER; FIGGE, WEILAND u. MANGANIELLO; PECK, MACK u. FIGGE;
SHIBATA, ESAKI u. ASHIKARI; MANGANIELLO u. FIGGE; RASSMUSSEN-TAXDAL, WARD u.
FIGGE; RONCHESE *et al.*; RALL u. Mitarb.; COTTIN, VERAN, BODIN u. BODIN; SCHAPOSNIK,
ACEBAL, SCOCCIA u. TESTI u.a.) sowie analoger *radioaktiv markierter Substanzen* — vor
allem Radio-Phosphor und ^{131}J-etikettiertes Dijodfluorescein — zur Aufspürung und
Lokalisation beginnender Neubildungen auszunutzen suchte (CRAMER; CRAMER u. UNGER;
NEUKOMM, ROSSIER u. LERCI; CRAMER, BRILMAYER u. PABST; MÜLLER; ROMIEU, THI-
BAUD u. POURQUIER; HAEHNER, MÜLLER u. SCHMUTTE; MOORE, CAUDILL, MARVIN, AUST,
CHOU u. SMITH; LACASSAGNE; MOORE u.a.) (s. auch S. 443 u. 635).

Die Vitalfluorochromierung tritt ausschließlich bei oberflächennahen oder operativ
freigelegten (Beispiel: Hirntumoren), also bereits diagnostizierten Geschwülsten zutage
(CRAMER; STICH; HELLER; RONCHESE, WALKER u. YOUNG; MOORE *et al.*). Die im Ultra-
violettlicht sichtbare Gewebsfluoreszenz ist zudem nicht tumorspezifisch (RASSMUSSEN-
TAXDAL u. Mitarb. u.a.). Dadurch wird auch die Anwendung des Prinzips zur Markierung
bei der Zytodiagnostik (JUMMEL) beeinträchtigt (s. S. 442). Der quantitative spektrophoto-
metrische *Harnausscheidungstest mit Atebrin* und anderen fluoreszierenden Stoffen läßt wegen
der chromophilen Eigenschaft gesunden Lungengewebes gerade bei initialen Bronchuskarzinomen im Stich (BINGOLD, BRILMAYER u. MACK; CRAMER, BRILMAYER u. PABST; BRIL-
MAYER, KUGEL u. MACK; BECKER u. STORCK; BRILMAYER, KOHLER, MACK u. STORDEUR).
Auch die Speicherung intravenös applizierten Radiophosphors beschränkt sich nicht auf
mitosenreiches Geschwulstgewebe. Sie ist überdies wegen der geringen Reichweite der
β-Strahlen nur bei oberflächlicher Tumorlage der Zählrohrmessung zugänglich (CRAMER
u. UNGER; MÜLLER; SCHERER u.a.) (s. S. 635).

Der Nachweis *vermehrter Phosphatausscheidung im Harn nach probatorischer* ^{32}*P-Gabe
und anschließender Röntgenbestrahlung suspekter Lungenherde* (MAURER, NIKLAS, BASTEN
u. PUCHTLER; MAURER, BASTEN, ENGELS, NIKLAS u. PUCHTLER; HAEHNER, MÜLLER u.
SCHMUTTE; KNIPPING) setzt die Kenntnis eines entsprechenden Röntgenbefundes voraus,
zählt also nicht zu den Vorfelduntersuchungen und könnte allenfalls differentialdiagnostische Bedeutung haben. Das trifft gleichermaßen für die Versuche zu, Geschwülste an
Hand *strahleninduzierter Ausscheidung tumorspezifischer Abwehrproteinasen* zu diagnosti-
zieren (KNIPPING, MERTEN u. SPIEGELHOFF).

Für die Angabe BERNGARDs, das Auftreten *atoxylfester Lipase im Serum Krebskranker*
sei ein biologisches Indiz der Neoplasie, gibt es keine Bestätigung. Die *Aktivitätserhöhung
der Milchsäuredehydrogenase im Serum* Bronchialkrebskranker (HINTON; MERTEN; LANG-
VAD) ist nach GROSS nicht dem Tumor selbst, sondern seinen entzündlichen Komplikationen zuzuschreiben. Der Anstieg der *Serum-Transaminasen* und anderer Fermentsysteme (Laktatdehydrogenase, Glutamyl-Transpeptidase, Glutaminsäure-Oxalessigsäure-
Transaminase, Leuzin-Aminopeptidase, 5'-Nukleotidase, alkalische Phosphatase, Diastase) (RUTENBURG, PINEDA, FISCHBEIN u. GOLDBARG; BIRZLE; KÄRCHER; SMITH,
VARON, RACE, PAULSON, URSCHEL u. MALLAMS; BODANSKY; FLOOD *et al.*; MERANZE u.
Mitarb.; FREEMAN, CHEN u. IVY; SCHIFFMANN u. WINKELMANN; GUTMAN *et al.*; BUL-

LARD; MENDELSOHN u. BODANSKY; ARIEL u. SHAHON; CLEVELAND u. Mitarb.; POPPER u. SCHAFFNER; BURKE; THOMAS; PHILLIPS *et al.*; LÜHRS, GUMMEL u. KINDERMANN; HUNTER; SIMONS; STICH; KÄRCHER; BUCHELT u. HESS; LÜHR; WISSFELD u.a.) kann zwar Hinweise beim Verdacht auf ein Tumorrezidiv oder bei metastatischer Absiedlung im Leberparenchym geben (s. S. 361). Die Serumenzymbestimmung eignet sich aber nicht als Krebssuchtest, weil das Fermentmuster in frühen Geschwulststadien unverändert bleibt (KÄRCHER; BUCHELT u. HESS; MERTEN; RAPP u. a.).

Der von GUTSCHMIDT angegebene *Carcinochrom-Harntest* soll durch Koppelung harnfähiger Stoffwechselendprodukte (Polypeptide?) maligner Zellen an einen roten Farbstoff bösartige Geschwülste schon in der präklinischen Phase mit einem „richtigen Prozentsatz zwischen 91 und 100%" anzeigen. Die Zahlenangabe GUTSCHMIDTs basiert auf Zitaten neuerer Erfahrungsberichte (BIANUCCI u. MASSETTI; BRÜCK; KEMPSKI u. MARTIN; KREISSEL; MAURER u. RAMSCH; STAMPFER u. MÜLLER; WADA, MATSUMOTO u. OTOMO; YAMAKAWA bzw. SHIMOGYO) seiner 1973 erschienenen Literaturübersicht, in deren Resumé der Autor ungünstiger lautende Resultate wegen unsachgemäßer Methodik oder fehlerhafter Ablesung verwirft und andererseits ein zu 92% positives Ergebnis als Kronzeugnis anführt, das BIANUCCI u. MASSTTI bei „300 Kranken mit radiologisch oder klinisch sichergestellten Neoplasien" (!) erzielten. Angesichts der Unvollständigkeit der zitierten Untersucherangaben bezüglich histologischer Sicherung der Tumordiagnosen, Zahl, Alter und Geschlecht der Patienten sowie etwaiger Häufigkeit fälschlich positiver Farbreaktionsausfälle bei Kontrollproben an Gesunden gleicher Zahl, Altersstufen und Geschlechtszugehörigkeit kann GUTSCHMIDTs Behauptung keineswegs als erwiesen gelten, und der praktische Wert des von ihm propagierten Verfahrens nicht verläßlich beurteilt werden.

Die *Makari-Reaktion* gilt als einziger Test, der nach bisheriger Erfahrung als hinlänglich treffsicher für den praktischen Einsatz in Betracht käme (BURROWS; HAUSS u. RITTER; s. auch WITTIG, TEICHMANN u. SCHNEEWEISS; WITTIG; TEICHMANN u. WITTIG). Wegen seiner Umständlichkeit (Nachweis von Muskelkontraktionen des in Tyrodelösung isolierten Uterus eines mit Karzinomextrakt sensibilisierten Jungmeerschweinchens nach Zusatz des im Patientenserum enthaltenen Krebsantigens zum Organbad) erscheint das biologische Verfahren jedoch zur breiten Anwendung unbrauchbar.

Selbst wenn es gelänge, ein technisch einfaches Verfahren von hoher Verläßlichkeit zu entwickeln, dessen Reaktion nicht nur krebsspezifisch ist, sondern — den Verheißungen CLARA FONTIs gemäß — zugleich auf das tumorbefallene Organ hindeutet, bliebe noch immer das Problem, eine klinisch stumme Geschwulstknospe in den Ästen des weitverzweigten Bronchialbaums zu lokalisieren. Dieser Sachverhalt scheint beim Bronchuskarzinom die Chancen einzuschränken, die Trefferquote echter Frühfälle künftig allein mit Hilfe allgemeiner biochemischer oder biophysikalischer Krebsnachweismethoden entscheidend erhöhen zu können.

β) Die Fahndung nach Tumorzellen im Auswurf

kann einen wesentlichen Beitrag zur Früherkennung bösartiger Primärgeschwülste der Bronchien leisten. Die Erfolge der Zytodiagnostik im Rahmen der gynäkologischen Krebsprophylaxe bezeugen den prinzipiellen Erkenntniswert des von dem Anatomen PAPANICOLAOU ausgefeilten und propagierten Suchverfahrens. Sie zerstreuen zugleich grundsätzliche Zweifel an der Möglichkeit, aus morphologischen Atypien abgeschilferter Zellverbände auf das Vorhandensein epithelialer Malignome der inneren Körperoberfläche zu schließen.

Gewiß sind die in Betracht kommenden mannigfachen Kriterien, isoliert gesehen, nicht krebsspezifisch. In ihrer Gesamtheit liefern sie aber ausreichende Indizien für den mehr oder weniger konkreten Tumorverdacht (PAPANICOLAOU; v. ALBERTINI; HAMPERL; McCARTHY; KAHLAU; MacCARTHY u. HAUMEDER; WOOLNER u. McDONALD; MEESSEN; QUENSEL; ZADEK; HAUMEDER; SANDKÜHLER u. STREICHER; SANDRITTER; GRUNZE; REAGAN u. MOORE; UMIKER; FARBER u. Mitarb.; UEHLINGER; UMIKER u. STOREY; FIDLER; GUTTMANN u. HALPERN; HARTMANN; HEILMEYER u. BEGEMANN; GATTNER; GRAHAM; FELTEN; SPJUT, FIER u. ACKERMAN; EBNER, SCHOEN u. SANDRITTER; HERBUT

Tabelle 138. Morphologische Kennzeichen der Geschwulstzelle. [Nach ZINSER, H. K.: Krebsforsch. Krebs-bekämpfg. 4, 216 (1961)]

Kernatypien	Plasmaatypien
1. Anisonukleose (Verschiebung der Kern-Plasma-Relation)	1. Anisozytose
2. Polymorphie	2. Polymorphie
3. Hyperchromasie	3. Basophilie
4. Atypische Chromatinstrukturen	4. Dissoziation (freie Kernbildung)
5. Vergrößerung des Nukleolus (gestörtes Kern-Kernkörperchen-Verhältnis)	5. Vakuolisation
6. Mitosen und Mitosestörungen	6. Phagozytose und Kannibalismus
7. Mehrkernigkeit	

u. CLERF; JACKSON, BERTOLI u. ACKERMAN; HENGSTMANN; ZIMMER; GUSINDE; FRUHLING u. WACKENHEIM; McGREW; SPOHN; KUPER; SCHÜMMELFEDER; DIETZEL; BORGHETTI; DELARUE u. ORCEL; LOPES CARDOZO; HORNSTEIN; OTTO u. GRÜNBECK; MORAWETZ u. SCHNETZ; BROCARD u. LAVERGNE; KUPER u. SHORTRIDGE; FISCHNALLER, WRBKA u. SCHWARZENBERG; FRENZEL u. PAPAGEORGIOU; MAVROMMATIS; LANGER, LOEWENSTEIN u. DOKULIL; WOLLNER, ANDERSON u. BERNATZ; GARRET, KOPROWSKA, LYONS, CARO u. ELI; KARP; HAAS; ZIMMER; BIOCCA; ALATI; VALDONI; PARKER u. REID; KOSS; ŠVEJDA u. KOTAS; KOSS, MELAMED u. GOODNER; TAYLOR; TONELLI u. ALATI; GRAHAM; FASSKE; SCHNETZER; ATAY, GRUNZE u. SCHAGEN; LOPES CARDOZO, DE GRAAF, DE BOER, DOESBURG u. KAPSENBERG; ECK, HAUPT u. ROTHE; LENNERT; ATAY u. VON SCHLIEBEN; DEDEN; ANDREWS u.a.). Die in Tabelle 138 aufgeführten malignomsuspekten Gestaltmerkmale betreffen Abweichungen der Struktur, des Umfangs bzw. der Größen-relation und färberischen Eigenschaften von Kern, Kernkörperchen und Zelleib. Ergän-zend ist auf das gehäufte Vorkommnis von Kernpyknosen, „Inkonstanz des Zytoplasma" im Sinne der Nacktkernigkeit (v. ALBERTINI), äußere Konturunschärfe und Polychromasie der plasmatischen Substanz hinzuweisen.

Elektronen-mikroskopische Analysen liefern weitergehende Informationen über *Änderungen der Infra-struktur bronchogener Geschwulstzellen* und durch Zigarettenrauch geschädigter Bronchialepithelien (FRASCA, AUERBACH, PARKS et al.; STOEBNER u. Mitarb.; OBIDITSCH-MAYER u. BREITFELLNER; GREENE, BROWN u. DIVERTIE; RAZZUK et al.; HARRIS u. Mitarb.; LUKEMAN).

Die Zytodiagnostik hat sich in praxi durchgesetzt und zu einer für die Klinik unent-behrlichen Methode entwickelt. Entgegen den skeptischen Einwänden namhafter Patho-logen und Kliniker (FISCHER; RÖSSLE; WILLIS; LETTRÉ; MOHR; MOHR u. TÖBBEN; ADAMS; KRAMPF u. SAUERBRUCH; SALZER, WENZL, JENNY u. STANGL; LINDER; OVER-HOLT u. WOODS; THERKELSEN u. SØRENSEN; BACMEISTER; SUESS; FOOT; KUNZ u.a.) ist sie in der Hand pathologisch-anatomisch erfahrener Untersucher auch im Dienste systematischer Bronchialkrebsfahndung seit langem (erste Mitteilung 1944: ACEVEDO, GIUNTINI u. CROXATTO) eine sehr bewährte Hilfe geworden.

Die Auswertung des Sputumzellbefundes ist allerdings problematischer als die Analyse gynäkologischer Abstrichpräparate. Das liegt einmal an der größeren Variabilität des normalen Zellterrains, zum anderen an der Schwierigkeit einer genauen topographischen Herkunftsbestimmung krebssuspekter bzw. eindeutig neoplastischer Zellverbände und schließlich an der Notwendigkeit, „mikrodimensionale Elemente in einem makrodimensio-nalen Milieu (Schleim, Speichel)" aufzufinden (KAHLAU). Hinzu kommt, daß die *Meta-plasie und atypische Epithelproliferation* bei regenerativen Vorgängen in der Bronchial-schleimhaut *als Folge entzündlicher Atemwegserkrankungen* (Bronchus- und Lungentuber-kulose, Influenza und sonstige Virusinfekte des Respirationstrakts, Pneumonien, Lungen-abszeß, Bronchiektasie, chronische Bronchitis und andere Affektionen) *Anlaß zu fälsch-lich positiven Krebsverdachtsdiagnosen* geben kann (UMIKER; KOSS; KAHLAU; KAWECKA; KOSS u. RICHARDSON; GARRET; CHIPPS u. KRAUL; BOHNENKAMP; AUERBACH, STOUT,

HAMMOND u. GARFINKEL; HAYASHI, COWDRY u. SUNTZEFF; MEYER u. UMIKER; KJAER *et al.*;
STOCKS; NAYLOR u. RAILEY; EBNER u. THORBAN; ZHURAVLEV u. a.). Wenn auch der Prozent-
anteil solcher Irrtümer nach Angabe erfahrener Sachkenner *unter 5%* liegt (FARBER u. Mit-
arb.; JACKSON, BERTOLI u. ACKERMAN; MCDONALD; WOOLNER u. MCDONALD; PARKER u.
REID; KAHLAU; KJAER, DREYER u. HANSEN; BUFFMIRE u. MCDONALD; HERBUT u.
CLERF; SPJUT, FIER u. ACKERMAN; UMIKER; GUSINDE; HARTMANN; HAAS; ŠVEJDA u.
KOTAS; ARCHER *et al.*; HARRIS; FRUHLING u. WACKENHEIM; GRUNZE; WITTE; IVERSEN;
ARCHER; WOOLNER u. MCDONALD; EBNER, SCHOEN u. SANDRITTER; EBNER, HANSEN u.
MARASCHINO; RUSSELL, NEIDHARDT, MOUNTAIN, GRIFFITH u. CHANG; OZGELEN, BROD-
SKY u. DE GROAT; KOSS; ECK, HAUPT u. ROTHE; PETER u. SCHEFFEL; TONELLI u. CA-
LOGGERO; ZHURAVLEV; ANDREWS u. a.), erfordert die Sputumzelldiagnostik doch ein
besonders kritisches Urteilvermögen. Es bedarf gründlicher Schulung des Blicks und
ständiger Selbstkontrolle am histologischen Bild, um regressive oder artifizielle Verände-
rungen nicht-neoplastischer Epithelien von den obigen, nur graduell stärker ausgeprägten
Tumorzellatypien zu unterscheiden. Die diffizile und verantwortungsvolle Untersuchung
gehört daher grundsätzlich zum Aufgabenkreis des Pathologen.

Es ist daher fraglich, ob man die Auslese verdächtiger Sputumbefunde Hilfskräften
überlassen kann, um die Zytologen bei Reihenuntersuchungen wirksam zu entlasten, weil
schon das „pre-screening" beträchtliche Erfahrung und kritisches Urteil voraussetzt
(BERTALANFFY; FELTEN; GUSINDE u. a.). Trotz technischer Verbesserung der *Zytoanalyzer*
(BOSTROM, TOLLES u. SPENCER; DIACUMAKOS, DAY u. KOPAC u. a.) kann die verantwortliche
Aufgabe auch automatischen Registrierapparaturen nicht bedenkenlos übertragen werden.

Die *exfoliativ-zytologische Nachweismethodik* bronchogener Karzinome wurde in ihrer über 100jährigen
Geschichte vielfältig modifiziert (erste Berichte über Geschwulstelemente im Sputum: GREENE, 1843; WALSHE,
1846; LANCEREAUX, 1858; MÉNÉTRIER, 1886; v. HAMPELN, 1887 u. 1918; EBSTEIN, 1890; EHRICH, 1891;
BETSCHART, 1895; PÄSSLER, 1895; BENKERT, 1897; KAMINSKI, 1898; CLAISSE, 1899; HERRMANN, 1899;
FRÖHLICH, 1899; FELDT, 1903; ANGELOFF, 1905; BALLET, 1910; BESANÇON u. DE JONG, 1912 — „Fettkörnchen-
zellen" im Auswurf Bronchialkrebskranker: LENHARTZ, 1907; MÜSER, 1907 zit. nach KISSLING).

Die Abwandlung betrifft die Wege zur Sputumgewinnung, die Art der Aufbereitung
und Färbung des Materials sowie die physikalischen Hilfsmittel (lichtmikroskopische
Hellfeldbetrachtung fixierter Farbausstriche oder -schnitte, Phasenkontrastmikroskopie
von Nativpräparaten nach ZERNIKE) (BEICKERT u. ROSSKOPF; FRITZE u. STRUFE;
FRANKE; SIERING; SALFELDER; RIEGEL; HIRST u. a.)

Bei fehlendem Sputum bedient man sich heute verschiedener physikalisch-chemischer Methoden (z.B.
parenteraler Chymotrypsin-Medikation: TAKAHASHI, HASHIMOTO u. OSADA) anstelle der *Auswurfprovokation
mit Jodkalium*, die sich besonders zur bakteriologischen Sputumkontrolle Lungentuberkulöser eingebürgert hat.
So werden manchenorts „*Tussilatoren*" zur Imitation des Hustenakts verwendet (ROBERTS, POLLAK, HOWARD u.
HOWARD; LEILOP, GARRET u. LYONS; FONTANA, CARR, WOOLNER u. MILLER u. a.). Sie erzeugen nach Aufsetzen
einer Gesichtsmaske mehrfach wiederholte plötzliche Druckschwankungen in den Atemwegen, deren Sog den
später ausgehusteten Schleim aus kleinen Bronchien trachealwärts befördert. Die maschinelle Sputumgewinnung
ist schon für Gesunde unangenehm und bei Herz- und Emphysemkranken nicht angebracht. Weitere Verbreitung
fand das von BICKERMAN, SPROUL u. BARACH zur zytologischen Bronchialkrebsfahndung angegebene Verfahren zur *Förderung des Auswurfs durch Aerosolinhalation erhitzter hypertonischer Kochsalzlösung mit Propylen-
glykolzusatz* (ROME; UMIKER, KORST, COLE u. MANIKAS; BERKSON u. SNIDER; ROME u. OLSON; OLSEN, FROEB
u. PALMER; LEILOP, GARRET u. LYONS; FONTANE, CARR, WOOLNER u. MILLER; KIM, FROEB, PALMER u.
LLOYD; BAUCHHENSS; RINK u.a.). Nach viertelstündiger Einwirkung des Nebels, dessen Lösungsbestandteile
in verschiedener Mischung und Konzentration appliziert werden (s. RINK), kommt die Sputumproduktion
durch Wärme- und Osmoseeffekt zustande. Die aromatische Aerosolkomponente hat sekretolytische Eigenschaft, beeinträchtigt aber Struktur und färberisches Verhalten des abgehusteten Zellmaterials nicht. Die
von OLSEN, FROEB u. PALMER verzeichnete Zunahme der zytologischen Trefferquote entspricht nicht allgemeiner Erfahrung, doch schneidet die Methode im Vergleich zur Untersuchung spontan entleerter Auswurf-
proben nicht schlechter ab und ist daher ein geeignetes Hilfsmittel zur Durchführung einer prophylaktischen
Suchaktion (ROME; UMIKER u. Mitarb.; ROME u. OLSON; LEILOP, GARRET u. LYONS; FONTANA, CARR,
WOOLNER u. MILLER u.a.).

Die *gezielte Bronchialsekretgewinnung*, deren methodische Varianten auf S. 366ff. aufgeführt sind, kommt nur bei konkretem Krebsverdacht, aber nicht zur Vorfelduntersu-
chung in Betracht.

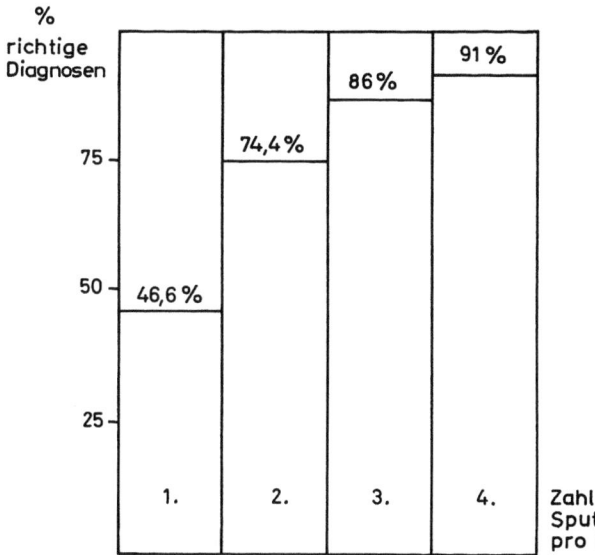

Abb. 209. *Treffsicherheit der Tumorzellfahndung im Auswurf in Abhängigkeit von der Zahl der pro Patient eingesandten Sputumproben.* Ergebnisse bei 180 Bronchialkrebskranken 1964/65. [Nach EBNER, H. J., H. R. SCHOEN u. W. SANDRITTER: Thoraxchirurgie **15**, 337—343 (1967), Abb. 2]

Das Expektorat wurde früher meist im Ausstrich trocken fixiert, später nach der „wet-film"-Methode von DUDGEON u. WRIGLEY oder mit Glyzerin behandelt, nach Feuchtfixierung in einem Äther-Alkohol-Gemisch ausgestrichen (PAPANICOLAOU) oder entsprechend dem Vorschlag von SILVERSTOLPE in Duboinscher Lösung ausgefällt, in Paraffin eingebettet und en bloc geschnitten. TAPLIN empfiehlt, das Sputum durch 12—24stündige Einwirkung von 8%iger HCl zu verflüssigen und nach Zentrifugieren den Bodensatz unter Zugabe von Natriumbikarbonat und Magnesiumsulfat zu untersuchen. KUPER u. SHORTRIDGE bedienen sich einer weiteren Anreicherungsmethode, über die sie kürzlich berichteten.

Die Beurteilung von *Sputum-Ausstrichen* hat — unabhängig von der angewandten Färbeweise — den Nachteil, daß nicht das gesamte Material erfaßt und geprüft wird. Die *Trefferquote variiert daher je nach der Zahl durchgemusterter Präparate* erheblich (Abb. 209). GUSINDE fand „in der Gruppe der klinisch sicheren Karzinome in 12 Fällen unter 3—10 Wiederholungsuntersuchungen jeweils nur ein einziges Mal Tumorzellen". Er erzielte im Durchschnitt bei einmaliger Sputumuntersuchung nur in 52% positive Befunde (Fluoreszenzmikroskopie nach Akridinorange-Färbung), nach drei- bzw. fünfmaliger Einsendung dagegen 77 bzw. 91% Treffer. Als Minimum für die Erfolgsaussicht der Suchmethode ist die Auswertung von 3 Sputumproben anzusehen (KAHLAU; HJELT; JACKSON, BERTOLI u. ACKERMAN; SPJUT, FIER u. ACKERMAN; EBNER, SCHOEN u. SANDRITTER; GUSINDE; RILKE u. PILOTTI u. a.).

Gegenüber der Ausstrichpräparation bietet die Untersuchung von *Sputum-Schnitten nach dem Einbettungsverfahren von* SILVERSTOLPE und dessen Modifikationen bemerkenswerte Vorzüge (MANDLEBAUM; KAHLAU; BELLI; MOSTO u. POLAK; FRUHLING u. WACKENHEIM; DELARUE; GAMBA u. LAMBERTI; GALY u. TOURAINE; LEMOINE u. ORCEL; OUDET, BLUM u. HUTT; WIHMANN u. BERGSTRÖM; EBNER, SCHOEN u. SANDRITTER; EBNER; ECK, HAUPT u. ROTHE; KUPER u. SHORTRIDGE; SCHENKEN u. McCORD; GROSS, CORCORAN, COOPER u. LANDIS zit. nach HARTMANN). Der Auswurf wird in Duboinscher Fixierungsflüssigkeit (Sublimat-Eisessig-Formol-Gemisch) frisch konserviert und leicht versandfähig gemacht. Nach Zentrifugieren des zellhaltigen Eiweißniederschlags wird der dem Schleuderröhrchen entnommene Sedimentpfropfen in Paraffin eingelegt und dann

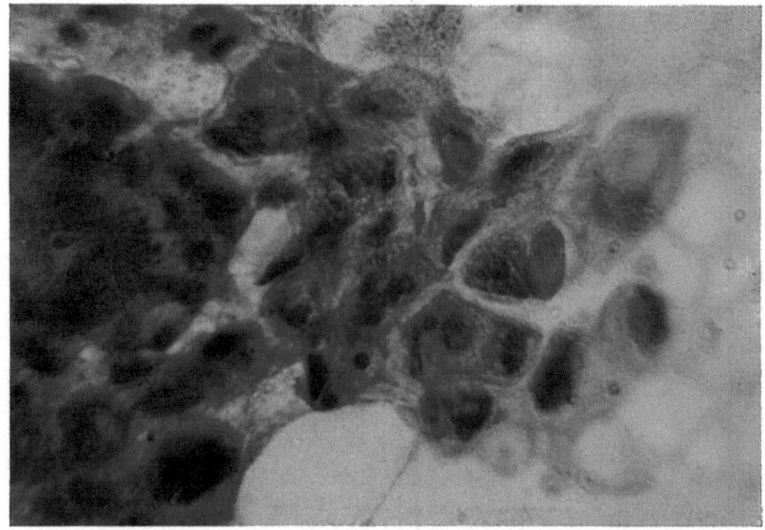

a

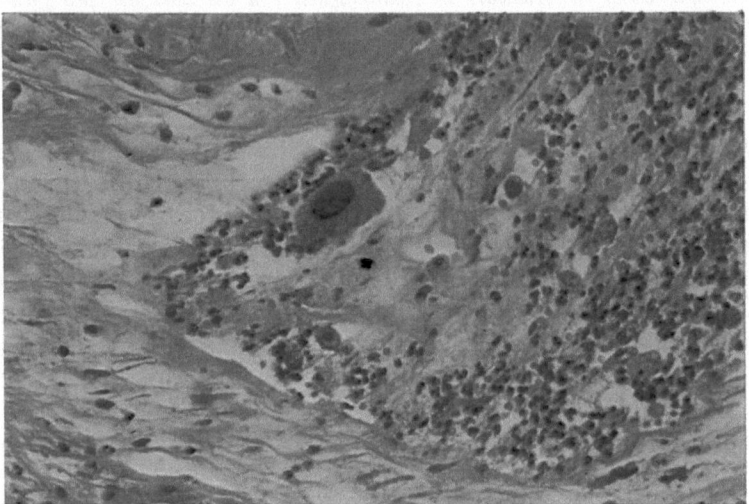

b

Abb. 210a—d. *Tumorzellen im Bronchialsekret und Auswurf.* a Zellverband eines verhornenden Plattenepithelkrebses im gezielt abgesaugten Bronchialsekret (Ausstrichpräparat, Papanicolaou-Färbung, Vergr. 600fach) (Histologisch verifizierte eigene Beobachtung an der Medizin. Univ.-Klinik Leipzig [damal. Direktor: Prof. M. BÜRGER], zytolog. Befund: Prof. K. DIETZEL, HNO-Univ.-Klinik Leipzig [damal. Direktor: Prof. TONNDORF]). b—d Nach dem Einbettungsverfahren von SILVERSTOLPE hergestellte Sputum-Schnittpräparate (H.E.-Färbung): Nachweis abgeschilferter Geschwulstelemente eines bronchogenen Plattenepithelkarzinoms (b Vergr. 400fach) und des Tumorzellverbandes eines kleinzelligen Bronchialkarzinoms (c und d Vergr. 100fach und 400fach). (b E.-Nr. 1502/70, 68jähr.♂, c und d E.-Nr. 34/73, 78jähr.♂, Pathol. Inst. d. Krhs. Nordwest, Direktor: Prof. KAHLAU)

nach Art histologischer Schnitte weiterbehandelt. Man erhält so das gesamte Zellmaterial ohne mechanische Artefakte auf engem Raum angereichert und vermeidet die in willkürlicher Auswahl verdächtig erscheinender Sputumpartikel begründete Fehlerquelle der Ausstrichmethode.

Zur *Zellfärbung* wurden außer den gebräuchlichen einfachen Verfahren (panchromatische Hämatoxylin-Eosin-Färbung, Farbstoffkombinationen nach PAPPENHEIM, GIEMSA, MAY-GRÜNWALD, ROMANOWSKY-GIEMSA u.a.) verschiedene Spezialmethoden zur näheren Differenzierung der Kern- und Plasmafeinstrukturen verwendet (Supravitalfärbung nach QUENSEL, polychromatische Plasmafärbung nach PAPANICOLAOU u. TRAUT, GOMORI-Färbung, REISSche Färbung zur Unterscheidung kleinzelliger Elemente, Silberimprägnation der Kerne nach RILEY, BEHRMANN u. DE VORE). Neuerdings versucht man, Tumorzellen durch den fluoreszenzmikroskopischen Nachweis krebseigentümlicher Zelleigenschaften (erhöhter Ribonukleinsäurengehalt) mittels geeigneter Fluoreszenzfarbstoffe (Akridinorange, Tetrazyklin u.a.) zytochemisch zu identifizieren (BERTALANFFY; RALL u. Mitarb.; BERTALANFFY, MASIN u. MASIN; SCHÜMMELFEDER; FELTEN; UMIKER; GUSINDE;

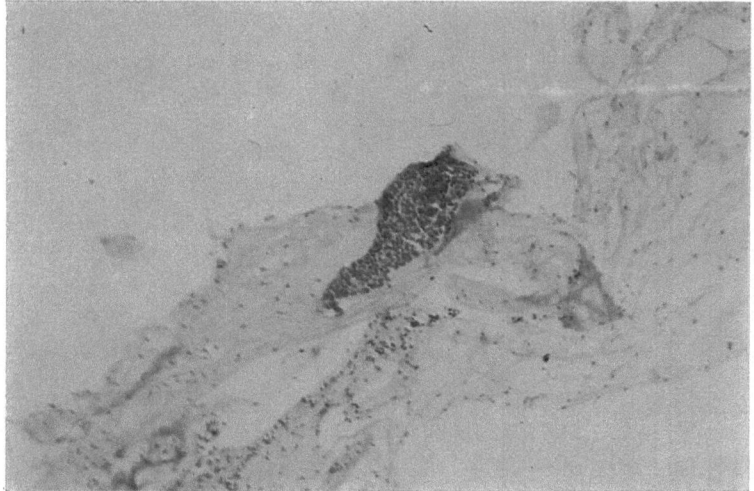

c

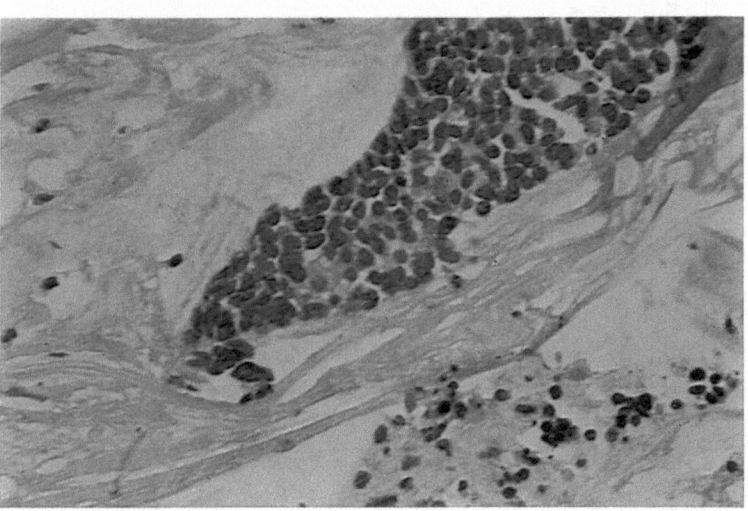

d

Abb. 210c u. d

SHIBATA, ESAKI u. ASHIKARI; JUMMEL; SCHAPOSNIK, ACEBAL, SCOCCIA u. TESTI; WELL-MANN; PAPAGEORGIOU; STEVENSON u. VON HAAM; HUPE u.a.) (s. auch S. 437). Das zyto-chemische Verhalten ist leicht zu unterscheiden, denn Desoxyribonukleinsäure fluoresziert bei Akridinorange-Färbung grün bis gelblichgrün, Ribonukleinsäure bräunlich bis orange rot.

Nach den Erfahrungen von KAHLAU und anderer Sachkenner leistet das recht auf-wendige PAPANICOLAOU-Verfahren zytodiagnostisch nicht mehr als die einfache Hämatoxy-lin-Eosin-Färbung. Auch die Fluoreszenzmikroskopie nach Akridinorange-Färbung, deren Auswertung schwierig ist, und deren Krebsspezifität fraglich erscheint (RASMUSSEN-TAXDAL u. Mitarb.; JUMMEL u.a.), liefert keine höhere Trefferausbeute (GUSINDE: 90%) als die übrigen Färbemethoden in der Hand erfahrener Untersucher (vgl. Tabelle 139). Hinsichtlich des Prozentanteils negativer Fehlurteile (UMIKER; KAHLAU; GRUNZE; ZHU-RAVLEV u.a.) und fälschlich positiver Diagnosen, die sich aus Dyskaryosen und Fluores-zenzatypien ergeben (Grünfluoreszenz von Tumorzellen, Rotfluoreszenz metaplastischer Epithelien oder entzündlich-reaktiver Zellelemente, wie Histiozyten etc.) (GUSINDE u.a.),

Tabelle 139. Treffsicherheit zytologischer Bronchialkrebsdiagnostik im Auswurf (A) und im Bronchialsekret (B). (Prozentziffern in Klammern = optimale Trefferquote bei mehrfacher Kontrolluntersuchungen)

Autoren	Art des Materials	Gesamtzahl der zytologischen Untersuchungen	Kranken	verifizierten Bronchuskrebse	Zytodiagnostische Ergebnisse: sicher und wahrscheinlich positiv (%)	verdächtig (%)	falsch negativ (%)	falsch positiv (%)	positiv nach endoskopischer Biopsie (%)
v. HAMPELN (1918)	A				52,0				
DUDGEON u. WRIGLEY (1935)	A		58	38	68,0		32,0	5,0	46,0
BARRETT (1938)	A+B			110	68,0				
GOWAR (1943)	A			93	64,3		35,7		
WANDALL (1944)	A		250	100	84,0		16,0	3,6	39,0
CATHIE (1945)	B				42,0				
HERBUT u. CLERF (1946)	B			57	82,4		17,6		42,1
HERBUT (1947)	B		525	118	89,0		11,0	1,0	44,0
PAPANICOLAOU (1948)	A		298		95,0		5,0	5,0	58,0
FARBER et al. (1948)	A+B		500	71	80,0		20,0		
McKAY et al. (1948)	B		170	54	74,0		26,0	7,5	54,0
LIEBOW et al. (1948)	A		108	49	43,0		57,0	5,1	38,0
	B		73	30	30,0		70,0	4,8	
DE GRAAF WOODMAN (1948)	B				70,0				
RICHARDSON et al. (1948)	A				55,6				
	B				89,4				
WATSON et al. (1949)	A+B		400	236	60,0 (99,0)		40,0 (10,0)	1,0	36,0
WOOLNER u. McDONALD (1949)	A+B	2188	588	150	68,0		32,0	2,0	41,0
PETERSEN (1949)	B			35	78,0				
KUCSKO u. PORTELE (1949)	A+B		145	124	75,0		14,2	9,0	
dies. (1952)	B		180	129	77,2		23,0	2,2	
CLERF u. HERBUT (1950)	B			285	88,8		11,2	0,14	34,7
O'KEEFE (1950)				307	86,0				
FARBER et al. (1950)	A+B	2066		241	55,0 (90,0)			0,09	
KJAER, DREYER u. HANSEN (1950)	A		237	112	32,0			11,0	
HENGSTMANN u. WITTEKIND (1950)	B			22	86,0				
HUIZINGA (1950)	A+B		60	23	56,0		44,0	0,0	

Autor (Jahr)	A/B								
HENGSTMANN (1951)	B		179	102	73,0	8,0	18,0	4,6	
SPJUT (1951)	A+B		270	100	61,0		39,0		38,0
BUFFMIRE u. McDONALD (1951)	B			184	73,3				
HECKNER (1951)	A			62	8,0				
	B			62	19,3				
ders. (1952)	A		103	78	10,2				
	B		103	78	20,3				
KAHLAU (1951)	A+B	767	504	71	76,0	10,8	16,8	0,5	
ders. (1954)	A+B	2007		250	72,4	11,0	13,0		
ders. (1973)	A	723		}804	76,0	6,0	38,0		
ders. (1973)	B	510		}804	56,0				
JACKSON, BERTOLI u. ACKERMAN (1951)	A		270	100	61,0		31,0	1,3	
MOHR u. TÖBBEN (1952)	B		58	48	38,0	24,0	38,0		
RÜHL (1952)	B		100	79	50,0			7,7	
ZIRKEL (1952)	A		20		75,0		25,0		
SIEBUNG (1952)	A		180	38	80,0	13,0	7,0	6,0	
FRUHLING u. WACKENHEIM (1952)	A+B		138		76,0	13,0	11,0	3,0	
MOERSCH u. McDONALD (1952)	A+B		504		70,0		30,0		
HJELT (1953)	A		580	171	70,7			2,6	
	B		580	171	79,5			3,3	
DIETZEL (1953)	B		180	78	64,0	33,0	3,0		43,0
SUESS (1953)	A		327	120	12,5 (22,7)	23,3 (37,3)	64,2 (40,0)		
HARTMANN, GREVEN u. DREWES (1953)	B		308	134	71,6 (95,5)			7,7	
SPJUT, FIER u. ACKERMAN (1954)	A+B	1296	501		57,8 (76,6)	5,7	36,5		66,3
McDONALD (1954)	A+B	1500							
PFALTZ (1954)	B		100	74	81,0			1,6	61,0
SHABART (1954)	A		108	78	53,0	4,3		0,25	76,0
VAN DER SLIKKE (1955)	A		96		70,7			8,1	32,1
DIJKSTRA (1956)	A+B		278		54,3		35,0	0,36	81,1
LINK u. STRNAD (1956)	A			158	75,3	6,3	18,4	6,0	
	B			158	85,4	10,1	4,5		
	A+B			158	89,2	7,6	3,2		
GUSINDE (1965)	A	1027	223	76	90,0	4,0	6,0	4,2	
HEALY u. McGOUGH (1967)	A+B		412		78,0			0,0	
EBNER, SCHOEN u. SANDRITTER (1967)	A	1024	326	180	86,0 (91,2)		8,8	2,0	
LUKEMAN (1973)	A			103	98,0		0,0	0,0	

Tabelle 140. Die zytodiagnostische Trefferquote bei den verschiedenen histologischen Bronchialkrebstypen [Nach (a) FARBER, ROSENTHAL, ALSTON, BENIOFF u. McGRATH (1950) bzw. GRUNZE (1955), (b) SPJUT, FIER u. ACKERMAN (1955), (c) McDONALD u. Mitarb. (1955) und (d) EBNER, SCHOEN u. SANDRITTER (1967)]

Histologischer Typ	Anzahl der Fälle				Prozentsatz positiver und wahrscheinlich positiver Zellbefund			
	(a)	(b)	(c)	(d)	(a)	(b)	(c)	(d)
Plattenepithelkrebs	100	269	116	56	66,0	69,4	72,4	—
verhornend	—	—	—	24	—	—	—	93,9
nicht verhornend	—	—	—	32	—	—	—	81,3
Adenokarzinom	23	—	51	10	70,0	—	82,1	50,0
Undifferenzierte Krebsformen	37	143	175	22	30,0	44,1	—	95,5
davon kleinzellige	—	—	31	24	—	—	93,5	84,2
großzellige	—	—	144		—	—	89,5	—
Unbestimmter Zelltyp	37	—	—	—	40,0	—	—	—

heben sich die fluoreszenzmikroskopischen Ergebnisse nicht von den sonstigen Resultaten ab.

STEVENSON u. VON HAAM berichteten kürzlich über erste Erfahrungen mit *zytologischer Immunfluoreszenz-Technik*, die darauf abzielt, abschilfernde, mit spezifischen Antikörpern etikettierte Bronchialkrebszellen elektiv fluoreszenzmikroskopisch kenntlich zu machen. Die bisherigen Ergebnisse lassen noch kein bindendes Urteil über den praktischen Nutzwert der Methode zu.

Die *Schwankungsbreite zytodiagnostischer Treffsicherheit* (Tabellen 139 u. 140) ist demnach — neben unterschiedlicher persönlicher Erfahrung — wohl eher Abweichungen der Sputumverarbeitung zuzuschreiben als auf Modifikationen der Färbung zurückzuführen. Bei einem etwa *15—30%igem Anteil negativer Fehlschlüsse* und der relativ niedrigen Prozentzahl fälschlich positiver Urteile erweist sich die Tumorzellsuche im Auswurf Bronchialkrebskranker — entgegen früherer grundsätzlicher Skepsis — im Durchschnitt als recht verläßlich, mit den Spitzenergebnissen von 80 bis über 90% sogar als sehr treffsicher und den bisher erprobten biologischen Krebstests überlegen.

Die *relative Häufigkeit positiver Sputumzellbefunde bei den verschiedenen histologischen Bronchuskarzinomvarianten* wird unterschiedlich beziffert (Tabelle 140). Besonders stark weichen die Angaben von McDONALD et al. und von GRUNZE sowie MORAWETZ u. SCHNEZ über die zytodiagnostische Ausbeute beim kleinzelligen Krebstyp voneinander ab.

In einem beachtlichen Teil der Fälle gelingt — zumindest bei den planozellulären Formen — die *zytologische Definition des feingeweblichen Krebstyps*, wie die von manchen Autoren genannten Prozentziffern der mit dem histologischen Strukturbild übereinstimmenden Zellbefunde bezeugen (FOOT: 80% in insgesamt 341 Fällen, davon 89,9% beim Epidermoidtyp und 69,2% bei pleomorphzelligen Bronchuskrebsen; SPJUT, FIER u. ACKERMAN: durchschnittlich 79,3% von 290 Patienten, davon 89,2% bei Plattenepithelkarzinomen, 76,2% bei undifferenzierten Formen und 39,3% bei Adenokarzinomen; LANGE u. HOEG: 94% bei Plattenepithelkrebsen, 100% bei Adenokarzinomen und 86% bei undifferenzierten Krebsformen; LUKEMAN: gleichlautende Befunde zyto- und histologischer Typenidentifizierung in 75% von 103 Bronchialkarzinomen, Diskrepanz zwischen zytologischer und feingeweblicher Zelltyp-Diagnose bei 22 überwiegend als unreife Plattenepithelkrebse fehlbeurteilten undifferenzierten Adenokarzinomen sowie bei je 1 Pflasterepithel- und oat cell-Karzinom; GUSINDE: 79% von 76 Bronchuskarzinomen; UMIKER: Übereinstimmung bei 11 von 14 Fällen; VAN DER SLIKKER: in 96 von 99 Bronchialkrebsfällen, vor allem bei Adeno- und oat cell-Karzinomen, weniger häufig bei Plattenepithelkrebsen verschiedener Reifegrade; s. auch: KAHLAU; GERNEZ-RIEUX; GRUNZE; DELARUE; PAILLAS, LEVY u. GIACOBI; YESNER, GERSTL u. AUERBACH; LOPEZ CARDOZO;

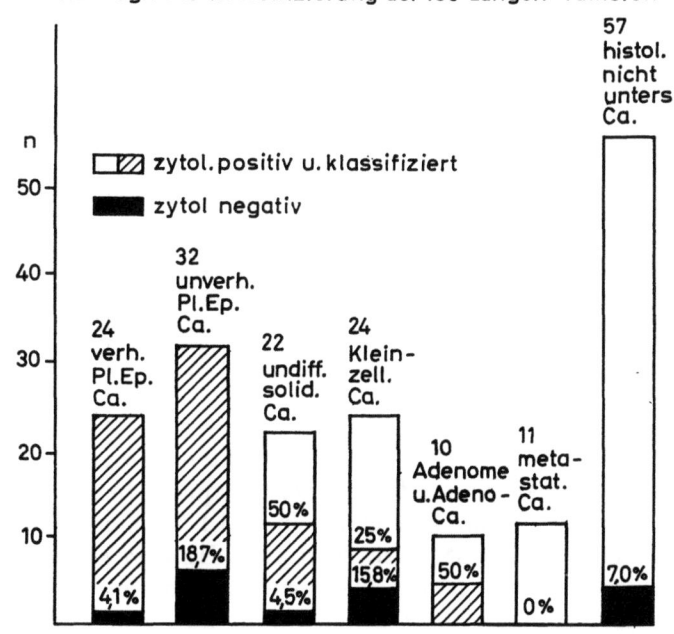

Histologische Klassifizierung der 180 Lungen-Tumoren

Abb. 211. *Treffsicherheit sputumzytologischer Typendifferenzierung und relative
Häufigkeit fälschlich negativer Sputum-
zytodiagnosen bei den strukturell verschiedenartigen Formen von 180 histologisch
klassifizierten Bronchialkarzinomen.* Prozentuale Angaben, bezogen auf den jeweiligen Geschwulsttyp. [Nach EBNER,
H. J., H. R. SCHOEN u. W. SANDRITTER:
Thoraxchirurgie **15**, 337—343 (1967),
Abb. 3]

ARCHER; MAVROMMATIS; EBNER, SCHOEN u. SANDRITTER; EBNER; VALDONI; HARTMANN)
(s. Abb. 211).

Die Differenzierungsschwankung des Tumorgewebes innerhalb des einzelnen Bronchialkrebsknotens (s. S. 90 u. 97 ff.) schränkt indessen die praktische Verwertbarkeit der zytologischen Typendiagnostik gleichermaßen ein wie die prognostische Beweiskraft sonstiger
Biopsiemethoden, die mit der Gewinnung mikroskopisch kleiner Geschwulstteile noch
kein repräsentatives Urteil über den im gesamten Tumor vorherrschenden Zell- und
Strukturtyp gestatten (s. S. 193 u. 429). Man kann daher differentialtherapeutische Entscheidungen, insbesondere die Frage der Operationsanzeige nicht vom Ergebnis des typen-
differenzierenden Sputumzellbefundes abhängig machen (JACKSON, BERTOLI u. ACKER-
MAN; YESNER, GERSTL u. AUERBACH; SALZER; BLAHA, UNGEHEUER u. KAHLAU;
UEHLINGER; LUKEMAN).

Unter diesem Blickwinkel ist auch der *relative Bedeutungswert zytodiagnostischer Ver-
dachtsäußerungen* hervorzuheben. KAHLAU erläutert seine diesbezügliche Formulierung als
Hinweis auf einen morphologischen Grenzbefund, der den Tumorcharakter nachweislicher Zellatypien weder mit einiger Wahrscheinlichkeit behaupten noch sicher verneinen
läßt. Er führt weiter aus: „Verdächtig" will in solchen Fällen nicht mehr besagen, als daß
der Kliniker den Kranken zunächst noch nicht aus den Augen verlieren und eventuell
eine Wiederholung der zytologischen Untersuchung bzw. Röntgenkontrollen veranlassen möge. „*Auf keinen Fall sollte die bloße zytologische Verdachtsdiagnose zu schwer-
wiegenden therapeutischen Konsequenzen führen,* sofern diese nicht anderweitig begründbar
sind."

Der *Zusammenhang zwischen Tumorsitz und Ergebnis zytologischer Fahndung* wird
unterschiedlich beurteilt. Manche Autoren unterstreichen die besondere Bedeutung des
Verfahrens zum *Nachweis peripherer Bronchuskarzinome* (HENGSTMANN: bis zu 70%;
JENNINGS u. SHAW: 64,3% positive Resultate bei 42 Karzinomen des Lungenmantels;
FARBER, BENIOFF, FROST, ROSENTHAL u. TOBIAS: 32 positive Sputumbefunde und
4 positive Bronchialsekretanalysen bei 60 kortikalen Bronchialkrebsen; HOOD et al.:
53%; O'KEEFE: Tumorzellnachweis im Auswurf bei 30,6% von 94 außer bronchoskopischer Sichtweite gelegenen Tumoren; SPJUT et al.: 20,8% positive Sputumzellbefunde

Tabelle 141. Zytodiagnostische Ergebnisse in Abhängigkeit vom Bronchialkrebssitz. [Nach H. H. Spjut, D. J. Fier u. L. V. Ackerman, Exfoliative cytology and pulmonary cancer. J. Thorac. Surg. **30**, 90—107 (1955) Tabelle 6 modifiziert]

Tumorsitz	Zahl der Fälle	Auswurfuntersuchungen				Bronchialsekretuntersuchungen			
		Zahl der Analysen	negativ (%)	suspekt (%)	positiv (%)	Zahl der Analysen	negativ (%)	suspekt (%)	positiv (%)
Hauptbronchien	10	23	39,1	13,1	*47,8*	8	25,0	—	*75,0*
Lappenbronchien	79	169	69,8	6,5	*23,7*	50	56,0	4,0	*40,0*
Segmentbronchien	110	192	61,5	7,3	*31,2*	78	61,5	7,7	*30,8*
Periphere Bronchialäste	27	54	75,9	7,4	*16,7*	22	81,8	9,1	*9,1*

bei 13 peripheren Krebsen der rechten Lunge gegenüber ergebnisloser Tumorzellsuche im Bronchialsekret; Jelke: Trefferquote bei 124 peripheren Bronchuskarzinomen im Sputum 3,8 %, im Bronchialsekret 6,1 %; s. auch Attar, Naib u. Cowley; Frenzel u. Papageorgiu; van der Slikke). Hengstmann fand im Bronchialsekret peripherer Tumoren ebenso häufig Geschwulstzellen wie bei Neoplasmen zentraler Lage. Nach Erfahrung anderer Untersucher nimmt die zytodiagnostische Trefferquote mit dem Kaliber des krebsbefallenen Bronchus ab (Spjut, Fier u. Ackerman; Dietzel u. Fleischer; Lorenz; Winstanley; Woolner; Jackman, Good, Clagett u. Woolner; Lennert; Jelke u.a.). Dieser Abfall kommt in den Ziffern von Spjut u. Mitarb. bei den Resultaten der Bronchialsekretuntersuchung noch stärker zum Ausdruck als bei der Sputumanalyse (Tabelle 141).

Beim *Wertvergleich der zytologischen Sputum- und Bronchialsekretuntersuchung* herrscht die Auffassung vor, die aspirierte Sekretprobe gestatte dank der gezielten Entnahme, des besseren Erhaltungszustands der Zellen und fehlender Beimengung von Mundhöhleninhalt ein schlüssigeres Urteil (Herbut u. Clerf; McKay, Ware, Atwood u. Harken; Liebow, Lindskog u. Bloomer; Hengstmann; Hengstmann u. Wittekind; Bence; Delarue, Paillas, Levy u. Giacoby; Heckner; Zadek; Biocca; Woolner; Jackman, Good, Clagett u. Woolner; Dietzel; Haas; Schaaf u. Suchowsky; Struppler; Suchowsky; Escher u. Struppler u.a.). Die Ansicht ist einleuchtend und entspricht der Erwartung, findet aber in den Ergebnissen von Spjut u. Mitarb. für die Karzinome des Lungenmantels und der Segmentbronchien keine Stütze. Ihre Richtigkeit wird auch durch die Ergebnisse anderer Untersucher neuerdings in Frage gestellt. Wie Jackson, Bertoldi u. Ackerman halten Kahlau sowie Otto u. Grünbeck die *Zytodiagnostik im Auswurf und Bronchialsekret* für *praktisch gleichwertig.* Kahlau beziffert die im Zeitraum von 1957—1962 erzielten Krebszellbefunde im Expektorat mit 77 % (327 von 424 Tumorpatienten) gegenüber 81 % positiven Befunden im Bronchialsekret (71 von 88 Bronchuskarzinomen). Die praktische Konsequenz dieses Bedeutungswandels ist offensichtlich, wenn man bedenkt, daß zytologische Auswurfkontrollen — im Gegensatz zur Bronchialsekretentnahme — ohne Belästigung des Patienten im Verdachtsfall oder als prophylaktische Untersuchungsmaßnahme beliebig oft wiederholbar sind. Eine unterschiedliche Eignung beider Materialproben zur Tumorlokalisation fällt demgegenüber praktisch nicht ins Gewicht (s. S. 429/430).

Über die *Beziehungen zwischen zytodiagnostischem Ergebnis und Dauer klinischer Krebssymptome* berichteten Spjut, Fier u. Ackerman. Sie fanden einen 1. Gipfelpunkt positiver Befunde (Bronchialsekret) bei Patienten mit etwa 3monatiger Krankheitsvorgeschichte und einen 2. Gipfel (Sputum und Bronchialsekret) im 6.—11. Monat der manifesten Krankheitsperiode. Der *Prozentsatz zytologischer Treffer* ist *bei operablen und inoperablen Karzinomen* gleich groß (Wandall 83,3 : 83,9 %; Jackson, Bertoli u. Ackerman 64 : 60 %;

dagegen geringere Nachweisquote operabler Tumoren: TONELLI u. CALOGGERO; ANDREWS u. ROSSER; DUGUID u. HUISH; JVERSEN zit. nach MAASSEN, s. auch LONG).

Zwischen *Tumorgröße und zytodiagnostischer Treffsicherheit* besteht keine feste Korrelation. SPJUT, FIER u. ACKERMAN gelang der Krebszellennachweis prozentual am häufigsten bei Neoplasmen von 2—3 cm und über 7 cm Durchmesser. Die Einbeziehung benachbarter Bronchialäste durch das stärker herangewachsene Karzinom vergrößert zwar die Grenzfläche, von der verräterische Mikroelemente abschilfern können. Andererseits erschwert die mit dem Umfang zunehmende Zerfallsneigung vieler Krebse die Identifizierung regressiv veränderter oder gänzlich nekrotischer Zellgruppen im Auswurf.

Für den zytologischen Nachweis ist es letztlich unerheblich, wie weit die neoplastische Infiltration der Bronchialwand über ihren Ursprungsort hinaus zum Lungenparenchym vorgedrungen ist (KAHLAU). Es genügt eine mikroskopisch kleine Oberflächenerosion oder Infiltratbildung in der Bronchialschleimhaut, um desquamierende Tumorzellen bei sachgemäßer Materialgewinnung und gründlicher Suche erfassen zu können.

APPEL u. BRONK versuchten, den *im Laufe der Tumorevolution frühestmöglichen Zeitpunkt des Krebszellennachweises im Sekretabstrich* experimentell zu bestimmen. Sie konnten mit täglicher Abstrichuntersuchung *bereits am 6. Tage nach intratrachealer Geschwulstimplantation* (Brown-Pearce-Karzinom) bei 58% der Kaninchen, am Ende der 3. Woche bei allen Versuchstieren positive Befunde erheben. In einem beträchtlichen Teil wurde die *zytologische Diagnose schon vor der makroskopisch sichtbaren Tumormanifestation* (frühester Termin: 10—12 Tage nach der Implantation) gestellt.

Auch in der Humanpathologie ist die *Frühdiagnose initialer Bronchialkrebsstadien mit zytologischen Mitteln* möglich und nach Literaturangaben durchaus nicht ungewöhnlich (PAPANICOLAOU u. KOPROWSKA; WOOLNER u. McDONALD; BLACK u. ACKERMAN; WIERMAN, McDONALD u. CLAGETT; CLERF, HERBUT u. NEALON; KAHLAU; AUFSES u. NEUHOF; UMIKER u. STOREY; McKAY u. Mitarb.; WOOLNER, ANDERSON u. BERNATZ; FARBER et al.; GRUNZE; MAVROMMATIS; HARTMANN; RUSSELL, NEIDHARDT, MOUNTAIN, GRIFFITH u. CHANG; CLERF u. HERBUT; AUBIN, ORINSTEIN u. BENDA; APPEL u. BRONK; DELARUE et al.; HAAS; ELIAS; BITSCHIN; SANDKÜHLER u. STREICHER; HENGSTMANN; ULFELDER; STRUPPLER; O'KEEFE; ESCHER u. STRUPPLER; DELL'ACQUA; BROCARD u. LAVERGNE; LANGER, LOEWENSTEIN u. DOKULIL; SHILLER u. VOKOVÁ; HARVEY u. HOOKER; LONG; FOOT; BOPP; ZIMMER; BIOCCA; MORAWETZ u. SCHNETZ u.a.) (s. Abb. 212). Die therapeutische Auswertung in der primären Latenzphase erzielter Treffer setzt — anders als in der Gynäkologie — als zusätzliche Aufgabe voraus, daß das *Problem der Lokalisation okkulter Tumoren* gelöst wird (PAPANICOLAOU u. KOPROWSKA; WIERMAN, McDONALD u. CLAGETT; LERNER, ROSBACH, FRANK u. FLEISCHNER; UMIKER u. STOREY, WOOLNER, ANDERSON u. BERNATZ; MELAMED, KOSS u. CLIFFTON; GOLDMAN u. FREEMAN; HILGER; HOLMAN u. OKINAKA; OVERHOLT u. CRADY; PEARSON u. THOMPSON; PEARSON, THOMPSON u. DELARUE; JONES, KERN, CHAPMAN, MEYER u. LINDESMITH; GROSS; SCHULZE u.a.).

Bei klinisch stummen, aus dem röntgenologischen Nativbild nicht ohne weiteres ersichtlichen Miniaturkarzinomen befindet sich der mit dem anhaltend positiven Sputumzellbefund konfrontierte Therapeut in einem heiklen Dilemma. Er will die operative Heilungschance nicht verfehlen, ist aber ungewiß, in welchem Bronchialzweig der Krebs zu suchen ist, ja, ob die abgehusteten Geschwulstzellen überhaupt bronchogener Herkunft sind, oder ob es sich um Spuren eines bislang unerkannten Tumors der oberen Luft- oder Speisewege handelt (WOOLNER u. McDONALD; WIERMAN, McDONALD u. CLAGETT u.a.).

Da die Sputumzelldiagnostik keine lokalisatorische Hilfe bietet, versucht man in solchen Fällen vielfach, durch endoskopische Entnahme von Sekret oder Spülflüssigkeit aus verschiedenen Bronchialprovinzen Aufschluß über den Tumorsitz zu erhalten. Bei seitendifferent bzw. unilobär positivem Ergebnis der bronchozytologischen Kontrollen halten manche Chirurgen die Probethorakotomie, einige sogar die Resektion des tumorzellhaltigen Lungenabschnitts für angezeigt (HARVEY u. HOOKER u.a.). Das ausschließlich auf dieses Indiz gegründete Vorgehen gleicht indessen einem Hazardspiel. Abgesehen von der Möglichkeit positiver zytologischer Fehldeutung metaplastischer Epithelzellen bei chronischer Bronchitis und Bronchiektasie ist zu bedenken, daß der lageabhängige Sekretabfluß in ein anderes Lobärareal oder in den kontralateralen Lungenflügel das Lumen intakter Bronchialzweige mit Geschwulstzellen kontaminieren kann.

Die verbreitete Erwartung, den Ausgangspunkt abgehusteter oder abgesaugter Tumorelemente mittels getrennter Schleimaspiration aus den Haupt- und Lappenbronchien beider Seiten sicher ergründen zu können, birgt die Gefahr fataler therapeutischer Fehlschlüsse (Entfernung des gesunden statt des krebsbefallenen Lungensektors). Unter Hinweis auf einen eigenen operativen Fehlschlag dieser Art *warnen* WIERMAN, McDONALD u. CLAGETT daher mit Recht *nachdrücklich davor, die Verläßlichkeit örtlich differenzierender Bronchialsekretanalysen für die Tumorlokalisation zu überschätzen und ihr Resultat zur alleinigen Grundlage chirurgischer Maßnahmen zu machen*. Ihre Forderung, *ohne genaue Kenntnis des Geschwulstsitzes keine therapeutische Entscheidung* zu treffen, entspricht dem Gebot rationellen Handelns (s. auch HOLMAN u. OKINAKA; GROSS; PEARSON, THOMPSON u. DELARUE; GOLDMAN u. FREEMAN; NEIDHARDT u. Mitarb.).

Der Wert der Zytodiagnostik des Bronchialkrebses als selbstständiges Suchverfahren wäre fragwürdig, könnte sie nur der Sicherung bereits röntgenmanifester Geschwülste von ungewisser Prognose dienen, in früheren Tumorstadien aber wegen unüberwindlicher Lokalisationsschwierigkeiten nicht zum Ziele führen. Trotz der anatomischen Erschwernis und sinnesphysiologischer Grenzen des Wahrnehmungsvermögens erscheint es unangebracht, die Nachweismöglichkeiten geringfügiger Neoplasieherde im Bronchialbaum so pessimistisch einzuschätzen. Tatsächlich ist die *Aufgabe, das sputumzellpositive, noch symptomlose und röntgenologisch nicht auf Anhieb erkennbare Bronchuskarzinom in seinem Versteck aufzuspüren, mit weiterführenden Methoden lösbar*, sofern der Tumor die Schwellengröße der Sichtbarkeit erreicht hat. Seine Lagebestimmung hängt dann von den zielstrebigen Bemühungen aller beteiligten Disziplinen ab.

Der diagnostische Schwerpunkt und die Hauptverantwortung liegen dabei auf radiologischem Gebiet. Bei erfolgloser·Fahndung nach verdächtigen hilo-pulmonalen Schattengebilden auf Nativ- und Schichtaufnahmen und bei fehlenden Hinweisen auf eine regionale Belüftungs- und Perfusionsstörung im Röntgen- und Scanbefund erhält die „*Such-Bronchographie" als Wegweiser zur gezielten Biopsie vorrangige Bedeutung* (HUIZINGA; SWIERENGA; WELIN; TAILLENS; KRAUS, STRNAD u. EHBRECHT; HOFFMANNu. STENGEL; SCHULZE u. a.) (s. S. 395, 551, ʼ573 u. 677).

Die Beachtung bestimmter technischer und untersuchungstaktischer Modalitäten (SCHULZE) ermöglicht es, tomographisch und endoskopisch noch nicht wahrnehmbare Krebsinfiltrate der Bronchialwand im Kontrastfüllungs- bzw. -beschlagsbild als suspekte Konturunregelmäßigkeit darzustellen und — bei entsprechendem Sitz — einer „*blinden" Probeexzision* zugänglich zu machen (Abb. 212). Folgendes Beispiel möge den Wert dieses Vorgehens im zytologischen Verdachtsfall und zugleich Erfordernis wie Erfolg zügigen Zusammenwirkens von Pathologen, Klinikern und Röntgenologen demonstrieren, ohne das man bei — zufällig oder durch vorbeugende zytologische Sputumuntersuchung entdeckten — Miniaturkarzinomen nicht zum Ziel kommt.

Der 63jährige Patient W. K. wurde am 14. 1. 1964 wegen der bei einem Wegeunfall erlittenen Prellungen in der Chirurgischen Klinik des Krankenhauses Nordwest Frankfurt/M. (Direktor: Prof. Dr. E. UNGEHEUER) aufgenommen. Die zum Ausschluß von Rumpfskelet-Frakturen vorgenommene *native Thoraxröntgenuntersuchung* (16. 1. 64) zeigte eine subsegmentale Plattenatelektase an der rechten Lungenbasis bei partieller Relaxatio diaphragmatica rechts sowie Hinweise auf eine chronische Emphysembronchitis. Die *ohne konkrete Verdachtsgründe* vorsorglich eingeleitete zytodiagnostische Fahndung ergab am 17. 1. 64 — nach zwischenzeitlicher Entlassung des Patienten — den *überraschenden Befund pathologischer Zellen im Auswurf, „die wahrscheinlich von einer malignen Geschwulst (Plattenepithelkarzinom) stammen"* (E.-Nr. 191/64 Path. Inst. Krhs. Nordwest Frankfurt/M., Direktor: Prof. Dr. G. KAHLAU). Die zytologische Sputumkontrolle vom 29. 1. 64 — nach Wiederaufnahme des Patienten — hatte ein analoges Ergebnis (E.-Nr. 337/64).

Bei *Schichtuntersuchung beider Hili* in 2 Ebenen (27. 1. 64) war trotz enger Schnittführung und technisch einwandfreier Darstellung kein schlüssiger Anhalt für einen neoplastischen Prozeß zu finden. Auch die *Broncho-*

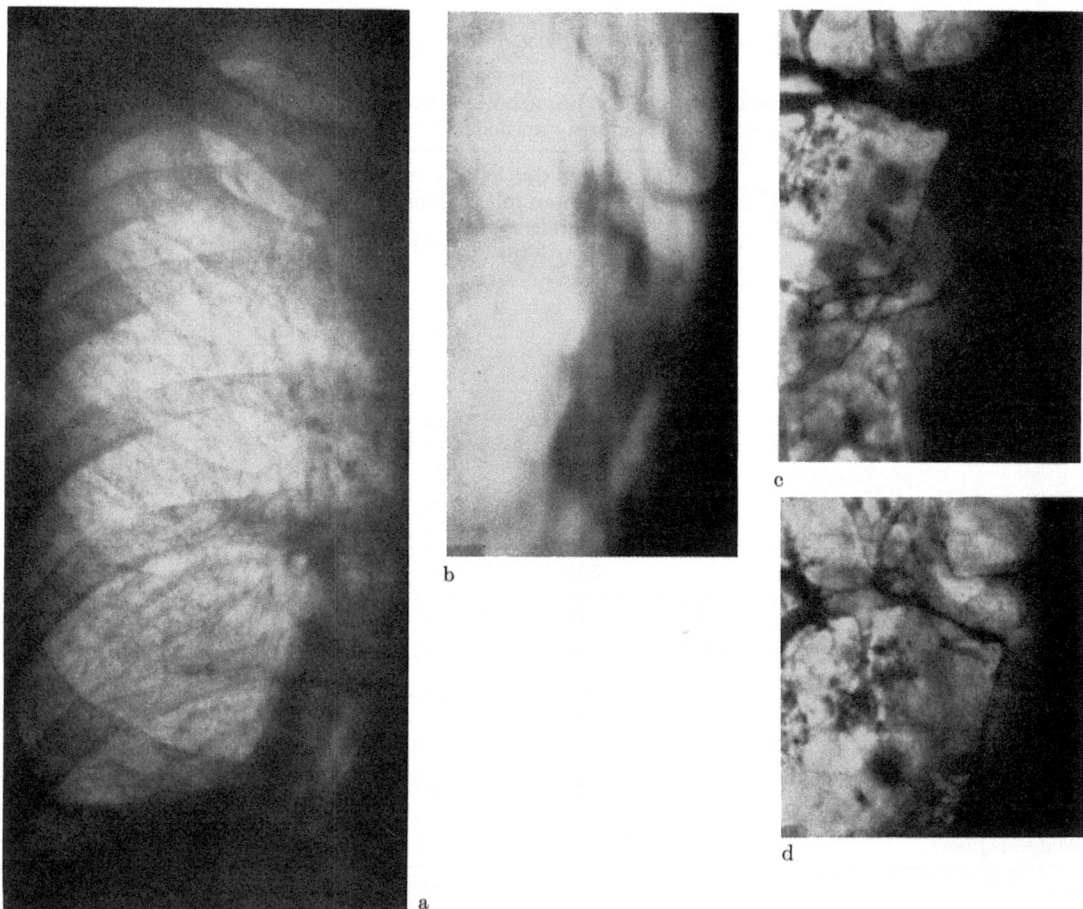

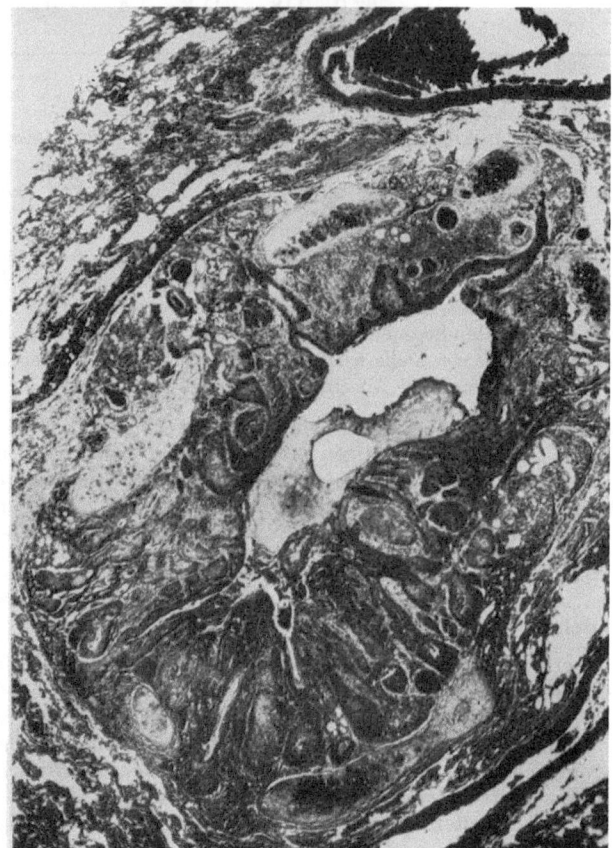

Abb. 212a—e. *Miniaturkarzinom an der Segmentgabel des rechten Oberlappenbronchus mit
Einbeziehung des Ostiums des Ramus anterior.*
a Ausschnitt der Thoraxübersichtsaufnahme
vom 16. 1. 64. b Schichtbild des rechten
Hilus a.-p. in 13,5 cm Schichttiefe vom
27. 1. 64. c und d Ausschnitte der bronchographischen Füllungs- und Beschlagsbilder
p.-a. vom 31. 1. 64. e Histologischer Schnitt
durch das Resektionspräparat am Abgang
des anterioren Oberlappensegmentbronchus
(s. Text). W.K., 63jähr.♂. Arch.-Nr. 0110
00461 Radiolog. Zentralinst. Krhs. Frank-
furt/M. [Nach Schulze, W.: Probleme der
bronchologischen Untersuchungstaktik bei
der Bronchialkrebsfahndung und Bronchial-
fremdkörpersuche. Radiologe **7**, 295—307
(1967), Abb. 1a—e]

Tabelle 142. Anteil der Krebserkrankungen bei 1053 Angehörigen von 6 Veterans Administration Centers, die abweichender Röntgen- und/oder Sputumzellbefunde nachuntersucht wurden.

Ergebnis der *prophylaktischen Untersuchungen* a) *Röntgen-Befund*	b) *Sputum-Befund*	Zahl der Patienten mit abweichendem Röntgen- oder Zellbefund	davon nachuntersucht		Zahl und Prozentsatz der			
			Zahl	%	Bronchus-Ca. gesichert		Bronchus-Ca. wahrscheinlich	
					Zahl	%	Zahl	%
1. Neoplasieverdächtig	positiv	12	12	100,0	9	75,0		
	suspekt	15	15	100,0	7	46,7		
	zweifelhaft	21	21	100,0	8	38,1		
	negativ	434	434	100,0	59	13,6	1	0,2
	fehlt	53	53	100,0	12	22,7	1	1,9
Insgesamt:		535	535	100,0	95	17,8	2	0,4
2. Andere signifikante Lungenveränderungen	positiv	19	19	100,0	9	47,4	2	10,5
	suspekt	40	11	27,5	2	5,0		
	zweifelhaft	122	16	13,1	1	0,8		
Insgesamt:		181	46	25,4	12	6,6	2	1,1
3. Kardio-vaskuläre und nicht signifikante Veränderungen, unauffälliger oder fehlender Röntgenbefund	positiv	19	19	100,0	7	36,8		
	suspekt	84	21	25,0	4	4,8		
	zweifelhaft	234	32	13,7				
Insgesamt:		337	72	21,4	11	3,3		
Gesamtzahl der Untersuchten mit verdächtigen Befunden		1053	653	62,0	118	11,2	4	0,4

skopie (28. 1. 64) ergab keinen tumorsuspekten Befund. Die mikroskopische Untersuchung des *Bronchialsekrets aus dem rechten Hauptbronchus* war jedoch *positiv* („Zellen einer malignen Geschwulst, Plattenepithelkarzinom") (E.-Nr. 371/64), während die aus den linksseitigen Bronchien getrennt entnommenen Sekretproben keine Tumorzellen enthielten.

Daraufhin wurde am 31. 1. 64 eine *rechtsseitige Bronchographie* durchgeführt. Abgesehen von Anzeichen chronisch-spastischer Bronchitis fiel bei Prallfüllung wie im Beschlagsbild eine formkonstante *konische Einengung des rechten Oberlappenbronchus vor der Segmenttrifurkation* auf, deren seichte Kontureindellung sich an der basalen Wand des Wurzelstücks bis zum Ostium des dorsalen Segmentastes erstreckte. Der Befund erschien hinlänglich *verdächtig* „*auf ein flaches, beetartig an umschriebener Stelle wachsendes Karzinom*", um dringend eine erneute Bronchoskopie mit gezielter Biopsie aus dem suspekten Abschnitt zu empfehlen.

Bei der *endoskopischen Kontrolle* (3. 2. 64) waren — trotz des ausdrücklichen lokalisatorischen Hinweises im bronchographischen Befund — wiederum keine neoplasieverdächtigen Veränderungen der Bronchialschleimhaut erkennbar, doch erwies sich die *Probeexzision aus dem bezeichneten Wandabschnitt* des rechten Oberlappenbronchus als Treffer: Der histologische Befund lautete „*chronische Bronchitis* mit Metaplasie und erheblicher Atypie des Oberflächenepithels sowie *mit einer Karzinominfiltration der Schleimhaut* (E.-Nr. 473/64).

Auf Grund des nunmehr eindeutigen Resultats wurde am 7. 2. 64 der *rechte Oberlappen entfernt* (Op.: Prof. UNGEHEUER). Da am frischen Resektionspräparat „keine tumorverdächtige Resistenz zu tasten war", wurde der Lungenlappen erst nach Einbettung in Serienschnitten untersucht.

Makroanatomisch zeigte sich, daß der rechte Oberlappenbronchus etwas entfernt vom Hilus „eine gering konzentrisch verdickte, weißliche Wand" aufwies. *Histologisch* sah man hier „ein *gering verhorntes, stellenweise polymorphzelliges Plattenepithelkarzinom*". Nach dem mikroskopischen Befund nahm der Tumor „fast den ganzen Bronchialumfang ein, die Bronchuslichtung war dadurch eingeengt. Das Karzinom war mit einzelnen Zapfen in Schleimdrüsen sowie zwischen Knorpelspangen eingedrungen, hatte die *äußere Faserhaut des Bronchus* aber *nirgends durchwachsen*. Im histologischen Querschnitt betrug der „*größte Durchmesser des Karzinoms — einschließlich der Bronchuslichtung — nur 6 mm!*" Die mitentfernten *regionären Lymphknoten enthielten keine Geschwulstmetastasen* (E.-Nr. 556/64).

1958—1961 beim Screening-Programm der American Cancer Society und der Veterans Administration wegen [Nach A. M. LILIENFELD u.Mitarb., Cancer Research **26**, 2083—2121 (1966) Tabelle 18]

wegen verdächtiger Befunde Nachuntersuchten mit Krebsdiagnosen

Lungen-metastasen sicher		fraglich, ob Bronchus-Ca. oder Metastasen		Bronchus-Ca. Verdacht		Bronchus-Ca. nicht auszu-schließen		Ca. des Oropha-rynx, Ösophagus und oberen Atemtrakts		mit anderen Diagnosen	
Zahl	%	Zahl	%	Zahl	%	Zahl	%	Zahl	%	Zahl	%
1	8,3			1	8,3			1	8,3		
								1	6,7	7	46,7
		1	4,8					1	4,8	11	52,4
5	1,2	1	0,2	16	3,7	6	1,4	3	0,7	343	79,0
3	5,7					2	3,8	1	1,9	34	64,2
9	1,7	2	0,4	17	3,2	8	1,5	7	1,3	395	73,8
				1	5,3			2	10,5	5	26,3
								1	2,5	8	20,0
						1	0,8	2	1,6	12	9,8
				1	0,6	1	0,6	5	2,8	25	13,8
				1	5,3	1	5,3	2	10,5	8	42,1
						1	1,2	1	1,2	15	17,9
1	0,4					1	0,4	3	1,3	27	11,5
1	0,3			1	0,3	3	0,9	6	1,8	50	14,8
10	0,9	2	0,2	19	1,8	12	1,1	18	1,7	470	44,6

Der Patient überlebt bis heute — über 10 Jahre nach dem Eingriff — ohne Anzeichen eines örtlichen Rezidivs oder metastatischer Absiedlung.

Die Voraussetzungen für die *prophylaktische Zytodiagnostik früher Bronchialkrebse* sind ungünstiger als für entsprechende Präventivmaßnahmen in der Frauenheilkunde. Es ist daher kein Zufall, daß das statistische Informationsmaterial über den Wert sputumzytologischer Suchaktionen im Vergleich zu den gynäkologischen Erfolgsziffern geradezu spärlich ist.

In einer neueren Studie berichteten LILIENFELD u. Mitarb. über *parallellaufende röntgenologische und zytodiagnostische Recherchen der amerikanischen Krebsgesellschaft,* die 1958—1961 *bei 14607* männlichen *Insassen einiger Veterans Administration Centers* vorgenommen wurden. 67,1% der Untersuchten waren älter als 60 Jahre (Durchschnittsalter 62,8 Jahre). Das Screening-Programm sah regelmäßige *Präventivuntersuchungen in halbjährigen Abständen* vor, konnte jedoch aus äußeren Gründen nicht vollständig durchgeführt werden (durchschnittlich 3 statt 6 geplanter Doppelproben). Sputa und stereoskopische p.-a. Thoraxaufnahmen wurden von mehreren Untersuchern nach einem zuvor festgelegten Klassifikationsprinzip ausgewertet (s. Tabelle 142), und anamnestische Angaben (Rauchergewohnheiten, respiratorische Krankheitssymptome) fortlaufend registriert. Ein positiver Tumorzellbefund wurde in 0,2% erhoben. Verdächtige und zweifelhafte Zellelemente fanden sich in jeweils 0,5%. Zigarettenraucher wiesen in 1—2%, Nichtraucher nur in 0,35% verdächtige Zellen im Auswurf auf. Von den 1816 Probanden, die innerhalb des 3jährigen Beobachtungszeitraums verstarben, wurden 1158 (= 63,7%) seziert. In 118 Todesfällen ergab sich die Diagnose Bronchialkrebs. Sie wurde in 78,3% autoptisch bestätigt, bei 21% auf Grund klinischer bzw. bioptischer Befunde gestellt. Das Neoplasma war bei 22 Patienten schon vor Beginn der prophylaktischen Untersuchungen bekannt (= 19%). In 10 Fällen bestand von vornherein konkreter Verdacht, und bei 8 Kranken lagen bereits — uncharakteristische — Lungenveränderungen auf früheren Röntgenaufnahmen vor. In einem weiteren Fall blieb es unentschieden, ob der Tumornachweis der Suchaktion zu verdanken war. Durch das Screening-Programm wurden 73 neu aufgetretene Bronchialkrebse und 4 Fälle aufgespürt, in denen ein Bronchuskarzinom wahrscheinlich, aber nicht histologisch zu verifizieren war. Der Prozentsatz neuentdeckter Tumoren war bei den Geschwulstträgern mit abnormem Sputumzellbefund größer (70%), aber nicht signifikant höher als bei den röntgenologischen Verdachtsfällen (59%). Die Autoren versuchten den Nutzwert beider Spürmethoden abzuschätzen, indem sie die prozentuale Trefferzahl des jeweiligen Suchverfahrens unter den an Bronchuskarzinom erkrankten Individuen (= diagnostische Empfindlichkeit) und, vice versa, den Prozentanteil unverdächtiger Testergebnisse bei den nicht krebsbefallenen Probanden berechneten (= Spezifität). Die durch entsprechende Quotierung ermittelte *Empfindlichkeit der röntgenologischen Fahndung* lag mit 42% etwas über dem *zytodiagnostischen Vergleichswert* (33%), während die *„Spezifität" beider Methoden* gleichermaßen mit 98% beziffert wurde. Die Kombination beider Verfahren steigerte die Testempfindlichkeit auf 63%, also um etwa die Hälfte der rein röntgenologisch erzielten Trefferquote.

47 der 73 Patienten mit neuerfaßten Tumoren konnten wegen Altershinfälligkeit, anderer Kontraindikationen oder Operationsverweigerung nicht der Resektionstherapie zugeführt werden. Die Überlebensdauer der 26 Operierten entspricht nach der Zwischenbilanz in etwa den statistisch allgemein geläufigen Fristen des Vergleichszeitraums. Das Behandlungsresultat wurde vom hohen Durchschnittsalter der präventiv Untersuchten und der Häufigkeit abnutzungs- und krankheitsbedingter Organschäden nachteilig beeinflußt. Es schließt daher keineswegs aus, daß entsprechend kombinierte Suchaktionen bei einem Bevölkerungsausschnitt mit günstigerer Alterszusammensetzung bessere Erfolgschancen haben.

Im Dienste gynäkologischer Krebsbekämpfung seit langem bewährt, erscheint das *zytodiagnostische Verfahren vom Aspekt seiner Treffsicherheit prinzipiell auch für den präventiven Einsatz zur Bronchialkrebssuche geeignet.* Daß es bisher nicht in entsprechendem Maße zur vorbeugenden Reihenuntersuchung gefährdeter Bevölkerungsschichten angewandt wurde, liegt an *personellen und technischen Schwierigkeiten,* die auf dem Deutschen Krebskongreß 1966 in München eingehend erörtert wurden und *auch künftig kaum zu beseitigen* sind.

Die Anzahl zytodiagnostischer Labors bzw. Institute sowie geschulter Hilfskräfte ist — auch in anderen Ländern — für Suchaktionen großen Stils weitaus zu gering, zumal die verfügbare Kapazität bereits durch die Vielzahl gynäkologischer Abstrichuntersuchungen ausgelastet ist. Noch schwieriger dürfte es sein, genügend erfahrene Pathologen für die Aufgabe zu gewinnen, sich ausschließlich der recht eintönigen und auf die Dauer ermüdenden Durchmusterung von Sputumpräparaten zu widmen.

Gleicher Einschränkung unterliegt die zu Präventivzwecken neuerdings empfohlene zytodiagnostische Aufspürung *qualitativer Abweichungen der färberischen Eigenschaften und Zellkernstrukturen im Auswurf enthaltener Bronchial- und Mundschleimhautepithelien, deren Nachweis* nach Untersuchungsergebnissen von RILKE u. PILOTTI bereits den *Verdacht auf ein latentes Bronchuskarzinom nahelegt, bevor Geschwulstzellen im Sputum zu entdecken sind.* In Anlehnung an den von NIEBURGS u. Mitarb. gewählten Begriff und an die spätere Klassifizierung entsprechender Zellbefunde durch FINCH unterteilen RILKE u. PILOTTI die sog. „malignancy-associated changes" *(MAC)* in zwei Typen. Als indirekte Malignitätskriterien gelten insbesondere die als Typ A (MAC-A) bezeichneten Veränderungen epithelialer Sputumelemente (leicht vergrößerte Kern-Plasma-Relation zytoplasmatisch normal differenzierter Epithelzellen mit gut erhaltenen Kernen und intakter Kernmembran, deren Kernstrukturen aber durch Hyperchromasie, kurz-gewundene Chromatinbänder und kleine, ovaläre Aufhellungsbezirke im sonst dicht angefärbten Kerngerüst auffallen), da sie bei den von RILKE u. PILOTTI untersuchten 300 Patienten in hohem Prozentsatz mit bösartigen Geschwülsten (insgesamt 292 von 300 Fällen = 97,3%), vor allem mit Karzinomen der tiefen Atemwege (230 von 300 Fällen = 76,6%) oder mit Lungenmetastasen und extrapulmonalen Organkrebsen (62 von 300 Fällen = 20,7%) korreliert waren und innerhalb des Kollektivs nur bei 8 Patienten ohne Anzeichen maligner Geschwulstleiden (= 2,7%) gefunden wurden. Im Auswurf der 230 Bronchialkrebskranken wurden in 103 Fällen ausschließlich die oben erwähnten Kernveränderungen nicht-neoplastischer Platten- oder Zylinderepithelien (= 44,8%) und bei 127 Patienten sowohl Zellbefunde im Sinne der MAC-A als auch Tumorzellen festgestellt (= 55,2%). Über die Entstehungsweise der malignancy-associated changes, die auch an weißen Blutzellen nachzuweisen sind (s. S. 351) und als Korrelat systematisierter Zellalteration im Gefolge bösartiger Tumoren gelten (NIEBURGS u. Mitarb.), kann bisher keine nähere Angabe gemacht werden.

Erwartungsgemäß wird somit die *Sputumzellanalyse in praxi auch fernerhin konkreten Bronchialkrebsverdachtsfällen vorbehalten* bleiben, weil das Verfahren für eine Spürmethode zu viel Zeit und personellen Aufwand erfordert (JACKSON, BERTOLI u. ACKERMAN; KAHLAU u.a.). Den einzigen Ausweg aus den Schwierigkeiten bietet die Möglichkeit, sich der *Zytodiagnostik im Verein mit dem — für einen Masseneinsatz leichter praktikablen — gezielten Schirmbild-Suchverfahren* zur nachgehenden Kontrolle röntgenologisch ausgesiebter Verdachtsbefunde zu bedienen. Diese Kombination würde nach skeptischer Einschätzung das Bronchialkrebsdilemma nicht beseitigen, aber zumindest näher zu dem Ziele führen, bronchogene Karzinome in höherem Prozentsatz als bisher im präklinischen Stadium zu entdecken und durch rechtzeitige Operation zu heilen.

γ) Die Röntgen-Reihenuntersuchung

hat gemeinsam mit der Chemo- und Immuntherapie entscheidend zur Eindämmung der ansteckungsfähigen Lungentuberkulose beigetragen. Das Schirmbild besitzt den Wert eines rasch und relativ billig erhältlichen Dokuments, das auch andere bronchopulmonale Erkrankungen erkennen und durch Vergleichskontrollen in ihrem Ablauf überblicken läßt. Zeit- und Kostenaufwand sind ungleich geringer als bei der neuerdings zur Bronchialkrebssuche propagierten Perfusionsszintigraphie der Lungen (ERNST, KRÜGER u. VESSAL), die schon wegen der kleinen Untersuchungsfrequenz nicht als Massen-Screening-Test in Betracht kommt. Bei zweckmäßiger Organisation und ausreichender personeller Besetzung können mit einem modernen Schirmbildgerät im Tagesdurchschnitt 1000, maximal etwa 1800 Aufnahmen angefertigt und ausgewertet werden (ZWERG u.a.).

Die diagnostische Leistungsfähigkeit der Methode steht außer Frage, obgleich die Formatbeschränkung bei der Leuchtschirmphotographie — wie dieses Verfahren selbst — einen Kompromiß zwischen dem Informationsgehalt des Bildes und der Wirtschaftlichkeit darstellt (JANKER; LIEBSCHNER, VIETEN u. WILLMANN; SCHOBER; BERKHOFF; BIDOU; BARIÉTY et al.; BOUWERS; CHANTRAINE; WEGELIUS; GIOBBI et al.; BLEY u.a.). Unabhängig vom jeweiligen Kameratyp (Spiegelreflexsystem, lichtstarke Linsenoptik) sind die heute gebräuchlichen Mittelformate (63 × 63 mm bzw. 100 × 125 mm) im optischen Auflösungsvermögen dem früher verwendeten Technikformat (31 × 31 mm) und erst recht dem Kleinbild (21 × 21 mm) eindeutig überlegen (OVERHOLT u. WOODS; RIGLER; DETERMANN; LIEBSCHNER, VIETEN u. WILLMANN; CLARKE; DEENEY, CONRAN u. WALSH; SCHOBER; ELMER; BIRKELO, CHAMBERLAIN, PHELPS, SCHOOLS, ZACKS u. YERUSHALMY; CLAYSON, FREW, McINTOSH, McWHIRTER, McKINLAY u. STEIN; HART; LINDIG; WEGELIUS u.a.). Mit der Filmgröße nimmt allerdings auch der Kostenaufwand zu.

Der schon vor Jahrzehnten in Deutschland propagierte Vorschlag eines *Schirmbildkatasters der gesamten Bevölkerung* auf Grund obligatorischer, in periodischen Abständen wiederholter Untersuchungen (ICKERT; REDEKER; KAYSER-PETERSEN; BRAEUNING u.a.) scheiterte nicht zuletzt an der finanziellen Frage. Er wurde auch nicht realisiert, als sich in den 50er Jahren mit dem Absinken der Tuberkuloseziffern das Interesse immer mehr den Bronchuskarzinomen als Suchobjekt zuwandte, die inzwischen in manchen regionalen Röntgenkatastern die neuentdeckten Fälle behandlungsbedürftiger Lungentuberkulose bereits an Häufigkeit übertroffen haben (LINDIG u.a.).

Mitbestimmend für das Zögern waren *organisatorische sowie untersuchungstaktische Mängel der ersten Bronchialkrebssuchaktionen* größeren Stils mit dem Schirmbildverfahren, die im In- und Ausland Anlaß zu prinzipieller Skepsis gaben (HEIN; MASON; HORN; PROUST; STUTZ; McCLURE; BECKER u. KNOTHE; McNULTY; GARLAND u. JOHNSON; DUNN; GARLAND; POSNER, McDOWELL u. GROSS; PYGOTT; GOWEN u. FRANK; GILBERTSEN; BONDI u. LEITES; ALLEN u. FRANZEN; FROMMHOLD u. SCHLUNGBAUM; SPOHN; OESER, ERNST u. GERSTENBERG; World Health Organization Report Nr. 422 1969 u.a.). Nach Ansicht vieler Autoren steht der praktische Nutzwert der Untersuchungsreihen in keinem vertretbaren Verhältnis zum Aufwand an Arbeitszeit und Kosten (pro entdeckten Bronchialkrebsfall durchschnittlich: SCAMMAN 1951: 53 $; OVERHOLT u. WOODS 1951: 80 $; GUISS 1955: 396 $; POSNER, McDOWELL u. CROSS 1963: 20 £; s. auch BERKSON). FROMMHOLD u. SCHLUNGBAUM warnten sogar, der fälschlich negative Schirmbildbefund verführe durch das trügerische Sicherheitsgefühl leicht dazu, etwaige Initialsymptome der Neoplasie zu vernachlässigen. Das Gesamtergebnis zeige jedenfalls, daß bronchogene Karzinome hoc modo nur zu einem bescheidenen Prozentsatz und in der Regel zu spät erkannt würden, um die Überlebensziffern merklich verbessern zu können. Die große Mehrzahl der Tumoren sei von vornherein infolge ihrer zentralen Lage bis zum Eintritt obstruktiver Belüftungsstörung oder regionärer Lymphknotenmetastasierung dem Nachweis entzogen. Selbst bei den leichter erfaßbaren peripheren Krebsknoten werde die operative Heilungschance durch unzweckmäßig lange Untersuchungsintervalle und zu schleppende Nachkontrolle der Verdachtsfälle verpaßt.

Manche Enttäuschung mag von der anfangs gehegten Erwartung herrühren, die Reihenuntersuchung großer Bevölkerungsteile aller Altersklassen sei besonders erfolgversprechend. Tatsächlich erwies sich die *ungezielte Anwendung des Schirmbildverfahrens* gerade wegen der Diagnoseretardierung durch das Übermaß an Luxusnachuntersuchungen als *unergiebig* (Tabelle 143, Teil A). Die Ausbeute operabler Frühfälle mit günstigem Dauerresultat war trotz höherer Resektionsrate (Tabelle 155) gering, und die gesamte

Tabelle 143. Die Bronchialkrebsentdeckung durch Röntgen-Reihenuntersuchung. Vergleich ungezielter Schirm-bildaktionen (A) mit den ausschließlich bei Männern über 45 Jahren erzielten Trefferquoten (B)

Autoren	Anzahl der Untersuchungen	Verdachtsfälle	Verifizierte Bronchuskrebse	
			Anzahl	⁰/₀₀
A. Ungezielte Röntgen-Reihenuntersuchungen				
Giobbi et al. (1958)	704837		14	0,2
Honold (1954)	354149		12	0,3
Grabner, zit. nach Galácz	170850		7	0,4
Pache (1954)	400000		24	0,5
McClure (1957)	807000		46	0,6
Cuthbert (1959)	714915		48	0,6
Scamman (1951) und McNulty (1954)	536012	398	39	0,8
Churchill (1953)	245061		20	0,8
Hitchcock u. Sullivan (1956)	7345		1	0,8
Galácz (1965)	402344		31	0,8
Gowen u. Frank (1952)	156724	307	14	0,9
Hilbish (1958)	1109569			1,0
Overholt (1950)	1780178	1382		1,0
Bondi u. Leites (1952)	228375	184	27	1,2
Guiss (1955)	1867000	3500	222	1,2
Williams (1952)	~8000000			1,25
Proust (1953)	536000	9372	76	1,4
Liebknecht (1955)	240000		41	1,7
Liebschner, Vieten u. Willmann (1950)	146315			1,8
dies. (1951)	143529			2,2
dies. (1952)	161370			4,9
dies. (1953)	155090			3,6
Lindig (1956)	564193		123	2,0
Horn (1953)	24325		5	2,1
Dietz (1963)	2440000		547	2,7
Bauer (1946—1956)	423221		151	3,6
ders. (1955—1959)	488079		145	2,9
Thibault (1962)	100000		30	3,0
Kalthofen (1955)	225052		76	3,4
Goldman, zit. nach Galácz	308747		101	3,5
	454285		161	3,5
	714915		347	5,3
Boucot u. Sokoloff (1955)	142156	607	52	3,7
Klioner, zit. nach Galácz	13327		7	5,4
Sixt (1958)	1600000		960	6,0
B. Röntgen-Reihenuntersuchungen bei Männern über 45 Jahre				
Lindig (1958	124000		104	8,0
Brett (1958), zit. nach Galácz				26,7
Boucot u. Sokoloff (1955)	16577		47	28,4

Trefferquote nur ein Bruchteil der für die zunehmende Bronchialkrebsmorbidität geschätzten Relativzahlen (Guiss: Los Angeles 1930 0,05%, 1950 0,14% beider Geschlechter; Lickint: Deutschland 1953 insgesamt ca. 0,14%; Pamplona: National Cancer Institute der USA 1952/53 0,2% gegenüber 1958 0,3% für beide Geschlechter; Boucot u. Sokoloff: Philadelphia 1955 0,37% beider Geschlechter, 0,69% der Männer, 0,03% der Frauen; Handy, Gerhardt, Schultz u. Kaminsky: Anstieg der New Yorker Bronchialkrebsziffern zwischen 1942 und 1959 von 0,12% auf 0,44% beim männlichen bzw. von 0,03 auf 0,056% beim weiblichen Geschlecht).

Die Suchaktionen verfehlten ihr eigentliches Ziel um so eher, je mehr *kostbare Zeit bis zur Erlangung diagnostischer Gewißheit verloren* ging (Honold: durchschnittlich

Tabelle 144. Vergleich von Tumorsitz und -größe bei 474 durch Röntgenreihenuntersuchung und 251 anderweitig entdeckten Bronchuskarzinomen. Statistik der Röntgen-Schirmbildstelle Hessen der Landesärztekammer (Leitender Arzt: Dr. H. U. ZUTZ) und der Gerhard Domagk-Klinik der LVA Hessen, Ruppertshain/Ts. (Ärztl. Direktor: Dr. G. REUSCH) aus dem Berichtszeitraum 1953—1965. [Nach ZUTZ, H. U., u. G. REUSCH) Das Bronchuskarzinom. Med. Welt **21**, 617—620, 678—688 u. 724—737 (1970), Tabelle 4]

	I. Bei RRU der Schirmbildstelle aufgefallen u. im Beobachtungs-Krankenhaus abgeklärt			II. Anderweitig aufgefallen und im Beobachtungs-Krankenhaus abgeklärt			III. Bei RRU der Schirmbildstelle aufgefallen und anderweitig abgeklärt			IV. Summe I.—III.		
	abs.	in %		abs.	in %		abs.	in %		abs.	in %	
1. Ausgedehnt	10	10,0		35	13,9		58	15,5		103	14,2	
2. Zentral	19	18,8		133	53,0		107	28,7		259	35,7	
3. Peripher	71	70,3		73	29,1		205	55,0		349	48,1	
a) groß		9	8,9		22	8,8		33	8,8		64	8,8
b) mittelgroß		27	26,7		36	14,3		95	25,5		158	21,8
c) klein		35	34,6		15	6,0		77	20,6		127	17,5
4. Unbestimmbar	1	1,0		10	4,0		3	0,8		14	1,9	
Insgesamt	101			251			373			725		

$5^1/_2$ Monate; GUISS: nur in 40% weniger als 3 Monate; BOUCOT u. SOKOLOFF: lediglich 33% <3 Monate, etwa zwei Drittel über ein Vierteljahr, davon 31,6% bis zu 1 Jahr, 12,3% 2—3 Jahre und 6,1% über 3 Jahre!). Wie das *Nachhinken der Individualabklärung verdächtiger Befunde* das erzielte Trefferergebnis entwertete, so wirkte sich der Umstand nachteilig aus, daß die meisten *Untersuchungen nicht oder nur in* — der Tumorevolution unangemessen — *langfristigen Abständen wiederholt* wurden. Schließlich trugen die anfängliche *Wahl zu kleiner Filmformate* und die *Beschränkung auf Aufnahmen in sagittaler Standardprojektion* bei tiefer Einatmung zur Minderung der Treffsicherheit bei.

Die *Unergiebigkeit* der präventiven Untersuchungsserien wirkte entmutigend, war indessen *nicht in Schwächen des Nachweisprinzips an sich begründet, sondern beruhte auf vermeidbaren Mängeln seiner Anwendung.* Der vieldiskutierte Sachverhalt besagt also nichts über die eigentliche Leistungsfähigkeit des Schirmbildverfahrens und berechtigt keineswegs, ihm die Eignung zu erfolgreicher Bronchialkrebssuche pauschal abzusprechen. Der Rückschluß wäre ebenso verfehlt im Hinblick auf den *generellen Vorbehalt,* die Methode biete schon deshalb *kaum Aussichten zur Früherfassung, weil 60—80% der Tumoren wegen ihres Ursprungs in großkalibrigen Bronchien lange im Hilusschatten verborgen blieben.* Das oft vorgebrachte Argument erscheint *fragwürdig,* seit sich die Prämisse in dieser Form als überholt erwies: nach neuerer Erkenntnis ist die bisherige Vorstellung über die Kongruenz von Tumorursprungsort und topographischer Klassifikation unzutreffend, weil die sog. *zentralen Karzinome oft fortgeschrittenen Entwicklungsstadien hilopetal eingewachsener Geschwülste* entsprechen, deren Ausgangspunkt im Bereich *der Segment- und Subsegmentbronchien* — bevorzugt an den Abgangs- und Teilungsstellen — liegt (s.S.119ff.).

Die in Bronchialästen 3. und niedrigerer Ordnung entstehenden *Krebse der Intermediär- und Mantelzone* sind jedenfalls ungleich *häufiger als früher vermutet* wurde (SAWITZKY; STRUKOW; RABUCHIN; LINDIG; HÖST; SCHWARZ, WOLFF u. BERNDT; BOREK, MACHOLDA u. LHOTKA; SCHULZE u.a.). Nach dem Ergebnis der 1956 von LINDIG in Leipzig begonnenen und seither periodisch fortgesetzten Katasteruntersuchung liegt der *Anteil peripherer Karzinome um so höher, je früher die Tumoren erkannt werden* (Verhältnis zentraler zu peripherer Lokalisation bei 225 mittels Schirmbild erfaßten Bronchialkrebsen 22:78% (!) gegenüber 45:55% bei 103 wegen subjektiver Beschwerden aufgenomme-

Tabelle 145. Prozentanteile zentraler und peripherer Bronchialkrebs-Lokalisation in klinischen Beobachtungs-
serien und bei verifizierten Verdachtsfällen von Röntgen-Reihenuntersuchungen. [Nach Zutz, H. U.: Bronchialkarzinom und Röntgenreihenuntersuchung. Thoraxchirurgie 19, 249—253 (1971), Tabelle 2]

	Keine RRU		RRU	
	abs.	darunter zentral in %	abs.	darunter peripher in %
a) Patienten der chirurgischen Kliniken				
Anstett (1957—1963)	283	68,6	453	61,8
Berndt (1949—1962)	1747	48,4	462	76,9
Kirsch (1958—1961)	615	72,3	634	60,7
b) Resektionen der chirurgischen Klinik St. Georg,				
Baudrexl u. Rothe (1958—1962)	45	(71)	129	84,5
c) gemeldete Bronchial-Karzinome im Bezirk Leipzig				
Baudrexl (1962)	310	46,8	217	77,0
d) Patienten des Beobachtungs-Krankenhauses der LVA und der Rö.-Schirmbildstelle Hessen				
Reusch u. Zutz (1954—1965)	251	64,6	474	68,7
	3251		2369	

nen Klinikpatienten). Diese einstiger Lehrmeinung widersprechende Prävalenz mittel-
bis kleinkalibriger Bronchien als Tumorsitz wurde andernorts nachdrücklich bestätigt:
Lindigs Zahlenmaterial deckt sich hinsichtlich der topographischen Verteilung weitgehend mit den von Schwarz, Wolff u. Berndt 1965 angegebenen Verhältnisziffern
zentraler Bronchuskarzinome im Vergleich zur Gesamtgruppe peripherer und intermediärer Krebse, die von 1949—1963 am klinischen Krebsforschungsinstitut der Deutschen Akademie der Wissenschaften zu Berlin durch Röntgenreihenuntersuchung entdeckt (568 Fälle, Relation 22,2:77,5%) oder auf Grund von Krankheitssymptomen
stationär behandelt wurden (1762 Fälle, Relation 48,4:50,2%) (s. auch Rothe; Baudrexl; ferner die in Tabellen 144 u. 145 wiedergegebene Aufstellung von Zutz u. Reusch).
Wie die *Umkehr der Verhältniszahlen zentraler und peripherer Karzinome* geradezu einen
Maßstab für den Wert der Schirmbild-Suchaktion abzugeben scheint, so kann die im Prager
Beobachtungsgut von Macholda u. Borek neuerdings verzeichnete *Relationsverschiebung
zwischen dem proximalen und segmentalen Lokalisationstyp* (Prozentverhältnis von 45,6:23,5
im Zeitraum von 1961—1963 gegenüber 75:15 vor 15 Jahren) als *Ausdruck des diagnostischen Fortschritts* gelten (s. Abb. 226, S. 119, 391 u. 493). Auch Zenker registrierte vor
1950 2—3mal so häufig Hauptbronchuskrebse wie in den folgenden Jahren.

Ceteris paribus verrät sich das Karzinom eines Segmentbronchus früher mit indirekten Röntgenzeichen der Belüftungsstörung als ein in weitlumigen Luftröhrenästen
heranwachsender Tumor. Die *röntgenologische Erkennbarkeitsgrenze* zentraler Bronchialkrebse auf dem Mittelformat-Schirmbild liegt bei etwa 3 cm Durchmesser (Garland;
Garland, Coulson u. Wollin; Krokowski) (vgl. hierzu Röntgenbefund im Großformat-
film Abb. 325 u. 567). Karzinome der Segmentgabeln werden schon bei geringerem Umfang, unter Umständen noch vor Eintritt der Parenchymblockade sichtbar, da sie im
Lungenkern, aber nicht im Hilus versteckt sitzen. Bei den Lungenmantelkrebsen sind die
strahlenphysikalischen Voraussetzungen wegen der zarteren Gefäßstruktur ihres Terrains
noch günstiger. Das eigentliche Problem bildet hier die richtige Substratdeutung, nicht
so sehr die Aufspürung des neoplastischen Herdes. Im hellen Lungenparenchym heben
sich bereits Tumorknoten und -infiltrate von 0,5—0,8 cm (Garland; Newell u. Garneau;
Robbins; Lindig u. Neef; Spratt, Ter-Pogossian u. Long; Wolff, Schwarz u. Bohn;
Goldmeier; Giobbi et al.; Krokowski; Gerstenberger; Wolff; Oeser u. Mitarb.), ja

Tabelle 146. Prozentanteil der durch Röntgen-Reihenuntersuchung entdeckten Bronchuskarzinome im Beobachtungsgut der Chirurgischen Univ.-Klinik Jena 1952—1961. [Nach Schröder, H., M. Kempter u. J. Scheibe: Die Erfassung des Bronchialkarzinoms durch die Röntgenreihenuntersuchungen und andere diagnostische Einrichtungen. Zbl. Chir. 88, 633—638 (1963), Tabelle 1]

	1952	1953	1954	1955	1956	1957	1958	1959	1960	1961	1952—61
Sämtl. Patienten	18	124	101	116	94	83	115	109	86	62	908
Ohne R. K. ermittelt	15	113	91	106	80	73	95	90	71	50	784
Mit R. K. ermittelt	3	11	10	10	14	10	20	19	15	12	124
Erm.-Q. d. R.K. (%)	16,6	8,9	9,9	8,6	14,9	12,0	17,4	17,4	17,4	19,3	13,6

R. K. = Röntgenkataster: Erm.-Q. = Ermittlungsquote.

von etwa 3 mm Durchmesser an (Rigler; Overholt u. Woods; Newell u. Garneau; Pendergrass; Buraczewski u. Dziukowa: Fehérvári; Kröker) deutlich genug ab, um auf technisch einwandfreien Schirmbildaufnahmen als Schatten wahrgenommen zu werden. Trotz der Wiedergabe en miniature ermöglicht das Verfahren echte Frühdiagnosen (Virtama u. Tala). Von diesem Blickwinkel scheint Overholts gewagt klingende Sentenz nicht übertrieben, daß „das Bronchialkarzinom von allen inneren Organkrebsen am ehesten faßbar" ist und „bei wirksamen Gebrauch der strahlendiagnostischen Möglichkeiten ebenso leicht entdeckt werden sollte wie die Oberflächenkrebse der Haut und Mundhöhle" (s. auch S. 395, 431, 449ff., 551, 573 u. 677).

Hat die längerwährende Latenz peripherer Karzinome wirklich eine durchschnittlich schlechtere Prognose zur Folge, wie manche Thoraxchirurgen angeben (Jenny u. Buchberger u.a.) (S. 154 u. 195), so findet die Schirmbildfahndung ein besonders dankbares Objekt und bietet die Chance eine für die bisherigen Mißerfolge der Bronchialkrebsbekämpfung wesentliche Diagnostiklücke zu schließen. Nach Scheels Statistik waren sämtliche durch prophylaktische Schirmbilduntersuchungen entdeckten peripheren Bronchuskrebse noch operabel, aber nur $\frac{1}{3}$ der zentral gelegenen Tumoren. Der Prozentanteil der durch Röntgenkataster entdeckten Tumoren in Bronchialkrebs-Beobachtungsgut der Chirurgischen Universitätsklinik Jena von 1952—1961 ist aus Tabelle 146 ersichtlich (Resektionsquoten der mittels Röntgen-Reihenuntersuchung und anderweitig aufgespürten Bronchuskarzinome s. Abb. 217 sowie Tabellen 148 u. 151—153).

Schwarz, Wolff u. Berndt versuchten, mathematische Anhaltspunkte dafür zu finden, wieviel Prozent asymptomatischer karzinomatöser „Rundherde" bei jährlich wiederholter Schirmbilduntersuchung erfaßbar sind, und welchen Einfluß die Intervalllänge zwischen 2 Untersuchungen auf die Trefferquote ausübt.

Das Vorhaben setzte die theoretische Abgrenzung von 3 diagnostisch und prognostisch unterschiedlich zu bewertenden Etappen der Tumorentwicklung voraus, nämlich

I) die *röntgenologisch wie klinisch stumme Latenzphase* (= D < D_1: vom Beginn des Wachstums bis zur röntgenologischen Manifestation als kleines Schattengebilde),

II) das *röntgenologisch erkennbare, noch beschwerdefreie Zwischenstadium* (= D_1 < D < D_2: von der röntgenologischen bis zur klinischen Manifestation reichend) und

III) die *röntgenologisch und klinisch manifeste Krankheitsphase* (= D > D_2).

Bei der Kalkulation mußte unberücksichtigt bleiben, daß manche Karzinome das für den therapeutischen Nutzwert der Suchaktion maßgebliche Zwischenstadium überspringen (Initialsymptomatik der Fernmetastasen von Miniaturkrebsen!). Außer gleichmäßiger jahreszeitlicher Verteilung des Wachstumsbeginns wurde eine exponentielle Wachstumsfunktion des röntgenologisch meßbaren Rundherddurchmessers unterstellt, charakterisiert durch den linearen Verlauf logarithmisch dargestellter Verdoppelungszeit-Kurven, deren Neigung gegen die Ordinate mit dem jeweiligen Wachstumstempo zu- oder abnimmt. Aus dem Vergleich solcher Kurven und katamnestischer Daten ergab sich bei 40 Patienten mit operablen Krebsknoten von relativ guter Prognose, daß die *klinischen Symptome durchschnittlich bei einem Tumordurchmesser von 3,6—4,8 cm aufgetreten* waren. Für das Symbol D_2 (= Tumorgröße am Ende des Stadiums II) wurden daher — mangels eines allgemein verbindlichen Grenzwertes — die Werte 3,5, 4 und 5 cm zugrundegelegt, um die *spezielle Effektivität von Schirmbildaktionen* (E_i = Prozentanteil der im Stadium II faßbaren karzinomatösen Rundherde einer bestimmten Verdoppelungszeit mit einer Intervallmitte von T_i) nach der ad hoc angegebenen Formel

$$E_i = 0{,}0273 \cdot \left(\log \frac{D_2}{D_1} \right) \cdot T_i \cdot 100\%$$

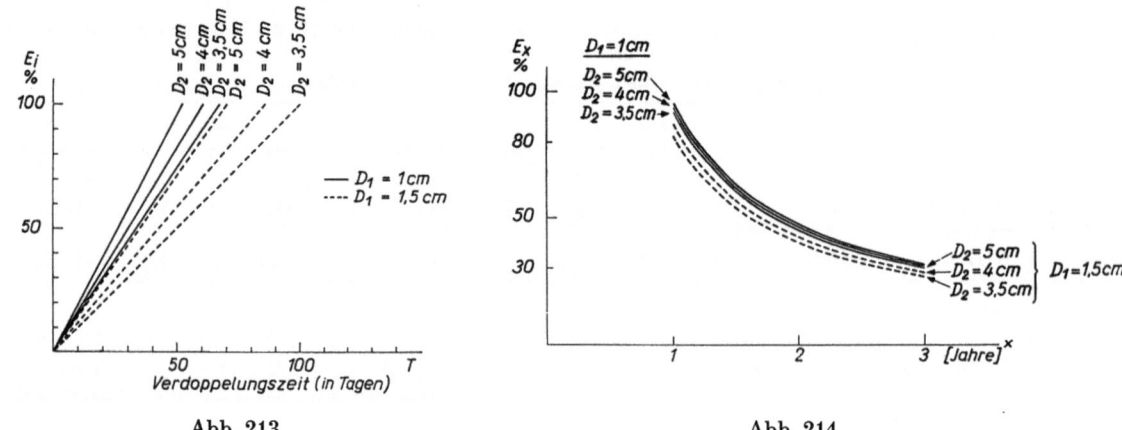

Abb. 213   Abb. 214

Abb. 213. *Spezielle Effektivitäten E_i der Röntgen-Reihenuntersuchung in Abhängigkeit von der Volumen-Ver-doppelungszeit T und der Wahl der Stadiengrenzen D_1 und D_2.* [Nach H. Schwarz, G. Wolff u. H. Berndt, Über die Wirksamkeit der Röntgenreihenuntersuchung zur frühzeitigen Diagnose des Bronchialkarzinoms. Dtsch. Gesundh.-Wes. **20**, 1889—1894 (1965), Abb. 3]

Abb. 214. *Abhängigkeit des insgesamt vorzeitig durch Röntgenreihenuntersuchung erfaßten Anteils E_x der Tumoren von der Intervallänge x zwischen 2 Untersuchungen und den Stadiengrenzen D_1 und D_2.* [Nach Schwarz, H., G. Wolff u. H. Berndt, Dtsch. Gesundh.-Wes. **20**, 1889—1894 (1965), Abb. 4]

Tabelle 147. Tabellarische Unterlagen zur Berechnung der allgemeinen Effektivität der Röntgenreihenunter-suchung nach H. Schwarz, G. Wolff u. H. Berndt [Dtsch. Gesundh.-Wes. **20**, 1889—1894 (1965), Tabelle 1]

Intervallbreite der Verdoppelungszeiten in Tagen	Intervallmitte T_i	Relative Häufigkeit P_i
0—20	10	0,009
20— 40	30	0,069
40— 60	50	0,119
60— 80	70	0,126
80—100	90	0,117
100—120	110	0,100
120—600	360	0,450

zu berechnen. Für D_1 (= Schwellenwert der auf dem Schirmbild sichtbaren Tumorgröße zu Beginn des Stadium II) wurden — geringfügig modifiziert — die von Spratt, Ter-Pogossian u. Long ermittelten Schwellengrößen 1 cm und 1,5 cm eingesetzt (Tabellen 148 u. 149).

Das der Arbeit von Schwarz, Wolff u. Berndt entnommene Diagramm der speziellen Effektivitäten (Abb. 213) läßt erkennen, daß bei Annahme von $D_1 = 1,5$ cm und $D_2 = 5$ cm theoretisch alle Karzinome im Stadium II bei einjährigem Untersuchungsturnus erkennbar sind, deren Verdoppelungszeit T über 70 Tage beträgt, während der „rechtzeitige" röntgenologische Nachweis bei Krebsen mit $T = 40$ Tage nur in 57% möglich wäre.

Die *allgemeine Effektivität der Röntgenreihenuntersuchung* (E) ergibt sich als gewogener Mittelwert der speziellen Effektivitäten E_i aus der Formel

$$E = \frac{\sum}{i} \cdot E_i \cdot P_i,$$

wobei P_i den empirisch ermittelten relativen Häufigkeitswerten für den Anteil der im i-ten Intervall der Verdoppelungszeiten liegenden Karzinome entspricht.

Bei einer Intervalldauer von x Jahren zwischen zwei Untersuchungen folgt nach

$$E_x = \frac{1}{x} \cdot E$$

die *Bezugszahl der allgemeinen Effektivität zur Intervalldauer* zwischen zwei Schirmbilduntersuchungen.

Tabelle 148. Allgemeine Effektivitäten E der Röntgenreihenuntersuchung in Abhängigkeit von der Wahl der Stadiengrenzen D_1 (= Schwellengröße des Durchmessers klinisch noch stummer Tumoren an der Grenze röntgenologischer Wahrnehmbarkeit) und D_2 (= Tumordurchmesser bei Beginn der klinischen Manifestation). [Nach SCHWARZ, H., G. WOLFF u. H. BERNDT, Dtsch. Gesundh.-Wes. **20**, 1889—1894 (1965), Tabelle 2]

D_2	D_1	
	1	1,5
3,5	91,3%	82,4%
4	92,6%	86,4%
5	94,7%	90,8%

Tabelle 149. Allgemeine Effektivitäten E_x der Röntgenreihenuntersuchung in Abhängigkeit vom Abstand x (in Jahren) zwischen 2 Untersuchungen. [Nach SCHWARZ, H. G., WOLFF, u. H. BERNDT: Dtsch. Gesundh.-Wes. **20**, 1889—1894 (1965), Tabelle 3]

D_2	x				
	1	1,5	2	2,5	3
3,5	0,913	0,608	0,456	0,366	0,304
4	0,926	0,618	0,463	0,370	0,309
5	0,947	0,632	0,474	0,379	0,316

a) $D_1 = 1$ cm

D_2	x				
	1	1,5	2	2,5	3
3,5	0,824	0,550	0,412	0,329	0,275
4	0,864	0,575	0,432	0,345	0,288
5	0,908	0,605	0,455	0,363	0,303

b) $D_1 = 1,5$ cm

Die Berechnungsergebnisse nach obigen, hier nicht im Einzelnen abgeleiteten Formeln sind tabellarisch aufgeführt (Tabellen 147—149) und in Abb. 214 diagraphisch zusammengefaßt.

Es geht daraus hervor, daß „*in Abständen von 1 Jahr durchgeführte Röntgenreihenuntersuchungen etwa 90% aller Rundherde aufdecken können*". Die Variation der in die Formeln eingesetzten Minimal- und Maximalgrößen des Tumordurchmessers (D_1 und D_2) als korrelierte Grenzwerte des Stadium II verändert die allgemeine Effektivität der Untersuchungen kaum (Tabellen 148 u. 149 sowie Abb. 214), während der Einfluß unterschiedlicher Intervalldauer beträchtlich ist: die Vergrößerung des Untersuchungsabstands von 12 auf 14,4 Monate (= 20%) vermindert die theoretische Trefferzahl (bei $D_1 = 1$ cm, $D_2 = 4$ cm) von 93 auf 78%. Die Ausdehnung der Zwischenzeiten auf 2 Jahre läßt den Anteil röntgenologisch „rechtzeitig" faßbarer Tumoren um die Hälfte absinken, die Turnusverlängerung auf 3 Jahre reduziert ihn um zwei Drittel auf 30%.

Es läßt sich nicht genau vorhersagen, wieweit dieser Weg aus dem bisherigen Dilemma der Bronchialkrebsbekämpfung herausführen wird, denn die geistige Leistung der Diagnose ist eine immensurable Größe, und der Tumornachweis im Schirmbild nicht in allen Fällen gleichbedeutend mit der Heilbarkeit des Leidens. Günstige Resultate sind nur bei unverzüglicher Behandlung symptomfreier Patienten zu erwarten, weil sich die Neoplasie dann erfahrungsgemäß in etwa $^3/_4$ der Fälle in einem wenig fortgeschrittenen Stadium befindet (OVERHOLT; CHURCHILL; OCHSNER u. Mitarb.; SØRENSEN u. THERKELSEN; JOHNSON, KIRBY u. BLAKEMORE; BERNDT u. WOLFF; JACKMAN *et al.*; DELARUE u. STRASBERG u.a.) (s. S. 191ff.).

Tabelle 150. Vergleich der Behandlungsergebnisse, des Ausbreitungsstadiums und der Lokalisation von Bronchialkarzinomen bei 568 durch eine Röntgenreihenuntersuchung (Gruppe B) und bei 1864 aus anderem Anlaß (Gruppe A) erfaßten Patienten (1949—1963). [Nach Schwarz, H., G. Wolff u. H. Berndt, Dtsch. Gesundh.-Wes. **20**, 1889—1894 (1965), Tabelle 4]

	A		B		Signifikanz[b]
	N[a]	%	N	%	
Lokalisation innerhalb der Lunge	1762		546		
zentral		48,4		22,2	+++
parahilär		31,2		36,3	+
peripher		19,0		41,2	+++
Pancoast		1,3		0,3	−
Operationsrate	1864	44,3	568	54,3	+++
Resektionsrate	1864	27,5	568	44,1	+++
Ohne Symptome (bei Therapiebeginn)	1864	4,5	568	38,9	+++
Ausbreitungsstadium) (klinisches Stadium)	1864		568		+++
I		27,4		53,3	
II		24,4		17,8	
III		30,7		19,9	
IV		17,5		9,0	
(pathologisch-anatomisches Stadium)	512		248		+[c]
I		43,5		53,5	
II		38,4		31,4	
III		17,1		14,3	
IV		1,0		0,8	
Therapieresultate (frei von Tumorsymptomen)					
nach 1 Jahr	1731	11,3	460	23,3	+++
nach 2 Jahren	1559	8,0	350	17,4	+++
nach 3 Jahren	1415	6,5	269	16,0	+++
nach 5 Jahren	1159	5,4	140	10,0	+

[a] Anzahl.
[b] Irrtumswahrscheinlichkeit P<0,05 (+), P<0,01 (++), P<0,001 (+++).
[c] Betrifft die Signifikanz des Unterschieds der Verteilungen der Häufigkeiten der 4 Stadien zwischen den beiden Gruppen A und B.

Dagegen haben Bronchuskarzinomträger, deren Geschwulst erst nach Auftreten tumorbedingter Krankheitserscheinungen durch die Röntgen-Reihenuntersuchung erkannt und operiert wird, „keine besseren Überlebensaussichten als die Kranken, die wegen ihrer Beschwerden den Arzt aufsuchen" (Eichhorn; Berndt u. Wolff; Matthes u. Mitarb.; Anstett; Kirsch u. Mitarb.; Baudrexl u.a.). Der Anteil der letzten Gruppe im Untersuchungsmaterial von Eichhorn bzw. Berndt u. Wolff ist aus Tabelle 150 u. Abb. 216 ersichtlich. Auch hier erweist sich die *Verschleppungszeit* als *limitierender Faktor für den therapeutischen Erfolg* und als Gradmesser für den Stand der Krebsbekämpfung (Gummel u. Wildner; Berndt u. Wolff; Gummel u. Berndt u.a.) (s. Tabelle 151, S. 181 u. 259). Der nachteilige Einfluß dürfte immer geringer werden, wenn die systematischen Röntgen-Reihenuntersuchungen in angemessenen Zeitabständen wiederholt werden.

Schon heute steht außer Frage, daß die *Schirmbilduntersuchung von Männern übei 45 Jahren* als Präventivmaßnahme geeignet ist, die Erkennung und Heilungsaussichten des Leidens im Vergleich zur nachhinkenden klinischen Diagnostik zu verbessern. Im Resektionsmaterial der Robert Rösslè-Klinik in Berlin-Buch stieg der Anteil durch prophylak-

Tabelle 151. Diagnoseverzögerung bei durch Schirmbild und Einzeluntersuchungen erfaßten Bronchialkrazinomen. Mittelwerte der Verschleppungszeiten in Monaten und Anzahl der Fälle. (Nach ZUTZ, H. U., u. G. REUSCH: Das Bronchuskarzinom. Med. Welt **1970**, 617—620, 678—688 u. 724—737, Tabelle 10)

	1.	2.	3.	4.	5.	6.
	Von der Ersterfassung bis zur Abklärung im Beobachtungs-Krankenhaus				Von der Abklärung im Beobachtungskrankenhaus bis zur thoraxchirurgischen Einweisung	
	thoraxchirurgisch nicht eingewiesen		thoraxchirurgisch eingewiesen			
Entdeckt durch	I. Schirmbild	II. anderweitig	I. Schirmbild	II. anderweitig	I. Schirmbild	II. anderweitig
1. Ausgedehnt	4,1 (7)	7,4 (31)	2,0 (2)	2,8 (3)	0,5 (2)	1,8 (3)
2. Zentral	7,4 (11)	5,7 (107)	2,1 (8)	5,9 (24)	1,0 (8)	3,6 (17)
3. Peripher	4,7 (32)	5,8 (41)	6,3 (38)	2,5 (30)	2,0 (36)	2,9 (34)
a) groß	1,1 (5)	7,2 (12)	1,3 (4)	2,7 (8)	2,8 (4)	3,0 (16)
b) mittelgroß	3,0 (14)	5,7 (23)	2,6 (13)	2,1 (13)	0,7 (12)	2,6 (10)
c) klein	8,0 (13)	3,2 (6)	9,5 (21)	3,0 (8)	2,7 (20)	2,9 (8)
4. Unbestimmbar	0	5,2 (7)	1,8 (1)	4,2 (3)	1,9 (1)	2,2 (3)
Insgesamt	5,2 (50)	6,0 (186)	5,3 (49)	4,0 (60)	1,8 (47)	2,9 (47)

Tabelle 152. Die Bronchialkrebs-Resektionsquote bei Überweisungsfällen mit klinischer Symptomatik (A) im Vergleich zu den mit Röntgen-Reihenuntersuchung erfaßten Tumoren (B)

Autoren	A		Autoren	B	
	Anzahl der Fälle	Rese-zierbar (%)		Anzahl der Fälle	Rese-zierbar (%)
TAYLOR (1936—1952)	4103	12,5	LINDIG (1964)	225	37,4
LINDIG (1964)	103	14,6	BOUCOT u. SOKOLOFF (1954)	48	40,0
TAYLOR (1947—1954)	4054	18,7	POSNER, McDOWELL	48	43,8
JONES (1947)	196	20,0	u. CROSS		
MASON (1949)	1000	20,5	(1959)		
MOORE (1951)	370	23,0	SCHWARZ, WOLFF u. BERNDT	568	44,1
BJÖRK (1947)	345	23,5	(1965)		
KIRKLIN et colleg. (1955)	767	24,0	BONDI u. LEITES (1952)	21	50,0
WIKLUND (1951)	259	24,3	GUISS (1950)	222	50,4
DE BAKEY et al. (1952)	948	27,0	McNULTY (1954)	39	56,0
SCHWARZ, WOLFF u. BERNDT (1965)	1864	27,5	OVERHOLT (1950)	67	60,0
			SORENSEN u. THERKELSEN (1952)	30	93,3
OVERHOLT (1950)	721	28,0	McBURNEY, KIRKLIN u. HOOD	39	100,0
POSNER, McDOWELL u. CROSS (1959)	190	30,0	(1955)		

Tabelle 153. Resektionsquoten der durch Röntgen-Reihenuntersuchung und der durch andere diagnostische Einrichtungen entdeckten Bronchialkarzinome. Operationsstatistik der Chirurgischen Univ.-Klinik Jena (Direktor: Prof. Th. BECKER). [Nach SCHRÖDER, H., M. KEMPTER u. J. SCHEIBE: Die Erfassung des Bronchialkarzinoms durch die Röntgenreihenuntersuchungen und andere diagnostische Einrichtungen. Zbl. Chir. 88, 633—638 (1963), Tabelle 2]

	1952	1953	1954	1955	1956	1957	1958	1959	1960	1961	1952—61
Ohne R. K. ermittelt											
Zahl der Patienten	15	113	91	104	80	73	95	90	71	50	784
R.-Q. (%)	26,7	18,6	17,6	26,4	21,2	23,3	21,1	22,2	15,5	18,0	20,8
Mit R. K. ermittelt											
Zahl der Patienten	3	11	10	10	14	10	20	19	15	12	124
R.-Q. (%)	33,3	72,7	50,0	30,0	50,0	30,0	20,0	36,8	40,0	8,3	36,3

R.-Q. = Resektionsquote.

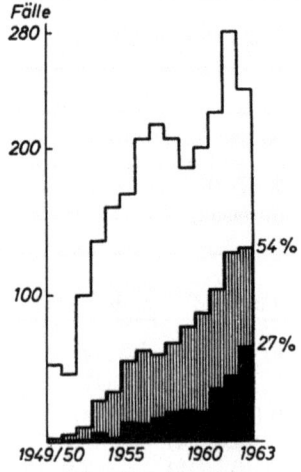

Abb. 215. *Anteil der asymptomatischen* (■) *und der durch prophylaktische Untersuchungen entdeckten Tumorfälle* (▥) *an der Gesamtzahl der 1949/50 bis 1963 an der Robert Rössle-Klinik Berlin-Buch pro Jahr stationär behandelten Bronchialkrebskranken* (▢). [Nach EICHHORN, H. J.: Die Stellung der Strahlentherapie in der Behandlung des inoperablen und des operablen Bronchialkarzinoms. Dtsch. med. Wschr. 90, 1157—1164 (1965), Abb. 1]

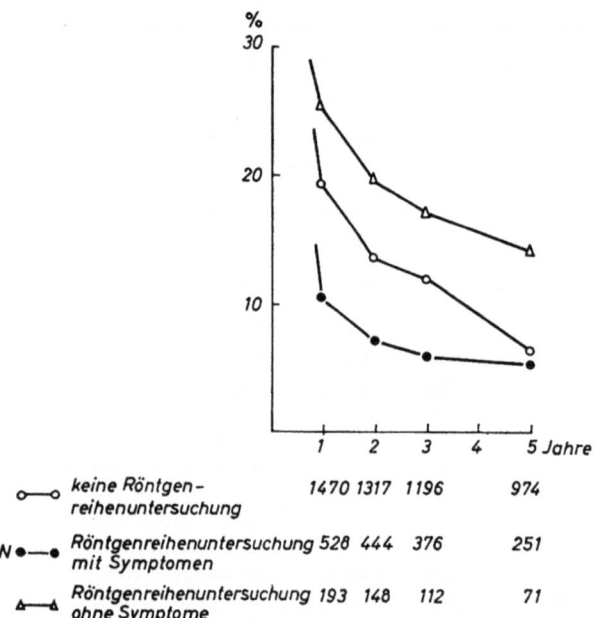

○—○ keine Röntgen-reihenuntersuchung	1470 1317 1196	974	
N ●—● Röntgenreihenuntersuchung mit Symptomen	528 444 376	251	
▵—▵ Röntgenreihenuntersuchung ohne Symptome	193 148 112	71	

Abb. 216. *Überlebenskurven stationär behandelter Bronchialkrebspatienten der Robert Rössle-Klinik Berlin-Buch, getrennt nach klinisch diagnostizierten* (○—○), *durch prophylaktische Untersuchung entdeckten, aber bereits symptombehafteten* (●—●) *und mit Röntgen-Reihenuntersuchung erfaßten symptomfreien Fällen* (▵—▵). [Nach EICHHORN, H. J.: Die Stellung der Strahlentherapie in der Behandlung des inoperablen und des operablen Bronchialkarzinoms. Dtsch. med. Wschr. 90, 1157—1164 (1965), Abb. 2]

tische Schirmbildaktionen entdeckter Bronchuskrebse von 33 % im Jahre 1955 auf 54 % 1963 (EICHHORN) (Abb. 215), und die Quote der klinisch symptomlosen Fälle im Zeitraum von 1949—1968, insbesondere seit 1962 nach gesetzlicher Einführung von Röntgen-Reihenuntersuchungen in der DDR stetig an (1949—54: 2 %, 1955—57: 8 %, 1958—60: 12 %, 1961—63: 23 % und 1964—68: 39 %) (MATTHES u. Mitarb.). Man erzielte jedoch nicht nur — erwartungsgemäß — eine *Erhöhung der prozentualen Trefferquote* (Tabelle 152, Teil B). Die *Zunahme des Anteils lokalisierter, überwiegend peripherer Karzinome* ermöglichte auch eine beachtliche *Vergrößerung des chirurgischen Leistungsindex* (Anteil der resezierbaren Tumoren an der Gesamtzahl) (Tabellen 152 u. 153). Schließlich erweist der — in manchen Spätbilanzen nicht unbeträchtliche — *Anstieg der 5-Jahres-Heilungs-*

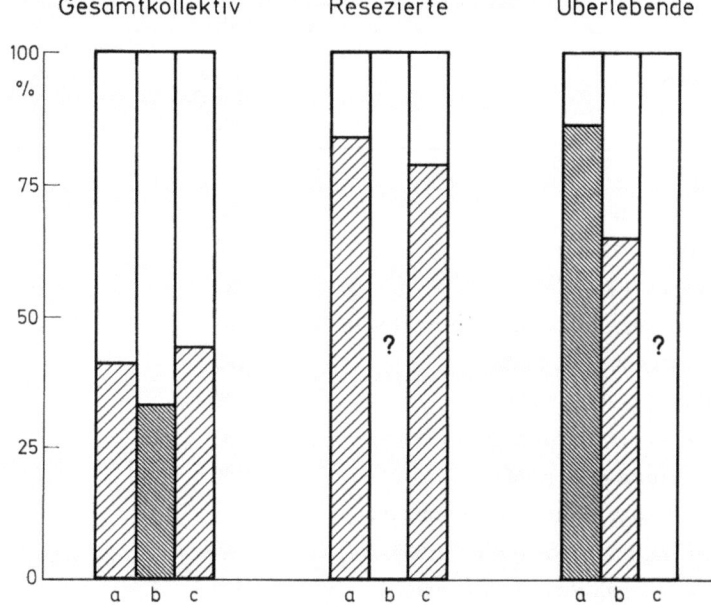

Abb. 217. *Anteil der Röntgen-Reihen-*
untersuchung an den auf Grund gesetz-
licher Meldepflicht in mitteldeutschen
Bezirken bekannt gewordenen Bron-
chialkrebserkrankungen. a BAUDREXL
(Bezirk Leipzig 1962), *b* GATZEMEIER
(Bezirk Leipzig 1963/1964), *c* PREIS-
LER (Bezirk Magdeburg 2 Jahre).
(Nach ZUTZ, U.: Röntgenreihenuntersuchung. 16. Thoraxchirurgische Ar-
beitstagung Bad Nauheim, 19. 2. 71)

Tabelle 154. Überlebensquoten der durch Röntgen-Reihenuntersuchungen und der durch andere diagnostische
Einrichtungen entdeckten Bronchialkarzinome. Operationsstatistik der Chirurgischen Univ.-Klinik Jena (Direktor: Prof. Th. BECKER). [Nach SCHRÖDER, H., M. KEMPTER u. J. SCHEIBE: Die Erfassung des Bronchialkarzinoms
durch die Röntgenreihenuntersuchungen und andere diagnostische Einrichtungen. Zbl. Chir. 88, 633—638
(1963) Tabelle 3]

	1952	1953	1954	1955	1956	1957	1958	1959	1960	1961	1952—61
Ohne R.K. ermittelt											
Zahl der Patienten	15	113	91	106	80	73	95	90	71	50	784
Ül.-Q (%)	0,0	5,3	7,7	8,5	12,5	8,2	6,3	8,8	14,1	46,0	10,8
Mit R.K. ermittelt											
Zahl der Patienten	3	11	10	10	14	10	20	19	15	12	124
Ül.-Q. (%)	0,0	27,3	10,0	20,0	28,5	30,0	25,0	36,3	26,6	33,3	26,6

R.K. = Röntgen-Kataster.
Ül.-Q. = Überlebensquote.

ziffern, daß die vorbeugende Schirmbilduntersuchung entgegen einstiger Skepsis die
Prognose bronchogener Karzinome sehr wohl zu verbessern vermag (CHURCHILL, SWEET,
SCANNELL u. WILKINS; SØRENSEN u. THERKELSEN; OVERHOLT, BOUGAS u. WOODS; DAVIS,
PEABODY u. KATZ; GUISS; RIGLER; HÖST; WOLFF, WILDNER u. BERNDT; BOUCOT;
LINDIG; THÖRMER; BERNDT u. WOLFF; GARLAND; SCHWARZ, WOLFF u. BERNDT; EICH-
HORN; SCHEEL; ROTHE; ANSTETT; HANDY, GERHARDT, SCHULTZ u. KAMINSKY; McBURNEY,
KIRKLIN u. HOOD; DUNCAN u. HOWELL; JACKMAN, GOOD, CLAGETT u. WOOLNER; SCHRÖDER,
KEMPTER u. SCHEIBE; O'CONNOR, LEPLEY, WEISEL u. WATSON; DELARUE u. STRASBERG;
STEELE, KLEITSCH, DUNN u. BUELL; ZUTZ u. REUSCH; BAUDREXL; ANSTETT; SANTE;
BERNDT; CARBONE et al.; ZEIDLER u. LINDER; MATTHES u. Mitarb.; STEINBRÜCK; BAU-
DREXL u. BAUDREXL; KIRSCH u. Mitarb.; ERMISCH; ZUTZ; WILSON) (Tabellen 154 u. 155).
    Allein die *gezielte Anwendung des Schirmbildverfahrens* bei den durch individuelle
Exposition (Rauchen!) oder berufliche Inhalationsnoxen krebsgefährdeten Bevölkerungs-
schichten mittlerer und höherer Altersstufen (etwa vom 40.—45. Lebensjahr an aufwärts)
erscheint zweckmäßig und erfolgversprechend (GUISS; OCHSNER; RIGLER; MAURER u.
NOETZLI; LINDIG; GALÁCZ; POSNER, McDOWELL u. CROSS; LOSSEN; HANDY, GERHARDT,

Tabelle 155. Die Überlebensrate nach Bronchialkrebsresektion bei Überweisungsfällen mit klinischer Symptomatik (A) im Vergleich zu den mit Röntgen-Reihenuntersuchung erfaßten Tumoren (B)

Autoren	Anzahl der Resektionen	Prozentsatz Überlebender nach Jahren				
		1	2	3	4	5
A)						
Mason (1949)	202	33,6	14,9	8,4	4,5	1,0
Taylor (1954)	512	49,2	34,0	9,4	5,1	4,7
Björk (1947)	81					4,9
Schwarz, Wolff u. Berndt (1949—1963)	503	11,3	8,0	6,5		5,4
de Bakey et al. (1952)	256					6,5
Brock (1941—1948)	106					7,5
Sørensen u. Therkelsen (1955)	181					10,5
Burford et al. (1958)	356					11,2
Overholt, Bougas u. Wood (1955)						12,0
Davis, Peabody u. Katz (1956)			5,0			
Churchill, Sweet, Scannell u. Wilkins (1958)	220					28,0
Duncan u. Howell (1968)						4,4
B)						
McNulty (1954)	22			22,7		
Guiss (1954)	84			28,5		
Churchill (1953)	4		(50,0)			
Schwarz, Wolff u. Berndt (1949—1963)	250	23,3	17,4	16,0	—	10,0
Boucot (1959)		46,0	39,0			17,0
Sørensen u. Therkelsen (1955)	28					73,3
Overholt, Bougas u. Wood (1955)						30,0
Davis, Peabody u. Katz (1956)			22,0			
Churchill, Sweet, Scannell u. Wilkins (1958)	38					42,0
Duncan u. Howell (1968)	91					17,1
davon: asymptomatische Fälle						23,8
Patienten mit Krankheitssymptomen						6,2

Tabelle 156. Resektionsquote und Überlebensrate bei Katasterfällen und klinischen Bronchialkrebsen. Operationsstatistische Ergebnisse verschiedener Serien von Röntgen-Reihenuntersuchungen. [Nach Zutz, H. U.: Bronchialkarzinom und Röntgenreihenuntersuchung. Thoraxchirurgie **19**, 249—253 (1971), Tabelle 3]

		Anstett	Berndt	Kirsch	Baudrexl	Hessen
Resektionsrate	RRU	43,3	44,0	29,7	24,4	21,3
	klinisch	29,0	27,5	13,4	3,2	13,9
Probethorakotomierate	RRU	12,8	9,5	3,5		
	klinisch	16,6	12,5	5,8		
Relative Überlebensrate	RRU	35[a]		27,8	49	44,0
	klinisch	30		46,4	(40)	31,4
Absolute Überlebensrate	RRU	16[a]	11,2	14	12	9,3
	klinisch	9	5,9	6	1,3	4,4

[a] Nach Ermisch.

Schultz u. Kaminsky u.a.). Offensichtlich ist die Aufgabe, *asymptomatische Bronchialkarzinome* in möglichst hohem Prozentsatz rechtzeitig, treffsicher und — gemäß Overholts Postulat — *ohne deletären Zeitverlust aufzuspüren und dem Operateur zuzuführen*, in praxi nur zu bewältigen, wenn man das periodisch wiederkehrende Untersuchungsprogramm durch Verzicht auf jeglichen Ballast (unergiebige Luxuskontrollen Jugendlicher und jüngerer Erwachsener) strafft und den erforderlichen Zeit- bzw. Arbeitsaufwand in ein sinnvolles Verhältnis zur begrenzten Zahl qualifizierter Untersucher bringt. Nur so dürften manche der dem gleichen Ziel dienenden *Zusatzforderungen zur Verbesserung der Schirmbildausbeute* auf breiterer Basis realisierbar sein, die schon seit Jahrzehnten erhoben werden:

1. *Periodische Wiederholung der Schirmbilduntersuchung* des gefährdeten Personenkreises zur Verbesserung der Trefferquote (Liebschner, Vieten u. Willmann; Rigler; Lindig; Maurer; Garland; Pamplona; Berndt u. Mitarb.; Rink; Hein u.a.) unter

2. *Verkürzung des Untersuchungsintervalls auf maximal 1jährigen Abstand* (Amer. Cancer Society 1952; Lindig; Schwarz u. Mitarb.; Hein u.a.), besser noch auf *Halbjahresfristen* (Rigler; Garland; Blades; Maurer; Guiss; Ganguin u. Waas u.a.) mit

3. *Zusatzaufnahmen in anderer Projektion*, insbesondere *im Frontaldurchmesser* (Empfehlung der Amer. Cancer Society 1952; Churchill; Wegelius u. Mitarb.; Blades; Garland; Kraus; Lindig; Werner u. Schumann; Gross u.a.), ferner Koppelung des p.-a. Standardbildes mit einer Aufnahme *im ventro-dorsalen Strahlengang* zur besseren Beurteilung von Hilusstruktur und randständiger Tumorinfiltrate der Oberlappen (Keller; Lindig) (Abb. 218b) sowie gegebenenfalls

4. sagittale *Vergleichsaufnahmen bei tiefer In- und Exspiration* (Amer. Cancer Society 1952; Churchill), außerdem

5. *Doppelauswertung der Schirmbildbefunde* (Yerushalmy, Harkness, Cope u. Kennedy; Groth-Peterson, Løvgreen u. Thillemann; Cochrane u. Garland; Zwerling, Miller, Harkness u. Yerushalmy; Bauer; Garland; Lilienfeld u. Kordan; Birkelo et al.; Yerushalmy; Couch, Sutton u. Thorpe; Hein; Lilienfeld, Archer, Burnett, Chamberlain, Chazin, Davies, Davis, Haber, Hodges, Koprowska, Kordan, Lane, Lawton, Lee, MacCallum, McDonald, Milder, Naylor, Papanicolaou, Slutzker, Smith, Swepston u. Umiker; Zhidikanova u. Maksudov; Møller u.a.),

6. *Spezialausbildung und sorgfältige Auswahl der Schirmbildauswerter* auch außerhalb des Kreises reiner Phthisiologen (Bauer; Maurer) mit verständnisvoller Zusammenarbeit der Beteiligten,

7. *optimale Schirmbildtechnik* im Hinblick auf apparative Ausstattung, Filmgröße (Mittelformat!), Filmmaterial, Aufnahmequalität und Ausbildungsstand des technischen Personals (Bauer; Wegelius) und

8. *Einrichtung zentraler Katasterarchive* unter Einbeziehung aller — auch der zunächst unauffälligen! — Schirmbilder für spätere Vergleichskontrollen (Bauer; Lindig; Wegelius).

Die Nachstellung aufnahmetechnischer Erfordernisse hinter die Qualitätsanforderungen personeller Art unterstreicht deren Vorrangigkeit für das Gesamtresultat (Birkelo et al.; Garland; Yerushalmy; Cochrane u. Garland; Couch, Sutton u. Thorpe; Yerushalmy u. Mitarb.; Berkson, Good, Carr u. Bruwer; Goodman u. Kruskal; Newall et al.; Neyman; Groth-Peterson, Løvgreen u. Thillemann; Müller u.a.). Bei der *Erschwernis der richtigen Einsicht durch die ätiologische Indifferenz des Schattenbildes* und strahlenphysikalische Gesetze (Schwellengröße der optischen Auflösung, Summationsphänomene als Ursache negativer und positiver Trugschlüsse etc.) *bedarf es* sorgfältiger Analyse und eines besonders *kritischen Urteilsvermögens auf Grund eingehender Kenntnis der vielgestaltigen Röntgensymptome bronchogener Krebse*, um deren Anfänge zu entdecken, vorhandene Anzeichen nicht zu bagatellisieren und die Zahl negativer wie positiver Fehldiagnosen so klein wie möglich zu halten. Mangelnde Erfahrung und Unachtsamkeit schmälern durch bildanalytische Irrtümer, unvollständige Erfassung oder

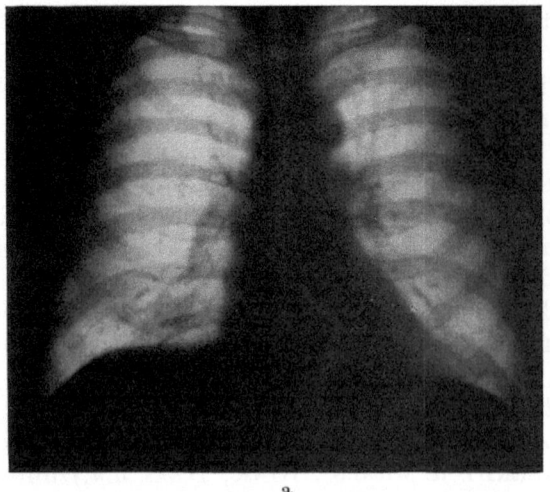

a

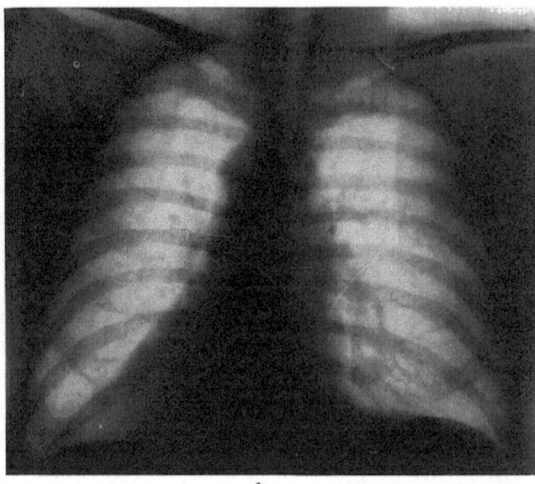

b

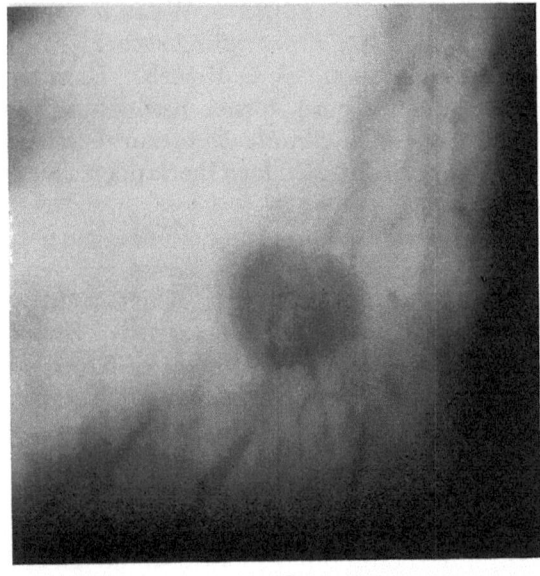

c

Abb. 218a—c. *Bedeutung strahlengeometrischer Projektion für den Schirmbildnachweis eines asymptomatischen Bronchuskarzinoms.* Der auf Mittelformataufnahmen vom 31. 3. 58 erfaßte Krebsknoten ist in p.-a.-Projektion nicht klar abzugrenzen (a), im a.-p.-Strahlengang aber als Rundherd deutlich erkennbar. Der Tumor wurde tomographisch in der dorsalen Rindenzone des rechten Unterlappens lokalisiert (c Schichtbild 6 cm a.-p. vom 14. 8. 58). Trotz des relativ langen Intervalls zwischen Schirmbildbefund und Nachuntersuchung fanden sich bei der Lobektomie keine Metastasen. J.V., 57jähr. ♂. Arch.-Nr. 703/1463. [Nach LINDIG, W.: Volksröntgenkataster und Lungenkarzinom. Z. Tuberk. **115**, 135—167 (1961), Abb. 42—44]

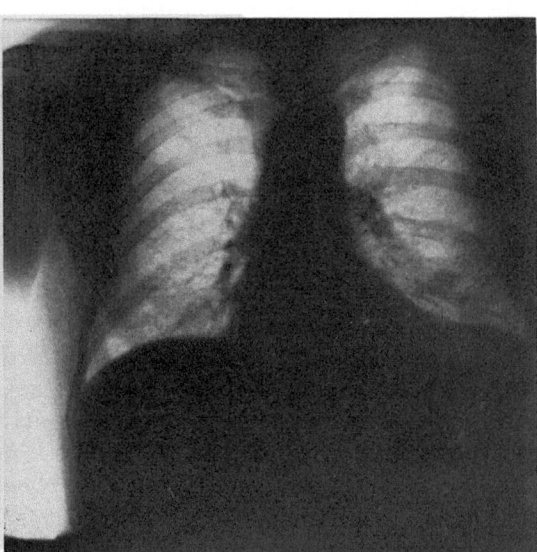

a   Abb. 219a u. b (Legende s. S. 469)   b

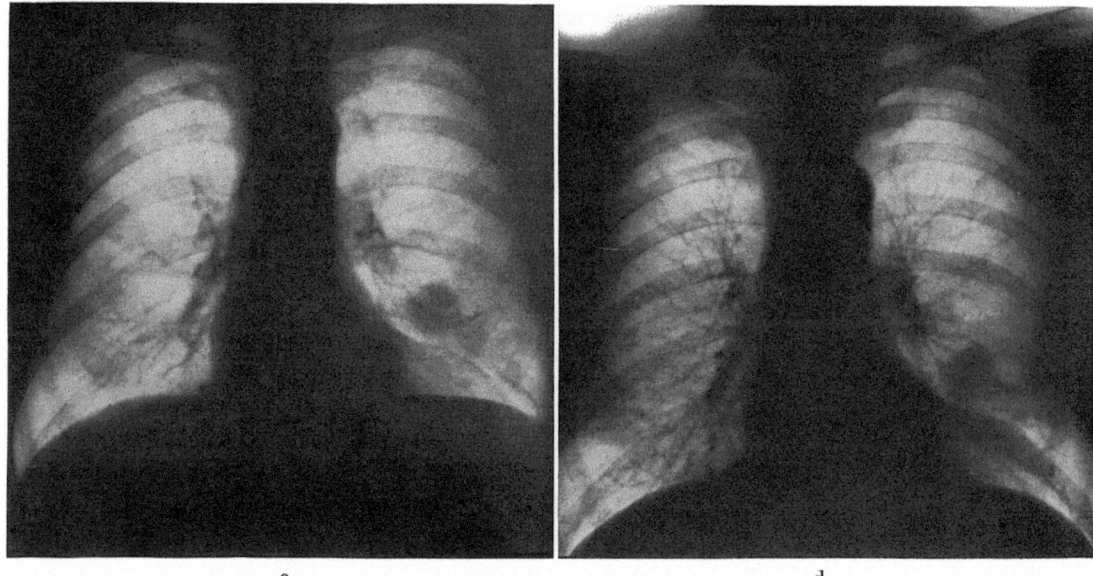

c   d

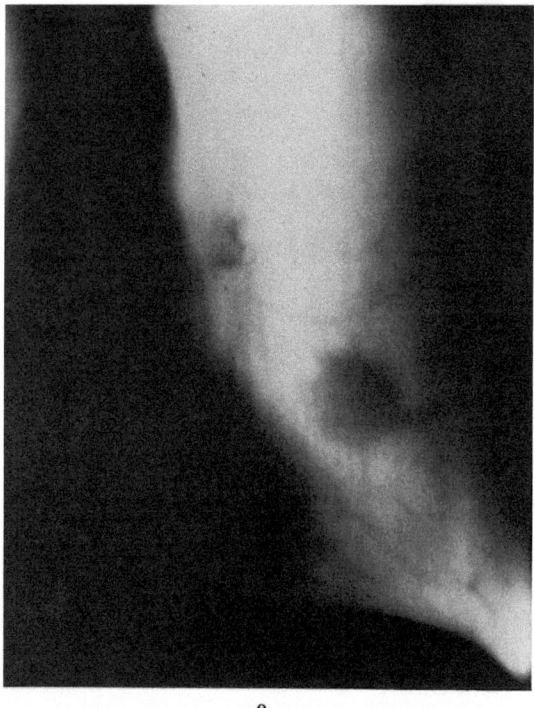

e

Abb. 219a—e. *Im Schirmbild früherfaßtes, wegen bildanalytischer Mängel und Kontrollversäumnis aber zu spät erkanntes Lingulakarzinom.* Nach unauffälliger erster Röntgen-Reihenuntersuchung (a Schirmbild vom 11. 2. 63) manifestierte sich der asymptomatische Tumor auf der 39 Monate später angefertigten Leuchtschirmaufnahme (b Schirmbild vom 20. 5. 66) als kirschgroßer verwaschener Schatten an der linken Lungenbasis. Ohne der Anfangsbefund zum Vergeicih heranzuziehen, klassifizierte man die herdförlmge Verdichtung nach dem offiziellen Auswertungsschema als „L 1 b"-Befund, d. h. als „verkalkten harten Herd links basal". Erst das unverkennbare Größenwachstum bei der 3. Kontrolle (c Schirmbild vom 15. 1. 69) erweckte Verdacht. Bis zur Einweisung des nach wie vor beschwerdefreien Patienten in die Chirurgische Klinik des Krhs. Nordwest Frankfurt/M. (Direktor: Prof. UNGEHEUER) vergingen weitere Wochen. Thoraxröntgenbefund bei Klinikaufnahme (12. 2. 69): Nativbefund (d Übersichtsaufnahme p.-a.) und Schichtuntersuchung (e Schichtbild 14 cm′ a.-p.) zeigten einen gut walnußgroßen mäßig scharf begrenzten Rundherd mit schmaler laterobasaler Atelektasefahne im unteren Lingulasegment, angesichts tomographisch nachweislicher Lymphome im linken Hilus offensichtlich einem peripheren Bronchuskarzinom entsprechend. Bei Sputumzellanalyse und im gezielt entnommenen Bronchialsekret fanden sich „Zellen einer malignen Geschwulst, wahrscheinlich von einem undifferenzierten Plattenepithelkrebs stammend" (E.-Nr. 2342/69 u. 2642/69 Patholog. Institut d. Krhs. Nordwest, Direktor: Prof. KAHLAU). Die mediastinoskopische Biopsie aus vergrößerten Lymphknoten der rechten paratrachealen Kette ergab eindeutige Metastasen eines unverhornten Plattenepithelkarzinoms (E.-Nr. 2641/69). Nach Absiedlung in kontralaterale Mediastinallymphknoten war der Zeitpunkt zur operativen Behandlung versäumt und nur noch der Versuch einer kombinierten strahlentherapeutisch-zytostatischen Beeinflussung angezeigt. H.-J. H., 49jähr ♂.
Arch.-Nr. 1205 19261 Radiolog. Zentralinstitut d. Krhs. Nordwest Frankfurt/M.

falsche Interpretation des Befundes den Erfolg einer Schirmbildserie nicht minder als die Unterlassung retrospektiver Vergleichskontrollen und andere organisatorische oder technische Mängel (Abb. 219). Dieser Sachverhalt gilt für jegliche Röntgendiagnostik, unter-

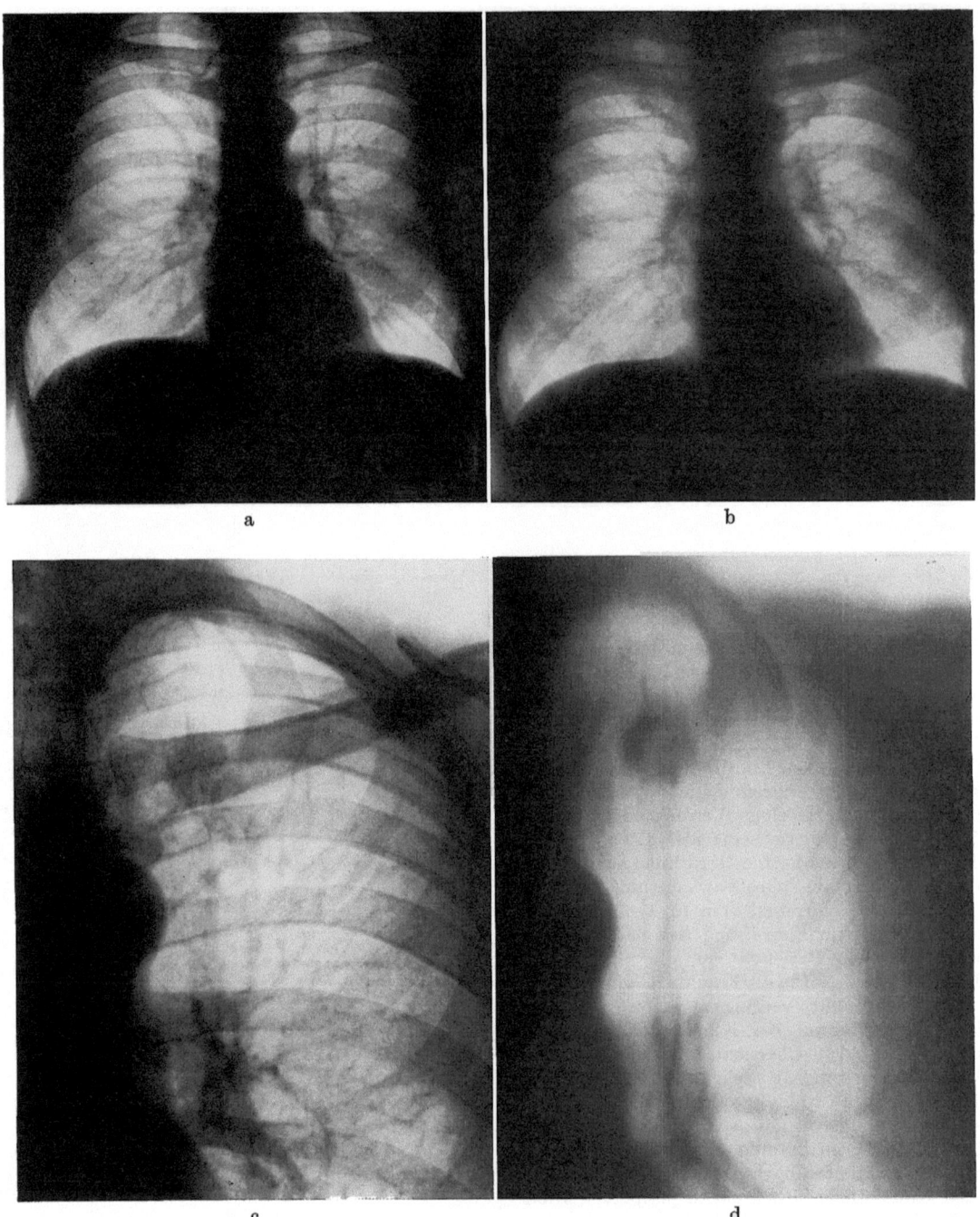

Abb. 220a—d. *Durch Röntgen-Reihenuntersuchung entdecktes asymptomatisches Narbenkarzinom im apikalen Oberlappensegment links.* Der Geschwulstknoten wurde in der Schirmbildstelle Hessen (Leitender Arzt: Dr. ZUTZ) aufgespürt. Nach unauffälligem Vorbefund (a Schirmbild vom 6. 2. 68, Arch.-Nr. BD 4/112) ergab die Kontrolle am 29. 3. 71 einen kirschgroßen tumorverdächtigen Rundherd im linken Oberlappen (b Arch.-Nr. BD 20/232), der sich bei Nachuntersuchung am 29. 4. 71 vor Klinikaufnahme im Ausschnitt des Thorax-übersichtsbildes p.-a. (c) und tomographisch als radiär-streifig aufgefaserter Schatten von 2 cm Durchmesser mit kleinfleckigen exzentrischen Aufhellungen darstellte (d Schichtbild 13 cm a.-p.). Die röntgenologische Diagnose eines bronchogenen Narbenkrebsknotens wurde operativ bestätigt. Das Resektionspräparat enthielt einen im Durchmesser 2 cm großen Tumor vom Bau eines Adenokarzinoms, der im Zentrum reichlich kollagen-faseriges Bindegewebe mit Kohlenstaub und Matrizen von Cholesterinkristallen enthielt. In den mitentfernten Hiluslymphknoten keine metastasenverdächtigen Veränderungen (E.-Nr. 8539/71 Patholog. Inst. d. Krhs. Nordwest, Direktor: Prof. KAHLAU) (vgl. Abb. 230 u. 368b). H. L., 51jähr. ♂. Arch.-Nr. 0310 19501 Radiolog. Zentralinst. d. Krhs. Nordwest Frankfurt/M.

scheidet also die Schirmbildauswertung nicht grundsätzlich von der einer Großformataufnahme oder des Durchleuchtungsbildes.

Der Schirmbildbefund ermöglicht zwar eine Verdachtsdiagnose, die eine Überprüfung durch weiterführende Methoden erfordert und sich bei der Individualabklärung oft als nicht stichhaltig erweist (RINK u.a.). Ungeachtet dessen kann das Schattenbild auf Karzinome intermediärer Lage schon in relativ frühen Entwicklungsstadien hinweisen und selbst zentrale Bronchusgeschwülste noch vor der klinischen Manifestation ankündigen (RIGLER; LINDIG u.a.). Der Hauptnutzen des Verfahrens liegt darin, daß es *als erste objektivierende Suchmethode stumme Parenchymkrebsknoten überhaupt erkennbar macht und so eine echte Chance zur Frühbehandlung peripherer Bronchialkarzinome bietet.*

Sein pathognostischer Wert wird durch die bekannte *differentialdiagnostische Problematik karzinomatöser „Rundherde"* und Zerfallskavernen keineswegs gemindert. Nicht die Formatbeschränkung bei der Schirmbildwiedergabe des Befundes bedingt die Schwierigkeiten der Substratdeutung, sondern die Mehrdeutigkeit des Schattenkorrelats an sich und das *Fehlen verläßlicher klinischer Anhaltspunkte.* Es gibt zwar bestimmte *röntgenmorphologische Differenzkriterien,* die den Krebsverdacht zur Wahrscheinlichkeitsdiagnose verstärken (überwiegende Wahrscheinlichkeit des malignen Charakters bei Rundschatten von über 3 cm Durchmesser, auffallende Randkerbung bzw. polyzyklische Kontur grobnodulärer Plattenepithelkarzinome geschlossenen Wuchstyps, breiter mehrbuchtiger Randsaum zerfallener Epidermoidkrebsknoten, geringe Absorptionsdichte und verwaschene Grenzlinie undifferenzierter Tumorinfiltrate mit radiär-streifiger Randauffaserung bei lymphangischer Ausbreitung im benachbarten Parenchym, eventuell stippchenartige Kalkeinschlüsse in den bevorzugt apiko-dorsal entstehenden Narbenkrebsen der Lungenperipherie). Die aus Größe, Form, Konturverlauf, Randschärfe, Dichte und Grobstruktur resultierenden Gestaltmerkmale, deren Variabilität dem anatomischen Verhalten der Neoplasie entspricht (S. 701ff. u. 749ff. u. Bd. IX/4c, S. 293ff.), sind mehr oder weniger *dringliche Verdachtsmomente, aber keine pathognomonischen Kennzeichen des bösartigen Prozesses,* die ohne weiteres sichere ätiologische Rückschlüsse erlauben (RIGLER; SCHLUNGBAUM u. SCHONDORF; LINDER u. JAGDSCHIAN; LINDIG u. NEEF; IRMER, MOHR, ROTTHOFF u. WILLMANN; FRIHMANN-DAHL; DAVIS, PEABODY u. KATZ; O'KEEFE; IRMER u. SCHULTE-BRINKMANN; RÜBE; WOODRUFF u. NAHAS; WOODRUFF, SEN-GUPTA, WALLACE, CHAPMAN u. MARTINEAU; SCHMIDT, CLAGETT u. MCDONALD; SCHULZE u.a.).

Man wird daher stets eine *baldige Klärung durch exfoliativ-zytologische Sputumanalysen, gezielte Bronchialsekret- bzw. Gewebsentnahme mittels Katheter-Saugbiopsie oder Bürsten-Kürettage* versuchen (S. 369). Wird auch damit keine Gewißheit erreicht, so ist unter entsprechenden Voraussetzungen *unverzüglich die Probethorakotomie anzustreben* (S. 425). *Keinesfalls sollte man längere Zeit vergeuden, um erst ein weiteres Größenwachstum abzuwarten!* Kurzfristige Kontrollen, wie sie in Zweifelsfällen zum Nachweis etwaiger spontaner Rückbildungstendenz gebräuchlich sind (ZENKER u.a.), haben nur begrenzten Erkenntniswert, denn die Proliferationsgeschwindigkeit der meisten Bronchuskarzinome ist zu gering, um nach angemessenem Intervall zu einem schlüssigen Urteil zu gelangen (SWENSON u. LEANING u.a.). Es hieße den Sinn der Suchaktion vollends in Frage stellen, würde man die Operationsentscheidung von der Entwicklung bestimmter Krankheitssymptome (Blutsenkungsanstieg etc.) abhängig machen. Bei umschriebenen unscharf begrenzten Infiltraten des Lungenmantels können rasch eintretende *antibiotische Effekte zur differentialdiagnostischen Abgrenzung* entzündlicher von neoplastischen Prozessen beitragen (MELONI; WURNIG; DENCK u. WURNIG; HEGEMANN; ORTMANN u.a.), doch ist die Gefahr der Verschleierung des wahren Sachverhalts im Einzelfall schwer abzuschätzen, weil auch tumorbedingte poststenotische Folgezustände und Begleitentzündungen auf die Medikation ansprechen (S. 265, 329, 355, 358 u. 496). OCHSNER, LUNDSGAARD-HANSEN und andere Chirurgen warnen daher nachdrücklich davor, das Ergebnis probatorischer Antibiotikagaben als Kriterium zur Operationsindikation heranzuziehen: *durch Scheinerfolge kann die korrekte Diagnose um Monate verzögert, und das Resektionsresultat statistisch signifikant verschlechtert werden.*

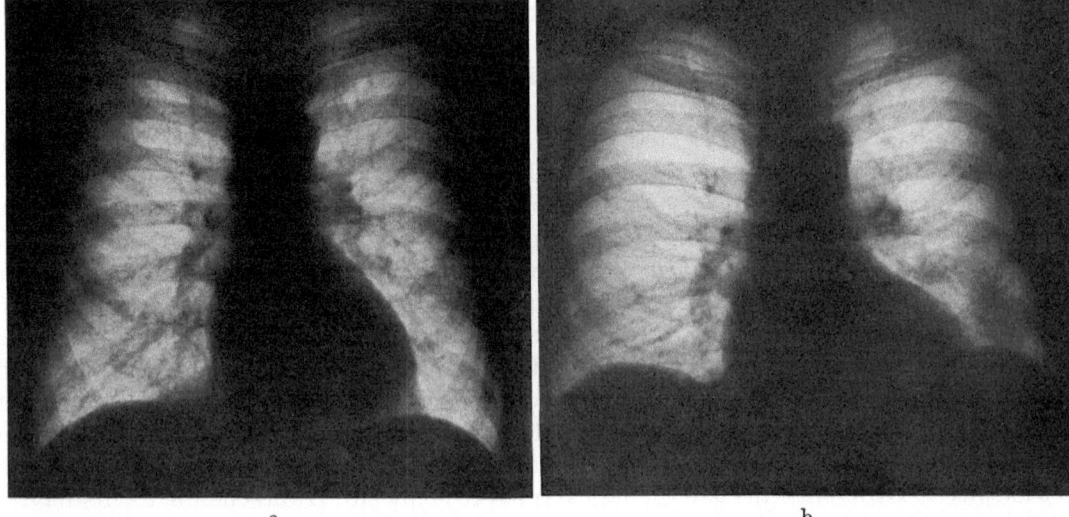

a   b

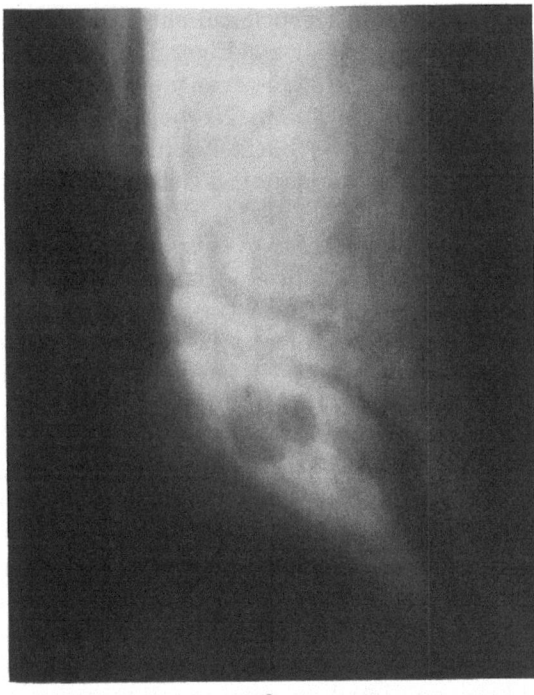

c

Abb. 221a—e. *Durch Röntgen-Reihenuntersuchung entdecktes Bronchuskarzinoid der Lingula.* Der 5 Jahre nach unverdächtigem Vorbefund (a Aufnahme der Röntgen-Schirmbildstelle Hessen SA — 14/69 vom 27. 2. 63) lateral der unteren linken Hilusregione erfaßte Herdschatten (b Schirmbildaufnahme SB 9/119 vom 11. 4. 68) erwies sich bei tomographischer Nachuntersuchung als scharf abgesetzter haselnuß-großer Knoten von angedeutet polyzyklischer Kontur (c Schichtbild 11 cm a.-p. vom 20. 5. 68). Trotz fehlender segmentaler Parenchymverdichtung (Kollateralventilation!) war bronchographisch eine orifizielle Blockade des oberen Lingulasegmentbronchus durch den in der Segmentgabel gelegenen Tumorknoten nachweisbar (d u. e). Tumorentfernung durch Lobektomie am 18. 6. 68 (Chirurg. Klinik d. Krhs. Nordwest Frankfurt/M., Direktor: Prof. UNGEHEUER). Histologischer Befund des Resektionspräparats: Bronchialkarzinoid ohne Anhalt für metastatische Absiedlung in den mitexstirpierten regionären Lymphknoten (E.-Nr. 7222/68 Patholog. Inst. d. Krhs. Nordwest Frankfurt/M., Direktor: Prof. KAHLAU). E. G., 63jähr. ♂. Arch.-Nr. 0101 05251 Radiolog. Zentralinstitut d. Krhs. Nordwest Frankfurt/M.

Die Scheu des behandelnden Arztes, einem klinisch erscheinungsfreien Patienten „lediglich auf Grund eines Röntgenbefundes" das Risiko einer Operation zuzumuten, ist verständlich. Seine Lage wird dadurch erschwert, daß er bei einem subjektiv Gesunden ohne konkrete Verdachtsäußerung kaum mit der Einsicht in die Notwendigkeit eines Eingriffs rechnen kann. Schließlich wird die immer noch verbreitete Neigung zum Zuwarten von pessimistischer Grundeinschätzung der Resektionserfolge bestimmt. Aus dieser Einstellung resultiert nicht zuletzt der fatale Circulus vitiosus der Bronchialkrebsbekämpfung. Die Behandlungsergebnisse sind so unbefriedigend, weil die Diagnostik im allgemeinen nachhinkt, und können nicht besser werden, wenn man auch und gerade bei

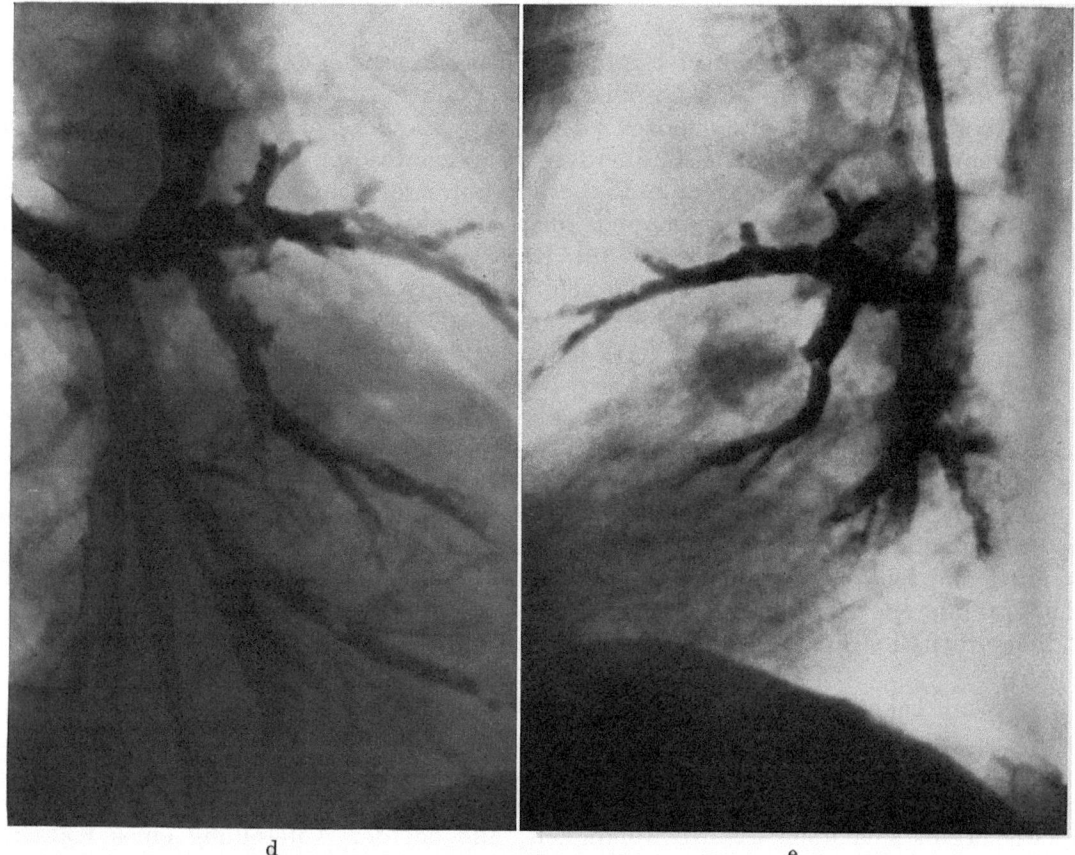

d   e

Abb. 221 d u. e

den therapeutisch aussichtsreichen präklinischen Krebsfällen den richtigen Zeitpunkt zum Eingriff verpaßt. Es erleichtert den Entschluß zum raschen Handeln, wenn man bedenkt, daß

1. die *Differentialdiagnose pulmonaler „Rundherde" mit den herkömmlichen klinischen Untersuchungs- und Labormethoden nicht zu stellen ist*, da sie — abgesehen von offensichtlichen Anzeichen neoplastischer Fernmetastasen — keine zuverlässigen Anhaltspunkte liefern, und selbst bakteriologische Treffer (Nachweis säurefester Stäbchen oder Pilze im Auswurf) ein Bronchuskarzinom als Korrelat der fraglichen Verschattung nicht ausschließen (s. S. 334),

2. *mit längerer „Verlaufsbeobachtung" eines Bronchialkarzinoms das nicht zu verantwortende Risiko wächst*, zum Zeitpunkt der röntgenologischen Entdeckung noch bestehende *operative Heilungschancen durch exspektatives Verhalten zunichte zu machen*, weil es zwischenzeitlich zu unmerklicher Fernmetastasierung kommen kann,

3. nach operationsstatistischer Erfahrung (Bd. IX/4c, Tabelle 19) fast *40% der solitären Lungenrundherde autochthonen Krebsen entsprechen, die nur bei völliger Symptomfreiheit und unverzüglicher Resektion bessere Überlebensaussichten bieten* (Abb. 98, 207 u. 208),

4. die statistisch etwa gleichgroße Gruppe *chronisch-entzündlicher Granulome* — vor allem zentral verkäster oder kolliquationsnekrotischer *Tuberkulome* — *ohnedies zum chirurgischen Indikationsgebiet gehört*, somit also

5. *bei über Zweidrittel der pulmonalen Rundherde eine mehr oder weniger strikte Operationsanzeige* besteht, und

6. die *Probethorakotomie bei isolierten Knoten im Lungenparenchym heute kein wesentlich höheres Mortalitätsrisiko mehr birgt als die probatorische Laparotomie*, der sich ja auch

betont konservativ denkende Ärzte seit langem in Zweifelsfällen als ultima ratio bedienen (s. S. 426).

Ist bei grundsätzlichem Einverständnis des Patienten nach dem klinischen Allgemeinzustand und dem Ergebnis kardio-pulmonaler Funktionsprüfung überhaupt mit chirurgisch-therapeutischen Konsequenzen zu rechnen, so sollte man angesichts eines röntgenologisch verdächtigen Lungenrundherds — bei ergebnisloser wie bei positiver Katheter-Saugbiopsie oder Kürettage — die Probethorakotomie nicht hinauszögern. Mit intraoperativer Schnellschnitt-Untersuchung einer Gewebsprobe (S. 427) kann man rasch diagnostische Klarheit gewinnen und die Resektion dem histologischen Ergebnis entsprechend so sparsam wie möglich vornehmen. Zügiges und zielstrebiges Vorgehen in diesem Sinne ist unter den genannten Umständen allein erfolgversprechend. Solange man die in dieser Hinsicht noch vielenorts geübte Reserve nicht aufgibt, die operationsstatistische Erkenntnis über das Substrat isolierter Rundherde (Punkt 3—5) unberücksichtigt läßt, und um der Illusion einer klinisch erzielbaren präoperativen Gewißheit willen auf den rechtzeitigen Eingriff verzichtet, wird jede Hoffnung vergeblich bleiben, die Sterblichkeitsziffer des Leidens mit präventiven Untersuchungen senken zu können.

Begreiflicherweise ist die *Operationsentscheidung bei Minimalbefunden* besonders prekär, wie es auch um so schwerer fällt, die krankhafte Bedeutung eines Schattengebildes zu erkennen und seine Tumoridentität im Einzelfall zu erweisen, je geringfügiger die fragliche Veränderung ist (PERRIN-FAYOLLE; LINDIG; ROTTE u. EICHHORN; RIGLER u.a.). In dieser Situation können die Schlußfolgerungen von LINDIG als praktische Richtlinie dienen:

„1. Wenn bei einjährigem Untersuchungsturnus sich bei älteren Menschen ein Rundherd zwischen zwei Katastern entwickelt, so hat er damit die Tendenz zu relativ raschem Wachstum gezeigt und ist mit überwiegender Wahrscheinlichkeit als Bronchialkarzinom anzusprechen. In diesen Fällen sollte mit der Thorakotomie nicht gezögert werden. Hieraus ergibt sich auch die Notwendigkeit, alle bei der Aufstellung eines Katasters angefertigten Schirmbilder — also auch die Schirmbilder ohne Befund — zu archivieren, um sie für einen Vergleich bereitzuhalten.

2. Die Schirmbildqualität und die Methodik der Untersuchung müssen darauf abgestellt werden, daß auch die ersten Rundherdanfänge zuverlässig erkannt werden können. Auch Minimalbefunde müssen nachuntersucht und kurzfristig beobachtet werden.

3. Wachsende Herde, so klein sie auch sein mögen, bei Personen vom 40. Lebensjahr an aufwärts verlangen die Thorakotomie.

4. Die Vorverlagerung der exspektativen Phase in die allerersten Rundherdanfänge erlaubt es, das wichtige Kriterium der Wachstumstendenz für die Diagnosestellung zu verwenden, ohne eine Metastasierung riskieren zu müssen."

Nur unter diesen Bedingungen ist eine Ausnahme von der grundsätzlichen Regel vertretbar, nach der „die Behandlung eines Krebsfalles als ‚Beobachtungsfall' als ärztlicher Kunstfehler" zu gelten hat (LINDIG). Gegebenenfalls kann man die Wartefrist zur Klärung eines suspekten Initialbefundes auch durch Heranziehung früher angefertigter Großformataufnahmen des Thorax abkürzen. Daraus ergibt sich die Notwendigkeit einer *Aufklärung der Bevölkerung über die Zweckmäßigkeit regelmäßiger Röntgenuntersuchungen der Lungen vom 45. Lebensjahr an,* „um nicht von der Feststellung einer Lungenkrebskrankheit in einem unheilbaren Stadium überrascht zu werden" (RINK).

Das seinem Wesen nach unspezifische Schattenbild gestattet letztlich immer nur eine Wahrscheinlichkeitsdiagnose, die histologischer Bestätigung bedarf. *Mit dem röntgenologischen Nachweis verdächtiger Anzeichen ist aber im Grunde bereits der entscheidende Schritt aus der Agnosis klinisch inapparenter Bronchialkarzinome getan.* Die Vornahme weiterführender Untersuchungen einschließlich der *Probethorakotomie in der stummen Krebsphase läßt den Behandlungsbeginn um Monate bis Jahre vorverlegen* und — bei unverzüglichem Handeln gemäß den Forderungen OVERHOLTs — *die Erfolgsaussichten wachsen:* zufällig oder dank systematischer Schirmbildsuche entdeckte erscheinungsfreie

Tumoren sind fast immer vor Überschreiten der Lungengrenzen — in 75% vor Eintritt lymphonodulärer Absiedlung — operativ zu entfernen (OVERHOLT; OCHSNER, DE CAMP, DE BAKEY u. RYAN; DELARUE u. STRASBERG; JACKMAN, GOOD, CLAGETT u. WOOLNER u.a.), während die in der klinischen Krankheitsperiode — verspätet — einsetzende Resektionstherapie dem niedrigen Leistungsindex entsprechend (s. Tabellen 152 u. 155) bedrückend geringe Dauererfolge zu verzeichnen hat.

Es widerspräche der vornehmlichen ärztlichen Aufgabe, diese Chancen für die Patienten aus Resignation über faktischen Schwierigkeiten ungenützt zu lassen. Der Sachverhalt verpflichtet vielmehr zu der *nachdrücklichen Forderung, die gezielte, periodisch wiederholte Röntgen-Reihenuntersuchung gefährdeter Bevölkerungsschichten mit kurzfristiger Nachkontrolle von Verdachtsfällen als derzeit einzig realisierbare Screening-Methode zur rechtzeitigen Erkennung und Frühbehandlung bronchogener Karzinome konsequenter als bisher anzuwenden* (RIGLER; OVERHOLT u. WOODS; GUISS; LINDIG; BOUCOT; LIEBSCHNER, VIETEN u. WILLMANN; STRNAD; VIETEN; BERNDT; KRAUS; SALZER, WENZL, JENNY u. STANGL; BAUER; GALÁCZ; OCHSNER, DE CAMP, DE BAKEY u. RYAN; CHURCHILL; STRNAD u. KUTTING; NISSEN; BERNDT u. WOLFF; SCHWARZ, WOLFF u. BERNDT; KROKOWSKI; BLOCH, ADAMS, THORNTON, BREED u. RICHARDS; PAMPLONA; HANDY, GERHARDT, SCHULTZ u. KAMINSKY; BLADES; GARLAND; MØLLER; BISGARD; POSNER, MCDOWELL u. CROSS; BOUCOT, COOPER u. WEISS; EICHHORN; SCHWARZ, WOLFF u. BERNDT; MATTHES u. Mitarb.; BELLI, CALAMARI, GIOBBI u. MIRANDOLI; BONDI u. LEITES; CLARK, TEMPEL u. ALLEN; MAURER u. NOETZLI; BRANSCHEID u. SCHRÖDER; HITCOCK u. SULLIVAN; BROCARD, CHOFFEL, BOUVIER, SOLIGNAC u. LE DU; NAVARRETTE; MAASSEN; WEISS, BOUCOT u. COOPER; ROTHE; ANSTETT; WERNER; MÜLLER; LILIENFELD u. KORDAN; GOLDSHTAIN u. PEROVA; RINK; EFFLER u. BARR; CUTHBERT; LEVIN; DAY; BRANTIGAN; HAEST; BRETT; SILTZBACH; HORVATH, KENÉZ u. LASZLÓ; KUBOTA, KOYOMA, KONO, TAKEMASA, FUKUDA, SAITO, HARASHIMA u. TAGO; ISHIKAWA; SCHRÖDER, KEMPTER u. SCHEIBE; CHIANG; SCHEEL; HEIN; SKOBLYA u. MANEVICH; DUNCAN u. HOWELL; DELARUE u. STRASBERG; TONKES; JACKMAN, GOOD, CLAGETT u. WOOLNER; BERNDT; WOLFF, WILDNER u. BERNDT; VIRTAMA u. TALA; WILSON; DE ALBERTIS; ZUTZ u. REUSCH; DAVIES; KIRSCH u. Mitarb.; ABELES u. EHRLICH; STEINBRÜCK; POPESCU-BARAN *et al.*; ROTHE, BAUDREXL u. KURPAT; BLADES; CHAKLIN; BURACZEWSKI u. DZIUKOWA; ZUTZ; GANGUIN u. WAAS; BAUDREXL; PACHE; BAUER ü. HEROLD; MEDYŃSKA; ROSOLINI; ZEIDLER u. LINDER; SCHULZE u.a.).

Die Schirmbild-Vorfelduntersuchung ermöglicht die Auslese von Verdachtsfällen zum *kombinierten Einsatz mit gezielter Sputum-Zytodiagnostik* oder Katheter-Saugbiopsie, um auch die Informationsquellen dieser treffsicheren Verfahren im Rahmen der verfügbaren Untersuchungskapazität auszuschöpfen (LILIENFELD *et al.*; CLARK, TEMPEL u. ALLEN u.a.) (s. S. 454). Ob mit einer erhöhten Ausbeute an beginnenden Neoplasmen die Heilungsrate über das Erfolgsniveau früherer, diskontinuierlich durchgeführter Schirmbildaktionen zu steigern ist, hängt nicht zuletzt davon ab, wie zielstrebig die Patienten mit verdächtigen Schirmbilddetails nachuntersucht und wie rasch sie nötigenfalls dem Thoraxchirurgen zugeleitet werden.

Um die vorbeugende Untersuchung allen Bevölkerungsschichten entsprechender Altersklassen zugute kommen zu lassen, ist die kostenlose Durchführung erforderlich. Die juristische Grundlage zur Verfügung obligater Schirmbildkontrollen ist hierzulande umstritten (RINK u.a.), doch fragt es sich, ob ein administrativer Untersuchungszwang im wohlverstandenen Interesse des arglosen Staatsbürgers nicht ebenso berechtigt ist wie die weitgehende behördliche Einflußnahme auf die individuelle Altersvorsorge.

Das Vorhaben benötigt jedenfalls beträchtliche personelle und finanzielle Aufwendungen. Nichts liegt näher als ein diesem Zweck dienender Rückgriff auf die — in der Bundesrepublik Deutschland zehnstelligen — Staatseinkünfte aus der Tabaksteuer (Abb. 222a). Ein angemessener Beitrag zur prophylaktischen Krebsbekämpfung würde das Interesse an der Gesunderhaltung der Bevölkerung wirksamer dokumentieren als Lippenbekenntnisse, mit denen die Parlamente und Regierungen nicht zu sparen pflegen.

Gegenüber dem Grunderfordernis, erst einmal die Einsicht der Kostenträger in die Notwendigkeit solcher Präventivmaßnahmen zu erlangen, haben organisatorische Details sekundäre Bedeutung. Die seit Jahrzehnten in den USA und andernorts propagierten *Krebsentdeckungszentren* (CROWELL; L'ESPERANCE; National Advisory Council der USA 1946; AYRE; CURPHEY; GARLAND; JONES u. CAMERON; CLIFFTON u. DONOVAN; RINK; CLIFFTON u. RUSH; ZAHLBRUCKNER; BURCKHARDT; KOSZAROWSKI; FLASKAMP; JOHANSEN; RATTI; GROSS; HOPPE; HITCHCOCK u. SULLIVAN u.a.) könnten bei geeigneter Besetzung eine übergeordnete Beraterfunktion ausüben. Das umfängliche, in mindestens einjährigem Turnus zu wiederholende Schirmbildprogramm mit den erforderlichen Individualkontrollen und zusätzlichen Aufgaben (Befundarchivierung, Statistik, Ausbildung etc.) ist kaum von einigen wenigen Untersuchungsschwerpunkten zu bewältigen. Die Basis der vorsorglichen Bronchialkrebsfahndung müßte daher durch spezielle fachliche Qualifikation eines größeren Untersucherkreises und Einbeziehung anderer, personell ausreichend besetzter Institutionen verbreitert werden.

δ) Krankheitsvorbeugung

Die Vorsorgeuntersuchung Gesunder durch *systematische Laienaufklärung* zu ergänzen, erscheint *nur bei bösartigen Geschwülsten mit klar definierten Frühzeichen* (Beispiele: Heiserkeit bei Kehlkopfkarzinom, Blutung bei weiblichen Genitalkrebsen) *erfolgversprechend* (LIECK; ESCH; KRETZ; EICHLER; HOFFSTÄTTER; LOENNE; WAKEFIELD; MAURANGES; RINK u.a.). Das Symptomenbild bronchogener Karzinome bietet im therapeutisch aussichtsreichen Anfangsstadium leider zu wenig verläßlich kennzeichnende Merkmale, um auf diesem Weg die Frühdiagnostik zu fördern (HEYDEN; RINK u.a.). Die primäre Latenz der Bronchialkrebsevolution hält vielfach bis zum Eintritt der Metastasierung an. Die Initialbeschwerden sind daher nur zum Teil noch echte Frühzeichen (s. S. 261ff.). Soweit es sich um Lokalsymptome handelt, sind sie weder prägnant genug noch immer so alarmierend, um — als verdächtige Leitsymptome propagiert — bei den Betroffenen rechtzeitig Besorgnis zu erwecken. Die Herausstellung klassischer Krankheitsäußerungen der Spätphase würde die Aufklärung der Bevölkerung vollends zur frustranen Aktion machen. Sinnvoll erscheint nur die *Aufklärung über die Zweckmäßigkeit prophylaktischer Röntgenuntersuchungen und Auswurfanalysen* von einem bestimmten Lebensalter an.

Auch der oft gehörte *Appell an die Wachsamkeit der praktizierenden Ärzte*, welche die ersten Verdachtssymptome registrieren und danach die Auswahl zu weiterführenden Untersuchungen treffen, läßt keine entscheidende Wendung zum Besseren erhoffen (ADELBERGER u. BLAHA; SCHULZE u.a.). Denn das Auftreten jeglicher klinischer Krankheitserscheinungen bedeutet ja erfahrungsgemäß — im Vergleich zum asymptomatischen Stadium — schon eine beachtliche Schmälerung der Überlebenschancen, ja vielfach bereits Inoperabilität des Krebses infolge Überschreitung der Lungengrenzen (OVERHOLT; OCHSNER et al.; CHURCHILL u. Mitarb.; RIGLER u.a.) (s. S. 191, 259 u. 431).

Die wachsende Dunkelziffer asymptomatischer Bronchuskarzinome macht konsequente Präventivuntersuchungen unumgänglich. Die gezielte Anwendung derzeit verfügbarer Suchmethoden bietet allein Aussichten, die Behandlungsergebnisse künftig durch echte „Frühentdeckung" zu verbessern. Ein grundsätzlicher Wandel ist indessen nur von wirksamer *Krankheitsvorbeugung durch Ausschaltung kanzerogener Milieufaktoren* zu erwarten.

Bei Anhalten der bisherigen Passivität gegenüber dem *Erfordernis individueller und gesundheitspolitischer Prophylaxe* wird die Bronchialkrebssterblichkeit unvermeidlich weiter ansteigen. Welchen Umfang die Entwicklung zu nehmen droht, ersieht man aus der Schätzung von CLEMMESEN, der nach der dänischen Todesursachen- und Bevölkerungsstatistik für die männlichen Einwohner Kopenhagens im Jahre 1990 mit dem Fünffachen (!) der 1950 registrierten Sterbefälle rechnet. Ähnlich düster lautet die von DUNN gestellte Prognose: die Zahlenunterlagen des National Office of Vitals Statistics lassen in den USA im Zeitraum von 1950—1980 eine Zunahme der Bronchuskarzinommortalität von 15 000 auf 39 000 Todesfälle pro Jahr befürchten. Schon heute stirbt alle 105 sec ein USA-Staatsbürger an Bronchialkrebs oder anderen Schadensfolgen anhaltenden Zigarettenkonsums, wie aus dem KOLBYE-Report, dem neuesten statistischen Beitrag zum Thema „Raucherschäden" hervorgeht. Dieser erschreckende Sachverhalt blieb der Öffentlichkeit ebenso verborgen wie die makabre Widmung, die LICKINT seiner 1953 erschienenen Monographie „Ätiologie und Prophylaxe des Lungenkrebses" voranstellte: „Den 100 000 bis 200 000 Deutschen, die im besten Alter ihres Lebens innerhalb der nächsten 10 Jahre dem Lungenkrebs zum Opfer fallen, wenn wir Ärzte nichts unternehmen". Die seither bekannt gewordenen Details der Todesursachenstatistik in beiden Teilen Deutschlands bezeugen, daß die von LICKINT prophezeite Sterbeziffer nicht zu hoch gegriffen war.

In einer Ära erstaunlicher Fortschritte der Medizin, die große Teile der Menschheit innerhalb weniger Generationen von jahrhundertelang dezimierenden Seuchen befreiten und die durchschnittliche Lebenserwartung beträchtlich erhöhten, hat der scheinbar unaufhaltsame Anstieg der Bronchialkrebssterblichkeit einen besonders tragischen Akzent. Keine andere Geschwulstart, nur die ständig wachsende Zahl tödlicher Kreislauferkrankungen und Verkehrsunfälle bietet vergleichbare Parallelen zu dieser unheilvollen Entwicklung. Sie als Tribut an die moderne Zivilisation hinnehmen zu wollen, hieße verkennen, daß der Bronchialkrebs kein schicksalhaft unentrinnbares Leiden ist.

Ohne die zusätzliche Bedeutung noch undefinierbarer endogen-konstitutioneller Faktoren zu übersehen, kann man nach den epidemiologischen Zusammenhängen nicht mehr zweifeln, daß die Krebsentstehung beim Gros der Kranken von durchaus vermeidbaren äußeren Noxen ausgelöst wird. Die Kenntnis der kumulierenden Synkarzinogene und ihre Ausschaltung aus der Umwelt läßt eine primäre Verhütung der Geschwulstkrankheit erhoffen (LICKINT; K. H. BAUER; HUEPER; DOLL u. HILL; WYNDER; HEYDEN; HAIN u. a.).

Soweit es sich um berufliche Schadenseinflüsse handelt, obliegt es der gewerbehygienischen Aufsichtspflicht des Staates, das Ausmaß ihrer Einwirkung am Arbeitsplatz zu überprüfen und eindeutig kanzerogene Noxen zu eliminieren. Daß die aus sorgfältigen Arbeitsplatzanalysen abgeleiteten Präventivmaßnahmen eine als schädlich erkannte Exposition entscheidend herabzusetzen vermögen, erweist das Verschwinden des Nickelkrebses, der heute „weithin historisch" ist (HAIN).

Unbewältigt, ja nicht einmal einem praktikablen Lösungsansatz genähert sind dagegen die Probleme der Luftverschmutzung aus Industrie und Autoabgasen, während zugleich das Ziel einer Eindämmung des Zigarettenkonsums in immer weitere Ferne rückt. Die wesentlich mitwirkende Bedeutung des Zigarettenrauchens für die kontinuierliche Häufigkeitszunahme der Neoplasie ist zwar nicht mathematisch gesichert, da man über die eigentliche causa peccans unter den in Betracht kommenden Bestandteilen des Rauchkondensats noch keine volle Gewißheit hat, und die Medizinalstatistik eine ursächliche Beziehung letztlich nicht „beweisen", sondern allenfalls wahrscheinlich machen kann. Es liegen jedoch genügend zwingende Verdachtsgründe für die Annahme eines Kausalzusammenhangs zwischen dem Anstieg des Zigarettenverbrauchs und der Bronchuskarzinommorbidität vor (s. S. 53ff.). Diese Indizien sind nicht ohne weiteres mit skeptischen Einwänden zu entkräften (s. S. 69), die auf die unrealistische Forderung hinauslaufen, alle übrigen denkbaren Einflußfaktoren gleichermaßen korrelationsstatistisch exakt auszuschließen (KOLLER).

Die demgegenüber von KOLLER ausgesprochene Devise „Handeln — auch ohne letzten Beweis" dürfte dem aktuellen Gebot gesundheitspolitischer Initiative besser gerecht werden als mathematische Grundsatzerörterungen, die mit akademischen Zweifeln der einfallslosen Passivität der Gesundheitsbehörden nur ein liebsames Alibi liefern. Gesetzgeber und Exekutive können sich dieser Aufgabe nicht länger entziehen, ohne in begründeten Verdacht zu geraten, daß die Motive ihres Handelns — oder, richtiger ausgedrückt, Nicht-Handelns — dem fiskalischen Kalkül entspringen, Zuschüsse zum Bau von Tumor-

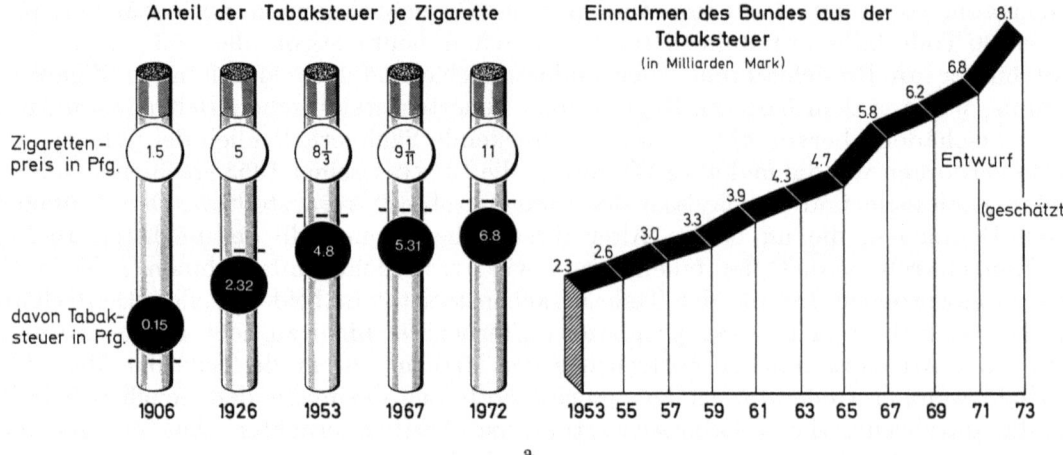

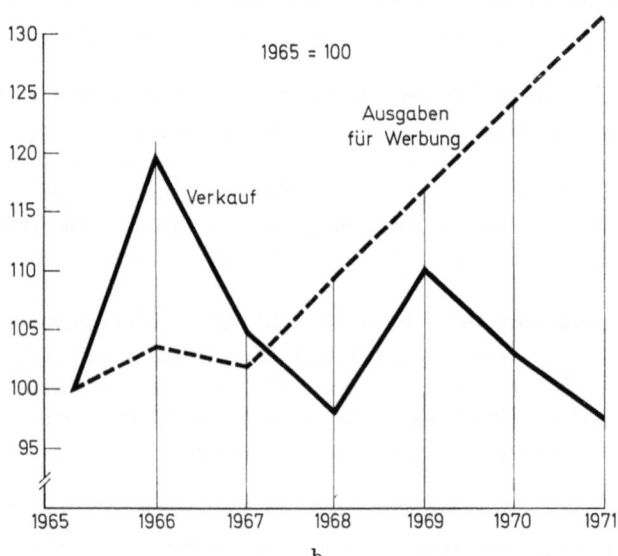

Abb. 222a—c. *Zunahme des Tabaksteuer-aufkommens in der Bundesrepublik von 1953—1973* [a Graphische Darstellung aus dem Nachrichtenmagazin Der Spiegel **25**, Nr. 39, S. 73 (1971)], *Zigarettenumsatz und -werbungskosten in der Bundesrepublik 1965 bis 1971* (b) *sowie Einfluß staatlicher Gesundheitsberichte und Reklameeinschränkungen auf den Zigarettenverbrauch in den Vereinigten Staaten im Zeitraum von 1962 bis 1972* (c). [b und c Aus Dialog, Magazin für Politik, Wirtschaft und Kultur **4**, Heft 1, S. 38—39 (1973)]

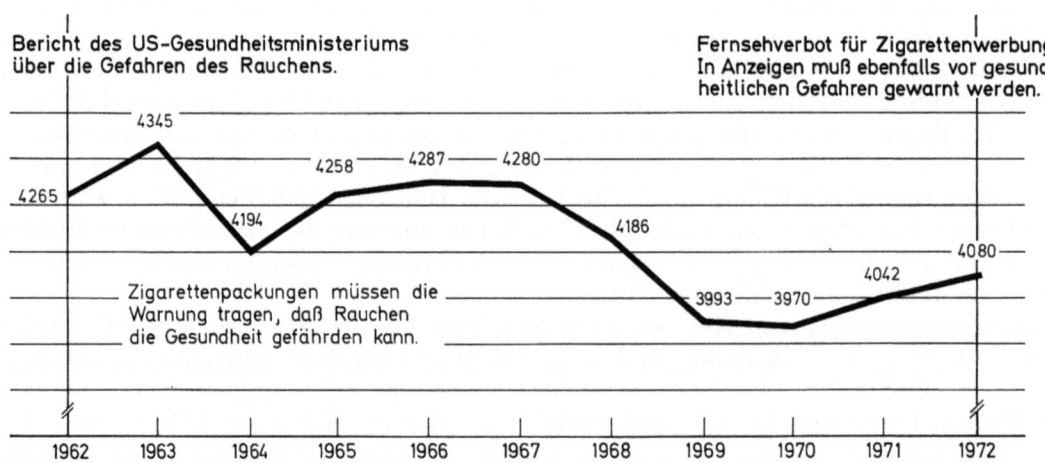

behandlungsstätten und steigende Ausgaben für Hinterbliebenenrenten seien eher in Kauf zu nehmen als Milliardeneinbußen aus dem Tabaksteueraufkommen (Abb. 222a). Nicht minder bedenklich wäre das Odium verantwortungsloser Scheu vor unpopulären Maßnahmen, wie etwa der Unterbindung des derzeit lizensierten Rauchkonsums an öffentlichen Schulen, die zur Verärgerung künftiger Jungwähler führen könnte.

Daß mit sporadischen Hinweisen auf die Gefahren des Zigarettenrauchens und mit halben Maßnahmen keine nachhaltige Wirkung zu erzielen ist, haben die ersten Initiativen angelsächsischer Ärztegremien und Gesundheitsbehörden gezeigt (Abb. 222c). Nach Veröffentlichung des TERRY-Reports ging der Zigarettenverbrauch in den USA 1964 kurzfristig etwas zurück, um bereits 1965 (Absatz: 529 Mrd. Zigaretten) den 2 Jahre zuvor erreichten Umsatz (1963: 524 Mrd. Zigaretten; Vergleichszahl 1959: 460 Mrd. Zigaretten) mit einer neuen Rekordziffer zu übertreffen. Auch die seit dem 1. 1. 1966 in den USA geltende Vorschrift, Zigarettenpäckchen mit einem Warnaufdruck zu versehen, hatte keinen merklichen Erfolg. Dank zurückhaltender Formulierung („Vorsicht, Zigarettenrauchen *kann* für Ihre Gesundheit schädlich sein") und versteckter Lage der Inschrift auf der Schmalseite der Packung blieb der Reklameerfolg der Tabakkonzerne ungeschmälert: 1966 stieg der Zigarettenkonsum in den USA gegenüber 1964 fast um 7% auf 545 Mrd. Stück, und im Januar 1971 war der Umsatz nach Unterlagen der Steuerbehörden wiederum 6% höher als im Vorjahr. Nach Mitteilung des staatlichen Gesundheitsdienstes der Vereinigten Staaten gaben zwar 10 Millionen Amerikaner in den Jahren 1965—1968 das Rauchen auf, doch verringerte sich die Quote jugendlicher Raucher nur um 5—10% (Abfall von 50 auf 40% bei der männlichen Jugend bzw. von 40 auf 35% bei den Mädchen).

Dieses Ergebnis ist nicht überraschend, bedenkt man, wieviel psychologisches Geschick und welche Unsummen alljährlich für die Reklame aufgewendet werden (USA 1965: 1,2 Mrd. DM; Bundesrepublik Deutschland 1970: 0,21 Mrd. DM!) (Abb. 222b). Straßenplakate, Tages- und Boulevardpresse, Rundfunk, Werbefilm und Fernsehen, kurz alle Publikationsmittel stehen für die pausenlose Werbeoffensive zur Verfügung. Ihre Slogans („aus reiner Lebensfreude", „der Duft der großen weiten Welt") und von offenbar rauch-gebräunter, leistungsdruckfreier Jeunesse belebte Traummilieubilder sind genau auf die Wunschklischees eines unkritischen jugendlichen Publikums abgestimmt, dem man „Genuß ohne Reue" verheißt, nachteilige Folgen aber mit verniedlichenden Floskeln („von höchster Reinheit", „aromastark — nikotinarm") konsequent unterschlägt.

Der Suggestionskraft dieser ständigen Verlockung haben warnende Berichte medizinischer Bulletins und amtlich trockener Verlautbarungen nichts entgegenzusetzen, zumal sie nur gelegentlich in die Öffentlichkeit dringen. Immerhin sieht man in den USA, in Großbritannien und Kanada erste Ansätze gesundheitspolitischer Aktivität, wie sie LICKINT seit 1929 unter Hinweis auf die Tabakrauchätiologie bronchogener Krebse nachdrücklich gefordert hat. Die Gesundheitsbehörden seines Heimatlandes hüllen sich in beharrliches Schweigen. Sie konnten sich nicht einmal zu einer öffentlichen Warnung entschließen, geschweige denn dazu, nach angelsächsischem Beispiel Warnaufdrucke vorzuschreiben oder gar die Zigarettenwerbung in öffentlichen Publikationsmedien einzuschränken. Die Bundesärztekammer fühlte sich erst zu einer Stellungnahme bemüßigt, nachdem die Bronchialkrebssterblichkeit in der Bundesrepublik 1966 mit 20000 Todesfällen einen neuen Höchststand erreicht hatte. Die im Oktober 1967 gefaßte Resolution ihres wissenschaftlichen Beirats beginnt mit dem Satz „*Starkes* Zigarettenrauchen gefährdet Gesundheit und Leben". Schon der dehnbare Inhalt des ersten Wortes schwächt den abschreckenden Sinn der Warnung. Sie ist daher leider kaum geeignet, die Öffentlichkeit wachzurütteln und die angerufenen Stellen aus ihrer Lethargie zu wecken.

Nachdrücklicher klingt es schon, wenn in der Presse nach den Hintergründen „*amtlicher Verharmlosung des Raucherkrebses*" gefragt und als „vollkommen unverständlich" bezeichnet wird, „aus welchem Grund ein Bundesgesundheitsministerium, das sich gerade für Aufgaben der vorbeugenden Medizin besonders zu interessieren vorgibt, nicht mit

Nachdruck eine Aufklärung der Öffentlichkeit und besonders der Jugendlichen betreibt". Die Frage wird an der beklagenswerten Situation nichts ändern, solange sie in einem Feuilletonbeitrag gestellt wird, statt in Balkenzeilen auf dem Titelblatt zu erscheinen, und solange es hiesigen Landeskultusministern gestattet ist, mit demokratisch frisierten, in Wahrheit gesundheitsgefährdenden Erlassen zur Einrichtung von „Rauchzimmern" in öffentlichen Schulen der Verbreitung des Zigarettenrauchens bedenkenlos Vorschub zu leisten.

Subjektiver Anpassungszwang an das Kollektiv Gleichaltriger und fehlgerichtetes Emanzipationsstreben sind es vor allem, die gerade den unreifen Jugendlichen zur ersten Zigarette greifen lassen. Die Gewöhnung tut dann das ihrige, um die „sozial akzeptierte Sucht" (WYNDER u. HOFFMANN; RUSSELL; TÖLLE) innerhalb der Generationsfolge nicht aussterben zu lassen. Ist aus dem Eleven ein leidenschaftlicher Raucher geworden, wird man ihm das Inhalieren mit Vernunftgründen schwer, mit Verweisen keinesfalls abgewöhnen können. Die von angelsächsischen Ärztegremien geforderte drastische Beschränkung der Konsummöglichkeit (Rauchverbote bei allen Lehrveranstaltungen, in öffentlichen Verkehrsmitteln, Wartesälen, Aufzügen, Theatern, Kinos, Sportarenen etc., Abbau von Zigarettenautomaten) scheint daher allein kaum geeignet, das Rauchen auf dem Verfügungswege gesellschaftlich zu diskreditieren, einzudämmen und auszurotten. Diese Erkenntnis entschuldigt keineswegs das behördliche laisser faire, denn statt sie zu fördern, gäbe es *Wege, die Suchtausbreitung zu hemmen*, auch ohne Anwendung polizeilicher Methoden der Suchtbekämpfung, die unangemessen und verfehlt wären.

Es sei auf das Beispiel angelsächsischer und mitteleuropäischer Länder verwiesen, die in den letzten Jahren Vorschriften erließen, um Art und Umfang der Zigarettenwerbung unter öffentliche Kontrolle zu bringen. Sie umschließen ein *Reklameverbot in Funk und Fernsehen*. Große amerikanische Tageszeitungen, wie die New York Times, haben zudem mit der *Weigerung, Werbeanzeigen für Zigaretten* ohne ausdrücklichen Hinweis auf Teer- und Nikotingehalt der Ware und auf die mit ihrem Verbrauch verbundene Gefährdung anzunehmen, eine Werbeabstinenz der Zigarettenindustrie durchgesetzt. Wirksam erscheint auch der Entschluß zahlreicher amerikanischer Versicherungsgesellschaften, *für Nichtraucher einen Nachlaß der Lebensversicherungsprämie* in Höhe von 6% zu gewähren, und das schwedische Pendant erhöhter Prämiensätze für notorische Raucher. Schließlich ist auf die Ende der sechziger Jahre vom National Cancer Institute und von der Kardiologengesellschaft organisierten „No smoking, please"-Aktionen hinzuweisen. Es dürfte ein Verdienst all dieser Maßnahmen sein, wenn sich das vorläufige Ergebnis der letzten Enquête der Cancer Society bestätigt, daß die öffentliche Meinung in den Vereinigten Staaten in eine Stellungnahme gegen das Rauchen einzuschwenken beginnt, und die amerikanischen Tabakkonzerne bereits genötigt sind, ihr Kapital allmählich auf andere Produktionszweige zu verlagern. Würde der mündige Staatsbürger hinlänglich und in geeigneter Weise über die Gesundheitsgefährdung durch passives „Qualmen" (LICKINT; GSELL; PORTHEINE; SCHMIDT u.a.) aufgeklärt, so könnte auch die nichtrauchende Bevölkerung der Bundesrepublik in wahrhaft demokratischem Selbstverständnis ihrer Wählermacht Abhilfe von vermeidbarer Umweltverschmutzung dieser Art fordern. Was immer man unter dem begrifflich verschwommenen ghostwriter-Slogan sonst verstehen mag, zur Verbesserung sog. „Lebensqualitäten" stünde es den hiesigen Behörden gut an, solche Bürgerinitiativen zu ermuntern, statt durch Duldung rauchverpesteter Atemluft in Schulen, anderen öffentlichen Gebäuden und Verkehrsmitteln und an den Arbeitsplätzen das hehre Ziel schnöde zu mißachten.

In geschickter Form vorgebracht, könnte eine mit staatlichen Mitteln finanzierte *psychologische Gegenkampagne* (ALARCON u.a.) dazu beitragen, den Zigarettenverbrauch Jugendlicher zu drosseln. Lehrhaft trockene oder nur schonungslos abschreckende Darstellungen gesundheitlicher Schäden würden bei der jungen Generation allerdings eher den gegenteiligen Erfolg haben, weil sie Trotzreaktionen auslösen und abstoßen. Es bedürfte vielmehr einer von erfahrenen Psychologen mit moderner Werbetechnik geführten Daueraktion, die dem Wunsch nach Eigenverantwortlichkeit Jugendlicher und zugleich ihrem Sinne für Humor Rechnung trägt. Die im Grund primitive industrielle Konsumwerbung bietet mit ihren verlogenen Milieuklischees und mit den zur Vortäuschung reuelosen Rauchgenusses in angestrengter Stereotypie grimassierenden Lay-out-Typen genügend Anhaltspunkte, um die schale Oberflächlichkeit der gestellten „Vorbilder" in Karikatur und Photomontage ebenso einfallsreich wie pausenlos lächerlich zu machen. Ein vom Bundesgesundheitsministerium bestelltes Plakat mit dem Sinnspruch „Asche zu Asche" über der aus dem Sarg ragenden schlaffen Raucherhand scheint den richtigen Ton hintergründigmakabrer Satire zu treffen.

Der Plakatauftrag ist das erste Anzeichen, daß sich die zuständige Behörde endlich ihrer vornehmlichen Aufgabe besinnt, Schaden von der Bevölkerung abzuwenden. Denn bislang wurde kein Versuch gewagt, der Verlockung junger, der Sucht noch nicht verfallener Menschen durch gesetzliche Einschränkung der Zigarettenreklame in Hörfunk und Fernsehen entgegenzuwirken. Es bedurfte „freiwilliger" Zugeständnisse der Zigarettenindustrie, um den Werbeumfang künftig zu vermindern. Ebenso bedauerlich ist das Desinteresse an — andernorts längst ermittelten — statistischen Unterlagen zur Frage, wieviele Teenager gewohnheitsmäßig rauchen (HORN: USA 50—60%; s. auch KAHN; SAWYER, SAWYER, LUBSCHENKO u. MCKINNON), obgleich es erwiesen ist, daß die Übersterblichkeit an Bronchialkarzinomen um so höher steigt, je früher das Zigarettenrauchen begonnen wird (KAHN; KOLLER u.a.).

Sollten die oben angeführten Maßnahmen — pessimistischer Einschätzung gemäß — kommende Generationen nicht von einer Übernahme der Suchtgewohnheit abhalten, so würden ihrer Verbreitung wenigstens ökonomische Grenzen gesetzt, wenn man sich zu einer in den USA propagierten Regelung entschlösse, nämlich der — *nach Teer- und Nikotingehalt der Zigaretten gestaffelten — drastischen Erhöhung des Tabaksteuersatzes.* Damit wäre zugleich ein starker Anreiz für intensive Anstrengungen der Tabakindustrie gegeben, die schädlichen Komponenten des Zigarettenrauchs durch systematisch geförderte Forschung möglichst rasch und vollständig auszumerzen. Schon WYNDER u. HOFFMANN haben sich konkret mit der Frage befaßt, wie der Karzinogen- und Nikotingehalt des Rauchkondensats verringert werden kann, und manche Hinweise zur ihrer Lösung gegeben (Gewinnung teer- und nikotinarmer Tabaksorten durch Modifikation von Züchtung und Fermentierung, Verwendung von hochporösem oder perforiertem Spezialpapier, Herstellung von Filterzigaretten mit stärker absorbierendem, im Verhältnis zum Tabakanteil längeren Filterstück, Erprobung neuer, selektiv oder in ihrer Absorptionsintensität wirksamerer Filtersubstanzen etc.). (Weitere Gedanken und Vorschläge zur Bronchialkrebsprophylaxe s. LICKINT; K. H. BAUER; WYNDER u. GRAHAM; HUEPER; OCHSNER; GSELL; RAVEN u. ROE; HAIN).

Von der Bewältigung der hier skizzierten Aufgabe hängt es letztlich ab, ob die Bronchialkrebssterblichkeit weiter anwächst oder künftig rückläufig sein wird. Über die Folgen eines Versagens kann keine Unklarheit mehr bestehen. PORTHEINE dürfte mit seiner Vorhersage im Lancet Recht behalten: künftige Geschichtsschreiber würden dann „den Kopf darüber schütteln, daß wir es nicht fertiggebracht hätten, das Problem des Rauchens . . . auch nur teilweise zu lösen.", und man würde „die gewaltige und ständig steigende Zahl der durch Lungenkrebs geforderten Todesopfer einst vor der Geschichte als eine schwere Anklage gegen das politische und wirtschaftliche Leben unserer Zeit" werten.

MIX
Papier aus verantwortungsvollen Quellen
Paper from responsible sources
FSC® C105338

FSC
www.fsc.org

If you have any concerns about our products,
you can contact us on
ProductSafety@springernature.com

In case Publisher is established outside the EU,
the EU authorized representative is:
Springer Nature Customer Service Center GmbH
Europaplatz 3, 69115 Heidelberg, Germany

Printed by Libri Plureos GmbH
in Hamburg, Germany